Unvorbereitetes
Wegeilen
bringt
unglückliche
Wiederkehr

J.W. von Goethe
Wilhelm Meisters Wanderjahre

2026 CRM Handbuch Reisen mit Risiko

Chronisch Kranke • Schwangere • Kinder • Senioren

Praktische Hinweise für die Beratung von Reisenden mit Gesundheitsrisiken

Erscheinungsweise
jährlich

Herausgeber
CRM Centrum für Reisemedizin GmbH
Burgunderstraße 31 · 40549 Düsseldorf
Telefon: 0211/904 29-0 · Fax: 0211/904 29-99
E-Mail: anja.michel@crm.de
https://crm.de

Autoren
Prof. Dr. med. Tomas Jelinek
Dr. med. Sebastian Baumgartner
Dr. med. Stefan Eßer
Dr. med. Andreas Leischker
Dr. med. Mathias Wagner
Dr. med. Markus Klett
Kerstin Müller-Eickhoff

bis Ausgabe 2008:
Prof. Dr. med. Thomas Küpper
Dr. med. Burkhard Rieke
Dr. med. Ulf Gieseler

Redaktion
Prof. Dr. med. Tomas Jelinek
Anja Michel

Covergestaltung: Thieme

Bildnachweis Cover:
Strand: © Melinda Nagy/stock.adobe.com - Stock photo
Düsseldorf © Shchipkova Elena/stock.adobe.com - Stock photo
Bergsee: © Rowan/stock.adobe.com - Stock photol
Wüste: © ub-foto/stock.adobe.com - Stock photo

Satz: pws Print und Werbeservice Stuttgart GmbH
Druck: Westermann Druck Zwickau GmbH, Zwickau

ISBN 978-3-941386-58-7

MIX
Papier | Fördert gute Waldnutzung
FSC® C110508

9 783941 386587

CRM Centrum für Reisemedizin

Inhalt

* Übersicht nach Krankheitsgruppen s. Seite 10

Vorwort

Das „CRM Handbuch Reisen mit Risiko“ stellt eine wesentliche Ergänzung zum nunmehr bereits seit über 35 Jahren erscheinenden „CRM Handbuch Reisemedizin“ dar. Es ergänzt die Informationen zum gesunden Reisenden um den zusätzlichen Blick auf krankheitsbedingt eingeschränkte bzw. aufgrund anderer Faktoren gesundheitlich labile Reisende. Diese Gruppen, die aufgrund ihrer Lebenssituation bzw. ihres Lebensalters besonderen gesundheitlichen Risiken beim Reisen ausgesetzt sein können und einen speziellen, intensiven Beratungs- und Betreuungsbedarf haben, nehmen stetig zu.

Wir erinnern uns dankbar an unsere beiden Gründer: Prof. Dr. Erich Kröger, der im Juli 2021 verstarb und Dr. Klaus-Jörg Volkmer, der im Oktober 2022 verstarb. Beide erkannten visionär den Stellenwert der Reisemedizin und gründeten das CRM gemeinsam. Sie formten und entwickelten das CRM mit unermüdlichem Einsatz und einer großen Portion Idealismus zum Marktführer in der Reisemedizin im deutschsprachigen Raum. Sie etablierten sowohl reisemedizinische Fortbildungen für Ärzte und Apotheker als auch diverse Kooperationen mit Partnern im medizinischen und touristischen Bereich. Beide genossen bei allen Mitarbeitern, Partnern und Kunden hohes Ansehen.

Das Handbuch wurde auch für die neue Ausgabe überarbeitet und aktualisiert. Es ist immer möglich, dass neue Empfehlungen, Therapien oder auch Impfungen im Verlauf des nächsten Jahres relevant werden. Hier empfiehlt sich immer ein Blick auf die aktuellen Meldungen des CRM.

Reisen werden auch bei chronisch Kranken immer selbstverständlicher. Zudem werden Therapien komplexer und müssen in das individuelle Umfeld der Reise eingepasst werden. In einem umfangreichen Teil des Buches werden spezielle Hinweise zu verschiedenen Krankheitsbildern vorgestellt. Diese sollen dazu dienen, aus der Einschätzung der Reise und der erkrankungsbedingten Einschränkungen ein Urteil über die Reisefähigkeit, den Versorgungsbedarf unterwegs und Möglichkeit zu besonderen Aktivitäten auf der Reise abzugeben. Wir bedanken uns bei Dr. Markus Klett, Stuttgart, für das Kapitel zu Reisen mit Immunsuppression.

Das anschließende Kapitel erweitert den Fokus auf Reisen in besonderen Lebenssituationen, wie beispielsweise das Reisen mit Behinderung oder Anus Praeter. Es folgen ausführliche Informationen für die reisemedizinische Beratung von Eltern mit Kindern, von Schwangeren und Senioren. Unser herzlicher Dank für die Aktualisierung dieses Kapitels für die vorliegende Ausgabe gilt den Autoren Dr. Sebastian Baumgartner (Facharzt für Innere Medizin) und Dr. med. Mathias Wagner (Facharzt für Kinder und Jugendmedizin). Wir trauern um Dr. med. Andreas Leischker, der als langjähriger Co-Autor dieses Kapitel wesentlich mitgestaltet hat. Sein plötzlicher Tod hat uns alle mit Bestürzung erfüllt.

Da Reisen von „Risikogruppen“ stets direkt mit der Infrastruktur der bereisten Länder zu tun hat, folgt ein Teil, in dem die Verkehrs- und medizinische Versorgungsstruktur häufig bereister Länder vorgestellt wird. Dieser Abschnitt ist naturgemäß Veränderungen unterworfen: Kliniken werden geöffnet oder schließen, die Versorgungsqualität ändert sich. In der vorliegenden Auflage wurden die Angaben zur medizinischen Versorgung wo erforderlich aktualisiert und ergänzt. Diese speisen sich aus der praktischen Arbeit insbesondere im Alltag der Assistancemedizin. Für die Überarbeitung und Erweiterung des Länderteils danken wir Dr. med. Stefan Eßer (International SOS).

Es folgt ein Kapitel über den Versicherungsschutz unterwegs, der die Kosten einer Behandlung, einer erforderlich werdenden Rückholung oder eines gesundheitsbedingten Reiserücktritts abdecken soll. Diese Aspekte verdienen gerade bei Vorerkrankten besondere Aufmerksamkeit und Sorgfalt. Wir danken der Juristin Kerstin Müller-Eickhoff für die Aktualisierung dieses Kapitels.

Daran anschließend werden pharmakologische Aspekte des Reisens thematisiert. Dies hat wesentliche Bedeutung für die Medikamentenversorgung chronisch Kranker, spielt aber auch eine wichtige Rolle für den reisenden Arzt, der mit der (notfall-) medizinischen Versorgung von Reisegruppen konfrontiert ist. Hier ist auch eine Übersicht der weltweiten Bestimmungen zur Einfuhr von Medikamenten integriert, die komplett aktualisiert wurde.

Das „CRM Handbuch Reisen mit Risiko“ lebt ganz wesentlich von den Kommentaren, die uns aus dem Leserkreis erreichen. Wir nehmen jede Anregung dankbar auf und versuchen, sie bei der nächsten Auflage zu berücksichtigen. In diesem Zusammenhang gilt unser herzlicher Dank all den Kollegen, die uns seit der letzten Auflage mit entsprechenden Hinweisen versorgten.

Wir sind zuversichtlich, dass uns mit der Neuauflage erneut ein praxisnahes Werk gelungen ist, dessen Hinweise dem Reisenden zu einem komplikationslosen Aufenthalt verhelfen mögen.

Düsseldorf, November 2025

Centrum für Reisemedizin
Prof. Dr. med. Tomas Jelinek
Leiter des Redaktionsteams

Beratung von Reisenden mit Vorerkrankungen

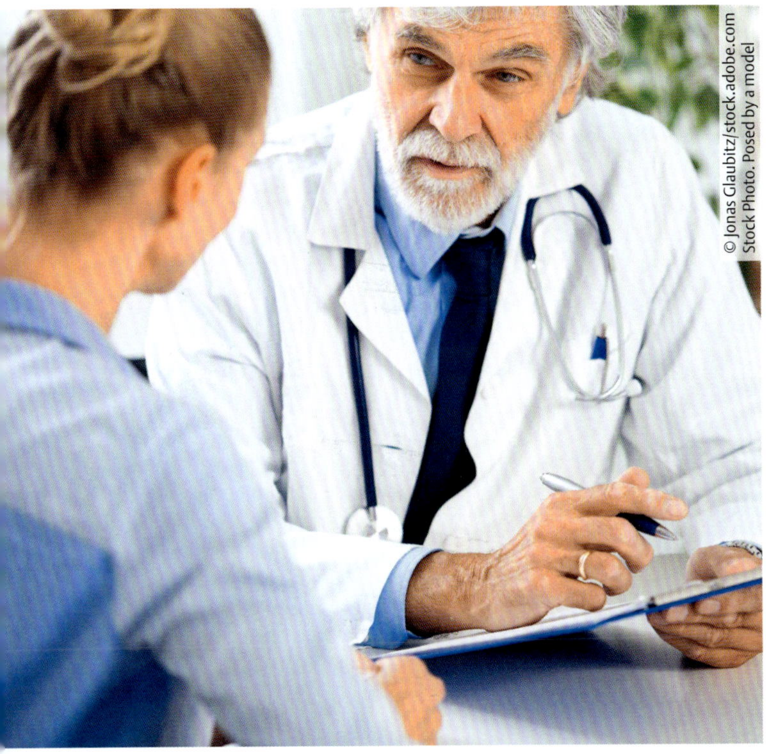

© Jonas Glaubitz/stock.adobe.com Stock Photo. Posed by a model

Hinweise zur Beratungssituation

Zeitfaktor in der Vorbereitung

Chronisch kranke Menschen neigen nicht zu spontanen Entschlüssen und Last minute-Reisen. Sie sind gewohnt, die Verfügbarkeit der Hilfen vorauszuplanen, von denen sie abhängig sind, auch schon bei kürzeren Touren oder über Feiertage hinweg. Das eröffnet die Chance, größere Reisevorhaben bereits etwa ein halbes Jahr zuvor besprechen und möglichst erst danach buchen zu können. Im Idealfall arbeiten hierbei Hausarzt, Facharzt und Reisemediziner Hand in Hand, wenn nicht mehrere dieser Rollen ohnehin in einer Person zusammentreffen. Dies gilt sinngemäß in besonderem Maße, wenn es sich um berufliche Auslandsaufenthalte, oft über einige Jahre Dauer, handelt.

Abschätzung der Belastungen und erforderlichen Prophylaxe

Ist ein Reisevorhaben ausgewählt, das hinsichtlich klimatischer und körperlicher Belastung, aber auch vom Versorgungsniveau im Verschlechterungsfalle her adäquat erscheint, so sollte die Notwendigkeit einer prophylaktischen Medikation und ihrer evtl. Interaktion mit der laufenden Therapie geprüft werden. Bei Behandlungen, die am Medikamentenspiegel im Blut orientiert sind, oder deren Effekt aus Laborwerten abzulesen ist, sollten entsprechende Kontrollen unter laufender reisebedingter Medikation angesetzt werden. Parallel sollte kontrolliert werden, ob der Impfschutz reiseunabhängig oder reisebedingt der Ergänzung bedarf. Eine rechtzeitige Planung ist vor allem bei Patienten wichtig, die zyklisch immunsupprimierende Therapien erhalten und dadurch evtl. nur in einem engen Zeitfenster geimpft werden können. Wer unterwegs gesundheitlich belastende Aktivitäten oder extreme Umgebungsbedingung voraussehen kann, wird auch hierfür möglicherweise Beratungen oder Untersuchungen vorsehen müssen. Dies mag das Tauchen, Höhenaufenthalte oder besondere Sportarten betreffen.

Checkliste für die Beratung

✓ **Informationen zum Patienten aktualisieren**

- Krankheitsbild(er) bekannt?
- Ausprägung und Stadium noch aktuell?
- Komplikationen absehbar?
- Compliance mit therapeutischen Maßnahmen?
- Krankheitsverständnis?

✓ **Reiseplanung vorlegen lassen**

- geographischer Reiseverlauf
- Jahreszeit und Klima
- geplante oder „nicht ausgeschlossene" Aktivitäten mit besonderen gesundheitlichen Anforderungen
- Tauchsport
- Höhenaufenthalte
- sportliche Aktivitäten
- berufliche Belastungen
- informierte Mitreisende?

✓ **Infrastruktur des Reiselandes klären**

- Adressen von Krankenhäusern entlang der Reiseroute
- Medikamentenverfügbarkeit?
- krankheits- oder hilfsmittelspezifische Kontakte verfügbar (Dialyse, Schrittmacherhersteller)?
- Flughäfen für Rückholung?

✓ **Stellungnahme zu Vertretbarkeit der Reiseplanung und ggf. Korrektur der Planung**

✓ **Reise so sicher wie möglich machen**

- Reise-/Impfberatung durchführen
- Zeitzonenverschiebung für Medikation bedeutsam?
- Befunde, Laborwerte, Röntgenbilder, EKG im erforderlichen Umfang mitgeben/kopieren
- laufende Medikation schriftlich fixieren einschließlich Generikumsbezeichnungen und Dosierung
- Medikation und andere Interventionen für Schübe, Komplikationen und „Sonderfälle" besprechen
- Ansprechpartner für Notfälle im Zielland oder evtl. Rücksprachemöglichkeit von unterwegs anbieten
- Bescheinigungen für Zoll und/oder Sicherheitsorgane erforderlich?
- Ankündigung bei Fluggesellschaft/Reederei erforderlich?
- Hinweis auf Versicherungsschutz: Reiserücktritt, Krankheit im Ausland, Rückholung

Krank unterwegs

Unter Krankheitsaspekten sollte vor allem geklärt werden, wer bei absehbaren Komplikationen im Zielland der Ansprechpartner sein kann. Informationen hierzu können sich aus dem Internet, durch Nachfrage beim Reiseveranstalter oder seinem lokalen Kooperationspartner gewinnen lassen, gelegentlich auch über Fachgesellschaften. Die diplomatischen Vertretungen der Bundesrepublik Deutschland im Ausland (Anschriften unter www.auswaertiges-amt.de) haben keine Hausarztfunktion. Dennoch können sie in Einzelfällen einen Kontakt bahnen oder eine Adresse nennen. Daher gehören auch solche Angaben ins Reisegepäck.

Mit der Situation in einer Krankenhausambulanz oder einer Praxis im Gastland sollte man sich vorab ebenfalls beschäftigen. Was wird gefragt werden, in welcher Sprache wird die Anamneseerhebung stattfinden? Daher kann es im Einzelfall sinnvoll sein, eine kurze Darstellung der vorliegenden Diagnose(n) in einer Sprache, die im Gastland üblich ist, im Zweifel in Englisch, mitzuführen. Sie sollte wesentliche Daten der Krankengeschichte enthalten, einen Hinweis auf Allergien und andere Unverträglichkeiten, die laufende Medikation mit Dosisangaben und Generikanamen sowie bildliche Informationen, wenn dieses zum Management einer vorhersehbaren Komplikation beitragen kann. Dazu gehört zum Beispiel das EKG, wenn dieses Auffälligkeiten aufweist oder eine Herzkrankheit vorliegt. In Einzelfällen kann auch die Mitgabe von Röntgenbildern bzw. Kopien/Scans/Papierausdrucken davon sinnvoll sein. Natürlich wird man auch die Dokumente mitnehmen, die über erhaltene Implantate Auskunft geben, etwa einen Herzschrittmacher.

Mitnahme von Medikamenten

Bestimmte Medikamente sind für die Einreise problematisch, eventuell ist die Einfuhr auch verboten. Dazu gehören vor allem Opiate und Injektionsmaterialien. Das korrekte Verfahren für die Mitnahme in Staaten des Schengen-Abkommens besteht in der behördlichen Anmeldung der grenzüberschreitenden Mitnahme mittels des unter www.bfarm.de elektronisch erhältlichen Formulars. Dieses muss jedoch von der obersten Gesundheitsbehörde des jeweiligen Bundeslandes abgezeichnet werden, was die Ausstellung in der Praxis meist unrealistisch macht. Spezielle Enreise- bzw. Importregeln finden sich in diesem Handbuch. Ein Muster für eine Bescheinigung über das Mitführen von Injektionsmaterialien ist ebenfalls am Ende dieses Handbuches abgedruckt.

Versicherungsaspekte

Patienten, die eine Reise planen, sollten eine Reiserücktrittsversicherung abschließen, um die finanziellen Folgen einer unerwarteten Verschlechterung des Gesundheitszustandes nicht tragen zu müssen. Sie sollten aber auch die Versicherungsverhältnisse bei Erkrankung im Zielland vorab klären. Dies mag über ein Sozialabkommen der Gesetzlichen Krankenversicherung gegenüber dem Gastland geregelt sein. Wo Lücken entstehen, sind private Auslandskrankenversicherungen eine sinnvolle Ergänzung. Seit der Deregulierung des Versicherungsmarktes können anbietende Unternehmen die Versicherungsbedingungen für das Ausland frei gestalten. Daher ist die exakte Lektüre der Bedingungen erforderlich, um die Eignung für den Zweck prüfen zu können. Höchsteintrittsalter können den Abschluss erschweren. Solche Versicherungen decken nicht den bereits vorher absehbaren Behandlungsaufwand im Ausland, also etwa die Fortführung einer laufenden Dauermedikation. Unabhängig von diesen Leistungsmerkmalen sollte bei Reisen in Länder mit deutlich schlechterer medizinischer Versorgung auch an die Kosten eines Ambulanzrückfluges gedacht werden, wenn es zu ernsteren Erkrankungen kommt. Hinweise zu diesen Fragen enthält der entsprechende Teil dieses Buches.

Ausgewählte Krankheiten – Anhaltspunkte für die Beratung

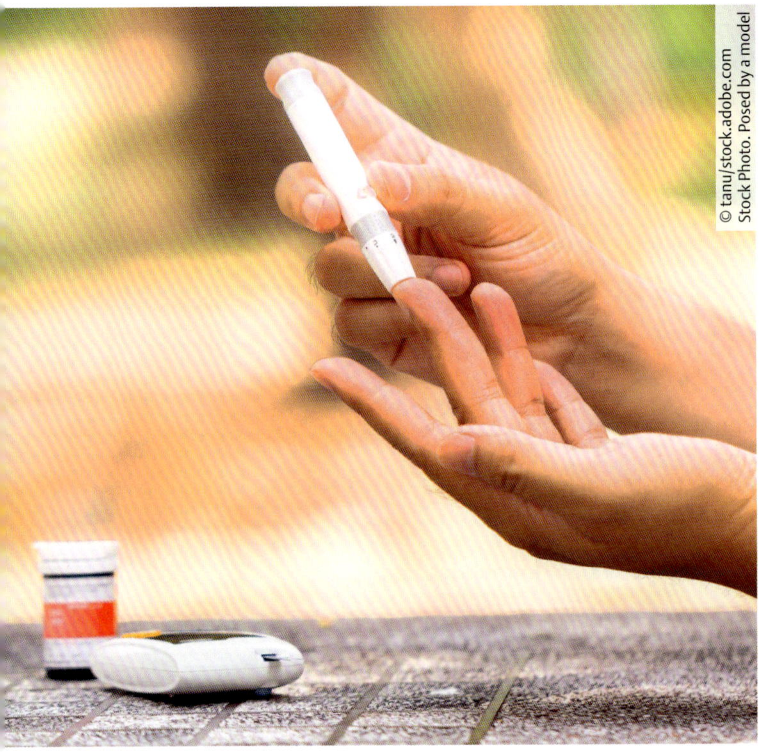
© tanu/stock.adobe.com Stock Photo. Posed by a model

Erläuterungen zu den Krankheitsdarstellungen

Die Informationen zu den ausgewählten Krankheiten sind sorgfältig recherchiert. **Sie entbinden den beratenden Arzt nicht von der Verpflichtung, sich über aktuelle Entwicklungen auf dem Laufenden zu halten und selbst Erkundigungen einzuholen.** Die verwendeten Literaturstellen sind aus Gründen der Übersichtlichkeit nicht abgedruckt, können jedoch unter exaktem Bezug auf die jeweilige Passage im Buch erfragt werden.

Die Hinweise zu den einzelnen Krankheiten bzw. besonderen Lebenssituationen sind nach reisemedizinisch relevanten Themenschwerpunkten und Stichworten gegliedert und in einem einheitlichen Raster dargestellt.

Reisefähigkeit

Generell: Allgemeine Einschätzung der Reisefähigkeit.

Risikoabwägung

Die Beurteilung der Reisefähigkeit ist immer eine Risikoabwägung und Entscheidung im Einzelfall. Der Arzt muss bei der reisemedizinischen Beratung grundsätzlich die Reisebedingungen genau erfragen. Er muss eine aktuelle Bewertung des Gesundheits- bzw. Krankheitszustandes beim Patienten vornehmen, und im Hinblick auf mögliche Komplikationen während der Reise auch die medizinische Infrastruktur unterwegs und vor Ort im Reisezielgebiet berücksichtigen.

Reiseanalyse: Hinweise auf Reisebedingungen, die auf die Krankheit oder das gesundheitliche Risiko möglicherweise Einfluss haben, und deshalb für die Risikoabwägung bei der Reiseanalyse besonders nachgefragt werden sollten.

Krankheitsbild: Aspekte, die bezogen auf die Krankheit für die Beurteilung der Reisefähigkeit von Bedeutung sind, wie z. B. Stabilität der Krankheit, Compliance des Patienten u. a. m.

Medizinische Versorgung: Anforderungen an die medizinische Versorgung unterwegs und im Reisezielgebiet, die zur Absicherung eventueller Komplikationen der Krankheit während der Reise erfüllt sein sollten.

Spezielle Vorsorge

Hier werden Hinweise gegeben, die bei speziellen Vorsorgemaßnahmen zu beachten sind.

Untersuchungen: Maßnahmen, die vor der Reise zur Abklärung und Dokumentation des aktuellen Zustandes der chronischen Krankheit bzw. der bestehenden Leistungsfähigkeit des Patienten getroffen werden sollten.

Medikation unterwegs: Anhaltspunkte, was im Hinblick auf die mitgeführte krankheitsbezogene Dauer- und Notfallmedikation besonders zu beachten ist.

Impfschutz: Krankheitsbedingte Modifikationen des Impfschutzes, die sich entweder als Einschränkung infolge (relativer) Kontraindikation oder als Ausweitung wegen bestehender Grundkrankheit ergeben können.

Malariaprophylaxe: Hinweise auf Kontraindikationen und auf Wechselwirkungen der Malariamedikation mit der Dauermedikation der betreffenden Krankheit.

Besondere Umwelteinflüsse

Reisen ist häufig mit extremem Klimawechsel, mit erheblicher Zeitverschiebung oder auch mit der Überwindung größerer Höhenunterschiede verbunden. Dies sind Faktoren, die gerade Menschen mit gesundheitlichen Beeinträchtigungen häufig zu schaffen machen und die manches stabile Krankheitsgeschehen leicht zum Entgleisen bringen können. Dies trifft insbesondere auf Flugreisen, Tropen- und Wüstenaufenthalte sowie Höhenaufenthalte und extreme Kälteexposition zu.

Flugreise: Hinweise, die bei der Beurteilung der Flugreisetauglichkeit zu berücksichtigen sind, sowie flugmedizinische Aspekte, die bei der betreffenden Krankheit bzw. dem betreffenden Gesundheitsrisiko beachtet werden sollten.

Tropenklima und Wüstenklima: Besondere Belastungen/Gefährdungen durch feucht-heißes (Tropen) bzw. trocken-heißes Klima (Wüste) und notwendige Vorsorgemaßnahmen bezogen auf die betreffende Krankheit bzw. gesundheitliche Einschränkung.

Höhenaufenthalt: Spezielle Hinweise zur Höhentauglichkeit und zu besonderen Aspekten, die bei der betreffenden Krankheit bzw. gesundheitlichen Einschränkung bei Höhenaufenthalten und Trekkingreisen zu beachten sind.

Kälteexposition: Hinweis auf besondere Risiken bei extremer Kälteexposition.

Besondere Aktivitäten

Besondere Beachtung bei der Beurteilung der Reisefähigkeit sollten geplante Aktivitäten während der Reise finden (Tauchsport, Leistungssport), oder auch die Tatsache, ob es sich um einen Langzeitaufenthalt, eine beruflich bedingte Reise oder einen Arbeitseinsatz handelt.

Tauchsport: Hinweise zur Beurteilung der Tauchsporttauglichkeit. Bei bestehender gesundheitlicher Einschränkung sollte immer ein qualifizierter Taucherarzt bei der Beurteilung hinzugezogen werden.
(Adressen von Tauchmedizinern im Internet unter www.gtuem.org)

Leistungssport: Krankheitsbedingte Risiken und notwendige Einschränkungen beim Leistungssport.

Berufliche Reisen: Hinweise darauf, was bei beruflichen Reisen und Arbeitseinsätzen im Ausland besonders zu berücksichtigen ist.

Langzeitaufenthalte: Hinweise auf spezielle Probleme und Beratungsinhalte bei Langzeitaufenthalten.

Maßnahmen nach Rückkehr

I. d. R. sollte bei bestehender Grundkrankheit nach der Reise – auch wenn diese problemlos verlaufen ist – ein Gespräch mit dem Hausarzt erfolgen und, sofern es gesundheitliche Probleme während der Reise gab, der Krankheitsstatus überprüft werden.

Nachsorge: Hinweise zu diagnostischen Maßnahmen, Kontrollen etc.

Anmerkungen

Ggf. zusätzliche Hinweise

Übersicht nach Krankheitsgruppen

Alkoholabhängigkeit

Reisefähigkeit

Generell

- Nicht gegeben bei unkontrolliertem Alkoholkonsum, Neigung zu Aggressivität.
- Ungünstige Kombinationseffekte bei Isolation, Alleinreisen, All inclusive-Buchungen, Risiko-Sportarten.
- Wenn abstinent: Reisefähigkeit gegeben, Rückfallrisiko erhöht beim Fehlen stabilisierender Umgebungsfaktoren.

Risikoabwägung

Reiseanalyse

- Reise- und Aufenthaltsbedingungen abklären (Individualreise, Gruppenreise, All inclusive-Reise, Geschäftsreise), soziokulturelles Umfeld, besondere psychische Belastungen, Aktivitäten vor Ort, Erwartungshaltung von Geschäftspartnern (z. B. Osteuropa).
- Prohibition im Zielland (islamische Länder) bedeutet ggf. juristische Konflikte oder Exposition mit gefährlichen Alkoholmischungen aus unqualifizierter Produktion.
- Infektionsrisiken z. B. hinsichtlich Tuberkulose (Hygienestandard, Unterkunft, Ernährung, Kontakt zur lokalen Bevölkerung).

Krankheitsbild

- Akuter Abhängigkeitsstatus (stabil?/labil?). Evtl. CDT-Bestimmung
- Einsicht und Compliance.
- Vorliegen von Folgeschäden (Leber, periphere Neuropathien, Gehirnschäden, alkoholische Kardiomyopathien, Gastritis, Pankreatitis).
- Entgleisungsrisiko unter Reise- und Aufenthaltsbedingungen.
- Bei zusätzlicher Leberzirrhose im Child-Stadium keine Reisefähigkeit. Ggf. vor Reisebeginn Ösophago-Gastro-Duodenoskopie wegen eventueller Ösophagusvarizen und Blutungsgefahr durchführen, ggf. Sklerosierung, Ligatur.

Med. Versorgung

- Kompetenz im Umgang mit massiver Dosissteigerung, Intoxikationen und abrupten Entzügen erforderlich.
- Evtl. intensivmedizinische Betreuung nötig.
- Psychiatrische Versorgung in vielen Ländern rudimentär und stark sprachabhängig.

Spezielle Vorsorge

Untersuchungen

- Statuserhebung (neurologischer und psychiatrischer Befund, Labor, Sonographie).
- Klärung der Therapiemotivation wünschenswert, aber abhängig von Einsicht.
- Abstinenz: Erörterung erwartbarer rückfallträchtiger Situationen.

Medikation unterwegs

- Laufende Medikation (Acamprosat, Naltrexon, Vit. B 1, Antikonvulsiva) fortzusetzen, s. auch unter „Krampfleiden".

Impfschutz

- Reduzierte Immunantwort möglich. Leberzirrhose führt zur funktionellen Asplenie.
- Impfungen gegen Herpes zoster, COVID-19, Influenza, RSV, Meningokokken und Pneumokokken auch ohne Auslandsreise sinnvoll.
- Indikation für Impfung gegen Hepatitis A und B ist v. a. im Rahmen einer Lebermitbeteiligung gegeben.

Malariaprophylaxe

- Bei bekannter Neigung zu cerebralen Krampfanfällen: s. Epilepsie (Krampfleiden).
- Mefloquin-Einnahme nicht mit Alkohol zu kombinieren.
- Sonst keine Einschränkungen.

Besondere Umwelteinflüsse

Flugreise

- Gefährdung durch Angebot alkoholischer Getränke an Bord.
- Keine Flugreisetauglichkeit bei Aggressivität, etwa im Rahmen eines akuten Entzuges in Eigenregie.
- Verstärkung der Jet-Lag-Symptomatik durch Alkohol.
- Gefährdung besonders bei alkoholischer Kardiomyopathie.

Tropenklima

- Endemiegebiete: erhöhte Anfälligkeit für Tuberkulose bekannt.
- Erhöhtes Hitzschlagrisiko.

Wüstenklima
- Besondere Gefährdung bei auch nur zeitweise eingeschränkter Handlungskompetenz und Einsichtsfähigkeit.
- Durch diuretische Wirkung des Alkohols zusätzlich erhöhtes Dehydratationsrisiko.
- Erhöhtes Hitzschlagrisiko.

Höhenaufenthalt
- Besondere Gefährdung bei auch nur zeitweise eingeschränkter Handlungskompetenz und Einsichtsfähigkeit, vor allem in exponiertem Gelände.
- Beeinträchtigung der Koordination, der Kraft, der Konzentration. Erhöhte Anfälligkeit für Hypothermie und Höhenkrankheit.
- Erhöhte Anfälligkeit für Erfrierungen, insbesondere bei peripherer Polyneuropathie.

Kälteexposition
- Erhöhte Anfälligkeit für Hypothermie.
- Erhöhte Anfälligkeit für Erfrierungen, insbesondere bei peripherer Polyneuropathie.

Besondere Aktivitäten

Tauchsport
- Kontraindiziert bei laufendem Abusus.
- Ausnahmen bei mindestens einjähriger Abstinenz möglich.

Leistungssport
- Meist als Folge der Grundkrankheit nicht realistisch.
- Für bestimmte Sportarten sind Grenzen für die Blutalkoholkonzentration in den Dopingregeln festgelegt.
- Unfallträchtige Risikosportarten sind zu meiden.

Berufliche Reisen
- **Cave:** offizielle Essen, Partys, „Vertragsabschlüsse“ etc.

Langzeitaufenthalt
- Generell gesundheitliche Bedenken.
- Nicht ratsam wegen Verlust der sozialen Kontrolle, Tendenz zu Vereinsamung und Dosissteigerung.

Rückkehrer

Nachsorge
- Kontrollen wie unter Vorsorgeuntersuchungen angegeben.

Anmerkungen

- Dem Reisenden sollte der Hinweis gegeben werden, dass im Falle akuter Rückfälle die Reisekrankenversicherung u. U. nicht zahlt, wenn „mit dem Ereignis zu rechnen war“, d. h., wenn der Patient nicht längerfristig stabilisiert war (Dokumentation durch Bestimmung des CDT-Wertes).
  Die Reisekrankenversicherungen lehnen in der Regel die Übernahme jeglicher Leistungen, die durch Schadensereignisse unter Alkoholeinfluss entstanden – unabhängig davon, ob diese durch Alkoholeinfluss verursacht wurden oder nicht und unabhängig davon, ob eine Alkoholkrankheit vorliegt oder nicht – kategorisch ab.

Allergien

(siehe auch Kapitel Asthma bronchiale, Neurodermitis)

Reisefähigkeit

Generell
- Gegeben bei entsprechender Auswahl des Urlaubsziels und Beachtung individueller Vorsichtsmaßnahmen auf der Reise bzgl. Vermeidung des Allergens/der Allergene
- Bei allergischem Asthma: ausreichende Fähigkeit der Selbstbeurteilung und -therapie bei eventuellen Anfällen
- Nicht gegeben bei akut-bedrohlichen Manifestationen wie Status asthmaticus, anaphylaktischem Schock u. ä. bis zur vollständigen Rückbildung der Symptome

Risikoabwägung

Reiseanalyse
- Potenzielle Einflüsse im Reisezielgebiet (Klima, Vegetation, Jahreszeit, Insekten).
- Auswahl des Urlaubsziels entsprechend dem vorliegenden Krankheitsbild.
- Allergenärmeres Klima herrscht vor allem an der See bei auflandigem Wind, auf Hochseeinseln und im Gebirge ab Höhen von 1500 m. Hier kommen Hausstaubmilben kaum noch vor. Im Hochgebirge ab 2000 m kann ab ca. Juli mit Pollenfreiheit gerechnet werden.

- Besondere Stress-Situationen (z. B. Asthma-Anfall durch körperliche o. psychische Belastung).
- Beeinträchtigungen (z. B. Veränderung der Reaktionsgeschwindigkeit) durch Nebenwirkungen antiallergischer Medikamente möglich.
- Medikamente einschließlich evtl. notwendiger Notfall-Sets immer im Handgepäck mitnehmen.
- Bei schwerem Asthma ggf. erhöhte Gefährdung durch COVID-19.

Pollenallergiker

- Einholung von aktuellen Informationen über die Pollenbelastung am Urlaubsziel.
- Erhöhtes Risiko von Beschwerden bei Outdoor-Aktivitäten (z. B. Camping).
- Gräser-Pollenflug in südlichen Regionen (z. B. Mittelmeer) früher, in Nordeuropa später als in Mitteleuropa; Birkenpollenflug verstärkt in Skandinavien
- Nützliche Internet-Seiten:
  - Pollenflugvorhersage für Deutschland:
    www.dwd.de/pollenflug
    www.wetteronline.de/pollen.htm
  - Pollenflugvorhersage für Europa:
    www.polleninfo.org/

Hausstaubmilben-, Tierhaar- und Schimmelpilz-Allergiker

- Einholung von Informationen über allergikergerechte Hotel-Einrichtung: Lüftungsmöglichkeiten besonders im Bad (Schimmelpilze), Zimmereinrichtung (z. B. Gardinen, Staubfänger, Material des Bettzeugs, Möglichkeit, Matratze mit milbendichten Bezügen (Encasings) auszustatten, Bodenbelag, Klimaanlage, Luftfilter), Haustierverbot in Hotel bzw. Ferienwohnung, Nichtraucherzimmer.
- Erhöhtes Risiko von Beschwerden bei Tierkontakten (z. B. Ferien auf dem Bauernhof)

Nahrungsmittel-Allergiker

- Einholung von Informationen über Diät-Möglichkeiten vor Ort (Ansprechpartner in der Hotelküche?)
- Möglichkeit der Selbstversorgung mit Nahrungsmitteln?
- Allergenarme Nahrungsmittel (Babynahrung) am Reiseziel erhältlich?
- Nützliche Internet-Seiten:
  - Allergie-Sprachführer für Europa (Europäisches Verbraucherzentrum):
    www.evz.de/de/verbraucherthemen/gesundheit/krank-im-urlaub/reisevorbereitung/allergie-woerterbuch
  - Internet-Seite zur Erstellung einer persönlichen Allergie-Karte mit Link zu Übersetzungsprogramm in verschiedene Sprachen: www.purenature.de/ihre-persoenliche-restaurant-allergiekarte

Insektengift-Allergiker

- Insektenschutz in Hotelzimmer oder Ferienwohnung
- Insektengift-Allergiker sollten immer ein Notfall-Set greifbar mit sich führen.

Krankheitsbild

- Allergieart: Pollen-, Hausstaub-, Schimmelpilz-, Tierhaar-, Insektengift-, Nahrungsmittelallergie
- Manifestationsart: Hauterscheinungen, gastrointestinale Beschwerden, allergische Rhinitis/Konjunktivitis, Asthma, Anaphylaxie
- Häufigkeit und Ausprägung allergischer Symptome mit/ohne Therapie
- Erfahrungen bei früheren Reisen

Med. Versorgung

- Je nach Manifestationsart und Ausprägung der Allergie allgemeinmedizinische, dermatologische, HNO-ärztliche, pulmologische Versorgung vor Ort wünschenswert

allergische Asthmatiker

- Abhängig von bisheriger Krankheitsausprägung ambulante (Lungenfunktionsdiagnostik), stationäre (Blutgasanalyse, Röntgen, O_2-Gabe) oder intensivmedizinische Versorgungsmöglichkeit (Beatmung)

Insektengift-Allergiker

- Schnelle medizinische Notfall-Versorgung mit Möglichkeit der Schock-Therapie vor Ort.

Spezielle Vorsorge

Untersuchungen

- Aktueller Status je nach Krankheitsbild, Rücksprache über ggf. laufende Therapie
- Besprechung einer Selbstbehandlung bei Auftreten allergischer Erscheinungen auf der Reise.
- Reisetermine sollten mit Behandlungsterminen einer laufenden spezifischen Immuntherapie (Hyposensibilisierung) abgestimmt werden.
- Ein Allergie-Pass in Englisch oder der jeweiligen Landessprache sollte mitgeführt werden (s. o.).

allergisches Asthma
- Klinische Beurteilung, Lungenfunktion, ggf. Blutgasanalyse, Infektzeichen?
- Besprechung der Peak-Flow-Messung und der Notfallselbstbehandlung

Medikation unterwegs
- Eventuell laufende Dauertherapie fortführen
- Ggf. Steroid-Medikation, Beta-Mimetikum zur Inhalation, Notfallset mit schriftlicher Dosierungs- bzw. Anwendungsanweisung mitnehmen; vorheriges Anwendungstraining, auch für Begleitperson, sinnvoll.

Impfschutz
- Altersentsprechender Impfschutz mindestens nach STIKO-Empfehlungen
- Impfstoff-Bestandteile auf bekannte Allergie-Auslöser überprüfen, ggf. intrakutane Vortestung
- **Asthmatiker:** Influenza- und Pneumokokken-Impfung wichtig, Pertussis-Impfung auffrischen (in Kombination mit Td-Auffrischung), COVID-19- und RSV-Impfung erwägen
- Hepatitis-B-Impfung bei erhöhtem Risiko von Klinik-Aufenthalten
- Lebendimpfungen bei oraler Steroid-Medikation > 20 mg Prednisolon-Äquivalent: Medikation < 14 Tage andauernd: Impfung direkt nach Therapieende möglich; Medikation > 14 Tage andauernd: 1 Monat Mindestabstand zwischen Therapieende und Impfung

Malariaprophylaxe
- Kontraindikation bei bekannter Unverträglichkeit gegen Medikamenten-Inhaltsstoffe
- Neben- und Wechselwirkungen, Kontraindikationen:
- **Cave:** Wechselwirkung Mefloquin und Antihistaminika: Erregungsleitungsstörungen des Herzens möglich
- **Cave:** Wechselwirkung Chloroquin und Corticosteroide: Verstärkung von Myopathien und Kardiomyopathien möglich
- **Cave:** Nebenwirkung Atovaquon/Proguanil: häufig (1–10 %) allergische Reaktionen
- **Cave:** Kontraindikation von Dihydroartemisinin/Piperaquin und Artemether/Lumefantrin in Kombination mit Terfenadin oder Astemizol wegen möglicher Erregungsleitungsstörungen des Herzens

Besondere Umwelteinflüsse

Flugreise

Allgemein
- Notfall-Medikation (Antihistaminika, Inhalatoren, Notfall-Sets) immer ins Handgepäck.
- Ärztliches Attest bei Mitführen von Injektionsmaterialien (Notfall-Set) über den persönlichen Bedarf an medizinischem Material (s. Formular-Anhang)
- Evtl. vor Flugantritt prophylaktisch Bedarfsmedikamente einnehmen

Asthmatiker
- Flugreisetauglichkeit erfordert folgende Mindestwerte (Erwachsene): VK 3,0 l, FEV1 70 %, pO_2 > 70 mmHg, pCO_2 < 50 mmHg. Unterhalb dieser Werte evtl. Flugreisefähigkeit unter O_2-Gabe möglich. In diesem Fall und im Zweifel Rücksprache mit dem medizinischen Dienst der Fluggesellschaft (MEDIF-Formular, Muster s. Formular-Anhang)

Nahrungsmittel-Allergiker
- Vorbestellung von Sonder-Mahlzeiten bei der Fluggesellschaft

Tropenklima
- Warmes Klima an sich führt meist nicht zu einer Verschlechterung allergischer Beschwerden. Bei vielen Allergikern kann es auch zu einer Besserung von Symptomen kommen, da heimische Allergene fehlen.
- Schimmelpilze können in feuchtwarmen Klimazonen bei entsprechend empfindlichen Personen zu verstärkten Beschwerden führen.
- Schlecht gewartete oder zu kalt eingestellte Klimaanlagen können das Auftreten von Atemwegsinfekten fördern.

Asthmatiker
- Aufenthalt in Großstädten mit starker Luftverschmutzung möglichst vermeiden.
- Pulverinhalatoren können zur Verklumpung neigen.

Hautallergiker
- Erhöhtes Risiko bakterieller und mykotischer Infektionen auf vorgeschädigter Haut.
- Erhöhtes Risiko von Sonnenbrand und Photodermatosen auf vorgeschädigter Haut.

Wüstenklima

- Verstärkte Beschwerden durch erhöhte Staubbelastung möglich.

Asthmatiker
- Erhöhtes Risiko von Atemwegsinfekten durch starke Temperaturschwankungen.

Hautallergiker
- Erhöhtes Risiko von Sonnenbrand und Photodermatosen auf vorgeschädigter Haut.

Höhenaufenthalt

- Aufenthalte in mittleren Höhen (1500–2000 m) wirken sich bei vielen Allergikern durch die allergen- und reizstoffärmere Umgebung günstig aus.
- Ab einer Höhe von 1500 finden sich praktisch keine Hausstaub-Milben mehr, Pollenflug im Hochgebirge durch spärliche Vegetation meist stark reduziert.

Asthmatiker
- s. Kapitel „Asthma bronchiale“
- Bei Höhen bis ca. 2000 m gelten die für das Fliegen angegebenen Mindestwerte (s. o.), wenn keine zusätzliche körperliche Belastung stattfindet.
- Im Zweifelsfall Vorstellung bei höhen- und sportmedizinisch qualifiziertem Kollegen.

Hautallergiker
- Erhöhtes Risiko von Sonnenbrand und Photodermatosen auf vorgeschädigter Haut.

Kälteexposition

- Asthmatiker: Zunahme der Obstruktion.
- Auslösung von Anfällen durch kalte Luft möglich. Prophylaxe: Medikamenteninhalation direkt vor Kälteexposition.
- Pulverinhalatoren vor Kondenswasser geschützt lagern (Verklumpungsgefahr).

Besondere Aktivitäten

Tauchsport

- **Kontraindiziert** bei Allergien gegen Latex, Gummi oder Gummihilfsstoffe, wenn systemische Allergiesymptome durch Benutzung der Tauchausrüstung auftreten,
- Relative Kontraindikation bei lokalen Allergiesymptomen. Abklärung durch Allergologen/Dermatologen empfehlenswert.

Asthmatiker
- **Kontraindiziert** bei Einschränkung der Lungenfunktion: FEV1 und FVC < 80 % der Norm, FEV1/VK < 0,7 oder bei schwerer Hyperreagibilität (Provokationstest).
- Bei leichtem, kontrolliertem, allergischem Asthma ohne Einschränkung der Lungenfunktion und ohne Belastungs- und Kälteabhängigkeit kann eine Tauchtauglichkeit gegeben sein. Beurteilung durch tauchmedizinisch qualifizierten Arzt. Keine Tauchtauglichkeit bei manifestem Asthma (mit Anfällen).
- Peak-Flow-Messung vor jedem Tauchgang, ggf. prophylaktische Inhalation eines Bronchodilatators vor dem Tauchgang.

Leistungssport

- Generell kann Leistungssport auch von Allergikern betrieben werden.

Pollenallergiker
- Vermeidung der Allergen-Exposition durch Auswahl eines geeigneten Urlaubsziels bzw. einer pollenarmen Reisezeit; alternativ Training in der Sporthalle.

Asthmatiker
- Unter Therapie und bei guter Asthmakontrolle möglich.
- ß-Agonisten und Kortikoide: Im Wettkampfsport Konflikte mit Doping-Regeln möglich.
- Weitere Informationen und Formulare für Ausnahmeanträge unter: www.nada-bonn.de (Downloads)

Berufliche Reisen

- Erhöhte Infektanfälligkeit bei hochdosierter Kortikoid-Therapie möglich.

Nahrungsmittel-Allergiker
- Schwierigkeiten können sich bei besonders bei Restaurant-Besuchen und Einladungen durch unbekannte Speisen ergeben.
- Liste allergieauslösender Lebensmittel in der jeweiligen Landessprache (oder in Englisch) mitführen.
- Nützliche Internet-Seiten:
  - Liste allergieauslösender Nahrungsmittel in verschiedenen europäischen Sprachen: www.evz.de/de/verbraucherthemen/gesundheit/krank-im-urlaub/reisevorbereitung/allergie-woerterbuch
  - Internet-Seite zur Erstellung einer persönlichen Allergie-Karte mit Link zu Übersetzungsprogramm in verschiedene Sprachen: www.purenature.de/ihre-persoenliche-restaurant-allergiekarte

Asthmatiker

- Aufenthalt in Ballungszentren mit hoher Luftverschmutzung kann zur Verstärkung von Atembeschwerden führen.

Langzeitaufenthalte

- Je nach Manifestationsart und Ausprägung der Allergie allgemeinmedizinische, dermatologische, HNO-ärztliche, pneumologische Versorgung vor Ort erforderlich.
- Beschaffbarkeit von Dauer- und Notfallmedikamenten im Vorfeld klären.
- Weitere Hinweise: s. o. (Berufliche Reisen)

Asthmatiker

- Peak-Flow-Meter mitgeben.

Rückkehrer

Nachsorge

- Je nach Symptomatik Kontaktaufnahme mit behandelndem (Fach-)Arzt, Besprechung von aufgetretenen Beschwerden

Asthmatiker

- Ggf. erneute Lungenfunktion

Anmerkungen

- Keine.

Anämie

Reisefähigkeit

Generell

- Nicht gegeben bei unklarer Blutungsquelle, ungeklärter Ursache oder fehlender Adaptation. Aus der Ursache kann ein eigenständiger Grund gegen die Reise erwachsen.
- Nicht gegeben, wenn erwartbarer Versorgungsbedarf (etwa: Transfusion innerhalb eines Monats) nicht auf sichere Art und Weise gedeckt werden kann.

Risikoabwägung

Reiseanalyse

- Reise- und Aufenthaltsbedingungen abklären (körperliche Belastungen, Flugreise, Höhenaufenthalte, Aktivitäten vor Ort, medizinische Versorgungsmöglichkeiten).
- Infektionsrisiken (Hygienestandard, Unterkunft, Ernährung, Kontakt zur einheimischen Bevölkerung).

Krankheitsbild

- Aktueller Status (Blutbild), weitere Verlaufsparameter.
- Behandlungserfolg (wiederholt aufgetreten? Auslöser?).
- Rezidivgefahr während der Reise (potenzielle Folgen?).

Med. Versorgung

- Nur in Kenntnis der Grundkrankheit festzulegen.
- Stationäre Versorgung sowie Verlaufskontrollen von Laborwerten sind zu fordern, in schweren Fällen auch eine sichere Blutbank.
- Bei Langzeitaufenthalten ggf. weitere Kriterien, z. B. Möglichkeit zur Knochenmarkhistologie.

Spezielle Vorsorge

Untersuchungen

- Blutbild, ggf. weitere Verlaufsparameter je nach Sachlage, etwa Retikulozytenzahl, LDH, Bilirubin, Ferritin, Vit. B12, Milzgröße.

Medikation unterwegs

- Je nach Ursache Steroid (autoantikörperbedingte Hämolyse), Erythropoetin (renale oder paraneoplastische Anämie), Analgesie (Sichelzellkrisen) denkbar.

Impfschutz

- Falls Folge einer Grundkrankheit: erweiterten Impfschutz beachten.
- Hepatitis-B-Impfung bei häufigen Transfusionen.
- Bei funktioneller oder anatomischer Asplenie Impfung gegen Meningokokken, Pneumokokken, HiB erforderlich, gleichzeitig verminderte Immunantwort möglich. Hier unbedingt Konjugatimpfstoffe verwenden.

  Cave: Wegen Gefahr des OPSI-Syndroms (Postsplenektomiesepsis) Impfindikation großzügig stellen.

Malariaprophylaxe

- Bei funktioneller oder anatomischer Asplenie wird von erhöhter Gefährdung durch eine Malaria ausgegangen.
- Glucose-6-PDH-Mangel: Chinin, Chloroquin, Sulfonamide können Hämolyse auslösen.
- Sichelzellanämie: Es besteht ein gewisser, aber nicht ausreichender Schutz gegen Malaria.
- Autoimmunhämolyse: kann durch Chinin und Artemisine ausgelöst werden.

Besondere Umwelteinflüsse

Flugreise

- Mindest-Hb: 9 g/dl.
- Kontraindiziert bei homozygoter Sichelzellenanämie.
- Heterozygote Sichelzellanämien können auf Flughöhe dekompensieren. Sicherheitshalber Sauerstoff mitführen (MEDIF-Formular, Muster s. Formular-Anhang).

Tropenklima

- Bei adäquater Infrastruktur keine nachteiligen Konsequenzen zu erwarten. (Malariagefahr und zahlreiche weitere tropenassoziierte Ursachen für die Verschlechterung einer vorbestehenden Anämie sind separat zu bewerten.).
- Dehydratation kann Sichelzell-Krisen auslösen.

Wüstenklima

- Dehydratation kann Sichelzell-Krisen auslösen.

Höhenaufenthalt

- Mindest-Hb für Aufenthalte in 2000–3000 m Höhe 9–10 g/dl.
- Leistungsabfall zu erwarten.
- Bereits bei Beginn von Beschwerden weiteren Aufstieg abbrechen.
- Bei homozygoter Sichelzellenanämie Höhenaufenthalt kontraindiziert (gilt auch für Flugreisen).
- Bei heterozygoten Formen und Hb > 10 g/dl. Höhenaufenthalt bis etwa 2500 m möglich. Allerdings werden Einzelfälle bereits in 1600 m Höhe symptomatisch (**Cave** Flugreisen).

Kälteexposition

- Wahrscheinlich erhöhte Unterkühlungsgefahr.
- Kontraindiziert beim Vorliegen von bithermischen oder Kälte-Autoantikörpern.

Besondere Aktivitäten

Tauchsport

- Kontraindiziert bei Hb < 10 g/dl, beim Vorliegen von bithermischen oder Kälte-Autoantikörpern, beim Auftreten von Sichelzellkrisen.

Leistungssport

- Bei EPO-Medikation, Steroid- oder Opiatgabe Konflikt mit Dopingregeln möglich.
- Nur bei folgenlos therapierbaren und therapierten Formen sinnvoll.
- Sichelzellanämie: **Cave** Auslösung von Krisen durch Acidose oder Medikation.
- **Cave:** Rupturgefahr bei Splenomegalie. Typisch: Fahrradlenkerverletzung beim Sturz.

Berufliche Reisen

- Bei adäquater Infrastruktur keine Einschränkungen, die über o. g. Punkte hinausgehen.
- Bei besonderen Tätigkeiten Richtlinien der Berufsgenossenschaften und Unfallversicherungsträger beachten (z. B. G26, G31, G35 u. a.).

Langzeitaufenthalt

- Leistungsfähigkeit und Versorgungserfordernisse bedürfend der kritischen Prüfung.
- Verlaufskontrollen und Notfallintervention müssen am Einsatzort gewährleistet sein.

Rückkehrer

Nachsorge

- Entsprechend den Vorsorgeuntersuchungen.

Anmerkungen

- Keine.

Antikörper-Mangelsyndrom

Reisefähigkeit

Generell

- Abhängig vom Schweregrad des Immundefektes.
- Situation 1: Agammglobulinämie oder schwere Hypogammaglobulinämie

  Diese Patienten erhalten als Standardtherapie regelmäßige IgG-Gaben. Hiermit wird ein passiver Immunschutz erreicht.
- Situation 2: Teildefekte (z. B. Selektiver IgA-Mangel oder IgG-Subklassenmangel).
- Situation 3: Kombinierte Immundefekte und Immundefekte, bei denen ein T-Zelldefekt im Vordergrund steht.

Risikoabwägung

Reiseanalyse

- Hygienische Verhältnisse am Urlaubsort, Aktivitäten, spezifische Infektionsrisiken?
- **Cave:** Erhöhte Gefährdung durch COVID-19.

Krankheitsbild

- Schweregrad des Immundefektes. Rezidivierende Infektionen? Infektionen mit opportunistischen Erregern?

Med. Versorgung

- Diagnostik und Therapie akuter Infektionen muss gesichert sein (Labor, Mikrobiologie, Röntgendiagnostik).

Spezielle Vorsorge

Untersuchungen

- Evtl. Antikörper-Titerbestimmung (Impfschutz?)

Medikation unterwegs

- Mitnahme Antibiotika (z. B. Azithromycin) zur initialen Selbsttherapie.

Impfschutz

- Situation 1:

  Totimpfstoffe: Immunisierung entsprechend allgemeiner Impfempfehlung möglich, Applikation sicher, jedoch Impfschutz unsicher, u. U. positive T-zelluläre Immunantwort.

  Lebendimpfstoffe: kontraindiziert
- Situation 2:

  Totimpfstoffe und Lebendimpfstoffe: Applikation sicher, Impfschutz eventuell abgeschwächt.

  Immunisierung entsprechend allgemeiner Impfempfehlung.

  Speziell: Pneumokokken, RSV, COVID-19, Meningokokken, HiB, Influenza, Herpes zoster.
- Situation 3:

  Totimpfstoffe: Immunisierung entsprechend allgemeiner Impfempfehlung möglich, Applikation sicher, jedoch Impfschutz unsicher.

  Speziell: Pneumokokken, RSV, COVID-19, Meningokokken, HiB, Influenza, Herpes zoster.

  Lebendimpfstoffe: kontraindiziert.

Malariaprophylaxe

- Keine Besonderheiten.

Besondere Umwelteinflüsse

Flugreise

- Keine Besonderheiten.

Tropenklima

- Erhöhtes Infektionsrisiko bei Reisen unter einfachen hygienischen Bedingungen.

Wüstenklima

- Erhöhtes Infektionsrisiko bei Reisen unter einfachen hygienischen Bedingungen.

Höhenaufenthalt

- Keine Besonderheiten.

Kälteexposition

- Keine Besonderheiten.

Besondere Aktivitäten

Tauchsport

- Bei Infektfreiheit keine Kontraindikation.

Leistungssport

- In der Regel keine Einschränkung.

Berufliche Reisen

- Bei adäquater Infrastruktur und hygienischen Bedingungen keine Einschränkungen, die über o. g. Punkte hinausgehen.

Langzeitaufenthalt
- Diagnostik und Therapie akuter Infektionen muss gesichert sein (Labor, Mikrobiologie, Röntgendiagnostik), daher bei ausgeprägter Immundefizienz nur Langzeitaufenthalt in Städten mit vergleichbarer Versorgung wie in Industrienationen.

Rückkehrer

Nachsorge
- Abhängig von Symptomen vor Ort oder nach Rückreise.
- Erweiterte Diagnostik (auch an seltene und opportunistische Erreger denken).

Anmerkungen

- Keine.

Arterielle Verschlusskrankheit, periphere (pAVK)

Reisefähigkeit

Generell
- Stadienabhängig Anpassung an die verminderte Mobilität erforderlich.
- Abhängig von den meist auftretenden Begleiterkrankungen (KHK, DM, etc.)

Risikoabwägung

Reiseanalyse
- Beurteilung von Grundvorhaben, Gehstrecke bei Anreise inklusive Umstiegen (Flughäfen, Bahnstrecken, etc.)

Krankheitsbild
- Stadieneinteilung und Belastungsuntersuchung (Gehstrecke) aktuell überprüfen.

Med. Versorgung
- Mitgabe wichtiger Befunde oder eines Arztbriefes in Englisch oder in einer im Gastland üblichen Verkehrssprache.
- Auslandskranken-/-rückholversicherung.

Spezielle Vorsorge

Untersuchungen
- Inspektion der Extremitäten auf Stasezeichen und Ulzerationen.
- Ausschluss einer akuten Behandlungsnotwendigkeit.
- Ggf. Lokalisationsdiagnostik und Beurteilung der hämodynamischen Kompensation.

Medikation unterwegs
- Mitnahme der laufenden Schmerzmedikation in auch für akute Verschlechterung ausreichender Menge.
- Ggf. juristische Implikationen bei der Mitnahme von Opiaten bedenken.

Impfschutz
- Keine Besonderheiten.

Malariaprophylaxe
- Keine Besonderheiten.

Besondere Umwelteinflüsse

Flugreise
- Bei hochgradiger pAVK ist Gewebeuntergang durch Sauerstoffminderversorgung beschrieben.
- Maßnahmen zur Thromboseprophylaxe in Abhängigkeit von weiteren Risikofaktoren und Begleiterkrankungen.

Tropenklima
- Erhöhte Gefahr von Hautinfektionen.

Wüstenklima
- Keine Besonderheiten, abgesehen von dem Aspekt des Reisens in medizinisch oft unterversorgte Gebiete.

Höhenaufenthalt
- Erhöhte Gefahr von Druckschäden (optimal angepasstes Schuhwerk ist Voraussetzung).

Kälteexposition
- Gefahr durch Erfrierungen an den Extremitäten.

Besondere Aktivitäten

Tauchsport
- Kontraindiziert bei symptomatischer pAVK.

Leistungssport
- Meist als Folge der Grunderkrankung nicht relevant.

Berufliche Reisen
- Bei adäquater Infrastruktur keine Einschränkungen, die über o. g. Punkte hinausgehen.

Langzeitaufenthalt
- Abhängig vom Krankheitsstadium.
- Bei fortgeschrittener Erkrankung nur sinnvoll, wenn Medikamente im lokalen Gesundheitswesen beschafft und Komplikationen diagnostiziert und beherrscht werden können.

Rückkehrer

Nachsorge
- Abhängig von Komplikationen unterwegs.
- Sonst: Klinische Kontrolle.

Anmerkungen

- Keine.

Arthrosen

Reisefähigkeit

Generell
- Eingeschränkt je nach Ausmaß und Lokalisation der Gelenkveränderungen.

Risikoabwägung

Reiseanalyse
- Charakter der Reise (Gruppenreise, Individualreise, besondere körperliche Anstrengungen, insbesondere Gelenkbelastungen). Gepäcktransporte? Häufige Buseinstiege?
- Klimatische Bedingungen (warm trocken / feucht-nass, kalt).
- Gefahr von Unfällen.
- Opiatmitnahme über Grenzen erforderlich? Dann Information und Vorbereitung. Keine Reisen in die Golfstaaten, nach Südostasien, Indien.

Krankheitsbild
- Intensität der Beeinträchtigung.
- Beschwerden unter Behandlung.
- Ggf. Komplikationen der Behandlung.

Med. Versorgung
- Je nach Intensität der Beeinträchtigung und Dauer des Aufenthaltes evtl. Mitgabe von Unterlagen, Behandlungsplan einschließlich einer Auflistung der Generika-Namen.
- Bei entsprechenden früheren Komplikationen (Ulkusblutung) Möglichkeit zur Endoskopie klären.

Spezielle Vorsorge

Untersuchungen
- Aktuelle (klinische) Verlaufskontrolle.
- Bei Einnahme von nichtsteroidalen Antirheumatika Gastroskopie vor Abreise (Gefahr einer Ulkusblutung?) oder prophylaktische Säurehemmung erwägen. In letzterem Fall aber erhöhte Infektionsgefahr durch Magen-Darm-Keime.

Medikation unterwegs
- Mitnahme der laufenden Medikation in auch für akute Verschlechterung ausreichender Menge.
- Ggf. Klärung, ob eingesetzte Substanzen im Zielland als Opiate gelten, und des Genehmigungsverfahrens hierfür.
- Bei Verwendung von Betäubungsmitteln Mitgabe einer Bescheinigung über die aus ärztlicher Sicht erforderliche Menge. Für Schengen-Staaten: Vorgeschriebenes Formular von der zuständigen Landesgesundheitsbehörde bestätigen lassen. (Muster s. Formular-Anhang dieses Handbuchs oder Ausdruckmöglichkeit unter www.bfarm.de >Bundesopiumstelle >Betäubungsmittel >Reise mit Betäubungsmitteln)
- Mitgabe/Einnahme von Omeprazol o.ä. erwägen, wenn unter NSAID Magenschmerzen oder -blutungen aufgetreten sind. Dann jedoch erhöhte Gefahr von gastrointestinalen Infektionen.

Impfschutz
- Keine Einschränkungen.
- Bei erheblicher Krankheitsbelastung Impfung gegen Pneumokokken, COVID-19, RSV, Influenza, Hepatitis B und ggf. Herpes zoster indiziert.
- PPI-Medikation bedeutet Cholera/ETEC-Impfindikation.

Malariaprophylaxe
- Keine Einschränkungen.

Besondere Umwelteinflüsse

Flugreise
- Nach Möglichkeit (Gangplatz von Vorteil) bewusst häufig aufstehen, umhergehen.
- Falls erforderlich, rechtzeitig Hilfe beim Koffertransport erfragen.

Tropenklima
- Reaktion auf Klimaextreme nicht vorhersagbar. Wärme kann Linderung bringen.

Wüstenklima
- Reaktion auf Klimaextreme nicht vorhersagbar. Wärme kann Linderung bringen.

Höhenaufenthalt
- Höhenaufenthalt unproblematisch.
- Vereinzelte Hinweise aus Tierversuchen, dass bei Höhenakklimatisation eine Besserung der Symptomatik eintritt.
- Geländeabhängig bestehen in der Höhe oft besondere Anforderungen an Trittsicherheit, Kraft und Ausdauer. Hier muss die Risikoabwägung nach dem Ausmaß des funktionellen Defizits erfolgen.

Kälteexposition
- Reaktion auf Klimaextreme nicht vorhersagbar, jedoch reversible Verschlechterung (Schmerzen) nicht selten.

Besondere Aktivitäten

Tauchsport
- Beurteilung nach funktionellem Defizit. Vor dem Tauchgang steht das Tragen der schweren Ausrüstung.
- Kontraindikation, wenn Transport der Ausrüstung, Schwimmfähigkeit und Atmungssicherheit nicht gewährleistet sind.
- Kontraindikation bei Opiateinnahme.

Leistungssport
- Möglich bei unbedeutendem Funktionsdefizit oder günstigem Belastungsmuster unter Aussparung betroffener Gelenke.
- Im Wettkampfsport bei Analgesie mit Opioiden oder Steroidmedikation Dopingliste beachten. Die für **Ausnahmeanträge** erforderlichen Formulare können im Downloadbereich von www.nada-bonn.de heruntergeladen werden.

Berufliche Reisen
- Bei fortbestehender Symptomatik ggf. Rücksprache mit dem zuständigen Arbeitsmediziner bzw. dem Vorgesetzten zum Abgleich des Anforderungsprofils mit dem aktuellen medizinischen Profil.

Langzeitaufenthalt
- Versorgung mit Medikamenten gesichert (Opiate?)?
- Diagnose einer UAW dieser Medikation und ihre Behandlung (Nierenfunktion? Endoskopie zur Abklärung einer gastrointestinalen Blutung) möglich?
- Sichere Blutbank verfügbar?

Rückkehrer

Nachsorge
- Statuskontrolle.

Anmerkungen

- Keine.

Asthma bronchiale

Reisefähigkeit

Generell

- Gegeben bei ausreichender Fähigkeit zur Selbstbeurteilung.
- Bei durchgemachtem Status asthmaticus Reisen nur in Zielgebiete mit zweifelsfrei guter medizinischer Versorgung.

Risikoabwägung

Reiseanalyse

- Potenzielle Einflüsse im Reisezielgebiet (Klima, Vegetation, Jahreszeit).
- Exposition zu Allergenen, ggf. Nachfrage in der Unterkunft (Federn? Tiere? Pflanzen?).
- Besondere Stresssituationen.
- Körperliche Belastung (bei „Anstrengungsasthma").

Krankheitsbild

- Häufigkeit von Anfällen.
- Stabilität unter Therapie und wechselnden Umwelt- und Umfeldeinflüssen.
- Erfahrungen bei früheren Reisen.

Med. Versorgung

- Je nach bisher maximal erforderlicher Versorgung: ambulante (Lungenfunktionsdiagnostik), stationäre (Blutgasanalyse, Röntgendiagnostik, kontinuierliche O_2-Gabe) oder intensivmedizinische Betreuungsmöglichkeit (Beatmung) unterwegs erforderlich.
- Bei bestehender Rechtsherzbelastung oder -insuffizienz Mitnahme (oder am Zielort Ausleihe) eines Sauerstoffkonzentrators erwägen.

Spezielle Vorsorge

Untersuchungen

- Klinische Beurteilung, aktuelle Lungenfunktionsprüfung, bei Zweifeln zusätzlich Blutgasanalyse (ggf. unter Belastung), Infektzeichen?
- Besprechung der peak-flow-Messung und der Notfall-Selbstbehandlung bei Verschlechterung.

Medikation unterwegs

- Dauerbehandlung einschl. kurzwirksamem $ß_2$-Mimetikum fortführen.
- Ggf. Steroid-Medikation und Notfall-Antibiotikum mit Dosierungsanweisung mitnehmen.

Impfschutz

- Bei allergischem Asthma Impfstoffzusammensetzung auf bekannte Auslöser überprüfen, ggf. Impfstoff intrakutan vortesten.
- COVID-19, RSV, Influenza- und Pneumokokken-Impfung reiseunabhängig besonders wichtig.
- Pertussis-Impfung (Auffrischung) indiziert.
- Hepatitis B-Impfung bei erhöhtem Risiko von Klinikaufenthalten.
- Kinder, Jugendliche: altersentsprechender Impfschutz komplett?
- Bei oraler Steroidmedikation über 20 mg Prednisolonäquvalent (Stadium 4) sind Lebendimpfungen kontraindiziert.

Malariaprophylaxe

- Keine Einschränkungen bekannt.

Besondere Umwelteinflüsse

Flugreise

- Flugreisetauglichkeit erfordert folgende Mindestwerte (Erwachsene): VK 3,0 l, FEV1 70 %, pO_2 >70 mmHg, pCO_2 <50 mmHg.
- Bei schlechteren als diesen Werten ggf. Reisefähigkeit bei zusätzlichen Maßnahmen (intermittierende O_2-Gabe nach Rücksprache mit dem medizinischen Dienst der Airline).
- Im Zweifel Rücksprache mit Medizinischem Dienst der jeweiligen Fluglinie (MEDIF-Formular, Muster s. Formular-Anhang).
- Notfall-Medikation ins Handgepäck.
- Distanz zu Rauchern.

Tropenklima

- Warmes Klima allein verursacht kein erhöhtes Anfallsrisiko, insgesamt ist das Anfallsrisiko dennoch erhöht.
- Verschlechterung (Schimmelpilze), aber auch Verbesserung möglich.

- Pulverinhalatoren können zum Verklumpen neigen.
- Air condition auf maximaler Leistung und schlechte Wartung von Klimaanlagen können bronchiale Infekte auslösen.

Wüstenklima

- Warmes Klima allein verursacht kein erhöhtes Anfallsrisiko.
- Verschlechterung möglich durch Infekte bei Temperaturwechsel und durch Staubexposition bei Hyperreagibilität.

Höhenaufenthalt

- Asthmatiker tolerieren Höhenaufenthalte oft besser als erwartet (Staub-, Reizstoff- und Allergenarmut). Aufenthalte in mittleren Höhen haben sogar einen therapeutischen Effekt.
- Bei Höhen bis ca. 2000 m gelten die für das Fliegen angegebenen Mindestwerte (s. o.), wenn keine zusätzliche körperliche Belastung stattfindet.
- Zweifelsfälle sollten einem höhen- und sportmedizinisch ausgebildeten Kollegen vorgestellt werden.
- Signifikante Minderung des expiratorischen Flows in der Höhe, auch bei subjektiver Abwesenheit von Symptomen, sowie Abfall der O_2-Sättigung, insbesondere unter Belastung, trotzdem keine Risikoerhöhung hinsichtlich der Akuten Höhenkrankheit.
- Kein Höhenaufenthalt bei Dyspnoe in Tallage in Ruhe oder bei geringer Belastung (< 100 W) oder bei ausgeprägtem Anstrengungsasthma.
- Bei Symptomfreiheit im Tal auch unter Belastung Höhenaufstieg möglich, bei optimaler Therapie und dann unauffälliger Lungenfunktion auch in extreme Höhen.
- Grundsätzlich gilt für Lungenpatienten: Vorsichtig an die individuell tolerierte Höhengrenze „herantasten“.
- Pulver- wie Sprayinhalatoren dosieren auch bei höhenbedingt vermindertem Außendruck zuverlässig.
- Pulverinhalatoren vor Kondenswasser geschützt lagern.
- Bei gleichzeitig bestehender pulmonaler Hypertonie ist der Höhenaufenthalt **kontraindiziert** (rapider Druckanstieg im kleinen Kreislauf).
- **Cave** Aspiringabe bei akuter Höhenkrankheit (Ibuprofen bevorzugen).
- **Cave:** Bei Herzinsuffizienz höhenbedingte Leistungseinbuße wesentlich größer als bei Gesunden. Belastung dosieren und limitieren.
- **Cave:** Besondere Vorsicht bei belastungs- und kälteinduziertem Asthma (Atemarbeit und Rechtsherzbelastung steigt in großer Höhe stark an). Belastung primärer Risikofaktor. Allein durch hypobare Hypoxie keine erhöhte Gefährdung der Patienten in Höhen bis 2500 m.
- **Cave:** Verstärkte nächtliche Hypoxaemien (Schlafapnoe?).
- **Cave:** Bei nicht völliger Beschwerdefreiheit keine abrupten Höhenaufstiege (Seilbahn, Hubschrauberrundflüge etc.).
- Bei sekundärem Lungenemphysem **Cave**: Besondere Vorsicht bei Blue Bloatern (verminderte Atemantwort auf Höhenhypoxie).
- Sorgfältige Akklimatisation ist insbesondere für den Lungenpatienten „state of the art“, präventiv ist Acetazolamid gegen die akute Höhenkrankheit auch beim Asthmatiker wirksam.

Kälteexposition

- Zunahme der Obstruktion.
- Vorsicht bei Asthmaauslösung durch Kälte.

  Bei Verdacht: Medikamenteninhalation direkt vor Kälteexposition.
- Pulverinhalatoren vor Kondenswasser geschützt lagern.

Besondere Aktivitäten

Tauchsport

- **Kontraindiziert** bei dauerhafter Lungenfunktionsstörung, bei FEV1/VK < 0,7, bei FEV1 und FVC unter 80 % der Norm oder bei schwerer Hyperreagibilität (Provokationstest bei Erstuntersuchung).
- **Kontraindiziert** bei Bullae oder pleuralen Verwachsungen.
- **Kontraindiziert** bei regelmäßigen Asthmaanfällen.
- Regelmäßige Peak flow-Messungen zwischen den Tauchgängen.
- Vor Tauchgang präventive Inhalation eines $ß_2$-Mimetikums (auch bei Beschwerdefreiheit), dabei langwirksame Präparate bevorzugen.
- **Cave** bei anstrengungs- und kälteinduziertem Asthma, insbesondere bei Tauchanfängern, sowie bei extrinsischem Asthma (außerhalb z. B. der Pollensaison tauchen).

- Nach Lungenteilresektion oder bei anderen, die Volumina oder den Gasflow erheblich beeinflussenden Erkrankungen unbedingt erfahrenen Spezialisten (Taucherarzt) hinzuziehen.
- Empfehlung: Tauchgänge möglichst meiden, insbesondere bei hoher physischer Belastung (z. B. Strömungstauchgänge).

Leistungssport

- Unter Therapie und Kontrolle bei guter Selbstbeobachtung möglich.
- ß-Agonisten und Kortikoide: Im Wettkampfsport Konflikte mit Doping-Regeln vermeiden. Die für **Ausnahmeanträge** erforderlichen Formulare können im Downloadbereich von www.nada-bonn.de heruntergeladen werden.

Berufliche Reisen

- Bei Beachtung der o. g. Hinweise keine weiteren Besonderheiten außer ggf. erhöhter Infektanfälligkeit bei hoch dosierter Kortikoidtherapie.

Langzeitaufenthalt

- Stadiengerechte Dauer- und Notfalltherapie (Anforderungen s. o.) sowie Beschaffbarkeit der Medikation vorher klären.
- Peak-flow-Gerät mitgeben.

Rückkehrer

Nachsorge

- Rücksprache mit behandelndem Arzt, Durchsicht der Protokolle, ggf. erneute Lungenfunktion, Durchsprache von schwierigen Situationen.

Anmerkungen

- **Cave**: Vor Flugreisen bei schwerem Asthma bronchiale, Emphysem oder Cystischer Fibrose muss „trapped air" ausgeschlossen sein (Gefahr des Pneumothorax bei plötzlicher Änderung des Außendruckes).

COPD (Chronisch-obstruktive Lungenerkrankung)

Reisefähigkeit

Generell

- Stadienabhängig Anpassung an die verminderte Leistungsfähigkeit erforderlich.
- Je nach Komplikationen (Emphysem? Cor pulmonale?) Verzicht auf einzelne Vorhaben nötig.

Risikoabwägung

Reiseanalyse

- Belastung durch Sport etc., aber auch durch Höhenaufenthalte und Hypoxie (Flugzeug?) abschätzen.
- Infektgefährdung durch Klimaanlagen etc.?
- Staubexposition (Trockenheit, Straßenverkehr?).
- Ozonexposition.
- **Cave:** Erhöhte Gefährdung durch COVID-19.

Krankheitsbild

- Stadieneinteilung und Leistungsfähigkeit aktuell überprüfen.
- Welche Exacerbationen haben sich bislang ereignet? Wodurch ausgelöst?

Med. Versorgung

- Gemessen an den bislang vorgekommenen maximalen Exacerbationen ambulante (Lungenfunktionsdiagnostik, Labor), stationäre (Blutgasanalyse, Röntgendiagnostik, kontinuierliche O_2-Gabe) oder intensivmedizinische (Beatmung) Versorgung erforderlich.
- Bei bestehender Rechtsherzbelastung oder -insuffizienz Mitnahme (oder am Zielort Ausleihe) eines Sauerstoffkonzentrators erwägen.

Spezielle Vorsorge

Untersuchungen

- Klinische Beurteilung, Kenntnis des Stadiums und evtl. Folgeerkrankungen. Lungenfunktion, evtl. Blutgase.

  Evtl. Bestimmung der Diffusionskapazität (Flug, Höhe).
- Bei Zweifeln: Entzündungszeichen, Rö.-Thorax, Echokardiographie, evtl. Ergometrie.
- Besprechen der Warnzeichen für eine Verschlechterung. Ggf. Einweisung in Anpassung der Medikation.

Medikation unterwegs

- Je nach Stadium inhalative und systemische Dauermedikation.
- Ggf. Steroid-Kurs und Antibiotikum, etwa Cephalosporin, Amoxicillin/Clavulansäure oder Moxifloxacin, zur Selbsteinnahme gemäß Anweisung mitgeben.

Impfschutz

- COVID-19, RSV, Influenza- und Pneumokokken-Impfung reiseunabhängig besonders wichtig.
- Impfung gegen Herpes zoster erwägen.
- Hepatitis B-Impfung bei erhöhtem Risiko von Krankenhausaufenthalt.
- Bei oraler Steroidmedikation über 20 mg Prednisolonäquivalent sind Lebendimpfungen kontraindiziert.

Malariaprophylaxe

- Keine Besonderheiten bekannt.

Besondere Umwelteinflüsse

Flugreise

- Bedeutsame Sauerstoffentsättigungen bei COPD beobachtet. Im Mittel ist in Reiseflughöhe mit einer Abnahme der SaO_2 um etwa 5 % im Vergleich zur Tallage zu rechnen. O_2-Gabe unterwegs möglich (MEDIF-Formular, Muster s. Formular-Anhang)?
- Flugreisetauglichkeit ohne weitere Maßnahmen gegeben bei Erfüllung folgender Kriterien: VK 3,0 l; FEV1 70 %; pO_2 70 mmHg; SaO_2 85 %; beschwerdefreie Gehstrecke 80 m oder 12 Stufen.
- Bei Unterschreiten der genannten Kriterien oder Sauerstoffbedarf am Boden Rücksprache mit dem flugmedizinischen Dienst der Airline (MEDIF-Formular, Muster s. Formular-Anhang) und Organisation von Sauerstoff für den Flug.
- Prinzipielle Flugreiseuntauglichkeit, wenn der Sauerstoffbedarf am Boden 4 l/min. übersteigt.
- Auf ausreichende Trinkmenge achten.

Tropenklima

- Häufung von Infekten bei Wechsel zwischen Außenluft und Air condition-Klima möglich.
- Pulver in Inhalatoren kann verklumpen.

Wüstenklima

- Häufung von Infekten bei Wechsel zwischen Außenluft und Air condition-Klima möglich.
- Staubexposition kann Verschlechterung begünstigen.

Höhenaufenthalt

- Verschlechterung der Symptome in der Höhe häufig.
- Kein Höhenaufenthalt bei Ruhedyspnoe oder bei leichter Belastung (< 100 W) in Tallage, auch nicht in geringen Höhen (800–1500 m).
- Wenn in Tallage symptomfrei: Abhängig von Reisestil und Erkrankungsstadium 1500–2500 m Höhe möglich. An individuelle Grenze vorsichtig „herantasten". Im Mittel ist in diesen Höhen mit einer Abnahme der SaO_2 um etwa 5 % im Vergleich zur Tallage zu rechnen.
- **Kontraindikation** für körperliche Belastungen in der Höhe bei Z. n. dekompensiertem Cor pulmonale, deutlicher Rechtsherzbelastung und pulmonaler Hypertonie sowie Hypertonie unter Belastung.
- Pulverinhalatoren vor Kondensfeuchtigkeit schützen. Diese sowie Sprayinhalatoren applizieren die korrekte Dosis auch bei höhenbedingt vermindertem Außendruck.
- Kortisondosis oberhalb von 3000 m Höhe verdoppeln (Kortikotropinerhöhung bei Hypoxie).
- **Cave:** Pulmonale Hypertonie. In Höhe akuter Druckanstieg und vermehrte Rechtsherzbelastung, akute Dekompensation möglich.
- **Cave:** Keine abrupten Höhenänderungen (Seilbahnen, Hubschrauberrundflüge), wenn nicht sicher ausreichende Belastungsreserven (s. o.) vorhanden.
- **Cave:** Besondere Vorsicht bei Blue Bloatern (reduzierte Atemantwort auf Höhenhypoxie).
- **Cave:** Bei gleichzeitiger Herzinsuffizienz ist die höhenbedingte Leistungseinbuße wesentlich größer als bei Gesunden. Belastung dosieren und limitieren.

Kälteexposition

- Häufung von Infekten bei Wechsel zwischen Außenluft und Raumklima möglich.
- Kein sicherer Hinweis auf das Risiko der Symptomverschlechterung bei kalter Atemluft.

Besondere Aktivitäten

Tauchsport

- Ausschluss Emphysembullae erforderlich.
- Bei fehlender Gasaustauschstörung und unter laufender Medikation guten Flow-Werten (**Cave:** „trapped air") und Abwesenheit von Anfällen über mehr als 1 Jahr ist Tauchen möglich.

Leistungssport

- Außer in Anfangsstadien der Erkrankung und außer für vereinzelte, körperlich weniger belastende Leistungssportarten (z. B. Schießen) wegen begrenzter pulmonaler Leistung nicht realistisch.
- Bei Gabe von ß-Mimetika und Steroiden: Konflikt mit Dopingregeln vermeiden. Die für **Ausnahmeanträge** erforderlichen Formulare können im Downloadbereich von www.nada-bonn.de heruntergeladen werden.

Krankheiten

Berufliche Reisen

- Gute Unterweisung (Krankheitsverständnis, situative Dosisanpassung, Infektvermeidung, möglichst Nikotinverzicht) erforderlich.
- Internistische Notfalltherapie sollte vor Ort erreichbar sein und sich am bislang maximal erforderlichen Interventionsbedarf orientieren (s. o. Medizinische Versorgungsmöglichkeiten vor Ort).
- Bei körperlich belastenden Tätigkeiten kritische Risikoabwägung.
- Inhalative Schadstoffexposition (Staub, Rauch)? Im Ausland oft deutlich schlechtere Schutzvorrichtungen wie Filter, Absauganlagen etc.

Langzeitaufenthalt

- Möglich im Umfang und Belastungsniveau wie in Deutschland, wenn regelmäßige klinische und lungenfunktionelle Diagnostik sowie Medikamentenversorgung gesichert ist.

Rückkehrer

Nachsorge

- Abhängig von Komplikationen unterwegs.
- Sonst: Rücksprache und klinische Kontrolle.

Anmerkungen

- **Cave**: Vor Flugreisen bei schwerem Asthma bronchiale, Emphysem oder Cystischer Fibrose muss „trapped air" ausgeschlossen sein (Gefahr des Pneumothorax bei plötzlicher Änderung des Außendruckes).

Diabetes mellitus

Reisefähigkeit

Generell

- Gegeben unter der Voraussetzung einer stabilen (im Zweifel besser hochnormalen) Blutzuckereinstellung, guter Selbstmanagementfähigkeiten und aktueller Untersuchung auf das Vorliegen von Folgeerkrankungen entsprechend den jeweiligen Leitlinien.
- Reisekrankenversicherung/-rückholversicherung?

Risikoabwägung

Reiseanalyse

- Infrastruktur unterwegs?
- Infektionsrisiken absehbar? Vermeidbar? Evtl. erhöhte Gefährdung durch COVID-19.
- Jet lag-Problematik relevant? Verkürzung des Tages und damit des Insulinbedarfes auf Ostflügen.
- Zugang zu bekannten, einschätzbaren Lebensmitteln?
- Aktivitätsniveau unterwegs? Erfahrungen damit, mit den Auswirkungen auf die Stoffwechsellage und ggf. den Insulinbedarf?
- Ungünstige Verstärkung von Belastungen und Folgeschäden (etwa Trekking bei Diabetischem Fußsyndrom) absehbar?

Krankheitsbild

- Aktueller Überblick über die Güte der Stoffwechseleinstellung sollte vorliegen, einschließlich Informationen über Folgeschäden (Nierenfunktion? Koronarien? Augenhintergrund? Polyneuropathie? Füße?)
- Krankheitsverständnis ist gerade in besonderen Situationen unterwegs (Gastroenteritis, fieberhafte Erkrankung, Fehleinschätzung des Kohlenhydratgehaltes, ungeplanter Tagesablauf, ungewohnte körperliche Belastung, Alkoholkonsum) essentiell. Ggf. Nachschulung.
- Änderungen der Einstellung nach Möglichkeit nicht kurz vor der Reise vornehmen.
- Erhöhte Gefährdung durch COVID-19, v. a. bei Kombination mit Adipositas.

Med. Versorgung

- Ärztlicher Kurzbrief über Diagnose und aktuelle Therapie in Englisch (oder Französisch) mitgeben, darin Generika und Dosis der Medikation erwähnen.
- Bei Insulinmedikation Bescheinigung über das Mitführen von Injektionsmaterial ausstellen (Muster s. Formular-Anhang dieses Handbuchs).
- Stationäre Behandlung mit Labor einschl. Blutgasanalyse und funktionierender Medikamentenversorgung sollte zur Versorgung bei schwerer Stoffwechselentgleisung verfügbar sein.
- Rückholung bei schweren Stoffwechselentgleisungen, wenn lokale Behandlungskompetenz fehlt, bei Weichteilinfektionen und akuten kardiovaskulären Ereignissen je nach lokaler Versorgung zu empfehlen.

Spezielle Vorsorge

Untersuchungen

- Untersuchung auf Einstellungsqualität oder Folgeerkrankungen fällig (Retina, pAVK, Proteinurie, autonome und periphere Neuropathie, KHK)?
- Nachschulung von Patient und Begleitperson sinnvoll?
- Internationaler Diabetiker-Ausweis?
- Zollbescheinigung für Spritzen und Kanülen?
- Dokumentation und Serviceadressen im Zielland für eine evtl. Insulinpumpe mitnehmen.

Medikation unterwegs

- 2- bis 3-fachen voraussichtlichen Bedarf an Medikamenten und Testmaterial mitnehmen.
- Risikostreuung zwischen Hand- und Reisegepäck.
- Evtl. Privatrezept zur Ersatzbeschaffung verlorener Medikamente mitgeben.
- Teststreifen mit visueller Ablesung und breitem Messbereich bevorzugen.
- Ersatzbatterien für BZ-Messgerät.
- Traubenzucker mitnehmen und Insekten-sicher verpacken.
- Glucagon verfügbar und auch unterwegs noch haltbar?
- Kühlungsmöglichkeit auf Reisen oder im Hotelzimmer?
- Mitgabe eines Antibiotikums zur Akutintervention bei Reisediarrhoe (z. B. Rifamycin, ggf. auch Azithromycin).

Impfschutz

- Grundkrankheit, daher zusätzlich COVID-19-, RSV, Pneumokokken- und Influenza-Impfung.
- Impfung gegen Herpes zoster erwägen.
- Risiko von Flüssigkeitsverlusten durch ETEC-bedingte Reisediarrhoe sollte durch vorherige Schluckimpfung gegen Cholera/ETEC reduziert werden.
- Reisemedizinische Impfungen sonst unverändert, jedoch wegen evtl. Behandlung im Gastland Hepatitis-B-Impfung empfehlenswert.

Malariaprophylaxe

- Wirkungsverstärkung von Insulin durch Tetracycline (auch Doxycyclin, Effekt jedoch gering).
- Chinin (nur zur Therapie) induziert Hypoglykämien.
- Interaktionen der zusätzlichen Medikation vor der Reise prüfen.

Besondere Umwelteinflüsse

Flugreise

- Bei Zeitzonenflügen müssen die eingesparten Stunden (Ostflug) und können die gewonnenen Stunden (Westflug) bei der morgendlichen Basalinsulininjektion zeitanteilig berücksichtigt werden.
- Häufige Kontrollen des BZ an Bord bei insulinbehandelten Patienten (ggf. Wecker stellen).
- Insulin im Flugzeug erst dann spritzen, wenn erwartete Mahlzeit den Patienten erreicht hat (**Cave**: Einstellen des Verteilens von Essen, wenn der Pilot Anschnallpflicht wegen Turbulenzen anordnet).
- Druckschwankungen im Reservoir einer Insulinpumpe können Förderrate verändern.
- Bei pAVK, KHK oder Retinopathie Funktionsminderung und Gewebeuntergang durch Sauerstoffminderversorgung beschrieben.

Tropenklima

- Vermutlich schlechtere Glukosetoleranz bei Hitze.
- Verminderte Haltbarkeit von Glukagon beachten.
- Insulin wird durch Sonnenlicht inaktiviert.
- Manche Teststreifen sind UV-empfindlich.
- Insulin und Glukagon auf keinen Fall einfrieren oder über 40 °C lagern. Ggf. Kühlung (Thermoverpackung).
- Sorgfältige Desinfektion und Abdeckung von kleinen Wunden.
- Messgeräte schalten bei zu hohen Temperaturen evtl. ab. Teststreifen messen bei hohen Temperaturen zu hohe BZ-Werte, bei sehr niedrigen Temperaturen (< 14 °C) zu niedrige BZ-Werte.
- **Cave**: Gefahr des hyperosmolaren Komas bei Zusammentreffen von Hitze/Dehydratation und Reisediarrhoe.
- **Cave**: Erhöhte Gefahr von Hautinfektionen (Pilz).

- Die Adaptation des Herz-Kreislauf-Systems an Hitzebelastung kann eingeschränkt sein. Kardiopulmonale Risiken abklären/beachten.

Wüstenklima

- Vermutlich schlechtere Glukosetoleranz bei Hitze.
- **Cave**: Gefahr des hyperosmolaren Komas bei Zusammentreffen von Hitze/Dehydratation und Reisediarrhoe.
- Gefahr von Verbrennungen beim Barfußgehen auf heißem Sand oder Fels und peripherer Neuropathie.
- Kühlung (Thermoverpackung) für Insulin und Glukagon sinnvoll.
- Insulin und Glukagon auf keinen Fall einfrieren oder über 40 °C lagern.
- Insulin wird durch Sonnenlicht inaktiviert.
- Manche Teststreifen sind UV-empfindlich.
- Messgeräte schalten bei zu hohen Temp. evtl. ab. Teststreifen messen bei hohen Temperaturen zu hohe BZ-Werte, bei sehr niedrigen Temperaturen (< 14 °C) zu niedrige BZ-Werte. Unter 0 °C keine Messung möglich.
- Die Adaptation des Herz-Kreislauf-Systems an Hitzebelastung kann eingeschränkt sein. Kardiopulmonale Risiken abklären/beachten.

Höhenaufenthalt

- Erhöhte Gefahr von Erfrierungen und von Druckschäden in nicht eingelaufenen Schuhen bei Mikroangiopathie, pAVK und Neuropathie (optimal passendes Schuhwerk unbedingte Voraussetzung).
- Schwierige DD Akute Bergkrankheit vs. Stoffwechselentgleisung. Kontrollmessungen.
- Sorgfältige Überwachung des Flüssigkeitshaushaltes (**Cave:** ketoazidotisches Koma).
- Insulin wird durch Sonnenlicht inaktiviert.
- Manche Teststreifen sind UV-empfindlich.
- BZ-Testgeräte sind im Regelfall nur bis 3500 m geeicht.
- Insulin und Glukagon auf keinen Fall einfrieren oder über 40 °C lagern.
- Bei fortgeschrittener pAVK, KHK oder Retinopathie Funktionsminderung und Gewebeuntergang durch Sauerstoffminderversorgung möglich.
- **Cave:** Weitere Retinaschädigung durch Zusammenwirken von diabetischer Retinopathie und höhenbedingten Retinablutungen denkbar, wenn auch noch nicht untersucht.
- Teststreifen messen bei sehr niedrigen Temperaturen (< 14 °C) zu niedrige BZ-Werte. Unter 0 °C keine zuverlässige Messung möglich.
- Bei anstrengender Bergtour: morgens −1/3 der Insulineinheiten oder +1/3 der BE. Tagsüber pro Belastungsstunde +1 BE und BZ-Kontrolle.
- Nach mehrstündiger Belastung (abends) Reduktion der Insulindosis um 30 % und BZ-Kontrolle nach Belastungsende (nächtliche Hypoglykaemiegefahr).
- **Cave**: Erfahrung mit belastungsabhängigem BZ-Verhalten und Fähigkeit zur Hypoglykaemiewahrnehmung unabdingbare Voraussetzung.
- **Cave:** Prävention der akuten Höhenkrankheit mit Acetazolamid kontraindiziert. Gefahr der Ketoazidose.

Kälteexposition

- Erhöhte Unterkühlungsgefahr bei Vorliegen einer diabetischen Neuropathie (beeinträchtigte periphere Gefäßkonstriktion).
- Bei Unterkühlung erhöhte Gefahr der Ketoazidose und der Hypoglykaemie.
- Gefahr durch Erfrierungen bei pAVK und bei peripherer Polyneuropathie (optimal passendes Schuhwerk unbedingte Voraussetzung). Fußkontrollen.
- Insulin und evtl. Glukagon am Körper tragen, da nach Einfrieren wirkungslos.
- Messgeräte schalten bei zu niedrigen Temperaturen evtl. ab. Teststreifen messen bei sehr niedrigen Temperaturen (< 14 °C) zu niedrige BZ-Werte. Unter 0 °C keine Messung möglich.
- Es gibt Hinweise, dass Diabetiker ein erhöhtes Risiko zu schmerzhaften Hautfissuren bei Kälteexposition haben („Polar Hands"). Hautpflege (rückfettende Creme mit geringem Wassergehalt) anraten.

Besondere Aktivitäten

Tauchsport
- Nicht insulinbehandelt: bei stabiler Einstellung und gutem Trainingszustand möglich.
- Insulinbehandelt: stabil eingestellt tauchsporttauglich, bei guter Kenntnis der Stoffwechsellage auch unter körperlicher Belastung, unter Mitnahme von Glukose als Paste oder in der angeschnallten Trinkflasche.
- Blutzuckerkontrollen vor dem Tauchgang und innerhalb der ersten Stunde danach dringend empfohlen.

Leistungssport
- Individuelle Entscheidung, beim insulinbehandelten Patienten nur sinnvoll im Rahmen gut kontrollierter, langsam gesteigerter Intensität.
- Bei Insulinmedikation Konflikt mit Dopingregeln vermeiden. Die für **Ausnahmeanträge** erforderlichen Formulare können im Downloadbereich von www.nada-bonn.de heruntergeladen werden.

Berufliche Reisen
- Abgesehen von den bereits aufgeführten Bedingungen keine weiteren Anmerkungen.

Langzeitaufenthalt
- Sinnvoll nur, wenn Medikamente und Hilfsmittel im lokalen Gesundheitswesen beschafft und Komplikationen diagnostiziert und beherrscht werden können.
- Dokumentation von Behandlung und Komplikationen in einem Arztbrief (z. B. in Englisch) wichtig.
- Kontrollen analog den Behandlungsrichtlinien müssen möglich sein.

Rückkehrer

Nachsorge
- Besprechung des Tagebuchs und Inspektion der Füße, HbA1c, sonst entsprechend Leitlinien.
- Erweiterung der Untersuchung bei anamnestischen Hinweisen.
- Grundsätzlich Augenhintergrund untersuchen nach Aufenthalt in extremen Höhen.

Anmerkungen

- Keine.

Epilepsie (Krampfleiden)

Reisefähigkeit

Generell
- In Abhängigkeit von Häufigkeit und Art sowie Vorboten (Aura?) der Anfälle zu beurteilen. Normalerweise unproblematisch, wenn innerhalb der letzten 2 Jahre kein Anfall aufgetreten ist.
- Auslöser von Anfällen sind auf Reisen in der Regel gesteigert: Schlafentzug, unregelmäßige Nahrungszufuhr, Lichteinflüsse etc.
- Informierte Begleitperson vor allem bei Grand mal-Anfällen oder Bewusstseinsverlust sehr hilfreich.

Risikoabwägung

Reiseanalyse
- Beinhaltet die Reise Situationen, in denen ein Kontrollverlust der zu erwartenden Art eine Gefährdung hervorrufen würde (Führen von PKW und anderen Verkehrsmitteln, Schwimmen, Klettern etc.)?
- Ist Mitreisenden die Erkrankung bekannt? Wird sie und die Rücksichtnahme darauf akzeptiert?

Krankheitsbild
- Stabiler Zustand?
- Bekannte und vermeidbare Auslöser?
- Verantwortlicher Umgang mit der Erkrankung durch den Patienten (Alkohol, Schlafentzug, Regelmäßigkeit der Medikation etc.)?
- Laufende Behandlung einschl. verwandter Medikamente (Name, Generikum, Dosis, ggf. Galenik) und relevante Befunde mitgeben.

Med. Versorgung
- Abhängig von Häufigkeit und Art der Anfälle und der lokalen Infrastruktur zu beurteilen.
- Medikamente vor Ort zu beschaffen?
- Etabliertes Rettungswesen?
- Bei Grand mal-Anfällen und evtl. Status epilepticus: Neurologe?, EEG?, CT?, Spiegelbestimmung für Medikation? Intensivmedizin mit Beatmungsmöglichkeit?

Spezielle Vorsorge

Untersuchungen

- Aktuelle Spiegelbestimmung der Medikation, ggf. auch unter laufender Malariaprophylaxe.
- Patient und Begleitperson zur Vermeidung und Erstversorgung von Anfällen geschult?

Medikation unterwegs

- Dauermedikation verteilt auf Hand- und Hauptgepäck in mehr als nur ausreichender Menge mitführen.
- Zusätzlich Benzodiazepine (etwa Lorazepam als Tavor Expidet® oder Diazepam Rectiole®) zur Anfallskupierung. **Cave:** Zollbestimmungen einzelner Länder, insbesondere Golfstaaten.
- Resorptionsbeeinträchtigung der Dauerbehandlung durch Diarrhoe.
- Gyrasehemmer, etwa zur Behandlung von Diarrhoen oft eingesetzt, sind wegen Senkung der Krampfschwelle kontraindiziert. Ausweichen auf Azithromycin.

Impfschutz

- Krampfauslösung durch Impfung möglich, entsprechende Vorsichtsmaßnahmen treffen (Impfung im Liegen).
- Impfung gegen Hepatitis B bei erhöhtem Risiko eines Krankenhausaufenthaltes.
- Impfung gegen Cholera/ETEC zur Reduzierung des Durchfallrisikos.
- Bei fieberhaften Reaktionen, v.a. bei Kindern, sollte die damit assoziierte Senkung der Krampfschwelle durch rechtzeitigen Einsatz von Paracetamol vermieden werden.

Malariaprophylaxe

- **Kontraindikation** für Mefloquin.
- Atovaquon/Proguanil sowie Doxycyclin zur Prophylaxe sowie Dihydroartemisinin/Piperaquin und Artemether/Lumefantrin zur Therapie unbedenklich.

Besondere Umwelteinflüsse

Flugreise

- Kontaktaufnahme mit Arzt der Fluggesellschaft, oft Attest des behandelnden Arztes nötig (MEDIF-Formular, Muster s. Formular-Anhang).
- Gelegentlich wird die Einnahme einer zusätzlichen Dosis des Antiepileptikums von der Fluggesellschaft gefordert.
- Einnahmeabstände und -zeitpunkte der laufenden Medikation bei Reise über Zeitzonen exakt besprechen und schriftlich mitgeben (Zusatzdosis bei Westflug?).
- Schlafentzug vermeiden.
- Keine Flugreisetauglichkeit bis 24 Stunden nach Grand mal-Anfall. Auch in den Tagen danach unbedingt nur mit unterwiesener Begleitung reisen.

Tropenklima

- Möglicherweise Senkung der Krampfschwelle bei Dehydratation oder Salzverlust, ansonsten keine nachteiligen Wirkungen.
- Notfallbehandlung gesichert?
- **Cave**: u.U. erhebliche differentialdiagnostische Schwierigkeiten bei der Abgrenzung gegenüber einer Meningitis (infektiös oder Sonnenstich).

Wüstenklima

- Möglicherweise Senkung der Krampfschwelle bei Dehydratation oder Salzverlust, ansonsten keine nachteiligen Wirkungen.
- Notfallbehandlung gesichert?
- **Cave:** u.U. erhebliche differentialdiagnostische Schwierigkeiten bei der Abgrenzung gegenüber einer Meningitis (infektiös oder Sonnenstich).

Höhenaufenthalt

- Mittlere Höhen (<3500 m) in der Regel unproblematisch.
- Krampfschwelle bei Höhenhypoxie vermindert, vermutlich trotzdem keine wesentliche Erhöhung des Anfallsrisikos, wenn Extrembelastungen vermieden werden. In seltenen Fällen sind auch bei bestehender Prädisposition – bislang aber nicht manifest gewordenem Krampfleiden – Anfälle vorgekommen.
- Anfallsfreies Intervall vor Aufenthalt in großer Höhe (>3500 m) von mindestens 6 Monaten dringend zu empfehlen.
- Auch bei unauffälliger Anamnese Krampfanfälle in der Höhe möglich.
- Notfallbehandlung gesichert?
- **Cave:** Verwechslungsmöglichkeit mit Höhenhirnödem. Im Zweifelsfall Dexamethasongabe (6 mg alle 4 Stunden).
- **Cave:** Atemdepressive Wirkung einiger Antikonvulsiva.
- **Cave:** u.U. erhebliche differentialdiagnostische Schwierigkeiten bei der Abgrenzung gegenüber einer Meningitis (infektiös oder Sonnenstich).

Kälteexposition
- Keine nachteiligen Wirkungen auf die Erkrankung.
- Gefährlicher ist die Assoziation mit schlechter Infrastruktur und fehlender Nothilfe.
- Keine Alleintouren, wenn auch nur zeitweiser Kontrollverlust nicht auszuschließen ist.
- Notfallbehandlung gesichert?

Besondere Aktivitäten

Tauchsport
- Keine Tauchsporttauglichkeit.
- Bei Anfallsfreiheit in den letzten 5 Jahren, Beendigung der Medikation und normalem EEG Ausnahmen in Rücksprache mit Tauchmediziner möglich. Hinsichtlich einer Dauermedikation sollte diese zumindest frei von Sedativa sein.

Leistungssport
- Leistungssport ist unter den sedierenden Nebenwirkungen einer Dauertherapie für viele Sportarten nicht realistisch (Einzelfallentscheidung).
- Das Risiko belastungsbedingter Krampfauslösung wird zumeist überschätzt, diese Ereignisse sind sehr selten.
- Sportler, Trainer und Familie aufklären.
- Medikation engmaschig überwachen.
- Als sichere Sportarten gelten Kontaktsportarten (Fußball, Hockey) und Leichtathletik. Unter Aufsicht Wassersport, Gerätturnen, Reiten, Felsklettern (gesichert). Kontraindiziert sind normalerweise Tauchen, Solo-Klettern, Paragliding, Drachenfliegen (Einzelfallentscheidung nach Rücksprache mit spezifisch qualifiziertem Kollegen).
- **Cave**: Dopingproblematik (z. B. sedierende Substanzen beim Schießsport) beachten.

Berufliche Reisen
- Unter Beachtung der Rahmenbedingungen (s. o.) und unter detaillierter Kenntnis der Arbeitsbedingungen (Arbeitsmediziner) in den meisten Fällen möglich.

Langzeitaufenthalt
- Abhängig von Häufigkeit und Art der Anfälle und der lokalen Infrastruktur zu beurteilen (Neurologe?, EEG?, CT?, Spiegelbestimmung?).
- Reisetätigkeit berücksichtigen.
- In vielen Fällen ist die Tauglichkeit für Langzeitaufenthalte abzulehnen.
- Fahrerlaubnis: mit Konsulat oder Botschaft des Gastlandes zu klären. Sehr unterschiedliche Regelungen von Land zu Land, die in D geltende Regelung (Fahrerlaubnis bei >2 Jahre anfallsfreiem Intervall) ist nicht ohne weiteres zu übertragen.

Rückkehrer

Nachsorge
- Ggf. EEG, Medikamentenspiegelbestimmung nach Ende der Malariaprophylaxe oder Therapie eines gravierenden Durchfalles.

Anmerkungen

- Keine.

Frakturen Extremitäten / Wirbelsäule

Reisefähigkeit

Generell
- Zwei wesentliche Szenarien:

  A: Rückkehr nach unterwegs erstversorgter Verletzung.
  B: Antritt einer Reise im Heilungsverlauf vom Wohnort aus.
- Flugreisetauglichkeit ist unter den Rahmenbedingungen eines Ambulanzfluges oder nach Erreichen der Übungsstabilität gegeben.
- Aktuelle Befunde (ggf. auch Blutbild, Gerinnung, Blutgruppe) und Röntgendokumentation mitgeben.

Risikoabwägung

Reiseanalyse
- Belastung durch An- und Abreise, Gepäcktransport etc. muss selbstverständlich der Belastbarkeit angemessen sein.
- Klimatische Verhältnisse einbeziehen (Schwitzen, Mazeration der Haut und Ameisenbesiedlung im Gips).

Krankheitsbild
- Keine vermeidbare Reise antreten (Ausnahme: Ambulanzflugbedingungen) bei instabilen Verhältnissen, Komplikationsverdacht oder noch offener Abklärung auf gravierende Begleitverletzungen.

Med. Versorgung
- Chirurgische/orthopädische Versorgung mit strahlungsarmer radiologischer Diagnostik und ggf. Osteosynthesemöglichkeit sowie möglichst sichere Blutbank erforderlich.
- Ggf. Patiententransport zur adäquaten Versorgung.

Spezielle Vorsorge

Untersuchungen
- Szenario A und B: Fragmentstellung und ggf. Lage des Osteosynthesematerials aktuell kontrollieren, Hinweis auf Risiken (Heilung, Versorgungsstandard am Aufenthaltsort, Thromboserisiko).

Medikation unterwegs
- Analgesie. Juristische Implikationen der Mitnahme von Opiaten bedenken (vgl. hierzu auch Abschnitt „Mitnahme von Betäubungsmitteln" in diesem Handbuch).
- Je nach Verkehrsmittel und Reisedauer Injektion von niedermolekularem Heparin oder oralen Faktor Xa-Hemmer überlegen.
- Bei Erhalt von nicht auf HIV getesteten Bluttransfusionen in HIV-Hochprävalenzgebieten erweitertes Zeitfenster (bis 72 h) für HIV-Postexpositionsprophylaxe. Details unter www.rki.de.

Impfschutz
- Keine Besonderheiten im Vergleich zu gesunden Personen.
- Evtl. unfallbedingt erforderliche Tetanusprophylaxe überprüfen.

Malariaprophylaxe
- Keine Besonderheiten.

Besondere Umwelteinflüsse

Flugreise
- Frühestens 24 h nach Trauma, stets nur mit Gipsschiene oder gespaltenem Gips.
- Für Sicherheitskontrollen (Gips, Hilfsmittel) reichlich Zeit einkalkulieren.

Tropenklima
- Mazerationen und Mykosen unter dem Gips bei erheblichem Schwitzen häufig.

Wüstenklima
- Mazerationen und Mykosen unter dem Gips bei erheblichem Schwitzen häufig.

Höhenaufenthalt
- Bei Schwellneigung (**Cave:** DD periphere Höhenödeme?) auf durchgehende Spaltung des Gipses achten.
- Sturzrisiko in unwegsamem Gelände oder auf Eis bedenken.

Kälteexposition
- Erfrierungsneigung nicht durchbewegter und evtl. nicht sachgerecht bekleideter Extremitäten deutlich erhöht.
- Sturzrisiko in unwegsamem Gelände oder auf Eis bedenken.

Besondere Aktivitäten

Tauchsport
- Untauglichkeit bis zur vollständigen und belastungsstabilen Ausheilung (Tragen von Ausrüstung an Land).

Leistungssport
- Untauglichkeit bis zur vollständigen und belastungsstabilen Ausheilung.

Berufliche Reisen
- Unter Beachtung der genannten Rahmenbedingungen abhängig von Art der Tätigkeit möglich.

Langzeitaufenthalt
- Szenario A: Schwierige Entscheidung, ob die Versorgungsbedingungen des Reiselandes oder die Qualifikationen des lokalen Krankenhauses ausreichen oder Repatriierung erforderlich ist.
  Szenario B: Exakte Befunddokumentation auch in den Händen des Patienten zu empfehlen (in Englisch oder der Landessprache).

Rückkehrer

Nachsorge
- Lagekontrolle der Fragmente nach längeren Transporten und nach Erstversorgung unter suboptimalen Umständen.
- Bei Einsatz von Blutprodukten in HIV-Hochprävalenzländern Infektionsserologie durchführen und HIV-PEP überlegen (enges Zeitfenster).

Anmerkungen

- Keine.

Gallensteinleiden / Cholelithiasis

Reisefähigkeit

Generell

- Bei Koliken oder akuter Cholecystitis offensichtlich eingeschränkt. Sonst allenfalls durch das geringe Manifestationsrisiko einer chirurgisch zu sanierenden Komplikation (etwa 2 % pro Jahr) überschattet.

Risikoabwägung

Reiseanalyse

- Keine Besonderheiten bei asymptomatischer Cholezystolithiasis. Die Versorgung schmerzhafter Koliken und die ggf. nötige Gallenblasenentfernung muss spätestens innerhalb von Stunden eingeleitet werden können.

Krankheitsbild

- Symptomlose Gallenblasensteine liegen bei vielen Reisenden vor – in der Bevölkerung über 40 Jahren sind 8 % der Männer und 20 % der Frauen betroffen. Geht man auch von einer Komplikationslosigkeit dieser Fälle in der absehbaren Zukunft aus, so deuten rechtsseitige Oberbauchschmerzen, zeitweilige Stuhlentfärbungen, Pankreatitiden oder (intermittierender) Gallenblasensludge darauf hin, dass eine chirurgische Sanierung bald erforderlich werden kann. Vor allem auf diese Untergruppe bezieht sich dieses Kapitel.

Med. Versorgung

- Beim Vorliegen von Warnsymptomen ist die Erreichbarkeit stationärer Versorgung mit den Ausstattungsmerkmalen einer Schmerztherapie, einer bildgebenden Diagnostik (Sonographie, CT, evtl. ERCP), eine (konventionelle oder endoskopische) Operationsmöglichkeit und eine intensivmedizinische Überwachung (postoperativ oder bei akuter chologener Pankreatitis) erforderlich.

Spezielle Vorsorge

Untersuchungen

- Eine sonographische Routinekontrolle mag angezeigt sein.

Medikation unterwegs

- Die Mitnahme von Butylscopolamin und von Analgetika wie z. B. Novaminsulfon kann bei möglichen Komplikationen sinnvoll sein. Bei Mitnahme von Analgetika Auflagen einzelner Reiseländer beachten, s. insbesondere Golfstaaten.

Impfschutz

- Keine Abweichung vom altersentsprechenden heimischen und reisebedingten erforderlich. Die Aussicht auf intensiven Kontakt mit dem örtlichen Gesundheitssystem ist ein Argument für die Impfung gegen Hepatitis B.

Malariaprophylaxe

- Keine Besonderheiten.

Besondere Umwelteinflüsse

Flugreise

- Eine schwere Gallenkolik kann zur außerplanmäßigen Landung zwingen. Gibt es Gründe, von einem Ende des symptomlosen Steinträgertums auszugehen (vgl. „Krankheitsbild"), sollte rechtzeitig Kontakt zum Medizinischen Dienst der zuständigen Luftlinie hergestellt werden. Je länger der Flug und je dringlicher die Warnsymptomatik, desto eher muss von Flugreiseuntauglichkeit ausgegangen werden.

Tropenklima

- Keine Besonderheiten.

Wüstenklima

- Keine Besonderheiten jenseits der Aspekte des Reisens in entlegenem, oft un(ter)versorgtem Gebiet.

Höhenaufenthalt

- Keine Besonderheiten jenseits der Aspekte des Reisens in entlegenem, oft un(ter)versorgtem Gebiet.

Kälteexposition

- Keine Besonderheiten.

Besondere Aktivitäten

Tauchsport

- Keine Besonderheiten. Bei Opiateinsatz ist Tauchsporttauglichkeit nicht gegeben.

Leistungssport

- Keine Besonderheiten. Der mögliche Ausfall zu unpassender Zeit spricht für eine elektive Cholecystektomie.

Berufliche Reisen

- Keine Abweichungen gegenüber den geschilderten Kriterien.

Langzeitaufenthalt

- Nur bei Symptomen unterwegs sonographische oder Laborkontrolle (Cholostasewerte) erforderlich. Bei extrem isolierten Einsätzen (z. B. Forschungsstationen Antarktis) stellen auch symptomlose Gallensteine eine Kontraindikation dar.

Rückkehrer

Nachsorge

- Prophylaktische Cholezystektomie zu erwägen, wenn die Verhältnisse nicht völlig blande sind oder eine sichere Versorgung im Gastland nicht zur Verfügung steht.

Anmerkungen

- Keine.

Krankheiten

Gastritis, chronische

Reisefähigkeit

Generell
- Gegeben.
- Anwendung von säurehemmender Medikation führt zu deutlich höherer Rate an Magen-Darm-Infektionen, insbesondere Reisediarrhoe.

Risikoabwägung

Reiseanalyse
- Nahrungsmittel- und persönliche Hygiene unterwegs auch nach strengen Kriterien einhaltbar?

Krankheitsbild
- Indikation für eine (Dauer-)Medikation zwingend gegeben?
- Wesentliche Differentialdiagnosen ausgeschlossen?

Med. Versorgung
- Mitnahme von H2-Antagonisten und/oder Protonenpumpeninhibitoren empfohlen.
- Detaillierte Unterweisung zum Vorgehen im Falle gehäufter oder schwerer Reisediarrhoen. Mitgabe der dann notwendigen Medikation inkl. Antibiotikum und Elektrolytgetränke (Pulver).
- Endoskopie am Reiseziel nur selten erforderlich.

Spezielle Vorsorge

Untersuchungen
- Keine, wenn Ulcera, eine persistierende Helicobacter-pylori-Infektion oder etwa eine Pankreatitis ausgeschlossen wurden.

Medikation unterwegs
- H2-Antagonisten und/oder Protonenpumpeninhibitoren mitführen, je nach bisheriger Intensität der Beschwerden und Befundlage. Dann jedoch erhöhte Gefahr gastrointestinaler Infektionen.
- Elektrolytgetränkepulver und Medikation (inkl. Antibiotika) für den Fall einer schweren Diarrhoe mitführen.

Impfschutz
- Bei Protonenpumpeninhibitor-Medikation oder Zustand nach Magenresektion ist eine Schluckimpfung gegen Cholera/ETEC indiziert.
- Sonst keine Besonderheiten.

Malariaprophylaxe
- Bei allen gängigen Mitteln zur Malariaprophylaxe sind Gastritiden als Nebenwirkung beschrieben.
- Sich der Grundkrankheit überlagernde unerwünschte Arzneimittelwirkungen (UAW) sind möglich.
- Möglicher Mangel an Malariaprävention im Falle schweren Durchfalles (verminderte Resorption). Prophylaxe nicht absetzen (eher Dosis erhöhen).

Besondere Umwelteinflüsse

Flugreise
- Keine Besonderheiten.

Tropenklima
- Reinfektionsrate mit Helicobacter pylori in den Tropen wesentlich höher.

Wüstenklima
- Keine Besonderheiten.

Höhenaufenthalt
- DD zu Akuter Höhenkrankheit (Übelkeit) kann Schwierigkeiten bereiten.
- Gefahr gastrointestinaler Blutungen in großer (>3500 m) und extremer Höhe (>5300 m) deutlich größer. Keine ASS-Gabe in großer und extremer Höhe.

Kälteexposition
- Keine Besonderheiten.

Besondere Aktivitäten

Tauchsport
- Kontraindikation in der Akutphase einer Ulcus- oder Refluxkrankheit.

Leistungssport
- Beratung/Überwachung des Sportlers, da Inzidenz im (Ausdauer-)Leistungssport erhöht.
- **Cave**: DD zur belastungsinduzierten intestinalen Ischämie u. U. schwierig. Vor allem bei sehr ehrgeizigen Sportlern oder in Wettkampfsituationen Vorsicht bei Abdominalschmerzen und rezidivierenden Diarrhoen.

Berufliche Reisen
- Unter Beachtung der dargestellten Rahmenbedingungen möglich.

Langzeitaufenthalt
- Erhältlichkeit der Medikation gesichert?
- Möglichkeiten zur Endoskopie gegeben?
- Auch unter Haushaltsbedingungen (Angestellte, Einkauf auf dem Markt) Voraussetzungen für exakte Nahrungsmittel- und Trinkwasserhygiene schaffen.

Rückkehrer

Nachsorge
- Rücksprache i.A. ausreichend.

Anmerkungen

- Keine.

Glaukom

Reisefähigkeit

Generell
- Bei adäquater Therapie gegeben, außer bei ausgeprägten Gesichtsfeldausfällen.

Risikoabwägung

Reiseanalyse
- Fraglicher Einfluss kurzfristiger intrathorakaler oder -abdomineller Druckerhöhung (Gepäcktragen, Krafttraining) auf das Normaldruck-Glaukom.
- Medizinische Infrastruktur?

Krankheitsbild
- Stabilität und Ausprägung aktuell bekannt?

Med. Versorgung
- Möglichkeit der Diagnose und Versorgung eines evtl. akuten Glaukomanfalles durch Ophthalmologen erforderlich.
- Bei Verlust oder im Langzeitaufenthalt Beschaffung der Medikation realistisch?

Spezielle Vorsorge

Untersuchungen
- Routinekontrollen (Tonometrie, Gesichtsfeld).

Medikation unterwegs
- Dauermedikation fortsetzen.
- Neigung geöffneter Tropflösungen zur raschen Verkeimung im warmen Umfeld beachten.
- Behandlung des akuten Glaukoms mit Patienten besprechen, Medikamente (Acetazolamid) stets mitführen (s. a. „Anmerkungen").
- Auswirkungen reisebedingter Medikation auf den Augeninnendruck beachten, etwa die Kontraindikation für Scopolamin.

Impfschutz
- Keine Besonderheiten.

Malariaprophylaxe
- Mefloquin ist bei Glaukom nicht indiziert.

Besondere Umwelteinflüsse

Flugreise
- Keine Flugreisetauglichkeit bis 7 Tage nach intraokulären Eingriffen.
- Sonst: keine Besonderheiten.

Tropenklima
- Neigung geöffneter Tropflösungen zur raschen Verkeimung im warmen Umfeld beachten.
- Bei Neigung zu akuten Anfällen ist ausschließlich Selbsthilfe realistisch.

Wüstenklima
- Neigung geöffneter Tropflösungen zur raschen Verkeimung im warmen Umfeld beachten.
- Bei Neigung zu akuten Anfällen ist ausschließlich Selbsthilfe realistisch.

Höhenaufenthalt
- Keine rein höhenspezifischen Besonderheiten.
- **Cave:** Es gibt Hinweise, dass Kälte das Auftreten von Attacken triggern kann. Expositionsversuch, Patient über Notmaßnahmen aufklären (s. o.).
- Bei Neigung zu akuten Anfällen ist ausschließlich Selbsthilfe realistisch.

Kälteexposition
- **Cave:** Es gibt Hinweise, dass Kälte das Auftreten von Attacken triggern kann. Expositionsversuch, Patient über Notmaßnahmen aufklären (s. o.).

Besondere Aktivitäten

Tauchsport
- **Kontraindikation** bei Patienten mit engem Kammerwinkel und Z. n. akutem Glaukomanfall, evtl. auch bei Patienten mit ausgeprägten Gesichtsfeldausfällen.
- Bei kompensiertem Glaukoma simplex wird dagegen zumeist Tauchsporttauglichkeit gegeben sein. Rücksprache mit Tauchmediziner und Ophthalmologen.
- Schweres Heben (Ausrüstung) vermeiden.

Leistungssport
- Valsalva-Manöver und schweres Heben kontraindiziert.

Berufliche Reisen
- Bei Beachtung o. g. Rahmenbedingungen berufliche Reisen unproblematisch.
- Keine Arbeitseinsätze mit körperlicher Schwerarbeit (schweres Heben/Tragen). Im Zweifelsfalle Abstimmung mit Arbeitsmediziner und Ophthalmologen.

Langzeitaufenthalt
- Regelmäßige Druckmessungen und Untersuchung auf Folgeschäden, besonders Gesichtsfeldausfälle, erforderlich.
- Medikation gesichert?

Rückkehrer

Nachsorge
- Regelmäßige Kontrollen ausreichend, wenn nicht entsprechende Episoden der Diagnostik bedürfen.

Anmerkungen

- **Cave:** Bei gleichzeitig bestehendem Diabetes mellitus Gefahr des ketoazidotischen Komas durch Azetazolamid beachten, insbesondere bei trocken-heißen Bedingungen oder in großer Höhe.

Harnwegsinfektion (Cystitis), rezidivierende

Reisefähigkeit

Generell
- Normalerweise gegeben.

Risikoabwägung

Reiseanalyse
- Allenfalls unter dem Aspekt der „flächendeckenden" Verfügbarkeit von Toiletten zu hinterfragen.

Krankheitsbild
- Die Rolle von nasser Badekleidung und kalten Steinbänken wird debattiert und wohl überschätzt. Wichtig ist die Klärung prädisponierender Faktoren und, soweit möglich, deren Ausschaltung. Die Indikation für eine prophylaktische Antibiose sollte geklärt sein.
- Nachgewiesen ist der präventive Effekt von Preiselbeersaft (täglich 100 ml).
- Ggf. kann eine therapeutische Impfung mit Strovac® diskutiert werden (Datenlage umstritten, jedoch auch zahlreiche Fallberichte über Impferfolge).

Med. Versorgung
- Urin-Teststreifen ggf. mitführen.
- Antibiotikaversorgung am Zielort zuverlässig?

Spezielle Vorsorge

Untersuchungen
- Ursachenklärung (anatomische Varianten, Fisteln, Steine, Stoffwechselerkrankungen, Immunsuppression, Analgetikaeinahme etc.) abgeschlossen?
- Klärung der Indikation für antibiotische Rezidivprophylaxe.

Medikation unterwegs
- Mitnahme von Teststreifen und eines Antibiotikums zur Selbsttherapie überlegen (z. B. Azithromycin, Ciprofloxacin).

Impfschutz
- Unter laufender Antibiose keine orale Typhus- oder Cholera-Lebendimpfung, sonst keine Besonderheiten.

Malariaprophylaxe
- Keine Besonderheiten.

Besondere Umwelteinflüsse

Flugreise
- Bei gravierender Pollakisurie situative Desmopressin-Einnahme zu überlegen.

Tropenklima
- Ausreichende Trinkmenge sicherstellen trotz Sorge vor häufiger Miktion.

Wüstenklima
- Ausreichende Trinkmenge sicherstellen trotz Sorge vor häufiger Miktion.

Höhenaufenthalt
- Wegen additivem Effekt der Höhendiurese unbedingt auf ausreichende Trinkmenge achten, auch bei Sorge um vermehrte Miktion.

Kälteexposition
- Wegen additivem Effekt mit Kältediurese unbedingt auf ausreichende Trinkmenge achten, auch bei Sorge um vermehrte Miktion.
- Kausale Bedeutung der Kälteexposition für Rezidive strittig.

Besondere Aktivitäten

Tauchsport
- Keine besonderen Hinweise.

Leistungssport
- Keine Leistungsminderung zu erwarten.

Berufliche Reisen
- Bei Beachtung der aufgeführten Hinweise keine weiteren Besonderheiten.

Langzeitaufenthalt
- Nach Ausschluss therapiebedürftiger organischer Ursachen und bei ausreichender Möglichkeit zu Selbsttests/-therapie möglich.

Rückkehrer

Nachsorge
- Rücksprache zu abgelaufenen Episoden.

Anmerkungen

- Vor Abreise ggf. Immunisierung gegen Harnwegsinfektionen empfehlen (Strovac®).

Hepatitis, chronische virusbedingte

Reisefähigkeit

Generell
- Kann beeinträchtigt sein durch laufende Therapie, Stadium oder Komplikationen (Zirrhose, Lebertumor, Z. n. Lebertransplantation).

Risikoabwägung

Reiseanalyse
- Aktivitätsspektrum auf Verletzungsgefahr, Anforderung an dauernde Leistungsfähigkeit etc. überprüfen.

Krankheitsbild
- Aktuelle Stadien-Einteilung. Infektiosität? Zirrhose? Varizen? Enzephalopathie? Therapie-Nebenwirkungen?

Med. Versorgung
- Erhältlichkeit der Substanzen bei evtl. Verlust?
- Lokaler Ansprechpartner mit entsprechender Erfahrung bei Therapie-Komplikationen wünschenswert.

Spezielle Vorsorge

Untersuchungen
- Aktuelle Laborwerte (BB, Leberwerte Gerinnung, Cholinesterase, Viruslast, evtl. mehr), Sonographie.
- Stehen Therapieentscheidungen an? Besteht Infektiosität?
- Benötigen Behandlungsmaßnahmen unterwegs eine ärztliche Überwachung oder Hilfe?
- Befunde und Arztbrief möglichst in Verkehrssprache des Ziellandes mitnehmen.
- Ggf. Bescheinigung über die Mitnahme von Injektionsutensilien mitnehmen.
- Lagerbedingungen (Interferon) in Ordnung?

Medikation unterwegs
- Fortsetzung einer ggf. laufenden Therapie in Eigenregie, Besprechung evtl. erforderlicher Korrekturen in besonderen Fällen.

Impfschutz
- Reiseunabhängige Indikationsimpfung gegen nicht bereits durchgemachte virale Hepatitiden.
- Wegen Grundkrankheit altersunabhängig besonders gegen COVID-19, RSV, Influenza, HiB, Meningokokken und Pneumokokken impfen. Leberzirrhose führt zur funktionellen Asplenie.
- Impfung gegen Herpes zoster erwägen.
- Unter Immunsuppression (etwa nach Transplantation) keine Lebendimpfungen geben.
- Unter virostatischer Therapie ist der Erfolg von Lebendimpfungen ggf. zu hinterfragen. Impfungen gegen Flaviviren (Gelbfieber, Dengue) sind jedoch im Regelfall nicht betroffen.
- Totimpfstoffe sind auch dann möglich.

Malariaprophylaxe
- Elimination von Mefloquin ist verlängert.
- Kontraindikation für Artemether/Lumefantrin und Doxycyclin bei „schweren“ Leberfunktionsstörungen (Grenzziehung nicht definiert). Dann ist allerdings auch keine Reisetauglichkeit mehr gegeben.

Besondere Umwelteinflüsse

Flugreise
- Keine besonderen Hinweise.

Tropenklima
- Bei Zustand nach Transplantation Aufenthalt in infektionsreichem Ambiente riskant, da Abstoßung provoziert werden kann.

Wüstenklima
- Meist schlechte Logistik bei Notfällen (Arzt, Medikamente, Endoskopie etc.).

Höhenaufenthalt
- Normalerweise unproblematisch.
- Von Extrembelastungen (Expeditionen oder expeditionsähnliches Trekking) eher abraten.

Kälteexposition
- Keine besonderen Hinweise.

Besondere Aktivitäten

Tauchsport
- Nur bei guter Leistungsfähigkeit.
- Hepatitis B: Mögliche Infektiosität beim Tausch von Utensilien beachten.

Leistungssport
- Sportliche Belastung auch auf hohem Niveau möglich, wenn keine fortgeschrittenen Organschädigungen vorliegen.
- Ggf. Infektiosität beachten.
- Bei fortgeschrittenen Organschäden wenig belastender Freizeitsport ggf. möglich (Einzelfallentscheidung).

Berufliche Reisen
- Nur bei stabilem Krankheitsstadium ohne schwere Organschäden oder Komplikationen sinnvoll.
- Kenntnis der jeweiligen Tätigkeit zwingend nötig zur Risikoabschätzung (ggf. Kooperation mit Arbeitsmediziner).
- Versicherung klären.
- Ggf. wird das Arbeitsvisum vom Gastland verweigert (z. B. China).
- Weitere Aspekte s. „Langzeitaufenthalt“.

Langzeitaufenthalt
- Verlaufskontrollen einschl. HBV-DNA, HCV-RNA, Leberhistologie, Prüfung der Therapieindikation und des -effektes, (doppler-)sonographische Kontrollen und ggf. die Versorgung mit antiviraler bzw. immunsuppressiver (Z. n. Transplantation) Therapie müssen gesichert sein. Dies wird nur in Universitätsstädten oder bei häufigeren Aufenthalten in westlichen Industriestaaten gesichert sein.

Rückkehrer

Nachsorge
- Verlaufskontrollen wie unter Voruntersuchungen.

Anmerkungen

- Keine.

Herzinsuffizienz

Reisefähigkeit

Generell
- Unproblematisch bis NYHA-Stadium II, jenseits dessen nur bei entsprechender Reisegestaltung gegeben.
- Bei Stadium NYHA IV besteht normalerweise keine Reisefähigkeit (oder nur unter Ambulanzflugbedingungen).

Risikoabwägung

Reiseanalyse
- Belastungsniveau der Reise einschließlich Gepäcktransport, Ausflügen (Höhenaufenthalte?) einschätzen.
- Ggf. Waage verfügbar?

Krankheitsbild
- Hinsichtlich Ursache, Ausmaß/Stadium, Behandlung und Tendenz der Erkrankung sollte Klarheit herrschen.

  Dyspnoe in Ruhe / bei Belastung?

  Ödeme?
- **Cave:** Interstitielles Lungenödem. Nur radiologisch fassbar. Entzieht sich der klinischen Diagnose, kein Auskultationsbefund.

Med. Versorgung
- Erhältlichkeit der Medikation.
- Linksherzinsuffizienz: Notfalltherapie mit intensivmedizinischer Versorgung, Sauerstoff, Echokardiographie muss erreichbar sein.

Spezielle Vorsorge

Untersuchungen

- **Cave:** Herzinsuffizienz ist ein Symptom, keine Diagnose. Immer zunächst Ursache abklären, dann über Reise entscheiden.
- Rechtsherzinsuffizienz: Gewichtskontrolle.
- In Grenzfällen: ergometrische Kontrolle des tolerierten Belastungsniveaus. 100 W, sollten erreicht werden.

  Ggf. Echo: Die Ejektionsfraktion sollte >40% liegen.
- Evtl. Blutgasanalyse in Ruhe und unter Belastung.
- Weitere Voruntersuchungen je nach verursachender Grundkrankheit.

Medikation unterwegs

- Zusätzlich zur Dauermedikation nach Unterweisung des Patienten ein Schleifendiuretikum und ß-Blocker mitgeben.
- Weitere spezifische Medikamente in Abhängigkeit von verursachender Erkrankung mitgeben.

Impfschutz

- Wegen Grunderkrankung Impfschutz gegen COVID-19, RSV, Influenza und Pneumokokken reiseunabhängig empfohlen.
- Impfung gegen Herpes zoster erwägen.
- Hepatitis B-Impfung ist wegen erhöhtem Risiko von Krankenhausaufenthalten sinnvoll.
- Impfung gegen Cholera/ETEC zur Prävention von Flüssigkeitsverlusten bei Reisediarrhoe sinnvoll.
- Sonst keine Besonderheiten.

Malariaprophylaxe

- **Cave:** Bei herzwirksamer Medikation aus anderer Indikation (v. a.: Antiarrhythmika) zahlreiche Kombinationsverbote (s. „Herzrhythmusstörungen").
- Hinweis, dass die Malariaprävention konsequent durchgeführt werden sollte, denn im Erkrankungsfalle kann – wie auch bei anderen hoch fiebrigen Infekten – evtl. akute Dekompensation eintreten.

Besondere Umwelteinflüsse

Flugreise

- Mindestkriterien der Flugreisetauglichkeit beachten (VK 3,0 l; FEV1 70%; pO_2 70 mmHg; SaO_2 85%; beschwerdefreie Gehstrecke 80 m oder 12 Stufen).
- **Kontraindiziert** bei dekompensierter Herzinsuffizienz.
- **Cave:** Im Stadium NYHA IV meist Arztbegleitung und Sauerstoffgabe erforderlich. In der Regel besteht keine Flugtauglichkeit, sondern die Indikation zum Ambulanzflug, wenn der Patient nicht zuvor stabilisiert werden kann (Repatriierungs-Situation).
- Flugreise bei Herzinsuffizienz im NYHA-Stadium III und IV nur nach Rücksprache mit dem Medizinischen Dienst der Luftfahrtgesellschaft (MEDIF-Formular, Muster s. Formular-Anhang)

  Sauerstoffinsufflationsmöglichkeit klären (**Cave:** Wird nur von einigen Fluggesellschaften angeboten. Unbedingt Bestätigung fordern.)

Tropenklima

- Die kardiopulmonale Adaptationsfähigkeit von Herzpatienten gegenüber Hitzebelastung ist eingeschränkt. Feuchte Hitze ist wenig kreislaufverträglich. Bereits in Ruhe kann die Herzarbeit um bis zu 20% steigen.

  Ausreichende Leistungsreserve? (Ergometerleistung von mindestens 100 W sinnvoll für körperlich wenig belastende Reisen)

  Verschiebung der Reise in kühlere Jahreszeit?
- Korrekte Dosierung von Diuretika bei hohen Salz- und Wasserverlusten durch Schweißsekretion schwierig. Eigenständige Dosisanpassung nach Symptomatik oder Körpergewicht erforderlich. Kriterien schriftlich mitgeben.

  Cave: starres Fortführen von Diurese (etwa in fixen Kombinationen) bei ohnehin verringertem Kreislaufvolumen kann akutes Nierenversagen triggern.

  Cave: Besondere Gefährdung bei gleichzeitig bestehender Reisediarrhoe.

Wüstenklima

- Hitze ist kreislaufbelastend. Die kardiopulmonale Adaptationsfähigkeit von Herzpatienten ist gegenüber Hitzebelastung eingeschränkt.

  Ausreichende Leistungsreserve? (Ergometerleistung von mindestens 100 W sinnvoll für körperlich wenig belastende Reisen)

  Verschiebung der Reise in kühlere Jahreszeit?

- Korrekte Dosierung von Diuretika bei hohen Salz- und Wasserverlusten durch Schweißsekretion schwierig. Eigenständige Dosisanpassung nach Symptomatik oder Körpergewicht erforderlich. Kriterien schriftlich mitgeben.

  Cave: Starres Fortführen von Diurese (etwa in fixen Kombinationen) bei ohnehin verringertem Kreislaufvolumen kann akutes Nierenversagen triggern.

  Cave: Besondere Gefährdung bei gleichzeitig bestehender Reisediarrhoe.

Höhenaufenthalt

- **Cave:** Mit der Höhe steigt der Ruhepuls pro 1000 hm um etwa 10 %, während gleichzeitig die Leistungsreserve um 10–15 % sinkt. Beide Faktoren reduzieren drastisch die Belastbarkeit des Patienten in der Höhe.

  Minimalvoraussetzung für ruhige Betätigung (Spazierengehen mit kleinem Tagesrucksack) in 1000–2000 m Höhe: Ergometerleistung über 100 W beschwerdefrei.

  Bis 3000 m Höhe geringes Risiko, wenn Ejektionsfraktion > 50 %.

  Große Höhen (> 3000 m) sollten ab NYHA-Stadium II nicht mehr aufgesucht werden, es sei denn, es ist eine vollständige medikamentöse Kompensation gelungen und gute Belastbarkeit gegeben.
- Erhöhtes Risiko in den ersten 4 Tagen. Kein „Stressprogramm“ in dieser Zeit.
- **Cave:** Akklimatisationszeiten großzügig kalkulieren und strikt beachten. Auch wenn keine Zahlen vorliegen, ist es naheliegend, dass es im Falle eines Höhenlungenödems (HAPE) sekundär zum (Rechts-)Herzversagen kommen kann.
- **Cave:** Periphere Gefäßdilatatoren (z. B. Molsidomin) wirken in der Höhe stärker. Besteht Höhendehydratation kann der Patient kollabieren.
- **Cave:** Für einige Vasodilatatoren, Alpha-1- und Betablocker (z. B. Carvediol) ist belegt, dass sie die höhenbedingte Hyperventilation beeinträchtigen und zu signifikant geringerer Belastbarkeit der Patienten führen.
- Herzinsuffizienzpatienten mit Schlafstörungen durch zentrale Schlafapnoen reagieren in Meereshöhe gut auf Acetazolamid (250 mg abends). Es liegen keine Erfahrungen in der Höhe vor, aber es ist von einer ähnlich guten Wirkung auszugehen. Kontraindikationen bei möglichen Begleiterkrankungen (insbesondere Diabetes) beachten.

Kälteexposition

- Über den Einfluss großer Kälte auf Herzinsuffizienzpatienten liegen wenig Daten vor.

  Einzelne Studien weisen auf leicht erhöhtes Risiko der akuten Dekompensation hin, vor allem beim Schlafen in der Kälte (z. B. Zelt).
- Grundsätzlich sind in großer Kälte Ruheumsatz und Herz-Minuten-Volumen gesteigert. Ausreichende Leistungsreserve (> 100 W Fahrradergometerleistung für körperlich wenig belastende Reisen) ist zu fordern.
- **Cave:** Bei Therapie mit peripheren Vasodilatatoren ist das Hypothermierisiko erhöht.

Besondere Umwelteinflüsse

Tauchsport

- **Kontraindikation** bei sämtlichen Formen der Ruheinsuffizienz sowie Belastungsinsuffizienz der Stadien NYHA II und III.
- Anfängern sollte man auch beim Stadium NYHA I abraten.
- Erfahrene Taucher können nach Aufklärung über die potenzielle Gefahr tauchen.

  Cave: Anstrengende Tauchgänge (z. B. Strömungstauchgänge) vermeiden.

  Jährliche kardiologische und tauchmedizinische Kontrolluntersuchung altersunabhängig empfohlen.
- In Zweifelsfällen Taucherarzt konsultieren.

Leistungssport

- Dauerleistungsfähigkeit i. a. unzureichend.
- Beim Überwiegen kurzfristiger Anstrengungen oder niedriger Belastung in der Regel bis NYHA II unproblematisch.

  Jährliche sportärztliche und kardiologische Kontrolluntersuchung empfohlen.

Berufliche Reisen

- Bei NYHA I normalerweise unter Fortführung der Medikation unproblematisch.
- Bei NYHA II Reise-/Arbeitsfähigkeit für körperlich weniger belastende Tätigkeiten gegeben. Details unbedingt in Zusammenarbeit mit dem verantwortlichen Arbeitsmediziner abstimmen.
- Ab NYHA III nur im Ausnahmefall bei optimalen Rahmenbedingungen möglich.

Langzeitaufenthalt

- Bei lokaler kardiologischer Kontrolle, guter pharmazeutischer Versorgung und adäquater Notfallversorgung möglich.

- Die Umstellung auf am Zielort erhältliche Medikamente (z. B. „essential drugs" der WHO) kann die Beschaffung verbessern, sollte aber hier vorab hinsichtlich Wirkung und Verträglichkeit geprüft werden.

  Abklärung von Details zum Arbeitseinsatz unbedingt zusammen mit dem verantwortlichen Arbeitsmediziner.

  Alles, was über Aufsichts-/Verwaltungstätigkeiten hinaus körperlich belastet, ist normalerweise ab NYHA III nicht möglich.

  Kardiologische Kontaktadressen und Verweis auf ein Krankenhaus hilfreich.

Rückkehrer

Nachsorge

- Anamnese: evtl. Probleme unterwegs.
- Aktueller kardiologischer Status.

Anmerkungen

- Es gibt Hinweise darauf, dass ein persistierendes Foramen ovale ein erhöhtes Risiko für den Eintritt des Höhenlungenödems bedeutet. Besonders „defensives" Höhenprofil (gute Akklimatisation) empfehlen.

Herzklappenveränderungen, -ersatz

Reisefähigkeit

Generell

- Bei Berücksichtigung der Leistungsfähigkeit gegeben.
- Herzklappenpass mitführen lassen.
- Hinweise zur Endokarditisprophylaxe geben.
- Kontrollen einer evtl. Antikoagulation auch unterwegs (Selbstmessung?).

Risikoabwägung

Reiseanalyse

- Wahrscheinlichkeit von Infekten unterwegs?
- Möglichkeit zur kardiologischen Untersuchung gegeben?
- Ggf. Endokarditisprophylaxe erhältlich?

Krankheitsbild

- Aktuelle Befunderhebung sollte keinen weiteren Klärungsbedarf ergeben haben.
- Zusammenfassung der Befunde und aktuelle Labordaten mitgeben.

Med. Versorgung

- Verfügbarkeit von Echokardiographie, Laboruntersuchungen (Gerinnung, Entzündungsparameter) und Medikation zur Endokarditisprophylaxe.

Spezielle Vorsorge

Untersuchungen

- Aktuelle Echokardiographie, ggf. Entzündungs- und Gerinnungsparameter.

Medikation unterwegs

- Schriftliche Anweisungen und die erforderlichen Medikamente zur Endokarditisprophylaxe mitgeben.
- Möglichst Wege zur Kontaktaufnahme besprechen.
- Hinweis auf die Diätabhängigkeit der Antikoagulation und damit auch die Notwendigkeit der Dosisanpassung der Vitamin-K-Antagonisten.

Impfschutz

- Erweitertes Spektrum wegen bestehender Grundkrankheit beachten (Influenza-, COVID-19, RSV-, Pneumokokkenimpfung).
- Impfung gegen Herpes zoster erwägen.
- Bei erhöhter Möglichkeit von Krankenhausaufenthalten auch Impfung gegen Hepatitis B.
- Je nach Situation (Antikoagulation) i.m.-Injektion problematisch. Eignung zur ersatzweisen s.c.-Gabe aus der Fachinformation oder mit dem Hersteller klären. Aluminium-adjuvantierte Impfstoffe sind nur eingeschränkt zur s.c.-Applikation geeignet.

Malariaprophylaxe

- Wechselwirkungen zwischen Mefloquin und oralen Antikoagulantien bzw. Antiarrhythmika beachten. Kontrolle unter laufender Medikation.

  Cave: Chloroquin/Mefloquin nicht gleichzeitig mit Amiodaron, Beta-Blockern oder Ca-Antagonisten geben (Verlängerung des QT-Intervalls).

  Cave: Mefloquin nie zusammen mit Antiarrhythmika wie Ajmalin, Propafenon, Amiodaron geben. Mögliche Bradykardiegefahr.

Krankheiten

Besondere Umwelteinflüsse

Flugreise
- Keine Besonderheiten, wenn keine Herzinsuffizienz besteht.

Tropenklima
- Kreislaufverträglichkeit schlecht. Leistungsminderung berücksichtigen.
- Bei Fieber differentialdiagnostisch sowohl Malaria als auch Klappeninfektion zu berücksichtigen. Wenn möglich: Blutkulturen wegen Endokarditisgefahr asservieren.
- Mess- und Interpretationsprobleme für Laien bei der Fiebermessung.
- Selbstmessung der INR möglich?

Wüstenklima
- Kreislaufbelastend. Leistungsminderung berücksichtigen.
- Bei Fieber differentialdiagnostisch sowohl Malaria als auch Klappeninfektion zu berücksichtigen. Wenn möglich: Blutkulturen wegen Endokarditisgefahr asservieren.
- Mess- und Interpretationsprobleme für Laien bei der Fiebermessung.
- Selbstmessung des INR möglich?

Höhenaufenthalt
- Abhängig von kardiopulmonaler Leistungseinschränkung.
- **Cave:** Bei Herzinsuffizienz höhenbedingte Leistungseinbuße wesentlich größer als bei Gesunden. Belastung dosieren und limitieren.
- Meist unproblematisch für körperlich weniger belastende Unternehmungen bis 2500/3000 m Höhe, wenn im Tal eine Ergometerleistung von mindestens 125 W erbracht werden kann.
- **Cave** bei < 125 W oder Belastungsdyspnoe im Tal.
- **Kontraindiziert** bei RR-Abfall bei Belastung > 15 mm Hg oder schwerer linksventrikulärer Dysfunktion (EF < 40 %).
- Bei Antikoagulation Aktivitäten mit erhöhter Traumawahrscheinlichkeit meiden. Hier ist vor allem Kopfschutz wichtig (Prävention intracerebraler Blutungen).

Kälteexposition
- Keine Besonderheiten, wenn keine Insuffizienz besteht (s. dort).

Besondere Aktivitäten

Tauchsport
- Kontraindikation bei Klappenfehlfunktion, höhergradigen Rhythmusstörungen.
- Voraussetzung ist eine ausreichende Leistungsfähigkeit (Tabellen).

Leistungssport
- Einzelfallentscheidung abhängig von der Sportart.
- Bei körperlich hoch belastenden Sportarten wegen der körperlichen Leistungsminderung meist nicht realistisch.
- Bei Antikoagulation keine Sportarten mit absehbarer Verletzungsgefahr.

Berufliche Reisen
- Bei Beachtung der o. g. Rahmenbedingungen und Berücksichtigung der arbeitsbedingten körperlichen Belastung (ggf. Rücksprache mit zuständigem Arbeitsmediziner) möglich.

Langzeitaufenthalt
- Vor Ausreise Sicherung einer adäquaten kardiologischen Versorgung (Echokardiographie, Aktualisierung der Endokarditisprophylaxeempfehlungen).
- Vermittlung eines evtl. erforderlichen herzchirurgischen Kontaktes.
- Vermittlung von Kontakten zu Heimatkrankenhaus („second opinion").
- Detaillierte Hinweise geben für das Vorgehen bei Infektionen.

Rückkehrer

Nachsorge
- Anamnese (Symptome/Beschwerden während des Aufenthaltes, insbesondere Fieber?).
- Echokardiographie.
- Kontrolle der Gerinnung und ggf. der Entzündungszeichen.

Anmerkungen

- Keine.

Herzkrankheit, koronare (KHK)

Reisefähigkeit

Generell

- Abhängig von kardialer und allgemeiner Leistungsfähigkeit und evtl. Versorgungsbedarf am Zielort teils erheblich eingeschränkt. Dennoch auch oft unbegründete Sorgen.
- Vorsichtige Reiseplanung, um Stressbelastung zu minimieren.

Risikoabwägung

Reiseanalyse

- Körperliche Belastungen einschließlich Reise- und Ausflugstagen sowie Gepäcktransport abschätzen. Flugreise? Höhenaufenthalte?
- Infrastruktur unterwegs, vor allem bei evtl. Notfällen?

Krankheitsbild

- KHK medikamentös und ggf. interventionell therapiert?
- Myokardialer Funktionsausfall bekannt?
- Akute Verschlechterungen vorgekommen (Angina pectoris, Linksherzinsuffizienz, Rhythmusstörung etc.)? Welche Versorgung war erforderlich?

Med. Versorgung

- Mitgabe eines aktuellen Behandlungsplanes einschl. Generikabezeichnungen, eines aktuellen EKG-Ausdrucks und ggf. eines (graphischen) Angiographiebefundes.
- Ansprechpartner am Zielort benennen.
- Notfallintervention (Coronarangiographie, PTCA, Stent, Bypass, Lyse) möglich?

Spezielle Vorsorge

Untersuchungen

- Bestimmung der symptomlimitierten Belastungsgrenze und Information des Patienten über seine maximal zulässige Herzfrequenz (ca. 75 % der Grenzfrequenz), wenn stabile Verhältnisse vorliegen. Ggf. automatische Pulsüberwachung („Pulsuhr") mitgeben. Alarmgrenzen zuvor entsprechend 75 %-Belastungsmaximum einstellen.
- Bei Indikation: Langzeit-EKG und Stressechokardiographie.

Medikation unterwegs

- Dauermedikation in doppelt ausreichender Menge.
- Bei AP-Symptomatik Nitro-Kapseln, bei Neigung zu krisenhaften Blutdruckanstiegen oder Rhythmusstörungen erprobte Notfall-Selbsttherapie mit Anleitung, wann anzuwenden.

Impfschutz

- Keine Besonderheiten.
- Wegen Grundkrankheit auch an COVID-19-, Influenza-, RSV- und Pneumokokkenimpfung denken.
- Impfung gegen Herpes zoster erwägen.
- Wegen der Gefahr eines Krankenhausaufenthaltes auch Impfung gegen Hepatitis B.
- Indikation prüfen für die Cholera/ETEC-Impfung zur Verringerung von Reisediarrhoe-Episoden.

Malariaprophylaxe

- **Cave:** Wechselwirkungen.

  Mefloquin nicht mit Amiodaron, ß-Blockern oder Ca-Antagonisten kombinierbar.

  Mefloquin bei Leitungsstörungen nicht mit Chinidin-Typ-Antiarrhythmika kombinierbar.

  Chloroquin erhöht den Digoxin/Digitoxin-Spiegel.

  Therapie: Artemether/Lumefantrin und Dihydroartemisinin/Piperaquin bei Herzkrankheiten relativ kontraindiziert (Abwägung der Indikation, im Regelfall wird jedoch die Therapie der Malaria im Vordergrund stehen).

Besondere Umwelteinflüsse

Flugreise

- Flugreisetauglichkeit nicht gegeben

  bei instabiler Angina

  bei Anämie <9 g/dl

  für 6 (–12) Wochen nach schwerem oder kompliziertem (mit Rhythmusstörungen) Infarkt

  für 2 Wochen nach unkompliziertem Infarkt

  für 2 (–3) Wochen nach PTCA/Stent/Bypass-OP

  bei persistierender Angina nach Myokardinfarkt

bei zahlreichen oder hochgradigen ventrikulären Extrasystolen

bei Insuffizienz mit einer Ejektionsfraktion <40 %

in der Regel gegeben bei CCS III (ggf. mit Arztbegleitung, Möglichkeit der O_2-Gabe, MEDIF-Formular, Muster s. Formular-Anhang)

- Flugreisetauglichkeit nur in Ausnahmefällen (ärztl. Begleitung, Sauerstoff) gegeben bei: CCS IV. Die Fragestellung ergibt sich nur im Repatriierungsfall, wenn Koronarangiographie und ggf. Intervention vor Ort nicht möglich sind. Zwingend Arztbegleitung mit adäquater notfallmedizinischer Ausrüstung, rechtzeitig O_2 über Fluggesellschaft ordern (MEDIF-Formular) und bestätigen lassen.
- Notfallmedikation griffbereit halten. Bescheinigung darüber für Sicherheitsbehörden mitgeben.
- Auf Langstreckenflügen Luftlinien mit automatischem Defibrillator an Bord wählen. Ggf. Blutdruck-Kontrolle während des Fluges.

Tropenklima

- Kreislaufbelastung. Das Risiko akuter Ereignisse steigt bei plötzlicher Exposition gegenüber heißem Klima. Daher besondere Vorsicht bei körperlicher Belastung in den ersten Tagen. Die Herz-Kreislauf-Adaptation von Herzpatienten gegenüber Hitzebelastung ist eingeschränkt.
- Erhöhte Gefahr akuter ischämischer Zwischenfälle im Falle eintretender Hyperthermie.
- Flüssigkeitshaushalt schwer zu balancieren (Gewichtskontrolle möglich?), evtl. Diuretikum pausieren.
- Zuvor Klärung der lokalen Infrastruktur im Notfall.
- ASS-Medikation steigert z. B. bei Dengue-Infektion potenziell das Risiko von Blutungen.

Wüstenklima

- Kreislaufbelastung. Das Risiko akuter Ereignisse steigt bei akuter Exposition gegenüber heißem Klima. Daher besondere Vorsicht bei körperlicher Belastung in den ersten Tagen. Die Herz-Kreislauf-Adaptation von Herzpatienten ist gegenüber Hitzebelastung eingeschränkt.
- Erhöhte Gefahr akuter ischämischer Zwischenfälle im Falle eintretender Hyperthermie. Flüssigkeitshaushalt schwer zu balancieren, Diuretikum pausieren. Genaue Daten fehlen. Klärung der lokalen Infrastruktur für den Notfall.

Höhenaufenthalt

- **Keine grundsätzlichen Verbote**, nicht prinzipiell abraten.
- Anstieg der Herzarbeit. Keine wesentliche Abnahme der Koronarreserve bis in ca. 2000 m Höhe, jedoch signifikante Minderung ab ca. 2500 m. Parallel Abnahme der körperlichen Leistungsfähigkeit etwa im gleichen Ausmaß wie herzgesunde Personen.
- Wandern in 1500–2000 m Höhe bei max. 1,5 W/kg KG sinnvolle Sekundärprävention.
- Bis ca. 3000 m bei stabiler KHK und symptomfreier Belastbarkeit im Tal (EF >50 %) möglich.
- Schrittweiser Höhenaufstieg und Schonung in den ersten Tagen, Blutdruck-Kontrolle. Erhöhtes Risiko in den ersten 4 Tagen.
- 2500 m bis 5000 m: nicht nach Reanimation, nicht bei belastungsinduzierter/n/m VES, ST-Senkung >0,2 mV oder RR-Abfall >15 mm Hg, nicht bei EF <40 %. Dokumentierte gute Belastungsreserve und Aufklärung über das Restrisiko sind Voraussetzung.
- Vorsicht bei pulmonaler Hypertonie. Erhebliche Verschlechterung zu erwarten.
- ASS-Medikation steigert das Risiko punktförmiger Netzhauteinblutungen.
- Das Risiko für Höhenerkrankungen ist normalerweise nicht erhöht. Es gibt aber Hinweise, dass das Risiko für ein Höhenlungenödem bei KHK mit Rechtsherzinsuffizienz bzw. Rechts-/Linksherzinsuffizienz erhöht ist.
- **Cave:** Bei koronarer Herzkrankheit und Herzinsuffizienz ist die höhenbedingte Leistungseinbuße wesentlich größer als bei Gesunden. Belastung dosieren und limitieren.
- **Cave:** Für einige Vasodilatatoren, Alpha-1- und Betablocker ist belegt, dass sie die höhenbedingte Hyperventilation signifikant beeinträchtigen und dadurch zu deutlich geringerer Belastbarkeit der Patienten führen.

Kälteexposition

- Erhöhte Kreislaufbelastung auch unter Ruhebedingungen, daher geringere Leistungsreserve.
- Angina-Auslösung, Vasokonstriktion und Blutdruck-Anstieg möglich.
- Wirkungsverlust von Medikamenten durch Einfrieren möglich.
- Infrastruktur verfügbar?
- Bei entsprechender Anamnese und geringer Leistungsreserve abraten.

Besondere Aktivitäten

Tauchsport

- Nur möglich bei getesteter stabiler Leistungsreserve und Vorerfahrung. Die Herzarbeit steigt bei Immersion um ca. 20%. Sonst: unter den Rahmenbedingungen des Behindertentauchens.
- **Kontraindiziert** bei:

  Angina pectoris

  Herzinsuffizienz NYHA II-III

  KHK-bedingten Rhythmusstörungen

  Relevanter abnormer Ventrikelfunktion

  Pathologischer Ergometrie
- **Relative Kontraindikation** bei:

  Symptomfrei nach Kausaltherapie und normalem Belastungsversuch (Bypass (>3 Mon.), Dilatation (>3 Mon.))

  Z.n. Myokardinfarkt (>1 Jahr) bei normaler Hämodynamik und ohne relevante Ventrikelfunktionsstörung bzw. Rhythmusstörungen

  Herzinsuffizienz NYHA I (Kontraindikation bei Anfängern)

Leistungssport

- Naturgemäß limitiert. Einzelfallbeurteilung abhängig von Sportart und Leistungsreserve.
- Bei Diuretika- oder Betablockertherapie Dopingliste beachten. Die für **Ausnahmeanträge** erforderlichen Formulare können im Downloadbereich von www.nada-bonn.de heruntergeladen werden.

Berufliche Reisen

- Bei stabiler klinischer Situation und ausreichender Leistungsreserve Reisefähigkeit gegeben. Bei belastenden Tätigkeiten ggf. Rücksprache mit dem zuständigen Arbeitsmediziner.

Langzeitaufenthalt

- Je nach Ausprägung ggf. gesundheitliche Bedenken, insbesondere bei Neigung zu Dekompensation.
- Kardiologische Verlaufskontrollen (Ergometrie, Stressechokardiographie, Röntgeneinrichtung, Labor) erforderlich.
- Notfalldiagnostik und Therapie: jede Verzögerung verschlechtert die Perspektive. Aufklärung.

Rückkehrer

Nachsorge

- Anamnese, Klinik, EKG, Ergometrie, Echokardiographie, ggf. weitere.

Anmerkungen

- Die Koronare Herzkrankheit hat verschiedene klinische Ausprägungen. In diesem Abschnitt verstehen wir sie in engerem Sinne als Koronarinsuffizienz unterschiedlichen Ausmaßes.

Herzrhythmusstörungen

Reisefähigkeit

Generell

- Keine grundsätzliche Kontraindikation für (Auslands-)Reisen, wenn keine kreislaufwirksamen oder neu aufgetretenen (klinisch nicht sicher stabilen) höhergradigen Rhythmusstörungen (>Lown IIIb, SA-/AV-Blockierungen) bestehen.

Risikoabwägung

Reiseanalyse

- Belastungsniveau?
- Konsequenzen einer Synkope, wenn diese zu befürchten ist (Schwimmen, Schnorcheln, Klettern, Straßenverkehr)?
- Versorgungsniveau, vor allem hinsichtlich Rettungswesen, Kardiologie, entlang der Reiseroute gegeben?

Krankheitsbild

- Aktuelle Bewertung der Situation darf keinen noch offenen Interventionsbedarf (Medikation, Schrittmacherimplantation) ergeben haben.

Med. Versorgung

- Kardiologische Notfallbetreuung je nach möglicher Eskalation der beobachteten Störung zu fordern.
- Beschaffbarkeit von Medikamenten gegeben?
- Schrittmacher- oder PCD-Implantation/Neueinstellung im Zielland denkbar?

Spezielle Vorsorge

Untersuchungen

- Leistungsfähigkeit sollte (fach)ärztlich getestet und bekannt sein. Beurteilung vor dem Hintergrund der zu erwartenden Belastungen während des Urlaubs (Aktivurlaub?).
- Medikationsumstellungen möglichst nicht in den letzten 4 Wochen vor Reise vornehmen.
- Kontrolluntersuchungen (Ruhe- und LZ-EKG, ggf. Elektrolyte, Antikoagulation) vor Reise abschließen.

Medikation unterwegs

- Medikamenteneinnahme ggf. der Zeitverschiebung anpassen
- Ausreichende Medikamentenmenge verteilt auf Hand- und Hauptgepäck mitnehmen.

Impfschutz

- Wegen Grundkrankheit zusätzliche Indikationen (gegen COVID-19, Influenza, RSV, Pneumokokken) prüfen.
- Impfung gegen Herpes zoster erwägen.
- Wegen der Gefahr eines Krankenhausaufenthaltes auch Impfung gegen Hepatitis B.
- Indikation für die Cholera/ETEC-Impfung zur Verringerung von Reisediarrhoe-Episoden.

Malariaprophylaxe

- Interaktion zwischen Malariamedikamenten und Antiarrhythmika beachten.

  Cave: Choroquin/Mefloquin nicht gleichzeitig mit Amiodaron oder Ca-Antagonisten und nur zurückhaltend mit Beta-Blockern geben (Verlängerung des QT-Intervalls).

  Cave: Mefloquin nie zusammen mit Antiarrhythmika wie Ajmalin, Propafenon, Amiodaron geben. Erhebliche Bradykardie-/Bradyarrhythmiegefahr.
- Testeinnahme von Malariaprophylaxe bei bestehender antiarrhythmischer Therapie unter LZ-EKG-Kontrolle empfohlen.
- **Cave:** Besondere Gefahr von Rhythmusstörungen bei Diarrhoe und Hypokaliämie unterwegs.
- Therapie: Chinin verstärkt Cumarin-Wirkung.
- Chloroquin erhöht Toxizität von Amiodaron und Digoxin/-toxin.

Besondere Umwelteinflüsse

Flugreise

- Nur in klinisch stabilem Zustand. Erhöhte Arrhythmiewahrscheinlichkeit durch Reisestress und hypobare Hypoxie (akuter Anstieg des rechtsventrikulären Druckes).
- Vorsicht bei gleichzeitig bestehender pulmonaler Hypertonie (akuter Anstieg des rechtsventrikulären Druckes bei hypobarer Hypoxie).
- Im Zweifel Rücksprache mit Medizinischem Dienst der Luftfahrtgesellschaft (MEDIF-Formular, Muster s. Formular-Anhang). Verschlechterung durch Hypoxie möglich.
- Keine Flugreisetauglichkeit bei rhythmusbedingten Synkopen, AV-Block III, VES > Lown IIIb (außer bei längerfristig stabiler Situation, LZ-EKG), malignen Arrhythmien.
- PCD, Schrittmacher: aktuelle Funktionskontrolle veranlassen, Ausweis wegen Sicherheitskontrollen mitführen, Kontaktadresse des Herstellers im Gastland?

  Cave: Dysfunktion (Kammerflimmern) bei Personenkontrolle mittels der handgeführten Sensoren (starkes Magnetfeld) bei der Sicherheitskontrolle in Flughäfen möglich. Schrittmacherausweis vorzeigen und auf manuelle Kontrolle bestehen. (Die großen Bögen, durch die die Personen hindurchgehen, sind unproblematisch.)
- Evtl. Notfallmedikation griffbereit mitführen.
- Ggf. Airline mit Defibrillator an Bord auswählen.

Tropenklima

- Möglichst keine extreme körperliche Belastung. Geringere Leistungsreserve beachten.
- **Vorsicht** bei Elektrolytverschiebungen durch Diarrhoe. Kann zu Schrittmacherfehlfunktion bis hin zum kompletten Ausfall führen.
- Bei Ausgleich des Flüssigkeits- und Elektrolythaushaltes offensichtlich keine Verschlechterung der Arrhythmie in heißem Klima.
- Hitzestabilität der Dauermedikation erfragen (Apotheke). Lagerungs- (2–32 °C) und Einsatzbedingungen für INR-Selbstmessung (u. a.: 18–32 °C) gegeben?
- **Cave:** Die Kombination von Hitze und Grapefruitsaft kann bei Therapie mit Ca-Antagonisten zum Kollaps führen, erst recht bei zusätzlich bestehender Reisediarrhoe.

Wüstenklima

- Möglichst keine extreme körperliche Belastung. Geringere Leistungsreserve beachten.
- **Vorsicht** bei Elektrolytverschiebungen durch Diarrhoe.

- Bei Ausgleich des Flüssigkeits- und Elektrolythaushaltes offensichtlich keine Verschlechterung der Arrhythmie in heißem Klima.
- Hitzestabilität der Dauermedikation erfragen (Apotheke).
- Lagerungs- (2–32 °C) und Einsatzbedingungen für INR-Selbstmessung (u. a.: 18–32 °C) gegeben?
- **Cave:** Die Kombination von Hitze und Grapefruitsaft kann bei Therapie mit Ca-Antagonisten zum Kollaps führen, erst recht bei zusätzlich bestehender Reisediarrhoe.

Höhenaufenthalt

- Zunahme der Arrhythmien mit der Höhe möglich. Nach neueren Studien wurde dieses Risiko jedoch offensichtlich erheblich überschätzt.
- **Vorsicht** bei Elektrolytverschiebungen (Erbrechen bei akuter Höhenkrankheit, Höhendiurese, Diarrhoe etc.).
- Bei Herzinsuffizienz ist die höhenbedingte Leistungseinbuße wesentlich größer als bei Gesunden. Belastung dosieren und limitieren.
- Die Schrittmacherfunktion zeigt keinerlei Veränderungen bis in 4000 m Höhe. Darüber vermutlich auch nicht, es liegen aber keine Daten vor.
- **Cave** bei belastungsinduzierten Rhythmusstörungen.
- Höhenaufenthalt **kontraindiziert** bei komplexen Rhythmusstörungen, Z. n. Herzstillstand, schwerer linksventrikulärer Dysfunktion (EF < 40 %) und Arrhythmien mit Synkopen.

Kälteexposition

- Kälteresistenz der Dauermedikation erfragen (s. Kapitel „Medikamente auf Reisen").
- Einsatzgrenzen des Testgerätes und der -streifen bei INR-Selbstmessung beachten.

Besondere Aktivitäten

Tauchsport

- **Kontraindiziert**, wenn die Rhythmusstörungen im Rahmen einer ischämischen oder Herzmuskelerkrankung auftreten, bei AV-Block II und III, symptomatischem WPW-Syndrom sowie allen Formen von Herzrhythmusstörungen mit Bewusstseinsstörung unter maximaler Belastung, arrhythmogener rechtsventrikulärer Kardiomyopathie (ARVC).
- **Relative Kontraindikationen**: VES Lown I/II, Vorhofflimmern, asymptomatisches WPW-Syndrom.
- Ggf. Rücksprache mit Spezialisten (Taucherarzt und Kardiologen), besonders bei Bradyarrhythmieneigung.
- **Cave:** Apnoetauchen bei Personen mit Neigung zu supraventrikulären Tachykardien: beim Auftauchen werden vermehrt SVES beobachtet, vor allem in kaltem Wasser. Gefährliche Zwischenfälle sind der aktuellen Literatur allerdings nicht zu entnehmen.
- **Cave:** Fehlende / nicht ausreichende Leistungsadaptation bei Schrittmacherträgern.
- Druckfestigkeit von Schrittmachern zuvor beim Hersteller erfragen und Tiefenlimits strikt einhalten.
- Empfehlung: Jährliche kardiologische Kontrolle. Personen, die auch unter maximaler körperlicher Belastung in der Ergometrie beschwerdefrei sind, können normalerweise auch bei bestehenden Rhythmusstörungen tauchen (Beurteilung durch Taucherarzt).

Leistungssport

- Grundsätzlich gelten die unter dem Stichwort „Tauchsport" bereits aufgeführten Kontraindikationen (s. o.).
- **Cave:** Unfallgefahr bei synkopalen Rhythmusstörungen.
- **Cave:** Fehlende / nicht ausreichende Leistungsadaptation bei Schrittmacherträgern.
- Leistungsgrenzen akzeptieren.
- Grundsätzlich Einzelfallentscheidung nach Abwägung von Belastbarkeit und Belastungsanforderungen.
- Bei Gabe von ß-Blockern: Konflikt mit Dopingregeln vermeiden. Die für **Ausnahmeanträge** erforderlichen Formulare können im Downloadbereich von www.nada-bonn.de heruntergeladen werden.

Berufliche Reisen

- Bei Beachtung der o. g. Ausschlusskriterien und unter Berücksichtigung der körperlichen Belastbarkeit (ggf. Rücksprache mit zuständigem Arbeitsmediziner) keine Einschränkung der Reisefähigkeit.

Langzeitaufenthalt

- Nur in klinisch stabilisiertem Zustand ratsam.
- Langzeit-EKG- und Laborkontrollen (Elektrolyte, ggf. Medikamentenspiegelbestimmungen) sollten jederzeit möglich sein.
- Versorgungslage mit vergleichbarem Spektrum von Medikamenten und Möglichkeiten der Intensivtherapie gegeben?
- Schrittmacher-/PCD-Kontrollen lokal möglich?

- Grundkrankheit ausgeschlossen?
- Ggf. Einschränkung der Tauglichkeit auf entsprechend versorgte Regionen.

Rückkehrer

Nachsorge
- Anamnestische, klinische und EKG-Kontrolle, ggf. Elektrolyte, Medikamentenspiegel kontrollieren.

Anmerkungen

- Aktuelle Befunde mitgeben (insbesondere EKG).
- Medizinische Versorgung im Reisezielgebiet vorher abklären, andernfalls vor der Reise Kontakt mit Assistance-Gesellschaften aufnehmen.

Hirngefäßkrankheiten, chronische

Reisefähigkeit

Generell
- Zweifelhaft außer bei gering ausgeprägter Symptomatik. Orientierungsverlust in fremder und fremdsprachiger Umgebung etwa auch bei sonst symptomarmer Erkrankung für alle Beteiligten sehr stressbelastet.

Risikoabwägung

Reiseanalyse
- Anforderungen an körperliche Leistungsfähigkeit, Orientierung, Merkfähigkeit, Flexibilität einschätzen. Reise in gewohnte Umgebung? Mitreisende Familienangehörige?

Krankheitsbild
- Vielgestaltige und stark wechselhafte Symptomatik mit Reduktion der Merkfähigkeit, der Orientierung. Immobilität, Inkontinenz möglich. Verwirrtheit, Misstrauen, Persönlichkeitsveränderungen in unterschiedlichem Ausmaß. Schilderung der Angehörigen oder Bezugspersonen oft aufschlussreich.

Med. Versorgung
- Entscheidend ist die pflegerische Versorgung unterwegs, in geringerem Maße auch die Möglichkeit zum Umgang mit plötzlichen Verschlechterungen, etwa Sturzfolgen (Hüftprotektoren).

Spezielle Vorsorge

Untersuchungen
- Aktueller klinischer Status. Die Ätiologie der Hirnveränderungen sollte ohnehin geklärt sein.

Medikation unterwegs
- Laufende Behandlung unterwegs fortführen. Liste einschließlich Dosierung und Generikabezeichnung ausstellen für den Fall des Verlustes von Medikamenten.

Impfschutz
- Alters- und reiseentsprechend, daher meist auch Impfung gegen COVID-19, Herpes zoster, RSV, Pneumokokken und Influenza.
- Wegen der Gefahr eines Krankenhausaufenthaltes auch Impfung gegen Hepatitis B.
- Indikation für die Cholera/ETEC-Impfung zur Verringerung von Reisediarrhoe-Episoden.

Malariaprophylaxe
- Keine Änderung ggü. den allgemeinen Empfehlungen.

Besondere Umwelteinflüsse

Flugreise
- Lange Wege im Abflugbereich, plötzliche Wechsel des Gates, Gepäckverladung am Band unter Umständen hinderlicher als der Flug selbst.

Tropenklima
- Trinkmenge anpassen.

Wüstenklima
- Trinkmenge anpassen.

Höhenaufenthalt
- Wegen der besonderen Anforderungen an die Leistungsfähigkeit meist nicht relevant. Bei raschem, passivem Höhengewinn (Bahnen etc.) ist meist nicht die Hirngefäßsituation führend. Höhenbedingte Mikroblutungen in Hirn und Retina können unter ASS Tendenz zur Ausweitung zeigen.

Kälteexposition
- Keine wesentlichen Einflüsse.

Besondere Aktivitäten

Tauchsport
- Keine Tauglichkeit bei relevanter hirnfunktioneller Beeinträchtigung. Lern- und Orientierungsfähigkeit meist eingeschränkt.

Leistungssport
- Meist nicht relevant.

Berufliche Reisen
- Bei bedeutsamer funktioneller Einbuße meist nicht relevant.

Langzeitaufenthalt
- Bei bedeutsamer hirnfunktioneller Beeinträchtigung meist nicht relevant. Fragen dazu tauchen gelegentlich auf im Zusammenhang mit Angeboten der pflegerischen Betreuung im Ausland. Längerfristig konstante Rahmenbedingungen eher von Vorteil.

Rückkehrer

Nachsorge
- Rücksprache, evtl. mit Angehörigen, und klinische Bestandsaufnahme.

Anmerkungen

- Keine.

HIV-Infektion und AIDS

Reisefähigkeit

Generell
- Abhängig von Stadium, Begleiterkrankungen, Zielort, speziellen Aktivitäten, jedoch medizinisch zumeist gegeben.
- Auslands-Krankenversicherung (evtl. HIV-Test oder HIV-Leistungsausschluss)?

Risikoabwägung

Reiseanalyse
- Spezifische Infektionsgefahren unterwegs (Tuberkulose, Cryptosporidien etc.)?
- Bei manifester Immunsuppression erhöhte Gefährdung durch COVID-19.
- Mitnahme der Medikation problematisch?
- Erlaubt das Land die Einreise HIV-Positiver?

Krankheitsbild
- Aktuelle Daten zu Viruslast, Helferzellzahl, ggf. Tb-Infektionsstatus sollten vorliegen.

Med. Versorgung
- Bis ca. 1 Monat Aufenthalt: Diagnostik und Therapie akuter infektiöser und medikationsinduzierter Probleme muss gesichert sein (Labor, Mikrobiologie, Röntgendiagnostik). Jenseits dessen: s. „Langzeitaufenthalt".
- Nachschub an Medikamenten geregelt, ggf. inkl. Prophylaxen?

Spezielle Vorsorge

Untersuchungen
- HIV- und evtl. Begleiterkrankungen sollten aktuell abgeklärt und „stabil" sein.
- TBC-Testung (bei erhaltener Immunkompetenz) vor Reise in Tb-Hochprävalenzgebiete sinnvoll.

Medikation unterwegs
- Fortsetzung der antiretroviralen und evtl. prophylaktischer Medikation (Toxoplasmose, M. avium, Pneumocystis carinii etc.).
- Mitnahme eines Antibiotikums (z. B. Ciprofloxacin, Azithromycin) v. a. wegen Reisediarrhoe.

Impfschutz
- Frühzeitig in der Infektion Impfschutz komplettieren.
- Wegen Grundkrankheit Indikation auch für COVID-19, Herpes zoster, Pneumokokken-, RSV-, Meningokokken- und Influenza-Impfung gegeben.
- Je nach Situation verminderte Immunantwort möglich.
- Wegen der Gefahr eines Krankenhausaufenthaltes auch Impfung gegen Hepatitis B.
- Ggf, Impfung gegen Affenpocken (Mpox) erwägen.
- Bei weniger als 200 CD4+/µl sind Lebendimpfungen **kontraindiziert**, ggf. Immunglobulingabe. Dann muss aber auch die Reise kritisch diskutiert werden.
- Durch die Immunsuppression besteht Indikation für die Cholera/ETEC-Impfung zur Verringerung von Reisediarrhoe-Episoden.

Malariaprophylaxe
- Malariainzidenz bei HIV-Positivität nicht erhöht. Daher Prophylaxeempfehlung gemäß Richtlinien, jedoch teils geringgradige Wechselwirkungen mit ART. Prüfung im Einzelfall.

Besondere Umwelteinflüsse

Flugreise
- Keine Besonderheiten außer **Kontraindikation** bei aerogener Infektiosität, etwa im Rahmen von weiteren Infektionen.

Tropenklima
- Tuberkulosekontakt wahrscheinlich.
- Inhalation von Staub vermeiden, da Organmykosen grundsätzlich möglich.
- Evtl. Kühlbedürftigkeit der Medikation bedenken.
- Medizinische Versorgung in Notfällen?

Wüstenklima
- Inhalation von Staub vermeiden, da Organmykosen grundsätzlich möglich.
- Evtl. Kühlbedürftigkeit der Medikation bedenken.
- Medizinische Versorgung in Notfällen?

Höhenaufenthalt
- Beurteilung nach Leistungsfähigkeit und evtl. organfunktionellen Einschränkungen.
- Von Extrembelastungen und expeditionsähnlichem Trekking bei eingeschränkten Hygienebedingungen und medizinischen Betreuungsmöglichkeiten abraten.

Kälteexposition
- Keine Besonderheiten.

Besondere Aktivitäten

Tauchsport
- HIV-Infektion als solche bedeutet keine Limitierung für das Sporttauchen.
- Limitierend sind ggf. die Folgeerkrankungen. Leistungsfähigkeit kritisch prüfen.
- Vorzeitige taucherärztliche Nachuntersuchung (Abstände 1/2–1 Jahr auch unter 40 Jahre) empfehlenswert.
- Für Berufstaucher (Militär) gilt HIV+ als Ausschlussgrund.

Leistungssport
- Je nach Leistungsfähigkeit und Sportart möglich (Einzelfallentscheidung).

Berufliche Reisen
- Abhängig vom Krankheitsstadium: Bei HIV-Positivität, aber erhaltener Immunkompetenz keine Einschränkung (Fortführung der Therapie muss gewährleistet sein); in fortgeschrittenem Stadium limitieren die Folgeerkrankungen.
- Hygienische Bedingungen vor Ort beachten. In den meisten Drittweltländern ist mit Tb-Kontakt zu rechnen.

Langzeitaufenthalt
- Einreisebestimmungen des Ziellandes prüfen.
- Kompetenter lokaler Ansprechpartner verfügbar?
- Diagnostik hinsichtlich HIV (Viruslast, Resistenztestung) und Komplikationen der Infektion/Therapie sowie Verfügbarkeit von antiretroviralen Medikamenten müssen gewährleistet sein. Daher i. a. Daueraufenthalt nur in Städten mit vergleichbarer Versorgung wie in Industriestaaten.
- Auf wasting syndrome (Gewichtsabnahme) achten, da es im Zusammenhang mit Auslandsaufenthalten besonders häufig vorkommt.

Rückkehrer

Nachsorge
- Klinische Kontrolle, aktuelle Bestimmung der Immunkompetenz (CD4/8-Zellen).
- Ggf. Diagnostik bei unklaren Krankheitsepisoden.

Anmerkungen

- Gelegentlich restriktive Einreisebestimmungen, vor allem bei beruflichen und Langzeitaufenthalten.

Länder mit Einreiserestriktionen für HIV-Infizierte

Land	Keine Beschränkungen für touristische Reisen	Einreiseverbot für HIV-Positive	Beschränkungen f. Kurzzeitaufenthalte (<90 Tage)	Beschränkungen f. Langzeitaufenthalte (>90 Tage)	Unklare Regelungen	Ausweisung von HIV-Positiven
Ägypten	(•)	•	•	•		•
Äthiopien					•	
Algerien	•				•	
Angola	•*		•	•	•	
Antigua und Barbuda	•		•	•		
Äquatorialguinea				•	•	
Aserbaidschan	•		•	•		•
Australien	•		•	•		
Bahamas					•	
Bahrain	•		•	•		•
Bangladesh					•	
Belarus					•	
Belize	•			•		
Bhutan	•*		•	•	•	
Bosnien und Herzegowina	•*				•	
Burkina Faso					•	
Brunei	(•)	•	•	•		•
Chile					•	
China	•				•	
Cook Inseln		•	•	•		
Dschibuti		•	•	•		
Dominica	•*		•		•	
Dominikanische Republik		•	•	•		
El Salvador					•	
Eswatini					•	
Fidschi					•	
Gambia					•	
Ghana					•	
Honduras					•	
Indien					•	
Indonesien					•	
Iran				•	•	
Irak		•	•	•		•
Israel					•	
Jemen	(•)			•		•
Jordanien		•	•	•		•
Kamerun					•	
Kanada	(•)			•		
Kasachstan	•			•	•	
Katar	•*	•	•	•	•	•
Kenia					•	
Kirgisistan	(•)			•	•	
Kiribati					•	•
Korea, Nord-	•*				•	
Kuba	•			•	•	
Kuwait		•	•	•		•
Libanon	•*				•	

Länder mit Einreiserestriktionen für HIV-Infizierte

Land	Keine Beschränkungen für touristische Reisen	Einreiseverbot für HIV-Positive	Beschränkungen f. Kurzzeitaufenthalte (<90 Tage)	Beschränkungen f. Langzeitaufenthalte (>90 Tage)	Unklare Regelungen	Ausweisung von HIV-Positiven
Liberia	●*		●		●	
Malaysia			●	●	●	●
Malediven	●		●	●	●	
Marokko				●	●	
Marshallinseln		●	●	●		●
Mauritius	●		●	●		
Mikronesien	●*				●	
Nicaragua	●				●	
Nigeria	●*				●	
Oman	(●)		●	●		●
Panama	●*		●	●	●	
Papua-Neuguinea			●	●	●	
Paraguay	●					
Philippinen	●					
Russland		●	●			●
Salomonen	●*				●	●
Samoa	●				●	
Saudi-Arabien				●		●
Seychellen	●			●		
Singapur	●*		●	●		●
Slowakei	●			●		
Sri Lanka	●*			●	●	
St. Kitts & Nevis	●			●	●	
St. Vincent & Grenadinen	●			●	●	
Sudan	●*		●	●		●
Suriname	●*				●	
Syrien	●*		●	●		●
Tadschikistan	●	●		●		
Thailand	●*				●	
Tonga	●		●	●	●	
Tunesien	●		●	●	●	
Turkmenistan	●*		●	●		●
Tuvalu	●			●		
Uganda	●*				●	
Ungarn	●			●		
Vanuatu	●			●		
VAE	●*		●	●		●
Venezuela	●*				●	
Vietnam	●*				●	
Zypern	●				●	

●* Keine offiziellen Einreisebeschränkungen, Auslegung der Regelungen unklar

(●) Einreise mit bekannter HIV-Infektion untersagt, keine Kontrolle bei der Einreise

Quelle: The Global Database on HIV-specific travel & residence restrictions, www.hivtravel.org

(letzter Aufruf 20.10.2025)

Hyperthyreose

Reisefähigkeit

Generell
- Bei einer manifesten Hyperthyreose steht die Therapieeinleitung im Vordergrund. In dieser Phase sollten nur unvermeidbare Reisen unternommen werden. Nach Erreichen eines stabilen Zustandes und bei latenter Hyperthyreose sind Reisen unter Beachtung der Vorsichtsmaßnahmen möglich.

Risikoabwägung

Reiseanalyse
- Ist Einhaltung der Vorsichtsmaßnahmen unterwegs gefährdet? Vielfach ist eine Jodexposition trotz klarer Warnung das Resultat von Kommunikationsschwierigkeiten.

Krankheitsbild
- Vermeiden von Jodaufnahme über Röntgenkontrastmittel, Medikamente (Amiodaron), großflächige PVP-Jod-Wunddesinfektion oder – unterwegs durchaus realistisch – Trinkwasserdesinfektion mit Jod. Fortsetzen einer evtl. thyreostatischen Dauermedikation. Kontrollen und evtl. Dosisanpassungen besprechen. Hyperthyreose durch falsche Medikamentendosierung: Bezugs- oder Pflegeperson in die Pflicht nehmen.

Med. Versorgung
- Folgekontrollen von Laborwerten sollten unterwegs nicht erforderlich werden. Bei unerwarteten Symptomen sollte die Bestimmung von Schilddrüsenhormonwerten dennoch möglich sein.

Spezielle Vorsorge

Untersuchungen
- Aktuelle Verlaufskontrolle und Ursachenklärung sollten vorliegen. Therapie und evtl. Dosisanpassungen (z. B. Thyreostatika) unterwegs besprechen, möglichst schriftlich mitgeben. Laborbefunde mitgeben. Evtl. Warnung vor Jodexposition auch auf Englisch oder einer anderen im Gastland verstandenen Sprache mitgeben.

Medikation unterwegs
- Laufende Therapie mitnehmen, Generika auflisten.

Impfschutz
- Keine Besonderheiten, außer bei immunsuppressiver Therapie (s. dort), dann dosisabhängig u. a. Kontraindikation für Lebendimpfungen.

Malariaprophylaxe
- Keine sicheren Korrelationen. In der Thyreotoxikose ändert sich der Metabolismus von Medikamenten, so auch von Doxycyclin. Vorstellbar ist auch eine Verstärkung der Arrhythmieneigung durch Mefloquin, Chinin und andere Malariamedikamente.

Besondere Umwelteinflüsse

Flugreise
- Nach Entlassung aus Radiojodtherapie kann die Reststrahlung in der (US-amerikanischen) Sicherheitskontrolle Alarm auslösen.

Tropenklima
- Schlechte Klimaverträglichkeit bei hyperthyreoseinduzierter Hitzeintoleranz. Erschwerte Differenzierung zwischen hyperthyreoseinduzierter und infektiöser Diarrhoeneigung.

Wüstenklima
- Schlechte Klimaverträglichkeit bei hyperthyreoseinduzierter Hitzeintoleranz.

Höhenaufenthalt
- Bei Höhenexposition erhöhter Bedarf an Schilddrüsenhormonen. Daher ist ein Höhenaufenthalt bei leichteren Formen möglich. Allerdings ist die klinische Symptomatik gerade bei Älteren oft oligo- oder monosymptomatisch. Bei schweren Formen verbietet sich ein Aufenthalt in der Höhe wegen der Neigung zu tachykardem Vorhofflimmern.
- Hyperthyreose kann schwere psychische Symptome hervorrufen, die sich in der Höhe fatal auswirken können. Verminderte Leistungsfähigkeit durch ggs. Verstärkung verschiedener Gründe für Tachykardie.

Kälteexposition
- Durch die Kombination von Hypoxie, Kälte und Hyperthyreose Gefahr von Rhythmusstörungen, besonders tachykardes Vorhofflimmern. Die Warnsymptome von Hypothermie und beginnenden Erfrierungen können bei Hyperthyreose verschleiert werden, da der Sauerstoffwechsel erhöht ist und Schwitzen ausreichende Körperwärme vortäuscht.

Besondere Aktivitäten

Tauchsport
- In klinisch wenig beeinträchtigenden Situationen möglich.

Leistungssport
- Tachykardie- bzw. tremorbedingt sind viele Sportarten nicht optimal möglich.

Berufliche Reisen
- Unter Beachtung der für private Reisen geschilderten Vorsichtsmaßnahmen möglich.

Langzeitaufenthalt
- Möglich erst nach definitiver Ursachenklärung und bei Verfügbarkeit von Kontrollen in Entsprechung zum hier üblichen Rhythmus und Programm.

Rückkehrer

Nachsorge
- Klinische und Laborwertkontrolle.

Anmerkungen

- Keine.

Hypertonie, arterielle

Reisefähigkeit

Generell
- Bei adäquater Einstellung und Möglichkeit zur Selbstkontrolle nicht eingeschränkt, andernfalls Risikoabwägung.
- Hauptrisiko besteht in Blutdruckabfall durch Überdosierung der Dauermedikation.

Risikoabwägung

Reiseanalyse
- Besondere Reisebelastungen klären (Gepäcktransport, Langstreckenflug, Zeitunterschied, Klima und Aktivitäten vor Ort, kulturelles Umfeld, psychosoziale Belastungen).
- Erhöhte Gefährdung durch COVID-19, v.a. bei Kombination mit Adipositas.

Krankheitsbild
- Aktueller Status (Blutdruck korrekt eingestellt? Stabil/labil?)
- Anzeichen von Folgeschäden (Nierenfunktion, Augenhintergrund, Koronarien/Myokard)?
- Frühere krisenhafte Anstiege? Mit welcher Symptomatik (Angina pectoris? Neurologische Ausfälle?)?
- Entgleisungsrisiko unter Reise- und Aufenthaltsbedingungen?
- Compliance?

Med. Versorgung
- Beim Vorliegen zusätzlicher Gefäßrisiken, eines langen Verlaufes oder unzureichend eingestellter Hypertonie Behandlungsmöglichkeiten für Linksherzinsuffizienz, Myokardinfarkt und Apoplex (Intensivmedizin, Lysebehandlung, Gefäßdiagnostik) wünschenswert.

Spezielle Vorsorge

Untersuchungen
- Aktuelle 24-h-Blutdruck-Messung.
- Folgeerkrankungen (Nierenfunktion, Augenhintergrund, Koronarien) abklären.

Medikation unterwegs
- Dauermedikation in ausreichender Menge je zur Hälfte im Koffer und im Handgepäck mitführen.
- Wirkstoffe aufschreiben für Nachbeschaffung unterwegs bei Verlust des Gepäcks.
- Selbstmessung fortsetzen, ggf. Ersatzbatterien mitnehmen.
- Hauptgefahr besteht durch relative Überdosierung bei unkontrollierter Gabe der üblichen Medikation.
- Mögliche Konsequenzen bei Messwertabweichung oder klinischer Symptomatik zuvor besprechen und Anweisungen schriftlich mitgeben. Dazu kann auch der Diuretika-Auslass in warmem Klima gehören (s.u.).

Impfschutz
- Keine Einschränkungen. Impfungen gegen COVID-19, Pneumokokken, Influenza und ggf. auch Herpes zoster empfehlen.
- Bei erhöhter Gefahr eines Krankenhausaufenthaltes auch Impfung gegen Hepatitis B.
- Indikation für die Cholera/ETEC-Impfung zur Verringerung von Reisediarrhoe-Episoden prüfen.

Malariaprophylaxe
- Mefloquin in Kombination mit ß-Blockern oder Ca^{++}-Antagonisten kann zu einer Verlängerung des QT-Intervalls führen.

Besondere Umwelteinflüsse

Flugreise
- Flugreiseuntauglichkeit besteht ab Blutdruckwerten über 200/120 mmHg oder als Folge von Komplikationen, wenn diese gravierend sind und klinisch nicht stabilisiert sind.

Tropenklima
- Feucht-heißes Klima hat nur einen geringen Effekt auf den Blutdruck.
- Durch Aufweitung von Hautgefäßen und vermehrtes Schwitzen kann es zu einem niedrigeren Blutdruck und zu Dehydratationsneigung kommen.
- Bei körperlicher Belastung kann es – wenn auch selten – zu deutlicher Blutdrucksteigerung während der Belastungsphase kommen. Selbstkontrollen und ggf. Dosisanpassung unter Diuretika-Auslass empfohlen.
- Erhöhtes Hitzschlagrisiko.
- Bei sekundären Hypertonien erhöhte Gefährdung durch Dekompensation/hypertensive Krisen.
- Erhöhte Kollapsgefahr bei Dehydratation (Reisediarrhoe) unter antihypertensiver Therapie.
- **Cave**: Reisenden darauf aufmerksam machen, dass er unter Therapie mit Calziumantagonisten keinen Grapefruitsaft trinkt. Erhebliche Kollapsgefahr.

Wüstenklima

- Durch Dilatation von Hautgefäßen und vermehrtes Schwitzen kann es zu einem niedrigeren Blutdruck und zu Dehydratationsneigung kommen.
- Bei körperlicher Belastung kann es – wenn auch selten – zu deutlicher Blutdrucksteigerung während der Belastungsphase kommen. Selbstkontrollen und ggf. Dosisanpassung unter Diuretika-Auslass empfohlen.
- Erhöhtes Hitzschlagrisiko.
- Bei sekundären Hypertonien erhöhte Gefährdung durch Dekompensation/hypertensive Krisen.
- Erhöhte Kollapsgefahr bei Dehydratation (Reisediarrhoe) unter antihypertensiver Therapie.
- **Cave**: Reisenden darauf aufmerksam machen, dass er unter Therapie mit Calziumantagonisten keinen Grapefruitsaft trinkt. Kollapsgefahr.

Höhenaufenthalt

- Hypoxie und Höhenaufenthalt induzieren häufig einen Blutdruckabfall, der sich im Rahmen der Akklimatisation erst nach 3–5 Tagen normalisiert. Sofern realistisch, Selbstkontrollen, ggf. Dosisreduktion.
- Wenn möglich auf Betablocker verzichten (rechtzeitige Therapieumstellung, sonst massiver Leistungseinbruch in der Höhe).
- Wegen ohnehin bestehender Dehydratationsneigung in großer Höhe Vermeidung von Diuretika.
- **Cave:** Hinweis geben, dass bei Exsikkose (Diuretikatherapie) die Gefahr der akuten Höhenkrankheit deutlich steigt.
- Bei mehrwöchigem Aufenthalt oberhalb von 2500–3000 m Hämatokritanstieg möglich, der ggf. blutdruckwirksam werden kann (RR-Kontrollen).
- Bei Herzinsuffizienz höhenbedingte Leistungseinbuße wesentlich größer als bei Gesunden. Belastung dosieren und limitieren.
- **Cave:** Für einige Vasodilatatoren, Alpha-1- und Betablocker (z. B. Carvediol) ist belegt, dass sie in der Höhe zu einer Beeinträchtigung der höhenbedingten Hyperventilation und damit zu einer signifikanten Minderung der Belastbarkeit der Patienten führen.

Kälteexposition

- Starker RR-Anstieg für die Dauer der Exposition, wenn die Extremitäten der Kälte ausgesetzt werden. Geringer Effekt bei geringer Kälte.
- Erhöhte Hypothermiegefahr bei Therapie mit Vasodilatatoren.
- Erhöhte Gefahr peripherer Erfrierungen bei sekundärer Hypertonie (z. B. Phäochromocytom).

Besondere Aktivitäten

Tauchsport

- Untauglichkeit bei Blutdruckwerten über 160 mmHg syst. und/oder 100 mmHg diastolisch, bei unbehandelten sekundären Hypertonieformen oder bei Komplikationen.
- Relative Kontraindikation bei demonstrierter Symptomfreiheit über das gesamte aerobe Leistungsspektrum.
- Erhöhte Hypothermiegefahr bei Therapie mit Vasodilatatoren.

Leistungssport

- Bei adäquater Einstellung bzw. nach ursächlicher Therapie sekundärer Formen möglich.
- Medikamente unter dem Aspekt der Leistungsanforderungen auswählen.
- Im Wettkampfsport bei Diuretika- und ß-Blocker-Gabe Konflikte mit Dopingregeln vermeiden. Die für **Ausnahmeanträge** erforderlichen Formulare können im Downloadbereich von www.nada-bonn.de heruntergeladen werden.

Berufliche Reisen

- Bei adäquater Infrastruktur keine Einschränkungen, die über o. g. Punkte hinausgehen.
- Bei besonderen Tätigkeiten Richtlinien der Berufsgenossenschaften und Unfallversicherungsträger beachten (z. B. G26, G31, G35 u. a.).

Langzeitaufenthalt

- Gemäß BG-Richtlinien dauerhafte Bedenken bei labiler Hypertonie mit Neigung zu Dekompensation.
- Regelmäßige Kontrollen der 24-h-Blutdruckmessung und evtl. sich entwickelnder Komplikationen an Herz, Nieren, peripherem Gefäßsystem und Augenhintergrund müssen möglich sein und wahrgenommen werden.
- Medikamentenversorgung im Gastland gewährleistet? Wenn nicht, rechtzeitige Umstellung auf essential drugs der WHO erwägen, die zumeist auch in Entwicklungsländern erhältlich sind.

Rückkehrer

Nachsorge

- 24-h-Blutdruck-Messung.

Anmerkungen

- **Cave**: Reisenden darauf aufmerksam machen, dass Grapefruitsaft die Wirkung von Calziumantagonisten sehr verstärkt. Erhebliche Kollapsgefahr.
- **Cave**: Gesteigerte orthostatische Intoleranz durch zahlreiche Antihypertensiva, insbesondere bei Dehydratation oder in heißer Umgebung. Hinsichtlich der Herz-Kreislauf-Medikamente gilt dies vor allem für ACE-Hemmer, Alpha-/Beta-Blocker, Calziumantagonisten, Nitrate, Hydralazin.

Hypertonie, pulmonale / Cor pulmonale

Reisefähigkeit

Generell

- Abgesehen von den hier dargestellten Aspekten des Cor pulmonale auch abhängig von der dahinter stehenden pulmonalen Grundkrankheit, etwa COPD, Asthma bronchiale, Thoraxdeformität, Vaskulitiden, rezidivierenden Thrombembolien etc. Hinsichtlich des Cor pulmonale ist die verbliebene Leistungsfähigkeit und der Versorgungsbedarf entscheidend für die Beurteilung der Reisefähigkeit.

Risikoabwägung

Reiseanalyse

- Anforderungen an die körperliche Leistungsfähigkeit prüfen. Hypoxie (beim Flug, in großer Höhe) zu erwarten?

Krankheitsbild

- Von der asymptomatischen Rechtsherzvergrößerung bis zur ausgeprägten Rechtsherzinsuffizienz mit peripheren Ödemen, Zyanose, Polyglobulie und Leistungsminderung reichend. Problematisch ist vor allem die Neigung zu plötzlichen Dekompensationen. Die im Verlauf oft eintretende Absolute Arrhythmie wird separat erwähnt.

Med. Versorgung

- Dauermedikation (Diuretikum, gel. Digitalis, gel. Sildenafil, Behandlung der Grundkrankheit) und Sauerstofflangzeitbehandlung müssen fortgeführt werden können. Wegen Dekompensation durch Infekte sollte geklärt sein, wann eine (antibiotische) Selbstbehandlung sinnvoll ist. Klinische Versorgung mit Beatmungsmöglichkeit sollte bei schweren Formen des Cor pulmonale und der Grundkrankheit verfügbar sein.

Spezielle Vorsorge

Untersuchungen

- Klinische Kontrolle (Leistungsfähigkeit? Dyspnoe? Gewichtsverlauf?), bei Zweifeln Echokardiographie und Röntgenuntersuchung des Thorax. Ggf. Digitalis-Spiegelbestimmung, NT-pro-BNP-Kontrolle, Blutgasanalyse und Hämatokrit.

Medikation unterwegs

- Fortsetzung der Dauermedikation. Besprechung von Abänderungen, die der Patient bei bestimmter Konstellation (z. B. Gewichtszunahme) vornehmen kann.

Impfschutz

- Wegen der Grundkrankheit Impfung gegen COVID-19, Pneumokokken, RSV und Influenza angeraten.
- Impfung gegen Herpes zoster erwägen.
- Wegen der Gefahr eines Krankenhausaufenthaltes auch Impfung gegen Hepatitis B.
- Indikation prüfen für die Cholera/ETEC-Impfung zur Verringerung von Reisediarrhoe-Episoden.

Malariaprophylaxe

- Bei herz- und besonders herzrhythmus-wirksamen Medikamenten zahlreiche Kombinationsverbote, so mit Mefloquin.

Besondere Umwelteinflüsse

Flugreise

- Hypoxie in der Kabine kann zu rascher Verschlechterung führen. Wenn die Mindestkriterien der Flugreisetauglichkeit (VK 3,0 l, FEV1 70 %, pO_2 70 mmHg, SaO_2 85 %, 80 m freie Gehstrecke oder 12 Stufen) nicht oder nur knapp erreicht werden, Sauerstoffinsufflation in niedriger Dosierung (1–2 l/min) unterwegs über den Medizinischen Dienst der Luftlinie einleiten. Nicht jede Gesellschaft ist dazu in der Lage. MEDIF-Formular, Muster s. Formular-Anhang.
- Schon die Rechtsherzinsuffizienz mit langsamerer Zirkulation und dilatierten Venen, erst recht die Absolute Arrhythmie, prädisponieren zu Thrombembolien. Sofern nicht ohnehin Antikoagulation durchgeführt wird und wenn weitere Faktoren wie Immobilität und bereits abgelaufene Embolien hinzutreten, Heparingabe empfohlen.

Tropenklima

- Feuchte Hitze steigert über die Dilatation der Hautgefäße die Kreislaufanforderungen auch schon in Ruhe und wird ggf. schlecht toleriert. Unhinterfragte Fortführung einer Diurese (zumal in fixer Kombination mit anderen Medikamenten) kann einer Dehydratation und einem Nierenversagen Vorschub leisten. Kriterien für die Abänderung der Medikation durch den Patienten besprechen und mitgeben. Im Zweifel ärztliche Untersuchung am Zielort.

Wüstenklima
- Auch trockene Hitze steigert die Kreislaufanforderungen schon in Ruhe und wird ggf. schlecht toleriert. Unhinterfragte Fortführung einer Diurese (zumal in fixer Kombination mit anderen Medikamenten) kann einer Dehydratation und einem Nierenversagen Vorschub leisten. Kriterien für die Abänderung der Medikation durch den Patienten besprechen und mitgeben. Im Zweifel ärztliche Untersuchung am Zielort.

Höhenaufenthalt
- Ungünstige Kombination der Mechanismen der pulmonalen Hypertonie mit denen des Höhenlungenödems. Großzügige Akklimatisationszeiten auch bei sonst unbedeutender Höhe einkalkulieren. Rascher Aufstieg (Bustour, Gondel) kann über die Hypoxie rasche Dekompensation auslösen.

Kälteexposition
- Kälte kann ein erhöhtes Herzminutenvolumen induzieren und durch Vasokonstriktion die Nachlast des linken Ventrikels erhöhen. Weitere Abhängigkeiten sind nicht dokumentiert.

Besondere Aktivitäten

Tauchsport
- Wegen der pulmonalen Grundkrankheit meist Untauglichkeit anzunehmen.
  Cave: Flüssigkeitsüberlastung des rechten Ventrikels bei Immersion mit Verschiebung von Blutvolumen zum Thorax hin.

Leistungssport
- Wegen der pulmonalen Grundkrankheit meist nicht relevant, mit Ausnahme einzelner Koordinationssportarten. Akute Belastungen können eine akute Rechtsherzinsuffizienz zur Folge haben.

Berufliche Reisen
- Bei Möglichkeit zur Fortführung der Therapie und Erreichbarkeit ärztlicher Versorgung prinzipiell möglich. Höhenlimits beachten. (Selbst-)Beobachtung von Leistungsfähigkeit, Dyspnoe, Gewicht, Ödemen erforderlich.

Langzeitaufenthalt
- Bei Möglichkeit zur Fortführung der Therapie und Erreichbarkeit ärztlicher Versorgung prinzipiell möglich. Höhenlimits beachten. (Selbst-)Beobachtung von Leistungsfähigkeit, Dyspnoe, Gewicht, Ödemen erforderlich.

Rückkehrer

Nachsorge
- Klinische, bei Unklarheiten oder nach Langzeitaufenthalt technisch-diagnostische Kontrollen.

Anmerkungen

- Keine.

Hyperurikämie / Gicht

Reisefähigkeit

Generell
- Unter Fortführung der Behandlungs- und Vorsichtsmaßnahmen bei der asymptomatischen Hyperurikämie gegeben. Die echte Gicht ist selten und wird Reisepläne je nach funktionellem Schaden meist durchkreuzen.

Risikoabwägung

Reiseanalyse
- Wahrscheinlichkeit von reichlichem Essen, Alkoholkonsum abschätzen. Trinkwasser reichlich verfügbar?

Krankheitsbild
- Verhaltensregeln noch einmal ansprechen, auf Notwendigkeit ausreichender Trinkmenge verweisen. Notfalltherapie besprechen.

Med. Versorgung
- Umgang mit Gichtanfall und ggf. mit Nierenkonkrementabgang sollte möglich sein (Analgesie, ggf. externe Harnableitung).

Spezielle Vorsorge

Untersuchungen
- Routinekontrolle von Serum-Harnsäure und Nierenfunktion sinnvoll. Ggf. Sonographie der Nieren (Konkrement?).

Medikation unterwegs
- Dauermedikation (Allopurinol, Harnalkalisierung) und Notfallintervention (Colchicin, NSAID) mitführen, auch Aufstellung mit Generikumsangaben zur Nachbeschaffung bei Verlust oder Verbrauch. Trinkwasserdesinfektionsmittel mitnehmen?

Impfschutz
- Keine Besonderheiten.

Malariaprophylaxe
- Keine Besonderheiten.

Besondere Umwelteinflüsse

Flugreise
- Akutmedikation auf Langstreckenflügen im Handgepäck mitführen.

Tropenklima
- Reichliches Schwitzen begünstigt über die Dehydratation einen Gichtanfall.

Krankheiten

Wüstenklima
- Reichliches Schwitzen begünstigt über die Dehydratation einen Gichtanfall.

Höhenaufenthalt
- Dehydratation begünstigt einen Gichtanfall.

Kälteexposition
- Auskühlung kann in Gelenken das Auskristallisieren von Harnsäure triggern.

Besondere Aktivitäten

Tauchsport
- Bei normaler Gebrauchsfähigkeit der Gelenke gegeben. Auskühlung kann in Gelenken das Auskristallisieren von Harnsäure triggern.

Leistungssport
- Bei normaler Gebrauchsfähigkeit der Gelenke möglich. Vorsicht: Dauermedikation (ggf. Probenecid) auf Konflikt mit den Dopingregeln prüfen (www.nada-bonn.de).

Berufliche Reisen
- Unter Beachtung der für Urlaubsreisende geltenden Kriterien möglich.

Langzeitaufenthalt
- Unter Beachtung der für Urlaubsreisende geltenden Kriterien möglich. Folgekontrollen (Laborwerte, Gelenke, Nieren) müssen bei ununterbrochenem Aufenthalt im Zielland möglich sein.

Rückkehrer

Nachsorge
- Routinekontrollen. Bei Symptomatik unterwegs prüfen, ob Verhalten und Therapie angepasst werden müssen.

Anmerkungen

- Keine.

Immunsuppression / Immundefizienz *(Markus Klett)*

Neben den Menschen mit angeborener Immundefizienz gibt es eine ständig steigende Zahl von Patienten, seien es Kinder oder Erwachsene, die auf unbestimmte, meist längere Zeit immunsuppressiv behandelt werden müssen, oft auch auf Dauer. Allein in Baden-Württemberg gibt es derzeit ca. 800 000 Betroffene.

An erster Stelle sind hier Menschen mit onkologischen Erkrankungen zu nennen. Unabhängig davon gibt es aber eine ständig steigende Zahl an Erkrankten mit Rheuma, Psoriasis, chronischen Darmerkrankungen (CED), Multipler Sklerose, chronischen Nierenerkrankungen und Transplantierte aus nicht onkologischen Gründen. Zusätzlich in zunehmender Zahl Erkrankte aus den Bereichen Pneumologie, Kardiologie, Gynäkologie, Urologie, Endokrinologie etc.

Bei allen ist eine ausreichende, sicher schützende Impfantwort schwerer und oft nur mit Verzögerung erreichbar.

Reisefähigkeit

Generell
- Beeinträchtigt bei hoher Krankheitsaktivität oder akutem Schub.
  Eine Schubauslösung ist durch „einfache“ Infektion des Atmungstraktes, Magen-Darmtraktes oder Urogenitaltraktes möglich.

Risikoabwägung

Reiseanalyse
- Erhöhte Gefährdung bei RSV-Infektionen, Influenza, Pneumokokken, Salmonellen (S. typhi), COVID-19.
- Generelle Erhöhung der Infektanfälligkeit bei Immunsuppression.
- Unbedingt Beachtung günstiger Hygiene und Versorgungsbedingungen während der Reise.
  Luft-, Wasser-, Lebensmittelhygiene zur Vermeidung der Gefahrenexposition beachten. Erhöhter Versorgungsaufwand erforderlich.
- Recherche am besten **vor** Reiseantritt nach leicht erreichbarer medizinischer Hilfe sinnvoll.
- Besondere Gefährdung durch therapieresistente TBC, bei Hitze oder Kälte verstärktes kardiovaskuläres, pulmonales Risiko.

Krankheitsbild
- Schwere und Ausmaß des Krankheitsbildes muss vor Reiseantritt bekannt sein, wie auch die Intensität der Immuntherapie. Nur so kann eine genaue Risikoabschätzung für die geplante Reiseaktivität durchgeführt werden. Aktuelle Krankheits- und Verlaufsdaten sind von höchster Bedeutung. Somit vor Reiseantritt aktuelle medizinische Kontrollen mit neuestem Therapieplan durchführen.

Med. Versorgung

- Die im Hinblick auf die geplante Reise durchgeführten Impfungen sollten im Impfpass eingetragen sein, ebenso ein aktueller Therapieplan mit Medikationsänderungen im Hinblick auf die geplante Reise.
- Prüfen welche Impfungen Priorität im Hinblick auf die geplante Reise haben.
- Malariaprophylaxe? Durchführbarkeit?
- Reiseapotheke ergänzen! Prüfung, ob am Reiseziel adäquate medizinische Versorgung möglich, sonst Nichtantritt der Reise, bzw. Rückflug.
- Bei laufender Immuntherapie schriftliche ärztliche Unterlagen mitführen.

Spezielle Vorsorge

Untersuchungen

- Aktuelle Arztberichte und Befunde zur Krankheitssituation und Intensität der Immuntherapie. Vor Reiseantritt vollständige ärztliche Untersuchungen durchführen.

Medikation unterwegs

- Besprechung Notfallmedikation mit schriftlicher Anweisung bei schwerer Infektionslage: Atemwegs-, Magen-Darm- und urogenitale Infektionen, Insektenstiche, drohende Anaphylaxie, Sepsis, zerebrale Infektionen. Wichtig Reisediarrhoe wegen Fieber und Exsikkose.
- Ambulante Behandlung vor Ort. Notfalltherapie bei Pneumonie oder Herzinfarkt. Antibiotika (z. B. Azithromycin, Levofloxacin, Metronidazol, Breitspektrumpenicilline), Prednisolon, Suprarenin, NaCl-Infusion, Notfallspray, Diabetesmedikation.
- Schwierige Alternative bei schwerem Krankheitsbild: Hospital, Rückflug.

Impfschutz

- Generelles Problem unter Immuntherapie: **keine Lebendimpfungen!**
- Impfwirkung unter Immuntherapie häufig abgeschwächt, z. B. Hepatitisimpfung. Beachtung des Impfkalenders für immunsupprimierte Personen. Hier vor allem auch Impfungen gegen COVID-19, Influenza, RSV und Pneumokokken empfehlen.
- **Pneumokokken**: Bei Personen mit geringem Immundefizit ist die Einmalgabe des 20 valenten Konjugatimpfstoffs (PCV 20, Prevenar 20®) ausreichend. Bei schwerem Immunmangel muss der Totimpfstoff, je nach Krankheitssituation, mehrfach gegeben werden. Der Polysacharidimpfstoff PPSV 23 wird nicht mehr empfohlen.
- Standard- (TDPP) und Indikationsimpfungen je nach Krankheitssituation aktualisieren. Wichtige Reiseimpfungen (Reiseziel beachten: z. B. Typhus, Cholera, Japanische Enzephalitis, FSME, Dengue, Chikungunya).
- **Cholera**, **Typhus**: nur Totimpfstoffe verwenden, Cave: bei oralen Lebendimpfstoffen
- **Dengue**: Einzelfallentscheidung bei strenger Nutzen-Risiko-Abwägung möglich, ansonsten nicht durchführbar da Lebendimpfstoff.
- **Chikungunya**: Einzelfallentscheidung bei strenger Nutzen-Risiko-Abwägung. Impfung mit Totimpfstoff Vimkunya® möglich, die Gabe einer Dosis ist ausreichend. Der Lebendimpfstoff Ixchiq® ist streng kontraindiziert.
- **Gelbfieber**: Einzelfallentscheidung möglich, ansonsten nicht durchführbar da Lebendimpfstoff.
- Link: IMPFkompendium: Erwachsene und Kinder (MEDIVERBUND AG) www.medi-verbund.de/iffm-e-v/impfkompendium

Malariaprophylaxe

- Beachtung der Malariarisikokarte für das Reiseziel. Übliche Malariaprophylaxe mit Malarone (Atovaquon/Proguanil), Beachtung möglicher Nebenwirkungen.
- Notfallselbsttherapie möglich. Selbsttestung bei fraglichem Fieber.

Besondere Umwelteinflüsse

Flugreise

- Keine Besonderheiten.

Tropenklima

- Keine Reiseempfehlung unter Immunsuppressiver Therapie.
  Erhöhte Rate an Darminfektionen. Gefahr Dehydratation.

Wüstenklima

- Keine Reiseempfehlung unter Immunsuppressiver Therapie.
  Gefahr Dehydratation.

Höhenaufenthalt

- Keine Reiseempfehlung unter Immunsuppressiver Therapie.
  Höhentrekking nur nach ausreichender Adaptation an die Höhenlage.
  Erhöhte Rate gastrointestinaler Probleme in der Höhe.

Kälteexposition

- Keine Besonderheiten.

Besondere Aktivitäten

Tauchsport

- Vor Reiseantritt spezielle Tauchsportuntersuchung erforderlich.
  Unbedenklichkeitsbescheinigung ermöglicht Tauchsport.
  Bei Erkrankungen aus dem kardiopulmonalen Bereich ist erhöhte Vorsicht geboten. Bei erstmaligem Tauchsportwunsch Voruntersuchung beim Kardiologen/Pneumologen wichtig.

Leistungssport

- Beim Wettkampfsport sind enge Dopingregeln zu beachten. Voruntersuchung über Sportarzt/Kardiologe/Pneumologe sinnvoll. Ausnahmegenehmigung über www.nada-bonn.de erfragen.

Berufliche Reisen

- Berufliche Kurzreisen in Europa jederzeit möglich.
- Beachtung der aktuellen Medikation und Dauermedikation unter Berücksichtigung der aktuellen Krankheitssituation.
- Vorsicht bei Höhenreisen. Beachtung der individuellen Limits.
- Vorsicht auch bei ungünstiger Hygienesituation.

Langzeitaufenthalt

- Prinzipiell sind Langzeitaufenthalte auch im außereuropäischen Raum möglich.
- Die Hygienesituation spielt hier eine limitierende Rolle, Gefährdung durch schwere Atemwegsinfektionen, Magen-Darmerkrankungen.
- Schnelle Erreichbarkeit kompetenter ärztlicher Hilfe muss gewährleitet sein (ambulant oder stationär).
- Die Dauerverfügbarkeit der individuell erforderlichen Dauermedikation ist Voraussetzung für einen problemlosen Langzeitaufenthalt.

Rückkehrer

Nachsorge

- Reiserückkehrer nach Langzeitaufenthalten sollten unbedingt regelmäßige ärztliche Nachuntersuchungen durchführen, um einmal die bestehende „gute" Rückkehrsituation im gesundheitlichen Bereich zu dokumentieren.
- Außerdem muss insbesondere anfangs nach Rückkehr auf unerwünschte oder gefährliche Reisemitbringsel geachtet werden. Besonders gefährdet sind die Menschen mit einer Immuntherapie mittels TNF-Inhibitoren. Es besteht die Gefahr der Manifestation einer Tbc.

Anmerkungen

- Keine.

Impfen unter Immunsuppression		
Medikamente und Wirkort	**Impfabstände Totimpfstoffe**	**Lebendimpfstoffe**
Glukokortikoide (Prednisolonäquivalent) **Kinder** Geringgradig immunsuppressiv: Kurzzeittherapie (<2 Wo) oder niedrige Dosierung (<0,2 mg/kg/Tag oder <20 mg/Tag) Schwer immunsuppressiv: ≥0,2 mg/ kg/Tag bzw. ≥20 mg/Tag über ≥2 Wo oder i. v. Stoßtherapie **Erwachsene** Geringgradig immunsuppressiv: Kurzzeittherapie (<2 Wo) oder niedrige Dosierung (<20 mg/Tag) Schwer immunsuppressiv: ≥20 mg/Tag über ≥2 Wo oder i. v. Stoßtherapie *Glukokortikoid-Rezeptor*	Jederzeit möglich; im Idealfall Immunisierung mind. 2, besser 4 Wo vor TB abschließen.	Dosisabhängig: Hochdosistherapie: KI während Therapie für alle Lebendimpfstoffe. Immunisierung muss mindestens 2, besser 4 Wo vor TB abgeschlossen sein. Impfungen frühestens 2 Mo nach Therapie Niedrigdosistherapie: MMR-, MMR-V-, Varizellen-Impfung während der Therapie möglich
Abatacept (Orencia®) *CD80- / CD86-Rezeptor (Kostimulationsinhibitor)*	Jederzeit möglich; im Idealfall Immunisierung mind. 2, besser 4 Wo vor TB abschließen. Während Therapie: Verabreichung in der Mitte des Behandlungsintervalls. Influenza-Impfung im Idealfall 4 Wo vor TB. Sicherheit zu keiner Zeit eingeschränkt	KI während Therapie, Impfungen mind. 4 Wo vor bzw. frühestens 3 Mo nach Therapie. Säuglinge, die in utero gegenüber Abatacept exponiert waren: Frühestens 14 Wo nach der letzten Gabe von Abatacept in der Schwangerschaft
Adalimumab (Humira®, Cyltezo®, Amgevita®, Solymbic®, Imraldi®) *TNF-Rezeptor*	Jederzeit möglich; im Idealfall Immunisierung mind. 2, besser 4 Wo vor TB abschließen. Während Therapie: Verabreichung in der Mitte des Behandlungsintervalls	KI während Therapie, Impfungen mind. 4 Wo vor bzw. frühestens 2 Mo nach letzter Dosis. Säuglinge, die in utero gegenüber Adalimumab exponiert waren: Lebendimpfungen frühestens 5 Mo nach der letzten Gabe von Adalimumab in der Schwangerschaft. Stillen ist unter der Therapie möglich
Alemtuzumab (Lemtrada®) *CD52-Rezeptor (T/ B-Zelldepletion)*	Alle Impfungen 6 Wo vor Behandlungsbeginn abschließen, ggf. auch kürzere Impfabstände (2 Wo) vor TB möglich (Off-Label). Sicherheit zu keiner Zeit eingeschränkt	KI während Therapie, Impfungen 6 Wo vor Behandlungsbeginn abschließen. Impfungen frühestens nach B/ T-Zell-Repletion (ca. 12 Mo nach Therapie)
Anakinra (Kineret®) *IL-1-Rezeptor1*	Jederzeit möglich; im Idealfall Immunisierung mind. 2, besser 4 Wo vor TB abschließen	KI während Therapie, Impfungen mind. 4 Wo vor bzw. frühestens 1 Mo nach letzter Dosis
Apremilast (Otezla®) *Phosphodiesterase 4*	Jederzeit möglich; im Idealfall Immunisierung mind. 2, besser 4 Wo vor TB abschließen	Keine KI oder bes. Warnhinweise für Lebendimpfstoffe während Therapie; dennoch wird empfohlen, Impfungen mind. 4 Wo vor TB abzuschließen bzw. Impfungen während der Therapie nur nach individueller Nutzen-Risikoabwägung zu verabreichen

Impfen unter Immunsuppression		
Medikamente und Wirkort	**Impfabstände Totimpfstoffe**	**Lebendimpfstoffe**
Azathioprin (z. B. Imurek®, Zytrim®, Azafalk®, Azaimun®) Dosierung Kinder und Erwachsene: Niedrig: ≤3 mg/kg/Tag Hoch: >3 mg/kg/Tag *D NS-Biosynthese*	Jederzeit möglich; im Idealfall Immunisierung mind. 2, besser 4 Wo vor TB abschließen	KI während Therapie, Impfungen mind. 4 Wo vor bzw. frühestens 3 Mo nach Therapie Laut FI generelle KI für Lebendimpfstoffe, daher kann in Deutschland kein Anwendungshinweis gegeben werden. Als Information sei erwähnt, dass die Impfkommission des Vereinigten Königreiches (JCVI) und die Guidelines der Europäischen Rheumaliga (EULAR) eine MMR-, MMR-V und Varizellen-Impfung von PatientInnen unter geringer Dosierung unter Berücksichtigung des aktuellen Immunstatus der PatientInnen für grundsätzlich möglich halten.
Baricitinib (Olumiant®) Januskinasen	Jederzeit möglich; im Idealfall Immunisierung mind. 2, besser 4 Wo vor TB abschließen	KI während Therapie, Impfungen mind. 4 Wo vor bzw. frühestens 1 Mo nach Therapie
Belimumab (Benlysta®) *BLyS (B-Lymphocyte Stimulator) (BAFF (B cellactivating-factor)) (indirekte B-Zell-Depletion)*	Jederzeit möglich; im Idealfall Immunisierung mind. 2, besser 4 Wo vor TB abschließen. Während Therapie: Verabreichung in der Mitte des Behandlungsintervalls	KI während Therapie, Impfungen mind. 4 Wo vor bzw. frühestens 3 Mo nach Therapie
Canakinumab (Ilaris®) *IL-1β-Rezeptor*	Jederzeit möglich; im Idealfall Immunisierung mind. 2, besser 4 Wo vor TB abschließen. Während Therapie: Verabreichung in der Mitte des Behandlungsintervalls	KI während Therapie. Nach Behandlungsbeginn frühestens 3 Mo nach der letzten und vor der nächsten Injektion von Canakinumab. Säuglinge, die in utero gegenüber Canakinumab exponiert waren: Lebendimpfungen frühestens 16 Wo nach der letzten Dosis von Canakinumab in der Schwangerschaft
Certolizumab-Pegol (Cimzia®) *TNF Rezeptor*	Jederzeit möglich; im Idealfall Immunisierung mind. 2, besser 4 Wo vor TB abschließen. Während Therapie: Verabreichung in der Mitte des Behandlungsintervalls	KI während Therapie, Impfungen mind. 4 Wo vor bzw. frühestens 2 Mo nach Therapie. Säuglinge, die in utero gegenüber Certolizumab-Pegol exponiert waren: Impfung frühestens 5 Mo nach der letzten Dosis von Certolizumab-Pegol in der Schwangerschaft. Stillen ist unter der Therapie möglich
Ciclosporin (z. B. Sandimmun®, Immunosporin®) Dosierung Kinder und Erwachsene: Niedrig: ≤2,5 mg/kg/Tag Hoch: >2,5 mg/kg/Tag *Cyclophilin A, Calcineurin*	Jederzeit möglich; im Idealfall Immunisierung mind. 2, besser 4 Wo vor TB abschließen	Dosisabhängig Hochdosistherapie: KI während Therapie, Impfungen mind. 4 Wo vor bzw. frühestens 3 Mo nach Therapie. Niedrigdosistherapie: Laut Expertenkonsens und im Einklang mit der pädiatrischen Guideline der Europäischen Rheumaliga (EULAR) können MMR-, MMR-V- bzw. Varizellen-Impfungen nach individueller Nutzen-Risikoabschätzung erwogen werden (Off-Label)
Cyclophosphamid (z. B. Endoxan®) *DNS-Biosynthese*	Jederzeit möglich; im Idealfall Immunisierung mind. 2, besser 4 Wo vor TB abschließen. Während Therapie: Verabreichung in der Mitte des Behandlungsintervalls	KI während Therapie. Impfungen mind. 4 Wo vor bzw. frühestens 3 Mo nach Therapie
Dimethylfumarat (Fumaderm®, Skilarence®, Tecfidera®) *Multiple Mechanismen*	Jederzeit möglich; im Idealfall Immunisierung mind. 2, besser 4 Wo vor TB abschließen	Jederzeit möglich; im Idealfall Immunisierung mind. 2, besser 4 Wo vor TB abschließen. Während Therapie: Verabreichung in der Mitte des Behandlungsintervalls

Impfen unter Immunsuppression		
Medikamente und Wirkort	**Impfabstände Totimpfstoffe**	**Lebendimpfstoffe**
Etanercept (Enbrel®, Benepali®, Erelzi®) *TNFRezeptor*	Jederzeit möglich; im Idealfall Immunisierung mind. 2, besser 4 Wo vor TB abschließen	KI während Therapie. Impfungen mind. 4 Wo vor bzw. frühestens 2 Mo nach Therapie; bei klinischer Remission auch schon früher (≥ 1 Mo nach Therapie). Säuglinge, die in utero gegenüber Etanercept exponiert waren: Lebendimpfung frühestens 16 Wo nach der letzten Behandlung in der Schwangerschaft
Fingolimod (Gilenya®) *S1P Rezeptor*	Jederzeit möglich; im Idealfall Immunisierung mind. 2, besser 4 Wo vor TB abschließen	KI während Therapie. Impfung (insbesondere VZV) mindestens 4 Wo vor Behandlungsbeginn abschließen bzw. frühestens 2 Mo nach letzter Dosis
Glatirameracetat (z. B. Copaxone®, Clift®) *Multiple Mechanismen*	Jederzeit möglich; im Idealfall Immunisierung mind. 2, besser 4 Wo vor TB abschließen	Keine KI oder bes. Warnhinweise für Lebendimpfstoffe während Therapie. Dennoch sollte die Impfung mit Lebendimpfstoffen während der Therapie nur als Einzelfallentscheidung nach individueller Nutzen-Risikoabwägung erfolgen. Die Gelbfieberimpfung sollte nicht verabreicht werden
Golimumab (Simponi®) *TNF Rezeptor*	Jederzeit möglich; im Idealfall Immunisierung mind. 2, besser 4 Wo vor TB abschließen. Während Therapie: Verabreichung in der Mitte des Behandlungsintervalls	KI während Therapie, Impfungen mind. 4 Wo vor bzw. frühestens 3 Mo nach Therapie. Säuglinge, die in utero gegenüber Golimumab exponiert waren: Lebendimpfungen frühestens 6 Mo nach der letzten Dosis in der Schwangerschaft
Hydroxychloroquin (Quensyl®) *Multiple Mechanismen*	Jederzeit möglich; im Idealfall Immunisierung mind. 2, besser 4 Wo vor TB abschließen	Lebendimpfungen können uneingeschränkt verabreicht werden, kein Abstand erforderlich
Infliximab (Remicade®, Flixabi®, Inflectra®, Remsima®) *TNF Rezeptor*	Jederzeit möglich; im Idealfall Immunisierung mind. 2, besser 4 Wo vor TB abschließen. Während Therapie: Verabreichung in der Mitte des Behandlungsintervalls	KI während Therapie, Impfungen mind. 4 Wo vor bzw. frühestens 3 Mo nach Therapie. Säuglinge, die in utero gegenüber Infliximab exponiert waren Lebendimpfungen frühestens 6 Mo nach Geburt
Interferon β-1a, Interferon β-1b, pegyliertes Interferon β-1a (z. B. Rebif®, Avonex®, Betaferon®, Extavia®, Plegridy®) *Typ I-IFN Rezeptor (IFNAR)*	Jederzeit möglich; im Idealfall Immunisierung mind. 2, besser 4 Wo vor TB abschließen	Keine KI oder bes. Warnhinweise für Lebendimpfstoffe während Therapie. Dennoch sollte die Impfung während der Therapie nur als Einzelfallentscheidung nach individueller Nutzen-Risikoabwägung erfolgen. Die Gelbfieberimpfung wird nicht empfohlen
Leflunomid (z. B. Arava®, Leflonumid medac®) Dosierung Kinder: Niedrig: ≤ 0,5 mg/kg/Tag Hoch: > 0,5 mg/kg/Tag Dosierung Erwachsene: Niedrig: ≤ 20 mg/Tag Hoch: > 20 mg/Tag *DNS-Biosynthese*	Jederzeit möglich; im Idealfall Immunisierung mind. 2, besser 4 Wo vor TB abschließen. Während Therapie: Verabreichung in der Mitte des Behandlungsintervalls	Dosisabhängig Hochdosistherapie: KI während Therapie, Impfungen mind. 4 Wo vor bzw. frühestens 6 Mo nach Therapie Niedrigdosistherapie: Laut Expertenkonsens und im Einklang mit der pädiatrischen Guideline der Europäischen Rheumaliga (EULAR) können MMR-, MMR-V- bzw. Varizellen-Impfungen nach individueller Nutzen-Risikoabschätzung erwogen werden (Off-Label)

Impfen unter Immunsuppression		
Medikamente und Wirkort	**Impfabstände Totimpfstoffe**	**Lebendimpfstoffe**
Mesalazin (5-Aminosalicylsäure) (z. B. Salofalk®, Pentasa®, Asacol®, Claversal®) *Multipel (z. B. Leukotrien-Synthese)*	Jederzeit möglich; im Idealfall Immunisierung mind. 2, besser 4 Wo vor TB abschließen	Lebendimpfungen können uneingeschränkt verabreicht werden, kein Abstand erforderlich
Methotrexat (z. B. Metex®, Lantarel®) Dosierung Kinder: Niedrig: ≤15 mg/m² KOF/Wo Hoch: >15 mg/m² KOF/Wo Dosierung Erwachsene: Niedrig: ≤0,4 mg/kg oder ≤20 mg/Wo Hoch: >0,4 mg/kg/Wo oder >20 mg/Wo *Pyrimidin-, Purin-, DNS-Biosynthese; Purin-Metabolismus (Adenosin-Akkumulation)*	Jederzeit möglich; im Idealfall Immunisierung mind. 2, besser 4 Wo vor TB abschließen	Dosisabhängig Hochdosistherapie: KI während Therapie, Impfungen mind. 4 Wo vor bzw. frühestens 2 Mo nach Therapie Niedrigdosistherapie: Laut Expertenkonsens und im Einklang mit den Guidelines der Europäischen Rheumaliga (EULAR) können MMR-, MMR-V- bzw. Varizellen-Impfungen nach individueller Nutzen-Risikoabschätzung erwogen werden (Off-Label)
Mitoxantron (z. B. Ralenova®) *DNS-Biosynthese*	Jederzeit möglich; im Idealfall Immunisierung mind. 2, besser 4 Wo vor TB abschließen	KI während Therapie, Impfungen mind. 4 Wo vor bzw. frühestens 3 Mo nach Therapie
Mycophenolat-Mofetil (z. B. CellCept®, Myfenax®, Mowel®, Myclausen®) **Mycophenolensäure** (z. B. Myfortic®) Dosierung Kinder: Niedrig: ≤1200 mg/m² KOF Hoch: >1200 mg/m² KOF Dosierung Erwachsene: Niedrig: ≤2000 mg/Tag Hoch: >2000 mg/Tag *DNS-Biosynthese*	Jederzeit möglich; im Idealfall Immunisierung mind. 2, besser 4 Wo vor TB abschließen	Dosisabhängig Hochdosistherapie: KI während Therapie, Impfungen mind. 4 Wo vor bzw. frühestens 2 Mo nach Therapie Niedrigdosistherapie: Laut Expertenkonsens können MMR-, MMR-V- bzw. Varizellen-Impfungen nach individueller Nutzen-Risikoabschätzung erwogen werden (Off-Label)
Natalizumab (Tysabri®) *α4-Integrin-Rezeptor*	Jederzeit möglich; im Idealfall Immunisierung mind. 2, besser 4 Wo vor TB abschließen	KI während Therapie, Impfungen mind. 4 Wo vor bzw. frühestens 3 Mo nach Therapie
Ocrelizumab (Ocrevus®) *CD20-Rezeptor (B-Zelldepletion)*	Alle Impfungen 6 Wo vor Behandlungsbeginn abschließen, ggf. auch kürzere Impfabstände (2 Wo) vor TB möglich (Off-Label). Für optimalen Impferfolg frühestens 6 Mo nach der letzten Ocrelizumab-Gabe. Influenza-Impfung während der Therapie und innerhalb des 6-Monats-Intervalls nach Therapieende empfohlen. Sicherheit zu keiner Zeit eingeschränkt	KI während Therapie; Impfungen 6 Wo vor Behandlungsbeginn abschließen (bes. Warnhinweise in FI) Impfungen frühestens nach B-Zell-Repletion (Wert > unterer Normalwert oder Ausgangswert; ca. 18 Mo nach Therapie). Säuglinge, die in utero gegenüber Ocrelizumab exponiert waren: Lebendimpfungen frühestens nach vollständiger Normalisierung der B-Zell-Werte

Impfen unter Immunsuppression		
Medikamente und Wirkort	**Impfabstände Totimpfstoffe**	**Lebendimpfstoffe**
Rituximab (MabThera®, Truxima®, Rixathon®) *CD20-Rezeptor (B-Zelldepletion)*	Alle Impfungen 4 Wo vor Behandlungsbeginn abschließen, ggf. auch kürzere Impfabstände (2 Wo) vor TB möglich (Off-Label). Für optimalen Impferfolg frühestens 6 Mo nach der letzten Rituximab-Gabe. Influenza-Impfung während der Therapie und innerhalb des 6-Monats-Intervalls nach Therapieende empfohlen. Sicherheit zu keiner Zeit eingeschränkt	KI während Therapie, Abschluss der Immunisierung mind. 4 Wo vor TB Impfungen frühestens 12 Mo nach Therapie, jedoch erst nach vollständiger Normalisierung der B-Zell-Werte. Säuglinge, die in utero gegenüber Rituximab exponiert waren: Lebendimpfungen frühestens nach vollständiger Normalisierung der B-Zell-Werte
Sarilumab (Kevzara®) *IL-6-Rezeptor*	Jederzeit möglich; im Idealfall Immunisierung mind. 2, besser 4 Wo vor TB abschließen. Während Therapie: Verabreichung in der Mitte des Behandlungsintervalls	KI während Therapie, Impfungen mind. 4 Wo vor bzw. frühestens 2 Mo nach Therapie
Secukinumab (Cosentyx®) *IL-17A Rezeptor*	Jederzeit möglich; im Idealfall Immunisierung mind. 2, besser 4 Wo vor TB abschließen. Während Therapie: Verabreichung in der Mitte des Behandlungsintervalls	KI während Therapie, Impfungen mind. 4 Wo vor bzw. frühestens 2 Mo nach Therapie
Sulfasalazin (z. B. Azulfidine®, ColoPleon®, Pleon®) *Multipel (z. B. Leukotrien-Synthese)*	Jederzeit möglich; im Idealfall Immunisierung mind. 2, besser 4 Wo vor TB abschließen	Lebendimpfungen können verabreicht werden, kein Abstand erforderlich. Ausnahme: orale Typhus-Impfung frühestens 24 h nach Einnahme von Sulfasalazin
Teriflunomid (Aubagio®) *DNS-Biosynthese*	Jederzeit möglich; im Idealfall Immunisierung mind. 2, besser 4 Wo vor TB abschließen	KI während Therapie, Impfungen mind. 4 Wo vor bzw. frühestens 6 Mo nach Therapie
Tocilizumab (RoActemra®) *IL-6-Rezeptor*	Jederzeit möglich; im Idealfall Immunisierung mind. 2, besser 4 Wo vor TB abschließen. Während Therapie: Verabreichung in der Mitte des Behandlungsintervalls	KI während Therapie, Impfungen mind. 4 Wo vor bzw. frühestens 2 Mo nach Therapie
Tofacitinib (Xeljanz®) Dosierung Kinder und Erwachsene: Niedrig: ≤ 5–10 mg/Tag Hoch: > 10 mg/kg/Tag *Janus-Kinasen 1 und 3 (JAK/ STAT-Signalhemmung)*	Jederzeit möglich; im Idealfall Immunisierung mind. 2, besser 4 Wo vor TB abschließen	Dosisabhängig Hochdosistherapie: KI während Therapie, Impfungen mindestens 2, besser 4 Wo vor und frühestens 2 Mo nach Therapie Niedrigdosistherapie: Laut Expertenkonsens können MMR-, MMR-V- bzw. Varizellen-Impfungen nach individueller Nutzen-Risikoabschätzung erwogen werden (Off-Label)
Ustekinumab (Stelara®) *p40-Untereinheit von IL-12 und IL-23*	Jederzeit möglich; im Idealfall Immunisierung mind. 2, besser 4 Wo vor TB abschließen. Während Therapie: Verabreichung in der Mitte des Behandlungsintervalls	KI während Therapie, Impfungen mind. 2 Wo vor Beginn der Therapie abschließen und frühestens 15 Wo nach Therapie

Krankheiten

Impfen unter Immunsuppression		
Medikamente und Wirkort	**Impfabstände Totimpfstoffe**	**Lebendimpfstoffe**
Vedolizumab (Entyvio®) *α4/β7-Integrin-Rezeptor*	Jederzeit möglich; im Idealfall Immunisierung mind. 2, besser 4 Wo vor TB abschließen	Lebendimpfstoffe sollten nur angewendet werden, wenn der Nutzen eindeutig die Risiken überwiegt. Orale Lebendimpfstoffe während Therapie nicht empfohlen, frühestens 3 Mo nach Therapie

KI: Kontraindiziert, Mo: Monate, Wo: Wochen, TB: Therapiebeginn, FI: Fachinformation
Die ausführliche Fassung mit Kommentaren und Referenzangaben ist veröffentlicht in:
Klett, M (2022) Impfkompendium Erwachsene und Kinder (4. Ausgabe)
www.medi-verbund.de/iffm-e-v/impfkompendium

Koagulopathien / Blutungsneigung

Reisefähigkeit

Generell

- Heterogene Gruppe von Erkrankungen unterschiedlichen Risikos. Reisefähigkeit i. a. gegeben, wenn Unfallschutz besonders beachtet wird (vor allem hinsichtlich Kopfverletzungen und Frakturen) und Notfallbehandlung zur Verfügung steht.
- Die Blutungsneigung kann auch Therapieeffekt bei Thrombosegefahr sein.
- Arztbrief in der Verkehrssprache des Gastlandes (zumindest in Englisch oder Französisch, je nach Zielregion) mitgeben. Generika der Therapie und der evtl. Notfallbehandlung notieren.
- Bei unumgänglicher notfallmäßiger Anwendung von Blutprodukten in HIV-Hochprävalenzgebiet HIV-Postexpositionsprophylaxe (PEP) diskutieren.

Risikoabwägung

Reiseanalyse

- Verletzungsgefahren absehbar/vermeidbar?
- Beurteilung der Infrastruktur entlang des Reiseweges.
- Bei Abhängigkeit von Blutprodukten: HIV- und Hepatitis-B-/C-Prävalenz im Zielgebiet?

Krankheitsbild

- Verlaufskontrollen (Werte mitgeben).
- Bei Abhängigkeit von Blutprodukten: HIV- und Hepatitis-B-/C-Infektionsstatus bekannt?
- Mögliche Konsequenzen aus suboptimaler Versorgung unterwegs besprechen. Ggf. auch Hinweis auf die Möglichkeit zur HIV-Postexpositionsprophylaxe. Dokumentation.

Med. Versorgung

- Diagnostik (Labor, bildgebende Verfahren bei Blutungen) und Therapie (Erhältlichkeit von Therapeutika, Antidota, Teststreifen) gesichert?
- Sichere Blutbank verfügbar?

Spezielle Vorsorge

Untersuchungen

- Aktuelle Beurteilung von Klinik, typischen Laborparametern und Kenntnissen des Patienten in der Erkennung und Therapie von Notfällen.
- Bei Abhängigkeit von Blutprodukten: HIV- und Hepatitis-B-/C-Infektionsstatus klären.
- HIV-Postexpositionsprophylaxe besprechen.

Medikation unterwegs

- Je nach vorliegender Situation und Infrastruktur des Zielortes laufende Therapie (Cumarin), Diagnosehilfsmittel (INR-Selbstmessung) und Notfallmedikation (Vitamin-K-Präparat, Faktoren-Konzentrat, Steroide) in ausreichender Menge ggf. in Kühlbehälter mitnehmen.
- Bescheinigung für Sicherheitsorgane und Zoll des Gastlandes mitführen, vor allem bei Mitnahme von Injektionsutensilien.

Impfschutz

- Mit der Verwendung einer dünnen Nadel zum Impfen (21G) sind i.m.-Injektionen auch bei Gerinnungshemmung nicht problematisch. Die s.c.-Gabe ist nur eingeschränkt möglich bei Aluminium- oder Squalen-adjuvantierten Impfstoffen.
- Indikation für Impfung gegen Hepatitis B bei häufiger Verwendung von Blutprodukten reiseunabhängig gegeben.

Malariaprophylaxe

- Wechselwirkungen zwischen Mefloquin und oralen Antikoagulantien sind nicht auszuschließen. Kontrolle unter laufender Medikation. Sonst: keine Besonderheiten.
- Malariatherapie: Chinin verstärkt die Wirkung oraler Antikoagulantien.

Besondere Umwelteinflüsse

Flugreise

- Bei stabiler Einstellung (INR) Flugreisetauglichkeit gegeben.
- Medikamente griffbereit halten (z. B. Faktorenkonzentrat bei Faktor-VIII-Mangel).
- Bei Hyperkoagulopathie oder Z. n. Thrombose/Thrombembolie erhöhtes Risiko der Reisethrombose. Anwendung niedermolekularen Heparins erwägen.

Tropenklima

- Blutungsneigung etwa durch Dengue- oder andere Virusinfekte kann deutlich verstärkt werden, auch schon bei ASS-Einnahme.
- Lagerungsbedingungen für Faktorenkonzentrate gegeben?
- Rahmenbedingung für INR-Selbstmessung (Lagerung: 2–32 °C, Anwendung: 18–32 °C) gegeben?

Wüstenklima

- Lagerungsbedingungen für Faktorenkonzentrate und Rahmenbedingung für INR-Selbstmessung (Lagerung: 2–32 °C, Anwendung: 18–32 °C) gegeben?
- Infrastruktur für die Versorgung bei Unfall?

Höhenaufenthalt

- Höhenbedingte Blutungsneigung (retinale Petechien, gastrointestinale Blutungen) kann deutlich verstärkt werden, insbesondere bei ASS-Einnahme.
- Bei Blutungsneigung Aktivitäten mit erhöhtem Traumarisiko meiden (bes. Frakturen und Kopfverletzungen/SHT).
- Die Marcumarisierung ist keine Kontraindikation.

  Cave: Kopfverletzungen vermeiden, ggf. Helm tragen.
- **Kontraindikation** bei Kryoglobulinämie.
- Lagerungs- (2–32 °C) und Einsatzbedingungen für INR-Selbstmessung (u. a.: 18–32 °C) gegeben?

Kälteexposition

- Lagerungs- (2–32 °C) und Einsatzbedingungen für INR-Selbstmessung (u. a.: 18–32 °C) gegeben?
- **Kontraindikation** bei Kryoglobulinämie.

Besondere Aktivitäten

Tauchsport

- **Kontraindikation** bei Kryoglobulinämie oder bei schlechter Einstellung der Antikoagulation.
- Die alleinige Marcumarisierung ist keine Kontraindikation, die Einschätzung muss jedoch auch unter dem Aspekt der zugrunde liegenden Erkrankung erfolgen.

Leistungssport

- Nicht sinnvoll, soweit mit erhöhter Unfallgefahr assoziiert.

Berufliche Reisen

- Einschränkung auf Gebiete bzw. Situationen, in denen die Medikation sowie die Kontrolle der Gerinnungswerte weitergeführt werden kann.

Langzeitaufenthalt

- Blutungsneigung etwa durch Dengue- oder andere Virusinfekte kann deutlich verstärkt werden, auch schon bei ASS-Einnahme.
- Diagnostik (Labor, bildgebende Verfahren bei Blutungen), Therapie (Erhältlichkeit von Therapeutika, Antidota, Teststreifen, Ersatz-Messgerät) gesichert?
- Sichere Blutbank verfügbar?
- Bei Abhängigkeit von Blutprodukten: HIV- und Hepatitis-B-/C-Infektionsstatus vor und nach Aufenthalt dokumentieren.

Rückkehrer

Nachsorge

- Rücksprache, Laborkontrollen.
- Bei Einsatz von Blutprodukten aus unsicherer Quelle Infektionsserologien veranlassen.

Anmerkungen

- Keine.

Kopfschmerz / Migräne

Reisefähigkeit

Generell
- Gegeben, dennoch Einschränkungen wegen der Rücksichtnahme auf Auslöser der Kopfschmerzattacken erforderlich (Übermüdung, Klimabelastung, Luftqualität in Großstädten, Lichteinflüsse, Jet Lag etc.).

Risikoabwägung

Reiseanalyse
- Auslöser absehbar? Vermeidbar? Dicht gedrängtes Programm? „Rückzugsmöglichkeiten" gegeben?

Krankheitsbild
- Auslöser (Helligkeit, Nahrungs- und Genussmittel, Periode etc.) sollten bekannt sein. Schmerz-Tagebuch?

Med. Versorgung
- Prophylaktische und/oder Anfalls-Medikation besprochen und in ausreichender Menge verfügbar? Mit ungewöhnlich häufigem Auftreten unterwegs muss gerechnet werden.

Spezielle Vorsorge

Untersuchungen
- Keine speziellen. Ggf. Tagebuch besprechen.

Medikation unterwegs
- Entsprechend den Verhältnissen zu Hause. Ausreichende Mengen mitnehmen, auch im Handgepäck auf einem Langstreckenflug.

Impfschutz
- Keine Abweichungen von den üblichen Empfehlungen.

Malariaprophylaxe
- Malariamittel können Kopfschmerzen auslösen. Eine negative Auswirkung der Malariaprophylaxe auf die Anfallshäufigkeit ist jedoch nicht berichtet worden. Daher keine Abweichung von den üblichen Empfehlungen.

Besondere Umwelteinflüsse

Flugreise
- Die Symptome einer Attacke können sehr ungünstig durch Begleiterscheinungen der Reise (Lärm, Helligkeit, Übelkeit, fehlende Rückzugsmöglichkeit) verstärkt werden. Medikation verfügbar halten.

Tropenklima
- Keine Auswirkungen bekannt.

Wüstenklima
- Helligkeit als möglichen Auslöser berücksichtigen. Sonnenbrille mit seitlichem Schutz mitnehmen.

Höhenaufenthalt
- Helligkeit als möglichen Auslöser berücksichtigen. Sonnenbrille mit seitlichem Schutz mitnehmen. Differenzierung zwischen Migräneattacke und höhenbedingten Gesundheitsstörungen (v. a. AMS) kann Schwierigkeiten bereiten, ist jedoch wegen der unterschiedlichen Behandlungsweisen bedeutsam.
- **Cave:** Die prophylaktische Einnahme von Betablockern führt zu deutlich reduzierter Höhenanpassung.

Kälteexposition
- Kein Zusammenhang zwischen der Auslösung einer Migräne und Kälteexposition.

Besondere Aktivitäten

Tauchsport
- Keine Untauglichkeit, aber Tauchgang bei akuter Attacke (wg. Übelkeit und Erbrechen, Sehstörungen etc.) unterlassen.

Leistungssport
- Möglich, jedoch Kontinuität der Leistungsfähigkeit immer wieder unterbrochen. Bei prophylaktischer Medikation (v. a. ß-Blocker) auf Doping-Liste (über www.nada-bonn.de) achten.

Berufliche Reisen
- Möglich unter Beachtung der jeweils genannten Kriterien und unter Mitführen der regelmäßigen und anfallsbezogenen Medikation in ausreichender Menge.

Langzeitaufenthalt
- Lokale neurologische Versorgung zur Besprechung und Korrektur des Behandlungskonzeptes sinnvoll. Alternative: telemedizinische Betreuung oder Fortsetzung der Versorgung am Wohnort in Deutschland im Rahmen etwa halbjährlicher Heimflüge. Versicherungsschutz gegeben?

Rückkehrer

Nachsorge
- Besprechung der Attackenhäufigkeit, ggf. anhand eines Schmerz-Tagebuches.

Anmerkungen

- Keine.

Leberzirrhose

Reisefähigkeit

Generell
- Nur bei Schweregrad Child A gegeben, Begleitperson empfohlen.
- Risikoabwägung im Einzelfall vornehmen.

Risikoabwägung

Reiseanalyse
- Körperliche Anstrengung, Unterkunft, Ernährung?
- Je nach Genese des Problems: Alkoholkarenz realistisch?

Krankheitsbild
- Zustand über längere Zeit stabil? Auch unter Belastung?
- Verschlechterung des Krankheitsbildes bei gegebenen Reisebedingungen zu befürchten?
- (Impf-)Schutz gegen Hepatitiden A und B gegeben?
- Besonderheiten bei Registrierung zur Transplantation, dann in der Regel keine Reise mehr möglich.

Med. Versorgung
- Klinische, labordiagnostische Möglichkeiten sollten auch bei Kurzzeitaufenthalten möglich sein.
- Bei Aufenthalten über ca. 1 Monat sollte Endoskopie mit Interventionsmöglichkeit, sichere Versorgung mit Blut und Blutprodukten, Mikrobiologie sowie Intensivmedizin gegeben sein.
- Fortsetzung der Therapie der Grundkrankheit am Aufenthaltsort gesichert?

Spezielle Vorsorge

Untersuchungen
- Klinische Verlaufsbeurteilung, v. a. Gewicht, Kriterien der Einteilung nach Child-Pugh, Cholinesterase, Gerinnung, ggf. AFP, Sonographie.
- Laborblatt und ggf. weitere wichtige Befunde mitgeben.
- Blutgruppe bekannt?
- Anhalt für Progredienz, für Ösophagusvarizen, für Blutungen, für Incompliance mit der Therapie (Alkoholkarenz)?

Medikation unterwegs
- Auf- oder Herabdosierung von Diuretika besprechen (Zielgewicht).
- Lactulose mitnehmen.
- Patienten, die bereits eine Varizenblutung erlitten haben, sollten im Falle eines Rezidivs zur Prophylaxe einer Ammoniak-Erhöhung Rifaximin, Humatin o.ä. mitnehmen.
- Dauertherapie (Antivirale oder immunsuppressive Medikation?) mitführen, ggf. einschl. Bescheinigung über deren Notwendigkeit für die Zollbehörden des Gastlandes.

Impfschutz
- Reiseunabhängig: Indikationsimpfung gegen nicht bereits durchgemachte Hepatitiden.
- Wegen Grundkrankheit altersunabhängig gegen COVID-19, RSV, Influenza und Pneumokokken impfen.
- Impfung gegen Herpes zoster erwägen.
- Impfung gegen Cholera/ETEC zur Reduzierung des Durchfallrisikos.
- Unter Immunsuppression (etwa nach Transplantation, bei Autoimmunerkrankung) keine Lebendimpfungen geben, Totimpfstoffe möglich, aber oft vermindert effektiv, ggf. Titerkontrolle durchführen.

Malariaprophylaxe
- Elimination von Mefloquin evtl. verlängert.
- Kontraindikation für alle Malariamittel bei schweren Leberfunktionsstörungen.

Besondere Umwelteinflüsse

Flugreise
- Flugreisetauglichkeit bei Encephalopathie und Blutungsneigung nicht gegeben.
- Nach oberer oder unterer gastrointestinaler Blutung 2–3 Wochen flugreiseuntauglich, wenn Hb >9 g/dl. Rücksprache mit Medizinischem Dienst der Fluggesellschaft empfehlenswert.

Tropenklima
- Erschwerte Elektrolyt- und Flüssigkeitsbilanz.
- Nur bei hervorragender Kooperation und Möglichkeit zu lokaler Kontrolle sinnvoll.

Wüstenklima
- Erschwerte Elektrolyt- und Flüssigkeitsbilanz.
- Nur bei hervorragender Kooperation und Möglichkeit zu lokaler Kontrolle sinnvoll, was den Besuch von Regionen ohne medizinische Infrastruktur ausschließt.

Höhenaufenthalt

- Limitierend ist die körperliche Verfassung, wichtigster äußerer Parameter also der Reisestil.
- Kein Anhalt, dass bei Lebererkrankungen prinzipiell Limitierungen der Höhentauglichkeit eintreten, die sich vom Gesunden unterscheiden.
- Kein wesentlicher Einfluss der Höhe auf den Leberstoffwechsel bekannt, d. h. auch, dass in der Leber verstoffwechselte Medikamente keiner Dosisanpassung bedürfen.
- **Cave:** Hepatitiden verlaufen in der Höhe wesentlich häufiger fulminant.
- **Cave:** Von Touren weit abseits medizinischer Infrastruktur abraten.
- Unfallgefährdung bei Gerinnungsstörungen vermeiden.

Kälteexposition

- Keine wesentlichen Hinderungsgründe.
- **Cave:** Von Touren weit abseits medizinischer Infrastruktur abraten.

Besondere Aktivitäten

Tauchsport

- Vorstellung bei Tauchmediziner.
- Tauglichkeit allenfalls bei günstigen Rahmenbedingungen gegeben (kein Substanzmissbrauch, keine zentrale Beeinträchtigung, kein Aszites, keine Blutungsneigung).
- Bei chronischer Hepatitis B als zugrundeliegender Erkrankung Infektiosität beim Tausch von Utensilien beachten.

Leistungssport

- Abhängig von der Sportart und der körperlichen Belastbarkeit, aber meist nicht realistisch.

Berufliche Reisen

- Einzelfallentscheidung in Abhängigkeit vom Zielgebiet (medizinische Infrastruktur?) und der Arbeitsaufgabe (ggf. Rücksprache mit dem verantwortlichen Arbeitsmediziner).
- Richtlinien der Berufsgenossenschaften und Unfallversicherungsträger beachten (G 35).

Langzeitaufenthalt

- Wegen Verlaufsbeurteilung und evtl. Notwendigkeit der akuten Intervention allenfalls in günstig gelagerten Fällen des Grades Child A vertretbar, wenn der Zielort eine den Verhältnissen in Westeuropa vergleichbare Infrastruktur aufweist.

Rückkehrer

Nachsorge

- Wie Vorsorge. Zusätzlich Abklärung evtl. interkurrenter Komplikationen.

Anmerkungen

- Abgesehen von der Hepatitis liegen für Reisende mit Lebererkrankungen fast keine Daten vor.

Leistenhernie

Reisefähigkeit

Generell

- Bei asymptomatischen Leistenhernien ist die Reisefähigkeit im Regelfall gegeben.

Risikoabwägung

Reiseanalyse

- Reise- und Aufenthaltsbedingungen abklären (medizinische Versorgung, Aktivitäten).

Krankheitsbild

- Inkarzerierte Hernie: Notfall-Indikation (keine Reisefähigkeit).
- Nicht reponierbare Hernie: dringliche OP-Indikation (keine Reisefähigkeit).
- Leicht reponierbare Hernie: elektive Operation (unter bestimmten Voraussetzungen besteht Reisefähigkeit).

Med. Versorgung

- Im Falle einer Inkarzeration ist die Erreichbarkeit einer stationären Versorgung mit Operationsmöglichkeit und ggf. intensivmedizinischer Überwachung erforderlich.

Spezielle Vorsorge

Untersuchungen

- Bei asymptomatischer, reponierbarer Hernie sind keine weiteren Untersuchungen indiziert.
- Der Patient sollte über Warnsymptome und über die Dringlichkeit einer chirurgischen Intervention bei Komplikationen aufgeklärt werden.

Medikation unterwegs
- Keine Besonderheiten.
- Ggf. Steroid-Medikation und Notfall-Antibiotikum mit Dosierungsanweisung mitnehmen.

Impfschutz
- Altersentsprechender Impfschutz gemäß Reiseland und Aktivität.
- Aufgrund des erhöhten Risikos für eine chirurgische Intervention sollte ggf. eine Hepatitis B-Impfung durchgeführt werden.

Malariaprophylaxe
- Keine Besonderheiten.

Besondere Umwelteinflüsse

Flugreise
- **Cave:** bei Gasausdehnung im Darm kann Gefahr der Einklemmung bestehen.

Tropenklima
- Keine Besonderheiten, abgesehen von dem Aspekt des Reisens in medizinisch oft unterversorgte Gebiete.

Wüstenklima
- Keine Besonderheiten, abgesehen von dem Aspekt des Reisens in medizinisch oft unterversorgte Gebiete.

Höhenaufenthalt
- Keine Besonderheiten, abgesehen von dem Aspekt des Reisens in medizinisch oft unterversorgte Gebiete.

Kälteexposition
- Keine Besonderheiten.

Besondere Aktivitäten

Tauchsport
- Nichtsymptomatische Leistenbrüche stellen eine relative Kontraindikation dar.

Leistungssport
- Schweres Heben ist kontraindiziert.

Berufliche Reisen
- Bei adäquater Infrastruktur keine Einschränkungen, die über o. g. Punkte hinausgehen.

Langzeitaufenthalt
- Notfallversorgung im Falle einer Inkarzeration müssen am Einsatzort gewährleistet sein.
- Operative Versorgung vor Langzeitaufenthalt sollte dringend empfohlen werden.

Rückkehrer

Nachsorge
- Operative Versorgung nach Rückkehr ist anzustreben.

Anmerkungen

- Keine.

Lungenemphysem

Reisefähigkeit

Generell
- Meist eingeschränkt: abhängig von der individuellen Ausprägung und dem Versorgungsbedarf.

Risikoabwägung

Reiseanalyse
- Beurteilung der körperlichen Belastungen unterwegs, der Exposition gegenüber Erregern von Atemwegsinfekten oder Atemwegsreizstoffen (Industrie- und Autoabgase, Ozon, offenes Feuer) und Stäuben. Flugreise?
- **Cave:** Erhöhte Gefährdung durch COVID-19.

Krankheitsbild
- Aktuelle Lungenfunktionsprüfung, möglichst als Bodyplethysmographie mit Diffusionsparametern und Blutgasanalyse sollte vorliegen. Weitere Aspekte können sich aus der verursachenden Grunderkrankung (COPD? Asthma bronchiale? Alpha-1-Antitrypsin-Mangel?) ergeben.

Med. Versorgung
- Je nach Dauer der Reise und Stadium der Grunderkrankung Aufrechterhaltung der laufenden Therapie mit Sauerstoffkonzentrator, bronchodilatierenden Sprays, (meist) inhalativen Steroiden und evtl. weiteren (Alpha-1-Antitrypsin, Mucolytica) erforderlich. Klinische Therapie mit Beatmungsmöglichkeit sollte im Zielgebiet verfügbar sein. Bei Versorgung mit Lungentransplantat s. dort.

Spezielle Vorsorge

Untersuchungen
- Verlaufskontrolle mit klinischen, lungenfunktionsanalytischen Mitteln. Ggf. zusätzlich Röntgenaufnahme des Thorax, Echokardiographie, Tuberkulin-Test. Umgang mit Exacerbationen, z. B. Infekten, besprechen.

Medikation unterwegs
- Dauertherapie in ausreichender Menge mitnehmen, Medikation für den Fall von Verschlechterungen besprechen, insbesondere Antibiotikumseinsatz. Mitnahme von Sauerstoffkonzentrator oder Respirator zuvor klären (Adapter für Stecker erforderlich? Netzspannung?).

Impfschutz
- Wegen Grundkrankheit Schutz gegen COVID-19, RSV, Influenza und Pneumokokken sinnvoll.
- Impfung gegen Herpes zoster erwägen.
- Bei erhöhtem Risiko von Krankenhausaufenthalten Hepatitis B-Impfung.
- Impfung gegen Cholera/ETEC zur Reduzierung des Durchfallrisikos.
- Steroidmedikation über 20 mg Prednisolonäquivalent für Impfungen nach Möglichkeit pausieren, sonst Kontraindikation für Lebendimpfungen.

Malariaprophylaxe
- Keine Abweichungen von den generellen Empfehlungen. Nutzen von Doxycyclin zur Prophylaxe auch bronchialer Infekte nicht gesichert.

Besondere Umwelteinflüsse

Flugreise
- Mindestkriterien der Flugreisetauglichkeit (VK 3,0 l, FEV1 70 %, pO_2 70 mmHg, SaO_2 85 %) erreicht? Bei Notwendigkeit der Sauerstoffinsufflation während des Fluges (nicht bei jeder Luftlinie möglich) vorherige Anmeldung erforderlich. MEDIF-Formular übermitteln (Muster s. Formular-Anhang). Einzelfallberichte bestätigen das Risiko eines Barotrauma von Emphysemblasen durch Druckänderungen beim Fliegen, auch mit der Folge von Pneumothorax und Hämoptysen.

Tropenklima
- Gehäufte bronchopulmonale Infekte bei abrupten Wechseln zwischen Air condition-Verhältnissen und warmer Außenluft. Pulver in Inhalatoren neigt zum Verklumpen.

Wüstenklima
- Gehäufte bronchopulmonale Infekte bei abrupten Wechseln zwischen Air condition-Verhältnissen und warmer Außenluft. Jenseits klimatischer Erwägungen ist „Wüste“ oft mit extrem dünner medizinischer Infrastruktur korreliert.

Höhenaufenthalt
- Der Höhenaufenthalt ist entscheidend abhängig von den Ergebnissen der Lungenfunktion (FEV1, Residualvolumen) und einer evtl. reduzierten O_2-Diffusionskapazität. Vorherige Abklärung einer evtl. bestehenden pulmonalen Hypertonie. Ohne diese Voruntersuchungen ist im Einzelfall von einem Höhenaufenthalt grundsätzlich abzuraten, auch von einer Fahrt mit der Seilbahn.

Kälteexposition
- Gehäufte bronchopulmonale Infekte bei abrupten Wechseln zwischen Raumklima und Außenluft.

Besondere Aktivitäten

Tauchsport
- Kontraindikation wegen der Möglichkeit zur Ruptur von Emphysemblasen beim Auftauchen.

Leistungssport
- Für die meisten Sportarten unrealistisch wegen geringer pulmonaler Leistungsreserve.

Berufliche Reisen
- Möglich bei vergleichbarem Belastungs- und Versorgungsniveau wie zu Hause.

Langzeitaufenthalt
- Möglich bei vergleichbarem Belastungs- und Versorgungsniveau wie zu Hause.
Klinische, lungenfunktionelle und radiologische Verlaufskontrollen müssen gesichert sein.

Rückkehrer

Nachsorge
- Kontrollen entsprechend der berichteten Symptomatik unterwegs. Zumeist Rücksprache und klinische Verlaufsbeurteilung ausreichend.

Anmerkungen

- Keine.

Morbus Crohn und Colitis ulcerosa

Reisefähigkeit

Generell

- Beeinträchtigt während Schüben oder bei hoher Krankheitsaktivität.
- Schubauslösung durch „banale" Darminfektionen möglich.
- Erhöhte Neigung zu Salmonelleninfektionen (auch S. typhi).
- Erhöhung der Infektanfälligkeit bei Immunsuppression, daher Reisen allenfalls unter günstigen Hygiene- und Versorgungsbedingungen möglich.

Risikoabwägung

Reiseanalyse

- Lebensmittelhygiene akzeptabel (Schubauslösung durch gastrointestinale Infekte möglich)?
- Bei Immunsuppression: spezifische Gefahren (z. B. Tuberkulosekontakt) absehbar?

Krankheitsbild

- Ausmaß der Darmveränderungen und Begleiterkrankungen müssen natürlich bekannt sein.
- Kontrollen, Medikationsumstellungen mit Sicherheitsabstand zur Reise abschließen.
- Dennoch immer wieder Rückschläge möglich, daher auch Reiserücktrittsversicherung bedenken. **Cave:** Zahlt nicht bei „absehbarer Verschlechterung". Mittelfristig stabile Situation gut dokumentieren.
- Vorbefunde mitnehmen, v. a. auch bildliche.

Med. Versorgung

- Bei ausgeprägter Symptomatik Klärung der Möglichkeiten zu Verlaufskontrollen und Diagnostik vor Ort (Endoskopie? Histologie? Schnittbildverfahren? Mikrobiologie?), sonst Rückflug.
- Bei neueren Therapien („Biologicals") Arztbrief mit Information über Wirkprinzip und UAW des Therapiekonzeptes mitgeben. Angebot der Rücksprache mit dem Behandler zu Hause?

Spezielle Vorsorge

Untersuchungen

- Anamnestische, klinische und laborchemische Verlaufskontrolle (Aktivitätsindex).
- Ggf. Abstimmung zwischen Therapiezyklen (TNF-alpha-Inhibitor) und Reiseplänen.
- Hinweis auf sorgfältige Nahrungsmittelhygiene.
- Besprechung Notfallmedikation bei Durchfall, Blutbeimengungen oder anderen Aktivitätszeichen.

Medikation unterwegs

- Dosiserhöhung laufender Medikation, Anwendung topischer oder systemischer Steroide, Ciprofloxacin/Azithromycin, Metronidazol besprechen und Anweisung schriftlich mitgeben.
- Ggf. Prophylaxe der Reisediarrhoe mit Rifamycin erwägen.
- **Cave:** Fehlinterpretation einer Shigellose oder Amöbiasis als Colitis-Schub.

Impfschutz

- Bei immunsuppressiver Therapie oft weniger effektiv.
- Keine Lebendimpfungen unter Immunsuppression (z. B. MTX, Cyclophosphamid, TNF-alpha-Inhibitoren, Ciclosporin, Prednisolon > 20 mg/die).
- Reiseunabhängig: COVID-19, Influenza, RSV und Pneumokokken besonders wichtig.
- Impfung gegen Herpes zoster erwägen.
- Impfung gegen Cholera/ETEC zur Reduzierung des Durchfallrisikos.
- Impfung gegen Hepatitis B bei erhöhtem Risiko eines Krankenhausaufenthaltes.
- Impfung gegen Typhus vordringlich indiziert, da erhöhtes Risiko von Salmonellosen. Hier ist eine Kombination beider Impfstofftypen (oral und parenteral) aufgrund des additiven Schutzes zu erwägen.

Malariaprophylaxe

- Verminderte Resorption bei Diarrhoe möglich.
- Verringerung der Zahl von Diarrhoen durch Doxycyclin-Prophylaxe denkbar, aber nicht belegt.

Besondere Umwelteinflüsse

Flugreise

- Keine nachteiligen Wirkungen zu erwarten.

Tropenklima

- Unter laufender Immunsuppression nicht ratsam. Erhöhte Wahrscheinlichkeit von Darminfektionen mit dem Risiko der Schubauslösung. DD Schub oder infektiöse Diarrhoe.

Wüstenklima

- Unter laufender Immunsuppression nicht ratsam. Erhöhte Wahrscheinlichkeit von Darminfektionen mit dem Risiko der Schubauslösung. Dann: DD Schub oder infektiöse Diarrhoe.

Höhenaufenthalt

- Höhenexposition ist kein Risikofaktor zur Krankheitsverschlechterung oder Schubauslösung.

  Aber **cave:** Risiko der Schubauslösung durch Darminfektionen beim Trekking, Expeditionen usw. Derartige Reisen nicht unter Immunsuppression durchführen.
- Praktische Schwierigkeiten bei einer verstärkten Symptomatik.
- **Cave:** Erhöhtes Risiko höhenbedingter gastrointestinaler Blutungen bei Steroideinnahme beachten.

Kälteexposition

- Kälteexposition ist kein Risikofaktor zur Krankheitsverschlechterung oder Schubauslösung.
- Praktische Schwierigkeiten bei einer verstärkten Symptomatik.

Besondere Aktivitäten

Tauchsport

- Möglich bei geringer Krankheitsaktivität und erhaltener Immunkompetenz.

Leistungssport

- Möglich bei geringer Krankheitsaktivität und erhaltener Immunkompetenz.
- Im Wettkampfsport bei Steroidgabe Konflikt mit Dopingregeln vermeiden. Die für **Ausnahmeanträge** erforderlichen Formulare können im Downloadbereich von www.nada-bonn.de heruntergeladen werden.

Berufliche Reisen

- Kurze Geschäftsreisen meist möglich, wenn kein akuter Schub besteht.
- Für sehr belastende Reisen/Tätigkeiten oder ungünstige hygienischen Verhältnisse unter Berücksichtigung der o. g. Kriterien Einzelfallentscheidung.

Langzeitaufenthalt

- M. Crohn: Schubauslösung und Krankheitsbeginn oft an „biographischen Nahtstellen".
- Bei ausgeprägter Symptomatik, diffiziler Therapie oder früheren gravierenden Komplikationen Rat gegen Langzeitaufenthalt.
- Klärung der Möglichkeiten zu Verlaufskontrollen und Diagnostik/Therapie bei Komplikationen (Endoskopie? Histologie? Schnittbildverfahren? Mikrobiologie? Operationen und Blutbank sicher?).

Rückkehrer

Nachsorge

- Anamnestische, klinische und ggf. laborchemische Verlaufskontrolle.
- Abklärung von unterwegs aufgetretenen Krankheitsepisoden.
- Unter TNF-alpha-Inhibitoren Manifestation einer Tuberkulose möglich.

Anmerkungen

- Keine.

Morbus Parkinson

Reisefähigkeit

Generell
- Je nach Alter, Komorbidität und Ausmaß der Behinderung teils erheblich eingeschränkt.

Risikoabwägung

Reiseanalyse
- Anforderungen an Beweglichkeit, Gepäcktransport etc.?
- Tagesablauf mit ausreichend Zeitreserven für Mahlzeiten, Wege, persönliche Hygiene? Oder Dauerkonflikt mit Reisegruppe vorprogrammiert?
- Treppen mit Geländern und sichere Wege ohne Stolperstufen zu erwarten?
- Reisediarrhoe sehr wahrscheinlich? Dann Resorptionspause für Medikamente möglich.

Krankheitsbild
- Stabilität der medikamentösen Einstellung sollte gewährleistet sein.

Med. Versorgung
- Mitgabe eines Arztbriefes mit Darstellung der laufenden Medikation einschließlich der Generikumsbezeichnungen.
- Möglichkeiten zur Behandlung einer akinetischen Krise umso dringlicher, je länger der Aufenthalt dauert.

Spezielle Vorsorge

Untersuchungen
- Verlaufskontrolle.
- Rücksprache zu Medikation und möglichen Problemen unterwegs.

Medikation unterwegs
- Hinweis auf die Notwendigkeit zur fortgesetzten Medikation.
- Evtl. wegen drohender Resorptionsminderung bei Reisediarrhoe Antibiotikum, z. B. Gyrasehemmer oder Azithromycin, zur Selbstbehandlung mitgeben.
- Medikation oft empfindlich auf Zeitverschiebung. Einnahme bei Flügen über mehr als 2 Zeitzonen exakt besprechen (s. unter „Flugreise").

Impfschutz
- Erweiterter Impfschutz (COVID-19, RSV, Influenza, Pneumokokken) unabhängig von einer Reise wegen Grundkrankheit sinnvoll.
- Impfung gegen Herpes zoster erwägen.
- Impfung gegen Hepatitis B bei erhöhtem Risiko eines Krankenhausaufenthaltes.
- Impfung gegen Cholera/ETEC zur Reduzierung des Durchfallrisikos.
- Reisebedingte Impfungen: unverändert.

Malariaprophylaxe
- Malariaprophylaxe mit Mefloquin kontraindiziert. Sonst: keine Besonderheiten.

Besondere Umwelteinflüsse

Flugreise
- Laufende Medikation im Handgepäck mitnehmen. Das Konstanthalten der Medikationsintervalle ist deutlich wichtiger als das Einhalten der gewohnten Einnahmeuhrzeiten. Ostflüge können sonst Hyperkinesien auslösen, Westflüge Akinesien.
- Hydratation: bewusstes Trinken von mind. 100 ml/Flugstunde.
- Immobilität: Besondere Bedeutung des regelmäßigen Aufstehens und von Übungen im Sitzen ansprechen.
- Falls erforderlich, rechtzeitig Hilfe beim Koffertransport erfragen.

Tropenklima
- Tendenz zur Dehydratation mit entsprechenden Folgewirkungen.
- Häufung von Diarrhoen mit Resorptionsminderung. Auf ausreichende Trinkmenge achten.

Wüstenklima
- Tendenz zur Dehydratation mit entsprechenden Folgewirkungen. Auf ausreichende Trinkmenge achten.

Höhenaufenthalt
- Keine Verschlechterung der Grunderkrankung durch die Höhe bekannt, oft bestehen aber Limits wegen erhöhter Anforderungen an Trittsicherheit und Kondition.

Kälteexposition
- Verminderte Spontanmotorik kann Neigung zu Erfrierungen steigern.

Besondere Aktivitäten

Tauchsport
- Bei guter medikamentöser Einstellung und erhaltener Leistungsfähigkeit möglich. Sonst: Kontraindikation.

Leistungssport
- Nicht möglich wegen beeinträchtigter Koordination und Kraft.

Berufliche Reisen
- Bei stabiler Einstellung und guter Patientencompliance kaum Beeinträchtigungen, wenn die Grenzen der körperlichen Leistungsfähigkeit respektiert werden.
- Ausreichende medizinische Infrastruktur für Notfälle sollte verfügbar sein.

Langzeitaufenthalt
- Abhängig vom Ausmaß der Beeinträchtigung möglich, wenn Medikation beschaffbar und Notfallversorgung gesichert. Dies wird i. a. nur in großstädtischen Verhältnissen möglich sein.

Rückkehrer

Nachsorge
- Statuserhebung, Durchsprechen kritischer Situationen.

Anmerkungen

- Keine.

Multiple Sklerose

Reisefähigkeit

Generell
- Abhängig vom Muster und Ausmaß der Behinderung und der Häufigkeit von Schüben.

Risikoabwägung

Reiseanalyse
- Im Hinblick auf die bekannten Defizite die zu erwartenden Belastungen besprechen.
- Versorgung bei Verschlechterung möglich?
- Abgrenzung erwartbarer Verschlechterung gegen unerwarteten Schub unter Umständen schwierig und für Versicherungsschutz bei Behandlung oder Rückholung bedeutsam.

Krankheitsbild
- Neurologischer Befund, Krankheitsverständnis, stabile Einstellung erforderlich
- Mitgabe einer Steroid-Notfall-Dosierung sinnvoll

Med. Versorgung
- Erforderlich: neurologische, CT-/MRT-Diagnostik und evtl. stationäre Behandlung eines akuten Schubes.

Spezielle Vorsorge

Untersuchungen
- Aktuelle klinische Beurteilung.

Medikation unterwegs
- Immunsuppressive oder -modulatorische Medikation in mehr als ausreichender Menge mitnehmen (verteilt auf mehrere Gepäckstücke).
- Kühlkette für Biologicals nur noch bei Langzeitaufenthalten oder extremen Klimabedingungen erforderlich, dann rechtzeitig planen.
- Für Zoll und Sicherheitsbehörden ggf. Zertifikat über die Mitnahme von Injektionsmaterialien ausstellen.
- Erkennung und Selbstbehandlung eines Schubes (neu aufgetretenes neurologisches Defizit über 48 h Dauer) besprechen: möglichst Methylprednisolon i. v., dann ausschleichend Prednisolon p. o.

Impfschutz
- Lebendimpfungen können im Einzelfall Schübe auslösen, die Indikation sollte streng geprüft werden. Zusätzliche Aufklärung notwendig.
- Unter Immunsuppression kann die Immunantwort auf Impfungen reduziert sein. Serologische Überprüfung des Impfschutzes erwägen.
- Totimpfstoffe sind unproblematisch.

Malariaprophylaxe
- Keine Besonderheiten bekannt.

Besondere Umwelteinflüsse

Flugreise
- Bei verminderter Mobilität Thromboseprophylaxe (Kompressionsstrümpfe, ggf. auch mit Rivaroxaban) erwägen.
- Bei Blasenfunktionsstörungen Hilfsmittel verfügbar halten, günstigen Platz reservieren.

Tropenklima
- Nicht sinnvoll bei Wärmeintoleranz (Uhthoff-Phänomen).
- Schubauslösung durch häufige Infekte.
- Sonnenexposition vermeiden.
- **Cave:** Immunstatus. Tb-Kontakt wahrscheinlich.

Wüstenklima

- Nicht sinnvoll bei Wärmeintoleranz (Uthhoff-Phänomen).
- Sonnenexposition soweit möglich einschränken.

Höhenaufenthalt

- Sonnenexposition soweit möglich einschränken.
- Leistungsfähigkeit überprüfen.
- Geländeanforderungen vor dem Hintergrund evtl. bestehender Behinderungen/Defizite kritisch hinterfragen.
- Rücktransport bei neu auftretendem neurologischem Defizit (Sehen, Gehen) gesichert?
- Kortisondosis oberhalb von 3000 m Höhe ggf. erhöhen (Kortikotropinerhöhung bei Hypoxie).

Kälteexposition

- Keine Besonderheiten bekannt.

Besondere Aktivitäten

Tauchsport

- **Kontraindiziert** im akuten Schub sowie bei Beeinträchtigung der Orientierung, der Atemfunktion, der Fähigkeit zu Schwimmen und Hilfe zu leisten.

Leistungssport

- **Kontraindiziert** im akuten Schub, sonst allenfalls bei geringfügiger oder für die entsprechende Sportart unbedeutender Dauerschädigung relevant.

Berufliche Reisen

- In stabilem Krankheitsstadium bei allenfalls geringen körperlichen oder neurologischen Beeinträchtigungen möglich.
- Infektionsgefahr (Tropen/Tb?), Arbeits- und Klimabelastung (Hitzeintoleranz?) vor Ort beachten, ggf. Rücksprache mit verantwortlichem Arbeitsmediziner.

Langzeitaufenthalt

- Beurteilung vom Behinderungsmuster und von der Verschlechterungstendenz seit Erstdiagnose abhängig.
- Entsendung setzt ambulante und stationäre neurologische Versorgungsmöglichkeiten, CT oder MRT sowie Verfügbarkeit der laufenden und der evtl. notfallmäßig erforderlichen Medikation auf Dauer voraus.
- Bei Gelbfieber-Impfpflicht Infektionsrisiko abwägen. Die Impfung ist möglich, kann aber in seltenen Fällen Schübe auslösen. Ggf. Exemption Certificate ausstellen.
- Die Tauglichkeit sollte ggf. regional begrenzt werden.

Rückkehrer

Nachsorge

- Klinischer Zustand, Rücksprache mit behandelndem Neurologen, ggf. gezielte Befundkontrolle.

Anmerkungen

- Bei schubförmig verlaufenden Krankheiten ist Versicherungsschutz bei der privaten Reiseversicherung nicht zwangsläufig gewährleistet. Vor Reiseantritt Versicherungsschutz klären.

Myasthenia gravis

Reisefähigkeit

Generell

- Grundsätzlich gegeben, je nach Ausprägung. Bei ausschließlicher Manifestation an der Augenmuskulatur keine Einschränkungen. Im Einzelfall beeinträchtigt durch Funktionseinschränkung oder -verlust in der Skelettmuskulatur.
- Zugang zu adäquater medizinischer Versorgung sollte innerhalb von 2–3 h möglich sein.
- Versicherungsschutz klären.

Risikoabwägung

Reiseanalyse

- Neben Fragen nach körperlichen Belastungen und der Infektionsgefährdung ist vor allem die medizinische Infrastruktur entlang der Reiseroute zu klären.

Krankheitsbild

- Die im Laufe des Tages zunehmende Erschöpfung der Muskulatur und daraus folgende Paresen können durch Mehraktivität während der Reise beschleunigt auftreten.

- Zahlreiche Faktoren einer Reise können symptomverstärkend sein:

  Infektionen, Entzündungen, Fieber, Hitze, Vibrationen

  Starke Belastungen (seelisch, körperlich)

  Fehlbehandlungen bzw. -dosierungen bei der medikamentösen Therapie (**Cave** cholinerge Krise)

  Verschiedene Medikamente (Schmerzmittel, Antibiotika, Psychopharmaka, Hormonprodukte, Röntgenkontrastmittel usw.)

Med. Versorgung

- Je nach Ausprägung der Erkrankung sollte eine Klinik der Spitzenversorgung verfügbar sein. Eine in der myasthenischen Krise auftretende Atemlähmung kann lebensbedrohlich sein, ebenso eine cholinerge Krise bei Überdosierung der Medikation.

Spezielle Vorsorge

Untersuchungen

- Abklärung evtl. unklarer Befunde vor der Reise.
- Notfallausweis mitgeben (Deutschen Myasthenie Gesellschaft).

Medikation unterwegs

- Ausreichend Dauermedikation mitnehmen, vorzugsweise im Handgepäck. Ärztliche Bescheinigung.
- Je nach Infrastruktur des Gastlandes (med. Versorgung, Notarzt?)
- Kontraindikation für zahlreiche Antibiotika und Malariamittel: Amikacin, Ampicillin (bei schwerer Erkrankung), Azithromycin, Ciprofloxacin, Clarithromycin, Clindamycin, Doxycyclin, Enoxacin, Erythromycin, Genamycin, Kanamycin, Levofloxacin, Lincomycin, Meropenem, Metronidazol, Minoyclin, Moxifloxacin, Neomycin, Netilmycin, Norfloxacin, Ofloxacin, Roxithromycin, Streptomycin, Tobramycin, Chinin, Chloroquin, Proguanil.

Impfschutz

- Reiseunabhängig: Totimpfstoffe unproblematisch.
- Reisebedingte Impfungen unverändert wünschenswert, v. a. gegen Hepatitis A und B.
- Impfung gegen Cholera/ETEC zur Reduzierung des Durchfallrisikos.
- Lebendimpfstoffe, besonders Gelbfieber, sind aufgrund der Beteiligung des Thymus kontraindiziert, dies gilt auch nach Thymektomie.

Malariaprophylaxe

- Reisen in Hochrisikogebiete vermeiden.
- Interaktionen mit Malariamedikation nicht beschrieben: Chinin, Proguanil und Chloroquin, aber auch Doxycyclin sind kontraindiziert. Vorsicht bei Mefloquin.
- Außer Chinin keine Einschränkungen für Malariatherapie bei vorliegender Infektion.

Besondere Umwelteinflüsse

Flugreise

- Je nach Krankheitsausprägung, bei leichten Formen keine Einschränkungen.

Tropenklima

- Höheres Risiko durch Infektionen.
- Hyperthermie und körperliche Belastungen können die Myasthenie verstärken.

Wüstenklima

- Ausreichende Menge an einwandfreiem Trinkwasser sicherstellen.
- Hyperthermie und körperliche Belastungen können die Myasthenie verstärken.

Höhenaufenthalt

- Risikoerhöhung durch körperliche Belastung und Stress.
- Dehydratation vermeiden.
- **Cave:** Trekking aufgrund der fehlenden medizinischen Infrastruktur problematisch (abraten).
- **Kontraindikation:** Höhenbergsteigen sowie Aufenthalt in sehr großen Höhen.

Kälteexposition

- Keine Besonderheiten bekannt.

Besondere Aktivitäten

Tauchsport

- Je nach Ausprägung, in Frühstadien möglich.

Leistungssport

- Verstärkung der Krankheit durch Stress und große körperliche Belastung, daher meist kontraindiziert.

Berufliche Reisen

- Je nach Ausprägung, meist möglich.

Langzeitaufenthalt

- Medizinische Versorgung, Dauermedikation und insbesondere Notfallmaßnahmen vor Ort klären.
- Versicherungsschutz klären.

Rückkehrer

Nachsorge
- Nachuntersuchung ggf. sinnvoll zum Ausschluss von Infektionen.

Anmerkungen

- Keine.

Neurodermitis

Reisefähigkeit

Generell
- Gegeben, häufig Verringerung der Symptomatik auf Urlaubsreisen, z. B. wegen psychosomatischer Einflüsse. Selten Verschlechterung der Symptome.

Risikoabwägung

Reiseanalyse
- Diät unterwegs verfügbar?
- Behandlung einschließlich „Notfalltherapie" mitnehmen.

Krankheitsbild
- Stark unterschiedliche Intensität und „Rückschläge" berücksichtigen.
- Asthma-Komponente abgeklärt und therapiert?

Med. Versorgung
- Dermatologischer Ansprechpartner wünschenswert.
- Rezeptur-Externa evtl. nicht erhältlich. Ausreichend mitnehmen (**Cave:** begrenzte Lagerungsfähigkeit von Rezepturen).

Spezielle Vorsorge

Untersuchungen
- Statuserhebung, Rücksprache zum Therapiekonzept.

Medikation unterwegs
- Mitnahme von Externa zur Schubbehandlung sinnvoll.
- Bei Anzeichen von deutlicher Verschlechterung und Auftreten von bakterieller oder mykotischer Superinfektion auf vorgeschädigter Haut Arztbesuch möglichst noch im Reiseland.

Impfschutz
- Zoster-Impfindikation prüfen. Ansonsten keine Besonderheiten.
- Anmerkung: Die Neurodermitis ist eine Kontraindikation für die Pockenimpfung, nicht aber für andere Impfungen.

Malariaprophylaxe
- Keine Besonderheiten.

Besondere Umwelteinflüsse

Flugreise
- Keine Besonderheiten.

Tropenklima
- Meist keine Verschlechterung der Grundproblematik zu erwarten.
- Exazerbation durch erhöhte UVB-Belastung berichtet.
- Erhöhtes Infektionsrisiko vorgeschädigter Haut in feucht-heißer Umgebung beachten.
- Erhöhte Verbrennungsgefahr vorgeschädigter Haut beachten (Sonnenschutz mit hohem Lichtschutzfaktor verwenden).

Wüstenklima
- Meist keine Verschlechterung der Grundproblematik zu erwarten.
- Exazerbation durch erhöhte UVB-Belastung berichtet.

Höhenaufenthalt
- Stress als Auslöser eines Schubes bei anspruchsvollen Unternehmungen schwer prognostizierbar, keine Verschlechterung berichtet. Im Gegenteil: Oft Symptombesserung in der Höhe. In seltenen Fällen Exazerbation durch UVB-Belastung.
- **Cave:** Evtl. begleitendes Asthma beachten.

Kälteexposition
- Keine Verschlechterung berichtet.
- **Cave** bei gleichzeitig bestehendem Asthma: Kalte Luft kann eine bronchiale Obstruktion triggern (Details s. „Asthma").

Krankheiten

Besondere Aktivitäten

Tauchsport
- Meerwasserkontakt tolerabel? Sonst ggf. Trockentauchanzug wählen.
- **Cave:** Evtl. begleitendes Asthma beachten.

Leistungssport
- Einschränkungen abhängig von aktueller klinischer Situation und konkreter Sportart.
- **Cave:** Evtl. begleitendes Asthma berücksichtigen.

Berufliche Reisen
- Bei klinisch stabiler Situation keine Einschränkungen, außer für Tätigkeiten/Berufe, die in besonderem Ausmaß hautbelastend sind oder bei denen Schadstoffe oder Gifte über vorgeschädigte Haut aufgenommen werden können.
- Dermatologe vor Ort wünschenswert.
- Kurzbrief mit aktueller Medikation (Generikabezeichnungen) mitgeben.

Langzeitaufenthalt
- Unter dermatologischer Kontrolle möglich, wenn Medikation gesichert ist (Rezepturen, s. o.).
- Asthma ggf. zusätzlich zu beurteilen und zu berücksichtigen.
- Gefahr der bakteriellen Superinfektion erörtern.

Rückkehrer

Nachsorge
- Kontaktaufnahme bei unvorhergesehener Entwicklung.

Anmerkungen

- Keine.

Niereninsuffizienz, chronische, und Dialyse

Reisefähigkeit

Generell
- Im Stadium I und II (kompensierte Retention) meist reisefähig.
- Ab Stadium III deutlich eingeschränkt durch Verschlechterungstendenz der Niereninsuffizienz, erschwertes Einhalten von Diätvorschriften, die Anforderungen an eine Dialyse unterwegs und viele andere Faktoren.
- Dialysepatienten: Reisen nur nach umfassender Klärung der Versorgungsbedingungen in medizinischer und organisatorischer Hinsicht.
- Nierentransplantierte: Reisen möglich, wenn Wahrscheinlichkeit von Infektionen gering. **Cave:** Erhöhte Gefährdung durch COVID-19.

Risikoabwägung

Reiseanalyse
- Therapie unter den jeweiligen Bedingungen des Landes durchführbar?
- Gewichtskontrollen möglich?
- Diätanforderungen umsetzbar?
- Erschwerte Steuerbarkeit im warmen Klima berücksichtigen.
- Bei Peritonealdialyse: Anlieferung oder Mitnahme der Dialyseflüssigkeit geregelt?
- Gastdialyse in einem Zentrum am vorgesehenen Aufenthaltsort möglich? Qualität dort einschätzbar, etwa durch Nephrologen, Kuratorium für Heimdialyse (KfH), Selbsthilfeorganisation?
- Transplantierte: Infektionen unwahrscheinlich? Triggerung von Abstoßung möglich.

Krankheitsbild
- Stadium stabil?
- Grundkrankheit bekannt und unter Therapie?
- Schulung des Patienten ergänzungsbedürftig (Klima-, Diäteinflüsse, Selbstkontrolle, Vermeidung der Dehydratation durch Diarrhoe)?
- Begleitkrankheiten, insbes. Hepatitiden?
- Transplantierte: Funktion der Transplantatniere zweifelsfrei?

Med. Versorgung

- Vorab Klärung von Kontaktmöglichkeiten nach Hause. Im Zweifel Rückholung (Versicherungsschutz abklären).
- Klinische Versorgung, evtl. Notfalldialyse, entsprechende Laborausstattung am Aufenthaltsort erforderlich.
- Frühe Intervention bei Dehydratation oder Elektrolytverlust (Diarrhoe, Erbrechen etc.).
- Gewichtskontrolle durch den Patienten.
- Rund um Gastdialyse am Zielort zahlreiche qualitative und organisatorische Fragen zur Verfügbarkeit von Personal und Geräten, Einmalmaterialien, Laborausstattung, Medikamentenversorgung (EPO?), die sich nur schwer bezogen auf einen Einzelfall klären lassen und eher im Rahmen einer institutionellen Kooperation geklärt werden müssen.
- Transplantierte: Kontaktmöglichkeiten zu Zentrum mit Erfahrung in der Betreuung Transplantierter einschließlich Notfalldiagnostik auf internationalem Niveau. Kontaktadressen mitgeben.

Spezielle Vorsorge

Untersuchungen

- Aktuelle Laborwerte bestimmen und mitgeben.
- Dialyse: Platz klären unter Angabe evtl. Besonderheiten (Verfahren, Infektionen, Unverträglichkeiten, Kostenübernahme). Arztbrief mit aktuellen Werten, Dialyse- und Shunt-Pass mitnehmen lassen.
- Transplantierte: Funktionskontrolle. Anpassungsbedarf bei der Medikation 6–8 Wochen vor der Reise regeln, nicht kurz zuvor.

Medikation unterwegs

- Ausreichende Mengen mitnehmen.
- Bedarfsmedikation (Diuretika, Elektrolyte etc.) besprechen und schriftliche Anweisungen mitgeben.
- Bei EPO-Medikation oder anderen zu injizierenden Medikamenten Attest für die Mitnahme von Injektionsmaterialien ausstellen.

Impfschutz

- Je nach Schweregrad der Erkrankung und Antigen Hepatitis B-Non-Response bei 10–40 % der Impflinge zu erwarten. Daher ist ein Squalen-adjuvantierter Hepatitis-B-Impfstoff (Fendrix®, HeplisavB®) zu favorisieren.
- (Bevorstehende) Dialyse ist eine Indikation für die Hepatitis-B-Impfung.
- Sonst: altersentsprechende Grundimmunisierung und erweitertes Spektrum (COVID-19, RSV, Influenza, Pneumokokken) wegen Grundkrankheit.
- Impfung gegen Herpes zoster erwägen.
- Cholera/ETEC-Impfung ist indiziert, um Häufigkeit der Reisediarrhoefälle zu reduzieren, die wesentlicher Grund für Dehydratation und Elektrolytstörung sind.
- Immunsuppression (etwa nach Transplantation) führt zu **Kontraindikation** für Lebendimpfstoffe, etwa gegen Gelbfieber.

Malariaprophylaxe

- Versetzte Einnahme gegenüber Austauscherharzen.
- Dosiskorrektur je nach Nierenfunktion.
- Kontraindikation für Therapie mit Atovaquon/Proguanil bei Kreatinin-Clearance <30 ml/min.
- Anwendungsbeschränkungen für Chloroquin und Mefloquin bei „ausgeprägten Nieren- und Lebererkrankungen".

Besondere Umwelteinflüsse

Flugreise

- Flugreisetauglichkeit setzt Hb von 9 g/dl voraus.
- Bei EPO-Medikation oder anderen zu injizierenden Medikamenten Attest für die Mitnahme von Injektionsmaterialien ausstellen.
- Austrocknung an Bord in der Flüssigkeitsbilanz berücksichtigen.
- Dialyse: möglichst am ersten Tag nach Dialyse fliegen. Schwierigkeiten entstehen weniger an Bord als bei Routenänderungen und groben Abweichungen vom Flugplan.
- Peritonealdialyse: Flüssigkeitswechsel nicht im Flugzeug möglich.

Tropenklima

- Exsikkose vermeiden (Urinmenge, Körpergewicht?). Schwierige Flüssigkeitsbilanzierung, wenn Waage nicht verfügbar.
- Dialyse: Exsikkose und Überwässerung vermeiden, Laufzeiten an der Maschine wahren.
- Selbstkontrollen von Gewicht, Ödemneigung, Atemnot.
- EPO wärmeempfindlich (Lagerung außerhalb eines Kühlschrankes für max. 3 Tage).

Wüstenklima

- Exsikkose vermeiden (Urinmenge, Körpergewicht?). Schwierige Flüssigkeitsbilanzierung, wenn Waage nicht verfügbar.
- Dialyse: Exsikkose und Überwässerung vermeiden, Laufzeiten an der Maschine wahren.
- Selbstkontrollen von Gewicht, Ödemneigung, Atemnot.
- EPO wärmeempfindlich (Lagerung außerhalb eines Kühlschrankes für max. 3 Tage).

Höhenaufenthalt

- Mindest-Hb für Aufenthalte in 2000–3000 m Höhe 9–10 g/dl.
- Leistungsabfall in der Höhe zu erwarten. Leistungsfähigkeit oft zusätzlich durch Myopathie gemindert. Bereits bei Beginn von Beschwerden weiteren Aufstieg abbrechen.
- Erhöhtes Erfrierungsrisiko bei Neuro- oder Vasopathie.
- Unfallträchtige Aktivitäten meiden oder zumindest den Shunt dabei sorgfältig schützen.
- Sicherungsausrüstung (Klettergurt) oder Rucksack darf nicht auf Transplantat lasten, auch nicht im Falle eines Sturzes.
- Keine Extrembelastungen (katabole Situation).
- **Cave**: Hinweis geben, dass bei Exsikkose (Diuretikatherapie) die Gefahr der akuten Höhenkrankheit deutlich steigt.

Kälteexposition

- Neuro- und Vasopathie begünstigen Erfrierungen.

Besondere Aktivitäten

Tauchsport

- **Kontraindikation** bei Kreatinin-Clearance unter 20 ml/min und Dialysepflicht.

Leistungssport

- Meist wegen reduzierter Leistungsfähigkeit nicht realistisch.
- Dialyse/Transplantation: Infektions- und Verletzungsgefahr für Shunt/Transplantat berücksichtigen.
- Sportarten, die auch im Leistungssport im aeroben Ausdauerbereich durchgeführt werden, zeigen meist keinerlei Verschlechterung der renalen Situation. Katabole Stoffwechsellagen vermeiden.
- Bei Gabe von Diuretika: Konflikt mit Dopingregeln vermeiden. Die für **Ausnahmeanträge** erforderlichen Formulare können im Downloadbereich von www.nada-bonn.de heruntergeladen werden.

Berufliche Reisen

- Bei Vorhandensein der notwendigen Infrastruktur und Beachtung klimabedingter Einflüsse (Flüssigkeitsbilanz) normalerweise möglich.
- Keine Eignung für Stadien > II für körperlich hoch belastende Tätigkeiten.
- Dialyse: Voraussetzungen wie beschrieben einzuhalten, zumeist nur in westlichen Industriestaaten gegeben.

Langzeitaufenthalt

- Grundsätzlich Kontrollen erforderlich, wie sie in Mitteleuropa üblich sind.
- Daueraufenthalt in (feucht-)heißen Klimaten problematisch.
- Dialyse: Aufenthalt nur in Industriestaaten (und auf Kreuzfahrtschiffen) möglich, sonst qualitative Abstriche unvermeidbar.
- Langzeitaufenthalte im Ausland nur unter erschwerten Rahmenbedingungen (Kostenübernahme etc.) möglich.
- Transplantierte: Nur unter Rahmenbedingungen westlicher Industriestaaten und unter Anbindung an eine funktionierende Ambulanz möglich.

Rückkehrer

Nachsorge

- Retentionsparameter, Phosphat, Hämoglobin?
- Dialyse: Shunt o.k.?
- Infektionszeichen bei Peritonealdialyse?
- Ödeme?
- Serologie Hep B, HIV?

Anmerkungen

- Keine.

Nierensteinleiden

Reisefähigkeit

Generell
- Fast immer gegeben, jedoch Risiko der Kolikauslösung durch Exsikkose.

Risikoabwägung

Reiseanalyse
- Notfallversorgung bei Kolik gegeben?

Krankheitsbild
- Mechanismus der Steinbildung geklärt und – soweit möglich – therapiert?
- Aktuelle Sonographie unauffällig?

Med. Versorgung
- Sonographie, Röntgendarstellung, Analgesie, ESWL, ggf. Dauermedikation erforderlich.

Spezielle Vorsorge

Untersuchungen
- Klärung der anatomischen, infektiösen, metabolischen, endokrinen etc. Ursachen eines rezidivierenden Steinleidens muss abgeschlossen sein.
- Befunde mitnehmen.
- Evtl. aktuelle Sonographie und Urin-Streifentest.

Medikation unterwegs
- Analgetika und Spasmolytika mitführen, bei Opiaten Einfuhrbestimmungen des Gastlandes beachten.
- **Vorsicht** bei der Selbsttherapie geboten, da andere DD des akuten Schmerzereignisses unberücksichtigt bleiben können.
- Dauermedikation und Teststreifen in ausreichender Menge mitnehmen, daneben Behandlungskurs für einen evtl. Harnwegsinfekt.

Impfschutz
- Impfung gegen Cholera/ETEC zur Reduzierung des Durchfallrisikos.
- Impfung gegen Hepatitis B bei erhöhtem Risiko eines Krankenhausaufenthaltes.
- Sonst keine Besonderheiten.

Malariaprophylaxe
- Keine Besonderheiten.

Besondere Umwelteinflüsse

Flugreise
- Analgetika und Spasmolytika mitführen, bei Opiaten Einfuhrbestimmungen des Gastlandes beachten.
- Flugreisetauglichkeit 8–10 Tage nach ESWL gegeben.

Tropenklima
- Bei entsprechender Prädisposition Risiko der Steinbildung im heißen Klima erhöht. Dehydratation vermeiden.
- Medizinische Versorgung (Diagnostik, Analgesie, Therapie) u. U. deutlich schlechter.

Wüstenklima
- Bei entsprechender Prädisposition Risiko der Steinbildung im heißen Klima erhöht. Nierensteinleiden sind endemisch in Wüstenregionen. Dehydratation vermeiden.
- Akutversorgung mangels Infrastruktur u. U. problematisch.

Höhenaufenthalt
- Inzidenz von Koliken erhöht (Steinabgang bei Kältediurese). Dehydratation vermeiden.

  Die Nierenkolik ist (abgesehen von Höhenkrankheiten) eine der häufigsten Notfälle auf Berghütten, Trekkings und Expeditionen.
- Touren in entlegenen Gebieten oder bei instabiler Situation meiden, notfalls Analgetika und Spasmolytika mitführen, bei Opiaten Einfuhrbestimmungen des Gastlandes beachten.

Kälteexposition
- Inzidenz von Koliken erhöht (Steinabgang bei Kältediurese). Dehydratation vermeiden.
- Für Aufenthalte in entlegenen Gebieten oder bei instabiler Situation Analgetika und Spasmolytika mitführen, bei Opiaten Einfuhrbestimmungen des Gastlandes beachten.

Besondere Aktivitäten

Tauchsport
- Untauglichkeit bei (auch symptomlosen) Uretersteinen oder bei akuten Beschwerden.
- Risiko des Notaufstiegs bei plötzlichen Schmerzen.

Leistungssport
- Im Allgemeinen außerhalb akuter Krankheitsphasen und bei stabiler Situation möglich.
- Evtl. widersprüchliche Ernährungsempfehlungen (Eiweiß, Urat).

Berufliche Reisen
- Keine Einschränkungen, wenn o. g. Rahmenbedingungen berücksichtigt werden.

Langzeitaufenthalt
- Diagnostik zu Ursachen abgeschlossen?
- Rezidivrisiko einschätzbar?
- Vorab Möglichkeiten zu Diagnostik (Sonographie, Röntgendarstellung) und Therapie (Analgesie, ESWL, ggf. Dauermedikation, Teststreifen) abklären.
- Tauglichkeit ggf. auf Regionen um adäquates Versorgungszentrum beschränken.

Rückkehrer

Nachsorge
- Anamnese (Beschwerden unterwegs?).
- Ggf. sonographische Kontrolle und Urinstreifentest.

Anmerkungen

- Keine.

Osteoporose

Reisefähigkeit

Generell
- Unter Rücksichtnahme auf die verminderte Belastbarkeit gegeben.

Risikoabwägung

Reiseanalyse
- Belastungen können sich ergeben aus Stürzen, Gepäcktransport, (ungewohnter?) sportlicher Aktivität und anderen Situationen (Verkehrsunfall etc.) Klärung vorab nur bedingt möglich.

Krankheitsbild
- Ausmaß und Genese der Erkrankung bekannt?
- Laufende Therapie einschließlich Schmerzbehandlung?

Med. Versorgung
- Adäquate Frakturversorgung und Diagnostik hinsichtlich von Therapie-Nebenwirkungen (oberer GIT, Elektrolytstörungen) sollten für fortgeschrittene Krankheitsstadien gewährleistet sein.

Spezielle Vorsorge

Untersuchungen
- Keine jenseits der ohnehin erforderlichen Verlaufskontrollen.

Medikation unterwegs
- Mitnahme der Dauermedikation und eines NSAID.
- Ulcusprophylaxe mit Protonenpumpeninhibitor zu überlegen, jedoch mit erhöhter Diarrhoe-Rate assoziiert (vgl. „Gastritis“).

Impfschutz
- Indikation für Impfung gegen COVID-19, RSV, Pneumokokken und Influenza prüfen.
- Impfung gegen Herpes zoster erwägen.
- Impfung gegen Hepatitis B bei erhöhtem Risiko eines Krankenhausaufenthaltes.
- Impfung gegen Cholera/ETEC zur Reduzierung des Durchfallrisikos.

Malariaprophylaxe
- Komplexbildung zwischen Doxycyclin und Calcium durch Einnahmeabstände vermeiden.

Besondere Umwelteinflüsse

Flugreise
- Belastungen durch Gepäcktransport.
- Sturzgefahr bei höhenverstellbaren Gangways mit ungewohnter Stufenhöhe.

Tropenklima
- Keine Auswirkungen bekannt.
- Auf ausreichende Trinkmenge achten.
- Adäquate Diagnostik und Frakturbehandlung sind eher ein Infrastruktur- als ein Klimaproblem.

Wüstenklima
- Keine Auswirkungen bekannt.
- Auf ausreichende Trinkmenge achten.
- Adäquate Diagnostik und Frakturbehandlung sind eher ein Infrastruktur- als ein Klimaproblem.

Höhenaufenthalt
- Keine Auswirkungen bekannt.
- Sturzgefahr und evtl. Folgen abhängig von Terrain, Training, Muskelkraft.
- Auf ausreichende Trinkmenge achten.

- Aktivitäten mit erhöhtem Traumarisiko meiden. Kälteexposition.
- Keine Auswirkungen bekannt.
- Adäquate Diagnostik und Frakturbehandlung sind eher ein Infrastruktur- als ein Klimaproblem.

Besondere Aktivitäten

Tauchsport
- Belastung durch schwere Ausrüstung an Land und in evtl. unwegsamem Ufergelände muss problemlos toleriert werden.
- Sonst resultiert Untauglichkeit oder Tauglichkeit nur im Rahmen von sog. Behindertentauchen.

Leistungssport
- Meist inkompatibel. Ausnahmen nur bei Sportarten ohne Maximal-/Impulsbelastung.
- Aktivitäten mit erhöhtem Traumarisiko meiden.

Berufliche Reisen
- Bei ausreichender medizinischer Versorgung vor Ort (s. o.) für Tätigkeiten ohne erhöhtes Traumarisiko Reisefähigkeit außer in sehr fortgeschrittenen Fällen gegeben.

Langzeitaufenthalt
- Beurteilung vom Schweregrad abhängig.
- Spezielle Medikation erforderlich und erhältlich?
- Verlaufskontrollen möglich?
- Sturzrisiken bei schlechten Verkehrswegen, ungesicherten Treppen etc. beachten.

Rückkehrer

Nachsorge
- Klinische und evtl. radiologische Kontrollen nach Stürzen oder bei neu aufgetretenen Symptomen.

Anmerkungen

- Keine.

Pankreatitis, chronische

Reisefähigkeit

Generell
- Abhängig von Ausprägung, Ätiologie, Komplikationen und der Häufigkeit von Schüben unter Umständen erheblich eingeschränkt.

Risikoabwägung

Reiseanalyse
- Exposition gegenüber möglichen Auslösern von Exacerbationen beurteilen, insbesondere Alkohol.

Krankheitsbild
- Das Management umfasst die Behandlung von Schmerzen, Maldigestion (vor allem von Fetten), endokrinen Folgen (Diabetes mellitus) und von lokal beeinträchtigenden Befunden wie Gangstenosen, Gallensteinen, Pseudocysten. Daneben müssen mögliche Auslöser (Alkoholkonsum, Hypercalcämie, Hyperlipidämie, Medikamentenexposition) gemieden werden. Sind diese Aspekte bedacht, bleibt hinsichtlich akuter Verschlechterungen dennoch eine bedeutsame Unsicherheit zurück.

Med. Versorgung
- Am Zielort der Reise muss der Umgang mit einer plötzlichen Verschlechterung einschließlich Intensivtherapie, Labordiagnostik, bildgebenden Verfahren (CT, MR, Endosonographie und/oder ERCP) möglich sein. Bei Verlust von oder unvorhergesehen hohem Bedarf an Medikamenten sollten diese beschaffbar sein.

Spezielle Vorsorge

Untersuchungen
- Die Ursachenforschung und die therapeutische Strategie sollten aktuell geklärt sein, eine operative oder endoskopische Intervention weder anstehen noch wenige Tage zurückliegen. Unzuverlässige Alkoholabstinenz erhöht das Reiserisiko beträchtlich.

Medikation unterwegs
- Laufende Medikation (Schmerztherapie nach Stufenschema, Enzymsubstitution, Insulin, je nach individueller Situation) muss gesichert sein. Bei Einsatz von Opiaten Mitnahme über Grenzen vorbereiten (Schengen-Verfahren bzw. nach Absprache mit der zuständigen Botschaft, s. separates Kapitel dazu).

Impfschutz
- Wegen Grunderkrankung Schutz gegen COVID-19, RSV, Influenza und Pneumokokken indiziert.
- Impfung gegen Herpes zoster erwägen.
- Immunität gegen Mumps sollte bestehen oder durch Impfung induziert werden.
- Impfung gegen Hepatitis B bei erhöhtem Risiko eines Krankenhausaufenthaltes.

- Impfung gegen Cholera/ETEC zur Reduzierung des Durchfallrisikos.

Malariaprophylaxe
- Keine Abweichungen von den üblichen Empfehlungen.

Besondere Umwelteinflüsse

Flugreise
- Stabilität der klinischen Situation erforderlich.

Tropenklima
- Keine wesentlichen Einflüsse zu erwarten.

Wüstenklima
- Keine wesentlichen Einflüsse zu erwarten. „Wüste“ als Korrelat einer sehr dünnen medizinischen Infrastruktur kann in klinisch instabilen Fällen oder bei unerwarteter schwerer Verschlechterung ein nennenswertes Risiko bedeuten.

Höhenaufenthalt
- Hinsichtlich der Höhenexposition als solcher sind wesentliche Probleme nicht zu erwarten. Hinsichtlich der körperlichen Leistungsfähigkeit in dieser Höhe ist bei beeinträchtigtem Stoffwechsel (Fettresorption, Diabetes) und anderen Faktoren (Schmerzmedikation, mögliche plötzliche Verschlechterung) eine Untauglichkeit für anspruchsvolle Touren zu erwarten.

Kälteexposition
- Keine wesentlichen Einflüsse zu erwarten. **Cave** Alkoholexposition.

Besondere Aktivitäten

Tauchsport
- Bei bestehender körperlicher Leistungsfähigkeit keine wesentlichen Einschränkungen. Opiatanalgesie mit dem Tauchen nicht vereinbar. Hinsichtlich eines insulinpflichtigen Diabetes siehe das entsprechende Kapitel.

Leistungssport
- Beeinträchtigungen durch verminderte Fettresorption und evtl. Diabetes für die Mehrheit der Sportarten zu erwarten. Stumpfe Bauchtraumata können Pankreatitiden auslösen.

Berufliche Reisen
- Versorgung in der chronischen Situation wie in der akuten Verschlechterung muss gewährleistet sein. Verminderte soziale Kontrolle kann die Alkoholkarenz gefährden, geschäftliche/dienstliche Kontakte können zum Alkoholkonsum „nötigen“.

Langzeitaufenthalt
- Versorgung in der chronischen Situation wie in der akuten Verschlechterung muss gewährleistet sein. Verminderte soziale Kontrolle kann die Alkoholkarenz gefährden, geschäftliche/dienstliche Kontakte können zum Alkoholkonsum „nötigen“.

Rückkehrer

Nachsorge
- Abhängig vom klinischen Verlauf evtl. gezielte Nachuntersuchungen.

Anmerkungen

- Keine.

Polyarthritis, chronische (Rheumatoide Arthritis)

Reisefähigkeit

Generell
- Oft herabgesetzt durch verminderte Mobilität, Kraft, erhöhte Infektanfälligkeit, Unplanbarkeit der Krankheitsentwicklung, eingreifende Medikation etc.

Risikoabwägung

Reiseanalyse
- Beurteilung von Reiseverlauf und Aktivitätsmuster unter dem Aspekt körperlicher Belastungen, Wahrscheinlichkeit von Infekten, Anforderungen an den Impfschutz.
- **Cave:** Erhöhte Gefährdung durch COVID-19 bei Immunsuppression.

Krankheitsbild
- Versuch der Einschätzung der Stabilität der Erkrankung.
- Komplikationen bekannt oder in der Reisedauer wahrscheinlich?
- Extraartikuläre Manifestationen bekannt?

Med. Versorgung
- Rheumatologischer Ansprechpartner am Zielort zu wünschen.
- Bei neueren Therapien („Biologicals“) Arztbrief und Information über Wirkprinzip und UAW des Therapiekonzeptes mitgeben, wenn die Vertrautheit damit im Zielland nicht vorausgesetzt werden kann.
- Angebot der Rücksprache mit dem Behandler zu Hause?

- Bei Schmerzbehandlung mit Betäubungsmitteln rechtzeitige Rücksprache mit Behörden des Ziellandes oder Verfahren für Schengen-Staaten beginnen. Einreise in die Golfstaaten ist dann i. d. R. nicht möglich.

Spezielle Vorsorge

Untersuchungen
- Fällige Kontrollen vor Reise erledigen.
- Aktuelle Entzündungsparameter?
- Extraartikuläre Komplikationen bekannt?
- Abstimmen von Therapieintervallen und Reiseplänen (TNF-alpha-Inhibitoren, sog. Basistherapie).

Medikation unterwegs
- Dauermedikation im Handgepäck mitführen, ggf. in Kühltasche (Biologicals).
- Steroid und Schmerzmittel auch für Notfall-Selbsttherapie eines Schubes mitführen.
- **Cave:** Medizinische Kohle (wird gelegentlich noch zur Durchfallbehandlung gegeben) unterbricht den enterohepatischen Kreislauf von Leflunomid.
- **Cave:** Toxizität einer evtl. Methotrexat-Medikation wird bei gleichzeitiger Medikation mit Cotrimoxazol stark gesteigert.

Impfschutz
- Wegen erhöhter Infektanfälligkeit besonders wünschenswert, wegen Therapie oft weniger effektiv.
- Lebendimpfungen unter effektiver Immunsuppression (MTX, Cyclophosphamid, TNF-alpha-Inhibitoren, Ciclosporin, Predisolon > 20 mg) **kontraindiziert**.
- Reisebedingte Impfungen: unverändert unter Beachtung der Kontraindikationen.
- Reiseunabhängig: COVID-19, RSV, Herpes zoster, Influenza- und Pneumokokkenimpfung wegen Grundkrankheit sinnvoll.
- Impfung gegen Hepatitis B bei erhöhtem Risiko eines Krankenhausaufenthaltes.
- Impfung gegen Cholera/ETEC zur Reduzierung des Durchfallrisikos.

Malariaprophylaxe
- Kombination von Malaria-Medikation und antirheumatischer Medikation wenig untersucht.
- **Cave:** Doxycyclin erhöht Ciclosporin-Konzentration.
- Außer in Mittelamerika einschl. der Karibik ist eingenommenes (Hydroxy-)Chloroquin ohne sichere malariaprophylaktische Wirksamkeit.

Besondere Umwelteinflüsse

Flugreise
- Oft schmerzhafte Versteifung bei längerer beengter Sitzposition. Dadurch Thrombosegefahr. Gangsitz erleichtert gelegentliches Umhergehen.
- Umgang mit Plastikbesteck möglich?
- Falls erforderlich, rechtzeitig Hilfe beim Koffertransport erfragen.

Tropenklima
- Reaktion auf Klimaextreme nicht vorhersagbar. Wärme kann Linderung bringen.
- Erhöhte Infektionsgefahr (z. B. für Tuberkulose unter TNF-alpha-Inhibitoren).

Wüstenklima
- Reaktion auf Klimaextreme nicht vorhersagbar. Wärme kann Linderung bringen.

Höhenaufenthalt
- Funktionsbedeutsame kardiale und pulmonale Beteiligung ausgeschlossen?
- Reaktion auf Klimaextreme nicht vorhersagbar. Verschlechterung wahrscheinlich.
- Ggf. oberhalb von 3000 m Höhe Cortisondosis erhöhen (ACTH-Erhöhung bei Hypoxie).
- Frühere Befürchtungen, dass sich die Gelenksymptomatik bei Rheumatischem Fieber mit der Höhe verschlechtert oder dass allgemein das Erkrankungsrisiko steigt, konnten entkräftet werden.
- **Cave:** Erhöhtes Risiko höhenbedingter gastrointestinaler Blutungen bei Steroideinnahme beachten.

Kälteexposition
- Reaktion auf Klimaextreme nicht vorhersagbar. Verschlechterung wahrscheinlich.
- Auslösung einer Rheumatoiden Arthritis bzw. eines akuten Schubes durch Erfrierung beschrieben.

Besondere Aktivitäten

Tauchsport
- In Abwesenheit funktioneller Einbußen (Kraft, Beweglichkeit, Organbeteiligung) und unter Kälteschutz möglich.

Leistungssport
- Wegen Funktionsbeeinträchtigung oft nicht relevant bzw. sportartspezifisch zu beurteilen.

- Im Breitensport bzw. Aktivurlaub sind 3 Übungseinheiten/Woche (30–60 Min., 60–85 % HFmax) Ausdauertraining und/oder 2–3 Einheiten/Woche Kraftausdauertraining (50–80 % der Maximalkraft) ohne negative Auswirkungen auf die Grunderkrankung.
- Szenario A: Nicht aktive Erkrankung. Hier Besserung von Beweglichkeit und Wohlbefinden durch Sport.
- Szenario B: Vorgeschädigte Gelenke. Diese können vermehrt geschädigt werden.
- Sportarten mit hohem Verletzungsrisiko meiden. Auch kleinere Verletzungen wegen möglicher Infektionsgefahr ernst nehmen und adäquat versorgen (zügige antiseptische Wundbehandlung).
- Bei Medikation (z. B. Kortikoide) Dopingregelungen beachten. Die für **Ausnahmeanträge** erforderlichen Formulare können im Downloadbereich von www.nada-bonn.de heruntergeladen werden.

Berufliche Reisen

- Unter Beachtung der ggf. verminderten körperlichen Belastbarkeit und der verminderten Infektresistenz prinzipiell möglich, wenn internistischer (rheumatologischer) Ansprechpartner vor Ort vorhanden ist oder von daheim aus zur Verfügung steht.
- Einzelfallentscheidung in enger Kooperation mit dem verantwortlichen Arbeitsmediziner.

Langzeitaufenthalt

- Nur sinnvoll, wenn medizinische einschl. pharmazeutischer Versorgung im Gastland europäischem Niveau entspricht und die Langzeitperspektive nicht gefährdet ist.

Rückkehrer

Nachsorge

- Anamnestische, klinische und ggf. laborchemische Verlaufskontrolle
- Abklärung von unterwegs aufgetretenen Krankheitsepisoden.

Anmerkungen

- Keine.

Prostataadenom

Reisefähigkeit

Generell

- Gegeben, wenn ausreichend therapiert.
- Fraglich nach wiederholten Harnverhalten oder bei Restharnbildung mit Häufung von Infekten. Hier gute medizinische Infrastruktur im Zielgebiet nötig.

Risikoabwägung

Reiseanalyse

- Versorgung bei evtl. Harnverhalt gesichert?

Krankheitsbild

- Stabile Situation oder aufgeschobene Interventionsindikation?
- Bislang maximal vorgekommene Notsituation?
- Infekthäufung?
- Qualifikation zur Selbsttherapie?

Med. Versorgung

- Streifentests zur Kontrolle auf Harnwegsinfekte und evtl. Notfall-Katheterismus einschließlich suprapubischer Urinableitung.
- Mitgabe eines Antibiotikums erwägen (z. B. Ciprofloxacin).

Spezielle Vorsorge

Untersuchungen

- Kontrolle auf Harnwegsinfekt und Restharn.
- Nykturie? Miktionsintervalle? Harnverhalte? Inkontinenz? Karzinom-Verdacht?
- Selbstkatheterisierung (CISC) möglich?

Medikation unterwegs

- Mitgabe eines Antibiotikums für den Fall eines Harnwegsinfektes.

Impfschutz

- Impfung gegen Hepatitis B bei erhöhtem Risiko eines Krankenhausaufenthaltes.
- Indikation zur Impfung gegen COVID-19, RSV, Pneumokokken und Influenza prüfen.
- Impfung gegen Herpes zoster erwägen.
- Ggf. Impfung gegen Cholera/ETEC zur Reduzierung des Durchfallrisikos.

Malariaprophylaxe
- Keine Besonderheiten.

Besondere Umwelteinflüsse

Flugreise
- Versorgung einer evtl. Inkontinenz.
- Vorsicht mit alkoholischen Getränken wg./bei Möglichkeit des akuten Harnverhalts.
- Hinweis auf ausreichende Trinkmenge wegen Sorge des Patienten vor häufiger Miktion sinnvoll.

Tropenklima
- Hinweis auf ausreichende Trinkmenge wegen Sorge des Patienten vor häufiger Miktion sinnvoll.

Wüstenklima
- Hinweis auf ausreichende Trinkmenge wegen Sorge des Patienten vor häufiger Miktion sinnvoll.

Höhenaufenthalt
- Hinweis auf ausreichende Trinkmenge wegen Sorge des Patienten vor häufiger Miktion sinnvoll.

Kälteexposition
- Hinweis auf ausreichende Trinkmenge wegen Sorge des Patienten vor häufiger Miktion sinnvoll.

Besondere Aktivitäten

Tauchsport
- Untauglichkeit bei rezidivierender oder aktueller Harnretention.
- Sonst keine Einschränkungen.
- Hinweis auf ausreichende Trinkmenge wegen Sorge des Patienten vor häufiger Miktion sinnvoll.

Leistungssport
- Keine besonderen Hinweise.

Berufliche Reisen
- Bei fortgeschrittenem Leiden nur sinnvoll, wenn Notfallintervention vor Ort adäquat möglich ist.
- Keine Einschränkungen bei leichten Fällen.

Langzeitaufenthalt
- Verlaufskontrollen einschl. Krebsfrüherkennung und ggf. Notfallinterventionen müssen am Einsatzort erreichbar sein.

Rückkehrer

Nachsorge
- Keine besonderen Hinweise jenseits symptomgeleiteter Abklärung.

Anmerkungen

- Keine.

Psoriasis

Reisefähigkeit

Generell
- Einschränkung bei rascher Progredienz oder erheblicher Gelenkbeteiligung.

Risikoabwägung

Reiseanalyse
- Keine wesentlichen Abhängigkeiten außer Infektionsgefährdung im Falle der Immunsuppression.
- **Cave:** Erhöhte Gefährdung durch COVID-19 bei Immunsuppression.

Krankheitsbild
- Laufende Therapie?
- Ausprägung, Gelenkbeteiligung aktuell dokumentiert?

Med. Versorgung
- Fachdermatologische, ggf. auch -rheumatologische Versorgung unter dem Aspekt langfristiger Aufenthalte oder bei Verschlechterungstendenz erforderlich.

Spezielle Vorsorge

Untersuchungen
- Nur bei aktuell instabiler Situation.

Medikation unterwegs
- Möglichst Fortsetzung der in Regie des Patienten durchgeführten Maßnahmen unterwegs.

Impfschutz
- Keine Besonderheiten, sofern nicht Immunsuppression mit Methotrexat, Ciclosporin o. ä. durchgeführt wird. In diesem Fall überlegen, ob Impfung in Therapiepause möglich ist.
- Bei Immunsuppression verminderter Impfeffekt erwartbar, Lebendimpfungen dann **kontraindiziert**, ggf. serologische Erfolgskontrollen.
- Impfung gegen Hepatitis B bei erhöhtem Risiko eines Krankenhausaufenthaltes.

Malariaprophylaxe
- Chloroquin, das in der Prophylaxe und Therapie keine Bedeutung mehr hat, kann die Psoriasis verschlechtern.

Besondere Umwelteinflüsse

Flugreise
- Keine Einschränkungen.

Tropenklima
- Erhöhte Infektionsgefahr (von Diarrhoe bis Tuberkulose) unter Immunsuppression.
- Sonst keine Einschränkungen.
- Besserung durch UV-Exposition möglich, diese sollte jedoch nicht unkontrolliert gesucht werden.
- Guten Sonnenschutz anwenden (hoher LF).
- Die dermatologische Versorgung ist in vielen Ländern der Tropen sehr dürftig.

Wüstenklima
- Keine Einschränkungen.
- Besserung durch UV-Exposition möglich, diese sollte jedoch nicht unkontrolliert gesucht werden.
- Guten Sonnenschutz anwenden (hoher LF).
- Die dermatologische Versorgung ist in vielen Ländern der Tropen sehr dürftig.

Höhenaufenthalt
- Einschränkung der Leistungsfähigkeit allenfalls durch Gelenkveränderungen.
- Hautbefund zeigt im Höhenklima häufig Besserung.

Kälteexposition
- Keine Einschränkung.

Besondere Aktivitäten

Tauchsport
- Relative Kontraindikation. Besserung der Symptomatik durch Meerwasserkontakt möglich.
- Bei aktuell offenen Hautläsionen evtl. Trockentauchanzug erwägen.

Leistungssport
- Einschränkung der Leistungsfähigkeit durch Gelenkveränderungen möglich.

Berufliche Reisen
- In stabilem Krankheitsstadium keine Einschränkungen.
- Arbeitsmedizinische Empfehlungen beachten, wenn Kontakt vorgeschädigter Haut mit Schadstoffen möglich ist.
- Bei instabilen Krankheitsstadien (vorübergehend) eher abraten. Zumindest sollte fachdermatologische, ggf. auch -rheumatologische Versorgung vor Ort jederzeit erreichbar sein.

Langzeitaufenthalt
- In leichteren Fällen keine Einschränkung.
- Bei Erforderlichkeit differenzierter Therapien Verfügbarkeit zuvor prüfen.
- Bei Immunsuppression Infektgefährdung bedenken, nach Möglichkeit reduzieren.
- Die dermatologische Versorgung ist in vielen Ländern der Tropen sehr dürftig.

Rückkehrer

Nachsorge
- Klinische Kontrollen bei Verschlechterungstendenz, sonst in Abhängigkeit von laufender Therapie oder Komplikationen.

Anmerkungen

- Keine.

Psychosen

Reisefähigkeit

Generell
- Abhängig von Urteils-, Handlungs- und Leistungsfähigkeit sowie der Stabilität der Situation.
- **Cave:** Das Fehlen stützender Rahmenbedingungen (vertraute Personen, Arbeit und Tagesablauf, therapeutische Kontakte) und die Vielzahl zu integrierender Eindrücke (Kultur, Sprache, Klima, Besinnung auf die eigene Situation) fördern Dekompensationen.
- Behandlungsmöglichkeit am Zielort?
- Versicherung, Rücktransport geregelt? (Reisekrankenversicherungen schließen geistige und seelische Störungen beim Versicherungsschutz in der Regel aus.)

Risikoabwägung

Reiseanalyse

- Identifikation stützender und belastender Faktoren nach o. a. Muster.
- Isolation?
- Konfrontation mit Armut, Leid, Gewalt, eigener Hilflosigkeit berücksichtigen.

Krankheitsbild

- Stabile Situation?
- Welche Faktoren sind aktuell stabilisierend, auch außerhalb „offizieller“ Therapie?

Med. Versorgung

- Je nach Dauer des Aufenthaltes und Stabilität der Situation vorab psychiatrische Akutversorgung, Verfügbarkeit von Medikamenten (außerhalb der Industriestaaten für neuere Neuroleptika fraglich) klären.
- Psychiatrie stark sprach- und kulturabhängig. In vielen Ländern ist die Organisation psychiatrischer Dienste eher auf Aufbewahrung gerichtet.

Spezielle Vorsorge

Untersuchungen

- Aktuelle Beurteilung der Situation durch Behandler:

  Hinweise für Verschlechterungstendenz?

  Frühere Auslöser einer Dekompensation?

  Können diese unterwegs auftreten?

  Begleitung durch Personen mit Einfluss auch in kritischen Situationen?

Medikation unterwegs

- Dauermedikation in problemlos ausreichender Menge mitnehmen.
- Eskalation (Dosiserhöhung? zusätzliche Medikation?) besprechen und schriftlich fixieren. Vertrauensperson des Reisenden dabei einbeziehen.

Impfschutz

- Keine Besonderheiten.
- Indikationsimpfung gegen Hepatitis A und B für Personen in psychiatrischen Einrichtungen nach STIKO-Empfehlung.

Malariaprophylaxe

- Kontraindikation für die Malariaprophylaxe mit Mefloquin.

Besondere Umwelteinflüsse

Flugreise

- Patienten mit akut dekompensierten psychiatrischen Erkrankungen sind laut Warschauer Abkommen prinzipiell als Passagiere ausgeschlossen. Ausnahmen können allenfalls bei langfristig stabilisierter Situation (Dokumentation) gemacht werden. Unbedingt Rücksprache mit dem fliegerärztlichen Dienst der jeweiligen Fluggesellschaft halten (MEDIF-Formular, Muster s. Formular-Anhang).
- Keine Flugreisetauglichkeit bei Agitiertheit oder „wenn Entäußerungen nicht auszuschließen“ sind.
- Ggf. Arztbegleitung mit Möglichkeit zur Notfallmedikation.
- Zeitverschiebung (Flüge über >4 Zeitzonen) kann Dekompensation fördern.
- In der Konsequenz bedeutet eine im Ausland auftretende Dekompensation oft die Notwendigkeit eines Rückfluges unter Ambulanzflugbedingungen. **Cave:** Ausschlusskriterium mancher Reiseversicherer.

Tropenklima

- Weniger das Klima als der „Kulturschock“ stellt eine psychische Belastung dar.
- **Cave:** Erhöhte Gefahr (fataler) Hitzschläge unter Therapie mit antidopaminergen und anticholinergen (Neben-)Wirkungen.
- **Cave:** Phenothiazine, trizyklische Antidepressiva und MAO-Hemmer können erhebliche orthostatische Intoleranz verursachen, vor allem in Kombination mit Hitze/Dehydratation.
- Fachbehandlungseinrichtungen sind in vielen Ländern rar.
- Bei reduzierter Einsichts- oder Urteilsfähigkeit ist von solchen Vorhaben abzuraten.

Wüstenklima

- Weniger das Klima als die Reizarmut und Spannungen in der Reisegruppe bei längeren Touren stellen eine psychische Belastung dar.
- **Cave:** Erhöhte Gefahr (fataler) Hitzschläge unter Therapie mit antidopaminergen und anticholinergen (Neben-)Wirkungen.
- **Cave:** Phenothiazine, trizyklische Antidepressiva und MAO-Hemmer können erhebliche orthostatische Intoleranz verursachen, vor allem in Kombination mit Hitze/Dehydratation.
- Bei reduzierter Einsichts- oder Urteilsfähigkeit ist von solchen Vorhaben abzuraten.
- Behandlungskonzept bei Dekompensation?

Höhenaufenthalt

- Bei reduzierter Einsichts- oder Urteilsfähigkeit abraten. **Cave:** Eigen- und ggf. Fremdgefährdung bei manischer oder euphorischer Stimmungslage oder wegen verlangsamten Reaktionen und Koordinationseinschränkung bei Psychopharmakatherapie abhängig vom Gelände möglich.
- Untersuchungen vermuten, dass tödliche Bergunfälle gelegentlich eine Sonderform des Suizides sein können.
- **Cave:** DD Psychose vs. Höhenhirnödem (HACE) u. U. sehr schwierig, insbesondere für Laien.
- **Cave:** Phenothiazine, trizyklische Antidepressiva und MAO-Hemmer können erhebliche orthostatische Intoleranz verursachen, vor allem in Kombination mit (Höhen-)Dehydratation. Eigen-/Fremdgefährdung (Sturz/Sicherung) beachten.

Kälteexposition

- Bei reduzierter Einsichts- oder Urteilsfähigkeit abraten. Eigengefährdung möglich.

Besondere Aktivitäten

Tauchsport

- Untauglichkeit in akuter Phase, nach Suizidversuchen oder bei akuten Psychosen unter Dauermedikation in der Remissionsphase.
- In besonders günstig erscheinenden Fällen (kurzfristige Störung vor längerer Zeit, keine Dauermedikation, Integration ins soziale Umfeld) Ausnahmen in Absprache mit dem Psychiater und dem Taucherarzt.
- Verkürzte taucherärztliche Kontrollen empfehlenswert, auch <40 Jahre.
- Umgehende Einstellung des Tauchens, wenn sich eine erneute Dekompensation anbahnen sollte. **Cave:** Große Gefahr der Selbst- und Fremdgefährdung insbesondere bei manischen Phasen eines manisch-depressiven Krankheitsbildes.

Leistungssport

- Individuelle Beurteilung.
- Bei potenziell gefährlichen Sportarten: Untauglichkeit in akuter Phase, nach Suizidversuchen oder bei psychiatrischer Dauermedikation. **Cave:** Große Gefahr der Selbst- und Fremdgefährdung insbesondere bei manischen Phasen eines manisch-depressiven Krankheitsbildes.
- **Cave:** Bei hoher körperlicher Belastung erhöhte Gefahr (fataler) Hitzschläge unter Therapie mit antidopaminergen und anticholinergen (Neben-)Wirkungen.
- ADS (Aufmerksamkeits-Defizit-Syndrom): Dopingregeln bei Stimulantiengabe beachten. Die für **Ausnahmeanträge** erforderlichen Formulare können im Downloadbereich von www.nada-bonn.de heruntergeladen werden.

Berufliche Reisen

- Reisefähigkeit ausschließlich in stabilisiertem Zustand unter Berücksichtigung möglicher Risikofaktoren der Dekompensation (beruflicher/privater Stress, Alkoholgenuss mit Kollegen im Ausland, mögliche Gefährdung durch Verkehr/Maschinenbedienung bei reduzierter Reaktionsgeschwindigkeit usw.).
- Die Situation sollte in enger Abstimmung mit dem verantwortlichen Arbeitsmediziner geklärt werden.
- Für den Fall der Dekompensation adäquate Therapiemöglichkeiten vor Ort und Rücktransport klären.
- Fachbehandlungseinrichtungen sind in vielen Ländern rar.
- Beim Verweis auf lokale Behandlungsmöglichkeiten Sprachbarriere berücksichtigen. Arztbrief mitgeben.

Langzeitaufenthalt

- Kritische Prüfung unter den Aspekten der Stabilität, der bisher erforderlichen Therapie und ihrer Verfügbarkeit am Zielort erforderlich.
- Fachbehandlungseinrichtungen sind in vielen Ländern rar.
- Konsequenzen einer Dekompensation bedenken und besprechen (Abbruch des Projektes, Verlust von Leitungsfunktionen?).
- Betriebsarzt/G35-Untersucher informiert? Verwendung einschränken auf Einsatzorte mit Therapiemöglichkeiten.
- Beim Verweis auf lokale Behandlungsmöglichkeiten Sprachbarriere berücksichtigen. Arztbrief mitgeben.
- Die Situation sollte in enger Abstimmung mit dem verantwortlichen Arbeitsmediziner geklärt werden.

Rückkehrer

Nachsorge

- Rücksprache mit Behandler, vor allem bei unerwarteten Entwicklungen unterwegs.

Anmerkungen

- Viele Reisekrankenversicherungen haben akute Psychosen, egal, ob diese vorbekannt waren oder nicht, von der Leistung ausgeschlossen.
- Ggf. ist Einreise mit Dauermedikation wegen der Bestimmungen des Ziellandes nicht möglich (z. B. bei Metylphenidat). Lokale Vorschriften prüfen.

Schlaganfall

Reisefähigkeit

Generell
- Zwei Situationen zu differenzieren:

  Akutstadium: Reisefähigkeit nicht gegeben.

  Nach Abklingen der Akutsymptomatik und Rehabilitationsbehandlung: unter Berücksichtigung evtl. verbleibender Behinderung ist Reisefähigkeit gegeben.

Risikoabwägung

Reiseanalyse
- Anforderungen an Kraft, Koordination? Gehstrecken?
- Gepäcktransport?

Krankheitsbild
- Ausmaß und Art der Behinderung?
- Genese geklärt? Rezidivgefahr?
- Antikoagulation erforderlich? Selbstkontrolle machbar?
- Arztbrief mit Darstellung der Befunde (CT? Angiologischer Befund?).

Med. Versorgung
- Neurologische, internistische und radiologische Versorgung bei Rezidiv, Blutung, Rhythmusstörung und entgleister Hypertonie erforderlich.
- In den meisten Reiseländern ist eine „stroke unit" nicht zu erwarten.

Spezielle Vorsorge

Untersuchungen
- Klinisch-neurologische Statuserhebung.
- Ggf. auslösende Grundkrankheit (Hypertonie? Rhythmusstörung?) kontrollieren.
- Rezidivgefahr?
- Kranken- und Rückholversicherung auch für diesen Fall?

Medikation unterwegs
- Fortsetzung einer evtl. ASS-Medikation oder Antikoagulation. Eine evtl. höhen- oder virusbedingte Neigung zu Punkteinblutungen (Haut, Retina etc.) wird verstärkt.
- Kontrolle INR-Wert unterwegs möglich?
  Evtl. in Eigenregie oder durch Mitreisenden?

Impfschutz
- Erweitertes Impfschema wegen Grundkrankheit (COVID-19, RSV, Influenza, Pneumokokken).
- Impfung gegen Herpes zoster erwägen.
- Impfung gegen Hepatitis B bei erhöhtem Risiko eines Krankenhausaufenthaltes.
- Impfung gegen Cholera/ETEC zur Reduzierung des Durchfallrisikos.
- Antikoagulation: Vorsicht bei i.m.-Injektionen.

Malariaprophylaxe
- Einstellung Antikoagulation besonders unter laufender Mefloquin-Prophylaxe vor Reise überprüfen.

Besondere Umwelteinflüsse

Flugreise
- Akutstadium: Je nach Symptomatik nach Akutereignis keine Flugreisetauglichkeit.
  Auslöser (Rhythmusstörungen, Hypertonie) müssen kontrolliert sein.
- Postakutes/chronisches Stadium: Bei verminderter Spontanmotorik zur Thromboseprophylaxe bewusstes Durchbewegen der paretischen Extremität(en), ggf. Hochlagerung eines paretischen Armes. Niedermolekulares Heparin zu erwägen.

Tropenklima
- Exsikkose bewusst vermeiden.
- Versorgung (Rezidiv, Blutung unter Antikoagulation, Sturz und -folgen) gesichert?
- Lagerungs- (2–32 °C) und Einsatzbedingungen für INR-Selbstmessung (u. a.: 18–32 °C) gegeben?

Wüstenklima
- Exsikkose bewusst vermeiden.
- Versorgung (Rezidiv, Blutung unter Antikoagulation, Sturz und -folgen) gesichert?
- Lagerungs- (2–32 °C) und Einsatzbedingungen für INR-Selbstmessung (u. a.: 18–32 °C) gegeben?

Höhenaufenthalt
- **Cave:** Exsikkose. Große Höhe (> 3500 m) ist bei prädisponierten Personen ein unabhängiger Risikofaktor für Schlaganfall. Primärer Risikofaktor ist dabei nicht die Höhenhypoxie, sondern der Hämatokrit-Anstieg. Auf ausreichende Trinkmenge achten, Exsikkose unbedingt vermeiden.

- **Cave:** Bei Minderperfusion von Hirnarealen vom Aufenthalt in großer Höhe abraten.
- **Cave:** Gefahrengelände. Trittsicherheit?

Kälteexposition

- Für sich genommen keine Kontraindikation, jedoch auf Reisen oft kombiniert mit anderen Einschränkungen wie unzureichender Infrastruktur, Glätte etc.
- Mangels Aktivität paretischer Extremitäten potenziell erhöhte Erfrierungsgefahr.
- Kälte kann vermutlich den Eintritt des Ereignisses bei Risikopersonen triggern.

Besondere Aktivitäten

Tauchsport

- Tauglichkeit nach erstmaligem voll reversiblen Ereignis (TIA, PRIND) möglich. Verkürzte Untersuchungs-intervalle (< 1 Jahr) in Abstimmung mit Taucherarzt.
- Bei nachgewiesenen Gefäßveränderungen, unvollständiger Remission oder primärer Hirnblutung Kontraindikation.

Leistungssport

- Nach voll reversiblem Ereignis und bei Fehlen einer fortbestehenden auslösenden Erkrankung möglich. Sonst nicht realistisch.

Berufliche Reisen

- In Akut- und Rehabilitationsphase keine Reisetauglichkeit. Danach unter strikter Beachtung verbliebener Defizite (Paresen?), des Rezidivrisikos und der medizinischen Infrastruktur Reisefähigkeit möglich. Enge Kooperation mit dem verantwortlichen Arbeitsmediziner.

Langzeitaufenthalt

- Akut- und Rehabilitationsphase: keine Tauglichkeit.
- Danach: Wenn Versorgungsnotwendigkeiten gesichert sind und Anpassung an verbliebene Leistungseinschränkung erfolgt, grundsätzlich möglich.

Rückkehrer

Nachsorge

- Anamnese (Symptome/Zwischenfälle während der Reise?).
- Ggf. Kontrolle Antikoagulation.
- Neurologischer Status bei V. a. Progredienz von Ausfällen oder Rezidiv.

Anmerkungen

- Bei einem während eines Langstreckenfluges auftretenden Schlaganfall handelt es sich ggf. um eine cerebrale Venenthrombose („Economy class stroke syndrome"), die mit einem offenen Foramen ovale assoziiert ist.

Tuberkulose

Reisefähigkeit

Generell

- Drei Situationen sind zu unterscheiden:

  1. Aktuelle, evtl. noch infektiöse Erkrankung: Reisefähigkeit nicht gegeben.

  2. Laufende Therapie nach Ende der Infektiosität: Reisefähigkeit unter Fortführung der Therapie und ohne Unterbrechung notwendiger Kontrollen eventuell gegeben.

  3. Nach Therapieende: Reisefähigkeit abhängig von Residuen (Lunge, Darm, Niere, Skelett oder andere Manifestation), meist jedoch gegeben.

Risikoabwägung

Reiseanalyse

- Klärung der Infrastruktur entlang der Reiseroute entsprechend dem Versorgungsbedarf.

Krankheitsbild

- Zuordnung zu Situationen 1–3.
- Komplikationen und Medikationsfolgen einzubeziehen?

Med. Versorgung

- Situation 1 und 2:

  Radiologie, Blutgasanalyse und klin.-chemisches Labor, Mikrobiologie, möglichst Endoskopie erforderlich. Möglichkeiten zur Pleuradrainage sinnvoll. Isolationsmöglichkeit?

- Situation 3:

  Abhängig von der Latenz zumindest radiologische und klinisch-chemische Untersuchungsmöglichkeiten wünschenswert.

Spezielle Vorsorge

Untersuchungen

- Situation 1: Entfällt.
- Situation 2:

  Fällige Kontrollen auf Therapieerfolg und -nebenwirkungen (Leberwerte, augenärztlicher Befund) sollten mit günstigem Ergebnis abgeschlossen sein und auch während der Reise nicht erforderlich werden.
- Situation 3:

  In Abhängigkeit vom Reisevorhaben und vom zeitlichen Abstand zum Therapieende Rö.-Thorax, Entzündungsparameter, Lungenfunktion, Blutgasanalyse etc. sinnvoll.

Medikation unterwegs

- Situation 1 und 2: Fortführung der Tb-Medikation.
- Situation 3: Keine spezifischen Medikamente zum Einsatz unterwegs vorzusehen.

Impfschutz

- Impfungen setzen Fieberfreiheit und Immunkompetenz voraus (Begleitinfektion HIV?).
- Impfung gegen Hepatitis B bei erhöhtem Risiko eines Krankenhausaufenthaltes.
- Situationen 1 und 2: Bakterielle orale Lebendvakzinen (etwa gegen Typhus, Cholera) unter laufender Tb-Therapie nicht sinnvoll, da nicht effektiv.
- Situation 3: Wegen Grundkrankheit zusätzlicher Impfschutz gegen COVID-19, RSV, Influenza und Pneumokokken reiseunabhängig sinnvoll. Sonst keine Besonderheiten.
- Impfung gegen Herpes zoster erwägen.

Malariaprophylaxe

- Unter Rifampicin (RMP) rascherer Abbau von Atovaquon/Proguanil und evtl. Mefloquin zu erwarten (**Cave:** unsichere Schutzwirkung.).

Besondere Umwelteinflüsse

Flugreise

- Situationen 1 und 2: Flugreiseuntauglich bis Sputumkonversion oder Therapie über mindestens 14 Tage.
- Situationen 1–3: Ggf. Mindestanforderungen an Lungenfunktion beachten: VK 3,0 l; FEV1 70 %; pO_2 70 mmHg; SaO_2 85 %; beschwerdefreie Gehstrecke 80 m oder 12 Stufen.

Tropenklima

- 1. und 2.: Keine klimatischen, aber u. U. infrastrukturelle Gründe gegen den Aufenthalt zu bedenken.
- 3.: Keine Gegengründe, solange fällige Kontrollen uneingeschränkt möglich sind.

Wüstenklima

- 1. und 2.: Keine klimatischen, aber u. U. infrastrukturelle Gründe gegen den Aufenthalt zu bedenken.
- 3.: Keine Gegengründe, solange fällige Kontrollen uneingeschränkt möglich sind.

Höhenaufenthalt

- Situationen 1 und 2:

  Abzuraten.

  INH wird in großer Höhe wesentlich schneller inaktiviert (Dosisanpassung?).

  Es liegen zwar keine Daten darüber vor, aber es ist damit zu rechnen, dass die Ototoxizität von Streptomycin bei Höhenhypoxie zunimmt.
- Situation 3:

  Abhängig von Leistungsfähigkeit und Lungenfunktion zu beurteilen, jedoch keine grundsätzlichen Bedenken.

Kälteexposition

- Keine klimabedingten Gegengründe.

Besondere Aktivitäten

Tauchsport

- 1. Keine Tauchsporttauglichkeit.
- 2. Bei fehlender Infektiosität individuelle Entscheidung durch Tauchmediziner.
- 3. Nach Maßgabe der (Lungen-)Funktion zu beurteilen, bei komplikationsloser Abheilung möglich.

Leistungssport

- 1.: Nicht leistungssporttauglich.
- 2.: Zumeist nicht realistisch (niedrig belastende Sportarten möglich).
- 3.: Nach Maßgabe der (Lungen-)Funktion zu beurteilen, bei komplikationsloser Abheilung möglich.

Berufliche Reisen

- 1. + 2.: Keine Reisefähigkeit.
- 3.: Abhängig von den Residuen und der Belastbarkeit. Die Mindestkriterien der Flugreisetauglichkeit müssen in jedem Fall erfüllt sein. Einzelfallentscheidung in Abstimmung mit dem verantwortlichen Arbeitsmediziner.

- Erhöhtes Risiko der Reinfektion in vielen Zielgebieten der Welt berücksichtigen.
- Adäquate medizinische Versorgung und ggf. Diagnostik eines Rezidivs bzw. einer Reinfektion muss erreichbar sein.

Langzeitaufenthalt

- 1. und 2.: In Abhängigkeit von den diagnostischen und therapeutischen Möglichkeiten am Zielort zu beurteilen, zumeist aber nicht möglich.
- 3. Unter Berücksichtigung der Leistungsfähigkeit und bei uneingeschränkter Wahrnahme fälliger Kontrollen möglich.
- Erhöhtes Risiko der Reinfektion in vielen Zielgebieten der Welt berücksichtigen.

Rückkehrer

Nachsorge

- Besprechen evtl. Symptome unterwegs. Kontrollen wie geplant fortführen.

Anmerkungen

- Keine.

Tumorerkrankungen

Reisefähigkeit

Generell

- Unter praktischen Gesichtspunkten kann unterschieden werden zwischen:

  1. laufender tumorwirksamer Therapie
  2. Nachsorgephase nach Therapie mit kurativem Anspruch
  3. vor allem palliativer Therapiephase

- Einschränkungen sind in allen Situationen zu erwarten. Statische (Koffertragen) und dynamische Belastungen mit beurteilen. Der Entscheid zur Reise setzt i. a. stabile Rahmenbedingungen voraus und sollte revidiert werden, wenn diese Annahme nicht (mehr) zutrifft.

Risikoabwägung

Reiseanalyse

- Durchsprechen des Reisevorhabens unter dem Aspekt körperlicher Belastung (Tragen, Gehstrecken, langes Sitzen etc.), möglicher Infektionsgefahren und der medizinischen Versorgung im Normalfall bzw. bei absehbaren Komplikationen.
- **Cave:** Erhöhte Gefährdung durch COVID-19 bei Immunsuppression.

Krankheitsbild

- Situationsadäquate Diagnostik, etwa im Rahmen der laufenden Nachsorge, zum Grundleiden und charakteristischen Komplikationen, auch der Therapie.
- Kein Reiseantritt, solange Symptome oder Befunde unklarer Bedeutung vorliegen.
- Befunde mitgeben, ggf. auch Rö.-Bilder (-kopien).
- Versicherungsschutz klären einschl. evtl. Rücktransport.
- Opiate: Mitnahme vorbereiten (**Cave:** aktuelle Zollbestimmungen/Formulare einholen).

Med. Versorgung

- Kurzzeitaufenthalt: qualifizierte Intervention bei unerwarteten Komplikationen erforderlich, insbesondere Schmerzzustände, Blutungen und Anämie, Frakturen.
- Dementsprechend funktionierende auch stationäre Versorgung einschließlich Radiologie, sicherer Blutbank und pharmazeutischer Versorgung erforderlich.

Spezielle Vorsorge

Untersuchungen

- Situation 1:

  Nach operativer Behandlung sollten die typischen Komplikationen der ersten Phase (Wundinfektion, Thrombose, Blutungen) abgewartet werden.

  Unter laufender Chemotherapie sollte aus vergangenen Zyklen mit gleicher Dosis die voraussichtliche Tiefe des Leukozytennadirs bekannt sein, dieser nicht unter 1000/µl liegen und keine Anämie unter 10 g/dl vorliegen.

- Situation 2:

  Reisepläne sollten nicht mit anberaumten Nachsorgeterminen kollidieren.

  Symptome unklarer Bedeutung sollten vorrangig abgeklärt werden.

  Funktionelle Defizite sind im Verlauf zu beurteilen.

- Situation 3:

  Die Entscheidung über Reisepläne ist sehr individuell vorzubereiten.

  Ungünstig sind Umstellungen der aktuellen (z. B. Schmerz-)Therapie kurz vor der Reise.

  Die Versorgungsmöglichkeiten für erwartbare Verschlechterungen und Komplikationen sollten in die Reiseentscheidung mit einfließen.

  Krankenversicherung und Repatriierung für den Fall einer Verschlechterung klären.

Medikation unterwegs

- Schriftliche Einnahmepläne einschließlich Generikumsbezeichnungen mitgeben.
- Vorrat gerade an Schmerzmitteln und ggf. Antiemetika ausreichend bemessen.
- Laxantien?
- Ärztliche Bescheinigung über die Notwendigkeit einer Opiat- und/oder Injektionsbehandlung mitgeben. BtM-Formvorschrift für Schengen-Staaten beachten (s. separaten Abschnitt). Notfallausweis? Arztbrief in Verkehrssprache des Gastlandes. Kontakttelefonnummern.
- Bei unerwarteter oder unerwartet tiefer Leukozytendepression kombinierte Gabe von Penicillin mit Aminoglykosid im Brief empfehlen.
- Zusätzlich zu Antibiotika Medikament zur Granulozytenstimulation mitgeben (z. B. Granocyte).

Impfschutz

- Möglichst frühzeitig Impfschutz komplettieren, zumal bei Notwendigkeit einer immunsuppressiv wirkenden Therapie. Hepatitis B (häufige Transfusionen?), Influenza, COVID-19, RSV, Pneumokokken, Herpes zoster bedenken, weitere (Meningokokken, HiB) bei erforderlicher Splenektomie.
- Unter Immunsuppression **Kontraindikation** für Lebendimpfungen.
- Das reisemedizinische Antigenspektrum von Totimpfstoffen kann angewandt werden, jedoch möglicherweise mit verminderter Wirksamkeit. Wenn erforderlich und möglich, serologische Impferfolgskontrolle.
- 6–12 Monate nach allogener Knochenmarkstransplantation ist ein Neubeginn der Grundimmunisierungen erforderlich.

Malariaprophylaxe

- Wenig Erfahrungen über Wechselwirkungen.
- Verlauf der Malaria im Alter, unter Immunsuppression und bei Begleiterkrankungen u. U. deutlich schwerer.

Besondere Umwelteinflüsse

Flugreise

- Flugreisetauglichkeit nur bei Hb über 9–10 g/dl und bei ausreichender Lungenfunktion (VK 3,0 l; FEV1 70 %; pO_2 70 mmHg; SaO_2 85 %; beschwerdefreie Gehstrecke 80 m oder 12 Stufen).
- Karenzzeiten nach operativen Eingriffen beachten (z. B. 6 Wochen nach Darmresektion, 12 Wochen nach pulmonaler Lobektomie).
- Risikogruppe 3 der Konsensusempfehlungen zur Prophylaxe der Reisethrombose. Thromboseprophylaxe mit niedrigmolekularem Heparin ratsam.

Tropenklima

- Situation 1: Unter logistischen Aspekten und wegen häufigen Infekten nicht empfehlenswert.
- Situation 2: Wenn Immunsuppression überwunden, keine wesentlichen Einschränkungen. Sonnenschutz.
- Situation 3: Unter logistischen Aspekten und wegen häufigen Infekten nicht empfehlenswert. Individuelle Entscheidung und Prioritätensetzung.

Wüstenklima

- Situation 1: Unter logistischen Aspekten und wegen häufigen Infekten nicht empfehlenswert.
- Situation 2: Wenn Immunsuppression überwunden, keine wesentlichen Einschränkungen. Sonnenschutz.
- Situation 3: Unter logistischen Aspekten und wegen häufigen Infekten nicht empfehlenswert. Individuelle Entscheidung und Prioritätensetzung.

Höhenaufenthalt

- Bis ca. 1500 m Höhe meist unproblematisch. Darüber hinaus abhängig vom Szenario:

  Situation 1: Wegen verminderter Leistungsfähigkeit und häufig begleitender Anämie nicht empfehlenswert.

  Situation 2: Bei unbeeinträchtigter kardiopulmonaler Funktion einschließlich normalem Hb und guter Leistungsreserve möglich. Sonnenschutz.

  Wegen verminderter Leistungsfähigkeit und häufig begleitender Anämie nicht empfehlenswert.
- **Cave:** Neurologische Manifestation einer Hirnmetastase oder eines Hirntumors u. U. schwer von Höhenhirnödem zu unterscheiden, insbesondere kaum möglich für Laien.
- **Cave:** Bestrahlungstherapie im Kopf-/Nackenbereich prädisponiert vermutlich zu Akuter Höhenkrankheit (AMS).
- Es gibt keinerlei Hinweise darauf, dass Höhenklima/hypobare Hypoxie prinzipiell schädlich für Tumorpatienten oder deren Therapie wäre. Im Tierversuch verlangsamt sich sogar das Wachstum einiger Tumoren und die unerwünschten hämatologischen Wirkungen einiger Zytostatika (Cyclophosphamid) sind geringer.

Kälteexposition

- Über Kälteexposition von Tumorpatienten liegen keinerlei Daten vor. Ggf. Vorsicht geboten bei therapiebedingt eingetretenen Mikrozirkulationsstörungen oder Vulnerabilität der Haut.

Besondere Aktivitäten

Tauchsport

- Grundsätzlich Entscheid durch Tauchmediziner im Einzelfall.
- Situation 2: Bei ausreichender Leistungsfähigkeit (etwa: Arbeitsfähigkeit) Tauchsporttauglichkeit nicht ausgeschlossen. Dto. bei Stomaträgern.
- Situation 1 und 3: Keine Sporttauchfähigkeit.
- Keine Sporttauchfähigkeit außerdem bei: Anämie unter 11 g/dl (Frauen) oder 13 g/dl (Männer), nach Pneumonektomie, bei Einnahme (sedierender) Antiemetika.

Leistungssport

- Situationen 1 und 3: Nicht realistisch.
- Situation 2: Weites Spektrum der Leistungsfähigkeit, darunter auch Spitzensportler (Einzelfallentscheidung abhängig von Belastbarkeit und Sportart)

  Bei laufender Schmerztherapie, Steroid- oder EPO-Anwendung Dopingliste beachten.

  Die für **Ausnahmeanträge** erforderlichen Formulare können im Downloadbereich von www.nada-bonn.de heruntergeladen werden.

Berufliche Reisen

- Situationen 1 und 3: Nicht realistisch.
- Situation 2: Weites Spektrum der Leistungsfähigkeit.

  Einzelfallentscheidung abhängig von Belastbarkeit und Tätigkeit.

  Entscheidung grundsätzlich in Kooperation mit dem zuständigen Arbeitsmediziner abstimmen.

  Ausreichende medizinische Infrastruktur am Arbeitsort zur Behandlung unvorhersagbarer Notfälle (z. B. Manifestation von Hirnmetastasen) und Kontaktmöglichkeiten zu betreuender Onkologie im Heimatland zwingend zu fordern.

Langzeitaufenthalt

- Situation 1: Nicht möglich.
- Situation 2: Nur möglich, wenn Diagnostik im Rahmen der Nachsorge und Abklärung eines Verdachts auf ein Rezidiv lokal abgeklärt und mögliche Komplikationen (z. B. Manifestation von Hirnmetastasen) behandelt werden können (bildgebende Diagnostik? Histologie?) oder die Nachsorge hier ungestört weitergeführt werden kann. Die Kontaktaufnahme zur betreuenden Onkologie im Heimatland sollte problemlos möglich sein.
- Situation 3: Nur möglich unter besonderen Voraussetzungen wie langsames Tumorwachstum (z. B. hoch differenziertes Prostata-Karzinom), guter AZ, ausreichender med. Infrastruktur (s. o.) und Kontaktmöglichkeiten zu betreuender Onkologie im Heimatland.

Rückkehrer

Nachsorge

- Fortsetzung ohnehin geplanter Therapie- oder Nachsorge-Zyklen.
- Abklärung unterwegs aufgetretener Symptome.

Anmerkungen

- Keine.

Tumorerkrankungen: Colon und Rektum

Reisefähigkeit

Generell

- Differenzierung in drei Grundsituationen erscheint sinnvoll:
  1. Laufende Chemo- und/oder Strahlentherapie
  2. Nachsorgephase nach Therapie mit kurativem Anspruch
  3. Palliative Therapie des metastasierten Krankheitsbildes
- In jeder der Situationen Beurteilung der körperlichen Belastung, der Infektgefährdung, anderer Risikofaktoren und der Verfügbarkeit adäquater Routine- und Notfallversorgung erforderlich. Gerade die 3. Phase erfordert individuelle Entscheidungen.

Risikoabwägung

Reiseanalyse

- Absehbare körperliche Belastungen durch Sport, langes Sitzen (Thrombose), Infektionen (Diarrhoe), Sonneneinstrahlung abschätzen.
- **Cave:** Erhöhte Gefährdung durch COVID-19 bei Immunsuppression.

Krankheitsbild

- 1. Postoperative Probleme wie Schmerz, Wundheilungsstörungen, Anämie unter 10 g/dl, sollten überstanden sein. Übelkeit beherrschbar? Hautschutz vor Sonne, Austrocknung und Verletzung im Bereich von Bestrahlungsfeldern besprechen. Aspekte der Immunsuppression beachten (s. entsprechendes Kapitel)
- 2. Nachsorgeuntersuchungen (CEA, Sonographie, Coloskopie, evtl. Thorax) und evtl. Symptomabklärung sollten nicht während der Reise fällig werden.
- 3. Individuelle Abschätzung der Leistungsfähigkeit und möglicher Komplikationen unterwegs wie etwa Blutungen, Ileus, Schmerzen, paraneoplastische Syndrome etc.
- Bedeutsame Unterlagen, ggf. auch Röntgenbilder, mitgeben. Opiatmitnahme vorbereiten, falls erforderlich (s. entsprechendes Kapitel). Krankenversicherungsschutz klären.

Med. Versorgung

- 1. Akutkomplikationen sollten lokal beherrschbar sein, was die Gabe von sicheren Transfusionen einschließt. Laborkontrollen unterwegs erforderlich?
- 2. Allenfalls grundsätzliche diagnostische Ausstattung für den Umgang mit unvorhergesehenen Symptomen oder Rezidivverdacht erforderlich.
- 3. Möglichkeit zu rascher, evtl. sogar vorab geplanter Vorstellung und Anpassung der Therapie an aktuelles Befinden und neue Befunde erforderlich. Häufig Koordination mehrerer Disziplinen (Onkologie, Chirurgie, Radiologie etc.) nötig. Sichere Blutbank sollte vorausgesetzt werden können.
- Für die Phasen 1 und 3 erscheint eine Versorgung auf einem Niveau erforderlich, das dem Westeuropas gleicht. Für alle Phasen sollte eine Versorgung mit der laufenden und evtl. notfallmäßig erforderlich werdenden Medikation einschließlich Opiaten, Antiemetika und antineoplastischer Substanzen sowie mit Pflegehilfsmitteln (Stomaträger) möglich sein.

Spezielle Vorsorge

Untersuchungen

- 1. Situationsabhängig. Leukozytennadir sollte bekannt und bei Reise zwischen Chemotherapiezyklen überwunden sein. Erfahrungen im Umgang mit der Entleerungsfunktion auch bei neu angelegtem Stoma sollten vorhanden sein, auch für den Umgang mit reiseassoziierter Diarrhoe oder Verstopfung.
- 2. Untersuchungen gemäß Leitlinie (CEA, Sonographie, Coloskopie, evtl. Thorax). Termine im Zweifel eher vorziehen als zurückstellen.
- 3. Situationsabhängig. Insbesondere sollten keine Anämie, keine Elektrolytstörung, keine Zeichen einer enteralen Passagestörung, kein ungeklärtes neues Symptom mit auf die Reise genommen werden.

Medikation unterwegs

- Bedarfsabhängige (Schmerz, Übelkeit etc.) Medikation sollte mitgenommen werden, möglichst aber bei Verlust oder vermehrtem Verbrauch auch nachbeschaffbar sein.

Impfschutz

- Reisebedingte und reiseunabhängige Impfungen (einschließlich derer wegen Grundkrankheit) durchführen, Lebendimpfungen jedoch nur dann, wenn keine Immunsuppression (mehr) besteht. Bei Chemotherapiezyklen liegt der wahrscheinlich beste Zeitpunkt für Impfungen zwischen Leukozytennadir und neuem Zyklus, wobei mit verminderter Effektivität gerechnet werden muss.
- Indikation zur Impfung gegen COVID-19, RSV, Pneumokokken und Influenza.
- Impfung gegen Herpes zoster erwägen.
- Impfung gegen Hepatitis B bei erhöhtem Risiko eines Krankenhausaufenthaltes.
- Impfung gegen Cholera/ETEC zur Reduzierung des Durchfallrisikos.

Malariaprophylaxe

- Keine Abweichungen von den üblichen Empfehlungen. Malariaregionen entsprechen vielfach nicht den infrastrukturellen Anforderungen der Situationen 1 und 3.

Besondere Umwelteinflüsse

Flugreise

- Mindest-Hämoglobinkonzentration für Flugreise: 10 g/dl.
- Ausdehnungsneigung von Darmgas und Stomabeuteln berücksichtigen.

Tropenklima

- Tropische Regionen entsprechen vielfach nicht den infrastrukturellen Anforderungen der Situationen 1 und 3. Sonnenschutz beachten. Situation 1 und 3: Infektionsrisiko beachten.

Wüstenklima

- Wüstenregionen entsprechen vielfach nicht den infrastrukturellen Anforderungen der Situationen 1 und 3. Sonnenschutz beachten. Situation 1 und 3: Infektionsrisiko beachten.

Höhenaufenthalt

- Vor allem in Phase 2 möglich. Leistungslimits und Sonnenschutz beachten.

Kälteexposition

- Keine wesentlichen Abweichungen von der Beratung Gesunder.

Besondere Aktivitäten

Tauchsport

- Kontraindiziert bei Anämie und/oder dem Bestehen von Lungenmetastasen.
- Stoma unter Wasser kein absolutes Hindernis, aber Volumenschwankungen bedenken.

Leistungssport

- In Situation 2 möglich.

Berufliche Reisen

- Bei Beachtung der oben genannten Kriterien (vor allem Infrastruktur, Einhalten von Nachsorgeterminen, Medikation) in der Situation 2 möglich.

Langzeitaufenthalt

- Bei Beachtung der oben genannten Kriterien (vor allem Infrastruktur, Einhalten von Nachsorgeterminen, Medikation) in der Situation 2 möglich.

Rückkehrer

Nachsorge

- Rücksprache, Klärung von Krankheitsepisoden unterwegs und von neu aufgetretenen Symptomen. Bei peranalen Blutungen DD einer Amöbiasis bedenken, wenn exponiert.

Anmerkungen

- Keine.

Tumorerkrankungen: Mamma

Reisefähigkeit

Generell

- Differenzierung in drei Grundsituationen erscheint sinnvoll:
  1. Laufende Chemo- oder Strahlentherapie
  2. Nachsorgephase nach Therapie mit kurativem Anspruch
  3. Palliative Therapie des metastasierten Krankheitsbildes
- In jeder der Situationen Beurteilung der körperlichen Belastung, der Infektgefährdung, anderer Risikofaktoren und der Verfügbarkeit adäquater Routine- und Notfallversorgung erforderlich. Gerade die 3. Phase erfordert individuelle Entscheidungen in enger Zusammenarbeit mit der Patientin.

Risikoabwägung

Reiseanalyse

- Absehbare Belastungen durch Koffertragen, Sport, Sturzgefahr, langes Sitzen (Thrombose), Infektionen, Sonneneinstrahlung abschätzen.
- **Cave:** Erhöhte Gefährdung durch COVID-19 bei Immunsuppression.

Krankheitsbild

- 1. Postoperative Probleme wie Schmerz, Wundheilungsstörungen, Anämie unter 10 g/dl, sollten überstanden sein. Übelkeit beherrschbar? Frakturgefährdung durch Knochenmetastasen? Hautschutz vor Sonne, Austrocknung und Verletzung besprechen, gerade im Bereich von Bestrahlungsfeldern oder bei Lymphödem. Aspekte der Immunsuppression beachten (s. entsprechendes Kapitel)
- 2. Nachsorgeuntersuchungen und evtl. Symptomabklärung sollten aktuell erfolgt sein und nicht während der Reise fällig werden. Hormontherapie allein bedingt keine bedeutsame Immunsuppression.
- 3. Individuelle Abschätzung der Leistungsfähigkeit und möglicher Komplikationen unterwegs wie etwa Frakturen, Hypercalcämie, paraneoplastische Syndrome etc. Bedeutsame Unterlagen, ggf. auch Röntgenbilder, mitgeben. Opiatmitnahme vorbereiten, falls erforderlich (s. entsprechendes Kapitel). Krankenversicherungsschutz klären.

Med. Versorgung

- 1. Akutkomplikationen sollten lokal beherrschbar sein, was die Gabe von sicheren Transfusionen einschließt. Laborkontrollen unterwegs erforderlich?
- 2. Allenfalls grundsätzliche Möglichkeiten für den Umgang mit unvorhergesehenen Manifestationen/ Rezidiven erforderlich.
- 3. Möglichkeit zu rascher, evtl. sogar vorab geplanter Vorstellung und Anpassung der Therapie an aktuelles Befinden und neue Befunde erforderlich. Häufig Koordination mehrerer Disziplinen (Onkologie, Chirurgie, Radiologie etc.) nötig. Sichere Blutbank sollte vorausgesetzt werden können.
- Für die Phasen 1 und 3 erscheint eine Versorgung auf einem Niveau erforderlich, das dem Westeuropas gleicht. Für alle Phasen sollte eine Versorgung mit der laufenden und evtl. notfallmäßig erforderlich werdenden Medikation einschließlich Opiaten, Antiemetika, Bisphosphonaten, Hormontherapien und antineoplastischer Substanzen möglich sein.

Spezielle Vorsorge

Untersuchungen

- 1. Situationsabhängig. Leukozytennadir sollte bekannt und bei Reise zwischen Chemotherapiezyklen überwunden sein.
- 2. Gemäß Leitlinie (im wesentlichen Anamnese, Palpation und Mammographie nach Plan. Erweiterung bei Symptomen.). Termine im Zweifel eher vorziehen als zurückstellen.
- 3. Situationsabhängig. Insbesondere sollten keine Anämie, keine Elektrolytstörung, kein noch nicht abgeklärtes neues Symptom mit auf die Reise genommen werden.

Medikation unterwegs

- Laufende sowie bedarfsabhängige (Schmerz, Übelkeit etc.) Medikation sollte mitgenommen werden, möglichst aber bei Verlust oder vermehrtem Verbrauch auch nachbeschaffbar sein.

Impfschutz

- Reisebedingte und reiseunabhängige Impfungen (einschließlich derer wegen Grundkrankheit) durchführen, Lebendimpfungen jedoch nur dann, wenn keine Immunsuppression (mehr) besteht. Injektionen in einen von Lymphödem betroffenen Arm vermeiden. Bei Chemotherapiezyklen liegt der wahrscheinlich beste Zeitpunkt für Impfungen zwischen Leukozytennadir und neuem Zyklus, wobei mit verminderter Effektivität gerechnet werden muss.
- Indikation zur Impfung gegen COVID-19, RSV, Pneumokokken und Influenza.
- Impfung gegen Herpes zoster erwägen.
- Impfung gegen Hepatitis B bei erhöhtem Risiko eines Krankenhausaufenthaltes.

Malariaprophylaxe

- Keine Abweichungen von den üblichen Empfehlungen. Malariaregionen entsprechen vielfach nicht den infrastrukturellen Anforderungen der Situationen 1 und 3.

Krankheiten

Besondere Umwelteinflüsse

Flugreise
- Tamoxifen steigert das Thromboserisiko und sollte bei der Beratung zur Reisethromboseprävention berücksichtigt werden. Mindest-Hämoglobinkonzentration für Flugreise: 10 g/dl.

Tropenklima
- Tropische Regionen entsprechen vielfach nicht den infrastrukturellen Anforderungen der Situationen 1 und 3. Sonnenschutz beachten. Situation 1 und 3: Infektionsrisiko beachten.

Wüstenklima
- Wüstenregionen entsprechen vielfach nicht den infrastrukturellen Anforderungen der Situationen 1 und 3. Sonnenschutz beachten. Situation 1 und 3: Infektionsrisiko beachten.

Höhenaufenthalt
- Bei Knochenmetastasen im Rahmen der Sturzgefahr Frakturrisiko. Leistungslimits und Sonnenschutz beachten.

Kälteexposition
- Keine wesentlichen Abweichungen von der Beratung Gesunder.

Besondere Aktivitäten

Tauchsport
- Kontraindiziert bei Anämie und/oder dem Bestehen von Knochen- und/oder Lungenmetastasen (Tragen schwerer Ausrüstung erforderlich).

Leistungssport
- In Situation 2 möglich.

Berufliche Reisen
- Bei Beachtung der oben genannten Kriterien (vor allem Infrastruktur, Einhalten von Nachsorgeterminen, Medikation) in der Situation 2 möglich.

Langzeitaufenthalt
- Bei Beachtung der oben genannten Kriterien (vor allem Infrastruktur, Einhalten von Nachsorgeterminen, Medikation) in der Situation 2 möglich.

Rückkehrer

Nachsorge
- Rücksprache, Klärung von Krankheitsepisoden unterwegs und von neu aufgetretenen Symptomen.

Anmerkungen

- Keine.

Tumorerkrankungen: Prostata

Reisefähigkeit

Generell
- Differenzierung in zwei Grundsituationen erscheint sinnvoll:
  1. Zustand nach radikaler Prostatektomie oder Strahlentherapie
  2. Metastasierte Erkrankung unter (v. a.) Hormontherapie
- In jeder der Situationen Beurteilung der körperlichen Belastbarkeit und der Verfügbarkeit adäquater Routine- und Notfallversorgung erforderlich.

Risikoabwägung

Reiseanalyse
- Körperliche Belastungsfaktoren, pflegerische Versorgung unterwegs, bei Situation 2 auch die Wahrscheinlichkeit von Traumata einschätzen.
- **Cave:** Erhöhte Gefährdung durch COVID-19 bei Immunsuppression.

Krankheitsbild
- 1. Abgesehen von (postoperativen) Schmerzen ist vor allem der Umgang mit Harninkontinenz oder funktionellen Darmstörungen bedeutsam. Therapeutische Entscheidungen zur Grundkrankheit sollten rechtzeitig vor Reise getroffen sein.
- 2. PSA-Verlauf, locoregionärer Befund in Sonographie oder Schnittbild und angewandte Therapiemodalitäten sollten planmäßig kontrolliert und Ergebnisse mitgegeben werden. Thromboseneigung einschätzen. Opiatmitnahme vorbereiten, falls erforderlich (s. entsprechendes Kapitel).
- Krankenversicherungsschutz klären.

Med. Versorgung
- 1. Erfahrung im Umgang mit postoperativen oder Radiatiofolgen wie Inkontinenz und funktionelle Störungen des Rektum sollte vorhanden sein.
- 2. Schmerz- und Hormontherapie ggf. im Zielland erhältlich? Ansprechpartner bei Komplikationen vorhanden? PSA und bildgebende Diagnostik verfügbar?
- Für alle Phasen sollte eine Versorgung mit der laufenden und evtl. notfallmäßig erforderlich werdenden Medikation einschließlich Opiaten, Hormontherapeutika und Bisphosphonaten sowie mit Pflegehilfsmitteln (Inkontinenzversorgung) möglich sein.

Spezielle Vorsorge

Untersuchungen

- 1. Situationsabhängig. Ggf. PSA, Ausschluss Harnwegsinfekt, aktuelle (meist transrektale) Sonographie. Erfahrungen im Umgang mit Pflegemitteln, ggf. Katheter, sollten vorhanden sein.
- 2. Untersuchungen (klinisch, PSA, Sonographie, ggf. Szintigraphie) je nach Situation und Nachsorgezeitplan. Termine im Zweifel eher vorziehen als zurückstellen. Bei Zweifeln Mindest-Hb von 10 g/dl sicherstellen, ggf. auftransfundieren. Analgesieschema kontrollieren.

Medikation unterwegs

- Bedarfsabhängige (Schmerz, Übelkeit etc.) und laufende Medikation sollte in ausreichender Menge mitgenommen werden, möglichst aber bei Verlust oder vermehrtem Verbrauch auch nachbeschaffbar sein. Bei Neigung zu Harnwegsinfekten Antibiotikum dafür mitgeben.
  Zu Opiaten s. entsprechendes Kapitel.

Impfschutz

- Reisebedingte und reiseunabhängige Impfungen (einschließlich derer wegen Grundkrankheit) durchführen, Lebendimpfungen nur dann, wenn keine Immunsuppression besteht. Eine Hormontherapie ist mit Ausnahme hoch dosierter Kortikosteroide nicht immunsuppressiv.
- Indikation zur Impfung gegen COVID-19, RSV, Pneumokokken und Influenza prüfen.
- Impfung gegen Herpes zoster erwägen.
- Impfung gegen Hepatitis B bei erhöhtem Risiko eines Krankenhausaufenthaltes.
- Impfung gegen Cholera/ETEC zur Reduzierung des Durchfallrisikos.

Malariaprophylaxe

- Keine Abweichungen von den üblichen Empfehlungen.

Besondere Umwelteinflüsse

Flugreise

- Mindest-Hämoglobinkonzentration für Flugreise: 10 g/dl. Thromboseneigung postoperativ und bei verschiedenen Hormontherapeutika beachten.

Tropenklima

- Meist unter Infrastrukturgesichtspunkten ungünstig. Schwitzen und Hautmazeration bei Inkontinenz verstärken sich ungünstig. Patienten mit Inkontinenz neigen zur Verringerung der Trinkmenge.

Wüstenklima

- Meist unter Infrastrukturgesichtspunkten ungünstig. Schwitzen und Hautmazeration bei Inkontinenz verstärken sich ungünstig. Patienten mit Inkontinenz neigen zur Verringerung der Trinkmenge.

Höhenaufenthalt

- Leistungslimits beachten. In Situation 2 Frakturgefahr bei Stürzen erhöht.

Kälteexposition

- Keine wesentlichen Abweichungen von der Beratung Gesunder.

Besondere Aktivitäten

Tauchsport

- Kontraindiziert bei Anämie und/oder dem Bestehen von Lungenmetastasen. Frakturgefährdung bei Knochenfiliae und dem Tragen schwerer Ausrüstungsgegenstände beachten.

Leistungssport

- In Situation 1 möglich, in Situation 2 durch Schmerz- und Hormontherapie sowie ggf. das Alter unrealistisch.

Berufliche Reisen

- Bei Beachtung der oben genannten Kriterien in der Situation 1 möglich, bei guter Versorgung im Zielland auch in Situation 2.

Langzeitaufenthalt

- Bei Beachtung der oben genannten Kriterien (vor allem Infrastruktur, Einhalten von Nachsorgeterminen, Medikation) in der Situation 1 und gelegentlich 2 möglich.

Rückkehrer

Nachsorge

- Rücksprache, Klärung von Krankheitsepisoden unterwegs und von neu aufgetretenen Symptomen.

Anmerkungen

- Keine.

Varikosis und Z. n. Thrombose / Embolie

Reisefähigkeit

Generell

- Situation 1: Reine Varikosis

  Reisefähigkeit unter laufender (Kompressions-)Therapie gegeben, wenn keine akute Behandlungsnotwendigkeit besteht.

- Situation 2: Antikoagulation nach Tiefer Beinvenenthrombose (TBVT) und/oder Lungenembolie:

  Unter Selbstkontrolle und stabiler Einstellung Reisefähigkeit gegeben.

- 1. und 2. **Cave:** Bei langen Reisen (>ca. 4 h) im Sitzen unbedingt auf Pausen, Umhergehen, Aktivierung der Wadenmuskulatur und ausreichende Hydrierung achten.

Risikoabwägung

Reiseanalyse

- Langes Sitzen erforderlich?
- Situation 2: Selbstkontrolle der INR sicher? Temperaturkorridor des Messgerätes unterwegs einzuhalten (s. u.: „Tropenklima“ bzw. „Kälteexposition“)?

Krankheitsbild

- Situation 1:

  Ausmaß aktuell dokumentiert? Aktueller Therapiebedarf?

- Situation 2:

  Informationen über Restbefunde oder das Ergebnis der Diagnostik auf genetische Störungen mitgeben.

Med. Versorgung

- Situation 1:

  Evtl. Diagnostik hinsichtlich Tiefer Beinvenenthrombose erforderlich (Kompressionssonographie, evtl. Phlebographie).

- Situation 2:

  Therapieüberwachung (Labor: INR, Blutbild)

  Diagnostik bei Verdacht auf Rezidiv (Phlebographie, Lungenperfusionsszintigraphie, Dopplersonographie)

  Intervention bei Therapiekomplikationen (Blutprodukte aus vertrauenswürdiger Quelle) müssen ohne Abstriche gewährleistet sein.

Spezielle Vorsorge

Untersuchungen

- Situation 1:

  Ausschluss einer akuten Behandlungsnotwendigkeit (Ulceration, Blutung, TBVT).

  Kompressionsstrümpfe/-strumpfhosen noch funktionsfähig?

  Aufklärung über Prophylaxemaßnahmen der Reisethrombose.

- Situation 2:

  Einstellung stabil?

  Hinweis auf häufigere Kontrollen unterwegs wegen diätetisch unterschiedlicher Vitamin K-Aufnahme bei Einnahme von Cumarin

  Hinweis auf die Gefährdung durch Reisethrombose.

Medikation unterwegs

- Situation 1:

  Symptomatische Therapie bei Thrombophlebitiden.

- Situation 2:

  Bei Einnahme von Cumarin Vitamin K-Präparat mitnehmen. Patient darauf aufmerksam machen, dass Vit. K kein eigentliches Notfallmedikament ist und eine Blutung durch einen (Druck-)Verband versorgt werden muss. Nach Vit. K-Einnahme unbedingt tgl. INR-Messung durchführen. Im Notfall PPSB-Infusion verfügbar?

  Bei INR-Selbstmessung: Batterien und Teststreifen in ausreichender Menge mitnehmen.

- 1 und 2 (nach Ende der Cumarintherapie): Prüfung der Indikation für Faktor Xa-Hemmer oder niedermolekulares Heparinpräparat zur Prävention der Reisethrombose.

Impfschutz

- Situation 1: Keine Besonderheiten.
- Situation 2: i.m.-Injektionen mit feiner Nadel (21G) unproblematisch.
- Impfung gegen Hepatitis B bei erhöhtem Risiko eines Krankenhausaufenthaltes.
- Impfung gegen Cholera/ETEC zur Reduzierung des Durchfallrisikos.
- Indikation zur Impfung gegen COVID-19, RSV, Pneumokokken und Influenza prüfen.

Malariaprophylaxe

- Situation 1: Keine Besonderheiten.
- Situation 2: Keine ausreichenden Daten. Verdrängung von Cumarin aus der Plasmaeiweißbindung durch Mefloquin vorstellbar, daher Gerinnungseinstellung unter laufender Mefloquin-Prophylaxe vor der Reise überprüfen.

Besondere Umwelteinflüsse

Flugreise

- Situationen 1 und 2:

  Bei langen Reisen (>ca. 4 h) im Sitzen unbedingt auf Pausen, Umhergehen, Aktivierung der Wadenmuskulatur und ausreichende Hydrierung (ca. 100–150 ml pro Flugstunde) achten.
- Situation 1:

  Schwellneigung der Beine verstärkt, Kompressionsbehandlung unterwegs wichtig.
- Situation 2:

  Tiefe Beinvenenthrombose: Flugreiseuntauglichkeit für zumindest 2 Wochen.

  Lungenembolie: Mindestanforderungen an Lungenfunktion und Gasaustausch beachten (VK 3,0 l; FEV1 70 %; pO_2 70 mmHg; SaO_2 85 %; beschwerdefreie Gehstrecke 80 m oder 12 Stufen).

Tropenklima

- Situation 1:

  Vermehrte Schwellungsneigung durch Weitstellung von Hautgefäßen und schlechtere Toleranz einer Kompressionstherapie zu erwarten.
- Situation 2:

  INR-Einstellung diätetisch unzuverlässig (regelmäßige Kontrolle).

  Cave: Bei INR-Selbstmessung zulässiger Temperaturbereich gewahrt (Lagerung 2–32 °C, Messung 18–32 °C)?

  Infrastruktur im Notfall?

Wüstenklima

- Situation 1:

  Vermehrte Schwellungsneigung durch Weitstellung von Hautgefäßen und schlechtere Toleranz einer Kompressionstherapie zu erwarten.
- Situation 2:

  INR-Einstellung diätetisch unzuverlässig (regelmäßige Kontrolle).

  Cave: Bei INR-Selbstmessung: zulässiger Temperaturbereich gewahrt (Lagerung 2–32 °C, Messung 18–32 °C)?

  Infrastruktur im Notfall?

Höhenaufenthalt

- Man geht davon aus, dass die meisten nicht-traumatischen Höhentodesfälle thrombose- bzw. thrombemboliebedingt sind. Besonders kritisch ist die frühe Akklimatisationsphase. Längerer Höhenaufenthalt steigert das Thromboserisiko auf das 30-fache.
- Dennoch bei Situation 1: meist keine wesentlichen Beeinträchtigungen zu erwarten, wenn präventive Basismaßnahmen ergriffen werden (Trinkmenge, Bewegung, evtl. Stützstrümpfe).
- Situation 2:

  Cave: Rezidivgefahr.

  Cave: Schwierige DD einer Lungenembolie zum Höhen-Lungenödem.
- **Cave:** Bei INR-Selbstmessung zulässiger Temperaturbereich gewahrt (Lagerung 2–32 °C, Messung 18–32 °C)?

Kälteexposition

- Keine Daten vorhanden. Erhöhte Empfindlichkeit einer durch chronisch-venöse Insuffizienz geschädigten Haut für Erfrierungen denkbar.
- **Cave:** Bei INR-Selbstmessung zulässiger Temperaturbereich gewahrt (Lagerung 2–32 °C, Messung 18–32 °C)?

Krankheiten

Besondere Aktivitäten

Tauchsport

- **Kontraindikation** bei Tiefer Beinvenenthrombose (TBVT) bis zur vollen Mobilisation und bei Ulcus cruris.
- Antikoagulation ist keine Kontraindikation.

Leistungssport

- Situation 1: Nach Therapie möglich.
- Situation 2: **Kontraindikation** für verletzungsgefährliche Sportarten.

Berufliche Reisen

- Situation 1:

  Normalerweise Reisefähigkeit gegeben außerhalb Zeiträume akuter Behandlungsindikation.
- Situation 2:

  Einzelfallentscheidung in Abstimmung mit dem zuständigen Arbeitsmediziner unter Berücksichtigung von beruflichem Anforderungsprofil und aktueller klinischer Situation.

  Patient muss über alle notwendigen Maßnahmen der (Selbst-)Überwachung sowie evtl. erforderliche Notmaßnahmen unterrichtet sein und die dazu nötige Ausrüstung in mehr als bedarfsdeckender Menge und auf mindestens 2 Gepäckstücke verteilt mitführen.

  Diagnostik bei V. a. Rezidiv (Phlebographie, Lungenperfusionsszintigraphie, Dopplersonographie) und Intervention bei Therapiekomplikationen (Blutprodukte aus vertrauenswürdiger Quelle) muss am Zielort problemlos verfügbar sein.

Langzeitaufenthalt

- Situation 1:

  Evtl. indizierte operative Behandlung zuvor durchführen.
- Situation 2:

  Einzelfallentscheidung in Abstimmung mit dem zuständigen Arbeitsmediziner unter Berücksichtigung von beruflichem Anforderungsprofil und aktueller klinischer Situation.

  Patient muss über alle notwendigen Maßnahmen der (Selbst-)Überwachung sowie evtl. erforderliche Notmaßnahmen unterrichtet sein und die dazu nötige Ausrüstung in mehr als bedarfsdeckender Menge und auf mindestens 2 Gepäckstücke verteilt mitführen.

  Diagnostik bei V. a. Rezidiv (Phlebographie, Lungenperfusionsszintigraphie, Dopplersonographie) und Intervention bei Therapiekomplikationen (Blutprodukte aus vertrauenswürdiger Quelle) muss am Zielort problemlos verfügbar sein.

Rückkehrer

Nachsorge

- Übliche Therapiekontrolle.
- Weitere Diagnostik bei (vermuteten) Komplikationen unterwegs.

Anmerkungen

- Keine.

Besondere Lebenssituationen – Anhaltspunkte für die Beratung

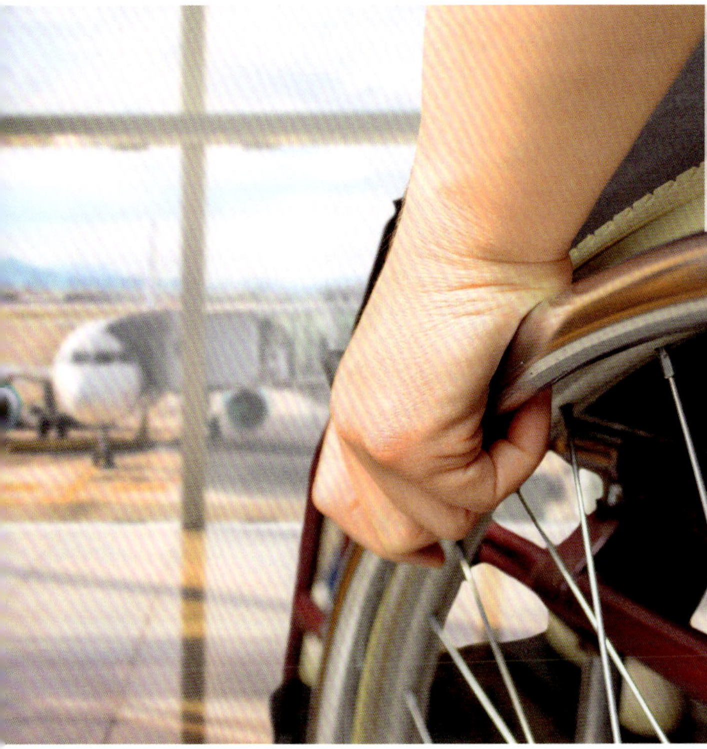

© cunaplus/stock.adobe.com Stock Photo. Posed by a model

Hinweise

Besondere Lebenssituationen sind nicht als Krankheiten misszuverstehen, sie verlangen jedoch wie diese erhöhte Vorbereitung und Aufmerksamkeit beim Reisen. Daher wurde im Folgenden ein heterogenes Bündel dieser Situationen zusammengefasst. Die Informationen sind wie im Kapitel Krankheiten organisiert (Erläuterungen siehe S. 9/10) und sollen das Erkennen und Ausräumen von potenziellen Problemen ermöglichen.

Anus Praeter

Reisefähigkeit

Generell	• Ein Anus Praeter beeinträchtigt die generelle Reisefähigkeit in der Regel nicht.

Risikoabwägung

Reiseanalyse	• Hygienische Verhältnisse akzeptabel?
Krankheitsbild	• Abhängig von den ursächlichen Grunderkrankungen (siehe auch Tumorerkrankungen: Colon/Rektum und Morbus Crohn und Colitis ulcerosa).
Med. Versorgung	• Eine basismedizinische Grundversorgung zur Therapie von Komplikationen und Infektionen sollte sichergestellt sein.

Spezielle Vorsorge

Untersuchungen	• Hinweis auf sorgfältige Nahrungsmittelhygiene.
	• Reinigung des Stomas sollte nur mit Wasser in Trinkwasserqualität erfolgen.
Medikation unterwegs	• Auf die Mitnahme von einem ausreichenden Vorrat an Stomabeuteln und Versorgungsmaterial sollte geachtet werden. Zum einen ist der Verbrauch am Urlaubsort meist erhöht (z. B. durch starkes Schwitzen oder häufiges Baden ist die Tragezeit reduziert, Reisediarrhoe, etc.) zum anderen ist die Beschaffung vor Ort oft schwierig, teilweise nicht möglich.
	• Evtl. Mitnahme eines Antibiotikums (z. B. Rifaximin, Rifamycin) zur initialen Selbsttherapie der Reisediarrhoe und eines Notfallmittel für komplizierte Verläufe, z. B. blutige Diarrhoe (Azithromycin).
Impfschutz	• Reisebedingte und reiseunabhängige Impfungen (einschließlich derer wegen Grundkrankheiten durchführen).
	• Zusätzlich Cholera-/ETEC- Schluckimpfung zur Verringerung des Risikos von Reisediarrhoe.
Malariaprophylaxe	• Keine Besonderheiten.

Besondere Umwelteinflüsse

Flugreise	• Vor dem Start Entleerung des Beutels.
	• Verwendung von Stomabeuteln mit Aktivkohlefiltern zum Druckausgleich.
	• Einlegen einer Kompresse in den leeren Beutel (verhindert das Zusammenfallen bei externem Druckanstieg).
	• Für Sicherheitskontrollen am Flughafen ein mehrsprachiges „Travel Certificate“ mitführen (https://www.stoma-welt.de/leben-mit-stoma/mein-alltag-mit-stoma/reisen-mit-stoma/)
Tropenklima	• Auf ausreichende Flüssigkeitsmenge ist insbesondere bei Ileostomaträgern zu achten.
Wüstenklima	• Auf ausreichende Flüssigkeitsmenge ist insbesondere bei Ileostomaträgern zu achten.
Höhenaufenthalt	• Ggf. Aufblähen des Beutels in der Höhe, Gefrieren des Inhaltes bei sehr kalten Temperaturen möglich.
Kälteexposition	• Keine Besonderheiten.

Besondere Aktivitäten

Tauchsport	• Ein Stomabeutel an sich stellt keine Kontraindikation für Tauchsport dar. Für Wasser- und Tauchsport gibt es spezielle Badeanzüge bzw. Neopren-Gürtel.
Leistungssport	• Sportarten mit hoher Drucksteigerung im Bauchraum sollten vermieden werden.
Berufliche Reisen	• Bei adäquater Infrastruktur keine Einschränkungen, die über o. g. Punkte hinausgehen.
	• Keine Einschränkungen, die über o. g. Punkte hinausgehen.
Langzeitaufenthalt	• Eine ausreichende Versorgung mit Verbrauchsmaterialien am Einsatzort muss sichergestellt sein. Sonst keine Einschränkungen, die über o. g. Punkte hinausgehen.

Rückkehrer

Nachsorge	• Rücksprache i. A. ausreichend.

Anmerkungen

• Keine.

Behinderungen

Reisefähigkeit

Generell

- Stark abhängig von Art und Ausmaß der Behinderung. Bei entsprechender Planung (Fluglinie!) und Infrastruktur vor Ort prinzipielle Reisefähigkeit normalerweise gegeben.
- Besonders gravierend und evtl. sicherheitsrelevant für Hör- bzw. für Sehbehinderte ist die ausschließlich akustische oder visuelle Übermittlung von (Warn-)Meldungen.

Risikoabwägung

Reiseanalyse

- Beurteilung von Grundvorhaben, Anreise einschließlich Umstiegen (Flughäfen, Bahnhöfe, Fähranleger etc.) und Unterkünften (Diät, Einrichtung, Kommunikation, Orientierung, Umgebung) unter dem Aspekt der Verträglichkeit mit der vorliegenden Behinderung.
- Sturzrisiko mit möglichen Verletzungen abschätzen und möglichst minimieren.
- Infrastruktur im Zielgebiet klären, etwa die Verfügbarkeit von Behindertentoiletten.
- Berücksichtigung von Erfahrungen einer Selbsthilfegruppe oder von Beratungsstellen wie der Nationalen Koordinierungsstelle Tourismus für Alle e. V. (www.natko.de).

Krankheitsbild

- Beurteilung der Abhängigkeit von Hilfspersonen und Hilfsmitteln (z. B. Verlust, Beschädigung).
- Ausmaß der Mobilitäts- und Kommunikationsfähigkeit?
- Umgang mit besonderen Situationen (Alarm, Unfall, Gewalterfahrung, organisatorische Pannen) möglich?

Med. Versorgung

- Individuelle Überprüfung der Anforderungen an die ärztliche, pharmazeutische und anderweitige (Physiotherapie etc.) Versorgung im Zielland unter dem Aspekt der Sicherung der Dauerbehandlung, der Vermeidung von Gefährdungen und der Therapie typischer Komplikationen.
- Mitgabe wichtiger Befunde oder eines Arztbriefes in einer im Gastland üblichen Verkehrssprache.
- Auslandskranken-/-rückholversicherung?

Spezielle Vorsorge

Untersuchungen

- Typische Komplikationen ausschließen.
- Symptome unklarer Bedeutung vor Reise abklären.

Medikation unterwegs

- Dauermedikation in ausreichender (mindestens der doppelten erwarteten) Menge mitnehmen, zur Hälfte ins Handgepäck.
- Zollbestimmungen für Medikamente beachten, ggf. ärztliche Bescheinigung mitgeben (in Englisch oder landesüblicher Verkehrssprache, Generic Names aufführen, explizit angeben, dass die Medikamente ausschließlich für den persönlichen Bedarf und Fortführung einer Dauermedikation bestimmt sind).
- Anweisungen für Zeitzonenwechsel? (ggf. Medikamentenumstellung erklären).
- Medikation für erwartbare Notfälle mitgeben, wenn im Zielland nicht leicht beschaffbar. Einnahme-/Anwendungshinweise mit Patienten und Mitreisenden besprechen. Gleiches gilt für Verbrauchsmaterialien, wichtige Hilfsmittel etc. (etwa: Colostomiebeutel, Batterien für Hörgeräte).

Impfschutz

- Sofern keine krankheitsbedingte oder therapeutisch induzierte Immunsuppression besteht, sollte der altersentsprechende Impfschutz, der für das Zielland und die Reiseaktivitäten empfehlenswerte und der evtl. krankheitsbedingt empfohlene (COVID-19? Influenza? Pneumokokken? Hepatitis A und B?) bestehen.
- Impfung gegen Cholera/ETEC wegen Risiko der Reisediarrhoe und entsprechender Einschränkungen erwägen.

Malariaprophylaxe

- Sorgfältige Beachtung von Kontraindikationen und Wechselwirkungen.

Besondere Umwelteinflüsse

Flugreise

- Die wesentlichen Belastungen durch einen (Langstrecken-)Flug sind milde Hypoxie, Ausdehnung von Gasen im Körper, Neigung zu Dehydratation, Auslösung von Thrombosen, Angstzuständen, Kinetosen, Bewegungsarmut und ggf. der Zeitzonenwechsel. Sie sollten gegen die individuellen Grenzen der Belastbarkeit geprüft werden.
- Klärung der durch Einsicht oder Aufsicht bewirkten Compliance des behinderten Reisenden mit den Sicherheitsmaßnahmen an Bord.

Tropenklima

- Wärme, hohe Luftfeuchtigkeit, vermehrtes Schwitzen und die oft geringere Leistungsfähigkeit des lokalen Gesundheitswesens prägen solche Reisen und sollten ohne Gefährdungen verkraftet werden.

Wüstenklima

- Extreme Temperaturunterschiede, intensive Sonneneinstrahlung und eine schüttere Infrastruktur sind nur bei guten Kompensationsmechanismen und stabilen gesundheitlichen Verhältnissen zumutbar.

Höhenaufenthalt

- Je nach genauer Planung müssen Hypoxie, Dehydratation, alpin-technisches Können, Dauerleistungsfähigkeit und das Risiko der Akuten Bergkrankheit gegen die individuell gegebenen Leistungseinschränkungen abgeglichen werden.
- Bei geistiger Behinderung nur in einfaches alpines Gelände unter enger Aufsicht. Nicht in absturzgefährliches Gelände begeben!
- Bei körperlicher Behinderung erhöhte Absturzgefahr durch beeinträchtigte Koordination (Ausgleichsbewegungen!) beachten!

Kälteexposition

- Diese Aufenthalte stellen besondere Anforderungen an die Temperaturhomöostase einschließlich der peripheren Durchblutung und das einsichtsvolle Verhalten zur Gefahrenprävention.

Besondere Aktivitäten

Tauchsport

- Krankheitsbedingte Kontraindikationen beachten, sonst aber unter den Rahmenbedingungen des Behindertentauchens möglich.

Leistungssport

- Nur in Kenntnis der individuellen Verhältnisse vor dem Hintergrund spezifischer sportmedizinischer Kenntnisse zu beurteilen (Einzelfallbeurteilung).

Berufliche Reisen

- Nur in Kenntnis der individuellen Verhältnisse vor dem Hintergrund spezifischer arbeitsmedizinischer Kenntnisse zu beurteilen (Einzelfallbeurteilung).

Langzeitaufenthalt

- Individuelle Überprüfung der Anforderungen an die Alltagsumgebung (Diät, Wohnungseinrichtung, Orientierung, Mobilität, Umgebung), die medizinische, pharmazeutische und anderweitige Versorgung (Physiotherapie etc.).
- Versorgung im Zielland unter dem Aspekt der Sicherung der Dauerbehandlung, der Vermeidung von Gefährdungen und der Therapie typischer Komplikationen überprüfen.

Rückkehrer

Nachsorge

- Abklärung von Krankheitsepisoden unterwegs, ggf. Überprüfung von Verlaufsparametern.
- Auswertung positiver wie negativer Erfahrungen unter dem Aspekt des Lernens für Folgeprojekte sinnvoll.

Anmerkungen

- Wesentliche Hilfestellung bei der Planung von Reisen bieten Selbsthilfegruppen, die zum Teil mit spezialisierten Reisebüros zusammenarbeiten.
- Behinderten darauf aufmerksam machen, dass die Angabe „behindertenfreundlich" nicht unbedingt bedeutet, dass die Unterkunft rollstuhltauglich ist!
- **Achtung**: Abklärung, ob die Reisekrankenversicherung behinderungsspezifische Gesundheitsrisiken abdeckt!

Behinderung: Blindheit / Sehbehinderung

Reisefähigkeit

Generell

- Abhängig vom Grad der Sehbehinderung, „lebenspraktischen" Fähigkeiten, Organisationsvermögen, Fähigkeit zum Lesen von Blindenschrift bzw. großer Normalschrift, Kommunikationsfähigkeit, Orientierungsvermögen, Mobilität, Selbstvertrauen, Infrastruktur vor Ort und evtl. vorhandenen Grunderkrankungen (z. B. Diabetes mellitus).
- Bei sehender Begleitperson ist eine Reisefähigkeit in vielen Fällen gegeben.
- Schon bei der Reiseplanung sollten Reiseveranstalter, Fluggesellschaft und Hotel vor Ort über die Sehbehinderung informiert werden. Sondervereinbarungen sollten schriftlich fixiert werden!

Risikoabwägung

Reiseanalyse

Beurteilung der Reise nach

- Grundvorhaben: organisierte bzw. begleitete Reise? Individuelle und unbegleitete Reisen erfordern sehr gründliche Planung und Vorbereitungsmaßnahmen. Von Last-Minute-Reisen ist deshalb meist abzuraten. Manche Reiseziele und -vorhaben sind für stark Sehbehinderte und Blinde eher nicht geeignet: z. B. Wanderungen auf nicht befestigten Wegen im Gebirge, Tauchsafaris, Besichtigungsreisen, die nicht speziell für Sehbehinderte konzipiert wurden u. ä.

- Art der Anreise inkl. Umstiegen: Begleitungs- und Kommunikationsmöglichkeiten auf Flughäfen, Bahnhöfen, Fähren/Schiffen (akustische Warnsignale vorhanden?)
- Unterkunft und Infrastruktur am Reiseziel: Ausstattung, Lage, Verständigungsmöglichkeiten, geeignete Freizeitangebote in der Nähe, Mitführen eines Begleithundes erlaubt?
- Prinzipiell ist der Erwerb von Grundkenntnissen der jeweiligen Landessprache sehr zu empfehlen, da sich vor allem allein Reisende damit Unterstützung durch Einheimische verschaffen können. Eine non-verbale Kommunikation ist für Blinde kaum möglich!
- Reise- und Sprachführer in Blindenschrift oder auf Daisy-CD, Landkarten für Blinde und Sehbehinderte:

  Deutsches Zentrum für barrierefreies Lesen
  Gustav-Adolf-Straße 7
  04105 Leipzig
  Tel. 0341/71130
  (www.dzblesen.de)
- Nützliche Internet-Seiten:
  - Deutscher Blinden- und Sehbehindertenverband e.V. (DBSV), aktuelle Informationen zu Reisen und Tourismus, Begleitdienste:
    www.dbsv.org
  - Allgemeine Informationen, Informationen für Reisende mit Sehbehinderung/Blindheit, Bahnhofsbeschreibungen:
    www.seh-netz.info/
  - Ratschläge für Blinde und hochgradig Sehbehinderte auf Auslandsreisen:
    www.ma-ha-schulze.de/index.php?menuid=45
  - Reiseangebote für Blinde, Reiseassistenz und Begleitdienste:
    www.anderes-sehen.de
    www.visionoutdoor.de
    http://databus.dbsv.org/databus/
    www.assistenzboerse.de/

Krankheitsbild

- Aktueller Status und Stabilität zugrunde liegender oder vorbestehender Erkrankungen, ggf. medikamentöse Einstellung
- Restsehfähigkeit mit oder ohne Sehhilfe
- Abhängigkeit von Begleitpersonen und/oder Hilfsmitteln
- Fähigkeit zum Umgang mit besonderen Situationen (organisatorische Probleme, Unfall, Kriminalität u. ä.)

Med. Versorgung

- Abhängig von ggf. zugrunde liegendem Krankheitsbild Überprüfung der Anforderungen an medizinische, pharmazeutische Versorgung vor Ort (Sicherung der Dauertherapie, Behandlung typischer Komplikationen, Vermeidung spezieller Risiken)
- Mitgabe wichtiger, aktueller Befunde oder eines Arztberichts in der jeweiligen Landessprache bzw. in Englisch
- Bei Notwendigkeit einer Diät-Einhaltung Mitnahme einer Liste der Lebensmittel, die erlaubt oder verboten sind, möglichst in der jeweiligen Landessprache oder in Englisch.
- Schwerbehindertenausweis
- Auslandskranken-, Rücktransportversicherung
- Einreise-, Impf- und Quarantänebestimmungen für mitreisende Begleithunde sollten frühzeitig bei der Botschaft des Ziellandes und eventueller Transitländer erfragt und ggf. erforderliche Impfungen des Hundes beim Tierarzt durchgeführt werden.

Spezielle Vorsorge

Untersuchungen

- Entsprechend den Erfordernissen evtl. vorliegender Grunderkrankungen (siehe dort)
- Bei Restsehfähigkeit mit Sehhilfe Überprüfung des Visus und ggf. Anpassung der optischen Korrektur

Medikation und Materialien unterwegs

- Das Mitführen eines weißen Blindenstocks dient als Mobilitätshilfe, zeigt der Umgebung die Sehbehinderung/Blindheit an und hat eine Schutzfunktion im Straßenverkehr.
- Bei Restsehfähigkeit Mitnahme mindestens einer Ersatzbrille für den Verlustfall.
- Ggf. notwendige Medikamente sollten vor allem bei Alleinreisenden schon vorab in Wochenboxen einsortiert mitgenommen werden, damit es nicht zu Verwechslungen kommt.

Impfschutz
- Altersentsprechender Impfschutz nach STIKO-Empfehlungen
- Für das jeweilige Reiseland und geplante Aktivitäten empfohlene Impfungen
- Bei chronischer Grunderkrankung evtl. zusätzlich indiziert: Influenza-, RSV-, COVID-19, Pneumokokken-, Hepatitis-B-Impfung (insbesondere bei höherer Wahrscheinlichkeit eines Klinikaufenthaltes vor Ort)

Malariaprophylaxe
- Entsprechend den üblichen Kriterien
- Bei Grunderkrankung und/oder Dauermedikation Kontraindikationen und Wechselwirkungen beachten!

Besondere Umwelteinflüsse

Flugreise
- Anmeldung der Sehbehinderung/Blindheit, ggf. eines Begleithundes und der benötigten Hilfeleistungen am Abflugs- und Ankunfts-Flughafen und während des Fluges bei der Fluggesellschaft möglichst schon bei der Buchung. Fluggesellschaften nehmen oft nur eine begrenzte Anzahl mobilitätseingeschränkter Passagiere mit. Ausnahmen gelten z. T. bei mitreisender, erwachsener, nicht behinderter Begleitperson.
- Sitzplatzreservierung am besten am Gang, für eine eventuelle Begleitperson direkt daneben
- Für die Anreise und die Orientierung am Flughafen sollte genügend Zeit eingeplant werden.
- Viele Fluggesellschaften befördern Blinden-Begleithunde kostenlos. Die in der Kabine erlaubte Anzahl von Tieren ist jedoch oft begrenzt. Deshalb sollte vorab geklärt werden, ob das Tier in der Kabine oder in einer speziellen Transportbox im Frachtraum mitfliegen kann.
- Einreise-, Impf- und Quarantänebestimmungen für mitreisende Begleithunde sollten frühzeitig bei der Botschaft des Ziellandes und eventueller Transitländer erfragt werden.

Tropenklima
- Allgemein: keine Besonderheiten; mit Defiziten in der barrierefreien Infrastruktur muss in vielen Ländern gerechnet werden.
- Bei chronischer Grunderkrankung: siehe diese!

Wüstenklima
- Allgemein: keine Besonderheiten; mit Defiziten in der barrierefreien Infrastruktur muss in vielen Ländern gerechnet werden.
- Bei chronischer Grunderkrankung: siehe diese!

Höhenaufenthalt
- Je nach Geländegegebenheiten erhöhtes Sturz- und Verletzungsrisiko
- Risiken durch erniedrigten Sauerstoffpartialdruck und Kälte bei bestehenden Vorerkrankungen, s. dort!

Kälteexposition
- Risiken bei bestehenden Vorerkrankungen, siehe dort!

Besondere Aktivitäten

Tauchsport
- Relative Kontraindikation bei Sehschärfe 0,5 bis 0,7 (50–70 %) mit oder ohne Korrektur; augenärztliche Untersuchung und optische Korrektur erforderlich
- Absolute Kontraindikation bei Sehschärfe <0,5 (50 %) in der Ferne und/oder Nähe mit oder ohne Korrektur
- Besondere Fragestellungen bzgl. der Tauchtauglichkeit bei Sehbehinderung:
  Restsehfähigkeit (hell/dunkel)
  Ablesen der Tauchinstrumente möglich?
  Gesichtsfeldeinschränkungen
  Koordination
- Bei starker Sehbehinderung, mit der das Ablesen der Instrumente unter Wasser auch nach optischer Korrektur nicht möglich ist, sowie bei Voll-Blindheit Tauchen nur im Rahmen des Behinderten-Tauchens möglich, Einstufung in die Behinderungsgruppe H-3
- H1/2/3-Taucher (Handicapped): graduell zunehmende Einschränkung:
  H1: Eigenhilfe und Fremdrettung möglich;
  H2: Eigenrettung möglich, Fremdrettung nicht möglich;
  H3: Eigen- und Fremdrettung nicht möglich; Tiefenbegrenzung 3 m (in Ausnahmefällen 5 m); Begleitung: Tauchlehrer (EN14413-1), mindestens ein weiterer autonomer Sporttaucher (EN14153-2), beide mit Erfahrung und Ausbildung im Behindertentauchen; zusätzlich ein Oberflächentauchpartner und eine weitere Hilfsperson
- Weitere Details s. „Checkliste Tauchtauglichkeit“, K. Tetzlaff et al.; Gentner-Verlag

Leistungssport
- Prinzipiell für eine Vielzahl von Sportarten möglich. Je nach Sportart werden Modifikationen vorgenommen: z. B. Marathonlauf mit Begleitung; Tandem-Radfahren mit sehendem „Lenker“.

- Weitere Informationen:
  Deutscher Behindertensportverband e. V.:
  www.dbs-npc.de

  Bundesinstitut für Sportwissenschaften:
  www.bisp.de > Dokumentencenter > Publikationen > „Das Klassifizierungssystem der paralympischen Sportarten"

Berufliche Reisen

- Beurteilung durch Arbeitsmediziner unter Berücksichtigung der individuellen Voraussetzungen des Reisenden, eventueller Grunderkrankungen und der Gegebenheiten des Arbeits- und Wohnumfeldes vor Ort (Barrierefreiheit, medizinische, pharmazeutische, Versorgungsmöglichkeiten, Notfall-Rücktransport etc.).

Langzeitaufenthalte

- Abschätzung der Möglichkeiten, das Arbeits- und Alltagsumfeld barrierefrei einzurichten. Hier muss in vielen Ländern mit Problemen gerechnet werden!
- Mindestens Grundkenntnisse der jeweiligen Landessprache (Sprechen und Verstehen!) sind hier noch wichtiger als bei Kurzaufenthalten.
- Möglichkeit der Mitreise sehender Familienangehöriger bzw. Begleitperson?
- Vorab: Informationen über Blinden-Organisationen vor Ort einholen!
  - Internationale Blindenverbände:
    World Blind Union (WBU)
    www.worldblindunion.org/English/Pages/default.aspx

Rückkehrer

Nachsorge

- Entsprechend den Erfordernissen evtl. bestehender Grunderkrankungen (siehe dort)

Anmerkungen

- Keine

Behinderung: Mobilitätseinschränkung / Rollstuhlfahrer

Reisefähigkeit

Generell

- Abhängig von zugrunde liegender Ursache der Mobilitätseinschränkung (z. B. Amputation von Gliedmaßen, Querschnittslähmung, Multiple Sklerose (s. S. 76), M. Parkinson (s. S. 75), rheumatische Erkrankung (s. S. 20, 86), Muskeldystrophie, Z. n. Schlaganfall (s. S. 93), Co-Morbidität und Art der Therapie, oft gegeben oder in unterschiedlichem Ausmaß herabgesetzt.
- Reisen mit ausgeprägter Mobilitätseinschränkung erfordern eine sorgfältige Planung. Deshalb ist von Last-Minute-Reisen in den meisten Fällen eher abzuraten.
- Schon bei der Reiseplanung sollte der Reiseveranstalter über Art und Ausmaß der Behinderung informiert werden. Sondervereinbarungen sollten schriftlich fixiert werden.

Risikoabwägung

Reiseanalyse

Beurteilung der Reise nach:

- Grundvorhaben (Individualreise: erfordert besondere Vorbereitung, Selbstständigkeit, Improvisationstalent; Pauschalreise: Vielzahl von Angeboten weltweit, s. Internet-Adressen unten)
- Art der Anreise einschließlich Umstiegen (Barrierefreiheit von Flughäfen, Fähranlegern, Bahnhöfen, Autovermietung mit behindertengerechten Fahrzeugen, Sanitäreinrichtungen unterwegs, Gepäcktransport etc.)
- Kompatibilität der Infrastruktur am Reiseziel mit zugrundeliegender Einschränkung, Barrierefreiheit der Unterkunft, Sanitäreinrichtungen, Verkehrsmittel vor Ort, interessanter Sehenswürdigkeiten, sonstiger Aktivitäten (z. B. Schwimmbad, Strand, Sportstätten)
- Berücksichtigung von Erfahrungen von Selbsthilfegruppen oder Beratungsstellen
- Nützliche Internet-Seiten für Reisen mit Handicap:
  - Forum, Informationen und Adressen für Menschen mit Behinderungen: www.myhandicap.de/reisen-mobilitaet.html
  - Nationale Koordinationsstelle Tourismus für alle: www.natko.de/
  - Reiseangebote für Menschen mit Behinderungen im Internet: www.reiselinks.de/behindertenreisen.html

Krankheitsbild

- Aktueller Status und Stabilität der zugrundeliegenden Erkrankung und ggf. der medikamentösen Einstellung; Risiko eines Krankheitsschubes (z. B. MS, Rheuma) bzw. Rezidivs (z. B. Apoplex)
- Ggf. erhöhte Infektionsgefährdung durch immunsuppressive Medikation
- Abhängigkeit von Begleitpersonen und Hilfsmitteln (möglicher Verlust, Beschädigung)
- Umgang mit besonderen Situationen (organisatorische Probleme, Unfall, Kriminalität u. ä.) möglich?

Med. Versorgung

- Abhängig von zugrunde liegendem Krankheitsbild individuelle Überprüfung der Anforderungen an medizinische, pharmazeutische und ggf. physiotherapeutische Versorgung vor Ort erforderlich (Sicherung der Dauertherapie, Behandlung typischer Komplikationen, Vermeidung spezieller Risiken)
- Mitgabe wichtiger, aktueller Befunde oder eines Arztberichts in der jeweiligen Landessprache bzw. in Englisch
- Auslandskranken-, Rücktransportversicherung, Gepäckversicherung für benötigte Hilfsmittel (z. B. Rollstuhl)

Spezielle Vorsorge

Untersuchungen

- Je nach Grunderkrankung aktueller Status, Ausschluss von Krankheitskomplikationen, Abklärung unklarer Symptome rechtzeitig vor Reisebeginn
- Besprechung des Vorgehens bei unterwegs eintretenden Krankheitskomplikationen
- Inspektion und ggf. Reparatur eines Rollstuhls oder anderer Hilfsmittel vor der Reise

Medikation und Materialien unterwegs

- Dauermedikamente in mindestens doppelter der erwarteten Menge mitnehmen, je zur Hälfte im Handgepäck und aufgegebenen Gepäck
- Zollbestimmungen beachten; ein ärztliches Attest über den persönlichen Bedarf an Medikamenten u./o. Injektionsmaterialien (in Landessprache oder Englisch) sollte im Handgepäck mitgeführt werden.
- Bei Zeitzonenwechsel: Einnahmeplan für Dauermedikamente
- Notfall-Medikation für zu erwartende Problemsituationen inkl. schriftlicher Einnahme-/Anwendungshinweise; ggf. Besprechung mit Begleitperson(en)
- Mitnahme von Reparaturmaterial für den Rollstuhl (z. B. Reifenreparatur), ggf. eines Adapters für elektrische Rollstühle

Impfschutz

- Altersentsprechender Impfschutz nach STIKO-Empfehlungen
- Für das jeweilige Reiseland und geplante Aktivitäten empfohlene Impfungen
- Impfung gegen Cholera/ETEC wegen Risiko der Reisediarrhoe und entsprechender Einschränkungen erwägen.
- Je nach zugrunde liegender Erkrankung evtl. zusätzlich indiziert: Influenza-, RSV-, COVID-19, Pneumokokken-, Hepatitis-A-, Hepatitis-B-Impfung
- Bei Immunsuppression: ggf. Kontraindikation für Lebendimpfungen; reduzierte Immunantwort auf Impfungen möglich; serologische Überprüfung des Impfschutzes zu erwägen.

Malariaprophylaxe

- Je nach Grunderkrankung und Dauermedikation Wechselwirkungen und Kontraindikationen beachten!

Besondere Umwelteinflüsse

Flugreise

- Abhängig vom Krankheitsbild Klärung der Flugreisetauglichkeit durch den medizinischen Dienst der Fluggesellschaft mit MEDIF-Formular (Muster s. Formular-Anhang) bzw. bei Vielfliegern FREMEC-Card
- Erhöhtes Thromboserisiko auf Langstreckenflügen bei Mobilitätseinschränkung; Prophylaxemaßnahmen (Kompressionsstrümpfe, Trinkmenge, Bewegungsübungen, falls möglich) besprechen, ggf. NMH-Gabe erwägen
- Informationseinholung über spezielle Serviceleistungen und Betreuungsmöglichkeiten der jeweiligen Fluggesellschaft
- Möglichst frühzeitige Information des Reiseveranstalters bzw. der Fluggesellschaft über bestehende Behinderung, Inanspruchnahme spezieller Serviceleistungen, Mitnahme eines Rollstuhls (spätestens zwei Tage vor Abflug, Angabe der Maße, des Gewichts und der Art des Rollstuhls). Sitzplatzreservierung, auch für Begleitperson(en)
- Frühzeitige Anreise zum Flughafen und Meldung beim Check-in empfehlenswert, da mobilitätseingeschränkte Passagiere häufig vor den restlichen Passagieren ins Flugzeug gebracht werden (Pre-Boarding).
- Passagier-Rollstühle werden in der Regel kostenfrei als Sondergepäck im Frachtraum transportiert, für den Flug selbst wird bei Bedarf ein Rollstuhl von der Fluggesellschaft zur Verfügung gestellt.

- Bei batteriebetriebenen Rollstühlen und anderen Mobilitätshilfen mit auslaufsicherer Trocken- oder Gelbatterie müssen in der Regel die Batteriepole abgeklemmt und isoliert werden. Für Nassbatterien gelten besondere Bestimmungen, die bei der Fluggesellschaft erfragt werden sollten.
- Prothesenträger sollten ihre Prothese beim Check-in und bei der Sicherheitskontrolle angeben.
- Weitere Informationen finden sich auf den Internet-Seiten der einzelnen Fluggesellschaften und Flughäfen.

Tropenklima

- Je nach Grunderkrankung Risiko spezifischer Komplikationen:
  Uhthoff-Phänomen bei Multipler Sklerose, Störungen der Thermoregulation z. B. bei M. Parkinson, Querschnittslähmung, Medikamenteneinnahme (u. a. Anticholinergika, Amantadin)
- Erhöhtes Infektionsrisiko bei Immunsuppression

Wüstenklima

- s. Tropenklima

Höhenaufenthalt

- Individuelle Beurteilung der Leistungsfähigkeit bzw. –einschränkung bezogen auf geplanten Aufenthaltsort und Aktivitäten (z. B. hochgelegene Städte, alpines Gelände)
- Erhöhte Verletzungs- und Absturzgefahr in alpinem Gelände durch eingeschränkte Mobilität
- Kontraindikation für Höhenaufenthalte bei neuromuskulären Erkrankungen mit Beeinträchtigung der Lungenfunktion (FVC-Verminderung > 60 %)
- Höhenaktivitäten sind für viele Menschen mit Mobilitätseinschränkung mit speziellen Hilfsmitteln wie Trekking-Rollstühlen und/oder im Rahmen spezieller Angebote möglich.

Kälteexposition

- Ein Hypothermierisiko besteht durch Störungen der Thermoregulation, herabgesetztes Kälteempfinden bei Sensibilitätsstörungen (z. B. Querschnittslähmungen, MS) oder durch verminderte Wärmeproduktion durch die eingeschränkte Bewegungsmöglichkeit. Sorgfältiger Kälteschutz erforderlich!
- Bei bestehenden Blasenentleerungsstörungen kann Kälteexposition Harnwegsinfekte begünstigen.

Besondere Aktivitäten

Tauchsport

- Abhängig von Grunderkrankung und Ausmaß der Mobilitätseinschränkung kann eine (eingeschränkte) Tauchtauglichkeit im Rahmen des Behinderten-Tauchens gegeben sein. Für die Feststellung der Tauchtauglichkeit ist eine Untersuchung durch einen erfahrenen Tauchmediziner ggf. in Zusammenarbeit mit einem Behinderten-Tauchlehrer erforderlich.
- Unterschieden werden folgende Gruppen von Tauchern mit Handicap:
  L-Taucher (Limited): nur unwesentliche taucherische Beeinträchtigung durch vorliegende Behinderung (z. B. Amputationen mit taucherisch irrelevanter funktioneller Beeinträchtigung)
  H1/2/3-Taucher (Handicapped): graduell zunehmende Einschränkung: Eigenhilfe und Fremdrettung möglich (1), Eigenrettung möglich, Fremdrettung nicht möglich (2); Eigen- und Fremdrettung nicht möglich (3). Ein bis zwei speziell ausgebildete Tauchpartner, bei Rollstuhlfahrern zusätzlich Oberflächentauchpartner erforderlich; Tiefenbegrenzung 20 m bzw. bei H3 3 m.
- Absolute Kontraindikationen: muskuläre Schwäche der Mundmuskulatur, Atemregler kann nicht über längere Zeit im Mund gehalten werden; selbstständiges Druckausgleichmanöver kann nicht durchgeführt werden; Blasenentleerung vor dem Tauchgang kann nicht selbständig durchgeführt werden.
- Durch vorbestehende neurologische Ausfälle können Symptome einer Dekompressionskrankheit verschleiert werden.
- Erhöhtes Risiko von Hyper- bzw. Hypothermie durch Störungen der Thermoregulation (z. B. bei Querschnittslähmungen); Spastik unter Wasser vor allem bei Temperatursprüngen möglich.
- Weitere Details s. Deutsche Gesellschaft für Tauch- und Überdruckmedizin www.gtuem.de

Leistungssport

- Prinzipiell für eine Vielzahl von Sportarten möglich. Individuelle Beurteilung sollte durch einen Sportmediziner vorgenommen werden.
- Um verschiedenartige Behinderungen im Leistungssport vergleichbar zu machen, wurde eine Klassifizierungssystem entwickelt, bei dem körperbehinderte Sportler nicht nach Behinderungsart, sondern funktionell eingestuft werden sollen. Weitere Informationen (Bundesinstitut für Sportwissenschaften):
  www.bisp.de/SharedDocs/Downloads/Publikationen/sonstige_Publikationen_Ratgeber/Klassifizierung.pdf

Berufliche Reisen

- Einzelfallbeurteilung durch Arbeitsmediziner unter Berücksichtigung einerseits der individuellen Voraussetzungen des Reisenden, andererseits der Gegebenheiten des Arbeits- und Wohnumfeldes vor Ort (Barrierefreiheit, medizinische, pharmazeutische, physiotherapeutische Versorgungsmöglichkeiten, Notfall-Rücktransport etc.).

Langzeitaufenthalte

- s. Berufliche Reisen
- Je nach Grunderkrankung muss eine notwendige Dauerbehandlung und eine adäquate Therapie evtl. eintretender Komplikationen gesichert sein.
- Abschätzung der Möglichkeiten, das Arbeits- und Alltagsumfeld barrierefrei einzurichten. Hier muss besonders in vielen außereuropäischen Ländern mit Problemen gerechnet werden!

Rückkehrer

Nachsorge

- Abklärung von Krankheitsepisoden unterwegs
- Aktuelle Statuserhebung nach längeren Auslandsaufenthalten und / oder zwischenzeitlichen bzw. noch bestehenden Gesundheitsproblemen.
- Analyse von Reiseverlauf und Erfahrungen unterwegs in Hinblick auf zukünftige Reisen.

Anmerkungen

- „Behindertenfreundlich" heißt nicht automatisch Rollstuhlgerecht. In Zweifelsfällen ist eine Kontaktaufnahme mit Reiseveranstalter / Hotel / Vermieter und Abklärung einer bedürfnisgerechten Einrichtung der Unterkunft und Umgebung dringend zu empfehlen.
- Beim Abschluss von Reiserücktritts-, Reisekranken- und Rücktransportversicherung muss im Vorfeld geklärt werden, ob krankheits- bzw. behinderungsspezifische Risiken abgedeckt sind!

Implantat-Träger (Hüfte / Schrittmacher / Liquorshunt)

Reisefähigkeit

Generell

- Limitiert durch evtl. Grundkrankheit, i. a. nicht durch das Implantat.
- Bei älteren Implantaten ggf. Ausweis wegen Metalldetektoren bei Sicherheitskontrollen mitführen (siehe Formular-Anhang dieses Buches).

Risikoabwägung

Reiseanalyse

- Besondere Belastungen (mechanisch etc.) für das Implantat absehbar.

Krankheitsbild

- Diagnose und PCD/Schrittmacher:

  Aktuelle Funktionskontrolle veranlassen und Ergebnisse mitführen.

Med. Versorgung

- Je nach Bedrohlichkeit eines Funktionsverlustes vorab Klärung, ob am Aufenthaltsort die Möglichkeit zur Funktionskontrolle und die Qualifikation zur Wiederherstellung der Funktion bestehen werden.
- Schrittmacher: Hersteller-Kontaktadressen im Gastland?

Spezielle Vorsorge

Untersuchungen

- Regelmäßige Funktionskontrollen wie geplant. Termin vorziehen, wenn während der Reise fällig.

Medikation unterwegs

- Antibiotikamitnahme bei infektionsgefährdeten Implantaten.

Impfschutz

- Wegen der Gefahr eines Krankenhausaufenthaltes auch Impfung gegen Hepatitis B.
- Sonst keine Besonderheiten, ggf. Grundkrankheit berücksichtigen.

Malariaprophylaxe

- Keine Besonderheiten.

Besondere Umwelteinflüsse

Flugreise

- Nachweis über das Implantat für die Sicherheitskontrollen mitführen, wenn es metallhaltig oder ertastbar ist.
- Hüft-/Kniegelenksendoprothese:

  Sturzgefahr bei höhenverstellbaren Gangways mit ungewohnter Stufenhöhe.

  Notwendigkeit für Thromboseprophylaxe prüfen.
- PCD/Schrittmacher:

  Cave: Sicherheitskontrolle! Die Handgeräte der Sicherheitskontrollen an Flughäfen können die Geräte in den starrfrequenten Modus umschalten! Es kam früher in sehr seltenen Fällen vor, dass Personen wegen Kammerflimmern am Flughafen reanimiert werden mussten, wenn die Umschaltung im falschen Moment passiert. Betroffene sollten eine ärztliche Bescheinigung vorweisen (siehe Formular-Anhang dieses Buches) und auf eine manuelle Sicherheitskontrolle bestehen. Die türrahmenähnlichen Geräte, durch die die Fluggäste hindurch schreiten müssen, verstellen PCDs und Schrittmacher nicht!

Tropenklima

- Erhöhte Infektionsgefahr denkbar. Evtl. Mitnahme einer Antibiose und schriftlicher Hinweise zur Anwendung.
- Problematischer als das Klima ist die ggf. eingeschränkte Infrastruktur.

Wüstenklima

- Erhöhte Infektionsgefahr denkbar. Evtl. Mitnahme einer Antibiose und schriftlicher Hinweise zur Anwendung.
- Problematischer als das Klima ist die ggf. eingeschränkte Infrastruktur.

Höhenaufenthalt

- Leistungsfähigkeit und Beweglichkeit durch Grundkrankheit evtl. eingeschränkt!
  Nach Hüftendoprothese spezielles Training von Koordination und Kraft sowie schonendere Modalitäten beim Klettern, Biking erforderlich. Vorzeitige Lockerung der Hüftprothesen wurden bei diesen Aktivitäten nicht beobachtet.
- Schrittmacherfunktion zeigt keinerlei Veränderungen bis in 4000 m Höhe. Darüber vermutlich auch nicht, es liegen aber keine Daten vor.

Kälteexposition

- Keine unmittelbaren Auswirkungen bekannt.

Besondere Aktivitäten

Tauchsport

- Liquorshunt: Kontraindikation in den ersten 6 Monaten nach Implantation.

Leistungssport

- Einschränkungen durch Grundkrankheit oder verringerten Bewegungsumfang denkbar (Einzelfallentscheidung, abhängig von Art der Prothese und der Sportart).
- Prinzipielles Sportverbot ist nicht gerechtfertigt!

Berufliche Reisen

- Schrittmacher/PCD/Hüftgelenksendoprothese: Normalerweise im Rahmen der aktuellen körperlichen Belastbarkeit keine Beeinträchtigungen.
- Port:

  Versorgung je nach Reiseland wegen Infrastruktur und Klima problematisch.

  Notfallversorgung bei Portverstopfung muss gewährleistet sein (in vielen Zielländern nicht möglich!).

Langzeitaufenthalt

- Beurteilung gemäß Grundkrankheit.
- Funktionskontrollen des Implantats und Qualifikation zur Wiederherstellung der Funktion müssen in der Nähe des auswärtigen Wohnorts verfügbar sein und in Zeitabständen und Intensität der hier üblichen Versorgung in etwa entsprechen.
- Notfallversorgung von Ports muss jederzeit möglich sein (in den meisten Zielländern nicht der Fall!).
- Bei Schrittmachern ggf. Ansprechpartner von der Herstellerfirma nennen lassen.

Rückkehrer

Nachsorge

- Routinekontrollen, zusätzlich Klärung von aufgetretenen Verdachtsmomenten.

Anmerkungen

- Keine.

Postoperative Phase

Reisefähigkeit

Generell

- Heterogene Gruppe von Situationen, die durch die allgemeinen Folgen der Intervention (Blutverlust, Trauma, Schmerz, Infektionsgefahr, mechanische Minderbelastbarkeit) verbunden und durch die verschiedenen Grunderkrankungen getrennt werden.
- Reisen erscheinen möglich, wenn dadurch z. B. die Versorgung der Erkrankung verbessert wird und Komplikationen unterwegs beherrschbar sind.
- Von Reisen sollte Abstand genommen werden, wenn sie die Manifestation von Komplikationen begünstigen oder deren Versorgung deutlich verschlechtern.

Risikoabwägung

Reiseanalyse

- Spektrum an Komplikationen durch Reisen vergrößert?
- Wahrscheinlichkeit höher, etwa infolge Notwendigkeit zu (vorzeitiger) mechanischer Belastung, Sturzgefahr o. ä.?
- Versorgung von Komplikationen unterwegs in akzeptabler Qualität möglich?

Krankheitsbild

- Fasciennähte i. a. nach 6 Wochen belastbar. Risiken wie Nachblutung, Nahtdehiszenz, Wundinfektion, Fadengranulomen, Fragmentdislokation oder spezifischere erkennbar?
  Ausdehnung von Lufteinschlüssen zu erwarten (Bauch-Op, Nebenhöhlen etc.)? Funktion operierter Organe gesichert (z. B. Magen-Darm-Trakt: Atonie überwunden?)?

Med. Versorgung

- Umgang mit dem zu erwartenden Komplikationsspektrum muss am Zielort der Reise grundsätzlich möglich sein.
  Dazu gehört qualifiziertes Personal, Diagnostik, evtl. Revisions-OP, Blutbank, Analgesie, Intensivmedizin.

Spezielle Vorsorge

Untersuchungen

- Sorgfältige Wundvisite und Funktionskontrolle im Vorfeld! Dokumentation von OP-Bericht und Verlauf etwa in Englisch!

Medikation unterwegs

- Laufende Medikation und Analgesie, ggf. Verbandsmaterial verfügbar halten.

Impfschutz

- Entsprechend den üblichen Kriterien.
- Immunsuppressive Behandlung oder Splenektomie wegen Trauma sollte zur vorherigen Impfung gegen Pneumokokken, Influenza, RSV, COVID-19, Meningokokken und ggf. auch Herpes zoster Anlass geben.
- Impfung gegen Hepatitis B wegen des erhöhten Risikos eines Krankenhausaufenthaltes.
- Impfung gegen Cholera/ETEC zur Reduzierung des Durchfallrisikos.

Malariaprophylaxe

- Entsprechend den üblichen Kriterien. Arrhythmieneigung durch Quinolone (Verlängerung der QT-Zeit) kann durch Narkosemittel verstärkt werden.

Besondere Umwelteinflüsse

Flugreise

- Ausdehnung von luftgefüllten Kompartimenten (Bauchhöhle, Pleuraraum) bei Start und Landung möglich. Ausführliche IATA-Listen zu Karenzzeiten nach einzelnen Eingriffen. Im Zweifel Rücksprache mit Medizinischem Dienst der betreffenden Luftlinie.

Tropenklima

- Kann Wundinfekte und Hautmazeration durch Schwitzen (unter dichtem Verband oder Gips) begünstigen.

Wüstenklima

- Kann Wundinfekte und Hautmazeration durch Schwitzen (unter dichtem Verband oder Gips) begünstigen.

Höhenaufenthalt

- Nur möglich, soweit Diagnostik und Therapie gesichert sind.

Kälteexposition

- Keine wesentlichen Abweichungen.

Besondere Aktivitäten

Tauchsport

- Bis zur Entfernung der Hautnähte nicht sinnvoll. Danach nur, wenn Komplikationen nicht befürchtet werden müssen. Luftgefüllte Kompartimente?

Leistungssport

- Meist nicht aktuell.

Berufliche Reisen

- Möglich im geschilderten Rahmen, also bei Versorgungsmöglichkeiten für Komplikationen und Vermeidbarkeit von Risikosituationen.

Langzeitaufenthalt

- Abheilung und Organfunktion sollte vor Abreise gesichert und dokumentiert sein.

Rückkehrer

Nachsorge
- Wundvisite, Kontrolle des Lokal- und des Organbefundes

Anmerkungen

- Keine.

Transplantation solider Organe

Reisefähigkeit

Generell
- Reisen von Nieren-, Herz-, Lebertransplantierten nur sinnvoll in Zielregionen, die die Transplantatfunktion nicht durch Infektionsrisiken gefährden und bei Komplikationen qualifizierte Therapie bieten können.

Risikoabwägung

Reiseanalyse
- Relevante Infektionsrisiken beurteilen: Pneumo- und Meningokokken, Tuberkulose, Leishmaniose, Cryptosporidien, Pilzinfektionen der Lunge und andere. Medikation unterwegs verfügbar? Ansprechpartner (z. B. transplantierendes Zentrum) bei Verdacht auf Transplantat-Fehlfunktion, Abstoßung oder anderweitige schwere Erkrankung unterwegs benennen und Kontaktdaten mitgeben.

Krankheitsbild
- Reise in der perioperativen Phase meist nicht realistisch. Nach Ablauf von ca. 6 Monaten und Reduktion der Immunsuppression auf die Langzeit-Dosis sind Reisen in gering infektionsgefährdende Regionen möglich, wenn Organfunktion stabil, kein Anhalt für Abstoßungsreaktion und Versorgung unterwegs zu sichern ist.

Med. Versorgung
- Laborparameter der Organfunktion, bildgebende Diagnostik (primär Sonographie) und Erfahrung in der Anpassung immunsuppressiver Therapie sollten verfügbar sein. PE-Entnahme und Beurteilung wird meist Kriterium für Repatriierung sein. Versicherungsschutz dafür und für Behandlungskosten im Ausland klären!

Spezielle Vorsorge

Untersuchungen
- Routinekontrollen, ggf. einschließlich Serologien (CMV, Toxoplasmose, HBV etc.) ggf. Spiegelkontrollen im Vorfeld, etwa bei gleichzeitiger Einnahme einer Malariaprophylaxe. Für das Ausmaß der Immunsuppression fehlt ein einfacher und universeller Parameter.

Medikation unterwegs
- Fortführung der Immunsuppression. Schriftliche Medikationsanweisung einschl. Generikabezeichnung sinnvoll, auch für den Fall der Ersatzbeschaffung unterwegs.

Impfschutz
- Unter hochdosierter Immunsuppression, also im Allgemeinen in den ersten 6 Monaten nach Transplantation, sind Lebendvakzinen (gegen Gelbfieber, Varizellen, MMR) kontraindiziert. Nach Möglichkeit sollten diese vor der absehbaren Transplantation und Immunsuppression erfolgen. Lebendimpfungen sind nach mindestens 6 postoperativen Monaten in Abwesenheit einer GvHD zulässig, jedoch ist die Indikation streng zu prüfen.
- Totimpfstoffe können so gegeben werden, wie sie auch sonst reisebedingt oder reiseunabhängig indiziert gewesen wären. Da eine Grundkrankheit vorliegt, sollte auch auf die Erweiterung des Impfschutzes gegen RSV, COVID-19, Pneumokokken und Influenza geachtet werden.
- Impfung gegen Hepatitis B wegen des erhöhten Risikos eines Krankenhausaufenthaltes.
- Impfung gegen Cholera/ETEC zur Reduzierung des Durchfallrisikos.

Malariaprophylaxe
- Einflüsse von Chloroquin (inzwischen nicht mehr relevant), aber auch von Mefloquin und Atovaquon/Proguanil auf die Serumspiegel von Ciclosporin, Sirolimus und Tacrolimus wurden beobachtet. Ggf. Spiegelkontrollen unter laufender Prophylaxe durchführen.

Besondere Umwelteinflüsse

Flugreise
- Jenseits der am Flughafen und ggf. auch an Bord von Flugzeugen möglichen Infektionsexposition keine wesentlichen Besonderheiten.

Tropenklima
- Feuchtwarmes Milieu und die Assoziation mit den Lebensverhältnissen in armen Ländern verweisen auf das deutlich erhöhte Risiko von Infektionen. Damit stellt ein solcher Aufenthalt ein besonderes Risiko für die direkte Organschädigung oder die Auslösung einer Abstoßungsreaktion dar.
Das Spektrum von Infektionen mit besonders gefährlichem Verlauf bei Immunsupprimierten reicht von den nicht-typhösen Salmonellen über Shigellen, Amöben und Cryptosporidien, Tuberkulose, Helminthen wie Strongyloides stercoralis, die Leishmaniosen bis zu den invasiven Pilzerkrankungen

wie der Histoplasmose, die schon zum Vorschlag einer prophylaktischen Medikation mit Itraconazol geführt haben (**Cave**: unter Itraconazol und anderen Medikamenten Wirkungsverstärkung der Immunsuppressiva). Hinzu kommen potenzielle Probleme durch die dünne Infrastruktur. Dehydratation ist für immunsupprimierte Patienten mit Nierenfunktionseinschränkung eine erhebliche Gefahr. Sie kann auch die nephrotoxischen Effekte von Ciclosporin verstärken.

Wüstenklima

- Die unter „Tropenklima" genannten Aspekte gelten zum Teil (Leishmaniose, Pilzerkrankungen und andere) auch für Wüstengebiete. Hinzu kommen hier verstärkt die Risiken der dünnen Infrastruktur. Dehydratation ist für immunsupprimierte Patienten mit Nierenfunktionseinschränkung eine erhebliche Gefahr. Sie kann die nephrotoxischen Effekte von Ciclosporin verstärken.

Höhenaufenthalt

- Die Hypoxie als solche ist bei Herztransplantierten und inadäquater Möglichkeit zur kompensatorischen Tachykardie problematisch. Daneben ist bei Berg- und Trekkingtouren an die mechanische Gefährdung einer in der Leiste implantierten Niere durch Rucksack-Hüftgurte zu denken, besonders auch bei Stürzen.

Kälteexposition

- Die Neigung zu Erfrierungen steigt bei Vaskulopathien deutlich an, wie sie bei Nierentransplantierten oft Folge der jahrelangen Nierenfunktionseinschränkung sind.

Besondere Aktivitäten

Tauchsport

- Auch hier ist an die erhöhte Infektgefährdung Immunsupprimierter zu denken, etwa durch Vibrio vulnificus oder Mycobacterium marinum. Bei sonst bestehender Leistungsfähigkeit ist das Tauchen aber für Transplantatträger nicht von vornherein ausgeschlossen. Eine individuelle Beurteilung durch erfahrene Tauchmediziner sollte erfolgen.

Leistungssport

- Meist wegen des Grundleidens unrealistisch, das zur Transplantation führte.

Berufliche Reisen

- Solche Reisen sind möglich, soweit sie den oben dargelegten Kriterien der Versorgung unterwegs und einem adäquaten Schutz vor vermeidbaren Infektionsgefahren genügen.

Langzeitaufenthalt

- Im Allgemeinen nur möglich, wenn am Aufenthaltsort oder in geringer Entfernung (etwa 2 h Autofahrt) ein in der Betreuung Transplantierter erfahrenes Zentrum die Versorgung übernehmen kann und eine Verschlechterung des Versorgungsniveaus in personeller, apparativer und medikamentöser Hinsicht nicht zu erwarten ist.

Rückkehrer

Nachsorge

- Routinekontrolle der Transplantatfunktion. Bei Exposition gegenüber einer der genannten für Immunsupprimierte gefährlichen Infektionen Möglichkeit zur Frühdiagnostik prüfen. Keimnachweis? Tuberkulin-Hauttest und Serologien möglicherweise unzuverlässig.

Anmerkungen

- Keine.

Kinder, Schwangere, Senioren – Anhaltspunkte für die Beratung

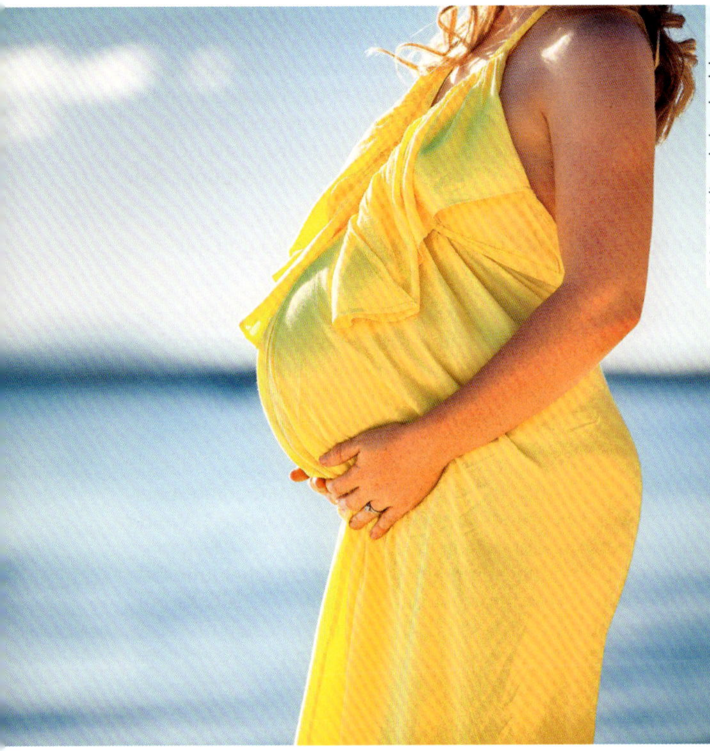

© Martin-Valigursky/stock.adobe.com Stock Photo. Posed by a model

Hinweise

Einen wichtigen Schwerpunkt im Rahmen der reisemedizinischen Beratung von Risikogruppen bilden die Themen **Kinder**, **Schwangere** und **Senioren**. Die erweiterten Informationen sind ähnlich wie bei den Krankheiten strukturiert (Erläuterungen siehe S. 9/10). Einzelne Aspekte werden jedoch deutlich umfangreicher und differenzierter dargestellt.

Kinder *(Mathias Wagner)*

Reiseplanung

Generell

- Grundsätzlich sollten Kinder und Jugendliche bei entsprechendem Verständnis in die Reiseberatung aktiv mit einbezogen werden, um z. B. Einsicht in bestimmte Gefahren und Situationen zu bekommen.
- Jeder 10. Reisende ist ein Kind. Grundsätzlich können Kinder jeden Alters weltweit reisen. Die Reise sollte jedoch nach den Bedürfnissen der Kinder geplant werden. Gesundheitliche Risiken können minimiert werden, wenn vor Ort eine adäquate medizinische Betreuung gewährleistet ist. Für medizinische Notfälle muss der Rücktransport nach Deutschland abgesichert sein. Auf den Abschluss einer entsprechenden Reiseversicherung mit dem Passus eines sinnvollen (nicht nur notwendigen) Rücktransports sollten die Eltern hingewiesen werden. Für kleine Kinder stehen Spielen, Toben, Baden und die Beschäftigung mit den Eltern im Vordergrund. Dem erhöhten Bewegungsdrang von Heranwachsenden muss in jeder Phase der Reise Rechnung getragen werden. Damit sie sich auch in der Fremde heimisch fühlen, sollten vertraute Spielsachen mit auf die Reise gehen. Gewohnte Rituale sorgen auch in der Ferne für Vertrautheit. Interesse und Geduld für ausgedehnte Trekkingtouren und kulturhistorisches Sightseeing sind erst im fortgeschrittenen Schulalter zu erwarten. Kinder benötigen Zuwendung, Zeit und regelmäßige Pausen
- Von nicht notwendigen Reisen mit Kindern unter 5 Jahren in Gebiete mit Malaria tropica und mit Schlafhöhen über 2500 m sollte generell abgeraten werden (siehe folgende Abschnitte).
- Oft sind den Eltern die reisebedingten Risiken für Kinder nicht bewusst oder werden verdrängt. Beratungen sollten deshalb auch genutzt werden, den Sinn der Reise zu hinterfragen und ggf. auch von Reisen abzuraten, sofern die Reise noch nicht gebucht ist. Die betreuenden Kinder- und Hausärzte sind angehalten schon bei entstehendem Reisewunsch auf eine adäquate Beratung hinzuweisen. Insbesondere bei der Gruppe der „Visiting Friends and Relatives“ (VFR) ist dies wichtig (siehe unten).
- Alle Kinder (auch Säuglinge) benötigen einen Reisepass. Dies gilt auch für Reisen in der EU. Länderspezifische Einreisevorschriften müssen beachtet werden. Informationen dazu sollten unbedingt über das Auswärtige Amt eingeholt werden (https://www.auswaertiges-amt.de/de/service/laender). Weitere Vorschriften gelten für Kinder mit nur einer Begleitperson oder bei allein reisenden Kindern. Es kann nützlich sein, wenn sich auch gemeinsam reisende Eltern gegenseitig eine alleinige Entscheidungsberechtigung durch eine Vollmacht bestätigen. Jedes Kind sollte Informationen über Aufenthaltsort im Reiseland (z. B. Hoteladresse) und Erreichbarkeit von Bezugspersonen (z. B. Telefon) mit sich führen. Auch in die Sachen eingenähte Tracker oder Armbänder mit Adresse und Telefonnummern der Eltern können nützlich sein.
- Bei allen geplanten Reisen sollten die aktuellen Hinweise/Reisewarnungen des Auswärtigen Amtes beachtet und auf die von den jeweiligen Ländern verfügten Hygieneregelungen und Impfvorschriften hingewiesen werden. Ggf. kurzfristige Änderungen beachten. Aktuelle Impfdokumente, Nachweis einer durchgemachten Erkrankung und wenn erforderlich ein aktuelles Gesundheitszeugnis sollten mitgeführt werden.
- Prinzipiell ist es sinnvoll für alle Dokumente Kopien mitzuführen (Pässe, Impfbücher, Gesundheitsinformationen, Nothilfepässe, wichtige Telefonnummern etc.) und sich die Kopien auch elektronisch abzuspeichern und auf die eigene e-mail-Adresse zu schicken. So können sie bei Verlust von Gepäck oder Diebstahl von jedem Inter-netanschluss der Welt erneut abgerufen werden.
- Eine gute, vorausschauende Reiseplanung unter Berücksichtigung von Alter, Interessen und Gesundheitszustand des Kindes und dem Zweck der Reise ist die Grundvoraussetzung für ein risikoarmes Reisen und sollte immer mit den Eltern besprochen werden.

Zweck der Reise

Generell

- Der Reiseanlass spielt eine entscheidende Rolle bei der Beratung. Wir unterscheiden vier Gruppen von reisenden Kindern und Jugendlichen.
- **Touristische Reise**
  In der Regel zeitlich begrenzter Aufenthalt. Je nach Region unterschiedliche gesundheitliche Risiken. Zunehmend gewinnen Elternzeitreisen über ein bis zwei Monate an Bedeutung, bei denen die Kinder naturgemäß noch im Säuglings- und Kleinkindesalter sind.
- **Besuch von Verwandten und Freunden („visiting friends and relatives“ – VFR)**
  Betrifft i. d. R. Kinder von Eltern mit Migrationshintergrund. Bei dieser Gruppe besteht ein erhöhter Beratungsbedarf:

  – sie reisen vielfach in entlegene Gebiete mit schlechter Infrastruktur, auch für längere Zeit

  – sie reisen häufig mit sehr kleinen Kindern (z. B. Vorstellung des Neugeborenen bei der Familie)

- sie reisen vielfach last minute um z. B. Sonderangebote bei den Flügen zu nutzen, oder bei kurzfristigen familiären Ereignissen
- sie verzichten häufig generell auf Beratung vor der Reise, weil sie ein falsches Sicherheitsgefühl haben (z. B. Teilimmunität bei Malaria) oder aus Angst vor entstehenden Kosten bei knappen finanziellen Ressourcen

- **Begleitung der Eltern bei Arbeitsaufenthalten (Diplomaten, Montagearbeiter, Social Worker, Medizinisches Personal**
  Meist längere Aufenthalte unter vergleichsweise besseren Lebensbedingungen. Allerdings alle Probleme des Langzeitaufenthalts, z. B. Malariaschutz über lange Zeiträume, Schulbesuch der Kinder und soziale Kontakte zu Einheimischen. In der Regel vor Ausreise und bei Rückkehr G35-Untersuchung der Eltern und Kinder

- **Social Travel**
  Starke Zunahme in den letzten Jahren in Form von Schüleraustauschen, Klassenreisen, Freiwilligem Sozialen Jahr (FSJ), Arbeit für Hilfsorganisationen mit sozialen Projekten, Charity Travel, Weltwärts Reisen, Work and Travel und andere. Die Jugendlichen sind weitestgehend auf sich allein gestellt und wollen ihre „Freiheit" ausleben. Häufig bestehen nur geringe Vorstellungen von den Risiken im Reiseland. Auch hier sind die Reisenden häufig für lange Zeit unterwegs, zum Teil auch in Gebieten mit sehr schlechter Infrastruktur. Auch das Thema Krankheitsüber-tragung durch Blut (Sex, Tattoos, Piercing etc.) und die möglichen psychischen Belastungen (Gewalt, Armut, Heimweh) sollte bei dieser Gruppe nicht unerwähnt bleiben

Reisefähigkeit

Generell

- Die allgemeine Reisefähigkeit der Kinder wird bestimmt durch
  - Körperliche und mentale Entwicklung (Perzentilkurven)
  - Vorerkrankungen (chronische Erkrankungen z. B. Frühgeborene mit bronchopulmonaler Dysplasie, Herzerkran-kungen, Diabetes, Glutenunverträglichkeit, Allergien usw.)
  - Vorerkrankungen oder chronische Erkrankungen müssen nicht zwingend einen Hinderungsgrund darstellen – man muss sich nur entsprechend vorbereiten. Besser die Eltern ermutigen und entsprechend beraten, als abraten und die Familie fährt ohne Beratung oder liest im Internet nach.
  - Akute Erkrankungen und Ereignisse, z. B. Schwerwiegende Erkrankungen, Infektionskrankheiten, Fieberhafte Erkrankungen, Ausstehende wichtige Diagnostikergebnisse, Lebensbedrohliche Erkrankungen

Sonderform Flugreisetauglichkeit

- Kontraindikationen für Flüge/Fernflüge
  - Alle Infektionskrankheiten, z. B. Windpocken, Hand-Fuß-Mund-Krankheit
  - Reisende mit körperlichen oder geistigen Einschränkungen, die sich oder Mitreisende gefährden könnten
  - Reisende mit Vorerkrankungen, deren Zustand sich durch die Bedingungen an Bord verschlechtern könnte, z. B. Anämie unter 7,5 g/dl Hb, Kardiopulmonale Erkrankungen, Hyperkapnie (pa-CO_2 > 50 mmHg), Hypoxämie (paO_2 < 50 mmHg), Pulmonale Hypertension, Herzinsuffizienz / Kardiomyopathie, Lungenerkrankungen mit Minderbelüftung (Zysten, BPD, Mukoviszidose)
  - akute Otitis media (Tympanometrie für Versicherung durchführen!?)
- Relative Kontraindikationen für Flüge /Fernflüge
  - Ausgeprägte Blähungen (bei Säuglingen für Kurzstrecken lieber die Bahn nutzen)
  - Kinetosen (gegebenenfalls medikamentöse Prophylaxe – s. u.)
  - psychische Probleme / ausgeprägte Flugangst (insbesondere bei Jugendlichen gegebenenfalls Besuch entsprechender Seminare oder Medikation)
  - Reisende mit körperlichen oder geistigen Einschränkungen, die während des Fluges zeitweise oder ständig Hilfe benötigen – auch hier ist gute Planung nötig, die entsprechende Hilfe kann über die Fluggesellschaft organisiert werden
  - Im Zweifelsfall Kontakt mit dem medizinischen Dienst der Fluggesellschaft aufnehmen (telefonisch oder MEDIF-Formular, s. Muster im Buchanhang)
  - (Literatur: Stüben: Handbuch der Flugmedizin)

Spezielle Risiken

Generell

- Häufigste Todesursache bei reisenden Kindern sind Verkehrsunfälle, an zweiter Stelle stehen Ertrinkungsunfälle (CDC Yellow Book). Dem sollte durch die Mitnahme von Sicherungs- und Rückhaltesystemen Rechnung getragen werden. Eine erhöhte Wachsamkeit im Verkehr und an den Stränden ist angeraten. Kleine Kinder sollten am Wasser immer in Begleitung oder mit Schwimmhilfen ausgestattet sein.
- Für alle Gruppen bestehen **Gefahren durch Unfälle** (technische Mängel an/in Gebäuden, Wohnräumen und der Umgebung des Aufenthaltsortes oder bei sportlichen Aktivitäten, ungesicherte Steckdosen, gefährliche Spielgeräte). Deshalb sollte nach Ankunft die Unterkunft auf Sicherheitsmängel überprüft werden

  Kinder auf Reisen leiden am häufigsten an Durchfall, Hautkrankheiten, fieberhaften Erkrankungen und Atemwegsinfekten. Mit der Dauer des Aufenthaltes und der Möglichkeit engerer sozialer Kontakte besteht ein höheres **Risiko für Infektionskrankheiten**. Das betrifft Durchfallerkrankungen aber auch regional vorkommende Erkrankungen, wie z. B. Tuberkulose.

  Tropenkrankheiten führen bei Säuglingen und Kleinkindern häufiger zu Komplikationen, verlaufen schneller und schwerer. Reisen in Länder mit Risiko einer Malaria tropica sollten deshalb besonders mit jungen Kindern unter 5 Jahren vermieden werden.

  Besonders hohe Risiken im Vergleich zu Erwachsenen bestehen bei Kindern für Tierbisse (etwa 4 × häufiger), akute Gastroenteritiden (etwa 3 × häufiger), die Infektion mit der cutanen Larva migrans (etwa 3 × häufiger) und Hautinfektionen (etwa 2 × häufiger).
- Insektenstich- und Bissverletzungen, Verletzungen durch Meeres- und Wildtiere kommen in jedem Lebensalter vor, allerdings ist die Prophylaxe bei Kindern häufig schwieriger umzusetzen
- Bei Kleinkindern können Ingestionen / Intoxikationen mit unbekannten Pflanzen und Früchten vorkommen.

Chronische Krankheiten

- Bei Kindern mit chronischen Erkrankungen sollte die Auswahl des Reisezieles besonders sorgfältig und in Absprache mit dem behandelnden Spezialisten/Kinderarzt erfolgen. Oftmals können Erfahrungen anderer Eltern (Selbsthilfegruppen/Elternforen) hilfreich für die Reiseplanung sein. Eine spezielle reisemedizinische Beratung ist jedoch immer zu empfehlen. Benötigte Medikamente immer in ausreichender Menge im Handgepäck mitführen. Spezielle Erfordernisse für die Lagerungstemperatur müssen beachtet werden (z. B. Insulin).
- Patienten mit **Zöliakie** benötigen eine streng glutenfreie Diät. Diese ist im Reiseland oft schwierig umzusetzen, da oft schon Spuren von Gluten an Töpfen oder Pfannen Krankheitserscheinungen auslösen können. Die Deutsche Zöliakie Gesellschaft e. V. gibt im Rahmen einer Mitgliedschaft wertvolle und weitreichende Tipps für Reisende. So werden u. a. die Kontaktdaten zu vielen nationalen Zöliakie-Gesellschaften oder ein Brief für den Koch in der jeweiligen Landessprache (sowie in Deutsch und Englisch) bereitgestellt, in welchem erklärt wird, was Zöliakie ist und welche Lebensmittel zum Kochen verwendet werden dürfen. In jedem Fall sollte ein kleiner Vorrat an glutenfreien Snacks mit auf die Reise genommen werden. Bei (Langstrecken-) Flugreisen oder Kreuzfahrten ist häufig schon bei der Buchung die Auswahl von glutenfreiem Essen möglich. Auch viele Hotels ermöglichen dies inzwischen.
- Kinder mit **allergischen Erkrankungen** (siehe auch Kapitel Allergien, Asthma und Neurodermitis) sollten insbesondere bei der Zusammenstellung der Reiseapotheke an die benötigte Dauer- und Notfallmedikation denken. Veränderter Jahreszeitenlauf mit verändertem Pollenflug, Kreuzreaktionen mit Nahrungsmitteln und unbekannte Allergene und Lebensmittel können erhebliche Probleme bereiten und sollten bei der Vorbereitung der Reise ins Kalkül gezogen werden.
  Bei bestehender Anaphylaxie-Gefahr (z. B. bei Erdnuss- oder Insektenallergie) muss ein Autoinjektor ständig an der Person mitgeführt werden – z. B. in speziell dafür vorgesehenen Gürteltaschen. Jugendliche oder Eltern und insbesondere andere Begleitpersonen (Verwandte, Lehrer, Betreuer) müssen vorher in die Handhabung eingewiesen werden und sollten dies praktisch geübt haben. Eine Bescheinigung über die Notwendigkeit der Mitnahme von Injektionsmaterial und ein internationaler Allergieausweis soll vom behandelnden Arzt oder Reisemediziner möglichst in mehreren Sprachen ausgestellt werden.
- Kinder und Jugendliche mit **Typ1-Diabetes** sollten das entsprechende Insulin in ausreichender Menge (+1/3) mitführen und sich im Vorfeld über entsprechende Kühlmöglichkeiten (auch in den Transportmitteln wie Bahn oder Flugzeug) erkundigen. Auch hier gilt: mehrsprachige Bescheinigung über Injektionsmaterial und Medikamente mitführen. Bei Pumpenträgern und Sensorträgern an entsprechendes Ersatzmaterial denken. Ansprechpartner und Hilfsmöglichkeiten im Reiseland vorher erkunden. Die Deutsche und die Österreichische Gesellschaft für Diabetes unterstützen mit zahlreichen Informationsmaterialien wie Packlisten, auf die Reiseländer abgestimmte Ernährungsvorschläge, mehrsprachige Bescheinigungen, Adressen und Ansprechpartner (Diabinfo.de).
- Bei der Reiseplanung muss berücksichtigt werden, dass Kindern mit Handicap oder chronischer Erkrankung nicht in allen Ländern Verständnis und Rücksichtnahme entgegengebracht wird.

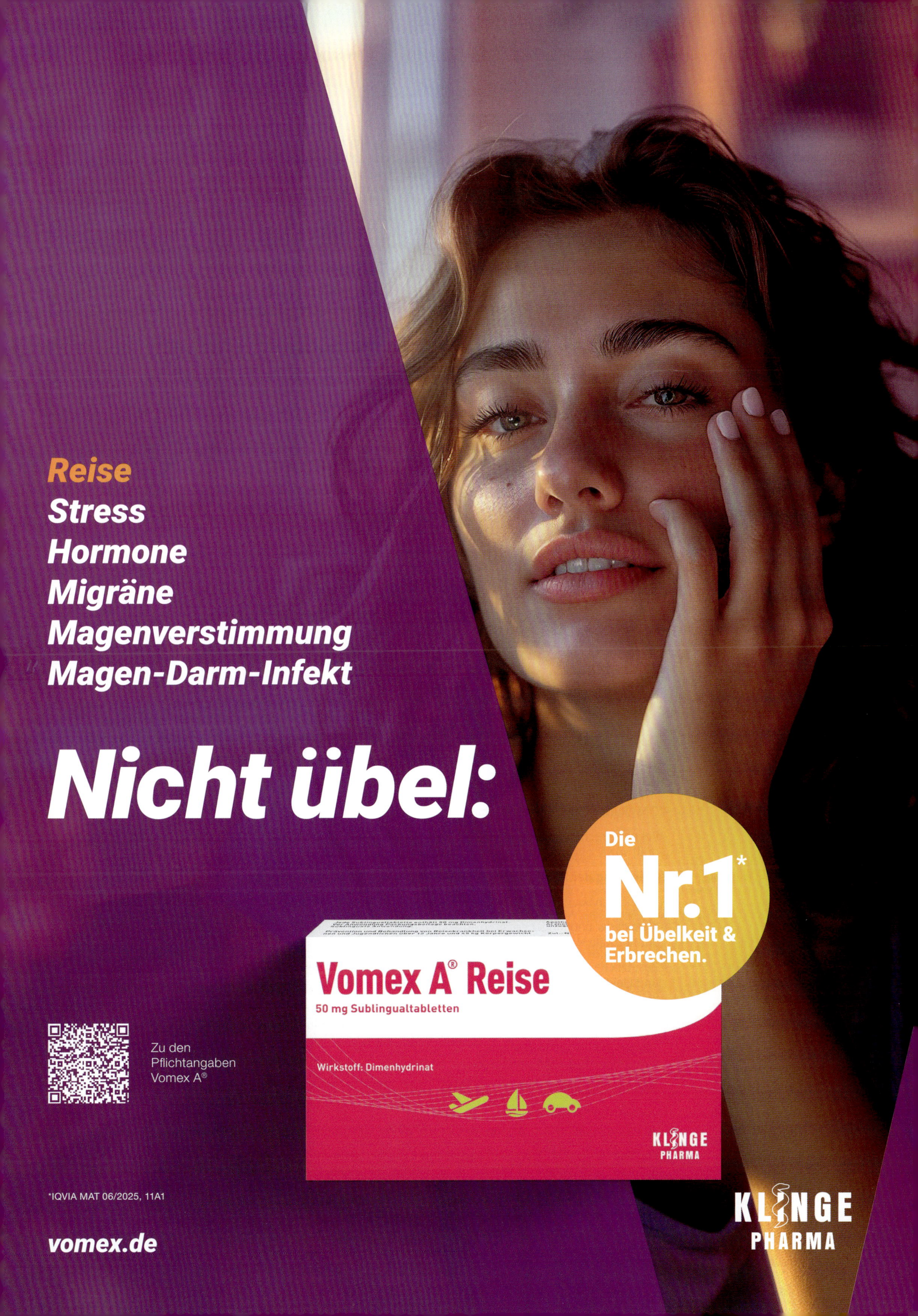
Reise
Stress
Hormone
Migräne
Magenverstimmung
Magen-Darm-Infekt
Nicht übel:
Die Nr.1* bei Übelkeit & Erbrechen.
Vomex A® Reise
50 mg Sublingualtabletten
Wirkstoff: Dimenhydrinat
KLINGE PHARMA
Zu den Pflichtangaben Vomex A®
*IQVIA MAT 06/2025, 11A1
vomex.de
KLINGE PHARMA

Durchfallerkrankungen (Reisediarrhoe)

Generell

- Alle auch für Erwachsene gefährliche Krankheitserreger können bei Kindern zu Infektionen führen. Das Risiko der Erregeraufnahme ist in der Phase „des alles in den Mund Nehmens" (ältere Säuglinge und Kleinkinder) sicher am größten, aber auch eine geringere Risikowahrnehmung und fehlendes Wissen führen zu einem deutlich höheren Prozentsatz an akuten Gastroenteritiden bei Kindern als bei Erwachsenen.

  Rasche Dehydratation bei Durchfall und/oder Erbrechen kann innerhalb kurzer Zeit zur lebensbedrohlichen Exsikkose führen. Eltern sollten Kenntnisse von den Symptomen des Flüssigkeitsmangels haben.

  Im Zusammenhang mit einer EHEC-Infektion kann bei Säuglingen und Kleinkindern ein Hämolytisch-Urämisches Syndrom (HUS) auftreten. Bei blutigen Durchfällen ist eine ärztliche Vorstellung erforderlich.

Beurteilung des Flüssigkeitsverlustes

Grad der Austrocknung	leicht	mittelschwer	schwer
Allgemeinzustand	wach/durstig	unruhig/schwach	schläfrig/bewusstlos
Schleimhäute	feucht	trocken	sehr trocken
Hautelastizität	normal	vermindert	stehende Falten
Fontanelle/Augen	normal	eingesunken	tief eingesunken
Atmung/Puls	normal	beschleunigt	stark beschleunigt
Urinproduktion	normal	wenig	wenig oder fehlend

Prävention

- **Maßnahmen zur Vorbeugung der Reisediarrhoe**
  - Generell gelten auch für Kinder die üblichen hygienischen Maßnahmen wie für Erwachsene. Dazu gehört auch eine gründliche Händehygiene (Waschen mit Wasser und Seife) vor dem Essen. Wenn das nicht möglich ist, alkoholhaltige Gele und Reinigungstücher benutzen.
  - Sauberes Wasser zum Trinken und zur Zubereitung von Säuglingsnahrung benutzen. Auch industriell abgepacktes Trinkwasser ist nicht immer keimfrei. Bei Unsicherheiten sollte das Wasser grundsätzlich desinfiziert werden.
  - Für Säuglinge ist Muttermilch eine sichere Nahrungsquelle.
  - Fertigbreie sind nicht überall in gewohnter Qualität zu bekommen. Dann sind selbst zubereitete Speisen oft sicherer.
  - Es sollten keine unpasteurisierten Milchprodukte verzehrt werden.
  - Fisch und Fleisch immer vollständig über 60 °C erhitzen und warm verzehren.
  - Obst kurz vor dem Verzehr schälen.
  - Bei entsprechendem Risiko ab 2 Jahre Möglichkeit der Impfung gegen Typhus i.m. (oder ab 5 Jahre oral) sowie gegen Cholera oral (Anwendung als Schutz vor Reisediarrhoe allerdings off label)

Therapie

- **Behandlung der Reisediarrhoe generell**
  - Bei leichten oder mittelschweren Verläufen erhalten Säuglinge weiter Muttermilch oder Formula-Nahrung.
  - Kleinkinder und Kinder erhalten anfangs fettreduzierte und kohlenhydratreiche Nahrung. Übergang auf normale Nahrung innerhalb von 2 bis 4 Tagen.
  - Zusätzliche Gaben von oralen Rehydratationslösungen (ORL) dienen dem Ausgleich des Flüssigkeits- und Elektrolytverlustes, z. B. Oralpädon®, Elotrans® (Packungen mit jeweils 10 Beuteln sind in Apotheken erhältlich).
  - Die **Dosierung** erfolgt in Abhängigkeit von der Frequenz (Durchfall/Erbrechen):

    Säuglinge 60 – 120 ml/Ereignis
    Kleinkinder 120 – 240 ml/Ereignis

    oder in Abhängigkeit vom Gewichtsverlust:

    Verlust von 5 – 10 % des KG:
    20 ml/kg in der ersten Stunde, weiter 10 – 20 ml/kg stündlich über 4 – 8 Stunden
  - Werden fertige ORL vom Kind abgelehnt, kann bei leichtem Flüssigkeitsverlust auch ein Gemisch aus Apfelsaft und (sicherem) Wasser im Verhältnis 1:1 angeboten und dann rasch wieder zu einer normalen Ernährung übergegangen werden. Auch Tees mit Traubenzucker und einer Prise Salz können verwendet werden oder man fertigt selbst eine Elektrolytlösung an.

WHO Standard	Selbst hergestellt für den Notfall	Alternative
13,5 g Glukose	8 gestrichene Teelöffel Traubenzucker	8 gestrichene Teelöffel Kristall-zucker
2,6 g NaCl	1 gestrichener Teelöffel Kochsalz	
2,9 g Natriumbicarbonat	0,5 l Mineralwasser	¾ Teelöffel Backpulver
1,5 g Kalium	0,5 l Orangensaft	1–2 zerdrückte Bananen

– „Sportdrinks“ sind in der Regel nicht geeignet.

– Längere Teepausen, spezielle Diäten oder „Heilnahrungen“ werden nicht mehr empfohlen.

– Bei Gewichtsverlusten von mehr als 10 % (bei Säuglingen) und mehr als 6 % (bei Kleinkindern) und/oder deutlichen Zeichen eines erheblichen Flüssigkeitsverlustes ist eine rasche ärztliche Behandlung (i. d. R. eine Infusionstherapie) erforderlich. Das gilt auch bei anhaltendem Erbrechen und zusätzlichen Symptomen wie Blut im Stuhl und/oder Fieber.

- **Weitere symptomatische Therapie**

Die Datenlage bei Kindern ist ungenügend. Bei Anwendung unbedingt an den Herstellerinformationen orientieren! Bei schwerem Krankheitsverlauf mit erheblicher Beeinträchtigung des Allgemeinzustandes, Erbrechen, Exsikkose, Fieber und Blut im Stuhl ist die Anwendung der im Folgenden genannten Medikamente i. d. R. nicht indiziert!

– **Adsorbenzien**

Tanninalbuminat/Ethacridinlactat (Tannacomp®)	3 – 4 mal täglich 1 Filmtablette	ab 5. bis 14. Lebensjahr

– **Sekretionshemmer**

Racecadotril (Tiorfan® Granulat) – rezeptpflichtig!		ab 3. Lebensmonat
Tiorfan® Granulat 10 mg	Einzel-Dosis: 1 Beutel Tages-Dosis: 3 Beutel	3 – 9 Mo, bis 9 kg KG
	Einzel-Dosis: 2 Beutel Tages-Dosis: 6 Beutel	10 – 36 Mo, 10 – 15 kg KG
Tiorfan® Granulat 30 mg	Einzel-Dosis: 1 Beutel Tages-Dosis: 3 Beutel	37 Mo – 10. Lj., 16 – 29 kg KG
	Einzel-Dosis: 2 Beutel Tages-Dosis: 6 Beutel	ab 11. Lj., 30 – 50 kg KG

Das Medikament enthält Zucker; **Kontraindikationen beachten!**

– **Probiotika**

z. B. Perenterol®	Herstellerhinweise beachten	ab 2 Jahren

– **Motilitätshemmer** (Loperamid), z. B.

IMODIUM® akut	Hartkapseln oder lingual	ab 12. Lebensjahr
Loperamid-ratiopharm®	0,2 mg/ml Lösung zum Einnehmen	ab 3. Lebensjahr

Motilitätshemmer sind **vor dem vollendeten 2. Lebensjahr kontraindiziert.**
Keine Einnahme bei Fieber und Blut im Stuhl. Zurückhaltend einsetzen!

– **Vorsicht bei der Anwendung von Wismut-Subsalizylat** (Bismuth Subsalizylate = BSS) – (in Deutschland nicht im Handel) wird auch vom CDC nicht generell zur Behandlung von Kindern empfohlen. Bei der Anwendung im Zusammenhang mit einer Virusinfekten besteht, vor allem bei jungen Kindern, ein erhöhtes Risiko für das Auftreten eines Reye-Syndroms.

- Ungezielte **antibiotische Therapie**

– Es gibt keine generellen Empfehlungen zur empirischen antibiotischen Therapie bei Reisedurchfällen im Kindesalter. Nicht invasive Infektionen sistieren i. d. R. auch bei Kindern spontan. Bei Durchfall mit Fieber und/oder Blut im Stuhl sollte eine Arztvorstellung erfolgen.

– In besonderen Risikosituationen oder bei Langzeitaufenthalten kann das Makrolid Azithromycin (Dosierungsempfehlung: 10 mg/kg KG als ED für 3 Tage) mitgegeben werden. Kontraindikationen und Warnhinweise beachten.

- Fluorchinolone sind für den Einsatz bei Reisediarrhoe nicht zugelassen und generell nur nach sehr strenger Nutzen – Risiko-Abwägung bei Kindern einzusetzen.
- Rifamycin und Rifaximin sind bis zum 18. Lebensjahr nicht zugelassen.

Tierbisse / Tollwut

Generell

- Kinder haben ein höheres Risiko für Tierbisse (bis 4 fach), weil sie durch weniger Wissen und Erfahrung ungehemmt, dabei aber neugierig und risikobereit sind. Durch ihre geringe Körpergröße und schwächere Abwehrmechanismen sind sie besonders häufig von Tierbissen im Kopf- und Halsbereich betroffen. Dadurch sind sie besonders Tollwutgefährdet

Maßnahmen

- Sofortiges 15-minütiges Auswaschen der Wunde mit Seife, Wasser und Desinfektionsmittel
- Vorgeimpfte Personen: Zweimalige Impfung mit Tollwutimpfstoff an den Tagen 0–3, kein Immunglobulin
- Nicht geimpfte Personen: Fünfmalige Impfung mit Tollwutimpfstoff, zusätzlich 20 IE/kg Rabies-Immunglobulin um die Wunde, Rest i.m.
- Je nach Tierart (99 % der Tollwutfälle durch Hunde), Art und Lokalisation der Verletzung (z. B. Kopf-Halsbereich, Genitale) und Schweregrad bzw. Art des Tierkontaktes gibt es verschiedene Abstufungen der Postexpositionsprophylaxe (s. Epid Bull 04/2025). Am sichersten ist immer die Präexpositionsprophylaxe, insbesondere bei voraussehbarem Tierkontakt oder schlechter Verfügbarkeit von Impfstoff und/oder Immunglobulin.

Reisekrankheit

Generell

- Kinetosen entstehen, wenn die Sinnesorgane widersprüchliche Informationen zur räumlichen Lage und Bewegung des eigenen Körpers liefern.
- Kann bei Reisen mit allen Beförderungsmitteln auftreten. Kinder bis zum 2. Lebensjahr sind kaum betroffen
- Für die Reise Sitzplätze/Kabinen in weniger bewegten Bereichen der Transportmittel buchen (z. B. vorn im Bus, in Höhe der Tragflächen im Flugzeug, Mitte des Schiffsrumpfes).
- Kinder sollten ausgeruht auf die Reise gehen.
- Vor und während einer Reise sollte leichte Kost (fett- und ballaststoffarm) angeboten werden.
- Kinder durch Beschäftigung ablenken. Lesen oder Computerspiele sind insbesondere bei Bus- oder Autofahrten nicht geeignet. Aufmerksamkeit auf Dinge außerhalb von Auto oder Bus lenken. Wenn möglich in Reisepausen viel Bewegung außerhalb von Auto oder Bus.
- Für den Ernstfall „Spucktüte“ und Reinigungstücher bereithalten.

Maßnahmen

- **Medikamentöse Beeinflussung der Reisekrankheit**
  - Bei bekannter Reisekrankheit vor der Reise mögliche medikamentöse Beeinflussung der Symptome mit dem Kinderarzt absprechen.
  - Antihistaminikum Dimenhydrinat – unter verschiedenen Handelsnamen für verschiedene Altersgruppen: z. B. Superpep® Kaugummi Dragees – 20 mg oder Tabletten – 50 mg (für Kinder ab 6 Jahren). Dosierungen der Tabletten beachten!
    Vomex A® als Kinder-Suppositorien oder Sirup; Herstellerhinweise beachten.
  - Auch homöopathische Mittel können alternativ eingesetzt werden, z. B. Ingwerpräparate oder Akupressur.

Verkehrsmittel

Flugzeug

- Flugtauglich sind alle gesunden Kinder, auch gesunde Neugeborene ab dem 3. Lebenstag (besser ab 2. Lebenswoche – Empfehlung der IATA International Air Transport Association).
- Informationen der einzelnen Fluggesellschaften beachten. Einzelne Airlines bieten auch Informationsmaterialien zu Flügen mit Kindern an (z. B. www.lufthansa.com > Reise vorbereiten > Spezielle Anliegen > Familien).
- Kinder bis zum vollendeten 2. Lebensjahr können kostenfrei auf dem Schoß der Eltern reisen. Für Langstreckenflüge stellen manche Airlines ein Babykörbchen (Bassinet, z. B. Lufthansa bis 8 Monate, 11 kg oder 67 cm Größe) zur Verfügung. Die Anzahl dieser Babybettchen ist aus Sicherheitsgründen begrenzt, deshalb rechtzeitig bestellen.

- Vorsicht: Der zusätzliche Gurt (Loop Belt), mit dem das Kind bis zum 2. Geburtstag am Gurt der Eltern befestigt wird, ist nicht in jedem Fall sicher. Besser ist es, für das Kind einen eigenen Sitzplatz (zusätzliche Kosten) oder ein Bassinet zu buchen. Bei Buchung eines eigenen Sitzplatzes und ab dem 2. Geburtstag sollten Kinder in einem für die Luftfahrt zugelassenem Kindersitz gesichert werden (z. B. bestimmte Typen des MaxiCosi). Informationen bei der Fluggesellschaft einholen. Eine Auflistung geeigneter Kindersitze ist auch beim TÜV erhältlich. Eigene PKW-Kindersitze können dann auch im Reise land im Auto genutzt werden.
- Notfall- und Dauermedikamente, Hygieneartikel (wie z. B. Windeln, Feuchttücher), Nasentropfen und Fieberzäpfchen im Handgepäck mitführen.
- Wenn möglich „check in" am Vorabend nutzen.
- Ernährung: Im Säuglingsalter stillen bzw. Fertigmilch und Fertigbreie mitnehmen. Kleinkinder können regulär mitessen, ggf. vorher bei Fluggesellschaft Essen bestellen – insbesondere bei bestimmten Anforderungen (laktosefrei, glutenfrei). Getränke und Säuglingsnahrung – auch in Mengen über 100 ml – passieren die Sicherheitskontrolle, werden aber extra überprüft. Deshalb möglichst griffbereit extra packen. Während des Fluges ausreichend trinken lassen.
- Spielzeug: Für das Alter geeignetes Spielzeug mitnehmen, keine „Spielzeugwaffen" oder Gegenstände mit Verletzungsgefahr.
- Druckausgleich: Besonders bei der Landung wichtig – Säuglinge und Kleinkinder trinken lassen, größere Kinder können einen Kaugummi kauen oder saure Bonbons lutschen. Abschwellende Nasentropfen oder physiologische Kochsalzlösung erleichtern den Druckausgleich, insbesondere bei Erkältungen oder allergischer Rhinitis. Anwendung bei Säuglingen mit Vorsicht und nur mit zugelassenen Medikamentenzubereitungen. Auch bestimmte Ohrstöpsel, die die Zeit für den Druckausgleich verlängern können hilfreich sein. (Quelle: Bielenberg 2017, Ars Medici12, 548–50)

PKW

- Bei Autoreisen sollten in Abhängigkeit von Alter und Gewicht geeignete Rückhaltesysteme genutzt werden.
- Bei längeren Reisen alle 2–3 Stunden Pausen einlegen, dadurch können schmerzhafte Verspannungen vermieden werden. Schlafen im Kindersitz auf Reisen ist unproblematisch, außerhalb des Autos sollten Kindersitze jedoch nicht gezielt zum Schlafen benutzt werden.
- Pausen sollten für körperliche Aktivität und „frische Luft" genutzt werden (auch für den Fahrer!). Es gibt umgekehrt keine Evidenz für Schäden am Bewegungsapparat bei längerer Nutzung von Kindersitzen – deshalb immer mit gesundem Menschenverstand je nach Witterung und Zustand des Kindes entscheiden.
- Bei Benutzung von Mietfahrzeugen auf „Kindersicherheit" und technischen Zustand des Fahrzeuges achten.

Bahn

- Gute Bewegungsfreiheit, Toiletten immer vorhanden.
- Insbesondere allein reisende Eltern können sich mit den Kindern beschäftigen.
- Rechtzeitig Sitzplätze reservieren, Fensterplätze oder Sitze mit Tisch zum Basteln und Spielen buchen.
- Nachteil: Umsteigeverbindungen, Hektik am Bahnhof, Unpünktlichkeit.

Bus

- Kaum Bewegungsfreiheit. Kaum individuelle Pausen.
- Kindgerechte Sitze in Linienbussen in der Regel nicht vorhanden.
- Vorteil: meist direkte Verbindung ohne Umsteigen.
- Bei Gruppenreisen (z. B. Kinderferienfahrt) gibt es u. U. ein Unterhaltungsprogramm für die Kinder (Musik, Geschichten)

Schiff

- Reisen werden mit Kindern jeden Alters angeboten. Manche Anbieter haben spezielle Familienkabinen.
- Vorteile: zuverlässige Unterkunft und Versorgung, meist medizinische Betreuung an Bord. Kinderbetreuung an Bord.
- Achtung – Sicherung des Zugangs zum Balkon und zu Treppen.
- Höhere Sensibilität für Seekrankheit besteht zwischen dem 3. und 12. Lebensjahr.

Besondere Umwelteinflüsse

Sonnen-Exposition

- **Generell** zu beachten:
  - Kinder haben eine größere Körperoberfläche (insbesondere Kopf) im Verhältnis zu Erwachsenen.
  - Die Kinderhaut ist wesentlich empfindlicher gegenüber Sonneneinstrahlung, da sie weniger Melanin enthält, die Hornschicht dünner ist und die DNS-Reparaturmechanismen noch nicht ausgereift sind.

- Säuglinge gehören nicht in die Sonne. Kleinkinder sollten nur kurzen Aufenthalten in der Sonne ausgesetzt werden.
- Kleidung (z. B. auch mit Lichtschutzfaktor) und Mütze mit Nacken- und Gesichtsschutz verwenden.
- Schutz der Augen vor UV-Strahlen (geeignete Sonnenbrille mit UV-Schutz, falls toleriert).
- Unbedingt Sonnenbrand und Flüssigkeitsverlust vermeiden.
- Kein Aufenthalt in der Sonne in der Mittagszeit (von 11:00 – 15:00 Uhr).
- UV-Licht durchdringt Wolken, Wasser, Glas, wirkt im Schatten und wird intensiver in der Höhe.
- Vorsicht bei längeren Autofahrten im Sonnenschein – Fensterschutz anbringen.
- Beim Schnorcheln auf einen geeigneten Sonnenschutz achten. Achtung: Auch durchfeuchtete Kleidung schützt nur unzureichend vor UV-Strahlung!
- s. auch Präventionsratgeber der Deutschen Krebshilfe: „Sommer, Sonne Schattenspiele – Gut behütet vor UV-Strahlung" www.krebshilfe.de/fileadmin/Downloads/PDFs/Praeventionsratgeber/407_0076.pdf

• **Sonnenschutzmittel für Kinder ab dem 7. Lebensmonat**
  - Hoher Lichtschutzfaktor (LSF 30–50)
  - UVA- und UVB-Schutz, möglichst auch Infrarotschutz
  - Bevorzugt mineralische Filter anwenden, Säuglinge ausschließlich mineralische Sonnencreme
  - In einigen Länder ist die Anwendung von Sonnencremes mit den Inhaltsstoffen Oxybenzon, Octinoxat oder Octocrylen beim Baden im Meer verboten (z. B. USA – Hawaii und die Stadt Key West in Florida). Auch die Einfuhr kann strafbar sein (z. B. Palau).
  - Sonnencreme möglichst wasserfest, feuchtigkeitsausgleichend, ohne Farb- und Konservierungsstoffe
  - Wiederholte Anwendung erhält die Wirkung, verlängert die Wirkung aber nicht!
  - Interaktion mit Repellentien beachten: erst Sonnencreme – nach 30 min. Repellent

• **Sonnenbrand und Schock**
  - Von schwerem Sonnenbrand (mit Gefahr von Schocksymptomatik) spricht man bei Sonnenbrand 2. Grades mit mehr als 5–10 % betroffener Körperoberfläche – je nach Alter des Kindes

Hitze-Exposition

• Allein beim Aufenthalt, besonders aber bei Bewegung in Tropen- und Wüstenklima auf ausreichende Trinkmengen achten. Kinder haben ein vermindertes Durstempfinden. Regelmäßig Flüssigkeit anbieten, auf Urinmenge und -konzentration achten.
• Gefahr für Haut und Darminfektionen durch „optimale" Lebensbedingungen für zahlreiche Krankheitserreger.

Kälte-Exposition

• Säuglinge und Kleinkinder können Kälteempfinden nicht sicher äußern. Sie sollten durch Kleidung besonders gut geschützt sein, längere Aufenthalte sollten vermieden werden. Wärmeverlust über den Kopf ist besonders zu beachten.

Besondere Aktivitäten

Tauchsport

• Voraussetzung ist sicheres Schwimmen, Kommunikationsfähigkeit und eine gewisse geistige Reife.
• Generell gelten Kinder ab dem 12.–14. Lebensjahr, wenn keine medizinischen Ausschlussgründe vorliegen, als tauchtauglich. Individuelle Abweichungen – abhängig von der mentalen und körperlichen Reife – sind dabei möglich. Vor dem 8. Geburtstag ist prinzipiell vom Gerätetauchen abzuraten.
• Körperliche Besonderheiten: größere Wärmeverluste, schnelle Ermüdbarkeit, enge Atemwege/ Tuba Eustacchii.
• Vor dem ersten Sporttauchgang sollte eine Tauchtauglichkeitsuntersuchung von einem tauchmedizinisch erfahrenen Arzt entsprechend den Regularien der Gesellschaft für Tauch- und Überdruckmedizin e. V. (GTÜM) durchgeführt werden.
• Für Kinder wird eine kindgerechte Ausrüstung benötigt. Die Ausbildung sollte durch speziell geschulte Tauchlehrer/innen erfolgen.
• Bei längerem Aufenthalt im Wasser besteht die Gefahr der Unterkühlung.

- **Empfehlungen des Verbands Deutscher Sporttaucher/VDST für das Kindertauchen:**
  - Geringe Tiefen:

8 – 10 Jahre	10 – 12 Jahre	12 – 14 Jahre	14 – 16 Jahre
3 – 5 m	5 – 8 m	10 – 12 m	bis 15 m

  - Keine dekompressionspflichtigen Tauchgänge!
  - Kurze Tauchzeiten 10 – 25 Minuten
  - Keine Wiederholungs-Tauchgänge am selben Tag bei Alter < 12 J.
  - Wassertemperatur mindestens 12 °C
  - **Qualifizierte Begleitung durch erwachsenen, erfahrenen Taucher im Verhältnis 1:1!**

Höhentrekking

- Kinder interessiert der Gipfel nicht, aber sie sind neugierig, abenteuerlustig, entdeckerfreudig und haben Spaß an Bewegung.
- Besonderheiten bei Kindern
  - Anaerobe Leistungsfähigkeit vermindert
  - Neigung zur Unterzuckerung (geringere Reserven)
  - Höherer Grundumsatz (20–30 % höher)
  - Erhöhter Flüssigkeitsbedarf (< 20 kg: 80 ml/kg/d, > 20 kg: 60 ml/kg/d, ab 40 kg: 2,4 l)
  - Aufnahme von maximal 0,5 l/h, häufig Trinken
  - Höhere Wärmeproduktion – Geringere Schweißbildung
  - Raschere Auskühlung durch größere Körperoberfläche
  - Größere Empfindlichkeit gegen Sonneneinstrahlung
  - Geringere Festigkeit von Bändern, Knorpeln und Sehnen
- Eine gute vorausschauende Tourenplanung ist Voraussetzung für ein erfolgreiches Wandern in den Bergen
  - Als Faustformel gilt: 1,5 × Normalgehzeit für Erwachsene = ungefähre Gehzeit mit Kindern
  - Kindgerechte, erprobte Flüssigkeit in ausreichender Menge
  - Ausreichend Sonnenschutz mit hohem LSF
  - Langsames Bergabgehen
  - Geringes Rucksackgewicht: 3–5 J. max 1 kg, 6–8 J. max. 3 kg, 9–12 J. max. 5 kg, 13–16 J. max. 7 kg
- Nützliche Informationen gibt es z. B. beim Deutschen Alpenverein (www.dav.de) oder der Schweitzer Wandersite (www.wandersite.ch)
- **Kinder unter 5 Jahren sollten nicht in Höhe über 2500 m übernachten, da die Symptome der akuten Höhenkrankheit nicht geäußert werden können. Bei Säuglingen besteht die Gefahr von Schlafapnoen aufgrund der nicht ausreichend ausgebildeten Höhenadaptationsmechanismen.**

Reiseapotheke (siehe auch Kapitel „Medikamente auf Reisen")

Generell

- Die Medizinische Versorgung ist in vielen Reiseländern nicht mit dem deutschen Standard zu vergleichen. In zahlreichen Ländern ist mit Medikamentenfälschungen zu rechnen. Oft fehlen einfachste Mittel. Auch in Ländern der EU kann nicht generell mit optimaler Hilfe gerechnet werden. Deshalb sollte immer Vorsorge in Form einer Reiseapotheke getroffen werden.
- Die Reiseapotheke sollte so klein wie möglich, aber so groß wie nötig sein und geschützt vor Druck, Nässe und Temperaturextremen (Suppositorien sind z. B. bei hohen Temperaturen ungeeignet, Insulin darf nicht einfrieren).
- 1/3 sollte im Handgepäck, der Rest über verschiedene Gepäckstücke verteilt transportiert werden.
- Bei der Mitnahme von Medikamenten, die unter das Betäubungsmittelgesetz fallen – z. B. bei **ADHS** oder **Epilepsie** sind ggf. Einfuhrvorschriften zu beachten und amtliche und/oder ärztliche Bescheinigungen mitzuführen (siehe www.bfarm.de/DE/Bundesopiumstelle/Betaeubungsmittel/Reisen-mit-Betaeubungsmitteln/_artikel.html).
- Bei Mitnahme von Spritzen u./o. Ampullen (z. B. Diabetiker, Patienten mit Hämophilie) vom behandelnden Arzt eine Bescheinigung ausstellen lassen, möglichst mehrsprachig (Vordruck im Anhang des Buches).

Reiseapotheke für Säuglinge, Kinder und Jugendliche	
Grundausstattung	
☑ Fieberthermometer mit neuer Batterie	
☑ Gegebenenfalls verordnete Dauermedikation	
☑ Verbandmaterial (Größen dem mitreisenden Kind angepasst): Wundpflaster, Heftpflaster, Mullbinden, steriler Verbandmull, elastische Binden	
☑ Splitterpinzette (auch zur Entfernung von Zecken verwendbar)	
☑ Schere	
☑ Mittel zur Hautpflege (geeignete Seife)	
☑ Sonnenschutzmittel	
☑ Repellents mit DEET oder Icaridin	Altersadaptiert ab 6 Monate, davor off label
Medikamente zur lokalen Anwendung	
☑ antiseptische Wundbehandlung	Octenidin; z. B. Octenisept® zur Wunddesinfektion; Bepanthen® Antiseptische Creme oder Polividon-Jod-Salben
☑ Soor-Behandlung	verschiedene Zubereitungen mit z. B. Nystatin oder Miconazol
☑ Schleimhautschwellung der Nase	Mittel mit Meersalz bevorzugen, z. B. Hysan® oder Olynth®; Salinspray ab 2. Lj. Mittel mit Sympatikomimetika (z. B. Xylometazolin Olynth® in verschiedenen Konzentrationen), Altersbegrenzungen beachten, strenge Indikationsstellung
☑ Ohrenschmerzen	z. B. Otalgan® Ohrentropfen (Altersbegrenzung und Anwendungsempfehlungen beachten)
☑ Augenreizungen	z. B. Bepanthen® Augen- und Nasensalbe
☑ Lokales Antihistaminikum	z. B. Fenistil® Gel
☑ Husten	Hustensaft
☑ Halsschmerzen	schmerzstillende Lutschtabletten bei größeren Kindern (generell nicht vor vollendeten 3. Lebensjahr – Aspirationsgefahr!)
Medikamente zur systemischen Anwendung	
☑ Fiebersenkung, Schmerzbekämpfung	Präparate mit Paracetamol bevorzugen (altersentsprechende Dosierung beachten) Keine ASS-haltigen Medikamente und möglichst auch keine NSAR anwenden. Diese Medikamente beeinträchtigen die Thrombozyten-Funktion und verstärken so die Blutungsneigung. In Gebieten mit Gefahr hämorrhagischer Fieber u. U. gefährlich. Alternative Metamizol – aber strenge Indikationsstellung wegen möglicher schwerer Nebenwirkungen. Bis zum 14. Lj. z. B. Novalgin® Tropfen. Ab 15. Lj. sind auch Tabl. verfügbar
☑ Blähungen	Simeticon, z. B. Sab simplex®
☑ Symptomatische Behandlung des Durchfalls	Elektrolyt Pulver, z. B. Oralyt®, Elotrans®, Oralpädon®; Adstringentien, z. B. Tannacomp®; Probiotika, z. B. Perenterol® ab 3. Lj. auch als Prophylaxe möglich; Antidiarrhoika, Racecadotril, z. B. Tiorfan® 10 mg Granulat Beutel ab 3. Lebensmonat
☑ Antihistaminika	nach ärztlicher Verordnung
☑ Antibiotika	nach ärztlicher Verordnung
☑ Magen-Darm-Krämpfe	Butylscopolaminiumbromid, z. B. Busc®opan® Dragees ab 6 Jahre
☑ Verstopfung	Macrogol, Microklistiere
☑ Erbrechen/Reisekrankheit	Dymenhydrinat, z. B. Vomex®A Sirup

Impfschutz bei Säuglingen, Kindern und Jugendlichen

Generell

- Jede geplante Reise von Kindern (und Eltern) sollte zum Anlass genommen werden, den aktuellen Impfstatus zu überprüfen und ggf. fehlende Impfungen entsprechend den STIKO-Empfehlungen (Epid Bull 04/2025) – und den Empfehlungen der Bundesländer – durchzuführen.

  Aktuelle Informationen zu Reiseimpfungen u. a. unter:

  – www.dtg.org > Reiseimpfungen

  – www.rki.de > Epidemiologisches Bulletin 14/2025

- Fehlen die Impfnachweise wird die nochmalige Durchführung der Grundimmunisierung für alle nicht dokumentierten Impfungen entsprechend den Empfehlungen der STIKO für Nachholimpfungen im Epid Bull 04/2025 empfohlen.
- Spezielle im Reiseland empfohlene und/oder geforderte Impfungen („Reiseimpfungen") sollten Gegenstand der Beratung sein. Dabei müssen die Empfehlungen der Hersteller beachtet und Altersbegrenzungen berücksichtigt werden. Einige Impfstoffe gibt als spezielle Kinderimpfstoffe.
- Selbstverständlich sollte bei Lebendimpfstoffen die gleichzeitige Gabe erfolgen oder ein Abstand von mindestens 4 Wochen eingehalten werden.
- Besonders Kinder mit chronischen Erkrankungen sollten, soweit nicht kontraindiziert, alle erforderlichen Standard- und Indikations-/Reiseimpfungen erhalten (s. auch STIKO zu Impfungen für Patienten mit Immundefizienz: www.rki.de Infektionsschutz > Impfen > Impfthemen A–Z > Immunsuppression und Impfen sowie Grunderkrankungen und Impfung bzw. unter www.dtg.org > Reiseimpfungen).
- Die für die Reise erforderlichen Impfungen sollten langfristig, spätestens 6–8 Wochen vor der Reise begonnen werden um eventuelle Verzögerungen (z. B. durch Krankheit) zu kompensieren. Je nach Reiseland kann u. U. eine Vielzahl von Impfungen und die Einhaltung bestimmter Abstände zwischen den Impfungen erforderlich oder empfohlen sein (z. B. Qdenga® – Abstand 3 Monate zwischen der ersten und zweiten Impfung empfohlen).
- Die aktuellen Mitteilungen/Empfehlungen der entsprechenden Behörden (z. B. RKI, PEI, EMA) zu COVID-19-Impfungen sollten beachtet werden.

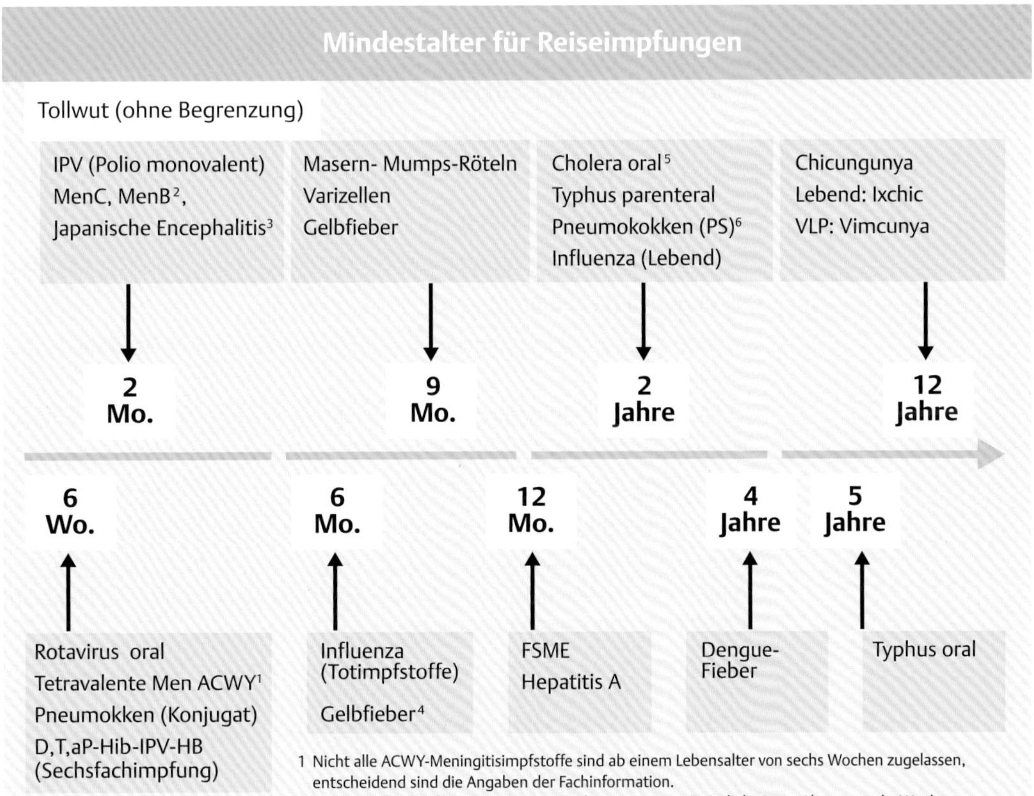

1 Nicht alle ACWY-Meningitisimpfstoffe sind ab einem Lebensalter von sechs Wochen zugelassen, entscheidend sind die Angaben der Fachinformation.
2 Nicht alle Impfstoffe gegen Meningitis der Serogruppe B sind ab einem Alter von acht Wochen zugelassen, entscheidend sind die Angaben der Fachinformation.
3 Von 2 Monate bis 3 Jahre erhalten Kinder die halbe Dosis, danach die volle Dosis.
4 Die Gelbfieberimpfung ist offiziell ab sechs Monate zugelassen, wegen erhöhter Enzephalitisgefahr bis zum Alter von neun Monaten aber mit strenger Indikationsstellung.
5 Kinder von 2–5 Jahren sollen drei Dosen erhalten ab 6 Jahren zwei Dosen.
6 Die Empfehlung des 20 valenten Pneumokokkenimpfstoffs für Kinder ist bisher nicht erfolgt, im Zuge dessen würde eine Impfung mit dem Polysaccharidimpfstoff vermutlich entfallen (1.1.2024).

- Die STIKO empfiehlt im Epid Bull 18/2020, ausdrücklich die zeitgerechte Durchführung aller erforderlichen Impfungen. Besondere Aufmerksamkeit sollte den Risikogruppen gewidmet werden. Das gilt auch für Reisen von Kindern mit chronischen Erkrankungen

Impfungen

- **Achtung:** Die folgenden Hinweise zu Impfungen, Indikationen, Kontraindikationen und zu erwartenden Impfreaktionen sind nicht vollständig. Bitte immer die aktuellen Angaben der Impfstoffhersteller (Fachinformation) sowie die aktuellen Empfehlungen der STIKO beachten.
- **BCG**
  - Impfstoff in Deutschland nicht mehr verfügbar und zugelassen. Die Beschaffung über eine internationale Apotheke ist aktuell nicht möglich. In einigen Ländern mit hoher Tuberkulose-Inzidenz wird die Impfung noch durchgeführt. Bei Impfungen jenseits der Neugeborenen-Periode sollten vor der Impfung eine floride Tuberkulose oder ein Immundefekt ausgeschlossen werden.
  - Bei Langzeitaufenthalten in Ländern mit einer hohen Tuberkulose-Inzidenz sollte ein Tuberkulose-Hauttest oder ein Gammainterferon-Test vor und nach der Reise empfohlen werden.
- **Diphtherie/Tetanus/Poliomyelitis/Pertussis/Hib/Hepatitis B**
  - Bei Reifgeborenen Grundimmunisierung im 3.,5. und 12. Lebensmonat (2+1 Schema).
  - Für Frühgeborene (<37. SSW) gilt das 3+1 Schema: Grundimmunisierung im 3./4./5. und 12. Lebensmonat. Bei Impfbeginn ab dem 2. Lj. (Nachholimpfungen) sind 3 Impfungen ausreichend (2+1).
  - Boosterungen im 6. Lj. (dTap) und 11. Lj. (dTapPolio).
- **Cholera – Totimpfstoff (oral)**
  - Dukoral®: Ab vollendeten 2. Lj. bis zum vollendeten 6. Lj. Grundimmunisierung mit 3 Impfdosen und Boosterung nach 6 Monaten.
  - Ab dem vollendeten 6. Lj. 2 Dosen zur Grundimmunisierung und Boosterung nach 2 Jahren.
  - Schutz auch vor ETEC Infektionen, in Deutschland unter dieser Indikation nur „off label"-Anwendung.
  - Indikation: hohes Risiko im Reiseland, VFR; individuelles Risiko (z.B. chronische Magen-Darm-Erkrankungen, Diabetes mellitus, Kleinkinder).
  - Eine Stunde vor und nach der Einnahme von Dukoral sollten keine Nahrungsmittel, Getränke oder andere orale Impfstoffe eingenommen werden.
- **Cholera – Lebendimpfstoff (oral)**
  - Vaxchora®: Zulassung lt. EMA und PEI ab vollendetem 2. Lj.
  - Einmalige orale Gabe bis 10 d vor Abreise. Bisher keine Angaben zur Boosterung.
  - Kontraindikationen beachten.
  - Abstand zur oralen Typhusimpfung lt. Hersteller mindestens 2 Stunden (s. Fachinformation.)
- **Chikungunya (Lebendimpfstoff)**
  - Ixchiq®: Auf Verozellen kultivierter, attenuierter Lebendimpfstoff der Firma Valneva (Stamm CHIKV LR2006-OPY1)
  - Zulassung in der EU im Juni2024 ab 18 Jahre, Erweiterung der Zulassung im April 2025 für Personen von 12–64 Jahren.
  - Einmalige Impfung 0,5 ml i.m. in den Oberarm.
  - Immunantwort bei Erwachsenen über mindestens 2 Jahre, bei Jugendlichen über mindestens 6 Monate.
  - STIKO Reiseindikation für Personen ab 12 Jahre, die in ein Gebiet mit aktuellem Ausbruchsgeschehen reisen oder die einen Aufenthalt > 4 Wochen in einem Endemiegebiet planen und ein erhöhtes Risiko für einen chronischen Verlauf aufweisen (chronische Grunderkrankung, Alter >60 Jahre).
  - Wichtigste, häufigste Nebenwirkungen: Kopfschmerzen, Müdigkeit, Muskelschmerzen, Gelenkschmerzen, Fieber, Übelkeit, Schmerzen an der Injektionsstelle.
  - Kontraindikationen: Überempfindlichkeit gegen Impfstoffbestandteile, Immundefizienz, Alter ≥65 Jahre, Schwangere und Stillende.
- **Chikungunya**
  - Vimkunya:® Virus-like-partikel- Totimpfstoff der Firma Bavarian Nordic (Capsid- und Envelope-Proteine des chikunguya-Virus Senegal Stamm 37997), Aluminiumhydroxid als Adjuvans
  - Zulassung in der EU im Februar 2025 für Personen ≥12 Jahre.
  - Einmalige Impfung 0,5 ml i.m. in den Oberarm.

- Nach 21 Tagen bei bis zu 97,8 % der Geimpften neutralisierende Antikörper, Wirksamkeit für mindestens 6 Monate.
- STIKO Reiseindikation für Personen ab 12 Jahre, die in ein Gebiet mit aktuellem Ausbruchsgeschehen reisen oder die einen Aufenthalt >4 Wochen in einem Endemiegebiet planen und ein erhöhtes Risiko für einen chronischen Verlauf aufweisen (chronische Grunderkrankung, Alter >60 Jahre).
- Gute Verträglichkeit, häufigste Nebenwirkungen sind Schmerzen an der Injektionsstelle, Müdigkeit, Kopfschmerzen und Muskelschmerzen.
- Kontraindikationen: Überempfindlichkeit gegen Impfstoffbestandteile.

• **COVID-19-Impfung**

- Für gesunde Kinder und Jugendliche bis 18 Jahre empfiehlt die STIKO derzeit keine Impfung aufgrund der überwiegend milden Verläufe der Erkrankung in dieser Altersgruppe.
- Für chronisch kranke Kinder ab einem Alter von 6 Monaten mit Risiko für einen schweren COVID-19-Verlauf empfiehlt die STIKO eine Basisimmunität (3 SARS-CoV-2-Antigenkontakte – davon mindestens 1 Impfung) und jährliche Auffrischimpfungen im Herbst mit einem mRNA- oder proteinbasierten Impfstoff mit jeweils von der WHO empfohlener Variantenanpassung. Auf die Auffrischimpfung kann bei gesundem Immunsystem verzichtet werden, wenn im Laufe des Jahres eine Infektion mit dem Coronavirus SARS-CoV-2 stattgefunden hat.
- Eine Koadministration mit dem jeweils aktuellen Grippeimpfstoff ist möglich.
- Eine Impfung kann auch erforderlich sein, wenn im Reiseland andere Vorschriften als in Deutschland gelten. Aktuelle Informationen beachten.

• **Dengue-Fieber (Lebendimpfstoff)**

- Der Impfstoff Qdenga® der Firma Takeda wurde am 05.12.2022 in der EU zugelassen für Personen ab 4 Jahren, die in Risikogebiete reisen, ungeachtet des Serostatusdieser Personen.
- Attenuierter Lebendimpfstoff gegen alle 4 Dengue-Serotypen
- Es sind zwei Impfungen im Abstand von drei Monaten erforderlich. Die Applikation erfolgt ausschließlich s.c. am Oberarm. Da es sich um einen Lebendimpfstoff handelt, sind entsprechende Impfabstände zu beachten.
- Eine gleichzeitige (kontralaterale) Impfung von Hepatitis A- und Gelbfieber-Impfstoffen ist laut Fachinformation möglich. .
- Die STIKO empfiehlt die Impfung mit Qdenga® nur für Personen mit anamnestisch eine labordiagnostisch gesicherter Dengue-Erstinfektion durchgemacht haben bei Reisen sie in ein Endemiegebiet reisen und mit erhöhtem Expositionsrisiko haben (z. B. längerer Aufenthalt, aktuelles Ausbruchsgeschehen). Außerdem muss der komplette Impfzyklus vor Beginn der Reise abgeschlossen sein.
  Begründung: Das Auftreten von infektionsverstärkenden Antikörpern (Antibody Dependent Enhancement, ADE) kann bisher nicht mit letzter Sicherheit ausgeschlossen werden. Bisher sind jedoch bei weltweit mehreren Millionen verimpfter Dosen keine entsprechenden Reaktionen publiziert worden. Die zweite Impfung erhöht auch nicht die Effektivität der Impfung, sondern dient dem Langzeitschutz (bisher Daten bis 4 Jahre).
- STIKO und DTG lassen die Option zur Impfung bei Dengue-naiven Personen bei entsprechender Nutzen-Risiko-Abwägung offen. Der Schutz bei Dengue-naiven Impflingen ist etwas schlechter. (s. auch: www.dtg.org). Allerdings empfiehlt die STIKO explizit auch keine Überprüfung des Serostatus.
- Die Fachgesellschaft für Reisemedizin empfiehlt ausdrücklich die Impfung entsprechend der Zulassung bei Reisen in Risikogebiete. Reisende sollten dabei auf die – wenngleich auch sehr geringe – Möglichkeit eines ADE-Risikos hingewiesen werden. Wenn aus zeitlichen Gründen vor Abreise nicht beide Impfungen durchgeführt werden können, sollte vor Reisebeginn nur 1 Impfung erfolgen und die zweite nach Rückkehr nachgeholt werden.
  (Quellen: STIKO-Empfehlung zur Impfung gegen Dengue mit dem Impfstoff Qdenga®, Epid Bull 24/2023; Stellungnahme der deutschen Fachgesellschaft für Reisemedizin (DFR) zur Impfung gegen Dengue bei Reisenden [www.fachgesellschaft-reisemedizin.de]

• **FSME**

- Ab dem Alter von 1 Jahr bis 11 Jahre (Encepur® Kinder) bzw. ab 1 Jahr bis 15 Jahre (FSME-IMMUN® 0,25 ml Junior), danach Erwachsenen-Impfstoffe, Applikation i.m.
- Grundimmunisierung: Tag 0 / nach 1 bis 3 Mo / nach 9/5 –12 Mo; erste Auffrischung nach 3 Jahren dann alle 5 bis 10 Jahre, Schnellschemata möglich entsprechend der Fachinformation.
- Indikation: Aufenthalte in Risikogebieten in Deutschland (Risikogebiete: Epid Bull 09/2025 – jährliche Aktualisierungen beachten), in Europa und in Gebieten mit Vorkommen des östlichen oder fernöstlichen Subtyps des Virus (Risikogebiete s. auch: www.zecken.de).

- Kontraindikation: Überempfindlichkeit gegenüber Impfstoffbestandteilen, klinisch manifeste, schwere Hühner-eiweißallergie

- **Gelbfieber (Lebendimpfstoff)**
  - Lebendimpfstoff mit attenuiertem Virus (Stamm17D-204) – Abstände zu anderen Lebendimpfstoffen beachten.
  - Eine Impfung 0,5 ml s.c. mindestens 10 Tage vor Einreise in das Risikogebiet. Nur anerkannte Gelbfieberimpfstellen bzw. ermächtigte Ärzte dürfen die Gelbfieberimpfung durchführen und mit einem speziellen Dienstsiegel bestätigen.
  - Ab vollendetem 9. Lebensmonat (bei strenger Nutzen-Risiko-Abwägung ab 6. Lebensmonat).
  - Indikation: Reisen in Endemiegebiete Afrikas oder Südamerikas; Impfung aus medizinischer Indikation oder weil durch Länderbestimmungen bei Einreise gefordert.
  - Bei formaler Impfpflicht ohne bestehendes Erkrankungsrisiko kann bei Kontraindikationen eine Impfbefreiung (exemption certificate) ausgestellt werden. Dies wird jedoch nicht überall anerkannt – Reisehinweise beachten!
  - Kontraindikation: Immunologische Erkrankungen, medikamentös induzierte Immundefizienz, Thymuserkrankungen, Thymektomie, symptomatische HIV-Infektion, Hühnereiweißallergie, Stillende (Eine Übertragung des Impfvirus durch Muttermilch ist möglich und führte vereinzelt zu Symptomen beim Säugling. Ein Schutz des Säuglings vor Gelbfieber wird auf diesem Weg jedoch nicht erreicht!)
  - Wiederholungsimpfungen nach 10 Jahren sind aus Sicht der WHO nicht mehr generell empfohlen. Die WHO hat im Juli 2016 die Internationalen Gesundheitsvorschriften geändert. Danach ist der Gelbfieber-Impfnachweis nach einmaliger Impfung lebenslang gültig. Abweichend davon kann aber im Einzelfall bei Einreise noch ein Impfnachweis gefordert werden, der nicht älter als 10 Jahre ist.
  - Säuglinge und Kleinkinder, die vor dem 2. Lj. erstmals geimpft wurden, sollen laut aktuellen STIKO-Empfehlungen (Epid Bull 32/2022) bei einem erneuten Aufenthalt in einem Endemiegebiet von einer Wiederholungsimpfung nach 5 Jahren profitieren. Wenn die erste Gelbfieberimpfung ab dem 3. Lj. erfolgte empfiehlt die STIKO eine 2. Impfung nach 10 Jahren. Weitere Auffrischungen werden nicht empfohlen.

- **Hepatitis A**
  - Ab dem Alter von 1 Jahr bis 14 Jahre (Havrix® 720) bzw. 17 Jahre (Vaqta® junior), ab dem 16 Jahren auch AVAXIM®. Kombinationsimpfstoff Hepatitis A/B (s. Hepatitis B)
  - Grundimmunisierung: Tag 0 und 2. Impfung nach 6 – 12/18/36 Monaten (abhängig vom Hersteller)
  - Schutz besteht bereits ca. 1 bis 2 Wochen nach der ersten Impfung. Aufgrund der langen Inkubationszeit der Er-krankung ist diese Impfung auch kurz vor Reisebeginn noch sinnvoll!
  - Indikation: hohe Prävalenz des HAV im Reiseland, zu erwartende Exposition (z. B. VFR).

- **Hepatitis B und A/B**
  - Impfstoffe:
    Engerix-B Kinder®: ab Geburt bis 16 Jahre – 0, 1, 6 Monate (Schnellschema 0-1-2-12 Monate)
    HBVax Pro 5µg®: ab Geburt bis 15 Jahre – 0, 1, 6 Monate (Schnellschema 0-1-2-12 Monate)
    HBVaxPro 10µg®: ab 16 Jahre – 0, 1, 6 Monate (Schnellschema 0-1-2-12 Monate)
    Kombinierter HepatitisA/B- Impfstoff: Twinrix Kinder® – 0, 1, 6 Monate
  - Wird nach den STIKO-Empfehlungen in den ersten beiden Lebensjahren 6-fach-Impfstoff verabreicht, ist die Grundimmunisierung für Hepatitis B nach der. 3. (4.) Impfung (2+1 Schema bzw. 3+1 Schema bei Frühgeborenen) abgeschlossen.
  - Hepatitis B-Impfstoff: Impfung des Kindes bei chronischer HBV-Infektion der Mutter direkt nach der Geburt, danach weiter im regulären Impfschema mit Kombinationsimpfstoffen.
  - Wird bei Jugendlichen, die im Säuglings-/Kleinkindalter eine Grundimmunisierung zum Schutz vor Hepatitis B erhalten haben der serologische Nachweis des Schutzes gefordert, empfiehlt das RKI eine einmalige Boosterung mit einem Hepatitis B-Impfstoff und dann eine serologische Kontrolle nach 4 bis 8 Wochen. Ansonsten sind Booster-Impfungen nicht vorgesehen
  - Die Reiseberatung sollte genutzt werden, um großzügig die Indikation zur Hepatitis A-Impfung zu stellen und Impflücken bei der Hepatitis B-Impfung zu schließen.

- **HPV**
  - Die Impfung zum Schutz vor humanen Papillomviren gilt nicht explizit als „Reise"-Impfung, die Reiseberatung sollte aber zur Schließung von Impflücken genutzt werden. Für reisende Teenager kann diese Impfung durchaus relevant sein, insbesondere auch bei längeren Auslandsaufenthalten (Weltwärts-FSJ, Work-and-Travel etc.).

- Impfstoffe:
  Gardasil 9®: Schutz vor den Serotypen 6, 11, 16, 18, 31 ,33, 45, 52, 58
  Cervarix®: Schutz vor den Serotypen 16, 18 mit Kreuzprotektion gegen andere Typen

• **Influenza**

- Die STIKO empfiehlt die jährliche Impfung gegen Influenza ab 6 Monaten für Kinder mit erhöhter gesundheitlicher Gefährdung und leider nicht generell. Ab Saison 2024/25 werden entsprechend den Empfehlungen der WHO von der STIKO nur noch trivalente inaktivierte Influenza-Impfstoffe empfohlen, quadrivalente Totimpfstoffe dürfen für eine Übergangszeit, einschließlich der Saison 2025/26 noch eingesetzt werden (Epid Bull 31/24 vom 1.8.2024).
- Werden Kinder erstmals gegen Influenza geimpft, wird bis zum 9. Lj. eine 2. Impfung nach 4 Wochen empfohlen.
- Die Influenza ist die häufigste impfpräventable Erkrankung auf Reisen.

• **Influenza (Lebendimpfstoff)**

- Der intranasal zu applizierende attenuierte Lebendimpfstoff Fluenz® ist ab der Saison 2024/25 nur noch als trivalenter Impfstoff zugelassen und auf dem Markt verfügbar. Gleichberechtigte Anwendung neben dem Totimpfstoff, nach STIKO-Empfehlung z. B. bei „Spritzenphobien“.
- Einsatz ab 2 bis 17 Jahre
- Kontraindikationen: klinisch relevante Immunschwäche, schwere Allergie gegen Hühnereiweiß, Kinder mit Salicylat-Therapie (Gefahr des Reye-Syndroms)

• **Japanische Enzephalitis**

- Ixiaro® zugelassen für Säuglinge und Kleinkinder ab dem vollendeten 2. Lebensmonat.
- Bis zum vollendeten 3. Lj. wird die halbe „Erwachsenendosis“ geimpft (Rest in der Fertigspritze verwerfen).
- Es sind zwei Impfungen im Abstand von 4 Wochen erforderlich, Boosterung nach 1–2 Jahren bei weiterbeste-hendem Risiko.
- Das Kurzimpfschema (Tag 0 und 7) ist laut Fachinformation bisher nur für Erwachsene zugelassen. Eine Anwendung für Kinder wäre nur „off label“ möglich.
- Indikation: Aufenthalt in Risikogebieten, besonders bei Langzeitaufenthalt; Aufenthalt in ländlichen Regionen der Risikogebiete (ggf. auch Impfempfehlungen im Reiseland beachten).

• **Masern/Mumps/Röteln (Lebendimpfstoff)**

- Einzige Pflichtimpfung in Deutschland (Masernschutzgesetz): Besuch und Beschäftigung in Gemeinschaftseinrichtungen nur mit nachgewiesener Impfung möglich.
- Zwei Impfstoffe: Priorix® und ProQuad®, je 0,5 ml i.m. oder s.c.
- Von der STIKO ab dem 11. Lebensmonat empfohlene Impfung, für einen optimalen Impfschutz werden 2 Impfungen bis zur Vollendung des 2. Lebensjahres empfohlen.
- Besonders bei Reisen in Länder mit hohem Erkrankungsrisiko für Masern sollten diese Impfungen erfolgt sein.
- Auch Säuglinge können erkranken, wenn die diaplazentar von der Mutter übertragenen Antikörper nicht mehr vorhanden sind. Bei hohem Erkrankungsrisiko für Masern kann die Impfung bereits ab dem vollendeten 6. Lebensmonat durchgeführt werden. So geimpfte Kinder erhalten ab dem 2. Lj. nochmals 2 MMR-Impfungen.
- Es handelt sich um eine Lebendimpfung. Impfabstände zu anderen Lebendimpfungen beachten.
- Kontraindikation: schwere Immundefekte.
- Der Masern-Einzelimpfstoff ist in Deutschland nicht mehr erhältlich, kann aber über eine Apotheke aus dem Ausland bezogen werden.

• **Meningokokken C**

- Von der STIKO ab dem vollendeten 1. Lj. empfohlen.
- Impfstoffe: Menjugate10® und NeisVacC®, beide je 0,5 ml i.m., zugelassen ab Alter von 2 Monaten
- Impfschemata:
  Menjugate10® – 0, 2 Monate bis Alter 1 Jahr, danach nur 1 Impfung
  NeisVacC® – 0, 2 Monate, ab Alter 4 Monate nur 1 Impfung
- Bei vorhersehbarem Aufenthalt in Ländern mit dem Risiko an anderen Serotypen zu erkranken ist eine primäre Impfung mit einem konjugierten 4-fach Impfstoff sinnvoll (s. u.).

- **Meningokokken ACWY**
  - Impfstoffe: zugelassen in Deutschland ab der vollendeten 6. Lebenswoche (Nimenrix®), ab 12 Monaten (Men-Quadfi®) und ab dem vollendeten 2. Lj. (Menveo®).
  - Impfschemata:
    Nimenrix® für Säuglinge 6 Wochen bis < 6 Monate 0, 2 Monate, ab 6 Monate 1 Impfung, Booster ab 1 Jahr einmalig
    Menquadfi® und Menveo® 1 Impfung, zum Booster bisher keine Daten
  - Indikationen: Aufenthalt in Risikogebieten (Meningitisgürtel von Afrika), Impfempfehlung für Kinder/Jugendliche im Reiseland (z. B. bei Auslandsstudium, FSJ, Schüleraustausch), Erkrankungen des Immunsystems, immunsuppressive Therapie, Asplenie.
  - Pflichtimpfung bei der Einreise nach Saudi-Arabien (Hadsch, Umra) ab dem vollendetem 1. Lj.
  - Kinder, die schon eine Impfung mit einem Meningokokken C-Impfstoff erhalten haben, können später auch mit einem 4valenten Impfstoff geimpft werden.
- **Meningokokken B**
  - In Deutschland und der EU sind zwei Impfstoffe zugelassen und verfügbar. Bexsero® kann ab dem Alter von 2 Monaten, Trumenba® ab 10 Jahren appliziert werden.
  - STIKO-Empfehlung für Bexsero® als **Standard-Impfung** im 2+1 Schema parallel zur Sechsfach-, Pneumokokken- und Rotavirus-Impfung mit anschließender prophylaktischer Gabe von Paracetamol. Impfung im Alter von 2, 4 und 12 Monaten. Aufgrund der hohen Erkrankungsinzidenz im 3. Monat möglichst frühzeitiger Beginn der Impfserie. Auch Frühgeborene werden im gleichen Impfschema geimpft und erhalten ebenfalls Paracetamol zur Prophylaxe (Epid Bull 03/2024). Nach dem 2. Geburtstag sind 2 Impfungen ausreichend
  - STIKO-Empfehlung als **Indikations-Impfung** von immunsupprimierten Patienten (z. B. bei Properdindefekten und Asplenie) – dann auch ACWY-Impfung.
  - STIKO-Empfehlung als **Reiseimpfung** für reisende Kinder und Jugendliche entsprechend den Empfehlungen und Risiken im Aufenthaltsland, insbesondere bei Langzeitaufenthalten.
  - Für die Indikations- und Reiseimpfung Einsatz von beiden Impfstoffen altersentsprechend möglich
- **Mpox (Lebendimpfstoff)**
  - In der EU ist der Impfstoff Imvanex® (Modified Vaccinia Ankara – Bavarian Nordic) ab dem 12. Lebensjahr zugelassen (Stand 19.9.2024). Eine Impfung im off label use bei jüngeren Kindern ist möglich.
  - Für eine Grundimmunisierung werden 2 Impfungen (0,5 ml, s.c.) im Abstand von 4 Wochen benötigt. Die STIKO hat bisher keine Empfehlungen im Zusammenhang mit Reisen gegeben. Nach Abwägung von Nutzen und Risiko kann sie bei Personen, die einem höheren Infektionsrisiko ausgesetzt sind (z. B. VFR) angewandt werden.
- **Pneumokokken**
  - Von der STIKO ab vollendeten 2. Lebensmonat bis zum vollendeten 2. Lj. für alle Kinder empfohlen.
  - Die Grundimmunisierung für Reifgeborene wird seit August 2015 von der STIKO nach dem Impfschema 2+1 empfohlen. Weitere Impfschemata ab dem 7. Lebensmonat nach Herstellerangaben. Seit Mai 2023 (Epid Bull 20/23 vom 17.05.2023) sollte die Impfung mit einem 13- oder 15-valentem Konjugatimpfstoff erfolgen (Prevenar 13® / Vaxneuvance®).
  - Ab dem vollendeten 2. Lj. wird die Impfung für Patienten mit chronischen Erkrankungen empfohlen:
    1. Patienten mit angeborenen oder erworbenen Immundefekten
    2. Patienten mit sonstigen chronischen Erkrankungen (Herz-Kreislauf-Erkrankungen, Nierenerkrankungen, Stoffwechselerkrankungen, neurologische Erkrankungen, Lungenerkrankungen u. a.)
    3. Patienten mit anatomischem oder Fremdkörper assoziiertem erhöhten Risiko für eine Pneumokokken-Meningitis (z. B. Liquorfistel, Chochlea-Implantat)
       Bis zum 18. Lj. sollte dann entsprechend den aktuellen STIKO-Empfehlungen von Mai 2023 eine sequenzielle Impfung mit Pneumokokken-Konjugat-Impfstoff PCV 13 oder PCV 15 und einem Pneumokokken-Polysaccharid-Impfstoff PPSV 23 (Pneumovax®) erfolgen. Boosterimpfungen ggf. alle 6 Jahre bis zum Alter von 18 Jahren.
  - Ein ebenfalls verfügbarer PCV 20-Impfstoff wird von der STIKO weiterhin erst ab dem Alter von 18 Jahren empfohlen (Epid Bull 31/24 vom 1.8.2024).

- **Poliomyelitis**
  - Die Impfung wird von der STIKO als Standardimpfung (2 + 1 für Reifgeborene und 3+1 für Frühgeborene) im ersten Lebensjahr empfohlen. Dies erfolgt i. d. R. als 6-fach Impfung (TDaP-IPV-Hib-HepB). Eine Auffrischungsimpfung sollte im Alter vom 9 bis zum 14 Jahren, dann i. d. R. als 4-fach Impfung (Tdap-IPV) durchgeführt werden. Weitere Boosterimpfungen – auch im Erwachsenenalter – sind bisher für Deutschland nicht vorgesehen.
  - Es stehen auch Einzelimpfstoffe (IPV) zur Verfügung.
  - Für Reisen nach Afghanistan und Pakistan empfiehlt die STIKO eine Boosterimpfung, wenn die Grundimmunisierung oder die letzte Auffrischung länger als 10 Jahre her ist.
  - Bei Aufenthalten von > 4 Wochen in Ländern mit endemischen Vorkommen von Wildpolioviren Typ 1 (WPV1) und impfstoffassoziierten Polioviren Typ 1–3 (cVDPV 1–3) werden kürzere Impfabstände gefordert (s. www.dtg.org > Reiseimpfungen und www.auswärtiges-amt.de).
- **Rotaviren**
  - Seit 2013 für alle Kinder in Deutschland ab der 6. Lebenswoche bis spätestens 24./32. Lebenswoche von der STIKO empfohlen. Altersbegrenzung und Zahl der Impfstoffdosen sind abhängig vom Impfstoff (Herstellerinformation beachten).
  - Jedes Kind bis zum 5. Lj. macht mindesten eine Rotaviruserkrankung durch. Bei absehbaren Reisen in Länder mit hoher Prävalenz (z. B. für VFR-Reisende) ist diese Impfung deshalb dringend zu empfehlen.
- **RSV (Respiratory Syncytial Virus)**
  - Seit Oktober 2024 ist für den Schutz von Säuglingen im ersten Lebensjahr vor einer Infektion mit dem Respiratorischen Synzytial-Virus (RSV) die einmalige Gabe des monoklonalen Antikörpers Nirsevimab (Beyfortus®) von der STIKO empfohlen. Innerhalb der RSV-Saison von Oktober bis März sollen alle Neugeborenen direkt nach der Geburt in der Klinik (oder schnellstmöglich in der Kinderarztpraxis) immunisiert werden. Kinder, die nach dem 1. April des jeweiligen Jahres geboren werden, erhalten die Immunisierung zu Beginn der nächsten RSV-Saison im Herbst des Jahres. Ausnahme: Kinder deren Mütter im 3. Trimenon ihrer Schwangerschaft eine Impfung zum Schutz vor RSV erhalten haben. Dabei geht man von einem Schutz für die kommenden 6 Monate aus. Dies könnte auch bei Reisen im Bereich der Südhalbkugel bedeutsam sein. (Epid Bull 26/2024)
- **Tollwut**
  - In Deutschland sind aktuell 2 Tollwut-Impfstoffe auf dem Markt: Rabipur® und Verorab®. Die konventionelle Grundimmunisierung erfolgt laut Fachinformation der Hersteller (präexpositionell) an den Tagen 0, 7, 21 oder 28. Im Weekly Epidemological Report Nr. 16 vom 20.04.2018 hat die WHO ihre Empfehlungen zur Grundimmunisierung zum Schutz vor Tollwut aktualisiert. Für immunkompetente Personen wird eine zweimalige Tollwutimpfung – Tag 0 und 7 – zur präexpositionellen Prophylaxe als ausreichend angesehen. Die Fachinformationen der Impfstoffe wurden entsprechend angepasst. Der Ständige Ausschuss Reisemedizin der DTG schließt sich den Empfehlungen der WHO in einer Stellungnahme an und hat eine entsprechende Patienteninformation zur Anwendung veröffentlicht (www.dtg.org). In der Stellungnahme wird auch darauf hingewiesen, dass die zweite Impfung frühestens am Tag 7, aber immunologisch günstiger bis zum Tag 28 durchgeführt werden sollte. Die Empfehlung setzt voraus, dass unmittelbar nach einer Exposition im Reiseland 2 Boosterimpfungen appliziert werden (Tag 0 und3), um einen ausreichenden Anstieg der Immunantwort zu gewährleisten. Dies ist bei vielen Reisen aufgrund der generell schlechten Impfstoffverfügbarkeit jedoch nur selten möglich. Daher sollte gerade bei Kindern nicht vom dreifachen Impfschema zur Grundimmunisierung plus mindestens eine Boosterimpfung nach frühestens einem Jahr abgewichen werden. Für Verorab® gibt es bei fehlender Exposition nach dem alternativen Impfschema eine Empfehlung für eine 3. Impfung nach einem Jahr. Für Rabipur® liegt eine derartige Empfehlung gegenwärtig nicht vor. Beim konventionellen Impfschema wird lt. Fachinformation eine Auffrischung nach 2 bis 5 Jahren empfohlen. Im Zweifelsfall sollte der Tollwutschutz serologisch bestätigt werden.
  - Eine Tollwutinfektion endet unbehandelt immer tödlich. Eine Postexpositionsprophylaxe (PEP) kann nur schützen, wenn die Viren noch nicht das ZNS erreicht haben. Bissverletzungen bei Kleinkindern sind bis zu viermal häufiger und oft in ZNS-Nähe (Kopf-/Halsbereich, Oberkörper). Die Indikation zur Impfung sollte bei vorhersehbarem Risiko großzügiger gestellt werden.
  - Das Risiko steigt mit eigenen Aktivitäten der Kinder jenseits des Säuglingsalters.
  - Indikationen: Aufenthalt in Ländern mit hohem Tollwutrisiko und bei längeren Aufenthalten/VFR, vor Ort nicht verfügbare PEP (Tollwut-Immunglobulin, Tollwut-Impfstoff).
  - Kontraindikation: klinisch manifeste, schwere allergische Reaktion auf einen der Impfstoffbestandteile (z. B. Hühnereiweiß) für die prophylaktische Impfung mit Rabipur®, bei PEP keine. Der Tollwut-Impfstoff Verorab® ist frei von Hühnereiweiß. Die Impfstoffe sind für jedes Lebensalter (auch für Säuglinge) zugelassen.

- **Typhus (oral)**
  - Typhoral® zugelassen ab dem vollendeten 5. Lj., Abstände zu anderen Lebendimpfungen sind nicht erforderlich. Lt. Fachinformation Vaxchora® sollten aber mindestens zwei Stunden Abstand zwischen der Applikation beider Impfstoffe eingehalten werden. Möglichst nicht zusammen mit Antibiotika oder Malariaprophylaxe. Wiederholungsimpfungen nach 1 bis 3 Jahren (s. Herstellerinformation).
  - Dosierung: jeweils 1 Kapsel nüchtern, 1 Stunde vor der nächsten Mahlzeit jeden zweiten Tag (3 Kps.)
  - Kontraindikation: Immundefizienz (auch artifiziell)
  - Kurz vor und während der Anwendung dürfen Antibiotika und Malariamittel nicht eingenommen werden.
- **Typhus (parenteral)**
  - Typhim® zugelassen ab dem vollendeten 2. Lj., Schutz vor dem 2. Lj. nicht zu erwarten. Wiederholung der Impfung bei erneuter Exposition, frühestens nach 3 Jahren.
  - Trotz Typhusimpfung ist immer auf eine adäquate Wasser- und Nahrungsmittelhygiene hinzuweisen!
- **Varizellen**
  - Von der STIKO empfohlene Impfung für alle Kinder ab dem vollendeten 11. Lebensmonat. Für einen langfristigen Impfschutz sind zwei Impfungen mit Mindestabstand 4 Wochen erforderlich.
  - Es handelt sich um Lebendimpfstoff. Abstände zu anderen Lebendimpfungen beachten.
  - Für Reisende relevant, da deutlich höhere Inzidenzen in Ländern ohne Varizellen-Impfempfehlung. Bei Erkrankung Flugtauglichkeit aufgrund der Infektiosität nicht gegeben.

Malariaprophylaxe bei Säuglingen, Kindern und Jugendlichen

Generell

- Eine Malariaerkrankung kann besonders bei Säuglingen und Kleinkindern schnell zu Komplikationen führen. Eine anfangs oft sehr unspezifische Symptomatik kann die Diagnostik verzögern. Von Reisen in Gebiete mit einem hohen Malariarisiko wird deshalb in den ersten 5 Lebensjahren abgeraten.
- Bei unbedingt erforderlichen oder gewollten Reisen sind eine gewissenhafte Expositionsprophylaxe und ggf. auch eine medikamentöse Prophylaxe durchzuführen.
- Gestillte Kinder sind durch die medikamentöse Prophylaxe der Mutter nicht geschützt.
- Länger in Deutschland lebende oder hier geborene Kinder von Eltern aus Malaria-Endemiegebieten haben keine Semiimmunität vor einer Malariainfektion.
- Die Behandlung einer Malaria bei Kindern sollte unter ärztlicher Kontrolle, in Deutschland in der Regel stationär, erfolgen.
- Bei Fieber über 38 °C ab dem 7. Aufenthaltstag im Endemiegebiet sollte immer auch eine Malaria durch einen in der Diagnostik erfahrenen Arzt ausgeschlossen werden.

Expositionsprophylaxe

- Die **Maßnahmen zum Schutz vor Mückenstichen** stehen besonders bei Säuglingen (fehlende Medikamente für die Prophylaxe) im Vordergrund.
  - Kein Aufenthalt im Freien während der Dämmerungs- und Nachtstunden.
  - Tragen von imprägnierter, körperbedeckender, heller Kleidung bei Aufenthalt im Freien.
  - Schlafen und spielen unter (imprägnierten) Moskitonetzen (für Säuglinge am einfachsten zu realisieren).
  - Schutz der exponierten Haut durch Repellentien. Altersabhängige Empfehlungen beachten.
  - Mückenschutz in den Schlafräumen (Klimaanlage, Mückennetze vor Fenstern und Türen).
  - Beseitigung von Mückenbrutplätzen in der Wohnumgebung.
- **Repellentien** (zum Schutz freiliegender Hautareale)
  - Immer Anwendungshinweise der Hersteller beachten. Repellents sicher vor dem Zugriff durch Kinder aufbewahren!
  - Bei Kindern Hände und Umgebung von Schleimhäuten (Mund, Augen, Nase) aussparen. Repellentien sollten nicht durch die Kinder selbst aufgetragen werden. Nicht unter der Kleidung anwenden. Nach Ende Exposition mit Wasser und Seife abwaschen. Nicht auf verletzte, offene oder gereizte Hautstellen auftragen. Vorsicht mit Spray – Nebel nicht einatmen!
  - Werden Repellents tagsüber angewandt (z. B. Schutz vor Dengue-Fieber), immer getrennt vom Sonnenschutz auftragen. Erst Sonnenschutz anwenden, 20 – 30 Minuten später das Repellent. Durch Repellents wird die Wirkzeit des Sonnenschutzes verkürzt.

- **DEET** (N,N-diethyl-meta-toluamide)-haltige Mittel gelten als Goldstandard zur Abwehr der Malaria-Moskitos (siehe auch https://www.epa.gov/insect-repellents/deet#children). DEET greift Kunststoffe an (Plastik, Elastan, Nylon o. ä.).
- **Icaridin (Picaridin, Saltidin)**
  Gilt gegenüber DEET als hautfreundlicher, Kunststoffe werden nicht angegriffen. Die Wirksamkeit ist ab einer Konzentration von 20 % mit DEET vergleichbar. In Deutschland sind Präparate ab dem 6. Lebensmonat (Doctan® Kinder, Zeckito Baby®) bzw. ab dem 2. Lebensjahr (z. B. Nobite® Haut Sensitive) zugelassen. Die American Academy of Pediatrics empfiehlt die Anwendung ab dem 3. Lebensmonat.
- In den USA und anderen Ländern sind DEET-Konzentrationen bis 30–50 Vol% und Icaridin ab dem 3. Lebensmonat zugelassen. Für Kinder unter 2 Jahren sollte die off label-Anwendung entsprechend den internationalen Empfehlungen besprochen werden.
- **IR3535**
  Schon ab 6 Monate zugelassen. Gut verträglich. Kürzere Wirkdauer und geringer Schutz bei Anopheles-Mücken, deshalb für Malaria-Gebiete nicht empfohlen.
- **Ätherische Öle**
  Citriodiol®-haltige Repellentien haben i. d. R. eine kürzere Wirkdauer.
  Ätherische Öle können allergische Hautreaktionen und Hautreizungen hervorrufen.
  In Deutschland werden nach Herstellerangaben Präparate ab dem 3. Lebensmonat empfohlen.
  In den USA gibt es Empfehlungen für diese Präparate erst ab dem 3. Lebensjahr.
- Eine komplette Liste der in Deutschland zugelassenen Repellents ist in den DTG-Empfehlungen zur Malaria veröffentlicht (www.dtg.org).

• **Imprägnation von Moskitonetzen und Kleidung**

- Zur Anwendung kommen u. a. permetrinhaltige Mittel, die entweder durch die Reisenden selbst (z. B. Nobite® Kleidung) oder bereits industriell auf Kleidung und Moskitonetze aufgetragen werden. Der Vorteil der industriell bearbeiteten Stoffe ist die längere Wirkzeit und der Erhalt der Wirksamkeit auch nach mehreren Wäschen (Herstellerinformationen beachten). Für Aufenthalte bis zu 4 Wochen ist die Imprägnation vorhandener Kleidung und Moskitonetze ausreichend. Nach dem Waschen sollte die Kleidung erneut imprägniert werden (Herstellerinformationen beachten).
- Mit der Umsetzung der EU-Biozidverordnung seit dem 01.01.2025 werden permethrinhaltige Produkte mit primär biozider Funktion nun nur noch unter Beratungspflicht in Apotheken abgegeben.
- In Deutschland wird die Imprägnation der Kleidung ab dem 3. Lebensjahr empfohlen. Imprägnierte Moskitonetze können auch für Säuglinge genutzt werden. Längere Haut-/Schleimhautkontakte sollten jedoch vermieden werden.

• Zusätzliche Maßnahmen wie die Anwendung von Räucherspiralen/Coils können besonders bei Säuglingen und Kleinkindern respiratorische Symptome wie Husten und erschwerte Atmung hervorrufen. Eine Anwendung in geschlossenen Räumen wird nicht empfohlen.

Chemoprophylaxe

• Für die Anwendung einer Chemoprophylaxe oder Notfalltherapie gelten für Kinder in einem Malaria-Endemiegebiet die gleichen Empfehlungen wie für Erwachsene (s. auch: www.dtg.org > 2025 Empfehlungen zur Malaria-Prophylaxe).

- Bei der Verordnung sollten weltweite Resistenzen, vor allem gegen Artemisinin (enthalten in Riamet®) beachtet werden. Für die NSB wird aktuell vorrangig Atovaquon/Proguanil empfohlen.
- Bei der Anwendung der Malariamedikamente müssen jedoch alters- und gewichtsabhängige Begrenzungen und Dosierungen (s. Fachinformation) beachtet werden.
- Für die exakte Dosierung sehr kleiner Wirkstoffmengen für Säuglinge kann es von Nutzen sein, vor der Reise kindgerechte Darreichungsformen der Medikamente in der Apotheke anfertigen zu lassen. Die Einnahme von Tabletten oder Dragees kann bei Kindern schwierig werden. Da der Geschmack nicht immer kindgerecht ist, wird die Gabe mit Milch oder einer Süßspeise empfohlen. Generell sollte die Medikamenteneinnahme nach einer Mahlzeit erfolgen. Werden Medikamente erbrochen, gilt die Regel: Bei Erbrechen bis 30 Minuten nach der Gabe die gesamte Dosis, bis 1 Stunde nach der Gabe die halbe Dosis erneut zu applizieren (**Ausnahme: Malarone**® und **Riamet**® s. u.).
- Chloroquin hat historische Bedeutung kann aber in Ausnahmefällen in Gebieten ohne relevante Resistenzen für dieses Medikament angewandt werden. Proguanil (Paludrine®) ist in Deutschland nicht mehr im Handel.
- **Medikamente zur Chemoprophylaxe**

Wirksubstanz(en)	Handelsname in D	Alterseinschränkung	Begrenzung kg KG
Mefloquin*	Lariam®, Mephaquin®	<3 Monate	ab 5 kg KG
Atovaquon/Proguanil*	Malarone® junior	–	11–40 kg KG
	Malarone®, div. Generika	–	>40 kg KG
Doxycyclin (Monohydrat)	verschiedene Generika	<8 Jahre	ab 25 kg KG

* Medikament schmeckt bitter

- **Atovaquon/Proguanil** (Malarone® junior) – Packungsgröße: 12 Tabletten

  Prophylaxe der Malaria tropica bei einem Körpergewicht (KG) von 11 bis 40 kg

  Beginn der Einnahme 1–2 Tage vor Ankunft im Malariagebiet und weiter täglich bis 7 Tage nach Verlassen des Malariagebietes

  Dosierung:
  11 bis 20 kg KG — je 1 Filmtablette täglich
  >20 bis 30 kg KG — je 2 Filmtabletten täglich
  >30 bis 40 Kg KG — je 3 Filmtabletten täglich

  Vom CDC wird Malarone® junior bereits ab einem Körpergewicht von 5 kg empfohlen. Diese Anwendung ist in Deutschland „off label use".
  Dosierung bis 8 kg KG: ½ Tablette, bis 10 kg KG ¾ Tablette.

  Falls Schwierigkeiten bei der Gabe an kleine Kinder auftreten, können die Filmtabletten zerstoßen und vor der Einnahme mit fetthaltiger Nahrung oder einem Milchgetränk vermischt werden.

- **Atovaquon/Proguanil** (Malarone®, diverse Generika) – Packungsgrößen: 12/24/36 Tabletten

  Prophylaxe der Malaria tropica bei einem Körpergewicht (KG) von >40 kg

  Beginn der Einnahme 1–2 Tage vor Ankunft im Malariagebiet und weiter täglich bis 7 Tage nach Verlassen des Malariagebietes

  Dosierung:
  >40 kg KG — je 1 Filmtablette täglich

  – Malarone® sollte, wenn möglich, ganz geschluckt werden.

  – Tägliche Einnahme mit fetthaltiger Mahlzeit oder Milchgetränk. Bei Einnahme ohne Nahrungsaufnahme wird die systemische Verfügbarkeit von Atovaquon verringert.

  – Bei Erbrechen bis 1 Stunde nach Gabe nochmals die volle Dosis einnehmen.

- **Mefloquin** (Lariam®, Mephaquin®) – Packungsgröße: 8 Tabletten

  Seit Februar 2016 hat Lariam **in Deutschland keine Zulassung mehr**. Die Verfügbarkeit ist jedoch weiterhin gut (Bezug aus Österreich über die Apotheke – AMG §73, Abs. 3 beachten).
  Die Zulassung für parallelimportierte Präparate mit dem Namen „Lariam" bleibt erhalten. Die Anwendung kann weiterhin „on label" erfolgen. Gebrauchsinformationen und Kontraindikationen lt. Checkliste beachten und Patientenpass ausstellen (s. www.cheplapharm.com/educational-material/lariam).

  Prophylaxe der Malaria tropica ab einem Körpergewicht (KG) von 5 kg, Dosierung: 5 mg/kg KG/Woche

Beginn der Einnahme 2–3 Wochen vor Ankunft im Malariagebiet, weiter wöchentlich bis 4 Wochen nach Verlassen des Malariagebietes.

Dosierungsvorschlag:

5 – 10 kg KG	1/8 Tablette pro Woche (ggf. exakte Dosis in der Apotheke anfertigen lassen)
10 – 20 kg KG	1/4 Tablette pro Woche
20 – 30 kg KG	1/2 Tablette pro Woche
30 – 45 kg KG	3/4 Tablette pro Woche
>45 kg KG	1 Tablette pro Woche

- Laut Fachinformation liegen keine klinischen Prophylaxestudien zur Kinderdosierung vor. Für Säuglinge unter 3 Monaten oder einem Körpergewicht von weniger als 5 kg wird Lariam® derzeit wegen geringer Erfahrungen nicht zur Malariaprophylaxe empfohlen.
- Die Einnahme soll möglichst nach einer Mahlzeit erfolgen. Für die Verabreichung an Säuglinge, Kleinkinder oder andere Personen, die Schwierigkeiten beim Schlucken haben, können die Tabletten zerdrückt und in etwas Wasser, Milch oder einem anderen Getränk suspendiert werden.
- Mefloquin kann schwerwiegende und lang anhaltende neuropsychiatrische Reaktionen auslösen
- Erste Dosis möglichst 2 bis 3 Wochen vor Reiseantritt verabreichen, um ggf. Nebenwirkungen oder Unverträglichkeiten zu erkennen.

- **Doxycyclin (Monohydrat)** – Tabletten à 100 mg

Für Kinder unter 8 Jahren kontraindiziert!

Beginn 1 Tag vor Einreise/täglich bis 4 Wochen nach Ausreise

Dosierung:
1,5 – 2,0 mg/kg KG/Tag, maximal 100 mg/Tag)

- In Deutschland nicht zur Malariaprophylaxe zugelassen („off label-Anwendung“)
- Vorteil: kostengünstige Alternative

Notfallmäßige Selbstbehandlung (NSB)

- **Medikamente zur Notfallselbstbehandlung bei Kindern**

Auch hier gelten im Prinzip die gleichen Regeln wie bei Erwachsenen:

1. Symptome einer Malaria mit Fieber
2. Aufenthalt im Malaria-Endemiegebiet vor oder seit 7 Tagen
3. Sicherer Ausschluss einer Malaria innerhalb von 24 (48) Stunden durch einen in der Diagnostik erfahrenen Arzt nicht möglich

Bei der Verordnung sollten weltweite Resistenzen, vor allem gegen Artemisinin (enthalten in Riamet®) beachtet werden. Für Aufenthalte in Südostasien werden Artemisin-haltige Medikamente nicht mehr zur NSB empfohlen.

Wirksubstanz(en)	Handelsname in D	Alterseinschränkung	Begrenzung kg KG
Artemether/Lumefantrin	Riamet®	–	ab 5 kg KG
Atovaquon/Proguanil*	Malarone® junior	–	5 – 10 kg KG
	Malarone®, div. Generika	–	ab 11 kg KG

* Medikament schmeckt bitter

- **Atovaquon/Proguanil** (Malarone® junior) – Packungsgröße: 12 Tabletten

(Notfall)behandlung der unkomplizierten Malaria tropica bei einem Körpergewicht von 5 – 10 kg

Dosierung:

5 bis 8 kg KG	je 2 Filmtabletten täglich als ED an 3 aufeinander folgenden Tagen
9 bis10 kg KG	je 3 Filmtabletten täglich als ED an 3 aufeinander folgenden Tagen

- **Atovaquon/Proguanil** (Malarone®, diverse Generika) – Packungsgrößen: 12, 24, 36 Tabletten

(Nofall)behandlung der unkomplizierten Malaria tropica bei einem Körpergewicht von 11 – 40 kg

Dosierung:

11 bis 20 kg KG	je 1 Filmtablette täglich als ED an 3 aufeinander folgenden Tagen
21 bis 30 kg KG	je 2 Filmtabletten täglich als ED an 3 aufeinander folgenden Tagen
31 bis 40 kg KG	je 3 Filmtabletten täglich als ED an 3 aufeinander folgenden Tagen
ab 40 kg KG	je 4 Filmtabletten täglich als ED an 3 aufeinander folgenden Tagen (entspricht der Dosierung für Erwachsene)

- **Artemether/Lumefantrin** (Riamet®) – Packungsgröße: 12 Tabletten

  (Nofall)behandlung der unkomplizierten Malaria tropica ab 5 kg KG

  Therapiebeginn nach Diagnosestellung, danach weitere fünf Dosen nach 8, 24, 36, 48 und 60 Stunden (insgesamt 6 Dosen)

  Dosierung:

5 bis <15 kg KG	1 Tablette/Dosis
15 bis <25 kg KG	2 Tabletten/Dosis
25 bis <35 kg KG	3 Tabletten/Dosis
ab 35 kg KG	4 Tabletten/Dosis (entspricht der Dosierung für Erwachsene)

  Bei Erbrechen bis 1 Stunde nach Gabe Einnahme wiederholen.
  Auf Möglichkeit der Rekrudeszenz hinweisen.

  Weltweite Resistenzen, vor allem in Südostasien und Indonesien beachten!

- **Dihydroartemisinin/Piperaquin** (Eurartesim®) – ist in Deutschland nicht mehr auf dem Markt und zur NSB nicht zugelassen.

Rückkehrer

Nachsorge

- Bei Fieber innerhalb von 4 Monaten nach einer Reise mit Aufenthalt in einem Malariarisikogebiet sollte nach DTG-Empfehlungen eine Malaria ausgeschlossen werden. Bei Malaria tertiana und quartana können auch zu einem späterem Zeitpunkt noch Symptome auftreten.
- Klinische Kontrolle, symptomgeleitet ggf. weitere Untersuchungen.

Anmerkungen

- Weiterführende Literatur: Knoll, R. L., Dennebaum, M. S. Fieber bei pädiatrischen Reiserückkehrern. Monatsschr Kinderheilkd 169, 426–431 (2021). https://doi.org/10.1007/s00112-021-01147-3

Schwangere *(Sebastian Baumgartner)*

Reiseplanung

Generell

- Gesundheitsprobleme auf Reisen können größere direkte und indirekte Folgen für Mutter und Kind haben. Dies sollte schon bei der Reiseplanung berücksichtigt werden. Vor der Abreise ist im Rahmen der Schwangerschaftsvorsorge durch den Gynäkologen zu klären, ob Einwände gegen eine bestimmte Reise oder gegen Reisen generell bestehen.
- Beste Reisezeit ist das zweite Schwangerschaftsdrittel (ca. 14. bis 27. Schwangerschaftswoche).
- Vor Reiseantritt sollte der Krankenversicherungsschutz überprüft werden. Dieser sollte auch eine (ungeplante) Geburt und die medizinische Versorgung des Neugeborenen abdecken.
- Auf Reisen sollte der vollständig ausgefüllte **Mutterpass** immer (im Handgepäck) mitgeführt werden.
- Wegen der durch die Gravidität veränderten Immunitätslage sind Schwangere in erhöhtem Maße infektionsgefährdet. Deshalb sind Reisen in Regionen mit niedrigem Hygienestandard und/oder erhöhten Infektionsrisiken für Schwangere kritisch zu bewerten.
- **Abzuraten ist von Reisen in Malaria- und Gelbfieber-Endemiegebiete sowie in Dengue- und Zikavirus-Ausbruchsgebiete, wenn keine zwingende Notwendigkeit hierfür besteht. Das Gleiche gilt für vermeidbare Reisen in Ausbruchsgebiete anderer Infektionskrankheiten.**
- Schwangeren und Frauen mit aktuellem Kinderwunsch wird lt. Leitlinie „Labordiagnostik schwangerschaftsrelevanter Virusinfektionen" vor Reisen in tropische und subtropische Regionen Afrikas, Asiens, Mittel- und Südamerikas, Australiens und Ozeaniens eine reisemedizinische Beratung vor Antritt der Reise in Hinblick auf die Gefährdung durch (Virus-)Infektionen empfohlen. Zusätzlich sollte eine Serumprobe entnommen und bei −20 °C für die Zeit der Schwangerschaft und der ersten drei Lebensmonate des Kindes im Labor asserviert werden.
  - Links:
    Leitlinie "Labordiagnostik schwangerschaftsrelevanter Virusinfektionen":
    www.awmf.org/uploads/tx_szleitlinien/093-001l_S2k_Labordiagnostik-schwangerschaftsrelevanter-Virusinfektionen_2022-02.pdf

Reisefähigkeit

Generell

- Grundsätzlich ist eine Reisefähigkeit in der unkomplizierten Schwangerschaft gegeben, wenn auf der Reise eine adäquate gynäkologisch-geburtshilfliche Versorgung gewährleistet ist.
- Im letzten Schwangerschaftsmonat sollten wegen der Möglichkeit einsetzender Wehen oder eines vorzeitigen Blasensprungs größere Reisen nicht mehr angetreten werden.
- Bei bestehenden oder drohenden Schwangerschaftskomplikationen und Risikoschwangerschaften muss in manchen Fällen von Reisen ganz oder zeitweise abgeraten werden. Es wird empfohlen, die Aufklärung über bestehende Risiken und das Abraten von einer geplanten Reise zu dokumentieren, um spätere juristische Probleme zu vermeiden!

Beeinträchtigungen/ Kontraindikationen

- **Beeinträchtigungen der Reisefähigkeit** und **Reise-Kontraindikationen** (s. auch Abschnitt „Schwangerschaftsspezifische Risiken" S. 154):
  - Blutungen, drohender Abort, habituelle Aborte
  - Extrauteringravidität, bei Verdacht bis zum sicheren Ausschluss (grundsätzlich sollte vor Reiseantritt der intrauterine Sitz einer Schwangerschaft sonografisch verifiziert werden)
  - Z. n. invasiver Pränataldiagnostik (Amniozentese, Chorionzottenbiopsie, Nabelschnurpunktion) bis zu einer Woche danach bei komplikationslosem Verlauf
  - ausgeprägte Hyperemesis gravidarum
  - Mehrlingsschwangerschaft bei Komplikationen und ab der 33. SSW
  - Cervixverschlussinsuffizienz
  - vorzeitiger Blasensprung
  - vorzeitige Wehentätigkeit, drohende Frühgeburt, drohende Spontangeburt
  - tiefer Plazentasitz, Plazenta praevia marginalis, partialis oder totalis, auch wenn bis zum Reiseantritt keine Komplikationen/Blutungen aufgetreten sind
  - Gestationshypertonie, Präeklampsie
  - Gestationsdiabetes

- Plazentainsuffizienz
- Komplikationen in vorangegangener Gravidität
- Anämie <8,5 g/dl: Keine Flugreisetauglichkeit, keine Höhenaufenthalte >2000 m!

Risikoabwägung

Generell

- Durch physiologische Veränderungen während der Gravidität können sich Gesundheitsrisiken auf Reisen sowohl auf die Mutter als auch das ungeborene Kind schwerwiegender auswirken.
- Gesundheitsrisiken auf der Reise während der Schwangerschaft:
  - erhöhtes Thromboserisiko
  - erhöhte Anfälligkeit für Infektionen, schwererer Verlauf (u. a. bei der Malaria)
  - Wehenauslösung durch Fieber, Diarrhoe, Reisestress
  - erhöhte Empfindlichkeit gegenüber Umwelt- und Klimabelastungen
  - Schwangerschaftskomplikationen
  - bei Unfällen erhöhtes Risiko für das Ungeborene, auch durch ggf. notwendige medizinische Maßnahmen (Röntgen, Operation, Narkose)
  - unsichere medizinische Versorgung auf der Reise

Med. Versorgung

- Vor der Reise sollten Informationen über die **medizinische Infrastruktur am Reiseziel** und bei Überlandfahrten auch entlang der Reiseroute (speziell gynäkologisch-geburtshilfliche, ggf. auch neonatologische Versorgung) eingeholt werden; Zugang zu adäquater medizinischer Versorgung sollte innerhalb von 2–3 Stunden erreichbar sein.
- **Klinikadressen weltweit:**
  - für ausgewählte Reiseländer s. Länderteil dieses Buches
  - oder über die Botschaft des jeweiligen Reiselandes in Deutschland
  - oder über die deutschen Vertretungen im jeweiligen Reiseland www.auswaertiges-amt.de/DE/Laenderinformationen/03-WebseitenAV/Uebersicht_node.html
  - oder über die Assistance der Reisekrankenversicherung.

Berufliche Reisen

- Bei Auslandstätigkeiten im Auftrag eines deutschen Arbeitgebers gilt für Schwangere und stillende Mütter das deutsche **Mutterschutzgesetz (MuSchG)** vom 23. Mai 2017:

  § 9 (1) „Der Arbeitgeber hat bei der Gestaltung der Arbeitsbedingungen einer schwangeren oder stillenden Frau alle aufgrund der Gefährdungsbeurteilung nach § 10 erforderlichen Maßnahmen für den Schutz ihrer physischen und psychischen Gesundheit sowie der ihres Kindes zu treffen. Er hat die Maßnahmen auf ihre Wirksamkeit zu überprüfen und erforderlichenfalls den sich ändernden Gegebenheiten anzupassen ..."

  § 9 (2) „Der Arbeitgeber hat die Arbeitsbedingungen so zu gestalten, dass Gefährdungen einer schwangeren oder stillenden Frau oder ihres Kindes möglichst vermieden werden und eine unverantwortbare Gefährdung ausgeschlossen wird. Eine Gefährdung ist unverantwortbar, wenn die Eintrittswahrscheinlichkeit einer Gesundheitsbeeinträchtigung angesichts der zu erwartenden Schwere des möglichen Gesundheitsschadens nicht hinnehmbar ist ..."

  Dieses kann im Einzelfall bedeuten, dass bei bestehender oder während des Auslandseinsatzes neu eingetretener Schwangerschaft ein Arbeitsaufenthalt in tropischen Ländern und anderen Risikoregionen nicht angetreten werden kann bzw. abgebrochen werden muss. Eine enge Abstimmung zwischen Arbeitsmediziner und behandelndem Gynäkologen ist dringend anzuraten.

Langzeitaufenthalte

- Vor Langzeitaufenthalten sollten Informationen über die medizinische Infrastruktur im Gastland, speziell in Hinblick auf die Schwangerschaftsbetreuung, Entbindung und die neonatale Versorgung eingeholt werden.
- Ist eine erweiterte Pränatal-Diagnostik notwendig/gewünscht, sollte diese möglichst vor der Abreise durchgeführt werden, ebenso ggf. notwendige Folgemaßnahmen.
- Bei geplanter Entbindung im Heimatland sind Rückflug bzw. Rückreise spätestens bis zur 34. SSW zu terminieren.

- Bei langfristigen Auslandsaufenthalten während der Gravidität und bei geplanter Entbindung vor Ort sollten folgende medizinischen Versorgungsmöglichkeiten vorhanden sein:
  - Labordiagnostik
  - Kardiotokografie
  - Ultraschall
  - sichere Bluttransfusionen
  - Sectio caesarea
  - Frühgeborenen-Intensivversorgung
  - Betreuung kranker Neugeborener

Spezielle Infektionsrisiken in der Schwangerschaft und Stillzeit

Infektionsrisiken

- **Brucellose**
  - Risiko in der Schwangerschaft: Abort, intrauteriner Fruchttod, Frühgeburt
  - Therapie: Antibiotika (Cotrimoxazol in Kombination mit Rifampicin; Doxycyclin in der Gravidität kontraindiziert!)
  - Prophylaxe: Nahrungsmittelhygiene, Verzicht auf Rohmilch und Rohmilch-Produkte
  - Stillen: Da die Erreger auch über die Muttermilch auf den Säugling übertragen werden können, dürfen erkrankte Mütter nicht stillen bzw. darf die Muttermilch nur abgekocht verabreicht werden.
- **Chagas-Krankheit**
  - Risiko in der Schwangerschaft: diaplazentare Transmission von infizierter Mutter auf den Fetus, vorzeitiger Blasensprung mit konsekutiver Frühgeburt/Prämaturität
  - Neugeborenes: häufig asymptomatisch bei Geburt; Entwicklung einer chronischen Chagas-Krankheit im späteren Leben möglich; seltener unspezifische Infektionssymptome wie Fieber, niedriges Geburtsgewicht, Hepato-Splenomegalie, Ikterus, Pneumonie, Myokarditis, Hydrops
  - Diagnostik: serologische Testung (Screening) bei Schwangeren und Frauen im gebärfähigen Alter, die aus Endemiegebieten stammen oder deren Mütter aus Endemiegebieten stammen und einen positiven oder unbekannten CD-Status haben, Kind (bei infizierter Mutter): mikroskopischer Erregernachweis aus Nabelschnur- oder Venenblut; serologische Testung, PCR
  - Therapie: keine spezifische Therapie während der Schwangerschaft und Stillzeit!
    Mutter: Benznidazol, Nifurtimox nach Beendigung der Gravidität und Stillzeit. Da der Erreger Trypanosoma cruzi nicht mit der Muttermilch ausgeschieden wird, kann bei mütterlicher Infektion der Säugling ohne Übertragungsrisiko gestillt werden.
    Kind: Benznidazol, Nifurtimox schnellstmöglich nach Infektionsnachweis
  - Prophylaxe: Vektorkontrolle in Endemiegebieten, Expositionsprophylaxe bei der Mutter, Serologie-Screening bei Müttern mit Risiko-Konstellation (s. Diagnostik)
  - Stillen: Da der Erreger nicht mit der Muttermilch ausgeschieden wird, kann auch bei aktueller Infektion der Mutter gestillt werden.
  - Link: https://register.awmf.org/assets/guidelines/042-009l_S1_Screening-Diagnose-Behandlung-klinisches-Management-Chagas-Krankheit_2022-11.pdf
- **Chlamydien-Infektionen**
  - Risiko in der Schwangerschaft: Frühgeburtlichkeit, vorzeitiger Blasensprung, Chorionamnionitis; postpartal: Endometritis; tubare Sterilität, erhöhtes Risiko für spätere Tubargravidität
  - Neugeborenes: erhöhte perinatale Morbidität und Mortalität durch Frühgeburt, niedriges Geburtsgewicht; Einschlusskörperchen-Konjunktivitis, atypische Pneumonie, Otitis media, Nasen-Rachen-Entzündungen
  - Therapie während Schwangerschaft und Stillzeit: Azithromycin 1,0 oder 1.5 g p.o. einmalig;
    2. Wahl: Erythromycin 4 × 500 mg/Tag, 7 Tage oder 2 × 500 mg/Tag, 14 Tage
    3. Wahl: Amoxicillin 3 × 500 mg/Tag, 7 Tage;
    Doxycyclin in der Gravidität kontraindiziert!
    Erfolgskontrolle durch NAAT nach 8 Wochen. Partnertherapie!
  - Prophylaxe: Mutter: Vermeidung ungeschützter Sexualkontakte;
    Kind: präpartales Screening der Mutter im Rahmen der Mutterschaftsvorsorge; Therapie erkrankter Mütter direkt nach Diagnosestellung; gegen Chlamydienkonjunktivitiden ist eine Credésche Prophylaxe nicht wirksam.

- **COVID-19**
  - Risiko in der Schwangerschaft: Eine generell erhöhte Empfänglichkeit Schwangerer für eine Infektion mit SARS-CoV-2 wurde bisher nicht beschrieben.
  - Eine COVID-19-Infektion während der Schwangerschaft führt zu einer erhöhten Rate an schweren Verläufen und zu häufigeren schwangerschaftsspezifischen und peripartalen Komplikationen. Diese sind unter anderem:
    - Eine häufigere Notwendigkeit für intensivmedizinische Betreuung, Beatmung und ECMO-Therapie sowie eine erhöhte Sterblichkeit.
    - Ein 1,5–4fach erhöhtes Risiko für Präeklampsie, auch schon bei asymptomatischen COVID-19-Verläufen.
    - Ein erhöhtes Risiko für thromboembolische Ereignisse.
    - Ein 2–3fach erhöhtes Risiko für eine Frühgeburt.
    - Als besondere Risikofaktoren für einen schweren Verlauf der COVID-19-Erkrankung bei Schwangeren gelten höheres mütterliches Alter >35 Jahre, Adipositas mit BMI ab 30, Hypertonie, Präeklampsie, bestehender Diabetes mellitus und Schwangerschaftsdiabetes.
    - Bei bestehender SARS-CoV-2-Infektion oder COVID-19-Erkrankung der Mutter sollte der Geburtsmodus nach geburtshilflichen Kriterien und nach dem Gesundheitszustand der Mutter gewählt werden. Die Entbindung sollte in einer Geburtsklinik mit neonatologischen und intensivmedizinischen Behandlungsmöglichkeiten erfolgen.
  - Prophylaxe: Tragen von FFP-2-Masken in der Öffentlichkeit, Kontakt mit Erkrankte vermeiden.
  - Impfung: s. Kapitel „Impfschutz in der Schwangerschaft und Stillzeit“ S. 164
  - Stillen und COVID-19: Auch im Falle einer SARS-CoV-2-Infektion der Mutter sollte möglichst weiter gestillt werden.
  - Therapie
    Eine Therapie mit Nirmatrelvir/Ritonavir oder Remdesivir kann in Erwägung gezogen werden, sofern der Nutzen das Risiko überwiegt. Es liegen jedoch noch keine ausreichenden Daten zur Sicherheit dieser Medikamente in der Schwangerschaft vor. Vor Verordnung sollte mit einem in der Therapie von COVID-19 erfahrenen Experten Rücksprache gehalten werden.
  - Links:
    Deutsche Gesellschaft für Gynäkologie und Geburtshilfe (DGGG e. V.): Empfehlungen zu SARS-CoV-2/COVID-19 in Schwangerschaft, Geburt und Wochenbett, Update November 2021:
    www.dggg.de/fileadmin/data/Stellungnahmen/DGGG/2021/PM_Update_November_2021_finalV2.pdf

    AWMF: Langfassung der Leitlinie „Sars-CoV-2 in der Schwangerschaft, Geburt und Wochenbett“ (Stand 1. März 2022):
    www.awmf.org/uploads/tx_szleitlinien/015-092l_S2k_Sars-CoV2-Schwangerschaft-Geburt-Wochenbett_2022-05_01.pdf
- **Gonorrhoe**
  - Risiko in der Schwangerschaft: frühzeitiger Blasensprung, Chorionamnionitis, Abort
  - Neugeborenes: Gonoblenorrhoe (Ophthalmia neonatorum) mit Erblindungsgefahr
  - Therapie: Antibiotika (Ceftriaxon1 g i. v., ggf. Azithromycin, Erreger- und Resistenzbestimmung vor Therapiebeginn sowie Ausschluss einer Coinfektion mit Chlamydia trachomatis dringend empfohlen!) s. Leitlinie Diagnostik und Therapie der Gonorrhoe: https://register.awmf.org/de/leitlinien/detail/059-004
  - Prophylaxe: Mutter: Vermeidung ungeschützter Sexualkontakte;
    Kind: Credésche Prophylaxe
- **Harnwegsinfekte**
  - häufige Infektion in der Gravidität, oft auch als asymptomatische Bakteriurie
  - Risiko in der Schwangerschaft: aufsteigende Infektion mit Entwicklung einer Pyelonephritis bei der Mutter; Risikofaktor für Frühgeburtlichkeit und Wachstumsretardierung
  - Therapie: Antibiotika (z. B. Amoxicillin, Cefalosporine, Makrolide, Fosfomycin, Pivmecillinam), anschließende Urinkultur zum Nachweis der Keimeradikation!
- **Hepatitis A**
  - Risiko in der Schwangerschaft: erhöhtes Frühgeburtsrisiko bei Infektion der Mutter im 3. Trimenon; ein Zusammenhang mit kindlichen Fehlbildungen wurde bisher nicht beschrieben; Transmission auf das Ungeborene selten
  - Therapie: symptomatisch
  - Prophylaxe: Nahrungsmittelhygiene, Impfung (nach Nutzen-Risiko-Abwägung auch in der Schwangerschaft möglich)

- **Hepatitis B**
  - Risiko in der Schwangerschaft: prä- und vor allem perinatale Übertragung auf das Kind; Entwicklung einer chronischen Hepatitis B beim Kind
  - Prophylaxe:
    Mutter: ungeschützte Blut- und Sexualkontakte meiden, Impfung (nach Nutzen-Risiko-Abwägung auch in der Schwangerschaft möglich)
    Neugeborenes: unmittelbar postpartale aktive und passive Impfung bei HbsAg-positiver Mutter bzw. bei unbekanntem HbsAg-Status der Mutter
- **Hepatitis C**
  - Risiko in der Schwangerschaft: prä- und perinatale Übertragung auf das Kind in 1 bis 6 % der Fälle. Bei einer HIV-Koinfektion der Mutter wurden Infektionsraten des Neugeborenen bis zu 36 % beobachtet. Invasive diagnostische Eingriffe (z. B. Amniozentese, Nabelschnurpunktion) sollten nur nach strenger Indikationsstellung vorgenommen werden, vor allem, wenn eine hohe Viruslast bei der Mutter vorliegt. Es wird keine allgemeine Empfehlung zur Entbindung durch Sectio caesarea gegeben, da sich nach bisher vorliegenden Beobachtungen die HCV-Übertragungsrate bei Sectio nicht signifikant von der bei vaginaler Entbindung unterscheidet. Ausnahme: HIV-Koinfektion. Hier ist zur Verhinderung der HIV-Übertragung auf das Kind eine primäre Sectio generell zu empfehlen. Vom Stillen wird, außer bei Verletzungen und Entzündungen der Mamille, bei einer alleinigen HCV-Infektion der Mutter nicht abgeraten. Mütter mit einer HCV-/HIV-Koinfektion und/oder mit aktivem Drogenkonsum sollten nicht stillen.
  - Therapie: symptomatisch; eine DAA-Kombinationstherapie ist zurzeit wegen fehlender Zulassung und mangelnder Erfahrungen in der Schwangerschaft und Stillzeit kontraindiziert.
  - Prophylaxe: Mutter: ungeschützte Blut- und Sexualkontakte meiden
- **Hepatitis D**
  - Risiko in der Schwangerschaft: selten prä- bzw. perinatale Übertragung auf das Kind
  - Prophylaxe: ungeschützte Blut- und Sexualkontakte meiden
- **Hepatitis E**
  - Risiko in der Schwangerschaft für die Mutter: vor allem in der fortgeschrittenen Gravidität in bis zu 30 % der Fälle schwerer bis fulminanter Verlauf, oft mit letalem Ausgang bei Infektion mit Genotyp 1 (Vorkommen in Afrika und Asien). Für den in Deutschland überwiegend auftretenden Genotyp 3 gibt es bislang keine Hinweise auf einen schwereren Verlauf während der Schwangerschaft
  - Therapie: symptomatisch, bei fulminantem Leberversagen kommt einzig eine Transplantation in Frage
  - Prophylaxe: Trinkwasser- und Nahrungsmittelhygiene, Verzicht auf unzureichend durchgegarte Schweinefleisch-, Wild- und Leberprodukte; Verzicht auf Reisen in Risikogebiete
- **Influenza**
  - Risiko in der Schwangerschaft: Schwangere haben im Vergleich zu Nichtschwangeren ein deutlich erhöhtes Risiko einer Hospitalisierung bei Influenza
  - Therapie: Oseltamivir kann in der Schwangerschaft gegeben werden, der Nutzen ist am höchsten bei Therapiebeginn innerhalb von 48 Stunden nach Symptombeginn
  - Prophylaxe: eine Influenzaimpfung wird für alle Schwangeren ab dem 2. Trimenon empfohlen, bei Grundkrankheiten, die das Risiko für einen schweren Verlauf erhöhen, auch bereits im 1. Trimenon
- **Listeriose**
  - Bei Schwangeren verläuft die Infektion oft unspezifisch grippeähnlich oder asymptomatisch
  - Risiko in der Schwangerschaft: transplazentare Infektion des Kindes, Frühgeburt, Totgeburt
  - Neugeborenes: Granulomatosis infantiseptica (Sepsis, Hautläsionen, Atemnotsyndrom) bei Frühinfektion; Meningitis bei Spätinfektion
  - Therapie: Antibiotika (Amoxi-, Ampicillin, ggf. Cotrimoxazol)
  - Prophylaxe: Nahrungsmittelhygiene; Verzicht auf unzureichend gegarte tierische Lebensmittel, Rohmilchprodukte, vorgeschnittene Blattsalate

- **Malaria** (s. auch Abschnitt „Malariaprophylaxe in der Schwangerschaft und Stillzeit“ S. 167)
  - Risiko in der Schwangerschaft:
    Mutter: erhöhte Anfälligkeit für Malaria, schwerer Verlauf, erhöhte Komplikationsrate, erhöhte Mortalität bei M. tropica; häufige Komplikationen: schwere Anämie, Lungenödem, Hypoglykämien
  - Fetus / Neugeborenes: Fehl-, Tot-, Frühgeburt; intrauterine Mangelversorgung, niedriges Geburtsgewicht, erhöhte perinatale Mortalität; selten: kongenitale Malaria
- **Masern**
  - Risiko in der Schwangerschaft: erhöhte Rate von Aborten, Frühgeburten, Totgeburten; keine spezifischen Fehlbildungen beschrieben
  - Neugeborenes: schwere neonatale Infektion, erhöhte Komplikationsrate
  - Therapie: symptomatisch; im Fall der mütterlichen Infektion kurz vor/nach Geburt ggf. Gabe von Immunglobulin an das Neugeborene
  - Prophylaxe: mütterliche Impfung mindestens 1 Monat vor geplanter Schwangerschaft (während der Schwangerschaft kontraindiziert!),
    bei Exposition während der Schwangerschaft Gabe von Immunglobulin zu erwägen
- **Reisediarrhoe**
  - s. Abschnitt „Reisediarrhoe“ unten
- **Respiratory Syncytial Virus (RSV)**
  - Risiko in der Schwangerschaft: RSV-Infektionen in der Schwangerschaft sind relativ selten. Üblicherweise verläuft die Erkrankung als milde Infektion der oberen Atemwege, schwere Verläufe in Schwangeren, insbesondere bei bestehen Grundkrankheiten wie Übergewicht oder Asthma sind beschrieben.
  - Risiko für das Neugeborene: RSV-Infektionen sind in Deutschland die häufigste Ursache für Krankenhausaufnahmen von Säuglingen. Weltweit ist RSV die zweithäufigste Todesursache in Säuglingen, das Risiko bei Frühgeborenen ist besonders hoch.
  - Prophylaxe: Der Impfstoff Abrysvo® ist von der EMA für die maternale Impfung zum Schutz des Neugeborenen empfohlen. Die DGGG empfiehlt eine saisonale Impfung zwischen der 32. und 36. SSW, eine STIKO-Empfehlung steht noch aus. Für Säuglinge steht eine passive Immunisierung mit dem monoklonalen Antikörper Nirsevimab® zur Verfügung. Neugeborene, deren Mütter mindestens 2 Wochen vor der Geburt geimpft wurden, benötigen diese nicht.
- **Ringelröteln** (Parvovirus B 19-Infektion)
  - Risiko in der Schwangerschaft: Spontanabort, schwere Anämie des Fetus mit Hydrops fetalis, intrauteriner Fruchttod durch diaplazentare Infektion des Feten
  - Prophylaxe: keine Impfung verfügbar; bei mütterlicher Infektion während der Gravidität engmaschige Sonographiekontrollen des Fetus, ggf. intrauterine Bluttransfusion
- **Röteln**
  - Risiko in der Schwangerschaft: Spontanabort, Frühgeburt, Rötelnembryofetopathie durch diaplazentare Infektion des Kindes; Häufigkeit und Schweregrad abhängig vom Infektionszeitpunkt der Mutter während der Gravidität
  - Krankheitsbild beim Fetus: **Gregg-Syndrom** (Embryopathia rubeolosa) mit Herzdefekten (offener Ductus Botalli), Katarakt, Innenohrtaubheit; weitere mögliche Folgen: geringes Geburtsgewicht, thrombozytopenische Purpura, Hepatosplenomegalie, Enzephalitis, Hepatitis, Myokarditis oder Mikrozephalie. Gesamtletalität des kongenitalen Rötelnsyndroms: 15–20 %
  - Prophylaxe: mütterliche Impfung mindestens 1 Monat vor geplanter Schwangerschaft; ggf. Gabe von Röteln-Immunglobulin nach Rötelnkontakt der Mutter
- **Syphilis**
  - Risiko in der Schwangerschaft: transplazentare Infektion des Kindes ab dem 5. Schwangerschaftsmonat; Abort, Totgeburt
  - Neugeborenes: Tod des Kindes kurz nach Geburt; Lues connata praecox (Neugeborene und Säuglinge), Lues connata tarda (ab 2 Jahren)
  - Therapie: Antibiotika (Benzathin-Penicillin, bei Penicillin-Allergie wird eine Penicillin-Desensibilisierung empfohlen; Ceftriaxon kann ausnahmsweise eingesetzt werden; schwache Datenlage!)
  - Prophylaxe: Serologie bei der Mutter (Bestandteil der Mutterschaftsvorsorge), Vermeidung ungeschützter Sexualkontakte

- **Toxoplasmose**
  - Infektion verläuft bei der Mutter meist asymptomatisch, gelegentlich grippeähnlich mit Lymphknotenschwellungen
  - Risiko in der Schwangerschaft: diaplazentare Infektion des Kindes bei Erstinfektion der Mutter während der Gravidität, Abort, Totgeburt; Transmissionsrate auf das Kind im 1. Trimenon 15 % ansteigend auf bis zu 60 % im 3. Trimenon
  - Neugeborenes: bei Geburt oft asymptomatisch, Symptomentwicklung oft erst nach Monaten oder Jahren. Klassisches Bild: Hydrozephalus, Chorionretinitis, intrazerebrale Verkalkungen, heutzutage selten.
  - Therapie: bis zur 15. SSW Spiramycin, ab der 16. SSW Sulfadiazin, Pyrimethamin und Kalziumfolinat (nicht Folsäure, da hierdurch die Wirksamkeit von Pyrimethamin als Folsäureantagonisten herabgesetzt werden kann!)
  - Prophylaxe: Verzicht auf unzureichend durchgegartes Fleisch; Gartengemüse und -salate sorgfältig waschen, Handhygiene, Kontakt mit Katzenkot vermeiden!
- **Vaginalinfekte**
  - Erhöhte Anfälligkeit für Vaginalinfekte in der Gravidität durch hormonbedingte Veränderungen des Scheidenmilieus, veränderte Immunabwehr
  - Risiko in der Schwangerschaft: vorzeitige Wehentätigkeit, Blasensprung, Frühgeburt, Chorionamnionitis, intrauteriner Fruchttod
  - Therapie: je nach Erreger (z. B. topische Antimykotika, Vaginal-Antiseptika)
- **Varizellen**
  - Risiko in der Schwangerschaft: Varizellen können im 1. und 2. Trimenon selten das Varizellensyndrom (Entwicklungsstörungen von Extremitäten und Gehirn, Hautveränderungen, niedriges Geburtsgewicht) auslösen.
  - Im 3. Trimenon bis 5 Tage vor der Geburt besteht kein Risiko.
  - Neonatale Varizellen bei maternaler Infektion 5 Tage vor bis 48 Stunden nach der Geburt mit 30 % Letalität.
  - Prophylaxe: Impfung der Mutter bis spätestens 1 Monat vor geplanter Schwangerschaft, VZV-Immunglobulin bei Varizellenkontakt nichtimmuner Schwangerer.
- **Zikavirus**

  Risiko in der Schwangerschaft:

  - Mutter: nach bisherigen Erkenntnissen unterscheidet sich die Erkrankungsanfälligkeit und der Krankheitsverlauf bei Schwangeren nicht von der Allgemeinbevölkerung. Die Krankheit verläuft oft asymptomatisch. Typische Symptome sind mäßiggradiges Fieber, Hautauschlag, Arthritiden und Arthralgien, Konjunktivitis, seltener Kopf-, Gliederschmerzen, Erbrechen. Der Krankheitsverlauf ist in der Regel mild. Es besteht ein Zusammenhang mit der Entwicklung eines Guillain-Barré-Syndroms.
  - Fetus/Neugeborenes: diaplazentare Infektion, Mikrozephalie und diverse andere Hirnfehlbildungen mit Entwicklung geistiger Behinderungen, neurologische Störungen, Augenschäden, Fehl- und Totgeburt; eine Virusübertragung von der Mutter auf das Kind unter der Geburt ist möglich.
  - Stillzeit: Neugeborene und Säuglinge von Müttern mit nachgewiesener oder möglicher Zikavirus-Infektion können gestillt werden (WHO-Empfehlung, Stand August 2023). Nachweislich durch Muttermilch übertragene Infektionen von Stillkindern wurden bisher nicht beschrieben.

  Diagnostik:

  - Alle Reisenden bei Symptomatik innerhalb von 3 Wochen nach Rückkehr aus Endemie- oder Epidemiegebiet: bis zum 7. Tag nach Symptombeginn: PCR aus EDTA-Blut und Urin (20 ml); 8.–27. Tag nach Symptombeginn: Serologie aus Serum (IgG und IgM) und PCR aus Urin oder EDTA-Blut; ab 28 Tage nach Symptombeginn: nur Serologie (IgG, IgM).
  - asymptomatische Schwangere, Frauen mit aktuellem Kinderwunsch und asymptomatische Geschlechtspartner von Schwangeren nach Aufenthalt in Risikogebieten: Serologie aus Serum (IgG und IgM) ab Tag 28 nach Reiserückkehr.
    Eine Zikavirus-Diagnostik bei Sexualpartnern aktuell schwangerer Frauen und von Frauen mit Kinderwunsch ist deshalb notwendig, weil das Virus auch durch Spermaflüssigkeit übertragen werden kann.
  - Bei Schwangeren mit serologisch nachgewiesener Zikavirus-Infektion, bei medizinisch überprüftem, real vorhandenem Infektionsrisiko oder Symptomen einer Infektion sollten zur Feststellung einer möglichen Mikrozephalie und/oder anderer Hirnfehlbildungen beim Fetus regelmäßige, ca. 4-wöchentliche Fetalsonographien (DEGUM II/III) erfolgen, ggf. eine Amniozentese mit Zikavirus-RT-PCR und/oder ein Fetal-MRT.

- Postnatal sollte bei nachgewiesener Zikavirus-Infektion der Mutter und/oder des Fetus eine pathologische Untersuchung von Plazenta und Nabelschnur durchgeführt und das Neugeborene bzgl. der weiteren Entwicklung überwacht werden.
- Frauen mit fraglicher Schwangerschaft nach Reiserückkehr aus Zika-Risikogebiet: Durchführung eines Schwangerschaftstests.
- Links:
  Bernhard-Nocht-Institut für Tropenmedizin: Diagnostisches Vorgehen bei Verdacht auf Zikavirus-Infektion
  https://www.bnitm.de/fileadmin/media/Aktuelles/Fragen_und_Antworten/Schema_Zika_v13_2019_DE.pdf (abgerufen am 22.09.2025)

Therapie:

- symptomatisch, ggf. Paracetamol bei Fieber, Kopfschmerzen; Loratadin bei juckendem Hautausschlag; eine spezifische Therapie ist bisher nicht verfügbar.

Prophylaxe:

- Eine Zikavirus-Impfung ist bisher nicht verfügbar, mehrere Impfstoffkandidaten befinden sich in der Entwicklung.
- Schwangere und Frauen mit aktuellem Kinderwunsch: von vermeidbaren Reisen in Zika-Risikogebiete abraten! Bei nicht vermeidbaren Reisen konsequenter, ganztägiger Schutz vor Mückenstichen
- Schwangere nach der Reiserückkehr aus Risikogebieten: Information des behandelnden Gynäkologen über eine mögliche Exposition, damit eine weitere Diagnostik veranlasst werden kann (s. o. „Diagnostik“)
- Sexualpartner Schwangerer nach Rückkehr aus Zika-Risikogebieten: konsequente Benutzung von Kondomen für die gesamte Schwangerschaftsdauer bzw. Verzicht auf Sexualverkehr
- Frauen/Paare mit aktuellem Kinderwunsch nach Aufenthalt in einem Risikogebiet: sichere Schwangerschaftsverhütung für die Dauer von 2 Monaten (Frauen) bzw. 3 Monaten (Männer) nach Reiserückkehr, eine Serologie ist dann nicht erforderlich. In Fällen, in denen diese von der WHO empfohlene Wartezeit bis zu einer geplanten Schwangerschaft nicht eingehalten werden kann, ist alternativ eine serologische Testung beider Partner ab dem 28. Tag nach Reiserückkehr möglich. In diesem Fall sollte jedoch auf die Empfehlungen der WHO hingewiesen werden.
  Bis zum Vorliegen des (negativen) Ergebnisses sollte dann eine Gravidität verhütet werden.
- Generell sollten alle Reiserückkehrer aus Zika-Risikogebieten nach Reiserückkehr „Safer sex“ praktizieren oder auf Geschlechtsverkehr verzichten, um eine Ansteckung des Sexualpartners zu vermeiden: Frauen für die Dauer von 2 Monaten, Männer für 3 Monate.
- Links:
  WHO: Pregnancy management in the context of Zika virus infection, 13 May 2016
  https://www.who.int/publications/i/item/WHO-ZIKV-MOC-16.2-Rev.1

Aktueller Stand der Zikavirus-Ausbrüche:

- Links:
  WHO: Countries and territories with current or previous Zika virus transmission, (Feb. 2023)
  https://www.who.int/publications/m/item/countries-and-territories-with-current-or-previous-zika-virus-transmission

  CDC, Zika Travel Information (29. August 2024):
  https://www.cdc.gov/zika/geo/index.html

  Reise- und Sicherheitshinweise des Auswärtigen Amtes
  https://www.auswaertiges-amt.de/de/ReiseUndSicherheit/reise-und-sicherheitshinweise

- **Zytomegalie**
  - Risiko in der Schwangerschaft, besonders bei Erstinfektion der Mutter während der Gravidität: Fehlgeburt, diaplazentare Infektion des Fetus mit Wachstumsretardierung, Hepatosplenomegalie, Schwerhörigkeit, Schädigung des Gehirns oder der Augen. Spätschäden (Hörschäden) bei zunächst asymptomatisch infizierten Kindern in 10 % der Fälle.
  - Therapie: Gabe von CMV-Hyperimmunglobulin, im Einzelfall bei nachgewiesener Infektion des Feten Gabe von Valaciclovir an die Mutter (beide Optionen z. Zt. „Off-Label-Use“); keine Gabe von Ganciclovir, Foscavir, Cidofovir während der Schwangerschaft!
  - Prophylaxe: keine Impfung verfügbar; Hygienemaßnahmen (Tröpfchen-, Schmierinfektion)

Reisediarrhoe

Generell

- Auch in der Schwangerschaft ist eine der häufigsten Infektionen auf Reisen die Reisediarrhoe. Da die Reisediarrhoe meist selbstlimitierend verläuft, steht therapeutisch der Ersatz von Flüssigkeit und Elektrolyten im Vordergrund. Je nach Begleitsymptomen kann auch der Einsatz von Spasmolytika, Antiemetika, fiebersenkenden Mitteln oder Antibiotika angezeigt sein.
- Bei Blutbeimengungen zum Stuhl (Dysenterie), profusen Durchfällen und/ oder massivem Erbrechen, anhaltendem Fieber oder schweren Allgemeinsymptomen sollte ärztliche Behandlung aufgesucht werden. In diesem Fall ist eine Stuhluntersuchung zur Erregerbestimmung und eine gezielte Therapie indiziert.
- Gelegentlich können Durchfälle mit einer vorzeitigen Wehentätigkeit assoziiert sein.
- **Achtung:** Auch im Rahmen einer Malaria-Erkrankung kann es neben hohem Fieber zu Durchfällen kommen. In Malaria-Endemiegebieten muss bei dieser Konstellation eine Malaria ausgeschlossen werden!

Vorsorge/Therapie

- **Medikamentöse Prophylaxe und Therapie in der Schwangerschaft:**
- **Möglich:**
  - **Elektrolyt-Präparate**
  - **Probiotika** (z. B. Paidoflor®): keine Hinweise auf Risiken bzgl. Schwangerschaft und Stillzeit, z. T. liegen für Schwangerschaft und Stillzeit keine Studienergebnisse vor (Perenterol®, Lacteol®), weshalb vom Hersteller von der Anwendung abgeraten wird.
  - **Tanninalbuminat-Ethacridinlactat** (Tannacomp®): strenge Indikationsstellung, nur unter ärztlicher Kontrolle; keine Risiken für Schwangerschaft und Stillzeit beschrieben.
  - **Butylscopolamin** (Buscopan®): strenge Indikationsstellung in Schwangerschaft und Stillzeit. Keine ausreichende Datenlage. Teratogene oder fetotoxische Effekte wurden bisher nicht beschrieben.
  - **Antibiotika**: soweit diese für die allgemeine Anwendung in der Schwangerschaft geeignet sind (z. B. Azithromycin, strenge Indikationsstellung!). Die prophylaktische Einnahme von Antibiotika wird nur in besonderen Ausnahmefällen empfohlen (z. B. schwere Immunabwehrschwäche).
  - **Kohle-Präparate**: keine Einschränkung in der Schwangerschaft, allerdings liegen für die Wirksamkeit gegen Reisediarrhoe keine überzeugenden Studien vor.
- **Kontraindikationen:**
  - **Loperamid**: begrenzte Erfahrungen mit der Anwendung in der Schwangerschaft;
    Stillzeit: Substanz geht in die Muttermilch über;
    eine Anwendung in der Schwangerschaft, insbesondere im 1. Trimenon, und in der Stillzeit wird nicht empfohlen.
  - **Racecadotril** (Tiorfan®, Vaprino®): wegen mangelnder Erfahrungen mit der Anwendung in Schwangerschaft und Stillzeit sollte dieser Wirkstoff nicht eingesetzt werden.
  - **Rifaximin** (Xifaxan®): keine ausreichenden Erfahrungen über Anwendung in der Schwangerschaft und Stillzeit; Anwendung in der Schwangerschaft wird nicht empfohlen, in der Stillzeit Verzicht auf das Präparat, ggf. Abstillen.
  - **Antibiotika mit Anwendungsbeschränkungen** in der Gravidität (z. B. Ciprofloxazin)
  - **Bismuth-Subsalizylat**: in Deutschland nicht erhältlich, aber z. B. im amerikanischen Raum. Von einer Anwendung vor allem in der Spätgravidität wird abgeraten wegen des Risikos eines vorzeitigen Ductus Botalli-Verschlusses. Keine Anwendung in der Stillzeit, da Substanz in die Muttermilch übergeht und Schädigung des Säuglings nicht auszuschließen ist.

Schwangerschaftsspezifische Risiken

Generell

- Da in der Gravidität vielfältige Störungen auch akut und unerwartet eintreten können, ist in jedem Fall zu empfehlen, vor Reisen Erkundigungen über die gynäkologisch-geburtshilfliche Versorgung auf der Reise einzuholen und eine Reisekrankenversicherung mit Rücktransport abzuschließen.
- Innerhalb der letzten vier Wochen vor dem erwarteten Entbindungstermin sollten allenfalls noch kurze Reisen mit innerhalb von 1–2 Stunden erreichbarer Entbindungsklinik angetreten werden.

Spezifische Risiken

- **Blutungen, Abort**

  Bei bestehenden Blutungen in der Gravidität ist von Reisen generell abzuraten. Nach Sistieren von Blutungen und sonographischer Verifizierung einer orthotopen, intakten Schwangerschaft können kurze Inlandreisen nach 1–2 Wochen, längere Reisen nach 3–4 Wochen angetreten werden. Ausnahme: bei Plazenta praevia totalis, partialis und marginalis sollten auch bei Blutungsfreiheit keine

Reisen, insbesondere keine Flugreisen, durchgeführt werden (s. u.: Atypischer Plazentasitz). Nach einem Abortus completus bzw. einer Abort-Abrasio ist das Sistieren von Nachblutungen und das Negativwerden der Beta-HCG-Werte abzuwarten.
Schwangere mit habituellen Aborten sollten sicherheitshalber im 1. Trimenon nicht verreisen, allenfalls kurze Inlandsreisen können durchgeführt werden, wenn keinerlei Beschwerden bestehen.

- **Extrauteringravidität**

Eine ektopische Gravidität, auch der Verdacht darauf, bedingt wegen der Gefahr akut auftretender intraabdomineller Blutungen in jedem Fall eine absolute Reiseunfähigkeit bis zum sicheren Ausschluss.

- **Z. n. invasiver Pränataldiagnostik (Chorionzottenbiopsie, Amniozentese, Chordozentese)**

Eine Woche nach den genannten Maßnahmen kann bei Beschwerdefreiheit und sonographischem Nachweis der intakten Gravidität, Ausschluss eines vorzeitigen Blasensprungs und eines retroplazentaren Hämatoms in der Regel eine Reise angetreten werden.
Vor längeren Reisen ist zu empfehlen, die Ergebnisse der jeweils durchgeführten Untersuchung abzuwarten, um ggf. notwendige Folgemaßnahmen nicht zu verzögern.

- **Hyperemesis gravidarum**

Bei ausgeprägter Hyperemesis ist eine Reisefähigkeit nicht gegeben. Bei leichterer Übelkeit bzw. nur gelegentlichem Erbrechen können kürzere Reisen angetreten werden. Die Mitnahme eines Antiemetikums ist zu empfehlen (z. B. Dimenhydrinat-haltige Präparate). Es sollte die Möglichkeit einer ggf. notwendigen Infusionstherapie am Reiseziel gewährleistet sein.

- **Cervixverschlussinsuffizienz, vorzeitige Wehen, drohender Spätabort, drohende Frühgeburt, drohende Spontangeburt in Terminnähe**

In diesen Situationen ist eine Reisefähigkeit, insbesondere Flugreisefähigkeit, nicht gegeben. Bei drohender (Früh-)Geburt auf der Reise ist schnellstmöglich eine geburtshilfliche Klinik, ggf. mit Möglichkeit der Frühgeborenen-Intensivversorgung aufzusuchen!

- **Atypischer Plazentasitz**

Bei tiefem Plazentasitz ohne Blutungen können kurze Inlandsreisen mit schnell erreichbarer gynäkologisch-geburtshilflicher Versorgung durchgeführt werden. Bei Plazenta praevia partialis, totalis und marginalis sowie bei Blutungen besteht keine Reisefähigkeit.

- **Gestationshypertonie, Präeklampsie, Plazentainsuffizienz**

Wegen der Notwendigkeit engmaschiger Kontrollen und der Gefahr akuter Verschlechterung mit Entwicklung einer Eklampsie, eines HELLP-Syndroms oder einer fetalen Hypoxie besteht keine Reisefähigkeit. Allenfalls in leichteren Fällen sind bei Gewährleistung regelmäßiger Kontrollen Inlandsreisen möglich.

- **Gestationsdiabetes**

Bei guter Einstellung und Selbstkontrolle sind Tages- und Kurzreisen möglich. Bei längeren Reisen (möglichst Inlandreisen) muss eine adäquate gynäkologische und diabetologische Betreuung am Urlaubsort gewährleistet sein. Von Fernreisen ist abzuraten.

- **Mehrlingsgravidität**

Kurze Reisen (bis 2 Wochen) sind möglich, wenn keine Komplikationen bestehen. Bei längeren Reisen wird die Fortsetzung engmaschiger Schwangerschaftsvorsorgeuntersuchungen auch am Reiseziel empfohlen. Gynäkologisch-geburtshilfliche Versorgung mit Möglichkeit der Frühgeborenen-Intensivversorgung sollte kurzfristig erreichbar sein. Von Fernreisen ist abzuraten.
Ab der 28. SSW sollten möglichst keine Reisen mehr angetreten werden. Viele Fluggesellschaften schließen den Transport ab der 33. SSW aus und verlangen beim Check-in ein ärztliches Unbedenklichkeitsattest ab der 28. SSW.

- **Frühgeburt**

Nach einer unkomplizierten, vaginalen Entbindung ist die Mutter nach 7 Tagen, nach Sectio caesarea ohne Folgekomplikationen nach 10 Tagen (flug-)reisefähig. Die Reisefähigkeit des frühgeborenen Kindes ist abhängig vom Reifegrad, Gesundheitszustand und speziellem Versorgungsbedarf des Kindes (z. B. Beatmungsnotwendigkeit, Inkubatorbehandlung) und sollte im Einzelfall vom Neonatologen/Pädiater beurteilt werden. Ein ärztlich begleiteter Krankentransport ist bei gegebenen Rahmenbedingungen möglich („Baby-Mobil“).
Eine Flugreisefähigkeit des frühgeborenen Kindes mit normalen Passagierflugzeugen ist in der Regel nicht gegeben. Bei Transportnotwendigkeit ist ein Ambulanzflug in Erwägung zu ziehen.

Verkehrsmittel

Flugzeug

- **Strahlenbelastung**
  Es besteht ein theoretisch erhöhtes Risiko durch Strahlenexposition beim Fliegen im 1. Trimenon während der Organogenese. Bei nur gelegentlichen Flügen ist die Strahlenbelastung und damit das Gesundheitsrisiko jedoch sehr gering, so dass deshalb bei gesunden Schwangeren auch im 1. Trimenon von einzelnen Flugreisen nicht abgeraten werden muss. Höhere Strahlenbelastungen können, abhängig von Flughäufigkeit, -dauer und -route, bei Vielfliegern und fliegendem Personal auftreten. Hier sollte möglichst frühzeitig der Arbeitgeber über die bestehende Schwangerschaft in Kenntnis gesetzt werden. Viele Fluggesellschaften versetzen ihre fliegenden Mitarbeiterinnen während der Gravidität in den Bodendienst oder stellen sie für den Zeitraum der Schwangerschaft frei.

  Die **Metalldetektoren** bei der Sicherheitskontrolle arbeiten auf Magnet-Basis und stellen kein Risiko für Mutter und Fetus dar.

  Body-Scanner: Bei Geräten, die auf Basis von Mikrowellen (sog. „Terahertz-Scanner“) arbeiten, ist mit einer Schädigung des Ungeborenen nicht zu rechnen. Geräte, die Niedrigdosis-Röntgenstrahlen anwenden (sog. „Backscatter“), sind in Deutschland nicht zugelassen, jedoch z. B. in den USA und vereinzelt auch europäischen Ländern. Die Strahlendosis, die mit diesen Geräten auf den Körper einwirkt, entspricht einem Flug von wenigen Minuten in Reiseflughöhe und wird daher vom Bundesamt für Strahlenschutz als unbedenklich angesehen. Zudem besteht in Europa für Flugpassagiere die Möglichkeit, eine alternative (z. B. manuelle) Sicherheitskontrolle zu verlangen. (Durchführungsverordnung EU 2015/1998, Nr. 32015R1998, Punkt 4.1.1.10).

- **Luftdruck**
  Der verminderte Luftdruck in der Flugzeugkabine stellt bei gesunden Schwangeren kein Problem dar. Eine Beeinträchtigung der Sauerstoffversorgung des Ungeborenen kann jedoch nicht ausgeschlossen werden bei:

  - eingeschränkter Plazentafunktion
  - schweren chronischen Lungenkrankungen der Schwangeren
  - ausgeprägter Anämie der Schwangeren (Hb <8,5 g/dl)

  In diesen Fällen ist von Flugreisen während der Schwangerschaft abzuraten.

- **Flugreisetauglichkeit**
  Zunächst einmal gelten alle Kriterien für die Flugtauglichkeit allgemein auch für Schwangere.
  Da generell in der Schwangerschaft ein **erhöhtes Thromboserisiko** besteht, sollten schwangere Reisende vor Langstreckenflügen (>4 Stunden Dauer) über eine **Thromboseprophylaxe** beraten werden (s. auch Abschnitt „Prophylaxe der Reisethrombose“ S. 164).

  Bestimmte **Schwangerschaftskomplikationen** können zu Flugreiseuntauglichkeit führen.

  Eine **absolute Kontraindikation** liegt vor bei:

  - bestehenden Blutungen (gesamte Gravidität)
  - (V. a.) Extrauteringravidität (absolutes Reiseverbot!)
  - drohendem oder erfolgtem Abort bis mindestens 24 Stunden nach Sistieren von Blutungen und/oder Schmerzen
  - Z. n. invasiver Pränataldiagnostik (bis zu 1 Woche danach)
  - Plazenta praevia marginalis, partialis u. totalis (Blutungsrisiko!)
  - Cervixverschlussinsuffizienz / vorzeitigen Wehen / drohender Frühgeburt
  - fortgeschrittener (ab 33. SSW) oder komplizierter Mehrlingsschwangerschaft
  - Anämie mit Hb <8,5 g/dl
  - Plazentainsuffizienz
  - drohender Spontangeburt bei bestehenden Wehen oder Blasensprung

- **Flugreisen im letzten Schwangerschaftsdrittel und post partum**
  Die **Anforderungen der Fluggesellschaften** bei Flügen Schwangerer sind **unterschiedlich** und sollten im Einzelfall erfragt werden!

  Als **Faustregel** gelten:

  - ab 28. SSW Unbedenklichkeitsattest nicht älter als eine Woche bei Reiseantritt

Textbeispiel:
Datum der Ausstellung, Voraussichtlicher Entbindungstermin
„Es besteht eine Schwangerschaft in der xx. Schwangerschaftswoche.
Aus gynäkologischer Sicht liegen zurzeit keine Gründe vor, die gegen eine Flugreise sprechen."
Unterschrift, Stempel

- Mehrlingsschwangerschaft ohne Komplikationen bis 32. SSW flugtauglich
- Einlingsschwangerschaft ohne Komplikationen bis 36. SSW flugtauglich
- Mutter nach normaler Entbindung ab 7 Tage post partum wieder flugtauglich
- gesundes, reifes Neugeborenes ab 48 Std. nach Geburt (besser aber erst nach 7 Tagen, IATA-Empfehlung) flugtauglich
- bei Neugeborenen innerhalb der ersten beiden Lebenstage, Frühgeborenen, kranken Neugeborenen und Säuglingen mit Inkubatorbehandlung u./o. künstlicher Beatmung muss der medizinische Dienst der Fluggesellschaft über die Flugreisetauglichkeit des Kindes entscheiden. Unter entsprechenden Rahmenbedingungen kann ein Transport mit einem Ambulanzflug in Erwägung gezogen werden.
- Mutterpass mitführen zur eventuellen Vorlage beim Check-In

• Link: **IATA Medical Manual** 12th edition, 2020
https://www.iata.org/en/publications/medical-manual

PKW

• Längere Autoreisen stellen während der Schwangerschaft eine höhere Belastung dar als außerhalb der Gravidität. Bei großen Entfernungen ist häufig eine Flugreise die bessere Alternative.

• Es sollten folgende Aspekte berücksichtigt werden:
- keine vielstündigen Gewalttouren!
- häufige Pausen – mindestens alle 2 Stunden – mit Bewegung an der frischen Luft (Thromboseprophylaxe!)
- korrektes Anlegen des Sicherheitsgurtes auch in der fortgeschrittenen Schwangerschaft (unterer Gurtteil wird straff unterhalb des Bauches entlanggeführt, oberer Gurtteil oberhalb, nicht quer darüber!)
- Die höchste Verletzungsgefahr besteht bei Aufprall mit dem Bauch auf das Lenkrad. Deshalb sollten Schwangere vor allem im letzten Trimenon auf langen Strecken möglichst wenig selbst fahren. Der Abstand zum Airbag sollte mindestens 30 cm betragen (Fahrzeugbedienungsanleitung beachten!)
- Vermeidung erhöhter Unfallrisiken (Nachtfahrten in Dritt-Welt-Ländern, unsichere Straßenverhältnisse, unsichere Fahrzeuge)

• Abgesehen von den allgemeinen Unfallfolgen können in der Schwangerschaft **zusätzliche Komplikationen** auftreten:
- Blutungen
- Uterusruptur
- vorzeitige Plazentalösung
- vorzeitiger Blasensprung
- vorzeitige Wehentätigkeit
- Strahlenbelastung des Embryos / Fetus durch Röntgenuntersuchungen
- Belastung des Embryos / Fetus durch Narkose oder Medikamente

Bahn

• Bahnreisen stellen bei kleineren und mittleren Entfernungen in der Gravidität eine günstige Fortbewegungsart dar:
- Unfallrisiko sehr gering
- Möglichkeit des Umhergehens, manchmal auch des Hochlegens der Beine
- selteneres Auftreten von Reisekrankheit als bei anderen Verkehrsmitteln
- Vorhandensein von Toiletten auf der Fahrt

• Belastend können sich das schwere Tragen oder Heben von Gepäckstücken und verlängerte Reisezeiten bei Reisen in abgelegene Regionen auswirken.

Bus

- Langstreckenreisen mit dem Bus stellen in der Schwangerschaft häufig keine empfehlenswerte Fortbewegungsart dar.
  - Pausen werden meist zu selten und nicht nach individuellem Bedarf eingelegt.
  - Bewegungsmöglichkeiten während der Fahrt sind stark eingeschränkt; das Risiko einer Reisethrombose kann sich dadurch erhöhen.
  - Reisekrankheit kann durch unregelmäßige Fahrzeugbewegungen eher auftreten, vor allem wenn der Blick nicht ungehindert nach draußen gerichtet werden kann.
  - Belastungen durch den Gepäcktransport

Motorrad

- Von Reisen mit dem Motorrad ist Schwangeren wegen des erhöhten Unfall- und Verletzungsrisikos abzuraten.

Schiffsreise/Kreuzfahrt

- Längere Schiffsreisen und Kreuzfahrten sind für Schwangere nur bedingt geeignet.
  In der Schwangerschaft besteht durch Veränderungen im Hormonhaushalt eine erhöhte Neigung zu Seekrankheit. Ohnehin leiden ja viele Schwangere besonders im 1. Trimenon an Übelkeit und Erbrechen, die sich auf See dann noch weiter verstärken können (s. auch Kapitel Reisekrankheit).
- Auch bei vorhandener ärztlicher Betreuung an Bord bestehen in der Regel keine Möglichkeiten zur gynäkologisch-geburtshilflichen Versorgung im Falle eintretender Komplikationen. Die schnelle Erreichbarkeit einer solchen Versorgung an Land ist meist ebenfalls nicht gewährleistet.
- Häufige Beförderungseinschränkungen und Anforderungen für Schwangere auf Kreuzfahrt-Schiffen:
  - Mitnahme nur bis zum Ende der 23./24. SSW (bei Ende der Reise)
  - Vorlage eines aktuellen Attestes (in Englisch), dass keine Risikoschwangerschaft vorliegt und keine medizinischen Bedenken gegen die geplante Reise bestehen. Aus dem Attest sollte auch die Schwangerschaftswoche zum Zeitpunkt des Reiseantritts hervorgehen.
- Vor Reisebuchung sollten dringend die Regelungen der jeweiligen Reederei bzw. des Veranstalters erfragt werden!

Reisekrankheit

Generell

- In der Schwangerschaft besteht eine erhöhte Anfälligkeit für Kinetosen, zu denen auch die Reise- und die Seekrankheit gehören. Durch verschiedene Maßnahmen kann das Auftreten einer Reisekrankheit verhindert oder abgemildert werden:

Maßnahmen

- **Nicht-medikamentöse Maßnahmen**
  - Verlegung der Reisezeit in die Nacht, Schlaf während der Reise (Inaktivierung des Gleichgewichtssystems im Schlaf)
  - leichte, fettarme Mahlzeit vor Reiseantritt
  - Verzicht auf Kaffee, Nikotin, Alkohol und Vermeidung starker Geruchsreize
  - Ablenkung (z. B. Musik hören; nicht lesen!), Entspannungs- und Atemübungen
  - Akupressur des Punktes Perikard 6 (Handgelenksinnenseite 3 QF oberhalb der Handgelenksfalte zwischen den Beugesehnen)
  - häufige Pausen mit Bewegung und Frischluftzufuhr

  Auch durch die **Platzwahl** im jeweiligen Verkehrsmittel kann eine Reisekrankheit verhindert werden:
  - **PKW**: entweder selbst fahren oder Platz auf dem Beifahrersitz einnehmen (mit Blick nach draußen)
  - **Bus/Zug**: Platz im vorderen Bereich bzw. in Fahrtrichtung; Blick nach draußen richten
  - **Schiff**: Kabine / Platz in Schiffsmitte wählen, entweder möglichst weit unten im Schiffsrumpf oder auf Deck mit Blick auf den Horizont
  - **Flugzeug**: Gangplatz in Tragflächenhöhe; Umherlaufen während des Fluges
- **Medikamentöse Maßnahmen:**
  - **Dimenhydrinat (Antihistaminikum)**: kann im ersten und 2. Trimenon eingesetzt werden, wenn nicht-medikamentöse Maßnahmen nicht zum Erfolg geführt haben. Keine Anwendung im letzten Schwangerschaftsdrittel, da Auslösung von Uteruskontraktionen möglich.
    Dimenhydrinat geht in geringen Mengen in die Muttermilch über. Eine langfristige Schädigung des Säuglings wurde bisher nicht beschrieben. Bei erhöhter Irritabilität eines gestillten Kindes sollte das Mittel abgesetzt und vorübergehend auf Flaschennahrung umgestellt werden. Einige Hersteller raten von der Anwendung in der Stillzeit ab.
  - **Meclozin (Antihistaminikum)**: in Deutschland zurzeit nicht erhältlich, kann aber aus dem Ausland bezogen werden. Einsatz in der gesamten Schwangerschaft möglich.
    Häufige Nebenwirkungen der Antihistaminika: Müdigkeit, Beeinträchtigung der Reaktionsfähigkeit!
  - **Scopolamin-Pflaster (Parasympatholytikum)**: Anwendung in der Gravidität nur nach strenger Nutzen-Risiko-Abwägung. Auswirkungen auf die fetale Herzfrequenz sind möglich. Es ist nicht bekannt, ob die Substanz in die Muttermilch übergeht, deshalb Vorsicht bei Anwendung in der Stillzeit.
  - **Ingwerwurzel-Präparate**: Anwendung in der Schwangerschaft mit strenger Indikationsstellung; keine ausreichenden Erfahrungen beim Menschen.

Wirkstoff (Präparat)	**Dosierung** (Erwachsene)
Dimenhydrinat (z. B. Reisetabletten verschiedener Firmen, Superpep®, Vomex A®)	oral: 50–100 mg, 1–4 × tgl. rektal: 150 mg, 1–2 × tgl.
Meclozin (international: Meclizine) (z. B. Agyrax®, nicht in D erhältlich, jedoch im Internet-Versandhandel)	25–50 mg, 1 × tgl. (zur Prophylaxe: 25 mg am Abend vor Reiseantritt)
Scopolamin (Scopoderm TTS®)	1 Pflaster retroaurikulär alle 72 Std.
Ingwerwurzel (Zintona®)	500 mg alle 4 Std.

Besondere Umwelteinflüsse

Hitze-Exposition

- Während der Schwangerschaft ist der mütterliche Kreislauf erhöhten Belastungen ausgesetzt und reagiert auf Belastungen empfindlicher.
- Eine Dehydratation mit Hämokonzentration kann zu mütterlichen Kreislaufproblemen und fetal distress durch verschlechterte Plazentaperfusion führen. In warmen Klimaten ist daher auf reichliche Flüssigkeitszufuhr (mindestens 2–3 Liter/Tag) und ausreichende Ruhepausen zu achten. Körperliche Anstrengungen sollten bei Hitze möglichst vermieden werden.
- Eine Erhöhung der Kerntemperatur über 38,5 °C bei der Mutter während der Frühschwangerschaft wurde mit einer erhöhten Rate an Neuralrohrfehlbildungen in Zusammenhang gebracht. In der Spätschwangerschaft kann eine Temperaturerhöhung eine vorzeitige Wehentätigkeit auslösen. Aktivitäten, die zu einer Hyperthermie führen können, wie sehr heiße Bäder, heiße Sauna oder anstrengende sportliche Aktivitäten (z. B. Langstreckenläufe), sollten deshalb vermieden werden.
- In einigen Studien fanden sich Hinweise auf eine Erhöhung des (Prä-)Eklampsie-Risikos bei feuchtwarmem Klima.

Kälte-Exposition

- Kaltes Wetter kann das Auftreten einer **Hypertonie** oder **Präeklampsie** begünstigen.

Höhenaufenthalte

- Über körperliche Veränderungen bei Schwangeren, die nicht permanent in der Höhe leben, liegen bislang nur wenige Informationen vor.
- Ein erhöhtes Risiko für das Auftreten einer akuten Bergkrankheit (Acute Mountain Sickness, AMS) scheint nicht zu bestehen. **Acetazolamid** sollte in der Schwangerschaft zur Prophylaxe/Therapie einer AMS nicht angewandt werden.
- Durch höhen- und schwangerschaftsbedingte Hyperventilation besteht in der trockenen Höhenluft ein erhöhtes Dehydratationsrisiko. Deshalb muss auf eine reichliche Flüssigkeitszufuhr geachtet werden.
- **Risiken und Empfehlungen bei Höhenaufenthalten in der Gravidität**
  - Geringes Risiko bei kurzen Aufenthalten (Stunden bis Tage) in der unkomplizierten Schwangerschaft bei gesunden Frauen bis zu einer Höhe von 2500 m ohne körperliche Belastung, bis 2000 m mit körperlicher Belastung (keine wissenschaftlichen Daten).
  - Bei Schwangerschaftskomplikationen, die mit einer Störung der Plazentaperfusion einhergehen oder zu einer verminderten Sauerstoffversorgung des Feten führen können (Plazentainsuffizienz, intrauterine Wachstumsretardierung, Präeklampsie und Gestationshypertonie, Rauchen, Herz- oder Lungenerkrankung der Mutter, ausgeprägte Anämie) ist von Höhenaufenthalten oberhalb von 2000 m abzuraten.
  - Vermeidung von Aktivitäten mit erhöhtem Verletzungsrisiko
  - Bei längeren Höhenaufenthalten (Wochen bis Monate) in großen Höhen über 2500 m wurde eine erhöhte Inzidenz von Präeklampsien, Plazentaablösungen und intrauteriner Wachstumsretardierung beobachtet.
- Link: Empfehlungen der medizinischen Kommission der UIAA (Union Internationale des Associations d'Alpinisme) Nr.12, Medizinische Aspekte beim Aufenthalt von Frauen in großer Höhe, Jean,D.; Leal, C.; Meijer, H.; 2008: http://theuiaa.org/documents/mountainmedicine/UIAA_MedCom_Empfehlung_Nr_12_Frauen_in_der_Hohe_2008_V1-2.pdf

Aktivitäten und Sport

Generell

- Sportliche Aktivitäten sind während der unkomplizierten Schwangerschaft nicht nur erlaubt, sondern empfehlenswert!
- Besonders geeignet sind **leichte bis mittelgradig anstrengende, aerobe Sportarten** mit kontinuierlicher Belastung, bei denen das Körpergewicht nicht oder nur teilweise getragen werden muss (s. u.).
- Die Herzfrequenz sollte 140/min nicht längerfristig übersteigen.
- **Kontraindikationen**:
  - extremes Unter-/Übergewicht
  - Herz-Kreislauferkrankungen/Dyspnoe
  - EPH-Gestose/Hypertonie
  - vaginale Blutungen in der Gravidität
  - vorzeitige Wehen/vorzeitiger Blasensprung
  - Mehrlingsschwangerschaft
  - Plazentainsuffizienz
  - Fetal distress

Sportarten

empfehlenswert	akzeptabel [1]	nicht zu empfehlen [2]
Schwimmen	Aerobic	Abenteuer-Sportarten
Aqua-Fitness	Gymnastik	Mannschafts-Sportarten
Radfahren/Ergometer	Schnorcheln	Kampfsportarten
Wandern	Jogging (1. + 2. Trimenon)	Kraftsport
Yoga	Skilanglauf	Inline-Skaten
Tanzen		Squash/Tennis
Stepper		Gerätetauchen
Nordic Walking		Skiabfahrtslauf/Snowboarding
Ellipsentrainer		

[1] bei trainierten Schwangeren, die schon vor der Gravidität diese Sportarten ausgeübt haben.

[2] Sportarten, bei denen ein erhöhtes Sturz- oder Verletzungsrisiko besteht, bei denen es durch Anspannung der Bauchmuskulatur zu einem erhöhten intraabdominellen Druck kommen kann oder bei denen abrupte Bremsbewegungen ausgeführt werden müssen.

Leistungssport

- Die Evidenz zu Leistungssport in der Schwangerschaft ist limitiert. Wenn eine Schwangere an intensives Training gewöhnt ist, kann dieses unter Berücksichtigung der Risiken (Hyperthermie, Hypoglykämie, Dehydration) fortgesetzt werden.
- Bei fehlender Gewöhnung sollten jedenfalls keine intensiven Trainingseinheiten in der Schwangerschaft begonnen werden.
- Bei Einnahme von Wehenhemmern müssen die Doping-Regeln beachtet werden, wobei eine vorzeitige Wehentätigkeit per se schon eine Kontraindikation für die Ausübung von Leistungssport darstellt.

Tauchsport

- Das **Geräte-Tauchen** ist während der gesamten Schwangerschaft wegen möglicher Stickstoffblasenbildung im fetalen Organismus mit unbekannten Auswirkungen **(Dekompressionskrankheit des Feten) kontraindiziert**. In mehreren Studien fand sich zudem eine erhöhte Rate an fetalen Fehlbildungen, wenn die Mutter während der Schwangerschaft getaucht hatte. Eine sichere Maximaltiefe, bei der eine mögliche Schädigung des Embryos/Fetus auszuschließen ist, gibt es nach bisher vorliegenden Erkenntnissen nicht.
- Nach einer unkomplizierten, vaginalen Entbindung kann nach Abheilung von Geburtsverletzungen und Sistieren des Wochenflusses (ca. 4–6 Wochen post partum) wieder getaucht werden.
- Nach einer Sectio caesarea sollte wegen der Bauchdeckenbelastung durch das Gewicht der Tauchausrüstung für 8–12 Wochen auf das Tauchen verzichtet werden.
- **Stillzeit**: Stillen an sich stellt keine Kontraindikation gegen den Tauchsport dar. Allerdings sollte bei Mamillenrhagaden oder Mastitis nicht getaucht werden.
  Auf reichliches Trinken ist wegen des erhöhten Flüssigkeitsbedarfs beim Stillen besonders zu achten.

Grundausstattung der Reiseapotheke für Schwangere	
Verbandsmaterial	
☑ je 1 Mullbinde 4, 6 und 8 cm breit	
☑ 1 Päckchen steriler Verbandsmull, Watte	
☑ Wundpflaster 4 und 6 cm breit, je 50 cm	
☑ Heftpflaster 1,25 und 2,5 cm, je 1 Rolle	
☑ je eine elastische Binde 8 cm und 10 cm breit	
Medikamente zur äußeren Anwendung	
☑ antiseptische Wundsalbe oder Lösung	z. B. Octenisept® Wunddesinfektion
☑ Antihistaminsalbe/-gel gegen Insektenstichreaktionen u. ä. Achtung: keine großflächige oder langfristige Anwendung, keine Anwendung an den Mamillen während der Stillzeit!	z. B. Systral®-Kühlgel, Fenistil®-Gel
☑ Ohrentropfen gegen Ohrenschmerzen	z. B. Otalgan® (kurzfristige Anwendung!)
☑ Augentropfen gegen trockene Augen	z. B. mit Wirkstoff Hypromellose
☑ Nasentropfen	z. B. Meerwasser-Nasentropfen
☑ Antimykotikum zur äußerlichen und vaginalen Anwendung	z. B. Clotrimazol-/Nystatin-Kombipräparat (Vag.-Tabletten + Salbe)
☑ Vaginal-Antiseptikum	z. B. Fluomicin® vag. Tbl.
Medikamente zur inneren Anwendung	
☑ Schmerz-, Fiebermittel	Paracetamol (Mittel der Wahl bei leichteren Schmerzen)
☑ Spasmolytikum	Butyl-Scopolamin
☑ Durchfallmittel	Elektrolyt-Präparat, Probiotika, Tannacomp®
☑ Antiemetikum	z. B. Dimenhydrinat, Meclozin (Auslandsapotheke) oder Vitamin-B-haltiges Präparat (Nausema®)
☑ Laxans	z. B. Lactulose, Glycerol-Supp.
☑ Lutschtabletten gegen Halsschmerzen	
☑ Pflanzliches Mukolytikum bei Husten	
☑ leichtes, pflanzliches Schlafmittel	z. B. Baldrian
☑ Folsäure-Präparat im 1. Trimenon	
☑ Jodid-Tabletten	
☑ ggf. Eisen-Präparat	
☑ ggf. Antibiotikum, welches in der Gravidität geeignet ist (z. B. Amoxicillin, Cefaclor, Azithromycin)	
☑ ggf. Malaria-Medikament (s. Abschnitt Malariaprophylaxe)	
☑ ggf. individuell benötigte Dauermedikation	
Sonstiges	
☑ Fieberthermometer	
☑ kleine Schere	
☑ Splitterpinzette	
☑ Zeckenzange	
☑ Einmal-Handschuhe	
☑ Ersatzbrille	
☑ Sonnenbrille	
☑ Sonnenschutzmittel	
☑ Repellentien (s. Abschnitt Malariaprophylaxe)	
☑ Kompressionskniestrümpfe Kl. I–II bei langen Reisen in sitzender Haltung	
☑ Lackmus-Handschuhe zur Vaginal-pH-Messung	
☑ Wehenhemmung: je nach Infrastruktur des Gastlandes (med. Versorgung, Notarzt?) und Route Nifedipin mit Einnahmeanweisung mitgeben (off-label-use! Dosierung: initial 10 mg oral alle 20 Minuten bis max. 40 mg, danach 20 mg oral alle 4 bis 8 Stunden)	

Weitere Artikel je nach vorhersehbarem Bedarf auf der Reise (z. B. steriles Notfall-Material, Spritzen, Kanülen)

Allgemeine Vorsorge

Untersuchungen

- **Vorsorgetermine** auf die Reise abstimmen, Untersuchungen ggf. vorverlegen.
- Vor Reiseantritt Sicherung der **intrauterinen Schwangerschaftsposition** (Frühschwangerschaft) und des **normalen Plazentasitzes.**
- Ergebnisse der **Blutgruppen-Bestimmung und Röteln-Serologie** sollten vorliegen.
- **Untersuchungen im Rahmen der erweiterten Pränataldiagnostik** (z. B. Amniozentese, Ersttrimester-Screening, DEGUM-II-Ultraschall) sollten vor Reiseantritt durchgeführt und die endgültigen Untersuchungsresultate abgewartet werden, um ggf. weitere notwendige Maßnahmen nicht unnötig hinauszuzögern.
- Auf Reisen gehört der vollständig ausgefüllte **Mutterpass** sowie alle schwangerschaftsrelevanten Befunde immer ins Handgepäck. Idealerweise ist eine Übersetzung in die Sprache des Ziellandes oder zumindest auf Englisch mitzunehmen.

Versicherungsschutz

- Gerade während der Schwangerschaft ist der Abschluss einer privaten Reisekrankenversicherung mit Rücktransportversicherung zusätzlich zu einer bestehenden gesetzlichen Krankenversicherung dringend anzuraten. Sinnvoll ist ebenfalls eine Reiserücktrittskostenversicherung, da zwischenzeitlich eintretende Schwangerschaftskomplikationen den Antritt einer zuvor gebuchten Reise verhindern können.
- **Folgende Aspekte sind zu beachten:**
  - Kosten für Routine-Schwangerschaftsuntersuchungen, Entbindung und Schwangerschaftsabbrüche werden in der Regel nicht übernommen (außer bei vor Reiseantritt nicht absehbaren, akut eintretenden Komplikationen und medizinischer Notwendigkeit).
  - **Reiserücktransport**: hier sollte auf die Formulierung geachtet werden.
    „Medizinisch notwendig“: Kostenerstattung für Rücktransport nur, wenn vor Ort keine medizinisch adäquate Versorgung gewährleistet ist.
    „Sinnvoll und vertretbar“: weiter gefasste Indikation; Rücktransport nicht allein davon abhängig, ob medizinische Versorgung vor Ort gewährleistet ist, sondern auch dann, wenn z. B. psychosoziale oder wirtschaftliche Gründe dafür sprechen.
  - Zu klären ist die **Kostenübernahme für die Behandlung und ggf. den Rücktransport des Kindes im Falle einer unerwartet eintretenden Frühgeburt** (Leistungsobergrenzen? Mindestversicherungsdauer?).
  - **Reiserücktrittsversicherung**: hier ist entscheidend, dass das Ereignis, welches zur Unzumutbarkeit der Reise führt, nach Reisebuchung und Versicherungsabschluss eingetreten ist. So kann eine nach der Reisebuchung eingetretene Gravidität ein Rücktrittsgrund für eine bestimmte Reise sein. Wird aber während der schon bestehenden Schwangerschaft eine Reise gebucht, die nach Art und Ziel für Schwangere nicht geeignet ist, besteht in der Regel kein Versicherungsschutz im Falle des Reiserücktritts.
- In jedem Fall sollte das „Kleingedruckte“ im Versicherungsvertrag beachtet werden. Bedingungen, die nicht explizit im Vertrag aufgeführt sind, sollten von der Versicherung schriftlich bestätigt werden!

Reiseapotheke

- Prinzipiell sollte die Reiseapotheke für Reisen während der Schwangerschaft Mittel gegen die gleichen Gesundheitsstörungen wie außerhalb der Schwangerschaft enthalten. Bei der Auswahl der Medikamente ist die Schwangere besonders sorgfältig bezüglich möglicher Anwendungseinschränkungen und Kontraindikationen während der Gravidität zu beraten.
- Informationen zur Anwendung von Medikamenten in der Schwangerschaft und Stillperiode: https://www.embryotox.de/

Prophylaxe der Reisethrombose

Generell

- Während der Schwangerschaft besteht eine erhöhte Thrombose-Neigung. Schwangere sollten aus diesem Grund vor geplanten Langstreckenflügen und auf Reisen, die mit mehrstündigem Sitzen verbunden sind, über geeignete Prophylaxe-Maßnahmen beraten werden.

Prophylaxe

- Für **alle Schwangeren** gelten auf Langstreckenreisen (>4 Stunden im Sitzen) folgende Empfehlungen:
  - Tragen von Kompressionskniestrümpfen der Kompressionsklasse 1 oder höher je nach weiteren Indikationen
  - Trinkmenge mindestens 100–150 ml/h
  - regelmäßige Bewegungsübungen der unteren Extremitäten bzw. Umhergehen
  - nach Möglichkeit Sitzplatzreservierung mit Beinfreiheit (Gangplatz)
- Liegen weitere Thrombose-Risikofaktoren vor, sollte die Anwendung niedermolekularer Heparine in Erwägung gezogen werden.
- Orale Antikoagulantien sind während Schwangerschaft und Stillzeit nicht empfehlenswert (Dabigatran, Apixaban) bzw. kontraindiziert (Phenprocoumon, Rivaroxaban).
- Der Einsatz von ASS zur Prophylaxe der Reisethrombose wird generell, auch außerhalb der Gravidität, nicht empfohlen.
- **Niedermolekulare Heparine zur Prophylaxe der Reisethrombose:**

Präparat	Dosierung/Tag (s.c.-Applikation)	Bemerkungen (lt. Fachinformationen der Hersteller)
Dalteparin (Fragmin® P / Fragmin® P Forte)	1 × 2500 IE, bei hohem Risiko 1 × 5000 IE Anti-Xa	keine Anhaltspunkte für Schädigung des Embryos/Fetus; keine Plazentagängigkeit; während des Stillens gerinnungshemmender Effekt auf den Säugling unwahrscheinlich
Nadroparin (Fraxiparin®)	<50 kg KG: 1 × 0,2 ml 50–69 kg KG: 1 × 0,3 ml >70 kg KG: 1 × 0,4 ml	wegen begrenzter Erfahrungen strenge Nutzen-Risiko-Abwägung in der Gravidität; von der Anwendung in der Stillperiode wird abgeraten
Enoxaparin (Clexane 20 / 40®)	1 × 2000 IE, bei hohem Risiko: 4000 IE Anti-Xa	strenge Indikationsstellung wegen begrenzter Erfahrungen; keine Hinweise auf Teratogenität im Tierversuch; während der Stillzeit kann das Mittel angewendet werden.
Certoparin (Mono-Embolex®)	1 × 3000 IE Anti-Xa	keine klin. Daten über exponierte Schwangere; Anwendung in der Gravidität nur nach sorgfältiger Nutzen-Risiko-Abwägung; während des Stillens gerinnungshemmender Effekt auf den Säugling unwahrscheinlich

Impfschutz in der Schwangerschaft und Stillzeit

Generell

- Zur Anwendung bei schwangeren Frauen sowie zu Auswirkungen auf das ungeborene Kind gibt es für die meisten Impfstoffe keine oder nur wenige Daten. Grundsätzlich ist zu überlegen, ob während einer Schwangerschaft überhaupt eine Reise unter erhöhtem Infektionsrisiko unternommen werden soll. Impfungen während der Schwangerschaft sollten nur nach sorgfältiger Nutzen-Risiko-Abwägung und bei eindeutiger Indikation, möglichst erst ab dem 2. Trimenon, durchgeführt werden.
- **Totimpfstoffe** können während der Gravidität bei eindeutiger Impfindikation verabreicht werden. Eine Wartezeit bis zum Eintritt einer Schwangerschaft braucht nicht eingehalten zu werden.

- **Lebendimpfungen** sind in der Schwangerschaft **kontraindiziert** (Ausnahme in besonderen Fällen: Gelbfieberimpfung, orale Typhusimpfung, Cholera-Lebendimpfstoff). Nach Lebendimpfungen (Masern, Mumps, Röteln, Varizellen, Dengue) sollte für die Dauer von 1 Monat eine sichere Schwangerschaftsverhütung durchgeführt werden.
- Eine (versehentlich) kurz vor oder während der Schwangerschaft durchgeführte Lebendimpfung stellt keine Indikation für einen Schwangerschaftsabbruch dar! Kongenitale Fehlbildungen wurden nach Lebendimpfungen während oder kurz vor einer Schwangerschaft bisher nicht beschrieben.
- **Stillzeit**: Nach Angabe des RKI stellt das Stillen generell keine Kontraindikation gegen Impfungen dar. Ausnahme: Eine Gelbfieber-Impfung sollte während der Stillzeit möglichst vermieden werden (s. u.). Die Dengue-Impfung (Dengvaxia®, Qdenga®) ist wegen bisher sehr begrenzter Erfahrungen in der Stillzeit kontraindiziert.

Impfungen

- **Spezielle Impfempfehlungen für Schwangere**

COVID-19
Ungeimpfte Schwangere: ab dem 2. Trimenon Grundimmunisierung mit Comirnaty®/Biontech plus eine Auffrischimpfung (nicht mir Spikevax®/Moderna, unabhängig vom Alter); für die Basisimmunität sollte ein dreimaliger Erregerkontakt, davon mindestens zweimal durch eine Impfung, stattgefunden haben.
Schwangere mit bestehender Grunderkrankung: zusätzlich zur Basisimmunität weitere Auffrischimpfungen ab dem 2. Trimenon.
Zur Auffrischung sollte ein Varianten-adaptierter mRNA-Impfstoff von Comirnaty® verwendet werden. Wird eine Schwangerschaft nach bereits durchgeführter Erstimpfung festgestellt, sollte die Zweitimpfung erst im 2. Trimenon erfolgen. Eine versehentliche Impfung während des 1. Trimenons stellt keine Indikation für einen Schwangerschaftsabbruch dar.
Stillzeit: hier gelten die gleichen Empfehlungen wie für die Allgemeinbevölkerung, bei Zusatzrisiken die Empfehlungen für die entsprechenden Risikogruppen.
Die Verwendung von Nuvaxovid® und Valneva® wird wegen mangelnder Datenlage bisher für Schwangerschaft und Stillzeit nicht empfohlen, kann jedoch in Erwägung gezogen werden, wenn bei einer Schwangeren oder Stillenden eine medizinische Kontraindikation gegen mRNA-Impfstoffe besteht. Enge Kontaktpersonen Schwangerer sollten ebenfalls gemäß Impfempfehlungen durch eine COVID-19-Impfung geschützt werden.
Zusätzlich wird die Impfung auch für ungeimpfte Frauen im gebärfähigen Alter von der STIKO dringend empfohlen, damit im Falle einer eintretenden Schwangerschaft bereits ein Impfschutz besteht.
(Link: RKI: Impfung bei Schwangeren, Stillenden und bei Kinderwunsch: https://www.rki.de/SharedDocs/FAQs/DE/Impfen/COVID-19/gesamt.html (Stand 26.09.2024, abgerufen am 22.09.2025)

Grippe
Impfempfehlung für alle Schwangeren ab 2. Trimenon, bei besonderen Gesundheitsrisiken infolge einer Grunderkrankung wie z. B. Asthma oder Diabetes schon im 1. Trimenon, mit einem inaktivierten Impfstoff (Indikationsimpfung lt. STIKO)

Pertussis
Impfempfehlung für alle Schwangeren zu Beginn des 3. Trimenons (27.–31. SSW); unabhängig vom Abstand zu vorher verabreichten Pertussis-Impfungen, in jeder Schwangerschaft, auch bei kurzem Schwangerschaftsabstand.
Bei erhöhtem Frühgeburtsrisiko sollte schon im 2. Trimenon geimpft werden.
Wurde die Impfung der Mutter während der Schwangerschaft nicht durchgeführt, sollte sie bevorzugt in den ersten Tagen nach der Entbindung nachgeholt werden.
Ziel der Pertussisimpfung während der Schwangerschaft ist die Verminderung von Erkrankungen, schweren Krankheitsverläufen mit Hospitalisierung und Todesfällen bei Neugeborenen und sehr jungen Säuglingen.
Da ein monovalenter Pertussisimpfstoff in Deutschland zur Zeit nicht zur Verfügung steht, sollte die Impfung mit einem TdaP-(IPV)-Kombinationsimpfstoff durchgeführt werden. (STIKO-Empfehlung seit März 2020).
Link: www.rki.de/DE/Content/Infekt/EpidBull/Archiv/2020/Ausgaben/13_20.pdf

Varizellen / Passiv-Immunisierung mit Varizella-Zoster-Immunglobulin (VZIG)
postexpositionelle Immunisierung mit VZIG sobald wie möglich und nicht später als 96 Stunden nach Exposition bei ungeimpften Schwangeren ohne Varizellen-Anamnese und bei negativem Antikörpertiter. Dieser sollte schnellstmöglich nach Exposition bestimmt werden.
(Exposition: Haushaltskontakt oder face-to-face-Kontakt mit infektiöser Person, Aufenthalt von einer Stunde oder länger im selben Raum mit infektiöser Person)

Schwangerschaft	Stillzeit (lt. Herstellerinformation)
Impfung unbedenklich	
Diphtherie (möglichst ab 2. Trimenon)	Diphtherie
COVID-19 (mRNA-Impfstoff/Comirnaty®, ab 2. Trimenon, s. o.)	COVID-19 (bei Alter <30 J.: nicht Spikevax®!)
Grippe (Totimpfstoff) (ab 2. Trimenon, bei erhöhter Gefährdung durch vorbestehende Grunderkrankung ab 1. Trimenon)	Grippe
Polio (IPV)	Hepatitis B
Tetanus	Polio (IPV)
Pertussis	Tetanus
	Pertussis
Impfung möglich nach Nutzen-Risiko-Abwägung	
Schwangerschaft	**Stillzeit** (lt. Herstellerinformation)
Hepatitis A	Hepatitis A
Hepatitis B	Typhus (oral und parenteral)
Tollwut prä- und postexpositionell	Tollwut prä- und postexpositionell
Impfung nur nach strenger Nutzen-Risiko-Abwägung	
Schwangerschaft	**Stillzeit** (lt. Herstellerinformation)
Gelbfieber (s. unten)	Japanische Enzephalitis
Cholera (Tot- und Lebendimpfstoff)	Cholera (Tot- und Lebendimpfstoff)
FSME	FSME
Japanische Enzephalitis	Meningokokken (B, C, ACWY)
Meningokokken (B, C, ACWY)	Pneumokokken
Pneumokokken	Varizellen
Typhus (oral und parenteral)	Chikungunya
Chikungunya	
Impfung kontraindiziert	
Schwangerschaft	**Stillzeit**
Dengue (Dengvaxia®, Qdenga®)	Dengue (Dengvaxia®, Qdenga®)
Influenza-Lebendimpfstoff Masern Mumps Röteln Varizellen/Zoster (Lebend- und Totimpfstoff)	Lt. Angabe des RKI stellt das Stillen generell keine Kontraindikation für Impfungen dar. Nach Herstellerangaben liegen nur begrenzte Erfahrungen mit Lebendimpfstoffen in der Stillzeit vor. Erkrankungen von Kindern, deren Mütter während der Stillzeit gegen Röteln geimpft worden waren, wurden nicht beobachtet. **Ausnahmen: Gelbfieber-Impfung! Diese sollte möglichst nicht während der Stillzeit gegeben werden (s. Fachinformation Stamaril® und RKI).** **Dengue-Impfung** (mangelnde Erfahrungen)

- **Spezielle Hinweise zur Gelbfieber-Impfung**

  Prinzipiell sollten während der Schwangerschaft keine Lebendimpfungen erfolgen. Andererseits wurden bisher keine Fruchtschäden beobachtet, die sich eindeutig auf eine Gelbfieberimpfung zurückführen lassen. Eine Schwangerschaft ist daher keine absolute Kontraindikation gegen eine indizierte Gelbfieberimpfung. Eine während der Schwangerschaft (versehentlich) durchgeführte Gelbfieberimpfung stellt keine Indikation für eine Interruptio dar.

  Für Frauen, die während einer Schwangerschaft eine Erstimpfung gegen Gelbfieber erhalten haben, empfiehlt die STIKO bei erneuter oder fortgesetzter Exposition eine zweite Impfung unabhängig vom Abstand zur Erstimpfung. Danach sind weitere Impfungen nicht mehr notwendig.

  Empfehlung für die Praxis:
  bei formaler Indikation (Impfpflicht bei Einreise) ohne konkretes Erkrankungsrisiko: **Impfung vermeiden**, ggf. Impfbefreiungszeugnis ausstellen; **bei medizinischer Indikation** (Reisen in Risikogebiete): Reise vermeiden; falls das nicht geht: Impfung möglichst erst ab 2. Trimenon unter Risikoabwägung

Stillzeit:
Weltweit wurden Einzelfälle von Meningoenzephalitis bei gestillten Säuglingen nach Gelbfieber-Impfung der Mutter während der Stillperiode beobachtet. Deshalb sollte die Gelbfieber-Impfung möglichst nicht während der Stillzeit verabreicht werden! Ausnahme: eindeutige Indikation nach sorgfältiger Nutzen-Risiko-Abwägung (aktueller Ausbruch, nicht verschiebbare oder vermeidbare Reise). Von Reisen in Ausbruchsgebiete sollte Müttern mit ungeimpften Säuglingen dringend abgeraten werden.

Malariaprophylaxe in der Schwangerschaft und Stillzeit

Generell

- In der Schwangerschaft ist die **Anfälligkeit für eine Malaria-Erkrankung erhöht**. Vor allem die Malaria tropica zeigt einen **schwereren Verlauf** und eine **erhöhte Mortalitätsrate**. Als Komplikationen treten bei Schwangeren besonders häufig eine **schwere Anämie**, ein **Lungenödem** und **Hypoglykämien** auf.
- Da die Malaria-Plasmodien zu einer Minderperfusion der Plazenta führen, ist **das ungeborene Kind einer malariakranken Mutter vor allem durch Fehl-, Tot- und Frühgeburt sowie eine intrauterine Mangelversorgung bedroht**. Eine direkte diaplazentare Infektion des Kindes mit Malaria-Plasmodien tritt nur in <5 % der Fälle auf.
- Prinzipiell stellt auch die Einnahme von Medikamenten in der Gravidität ein potenzielles Risiko für die Mutter und vor allem das Ungeborene dar. Bei einer Risikoabwägung ist allerdings die Gefährdung von Mutter und Kind durch eine Malaria tropica wesentlich größer als durch die Chemoprophylaxe, vor allem bei Auswahl der richtigen Medikation. Leider gibt es z. Zt. kein Mittel, das in Gebieten mit Chloroquin-Resistenz zur Prophylaxe in der Schwangerschaft gleichermaßen wirksam und unbedenklich ist.
- **Während der Schwangerschaft ist von Aufenthalten in Malariagebieten, speziell in Regionen mit intensiver Übertragung und hochgradiger Parasitenresistenz, abzuraten!** Lässt sich die Reise nicht aufschieben, ist eine Vorbeugung unbedingt durchzuführen. Für Schwangere wird auch in Gebieten mit mittlerem Malaria-Risiko neben der Expositionsprophylaxe eine kontinuierliche Malaria-Chemoprophylaxe empfohlen.
- **Bei Verdacht auf eine Malaria in der Gravidität muss schnellstmöglich medizinische Behandlung aufgesucht werden! Eine Selbstbehandlung ohne ärztliche Überwachung sollte nur in absoluten Notfallsituationen erfolgen!**
- Deshalb sollten schon vor der Reise Informationen über die medizinische Infrastruktur vor Ort eingeholt werden und eine Reisekrankenversicherung abgeschlossen werden, die auch schwangerschaftsbedingte Risiken und die Versorgung des Neugeborenen mit einschließt.

Expositionsprophylaxe

- In der Schwangerschaft stehen die **Maßnahmen zum Schutz vor Mückenstichen** im Vordergrund und schützen zudem auch vor anderen arthropod-übertragenen Krankheiten:
  - Vermeidung von Aufenthalten im Freien während der Dämmerungs- und Nachtstunden
  - bedeckende, helle Kleidung
  - imprägnierte Moskitonetze
  - Repellentien möglichst nur an exponierten Hautstellen
  - Kühlung des Schlafraums durch Ventilator/Aircondition
  - Mückenscreens vor Fenstern und Türen
  - Beseitigung von Mückenbrutplätzen in der Wohnumgebung
- **Repellentien**
  - Generell: Stillende Frauen sollten Repellentien nicht auf Brüste und Mamillen auftragen. Vor dem Stillen sollten die Hände gewaschen und etwaige Reste des Mittels mit Wasser und Seife von Brust und Mamille entfernt werden.
  - **DEET-haltige Mittel:**
    Bisher wurden Gesundheitsschädigungen des Ungeborenen oder gestillter Säuglinge nach bestimmungsgemäßem Gebrauch bei der Mutter nicht beobachtet.
  - **Icaridin (Bayrepel):**
    Icaridin gilt als besser verträglich als DEET und kann während der gesamten Schwangerschaft und in der Stillzeit eingesetzt werden.
  - **Para-Menthan-3,8-diol/PMD (Citriodiol®):**
    Nach Angabe des CDC und eines deutschen Herstellers können PMD-/ Citriodiol-haltige Repellentien in der Schwangerschaft und Stillzeit angewendet werden.
  - **IR3535 (Ethylbutylacetylaminoproprionat, EBAAP):**
    Wegen kürzerer Wirkzeit gegen Anopheles-Mücken (ca. 2 Stunden) für den Einsatz in Malaria-Gebieten weniger zu empfehlen. Das CDC gibt die Anwendung während der Schwangerschaft und Stillzeit als unbedenklich an.

- **Permethrinhaltige Mittel** zur Imprägnierung von Moskitonetzen oder Kleidung und **Pyrethroide** zur Anwendung im Wohnbereich:
  Diese sind auch für die Anwendung während der Schwangerschaft und Stillzeit geeignet. Schädigungen bei Kindern exponierter Mütter wurden nicht beobachtet.

Chemoprophylaxe/ Notfall-Therapie

- Schwangerschaft als Kontraindikation für eine Chemoprophylaxe gilt nicht automatisch auch für eine eventuell notwendige Therapie mit dem betreffenden Mittel!
  Eine Notfallselbstbehandlung bei Malaria-Verdacht wird für Schwangere nicht empfohlen! Stattdessen sollten sich Schwangere bei malariaverdächtiger Symptomatik schnellstmöglich in eine medizinische Einrichtung mit geeigneten diagnostischen und therapeutischen Möglichkeiten begeben.
- Jede Malaria tropica sollte während der Schwangerschaft wegen des hohen Risikos für Mutter und Kind stationär, möglichst in einer tropenmedizinisch erfahrenen Klinik behandelt werden.
- **Artemether/Lumefantrin** (Riamet®, international Coartem®)
  - Achtung: nur zur Therapie!
  - Kontraindikation im 1. Trimenon (Fehlgeburten und Teratogenität im Tierversuch), wenn andere geeignete und wirksame Medikamente verfügbar; Nutzen-Risiko-Abwägung im 2. und 3. Trimenon. In lebensbedrohlichen Situationen und bei mangelnden Alternativen sollte das Mittel nicht vorenthalten werden!
  - Stillzeit: vom Stillen wird während der Einnahme bis zu einer Woche nach Beendigung der Einnahme abgeraten.
- **Atovaquon/Proguanil** (Malarone®, diverse Generika)
  - Wegen unzureichender Erfahrungen zur Prophylaxe während der Schwangerschaft nur bei strengster Nutzen-Risiko-Abwägung und nach Aufklärung über potenzielle, bisher nicht ausreichend bekannte Risiken!
  - Stillzeit: von der Einnahme wird abgeraten
- **Chloroquin** (Resochin®, Quensyl®)
  - Einsatz während der Schwangerschaft in Dosierungen, wie sie zur Malariaprophylaxe und kurzzeitiger Therapie angegeben werden, aber weit verbreitete Resistenzen der Malaria-Plasmodien!
    Von der DTG e. V. wird das Mittel deshalb zur Malariaprophylaxe nicht mehr empfohlen.
  - Stillzeit: Substanz tritt zu einem geringen Prozentsatz in die Muttermilch über, Schädigungen beim Säugling wurden bisher nicht beobachtet; dennoch empfiehlt der Hersteller, während der Einnahme nicht zu stillen. Von einer Schutzwirkung auf den Säugling kann nicht ausgegangen werden!
- **Dihydroartemisinin/Piperaquin** (Eurartesim®, in Deutschland außer Handel, kann aus dem Ausland bezogen werden.)
  - Achtung: nur zur Therapie!
  - Im Tierversuch Verdacht auf Teratogenität bei Anwendung im 1. Trimenon. Beobachtungen an über 3000 Schwangerschaftsausgängen nach Anwendung im 2. oder 3. Trimenon zeigten keine Fetotoxozität.
  - Keine Anwendung im 1. Trimenon der Schwangerschaft, wenn andere geeignete und wirksame Malariamedikamente verfügbar sind.
  - Stillzeit: Vom Stillen wird während der Einnahme von DP abgeraten.
- **Doxycyclin** (diverse Präparate mit dem Wirkstoff Doxycyclin-Monohydrat)
  - In Deutschland nicht zur Malariaprophylaxe zugelassen (off-label-use)
  - Der Einsatz in der Schwangerschaft und Stillzeit ist kontraindiziert, da es bei Einnahme ab der 16. Schwangerschaftswoche zu Schädigung der Zähne und Störungen des Knochenwachstums beim Feten/Säugling kommen kann. Bei Einnahme im 1. Trimenon ergaben sich in Studien bei über 1000 Schwangerschaften keine Schädigungen. Diese Information ist besonders bei der Beratung von Frauen wichtig, die unter der Einnahme von Doxycyclin schwanger geworden sind.
  - Für die Schwangere selbst besteht bei Einnahme von Tetracyclinen ein erhöhtes Risiko von Leberschäden.
- **Mefloquin** (Lariam®)
  - Die WHO und die DTG empfehlen bei nicht vermeidbaren Aufenthalten während der Schwangerschaft in Malaria-Endemiegebieten ab dem 1. Trimenon Mefloquin für die Prophylaxe (Ausnahme: Regionen mit Mefloquin-Resistenz der Erreger, s. u.). Aufgrund langjähriger Erfahrungen bei mehreren Tausend Frauen wird davon ausgegangen, dass keine teratogenen oder fetotoxischen Wirkungen bestehen.
  - Achtung: Mefloquin-Resistenzen von Plasmodium falciparum in Südostasien (Vietnam, Kambodscha, Laos, Thailand, Myanmar; sporadisch Afrika, Südamerika, andere asiatische Länder!)

- Stillzeit: Übertritt in die Muttermilch in geringen Mengen, die nach bisher vorliegenden Hinweisen nicht zu Nebenwirkungen beim gestillten Säugling führen.
- Eine Schwangerschaftsverhütung für 3 Monate nach Einnahme von Mefloquin wird von der WHO weiterhin angeraten (ITH 2020 update). Eine ungeplante Gravidität unter Mefloquin-Einnahme stellt keinen Grund für einen Schwangerschaftsabbruch dar.
- Lariam® wird seit 2016 in Deutschland nicht mehr vertrieben, kann aber durch deutsche Apotheken aus dem Ausland bezogen werden.

- **Proguanil** (Paludrine®)
  - Einsatz in der Schwangerschaft und Stillzeit theoretisch möglich (in Kombination mit Chloroquin), wird aber wegen geringer Effektivität nicht mehr empfohlen. Paludrine® wurde 2015 in Deutschland vom Markt genommen.
- Link: Deutsche Gesellschaft für Tropenmedizin, Reisemedizin und Globale Gesundheit e. V. (DTG e. V.): Empfehlungen zur Malariaprophylaxe:
  https://www.dtg.org/images/Startseite-Download-Box/2023_DTG_Empfehlungen_Malaria.pdf
- WHO, International Travel and Health, Chapter 7, Malaria; 2020 Update: https://cdn.who.int/media/docs/default-source/travel-and-health/9789241580472-eng-chapter-7.pdf?sfvrsn=8be7067_13

Rückkehrer

Nachsorge

- Zeitentsprechende Mutterschaftsvorsorgeuntersuchung, ggf. mit Ultraschall, Labor, Kardiotokographie
- Bei Krankheitssymptomen während oder nach der Reise: zielgerichtete (ggf. tropenmedizinische/ infektiologische) Diagnostik bei der Mutter, spezielle pränataldiagnostische Maßnahmen abhängig vom Krankheitsbild
- Nach Rückkehr aus Zika-Risikogebieten: Asymptomatische Schwangere und asymptomatische Geschlechtspartner von Schwangeren: Serologie aus Serum (IgG und IgM) ab Tag 28 nach Reiserückkehr.

Anmerkungen

- Die Reisekrankenversicherungen übernehmen für eine im Ausland geplante Geburt i. d. R. keinerlei Kosten. Im Falle einer unerwarteten (vorzeitigen) Entbindung im Ausland werden die Kosten allerdings üblicherweise von der Versicherung getragen. Für die Frühgeborenen-Behandlung zahlen jedoch die Versicherungen i. d. R. nicht. Die Versicherungsbedingungen sollten diesbezüglich unbedingt vorher überprüft werden.

Senioren *(Andreas Leischker)*

Reiseplanung

Generell

- Bei Vorerkrankungen sollte vor der Reise eine Beratung durch den Hausarzt, ggf. nach dessen Einschätzung zusätzlich durch einen betreuenden Facharzt und/oder einen Geriater (z. B. über eine Geriatrische Institutsambulanz) erfolgen.
- Regelmäßig benötigte Medikamente sind bei Reisen in das Ausland in ausreichender Anzahl mitzuführen, da einige Präparate dort nicht erhältlich sind. Die Medikamente sollten bei Flugreisen im Handgepäck verstaut werden: Das aufgegebene Gepäck kann erst verspätet ankommen, die Frachträume der meisten Maschinen sind nicht temperiert, so dass bestimmte Medikamente wie zum Beispiel Insuline durch Einfrieren ihre Wirksamkeit verlieren können.
- Bei Störungen der Mobilität sollten bei Bahnreisen auf ausreichend lange Umsteigezeiten geachtet und ggf. rechtzeitig vorher Hilfen durch Bahnmitarbeiter angemeldet werden.
- Bei Flugreisen möglichst Sitzplatz am Gang reservieren. Das Risiko für tiefe Beinvenenthrombosen ist bei einem Sitzplatz am Gang signifikant niedriger als an einem Fensterplatz.
- Bei der Hotelbuchung ist bei entsprechenden körperlichen Einschränkungen auf Barrierefreiheit und auf eine behindertengerechte Nasszelle zu achten.
- Sowohl gemeinnützige Organisationen als auch private Anbieter bieten mittlerweile spezielle „Betreute Seniorenreisen“ an. Dabei reicht die Unterstützung von Hilfe beim Verladen des Gepäcks bis zu der Grundpflege (Waschen, Anziehen) für Pflegebedürftige Senioren. Bei manchen Reiseveranstaltern werden Seniorenreisen auch von einem Arzt begleitet der sich während der Reise um alle medizinischen Belange der Reisenden kümmert.
- Die Telefonnummer des Reiseveranstalters/des lokalen Reiseleiters mit der korrekten Landesvorwahl sollte im Mobiltelefon abgespeichert sein. Zu Reisebeginn sollte durch einen Probeanruf kontrolliert werden, ob die Nummer korrekt eingegeben wurde und ob das Mobiltelefon im Netz des Ziellandes funktioniert. Zusätzlich sollte die lokale Notrufnummer für den Rettungsdienst eingespeichert werden. Das eigene Mobiltelefon sollte immer eingeschaltet sein, damit der lokale Reiseleiter die Teilnehmer im Notfall erreichen kann.

Reisefähigkeit

Generell

- Bei alten Menschen ist grundsätzlich Reisefähigkeit gegeben.

Beeinträchtigungen

- **Beeinträchtigungen der Reisefähigkeit** können bestehen bei
  - Vorliegen einer Demenz – erhöhtes Risiko für ein akutes Delir; Screening z. B. mittels Uhrentest nach Shulman möglich (s. unter Spezielle Vorsorge, Untersuchungen). Menschen mit Demenz und dadurch eingeschränkter Orientierung sollten generell nur in Begleitung reisen.
  - erheblich erhöhtem Sturzrisiko – Abschätzung über Timed Up&Go Test und/oder Tinetti Test (s. unter Spezielle Vorsorge, Untersuchungen).
  - erheblicher Osteoporose – dadurch erhöhtes Risiko für Spontanfrakturen (Wirbelsäule) und Frakturen bei Minimaltraumata (Stürze): Hüftgelenknahe Frakturen, Radiusfrakturen, Beckenfrakturen.
  - Notwendigkeit von persönlicher bzw. apparativer Unterstützung.

Risikoabwägung

Generell

- Die Prävalenz chronischer Erkrankungen steigt mit zunehmendem Lebensalter.
- Bei älteren Menschen bestehen häufig mehrere chronische Krankheiten gleichzeitig (Komorbidität). Chronische Erkrankungen prädisponieren zu akuten Erkrankungen.
- Falls mit einer Behandlungsnotwendigkeit einer bestehenden Vorerkrankung während der Reise bereits vor Reiseantritt zu rechnen ist, lehnen viele private Auslandsreiseversicherungen die Kostenübernahme ab. Einige Versicherer leisten auch bei Vorerkrankungen. Deshalb sollten die Versicherungsbedingungen gelesen werden. Die Versicherung sollte unbedingt auch die Kosten einer Repatriierung einschließen.

Med. Versorgung

- Bei der Auswahl des Reisezieles ist darauf zu achten, dass zumindest kurzfristig (bis zur Repatriierung) eine adäquate medizinische Versorgung (niedergelassene Ärzte und Krankenhäuser mit adäquater personeller und apparativer Ausstattung) am Reiseziel verfügbar ist. Bereits vor der Reise sollten Informationen über die medizinische Infrastruktur im Reiseland eingeholt werden. In vielen Reiseländern (Afrika, Südamerika, aber teilweise auch in Südeuropa) sind für die Grundpflege und die Versorgung mit Essen im Krankenhaus traditionell die Angehörigen verantwortlich. Bei älteren Patienten mit hohem Grundpflegebedarf muss deshalb für den Fall einer notwendigen stationären Behandlung die Betreuung durch einen Mitreisenden eingeplant werden.

- Medikamente sollten in ausreichender Zahl mitgeführt werden. Dabei sollte eine eventuell notwendige Verlängerung des Aufenthaltes, z. B. durch ausgefallene Flüge, berücksichtigt werden. Eine Kopie der letzten Arztbriefe – wenn möglich auch eine Übersetzung in englischer Sprache, bei einigen Ländern zusätzlich mit einer Übersetzung in die Landessprache – und ein aktueller Medikationsplan mit Angabe der Wirkstoffe ist ebenfalls hilfreich.
- Träger von Implantaten (z. B. Herzschrittmacher, Implantierbare Defibrillatoren, Endoprothesen, Hirnstimulatoren) sollten unbedingt auch den Implantatausweis mitnehmen.

Langzeitaufenthalte

- Vor einem Langzeitaufenthalt im Ausland, z. B. in südlichen Ländern während der Wintermonate, sollten unbedingt Informationen zur medizinischen Infrastruktur im Reiseland eingeholt werden.
- Vor einem Langzeitaufenthalt empfehlen sich für ältere Reisende folgende Untersuchungen:
  - Vollständige körperliche Untersuchung
  - Abschätzung des Sturzrisikos, z. B. mittels Timed Up&Go Test und/oder Tinetti Test (s. unter Spezielle Vorsorge, Untersuchungen)
  - Bei Hinweisen für Demenz: Screening mittels Testverfahren, z. B. Uhrentest nach Shulman (s. unter Spezielle Vorsorge, Untersuchungen)
  - Blutbild, Serumkreatinin, Urinstatus
  - Die auch für Deutschland empfohlenen Standardimpfungen (z. B. Influenza, COVID-19, Pneumokokken, Tetanus, Herpes zoster) sollten unbedingt durchgeführt/aufgefrischt werden.

Spezielle Infektionsrisiken im Alter

Generell

- Das Risiko für viele Infektionen nimmt bereits ab dem 50. Lebensjahr zu!
- Infektionen verlaufen bei älteren Menschen zudem meist schwerer, Komplikationen treten häufiger auf. Die Symptomatik ist oft untypisch: Häufig besteht selbst bei schweren Infektionen kein oder nur geringes Fieber. Manchmal ist das einzige Symptom Verwirrtheit (akutes Delir, „Durchgangssyndrom").
- Die Antikörperbildung nach Impfungen ist im Alter geringer ausgeprägt. Ursache ist ein „Altern" des Immunsystems (Immunoseneszenz); dies ist bereits ab dem 50. Lebensjahr klinisch relevant. Um einen ausreichenden Schutz zu erzielen, sollen deshalb bei einigen Impfungen (z. B. Influenza) Impfstoffe mit erhöhtem Antigengehalt oder adjuvantierte Impfstoffe verwendet werden.
- Die Immunantwort auf früher erfolgte Impfungen ist allerdings auch im Alter noch erhalten. Grundimmunisierungen sollten deshalb möglichst frühzeitig (solange das Immunsystem noch „jung" ist) vollständig durchgeführt werden.

Infektionsrisiken

- **COVID-19 (SARS-CoV-2)**
  - Ältere Menschen (> 60 Jahre) haben ein besonders hohes Risiko, bei einer Infektion mit dem neuen Coronavirus einen schweren Verlauf mit respiratorischer Insuffizienz zu entwickeln und an der Infektion zu versterben.
  - Ältere Reisende sollten berücksichtigen, dass die medizinische Infrastruktur, insbesondere die Verfügbarkeit von Intensivmedizinischen Behandlungsplätzen mit Beatmungsmöglichkeit in vielen Reiseländern nicht dem sehr guten deutschen Standard entspricht.
  - Insbesondere bei Bus- und Zugreisen besteht ein erhöhtes Infektionsrisiko durch Mitreisende, da das Tragen eines Mund-Nasenschutzes nicht von allen Mitreisenden durchgehend eingehalten wird und auch die Mindestabstände teilweise nicht eingehalten werden können.
  - Bei Linienflügen besteht ein Infektionsrisiko während des Fluges praktisch nur durch Mitreisende die neben oder hinter dem Reisenden sitzen. Die in den Lüftungsanlagen eingebauten HEPA-Filter halten die infektiösen Tröpfchen und Aerosole zuverlässig zurück. Zudem Ist der Luftstrom in Linienflugzeugen von der Decke zum Boden gerichtet. Wird die Lüftungsanlage für längere Zeit, zum Beispiel im Rahmen von Wartungsarbeiten bei einem Zwischenstopp, ausgeschaltet ist das Risiko für aerogen übertragbare Infektionen deutlich erhöht, zumal ein „natürliches" Lüften durch Öffnen eines Fensters in Linienflugmaschinen nicht möglich ist. Auch in den Warteschlangen beim Check-Inn besteht des Risiko aerogen übertragbare Erkrankungen zu erwerben.
  - Alle älteren Reisenden sollten einen ausreichenden Impfschutz gegen COVID-19 haben. Aktuell wird von der STIKO für alle Menschen im Alter von >60 Jahren nach erfolgter Grundimmunisierung eine jährliche Auffrischimpfung mit einem gegen die neuen Varianten wirksamen Impfstoff empfohlen. Die Auffrischung sollte „vorzugsweise im Herbst" erfolgen und kann zeitgleich mit der Impfung gegen saisonale Influenza appliziert werden. Laut STIKO Empfehlung soll der Abstand der Boosterimpfung zur letzten Impfung oder Erkrankung an SARS-CoV 2 mindestens 12 Monate betragen. Gemäß Zulassung kann die Booster Impfung allerdings bereits 3 Monate nach der letzten Impfung erfolgen.

– Totimpfstoffe können grundsätzlich gleichzeitig mit der Impfung gegen SARS-CoV 2 appliziert werden. Zu Impfungen mit Lebendimpfstoffen soll hingegen ein Mindestabstand von 14 Tagen vor und nach jeder COVID-19-Impfung eingehalten werden. In der Praxis ist aber auch eine gleichzeitige Gabe möglich.

– Vor der Injektion sollte bei Impfstoffen gegen SARS-CoV 2 eine Aspiration erfolgen, um eine intravasale Applikation (diese könnte das Risiko für Myokarditiden erhöhen) zu vermeiden.

- **Gelbfieber**

– Bei alten Menschen verläuft eine Gelbfieberinfektion häufig schwer.

– Impfung: Das relative Risiko für eine impfassoziierte generalisierte Organerkrankung mit Multiorganversagen (YEL-AVD, „Impfgelbfieber") ist nach einer älteren Studie bei über 60-jährigen Menschen erhöht. Neuere Untersuchungen widerlegen das. Das absolute Risiko für diese Komplikation ist aber auch nach der initialen Studie für über 60-Jährige extrem gering. Das erhöhte Risiko bestand nur bei der erstmaligen Impfung gegen Gelbfieber, nach Auffrischungsimpfungen sind keine Fälle von YEL-AVD beschrieben. Reisende im Alter von über 60 Jahren sollten über das leicht erhöhte Risiko aufgeklärt werden. Bei bestehendem Risiko im Reiseland sollten auch diese Reisenden gegen Gelbfieber geimpft werden. Nach der Fachinformation des in Deutschland verfügbaren Impfstoffes sollte eine Impfung bei über 60-Jährigen nur durchgeführt werden, wenn „die Reise aus beruflichen oder privaten Gründen unvermeidbar ist".

- **Hepatitis A**

– Protrahierte Verläufe kommen bei älteren Menschen häufiger vor, die Letalität ist bei älteren Menschen höher. Reisende ohne ausreichenden Schutz im Alter von über 50 Jahren sollten deshalb unbedingt gegen Hepatitis A geimpft werden.

– Etwa 80 % aller vor dem Jahr 1950 geborenen Menschen haben in der Kindheit eine oft asymptomatische Hepatitis A durchgemacht und besitzen noch protektive Antikörper. Bei vor 1950 geborenen Reisenden kann deshalb eine Antikörpertiterbestimmung erfolgen, bei bestehender Immunität ist dann keine Impfung erforderlich. Alternativ kann die Impfung auch ohne Antikörperbestimmung durchgeführt werden.

- **Herpes zoster**

– Bei der Zosterimpfung handelt es sich nicht um eine Reiseimpfung. Trotzdem sollte die Reiseberatung dazu genutzt werden, auch über diese Impfung zu informieren. Ein Herpes zoster kann unter anderem durch „Stress" getriggert werden. Eine Herpes zoster-Erkrankung während einer Reise kann den Reiseverlauf durch die starken neuropathischen Schmerzen erheblich beeinträchtigen.
Bei alten Menschen besteht häufig die Indikation zu einer antiviralen Therapie. Acycklovir ist nicht in jedem Land kurzfristig verfügbar.

– Bei Menschen, die – meist als Kind – eine Varizellen (Windpocken)-Erkrankung hatten, persistiert das Varizella zoster-Virus lebenslang im Körper; die höchste Viruslast findet sich in den Spinalganglien. Solange das Immunsystem intakt und leistungsfähig ist, bleibt diese Infektion ohne klinische Konsequenzen.

– Kommt es zu einer Störung der T-Zell-vermittelten Immunität, wird das Virus reaktiviert und ein Herpes zoster („Gürtelrose") tritt auf. Ursachen für eine Störung der T-Zell-vermittelten Immunität sind unter anderem eine Therapie mit Glucokortikoiden, eine Depression, Antikörpertherapien zur Behandlung entzündlich-rheumatischer Erkrankungen/Autoimmunerkrankungen (z. B. Rituximab), Chemotherapien für Hämatoblastosen und solide Tumoren (z. B. Fludarabin) und eine Infektion mit HIV. Eine Tumorerkrankung selbst kann auch ohne Therapie zu einer Schwächung der T-Zell-vermittelten Immunität und dadurch zum Ausbruch eines Herpes zoster führen. Häufigste Ursache für eine verminderte T-Zell-Immunität ist jedoch das fortgeschrittene Lebensalter: Mehr als zwei Drittel aller Patienten mit Herpes zoster sind älter als 50 Jahre. Eine Herpes zoster-Infektion führt nicht selten zu langanhaltenden neuropathischen Schmerzen (Postherpetische Neuralgie). Diese Schmerzen sprechen auch auf eine Opiattherapie oft nur unzureichend an.

– Der Totimpfstoff gegen Herpes zoster ist seit Anfang 2018 für Menschen im Alter von über 50 Jahren zugelassen. Mittlerweile besteht die Zulassung auch für über 18-Jährige mit erhöhtem Risiko für Herpes zoster. Für einen anhaltenden Schutz sind zwei Dosen im Abstand von mindestens zwei Monaten erforderlich. Es handelt sich um einen adjuvantierten Impfstoff, der auch bei alten Menschen eine sehr gute Wirksamkeit hat. Der Totimpfstoff kann auch bei Patienten mit Immunsuppression (diese Menschen sind ja besonders durch eine Herpes zoster-Infektion gefährdet) sicher angewendet werden. Der Impfstoff verursacht häufig eine Lokalreaktion (Rötung, Schwellung und Schmerzen an der Injektionsstelle). Er sollte nur intramuskulär (und nicht subkutan) appliziert werden.

– Die STIKO empfiehlt die Impfung mit dem Herpes zoster-Totimpfstoff für alle Menschen im Alter von über 60 Jahren. Für immunsupprimierte Patienten und bei Vorliegen anderer schwerer Grunderkrankungen (z. B. HIV-Infektion, rheumatoide Arthritis, systemischer Lupus erythematodes, chronisch entzündliche Darmerkrankungen, chronisch obstruktive Lungenerkrankungen oder Asthma bronchiale, chronische Niereninsuffizienz, Diabetes mellitus) empfiehlt die STIKO die Impfung aufgrund des erhöhten Risikos für eine Zoster-Erkrankung und ihre Komplikationen bereits ab einem Alter von 50 Jahren. Zugelassen ist die Impfung für jeden ab dem 50. Lebensjahr sowie für alle mit erhöhtem Risisko ab dem 18. Lebensjahr.

- Patienten, die bereits eine Herpes zoster-Erkrankung hatten, können und sollen ebenfalls geimpft werden. Die Infektion sollte in diesen Fällen aber zumindest vollständig abgeheilt sein; zusätzlich sollte mindestens sechs Monate gewartet werden.
- Der Impfschutz hält nach der Grundimmunisierung mit 2 Impfdosen mindestens sehr wahrscheinlich lebenslang an.
- Da der Impfstoff ein Adjuvans enthält darf er nicht subkutan sondern nur intramuskulär appliziert werden, bei subkutaner Applikation können durch das Adjuvans schwere Lokalreaktionen ausgelöst werden.

• **Influenza**

- Die Influenza ist die häufigste durch eine Impfung vermeidbare Infektion bei Fernreisen.
- Auf Reisen ist das Infektionsrisiko für Influenza generell erhöht. In den Tropen und den Subtropen treten ganzjährig Influenzaepidemien auf.
- Ein besonders hohes Infektionsrisiko besteht bei Schiffsreisen, bei längeren Bus- oder Bahnfahrten, bei Gruppenreisen und für Mekka-Pilger.
- Das Risiko, an einer Influenzainfektion zu versterben ist bei über 65-Jährigen deutlich erhöht.
- Während einer Influenzaerkrankung besteht ein erhöhtes Risiko für Myokardinfarkte und für ischämische Hirninsulte. Eine Impfung gegen Influenza senkt das kardiovaskuläre Risiko erheblich.
- Ältere Menschen, die an Influenza erkranken, haben zudem ein erhöhtes Risiko für bakterielle Sekundärinfektionen, insbesondere für invasive Pneumokokkeninfektionen.
- Alle älteren Reisenden – auch diejenigen ohne chronische Grunderkrankungen – sollten gegen Influenza geimpft werden.
- Ältere Menschen bilden durch das „gealterte“ Immunsystem (Immunoseneszenz) nach einer Influenzaimpfung weniger protektive Antikörper. Dies führt zu einer eingeschränkten Wirksamkeit bei der Verwendung von Standardimpfstoffen. Hochdosierte Influenzaimpfstoffe und adjuvantierte Influenzaimpfstoffe sind speziell bei älteren Menschen besser wirksam als Standardimpfstoffe.

• **Japanische Enzephalitis**

- Risikofaktoren für die Erkrankung sind neben Störungen der Blut-Liquor-Schranke (z. B. Shunt), Arterieller Hypertonie, Diabetes mellitus und chronischen Nierenerkrankungen ein Lebensalter von über 50 Jahren.
- Bei alten Reisenden sollte die Indikation für die Impfung deshalb großzügig gestellt werden!

• **Legionellose**

- Infektionen mit Legionellen treten bei älteren Menschen häufiger auf. Unbehandelt ist die Letalität hoch.
- Ein Infektionsrisiko besteht unter anderem bei der Benutzung von Whirlpools und bei Duschen (z. B. in Hotels und in mehrere Wochen ungenutzten Ferienwohnungen), aber auch nach der Rückkehr aus dem Urlaub: Wenn die Wasserleitungen nicht mindestens dreimal wöchentlich durchgespült werden bilden sich Biofilme, in denen sich Legionellen vermehren können. Beim Benutzen nach längerer Stagnation des Wassers werden dann Legionellen in großer Keimzahl freigesetzt. Besonders ältere Reisende und Reisende mit Immunsuppression sollten Nachbarn oder Familienangehörige bitten, während der Abwesenheit mindestens dreimal wöchentlich alle Wasserzapfstellen mit heißem und kaltem Wasser durchzuspülen.
- Ältere Reisende sollten über das Infektionsrisiko aufgeklärt werden.
- Bei der Benutzung von Duschen in Hotels und Ferienwohnungen sollten die Reisenden vor dem erstmaligen Duschen eine gewisse Menge Wasser laufen lassen und dabei eine Aerosolbildung vermeiden.

• **Pneumokokkeninfektionen**

- Pneumokokkeninfektionen können sich unter anderem als Pneumonie, als Meningitis, Otitis media, Sinusitis und als Sepsis ohne Fokus manifestieren. Bei älteren Menschen ist die Pneumonie die häufigste klinische Manifestation.
- In vielen Reiseländern (Frankreich, Spanien, Griechenland, Irland, einigen osteuropäischen Ländern und in Japan) treten gehäuft Pneumokokkenstämme auf, die sowohl gegen Penicillin als auch gegen Makrolide resistent sind.
- 90 % der Todesfälle durch Pneumokokkeninfektionen betreffen Menschen im Alter von über 60 Jahre. Das Risiko für schwere Verläufe ist bereits ab dem 50. Lebensjahr erhöht. Raucher haben ein vierfach erhöhtes Risiko für Pneumokokkeninfektionen.

- Für alle Menschen im Alter von über 60 Jahren empfiehlt die STIKO aktuell eine Impfung mit dem 20 valenten Konjugatimpfstoff (PCV 20, Prevenar 20®).
- Der Polysacharidimpfstoff PPSV 23 wird wegen der schlechten Immunogenität nicht mehr empfohlen.
- Menschen, die bereits mit dem Polysaccharidimpfstoff PPSV 23 (Pneumovax 23®) geimpft wurden sollten möglichst frühzeitig eine Impfung mit PCV 20 erhalten.
- Liegt eine Immundefizienz vor, kann die Impfung mit dem 20-valtenten Konjugatimpfstoff bereits ein Jahr nach der letzten Pneumokokkenimpfung erfolgen.
- Ergänzend kann eine Impfung mit dem PCV 21-Impfstoff erwogen werden, der das abgedeckte Spektrum der Pneumokokken-Stämme deutlich erweitert.

- **Respiratory Syncytial Virus (RSV)**
  - Das RS-Virus wird nicht nur über Tröpfcheninfektion, sondern auch über Schmierinfektion übertragen. Die klinische Manifestation reicht von selbstlimitierenden Infekten der oberen Atemwege bis zu schweren Pneumonien.
  - Ältere Menschen mit symptomatischer RSV-Infektion müssen im Gegensatz zu jungen Menschen bei einer symptomatischen Infektion häufig stationär behandelt werden.
  - In Deutschland sind drei Impfstoffe für Senioren zugelassen:
    - Der bivalente Impfstoff Abrysvo® der Firma Pfizer ist für Erwachsene in einem Alter von 60 Jahren und älter (und für die Immu-nisierung von Schwangeren zum passiven Schutz von Säuglingen) zugelassen.
    - Der RSV Impfstoff der Firma Glaxo-Smith-Kline (GSK) RSVPreF3 (Arexvy®). Dieser enthält das Adjuvans AS01, welches auch in dem Totimpfstoff gegen Herpes Zoster zum Einsatz kommt. Hier liegen bereits Daten zum Langzeitschutz über mindestens 3 Jahre vor. Zugelassen ist er für Erwachsene im Alter von 50 Jahren.
    - Der m-RNA Impfstoff der Firma Moderna, zugelassen ab dem 18. Lebensjahr.
  - Am 1. August 2024 hat die STIKO ihre Empfehlungen zur Impfung Erwachsener gegen RSV veröffentlicht:
    - Eine Impfung gegen RSV als Standardimpfung für alle Personen ≥ 75 Jahre.
    - Eine Indikationsimpfung für Personen im Alter von 60 bis 74 Jahren mit einer schweren Grunderkrankung.
    - Personen im Alter von 60 bis 74 Jahren die in einer Pflegeeinrichtung leben.
    - Die Impfung ist vorerst einmalig empfohlen – auf Basis der aktuellen Datenlage kann noch keine Aussage zur Notwendigkeit von Wiederholungsimpfungen gegeben werden.
    - für einen optimalen Schutz in der RSV-Saison sollte die Impfung im Spätsommer / Herbst erfolgen.
    - Die Impfung kann gleichzeitig mit der saisonalen Influenza-Impfung verabreicht werden.

- **Dengue**
  - Das Dengue-hämorrhagische Fieber und das Dengue-Schock-Syndrom treten meist nach einer vorangegangenen Dengue-Virus-Infektion mit einem anderen Subtyp auf. Bei diesen häufig fulminant verlaufenden Zweitinfektionen kommt es zu einer überschießenden Immunantwort („Immunaugmentation", „Antibody Dependent Enhacement").
  - Bei dem auch für die Anwendung im Rahmen der Reisemedizin zugelassenen Impfstoff Qdenga® handelt es sich um einen tetravalenten attenuierten Lebendimpfstoff der in Vero-Zellen mittels rekombinanter DNA-Technologie hergestellt wird.
  - Für einen längeranhaltenden Schutz werden zwei Impfdosen (je 0,5 ml) subkutan im Abstand von 3 Monaten empfohlen. Eine kurzfristige Schutzwirkung besteht bereits nach der ersten Dosis. Nach der Empfehlung der WHO sollte der Abstand zwischen den beiden Impfungen nicht verkürzt werden.
  - Bisher liegen keine Daten dazu vor, ob und wenn ja wann Auffrischimpfungen erforderlich sind.
  - Da der Impfstoff aus lebenden vermehrungsfähigen Impfviren besteht ist die Impfung – wie bei anderen Impfstoffen mit attenuierten vermehrungsfähigen Viren – bei Menschen mit angeborenen oder erworbenen Immundefekten kontraindiziert
  - Gemäß Zulassungsbescheid und Fachinformation kann der der Impfstoff Qdenga® – entgegen der STIKO-Empfehlung – auch für Menschen, die bisher keine Infektion mit dem Wildvirus hatten, verwendet werden. Auch bei Menschen, die bisher nicht an Dengue Fieber erkrankt waren, besteht eine gute Wirksamkeit
  - Der Impfstoff enthält lebende attenuierte Viren. Bei angeborener oder erworbener Immunschwäche ist die Impfung kontraindiziert.

- **Chikungunya**
  - Der Lebendimpfstoff Ixchiq® der Firma Valneva ist für Erwachsene ab dem 12. LJ zugelassen. Es handelt sich um einen Lebendimpfstoff, bei schwerer Immunsuppression ist er deshalb kontraindiziert.
  - Der Impfstoff verursacht – neben Lokalreaktionen – bei etwa 12,1 % der Geimpften Chikungunya-ähnliche Symptome: Fieber , Kopfschmerzen, Muskel- und Gelenkschmerzen. Meistens klingen diese Symptome nach 4 Tagen ab, in seltenen Fällen können sie auch länger als einen Monat anhalten. Für einen Impfschutz ist eine Injektion ausreichend. Immunogenitätsdaten nach 2 Jahren deuten auf einen langfristigen Schutz hin. Dieser Impfstoff sollte nicht bei Immunsupprimierten und/oder Gebrechlichen verwendet werden.
  - Der Totimpfstoff Vimkunya® der Firma Bavarian Nordic ist ebenfalls ab dem 12. Lebensjahr zugelassen. Es handelt sich um ein VLP (Virus-like Particle), der mit Aluminiumhydroxid adjuvantiert ist. Das Nebenwirkunsgprofil des Impfstoffes lag in den Zulassungsstudien auch bei über 65.-Jährigen auf Placeboniveau. Für einen Impfschutz ist eine Injektion ausreichend. Bisher ist nicht bekannt ob und wenn ja wann eine Auffrischimpfung erforderlich ist.
- **Reisediarrhoe**
  - s. Kapitel „Reisediarrhoe“ unten
- **Tetanus**
  - Weniger als die Hälfte der über 70-Jährigen haben einen protektiven Antikörpertiter gegen Tetanus.
  - Bei fast allen Tetanusfällen in Industrieländern handelt es sich um alte Menschen.
  - Da auf Reisen ein erhöhtes Verletzungsrisiko besteht, sollte bei einer Reiseberatung immer auch der Tetanusschutz überprüft und gegebenenfalls aufgefrischt werden.
- **Viszerale Leishmaniosen**
  - Neben Kindern und Immunsupprimierten stellen ältere Menschen auch ohne Grunderkrankung eine Risikogruppe dar.
  - Fast 80 % der importierten Leishmaniosen werden in den Mittelmeerländern erworben. Ältere Reisende sollten deshalb auch bei Reisen in Mittelmeerländer über Mückenschutz (Repellentien, lange Kleidung, Imprägnierung der Kleidung mit Permethrin) beraten werden.
- **West-Nil-Fieber**
  - Bei über 50-Jährigen treten gehäuft schwere Verläufe mit Encephalitis und Meningitis auf; ältere Reisende in Endemiegebiete (z. B. in die USA oder Südeuropa wo mittlerweile regelmäßig Fälle auftreten) sollten deshalb über Maßnahmen zum Mückenschutz beraten werden

Reisediarrhoe

Generell

- Neben Diabetes mellitus und schweren Herzerkrankungen ist die Einnahme von Protonenpumpenhemmern ein Risikofaktor für Reisediarrhoe. Die Indikation für die Fortführung einer Protonenpumpenhemmertherapie sollte deshalb anlässlich einer Reiseberatung überprüft werden.
- Ältere Menschen sind durch Elektrolyt- und Wasserverlust im Rahmen einer Diarrhöe besonders gefährdet. Bei größeren Wasserverlusten kann es – besonders bei Vorliegen einer Demenz – zu Verwirrtheitszuständen kommen.
- Bei älteren Menschen kommt es – besonders bei vorausgegangener Antibiotikatherapie – häufiger zu einer Clostridium difficile assoziierten Enteritis (CDI), die zu schweren Verläufen führen kann.

Prophylaxe

- Die Dauereinnahme von Protonenpumpenhemmern erhöhen das Risiko für Reisediarrhoe. Jede Reiseberatung sollte deshalb dazu genutzt werden, die Indikation für eine Dauertherapie zu überprüfen und die Medikation ggf. abzusetzen oder zumindest die Dosis zu reduzieren.
- Die Choleraimpfung (Dukoral®) hat auch gegen Reisediarrhoe eine – begrenzte – Schutzwirkung, insbesondere gegen ETEC, einen häufigen Erreger der Reisediarrhoe. Da der Impfstoff in Deutschland für diese Indikation nicht zugelassen ist, handelt es sich um eine „off label“ Anwendung, über die aufgeklärt werden muss.
- Bei Heißgetränken ist darauf zu achten, dass die Gläser gespült wurden.

Therapie

- Peristaltikhemmende Medikamente (z. B. Loperamid) können bei älteren Menschen einen Ileus verursachen und sollten deshalb bei diesen nicht eingesetzt werden. Bessere Alternativen: Tanninalbuminat/Ethacridinlactat und Racecadotril.
- Beim Fehlen systemischer Infektionszeichen kann das nichtresorbierbare Antibiotikum Rifaximin (Xifaxam®) gegeben werden. Dieses Präparat hat gegenüber anderen Antibiotika den Vorteil, dass es keine Clostridium difficile assoziierten Diarrhöen verursacht.

- Bei Fieber, blutiger Diarrhoe und bei immunsupprimierten Reisenden muss ein resorbierbares Antibiotikum gegeben werden. Wegen zunehmender Resistenzen auf Ciprofloxazin und schwerer, teilweise irreversibler Nebenwirkungen von Chinolonen wird das Makrolid Azithromycin empfohlen. Azithromycin ist für diese Indikation jedoch nicht zugelassen, deshalb muss eine „Off-Label-Aufklärung“ erfolgen. Vor der Verordnung sollte ein Elektrokardiogramm abgeleitet und die QT-Zeit bestimmt werden. Bei QT-Verlängerung sollte Azithromycin nicht verordnet werden. Bei Reisediarrhoe ist eine Therapie über 3 Tage ausreichend.

Altersspezifische Risiken

Spezifische Risiken

- **Herz-Kreislauferkrankungen**

  Akute Koronarsyndrome sind bei Senioren die häufigste Todesursache auf Reisen. Besonders häufig treten sie innerhalb der ersten beiden Reisetage sowie bei Übernachtungen in Wohnmobilen und Zelten auf. Gerade während der ersten Reisetage sollte deshalb für komfortable Reisebedingungen (z. B Übernachtung in Hotels) gesorgt werden.

- **Flüssigkeitsmangel**

  – Das Durstgefühl lässt im Alter nach. Sauberes Wasser ist in manchen Reiseländern nicht überall verfügbar.

  – Ältere Reisende sollten bei Ausflügen immer mindestens eine Flasche mit Trinkwasser mit sich führen.

Verkehrsmittel

Flugzeug

- **Thromboserisiko**
  - Mit zunehmendem Alter steigt das Risiko für Thrombosen und Lungenembolien.
  - Mit zunehmender Flugzeit >6 Stunden erhöht sich das Risiko.
  - Lungenembolien und Thrombosen werden häufig erst mehrere Wochen nach einem Langstreckenflug symptomatisch.
  - Bei älteren Reisenden (>60 Jahre) mit einem weiteren Risikofaktor wie Thromboembolien in der Familienanamnese, Varikosis/chronisch venöse Insuffizienz oder einem BMI >30 kg/qm sollten bei einer Flugdauer von >6 Stunden Kompressionsstrümpfe (Kompressionsklasse 1) verordnet werden. Dabei ist es ausreichend, wenn diese bis unterhalb des Knies reichen. Ein Sitzplatz am Gang senkt das Thromboserisiko zusätzlich.
- **Flugreisetauglichkeit**
- Grundsätzlich sind auch ältere Menschen flugreisetauglich.
- Bei vorbestehenden Lungen- und Herzerkrankungen gelten die gleichen Einschränkungen wie bei jüngeren Reisenden.
- Ausreichende Flüssigkeitsaufnahme während des Fluges beachten (trockene Kabinenluft, bei Senioren generell erhöhte Gefahr der Exsikkose mit der Folge eines akuten Delirs).
- Ein Sitzplatz am Gang verringert das Thromboserisiko (s. o.).
- Die größte Beinfreiheit ist in der Economy-Class im Bereich der Notausstiege gegeben. Wer dort sitzt, muss allerdings in der Lage sein, die Notfalltür zu öffnen und anderen Passagieren im Notfall beim Aussteigen zu helfen. Dieser Sitzplatz eignet sich deshalb nur für Senioren ohne relevante Mobilitätseinschränkung.
- Die Fluggesellschaften sind gesetzlich dazu verpflichtet, Hilfsmittel für Reisende mit Mobilitätseinschränkung (z. B. Rollatoren, Unterarmgehstützen, Rollstühle) ohne Aufschlag zu befördern. Diese Hilfsmittel müssen bei den meisten Fluggesellschaften mindestens 48 Stunden vor dem Flug (am besten mit dem MEDIF-Formular, s. Formular-Anhang) angemeldet werden.
- Bei Harninkontinenz Sitzplatz in der Nähe einer Toilette (in der Regel in der hinteren Sitzreihe) wählen.

PKW

- Grundsätzlich verursachen ältere Verkehrsteilnehmer nicht mehr Unfälle als jüngere Verkehrsteilnehmer.
- Bei älteren Autofahrern sollte auf ausreichende Hör- und Sehfähigkeit geachtet werden.
- Bei Demenz ist das Unfallrisiko erhöht – bei entsprechendem Verdacht sollte ein Demenztest (z. B. MMST, DemTect Test) durchgeführt werden. Bei Vorliegen einer kognitiven Einschränkung ist auf das Führen von Fahrzeugen gerade in unbekannter Umgebung zu verzichten. In Zweifelsfällen sollte eine Fahrerprobung mit einem Fahrlehrer empfohlen werden.
- Ältere Autofahrer sollten spätestens alle 2 Stunden eine Pause einlegen. Nachtfahrten sollten nach Möglichkeit vermieden werden.

Bahn

- Ältere Reisende sollten bei Bahnreisen unbedingt eine Sitzplatzreservierung vornehmen.
- Bei der Reiseplanung sollte auf ausreichende Zeit zum Umsteigen geachtet werden. An größeren Bahnhöfen kann bei rechtzeitiger Voranmeldung Hilfe durch Bahnmitarbeiter beim Ein-, Aus- und Umsteigen bestellt werden.
- Wenn möglich, sollten kleinere Bahnhöfe zum Umsteigen gemieden werde – auf diesen existieren häufig keine Aufzüge und es stehen keine Bahnmitarbeiter für Auskünfte und Hilfeleistungen zur Verfügung.
- Bei gehbehinderten älteren Reisenden kann besonders bei überfüllten Zügen die Fortbewegung innerhalb des Zuges eingeschränkt sein, insbesondere bei durch Gepäck und andere Reisende versperrten Gängen.
- Bei älteren Menschen mit Gangunsicherheit besteht beim Gehen auf dem Gang während der Fahrt, beim Bremsen und beim Beschleunigen des Zuges ein erhöhtes Sturzrisiko.
- Der Toilettenraum ist in den meisten Zügen sehr eng. Reisende mit Mobilitätseinschränkungen sollten einen Sitzplatz in der Nähe der Behindertentoilette buchen. Meist ist nur in einem einzigen Wagon eine Behindertentoilette vorhanden.

Bus

- Die Bordtoiletten vieler Reisebusse sind sehr eng.
- Pausen können nicht nach individuellem Bedarf eingelegt werden.
- Die Bewegungsmöglichkeit während der Fahrt ist eingeschränkt – erhöhtes Thromboserisiko.

- Bei Neigung zu Reisekrankheit möglichst Sitzplatz in der vorderen Sitzreihe wählen (bessere Sicht zum Horizont).
- Durch die Räumliche Enge im Bus besteht ein erhöhtes Risiko für eine Infektion mit dem neuen Coronavirus und für eine Influenzainfektion durch Mitreisende.

Schiffsreise/Kreuzfahrt

- Beliebte und sehr sichere Reiseart für Senioren.
- Auf größeren Kreuzfahrtschiffen ist eine ärztliche Versorgung durch einen Schiffsarzt jederzeit gewährleistet. Operative Eingriffe wie zum Beispiel die Implantation von Endoprothesen nach hüftgelenknahen Frakturen sind an Bord jedoch nicht möglich. Die Evakuierung durch Hubschrauber ist nur in Küstennähe möglich. Ältere Reisende mit Risikoerkrankungen sollten deshalb bei der Auswahl der Route darauf achten, dass Häfen mit Anschluss an medizinische Infrastruktur erreichbar sind.
- Behandlungskosten und Medikamente müssen auf Kreuzfahrtschiffen bei fast allen Reedereien von den Reisenden bezahlt werden, die Krankenversichertenkarte wird nicht akzeptiert. Berechnet wird in der Regel der 13 (sic!)fache Satz der Gebührenordnung für Ärzte (GOÄ). Es sollte vorab geklärt werden, ob die Reisekrankenversicherung diese erhöhten Sätze erstattet. Zudem sollte unbedingt beachtet werden, dass die Behandlung von Vorerkrankungen erstattet wird.
- Eine zahnärztliche Versorgung an Bord ist nicht und in vielen Häfen nur eingeschränkt möglich. Rechtzeitig vor Reiseantritt sollte deshalb eine zahnärztliche Untersuchung und ggfs. Behandlung erfolgen.
- Bei starkem Seegang besteht deutlich erhöhtes Sturzrisiko. Ältere Reisende mit Osteoporose und/oder Gangunsicherheit haben dabei ein deutlich erhöhtes Risiko für Frakturen (z. B. hüftgelenksnahe Frakturen). Die operative Versorgung dieser Frakturen ist an Bord in der Regel nicht möglich. Ältere Reisende sollten an Bord nur flaches und festes Schuhwerk tragen.
- Das Risiko für Influenza- und Coronainfektionen ist an Bord von Schiffen erhöht – auf aktuellen Impfschutz achten, v. a. gegen COVID-19, Pneumokokken (PCV 20), RSV und Influenza (Hochdosisimpfstoff).
- Auf Kreuzfahrtschiffen treten häufig Infektionen durch Noroviren auf. Die Übertragung erfolgt auch indirekt über das Berühren von Türklinken, Geländern etc. Eine Verminderung des Übertragungsrisikos ist durch konsequentes Desinfizieren der Hände mit alkoholischen Desinfektionsmitteln möglich.

Besondere Umwelteinflüsse

Hitze-Exposition

- Ältere Reisende sind durch Dehydratation besonders gefährdet: es können unter anderem Verwirrtheitszustände (akutes Delir) und ein prärenales Nierenversagen auftreten.
- Das Durstgefühl lässt mit zunehmendem Lebensalter nach – auch bei fehlendem Durst auf ausreichende Flüssigkeitsaufnahme achten. Bei Ausflügen immer ausreichend Trinkwasser mitnehmen.

Kälte-Exposition

- Ältere Menschen haben häufig vermindertes Unterhautfettgewebe. Dadurch besteht bei längerer Kälteexposition ein besonders hohes Risiko für eine Unterkühlung (Hypothermie).

Höhenaufenthalte

- Vor einem Höhenaufenthalt bei älteren Reisenden ggfs. eine Ergometrie (Belastungs-EKG) und eine Lungenfunktionsuntersuchung durchführen.
- Höhenlungenödeme treten bei älteren Menschen häufiger auf.
- Eine bestehende pulmonale Hypertonie kann sich bei Aufenthalten in Höhen von >300 m erheblich verschlechtern.
- Bei der regelmäßigen Einnahme von ASS (z. B. wegen bestehender koronarer Herzkrankheit) ist das Risiko für Netzhauteinblutungen erhöht.

Aktivitäten und Sport

Generell

- Die körperliche Leistungsfähigkeit nimmt im Alter – etwa ab dem 40. Lebensjahr – ab. Durch ein regelmäßiges Training können Leistungseinbußen aber erheblich nach hinten verschoben werden. Gut trainierte ältere Menschen können sportlich deutlich leistungsfähiger sein als junge untrainierte Menschen. Dies gilt vor allem für Ausdauerleistungen.
- Viele Erkrankungen (z. B. Herzinsuffizienz, KHK) können die körperliche Leistungsfähigkeit erheblich einschränken.
- Bei älteren Reisenden mit Osteoporose sollten Sportarten mit Sturzrisiko vermieden werden.
- Träger von Hüftendoprothesen sollten Sportarten, bei denen es zu abrupten Bewegungsänderungen kommt (z. B. Ballsportarten, Kampfsport, alpiner Skilauf, Reiten) meiden. Geeignet sind unter anderem Walking, Gymnastik, Schwimmen und Radfahren.

Wettkämpfe

- Wenn keine relevanten Vorerkrankungen bestehen, ist bei regelmäßigem Training auch im hohen Lebensalter noch die Teilnahme an Wettkämpfen möglich.
- Zur Beurteilung der Leistungsfähigkeit und zum Ausschluss neu aufgetretener Erkrankungen sollte bei älteren Leistungssportlern eine regelmäßige, mindestens jährliche sportmedizinische Untersuchung einschließlich Belastungs-EKG – bei Bedarf ergänzt durch eine Spiroergometrie – erfolgen.

Tauchsport

- Für das Sporttauchen existiert grundsätzlich keine obere Altersgrenze.
- Nach den Richtlinien der GTÜM e. V. ist ab dem 40. Lebensjahr in jährlichen Intervallen (für unter 40 Jährige alle 2 Jahre) eine Tauchtauglichkeitsuntersuchung erforderlich.
- Das Risiko für eine Dekompressionskrankheit steigt im Alter an (unter anderem durch schlechtere Gewebsdurchblutung bei degenerativem Umbau des muskuloskeletalen Apparates).
- Auf eine ausreichende Leistungsfähigkeit (diese kann im Rahmen des Belastungs-EKGs – bei Bedarf ergänzt durch eine Spiroergometrie – bestimmt werden) ist zu achten. Die Österreichische Kardiologische Gesellschaft hat eine Normwerttabelle für die durchschnittlichen Erwartungswerte der maximalen Wattleistung veröffentlicht. Für über 64-Jährige wird vorgeschlagen, die Erwartungswerte zu extrapolieren.
- Tauchzeit und Tauchtiefe sollten individuell nach dem Ergebnis der Tauchtauglichkeitsuntersuchung limitiert werden, um das Risiko für eine Dekompressionskrankheit zu minimieren.
- Einige Medikamente schließen eine Tauchtauglichkeit aus. Deshalb immer eine ausführliche Medikamentenanamnese erheben.
- Bei alten Menschen besteht ein vermindertes Durstgefühl. Vor dem Tauchgang ist auf eine ausreichende Flüssigkeitszufuhr zu achten. Diese senkt auch das Risiko für eine Dekompressionskrankheit.

Berufliche Reisen

- Beratungsrelevant im Rahmen von Einsätzen als „Senior Expert“ in sozialen oder medizinischen Projekten. In diesen Fällen sind die berufsgenossenschaftlichen Richtlinien (G 35) zu beachten.

„Medical Tourism“

- Zunehmend werden älteren Menschen für elektive Eingriffe („Schönheitsoperationen“, aber zunehmend auch medizinisch indizierte elektive Operationen wie Implantation von Endoprothesen, Bypassoperationen etc.) Reisen ins Ausland angeboten. Anbieter sind meist Kliniken unter privater Trägerschaft, mittlerweile aber auch einige staatliche Krankenhäuser. Der „Hotelservice“ dieser Kliniken ist oft sehr gut, teilweise sogar deutlich besser als in Deutschland. Der Hygienestandard ist jedoch sehr unterschiedlich. In vielen Ländern erfolgt eine Kontrolle der Hygienestandards entweder überhaupt nicht oder nur sehr eingeschränkt.
- Durch den unkritischen Einsatz von Antibiotika haben sich dort multiresistente Keime, teilweise auch mit Resistenz auf Carbapenene gebildet.
- Vor Abschluss eines Behandlungsvertrages sollte unbedingt geklärt werden, wer für die Kosten für die Behandlung von Komplikationen, die nach der Rückkehr in das Heimatland auftreten, aufkommt. Die gesetzlichen Krankenkassen lehnen hier die Übernahme häufig ab, sofern nicht vorab eine Vereinbarung geschlossen wurde.

Spezielle Vorsorge

Untersuchungen

- Vor Reiseantritt sollten bei älteren Menschen eine Anamnese (einschließlich Medikamentenanamnese) und eine körperliche Untersuchung durchgeführt werden.
- Das Sturzrisiko kann z. B. durch den Timed Up&Go Test und/oder Tinetti-Test erfasst werden.
- Ein Screening auf Demenz ist zum Beispiel mittels Uhrentest möglich.
- **Untersuchungen im Rahmen des Geriatrischen Basisassessments**

  Die Durchführung der Untersuchungen zum Basisassessment kann entweder vom Arzt selbst vorgenommen oder z. B. an medizinische Fachangestellte delegiert werden. Die Befundinterpretation muss immer durch den Arzt erfolgen.

Timed Up&Go Test

Der Timed Up& Go Test ist ein einfach und innerhalb weniger Minuten in der Praxis durchzuführender Test zur Einschätzung der Mobilität und des Sturzrisikos.

Anleitung:

- Der Proband wird auf einem Stuhl mit Armlehnen platziert. Die Arme des Probanden befinden sich auf der Armlehne, der Rücken an der Rücklehne des Stuhles.
- Der Proband wird aufgefordert, aufzustehen, bis zu einer 3 Meter vom Stuhl entfernten Linie zu gehen, zu wenden, zum Stuhl zurückzukehren und sich wieder hinzusetzen
- Der Proband darf sich auf den Armlehnen beim Aufstehen abstützen.
- Falls der Proband über Hilfsmittel (z. B. Rollator, Unterarmgehstützen) verfügt, darf er diese bei dem Test benutzen. Dies ist bei der Dokumentation zu vermerken.
- Die Zeit vom Startsignal bis zum Wiedererreichen der Ausgangsposition auf dem Stuhl wird gemessen und dokumentiert.
- Der Untersucher darf den Untersuchungsablauf einmal demonstrieren, der Patient darf den Bewegungsablauf einmal üben.

Ergebnisinterpretation:

- < 10 Sekunden: keine Mobilitätseinschränkung
- 10 – 19 Sekunden: Mobilitätseinschränkung ohne funktionelle alltagsrelevante Auswirkungen
- 20 – 29 Sekunden: Mobilitätseinschränkung, die funktionelle Auswirkungen haben kann. Die Gehgeschwindigkeit liegt meist unter 0,5 Metern pro Sekunde – das Überqueren einer Fußgängerampel innerhalb einer Grünphase ist damit in der Regel nicht mehr möglich. Ein weitergehendes Assessment ist sinnvoll.
- > 30 Sekunden: Ausgeprägte Mobilitätseinschränkung. In der Regel sind eine Hilfsmittelversorgung und ein weiterführendes Assessment erforderlich.
- Nach spätestens 5 Minuten Testdauer wird der Test abgebrochen.

Tinetti Test (Tinetti ME 1986)

Der Tinetti Test besteht aus einer umfassenden Analyse des Standgleichgewichts und des Gangbildes. Er besitzt eine hohe Validität und Realibilität für die Vorhersage des Sturzrisikos. Für die Durchführung werden mehr Zeit und mehr Erfahrung als für den Timed Up&Go Test benötigt. Physiotherapeuten haben eine große Erfahrung bei der Beurteilung des Gangbildes und können den Tinetti Test mit vertretbarem Zeitaufwand durchführen. Bei der Durchführung des Tests ist unbedingt auf eine ausreichende Sicherung des Patienten zur Vermeidung von Stürzen während der Testdurchführung zu achten. Der Untersucher muss körperlich in der Lage sein, den Patienten bei einem Sturz während des Tests aufzufangen.

Testdurchführung:

- Der Untersucher gibt dem Patienten nacheinander die Aufforderungen.
- Die Untersuchung von Stand und Balance beinhaltet die Einzelschritte Aufstehen, stehen in den ersten Sekunden, Stehen mit geschlossenen Augen, Drehen auf der Stelle und Wiederhinsetzen.
- Die Standfestigkeit des Probanden wird durch drei leichte Söße des Untersuchers gegen die Brust getestet. Hierbei muss der Untersucher besonders darauf vorbereitet sein, den Probanden im Falle eines Sturzes aufzufangen.
- Beim Aufstehen aus dem Stuhl ist darauf zu achten, ob der Proband die Armlehnen des Stuhles benutzt.
- Bei der Beurteilung der Standbalance ist es wichtig, ob der Proband Halt benötigt und ob die Füße geschlossen sind.
- Bei der Gehprobe werden Schrittauslösung, Schrittlänge, Schritthöhe, Schrittsymmetrie, Gangkontinuität, Wegabweichung, Schrittbreite und Rumpfstabilität analysiert.

Uhrentest nach Shulmann (1986)

Der Uhrentest (Assessment der Kognition) ist in der Praxis schnell und ohne weitere Hilfsmittel durchführbar. Er erfasst auch Frühformen der Demenz sehr sensitiv.

Testdurchführung:

Dem Probanden wird ein Vorgezeichnetes Zifferblatt von ca. 10 cm Durchmesser auf einem Blatt Papier vorgelegt. Er wird aufgefordert, zunächst die Ziffern von 1–12 und dann beide Zeiger so einzuzeichnen, dass die Uhrzeit „Zehn Minuten nach Elf" dargestellt wird.

Der Untersucher bewertet die gezeichnete Uhr mit einem Score von 1–6.

Score 1: Perfekt
- Die Ziffern 1–12 sind korrekt eingezeichnet
- Die Zeiger zeigen die vorgegebene Uhrzeit („Zehn nach Elf") korrekt an

Score 2: Leichte visuell-räumliche Fehler
- Die Abstände zwischen den Ziffern sind nicht gleichmäßig
- Ziffern befinden sich außerhalb des Kreises
- Die Ziffern stehen auf dem Kopf
- Der Proband verwendet Linien („Speichen") zur Orientierung

Score 3: Fehlerhafte Uhrzeit bei erhaltener visuell-räumlicher Darstellung der Uhr
- Nur ein Zeiger
- Uhrzeit wird als Text oder in Ziffern in die Uhr geschrieben
- Es wird keine Uhrzeit eingezeichnet

Score 4: Mittelgradige visuell-räumliche Desorganisation
- Unregelmäßige Zwischenräume zwischen den Ziffern
- Einzelne Ziffern weggelassen
- Persevationen: Ziffern jenseits der „12"
- Ziffern entgegen dem Uhrzeigersinn
- Ziffern nicht lesbar (Dysgraphie)

Score 5: Schwergradige visuell-räumliche Desorganisation
- Wie Score 4, aber stärker ausgeprägt

Score 6: keinerlei Darstellung einer Uhr

Befundinterpretation:

Ein Score von 3 und mehr ist als pathologisch (Demenzverdacht) zu werten und erfordert eine weitergehende Abklärung.

Weitere Assessmentverfahren sind unter anderem der DemTect Test (auch zur Früherkennung von Demenzen geeignet) und die Mini Mental State Examination (MMSE nach Folstein 1957, nicht geeignet zur Erkennung von Frühformen der Demenz). Anleitungen und Dokumentationsbögen für diese Tests sind von Pharmaunternehmen, die Antidementiva vertreiben, erhältlich.

Medikation unterwegs

- Der Reisende sollte immer eine Liste mit Freinamen und Dosierungen der eingenommenen Medikamente mitführen. Die Dauermedikation in mehr als ausreichender Menge mitnehmen, bei Flugreisen auf Hand- und aufgegebenes Gepäck verteilen.

Versicherungsschutz

- Eine Auslandskrankenversicherung einschließlich Reiserücktransport ist für ältere Reisende besonders wichtig. Es sollte darauf geachtet werden, dass eine Verschlechterung/Komplikationen von chronischen Erkrankungen nicht aus dem Leistungsumfang ausgeschlossen sind.

Impfschutz

- Wegen der im Alter nachlassenden Immunität ist die Indikation für Impfungen im Alter großzügig zu stellen.
- Die Antikörperbildung nach einer Impfung ist bei älteren Menschen geringer ausgeprägt.
- Besonders wichtig ist die Impfung gegen Influenza. Besonders wichtig ist die Impfung gegen Influenza. Für alle Menschen im Alter von > 60 Jahren wird die Impfung mit erhöhtem Antigengehalt (Efluelda®) empfohlen.
- Im Alter von über 50 Jahren (laut STIKO ab 60 Jahren) wird auch ohne bestehende Vorerkrankungen die einmalige Pneumokokkenimpfung empfohlen. Die STIKO empfiehlt für alle Menschen im Alter von >60 Jahren den 20-valenten Konjugatimpfstoff gegen Pneumokokken (PCV20, Prevenar20®). Ggf. sollte der 21-valenten Konjugatimpfstoff (PCV21, Capvaxive®) ergänzend appliziert werden.

- Alle Menschen im Alter von > 60 Jahren sollten jährlich eine Auffrischimpfung gegen COVID-19 erhalten.
- Ältere Menschen sollten zudem gegen das Respiratory Syncytial Virus (RSV) geimpft werden. Diese Impfung wird zum Redaktionsschluss jedoch noch nicht von der STIKO/dem GBA empfohlen.
- Bei einigen Impfungen (z. B. FSME) sind laut Fachinformation die Boosterintervalle bei über 50-Jährigen verkürzt.
- Unabhängig von Reiseaktivitäten ist für alle Menschen im Alter von über 50 Jahren eine Impfung gegen Herpes zoster sinnvoll.

Mückenschutz/ Expositionsprophylaxe

- Viele durch Insekten übertragene Erkrankungen (s. o.) verlaufen im höheren Lebensalter besonders schwer. Ältere Reisende sollten deshalb auf einen besonders intensiven Mückenschutz achten.
- Als Repellentien sollten wegen der guten Wirksamkeit DEET-haltige Mittel in einer Konzentration von 50 % bevorzugt werden.
- Moskitonetze und Kleidung sollten mit Permethrin (z. B. Nobite Kleidung®) imprägniert werden. Das Imprägnieren der Kleidung ist mindestens so wichtig wie der Gebrauch von Repellentien auf der unbedeckten Haut.

Malariaprophylaxe

- Bei alten Menschen sind schwere Verläufe bei Malaria häufiger als bei jungen Menschen. Auf eine konsequente **Expositionsprophylaxe** (Mückenschutz) ist zu achten (s. o.).
- **Chemoprophylaxe:**
  - **Atovaquon/Proguanil** (Malarone®, diverse Generika) verursacht sehr viel seltener als Mefloquin neuropsychiatrische Nebenwirkungen und wird auch von älteren Menschen in der Regel gut vertragen. Bei schwerer Leber- oder Niereninsuffizienz (Clearance < 30 ml/min) ist es kontraindiziert.
  - **Mefloquin** (Lariam®) kann neuropsychiatrische Nebenwirkungen verursachen. Es darf bei vorbestehenden psychiatrischen Erkrankungen (z. B. Demenz, Depression!) nicht angewandt werden. Wechselwirkungen sind unter anderem mit Betablockern, oralen Antikoagulantien, Amiodaron und mit Calciumantagonisten beschrieben. Bei Niereninsuffizienz ist eine Anwendung möglich. Das Mittel wird seit 2016 in Deutschland nicht mehr vertrieben. Der Import des Präparates aus dem Ausland ist weiterhin möglich. Es sollte nur noch in Ausnahmefällen, wenn andere Präparate nicht in Frage kommen verordnet werden.
  - **Doxycyclin:** Wechselwirkungen mit oralen Antikoagulantien, oralen Antidiabetika und Theophyllin sind zu beachten. Bei schweren Lebererkrankungen ist Doxycyclin kontraindiziert. Bei Niereninsuffizienz ist die Anwendung möglich. Über die „Off Label" Anwendung bei fehlender Zulassung zur Malariaprophylaxe muss aufgeklärt werden.
- **Notfalltherapie (Standby):**
  - Artemeter/Lumefantrin (Riamet®) und Dihydroartemisinin/Piperaquin (Eurartesim®) können im Rahmen der Notfalltherapie zu einer QT-Verlängerung führen. Bei Risikopatienten sollte vor der Verordnung ein EKG abgeleitet und die absolute und die frequenzkorrigierte QT-Zeit bestimmt werden. Die deutliche Zunahme an Artemisin-Resistenzen in zahlreichen Malaria-Endemiegebieten schränken die Verwendung dieser Medikamente deutlich ein.
  - Atovaquon/Proguanil (Malarone®, diverse Generika): die Dosierung zur Notfallbehandlung beträgt je 4 Filmtabletten täglich als Einzeldosis an 3 aufeinander folgenden Tagen.

Rückkehrer

Nachsorge

- Nach der Rückkehr sollte der Reisende nach Erkrankungen und Arztbesuchen während der Reise befragt werden.
- Bei während der Reise neu verordneten Medikamenten sind Indikation, Kontraindikation und insbesondere Interaktionen mit der Dauermedikation zu prüfen.
- Bei persistierender Diarrhoe sollte der Stuhl bei älteren Menschen auch auf Clostridium difficile-Toxin (insbesondere wenn während der Reise Antibiotika eingenommen wurden), Wurmeier und Parasiten (insbes. Amöben) und auf Giardia lamblia-Antigen untersucht werden.

Anmerkungen

- Beim Abschluss von Reisekrankenversicherungen ist darauf zu achten, dass eine akute Verschlechterung einer vorbestehenden Grundkrankheit abgedeckt ist. Diese Regelung bieten nur wenige Versicherungsgesellschaften an. Ältere Reisende sollten immer auch eine Versicherung für den Rücktransport bei medizinischer Notwendigkeit abschließen.

Reisemedizinische Länderinfrastruktur

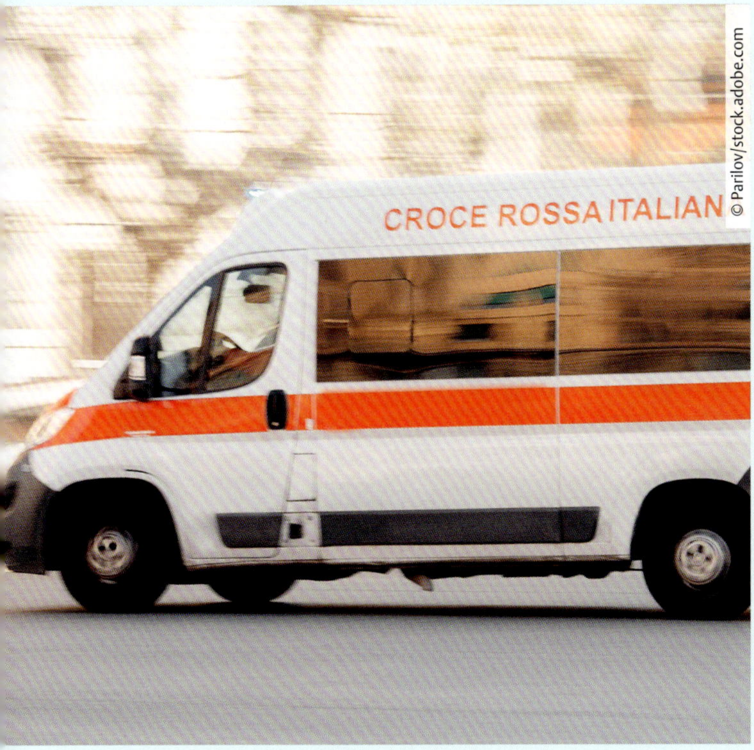

Hinweise zum Länderteil

Die im folgenden zusammengestellten Informationen geben dem Benutzer einen Einblick in die reisemedizinische Infrastruktur ausgewählter Reiseländer. Sie ist gerade im Rahmen der Beratung von Reisenden mit gesundheitlichen Vorbelastungen für die Risikoabwägung – besonders auch für den medizinischen Notfall – von erheblicher Bedeutung.

Die angegebenen **Notrufnummern** und ggf. zusätzlichen Hinweise basieren hauptsächlich auf Mitteilungen der Deutschen Botschaften, denen wir für die Bereitstellung der Informationen danken. Eine Gewähr für die Richtigkeit kann nicht übernommen werden.

Die **Klimadiagramme** ausgewählter Stationen dienen der Orientierung hinsichtlich der klimatischen Bedingungen in bestimmten Landesteilen und daraus eventuell resultierenden Belastungen für den Reisenden. Bei den Angaben handelt es sich um die jeweiligen langjährigen Monatsmittelwerte der Temperatur (Kurve) und des Niederschlags (Säulen). Wir danken Herrn Bernhard Mühr, Diplom-Meteorologe an der Universität Karlsruhe, für das Nutzungsrecht der entsprechenden Daten. Klimadiagramme zahlreicher weiterer Stationen weltweit sind im Internet unter www.klimadiagramme.de zu finden.

Für den reisemedizinisch beratenden Arzt kann es – besonders bei bestehender Vorerkrankung des Reisenden – sinnvoll sein, dem Patienten für einen eventuellen medizinischen Notfall Adressen von **Krankenhäusern** mit auf den Weg zu geben. Daher werden bei den einzelnen Ländern auch Krankenhäuser angegeben. Die Adressen stammen aus einer Vielzahl von Quellen, unter anderem vom Institut für Luft- und Raumfahrtmedizin am Deutschen Zentrum für Luft- und Raumfahrt (DLR) in Köln, von Deutschen Botschaften, arbeitsmedizinischen Diensten international tätiger Organisationen und Unternehmen sowie Assistancen. In Einzelfällen handelt es sich auch um Mitteilungen von ärztlichen Kolleginnen und Kollegen aufgrund persönlicher Kenntnis der Einrichtung.

Bei vielen Kliniken ist eine Homepage angegeben, so dass sich Arzt und Reisender im Internet genauer über die Krankenhäuser informieren können. Es sei darauf hingewiesen, dass häufig – zumindest am Telefon – eine Verständigung nur in der Landessprache möglich ist. Es empfiehlt sich daher im Notfall immer zu versuchen, eine Person zu finden, die dolmetschen kann.

Die **Karten** bieten einen Überblick über die Landesgeographie, die Hauptverkehrsverbindungen sowie internationalen Großflughäfen. Darüber hinaus werden für die meisten Länder einige touristisch relevante Ziele/Regionen (Sehenswürdigkeiten, Nationalparks etc.) ausgewiesen.

Die Symbole in den Karten haben folgende Bedeutung:

- ✈ **Internationaler Großflughafen**, Repatriierung direkt mittels Langstreckenflugzeug möglich, ggf. mit Patient Transport Compartment (PTC)
- ◇4 **Touristisch relevantes Ziel**
- ✚ **Städte/Orte,** für die in diesem Handbuch unter „Krankenhäuser/Med. Einrichtungen" **Hospitäler bzw. Kliniken** oder **(Fach-)Arztpraxen aufgeführt sind.**

Haftungsausschluss

Alle Informationen wurden nach bestem Wissen und sorgfältigen Recherchen zusammengestellt. Eine Gewähr oder Haftung wird vom CRM nicht übernommen. Dies gilt sowohl für landeskundliche Informationen, Adressen, Telefonnummern etc. wie auch für die aufgeführten medizinischen Einrichtungen und dafür, dass diese bei Inanspruchnahme die in sie gesetzten Erwartungen in jedem Einzelfall erfüllen.

Ägypten

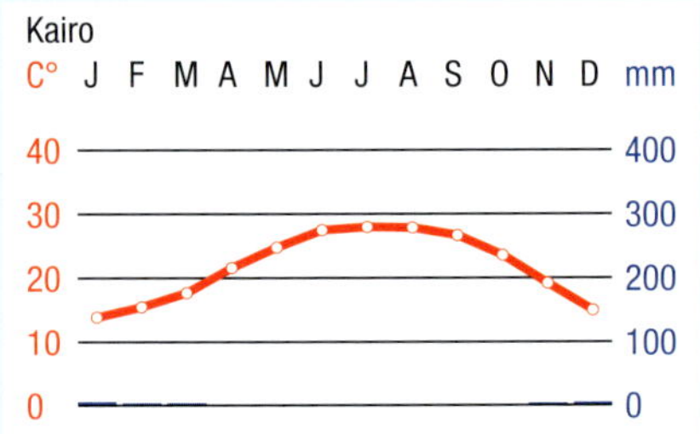

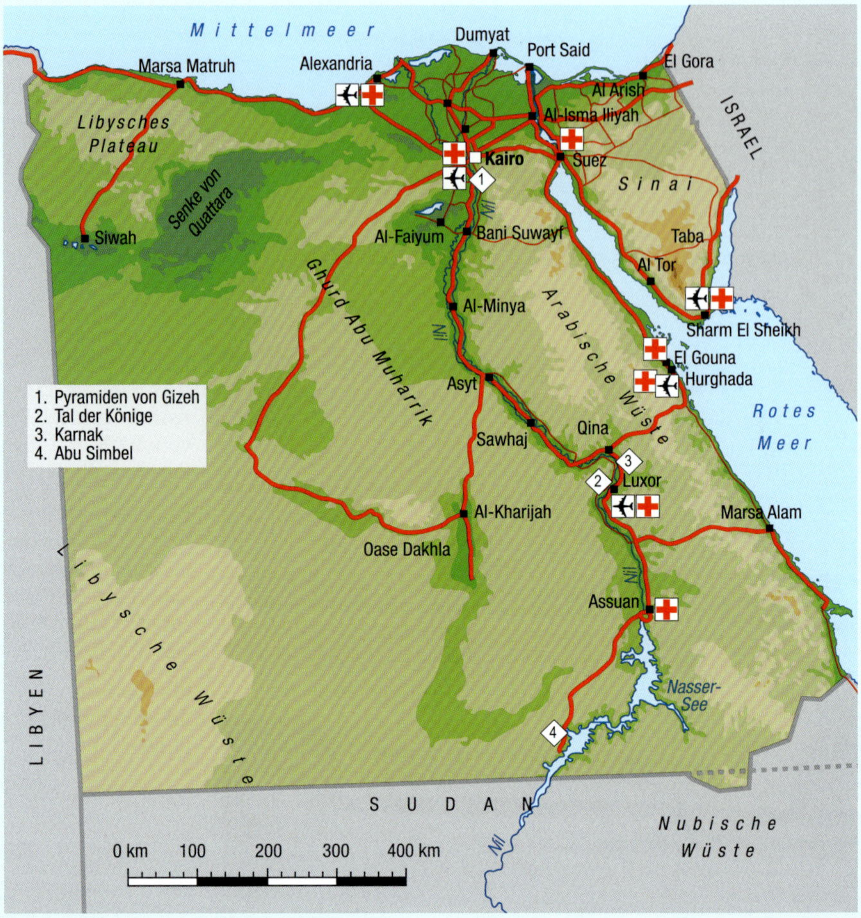

Verkehrsverbindungen

Die meisten international Reisenden erreichen Ägypten über seine internationalen Flughäfen in Kairo, Alexandria, Luxor, Assuan, Hurghada, Sharm el Sheik und weiteren am Roten Meer. Diese werden aus Europa und Afrika und auch aus der Türkei, Israel und Jordanien sowie dem gesamten Mittleren Osten von zahlreichen Linien- und Charterfluggesellschaften angeflogen. Darüber hinaus gibt es im ganzen Land inklusive der westlichen Oasen kleine Landepisten, welche auch ggf. für Ambulanzflüge genutzt werden können. Auch innerhalb des Landes gibt es zahlreiche Flugverbindungen, vornehmlich zwischen dem Norden und dem Süden des Landes und zu den touristischen Destinationen am Roten Meer.
Alexandria und Port Said werden von Fähren aus Europa und der Türkei angefahren. Ebenfalls gibt es Fährverbindungen über das Rote Meer nach Saudi-Arabien. Die Fährverbindungen über den Nasser-Stausee in den Sudan unterliegen derzeit wechselnden Sicherheitsauflagen durch den Bürgerkrieg im Sudan.
Internationale Kreuzfahrtschiffe und private Yachten laufen regelmäßig die zahlreichen Häfen Ägyptens am Mittelmeer und im Roten Meer an. Der Suez Kanal ist nicht nur eine wichtige Handelswasserstraße, sondern auch bei Kreuzfahrtschiffen ein touristischer Höhepunkt.
Der Nil wird seit Jahrtausenden bis zu den Katarakten bei Assuan sowohl für Fracht- als auch für Personenverkehr genutzt. Die touristisch vor allem in Oberägypten fahrenden Flusskreuzfahrtschiffe sind für Reisende mit Vorerkrankungen sicher eine sehr entspannte Möglichkeit, Ägypten zu bereisen.
Die Landesgrenzen Ägyptens sind sowohl nach Libyen als auch zum Sudan hin für international Reisende kaum passierbar und spielen touristisch derzeit keine Rolle. Die Landverbindungen über den Sinai nach Israel sind grundsätzlich passierbar. Der Grenzübergang in den Gazastreifen ist aufgrund der militärischen Situation vorerst geschlossen.
Ägypten hat ein gut ausgebautes Straßensystem entlang des Niltals und im Nildelta. Während die Straßen rund um Kairo und zu den großen Orten im Nildelta und am Mittelmeer sowie zum Golf von Suez hin autobahnähnlich ausgebaut sind, werden die Landstraßen südlich von Fayum und im Sinai zunehmend einfacher und von vielen einfachen landestypischen Verkehrsmitteln genutzt. Zu den westlichen Oasen gibt es zwar recht gut ausgebaute Straßen aber wenig Infrastruktur. Vorgaben der Sicherheitsorgane zu Straßensperren sowohl in der westlichen Wüste als auch im Sinai und zum Sudan hin sind strikt zu beachten. Hier kann es sowohl Gefahr durch Minen als auch durch kriminelle Überfälle geben. Die Unfallhäufigkeit und Zahl von Verkehrstoten sind überall in Ägypten sehr hoch.
In Ägypten gibt es ein ausgebautes Eisenbahnnetz, welches sowohl für den Güter- als auch den Personentransport genutzt wird. Von Alexandria gibt es über Kairo eine Personenverkehrsverbindung bis Assuan, die noch bis Abu Simbel ausgebaut werden soll. Ebenfalls sind viele Orte im Nildelta und Port Said sowie Suez angeschlossen. Derzeit werden viele Strecken für moderne Hochgeschwindigkeitszüge ausgebaut und modernisiert. Die Strecke von Kairo nach Assuan mit eleganten Schlafwagen wird touristisch gern genutzt.

Medizinische Infrastruktur

Die medizinische Infrastruktur und das Gesundheitssystem in Ägypten verbessern sich zunehmend, sind aber außerhalb der großen Städte wie Alexandria, Kairo, Sharm El Sheik, Hurghada, Luxor und Suez kaum auf internationalem Standard. Während die Arzt- und Facharztpraxen fast ausschließlich privat geführt sind, gibt es sowohl staatliche als auch private Krankenhäuser.
In den Touristenzentren Hurghada (El Gouna), Luxor, Assuan und Kairo gibt es moderne Privatkliniken, die auch für die Behandlung von Notfällen ausgerüstet sind. Viele Hotels kooperieren mit einem sogenannten Hotelarzt, der bei kleineren Beschwerden konsultiert werden kann. Schwere internistische oder traumatologische Notfälle benötigen aber immer noch häufig eine Evakuierung außer Landes oder zumindest eine Verlegung nach Kairo.
Die Gebühren für medizinische Behandlung von Ausländern sind in Ägypten nicht staatlich reglementiert und werden individuell festgesetzt. Die Unterstützung durch eine erfahrene medizinische Assistance ist bei komplexeren Fällen sinnvoll und empfehlenswert.

Das Rettungswesen in Ägypten unterliegt ebenfalls deutlicher Verbesserung, sowohl was die materielle Ausstattung als auch die personelle Ausbildung angeht. Die neue staatlich eingeführte Nummer 112 soll ebenfalls Vereinheitlichung mit sich bringen. Dennoch ist in den großen Städten mit langen Aktivierungszeiten von mehreren Stunden durch den dichten Verkehr und in ländlichen Regionen durch die mangelnde Verfügbarkeit zu rechnen. Private Rettungsfahrzeuge können ggf. schneller durch große Touristenhotels organisiert werden. Flugrettung aus den westlichen Oasen oder dem Sinai muss privat organisiert werden. Die Fernstraßen von Kairo an den Golf von Suez und zum Roten Meer sind gut ausgebaut, so dass bodengebundener Krankentransport möglich ist. Hubschrauber sind in Ägypten kaum für medizinische Transporte verfügbar.
Die zahnmedizinische Versorgung erfolgt sowohl über private Praxen als auch in großen privaten Krankenhäusern. In Kairo und einigen weiteren großen Städten gibt es sehr gute private zahnmedizinische Versorgung, im ländlichen Bereich werden international Reisende kaum mehr als Notfallversorgung nutzen.
Apotheken (gekennzeichnet durch „Pharmacy" in lat. Schrift) sind in fast allen größeren Orten vorhanden, die gängigen internationalen Medikamente sind in Ägypten verfügbar, häufig in Form indischer Generika. Spezialmedikamente müssen bestellt werden, hier ist ein gewisser Vorrat sinnvoll. Starke betäubungsmittelpflichtige Schmerzmittel sind nur im stationären Bereich verfügbar und unterliegen formal auch strengen Einfuhrkontrollen.
Die Versorgung mit tauchmedizinisch qualifizierten Zentren am Roten Meer sollte vorab geprüft werden, in El Gouna und in Marsa Alam gibt es Druckkammern, die nach internationalen Standards arbeiten.

Sprache der Hilfsorgane

In Ägypten wird hocharabisch gesprochen. Viele Ärzte (nicht jedoch die Polizei oder das Rettungsdienstpersonal) sprechen gut Englisch. Es ist ratsam, sich rechtzeitig um einen Übersetzer zu bemühen (Reiseleiter, Hotelpersonal o. ä.), falls medizinische Hilfe außerhalb der touristischen Zentren nötig wird. Bei komplexeren Fällen können medizinische Assistancedienstleister helfen.

Krankenhaus: Hospital
Apotheke: Pharmacy
Arztpraxis/Notfallbehandlung: Clinic, Doctor, Doctor's Practice

Notrufnummern

Notruf: 122
Polizei: 122
Feuerwehr: 180
Ambulanz: 113
Achtung: Außerhalb größerer Orte sind zumeist keinerlei Krankenwagen stationiert oder haben sehr lange Anfahrzeiten!
Telefonauskunft National: 140
Telefonauskunft International: 120
Internationale Vorwahl für Ägypten: +20

Telefonverbindungen

Das Festnetz ist zunehmend gut ausgebaut.

Mobilnetzabdeckung

Der Bereich der Mittelmeerküste, das Nildelta, das gesamte Niltal sowie die Küste des Roten Meeres sind nahezu lückenlos abgedeckt. Ebenso besteht Empfang entlang der Hauptstraßen auf der Sinai-Halbinsel, entlang der Verbindungsstraße vom Niltal an die Küste südlich von Hurghada und entlang der Straße von Matruh (Mittelmeerküste) nach Siwah. Auch in den westlichen Oasen gibt es inzwischen gute Mobilnetzverbindungen. Es steht das GSM 900-Netz zur Verfügung. In Europa übliche Mobiltelefone (Dualband) sind also benutzbar.

Versicherung

Es besteht kein Sozialabkommen mit Ägypten. Eine private oder dienstliche Auslandsreisekrankenversicherung ist dringend anzuraten. Diese sollte medizinisch sinnvolle Transporte einschließen sowie Repatriierungen. Idealerweise besteht Zugang zu einer medizinischen Assistance.

Krankenhäuser/Med. Einrichtungen

(siehe Erläuterungen S. 183)

Alexandria

✚ Mustafa Kamel Military Hospital
Mustafa Kamel
Tel.: +20 (0) 3 54 52013
Größtes Militärkrankenhaus im Norden Ägyptens, es verfügt über eine große Notaufnahme und einen Hubschrauberlandeplatz sowie alle gängigen bildgebenden Verfahren. Das Krankenhaus hat eine große Intensivstation und eine Schwerverbranntenstation mit 6 Spezialbetten.

✚ German Hospital
56th Abdel Salam Aref, Saba Basha
Tel.: +20 (0) 3 5841806
Großes, privates Krankenhaus mit rund um die Uhr geöffneter Notaufnahme, Intensivstation und fast allen bildgebenden diagnostischen Verfahren. Es wird vor allem auch für ambulante Untersuchungen von Touristen gern genutzt. Das Krankenhaus hat auch eigene Krankenwagen, die zum Patiententransport angefordert werden können.

✚ Elite Hospital
Ring Road
Tel.: +20 0315461
www.elitehospital.org
Modernes, privates Krankenhaus mit ca. 120 Betten und rund um die Uhr geöffneter Notaufnahme, Intensivstation und fast allen bildgebenden diagnostischen Verfahren. Da es südlich außerhalb der Innenstadt liegt, ist es gut mit dem Auto zu erreichen.

El Gouna

✚ El Gouna Hospital
Tel.: +20 (0) 65 35800-12 bis -18,
Notruf 3580011
www.elgounahospital.com.eg
Kleines, privates 30-Betten-Krankenhaus mit Notaufnahme und Druckkammer für Tauchunfälle. Es gibt eine Notaufnahme, eine Intensivstation, die gängigen bildgebenden Verfahren und das Krankenhaus organisiert Evakuierungen nach Kairo.

Hurghada

✚ El Salam Hospital Hurghada
Arabia Beach
Tel.: +20 (0) 65 3548785
www.elsalamhospital.com
Privates 50-Betten-Krankenhaus mit Notaufnahme, modernen Zimmern, den wesentlichen bildgebenden Verfahren und einer Intensivstation. Das Krankenhaus hat auch eigene Krankenwagen, die zum Patiententransport angefordert werden können.

✚ Nile Hospital
El-Nasr, Qesm, Airport Road
Tel.: +20 65 3550977
www.nilehospital.com
Privates 120-Betten-Krankenhaus nahe dem Flughafen. Es gibt eine moderne große Notaufnahme, die gängigen bildgebenden Verfahren und eine Intensivstation. Das Krankenhaus bietet ebenfalls fast alle wesentlichen Fachabteilungen für ambulante Termine und wird überwiegend von Touristen genutzt.

Kairo

✚ As-Salam International Hospital
Corniche El Nile Maadi
Tel.: +20 219885
www.assih.com
Dies ist mit rund 300 Betten eines der größten und anerkanntesten privaten Krankenhäuser in Kairo mit großer Notaufnahme, vielen Fachambulanzen und einer großen Intensivstation. Die Kardiologie ist weithin bekannt. Auch die Versorgung von Unfällen erfolgt auf hohem Niveau. Es gibt alle bildgebenden

Ägypten (Forts.)

und labortechnischen Diagnostikverfahren Die große Notaufnahme ist rund um die Uhr geöffnet.

Cleopatra Hospital
39, Cleopatra St., Salah Eldin Square
Tel.: +20 (0) 2 4143931
http://cleopatrahospital.com
Privates 120-Betten-Krankenhaus, welches viel von wohlhabenderen Ägyptern genutzt wird und beliebt ist. Das Krankenhaus ist allerdings auch stark frequentiert. Es verfügt über Notaufnahme, Intensivstation und die wesentliche bildgebende Diagnostik.

Dar Al-Fouad Hospital
26 July St., The Touristic Zone,
6th of October City
Tel.: +20 (0) 2 38247248
https://daralfouad.org
Großes, modernes, privates Krankenhaus ca. 2 Stunden vom Zentrum Kairos. Es ist mit Hubschrauberlandeplatz, Notaufnahme, Intensivstation und allen bildgebenden und labortechnischen Verfahren der wichtigste medizinische Anlaufpunkt in der Region.

Sharm el Sheikh

Sharm el Sheikh International Hospital
El Salam SRd., El Nour District
Tel.: +20 (0) 69 3661624
Druckkammer für Tauchunfälle:
Tel.: +20 (0) 69 3660893
Großes öffentliches Krankenhaus, was als Referenzhaus in der Region gilt und neben der Druckkammer auch alle wesentlichen Fachabteilungen sowie 24-Stunden Notaufnahme und Intensivstation betreibt. Hier können auch schwere akute kardiale Fälle und Traumata behandelt werden.

Luxor

Luxor International Hospital
Television Street 12 (im Süden von Luxor)
Tel.: +20 952277194
Ein großes privates Krankenhaus mit 24 Betten, Notaufnahme, den wesentlichen Fachabteilungen und Intensivstation.

Luxor Medical Center
Villa Kamal, St Josef Street
Tel.: +20 952284092
www.luxormedicalcenter.com
Ein kleineres privates Ambulatorium mit der Möglichkeit zu kleineren chirurgischen Eingriffen und allgemeinmedizinischer Versorgung.

Assuan

Al Germaniah Hospital (Evangelische Mission)
Corniche El Nile 23
Tel.: +20 1221385685
Ein kleines privates 50-Betten-Krankenhaus mit allgemeinmedizinischer Versorgung, Notaufnahme und labortechnischer und bildgebender Diagnostik.

Suez

New Suez Canal Specilaised Hospital
Almalaha Algeda Area (near the Railway and Bus station)
Tel.: +20 1065111149
Modernes privates 100-Betten-Krankenhaus mit Notaufnahme, Kardiologie, Traumaversorgung und den gängigen bildgebenden und labortechnischen Diagnostika. Es gibt zahlreiche Ambulanzen für fachärztliche Betreuung. Komplexe Fälle werden nach Kairo verlegt.

Algerien

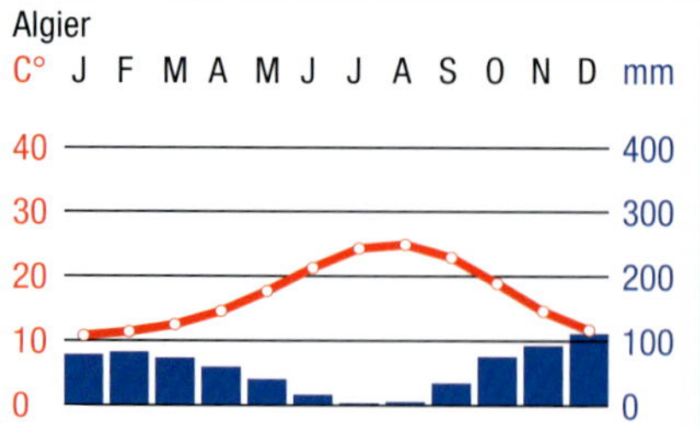

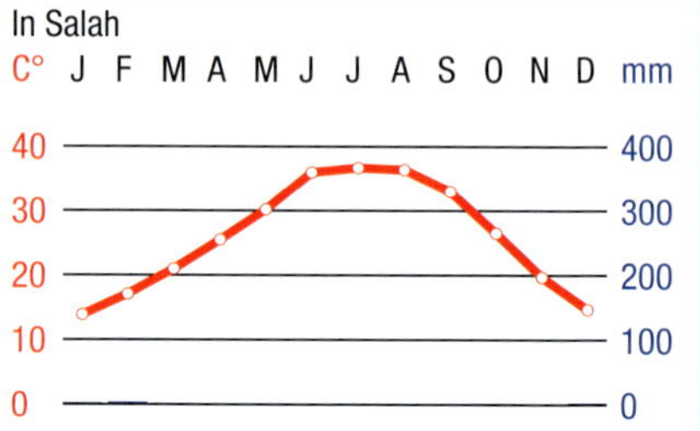

Verkehrsverbindungen

Algerien ist über die internationalen Flughäfen in Algier, Oran, Constantine, Annaba und Hassi Messaoud an das europäische und afrikanische Luftverkehrsnetz angebunden. Auch innerhalb des Landes gibt es zahlreiche Flugverbindungen zwischen den großen Städte und zu den Ölproduktionsgebieten im Süden des Landes.

Die Fernstraßen im Norden entlang der Küste und ins Küstenhinterland sind zumeist gut ausgebaut, die großen Städte im Norden sind über relativ gute Fernstraßen verbunden. Landeinwärts werden die Straßen schmaler und schlechter. Der Süden mit seinen weiten Wüstengebieten ist entsprechend dünn von meist jedoch gut fahrbaren Wüstenpisten durchzogen. Trotzdem kann es bei Reisen ins Hinterland zu längeren Fahr- und damit Rettungszeiten kommen. Grundsätzlich ist im Verkehr Vorsicht geboten, ungewohntes Verkehrsverhalten und in den entlegeneren Landesteilen schlechter Straßenbelag können das Autofahren riskant machen. Die Grenzen zu den Nachbarländern sind oft geschlossen und unterliegen zahlreichen politischen Restriktionen. Algerien wird selten über die Landverbindungen bereist. Fahrten in den Süden des Landes in die Wüstengebiete und in die Grenzregionen zum Niger und nach Mali bedürfen spezieller polizeilicher Genehmigung.

Im Norden des Landes gibt es ein gutes Eisenbahnnetz entlang der Küste und im Hinterland, in den Süden und in die Wüste verkehren einige Güterzüge.

Medizinische Infrastruktur

Die medizinische Infrastruktur in Algerien entspricht nicht internationalem Standard, auch wenn einzelne wenige medizinische Einrichtungen gute Leistungen erbringen können. Es gibt ein staatliches – aber nicht

kostenloses – öffentliches Gesundheitssystem mit Universitätskliniken, regionalen Krankenhäusern (hopiteaux) und örtlichen Gesundheitszentren, in den größeren Städten auch zunehmend private Praxen (cabinet) und Kliniken (cliniques), die meist spezielle fachärztliche Versorgung anbieten. Sowohl bei schweren internistischen Notfällen im Bereich der Herz-Kreislauf-Erkrankungen als auch bei schweren Unfällen mit Polytraumata entstehen schnell Engpässe bei der Versorgung. Zudem zeigt sich ein Qualitätsgefälle zwischen den großen Städten wie Oran, Annaba und Algier einerseits und den weniger großen Orten und dem bergigen Hinterland oder anderen abgelegenen Regionen im weiten, von Wüste geprägten Süden des Landes andererseits. Im öffentlichen Gesundheitswesen einschließlich der Universitätskliniken ist die seit vielen Jahren anhaltende finanzielle Unterversorgung ein wichtiger Grund für mangelnde oder vernachlässigte technische Ausrüstung sowie unzureichende personelle Ausstattung. Aber auch der private Gesundheitssektor ist finanziell schlecht ausgestattet, wenige Algerier haben eine private Krankenversicherung und nur relativ wenige internationale Reisende sind im Land. Das Rettungswesen ist meist öffentlich organisiert, in den größeren Städten gibt es den medizinischen Rettungsdienst S.A.M.U. sowie die nationale Rettungsorganisation Protection Civile. Allerdings sind die Einsätze unzuverlässig bzw. die Alarmierungszeiten oft sehr lang. In den dünn besiedelten Regionen im Süden des Landes und abseits der Städte sind lange Anfahrtzeiten unvermeidlich, aber auch in den großen Städten ist der Rettungsdienst unzuverlässig.
Eine Behandlung in den Privatkliniken erfolgt nur gegen Barzahlung, Vorlage einer Kreditkarte oder über die Kostenübernahme einer privaten Reisekrankenversicherung. Auch in den staatlichen Krankenhäusern wird Bezahlung vor Ort erwartet, auch wenn wahrscheinlich kein Patient bei einer Notfallbehandlung abgewiesen wird.
Die Versorgung mit den meisten international zugelassenen Medikamenten ist in den großen Städten über öffentliche Apotheken gewährleistet, in entlegeneren Regionen sind zumindest längere Bestellzeiten zu erwarten. Viele Arzneimittel werden aus der Europäischen Union oder aus Indien importiert. Arzneimittel zum persönlichen Gebrauch können eingeführt werden, Vorsicht ist geboten bei betäubungsmittelpflichtigen Medikamenten. Der persönliche Bedarf an Arzneimitteln für die Reise sollte mitgenommen werden. Die Sicherheit von Blutprodukten, wie sie beispielsweise bei einer Transfusion

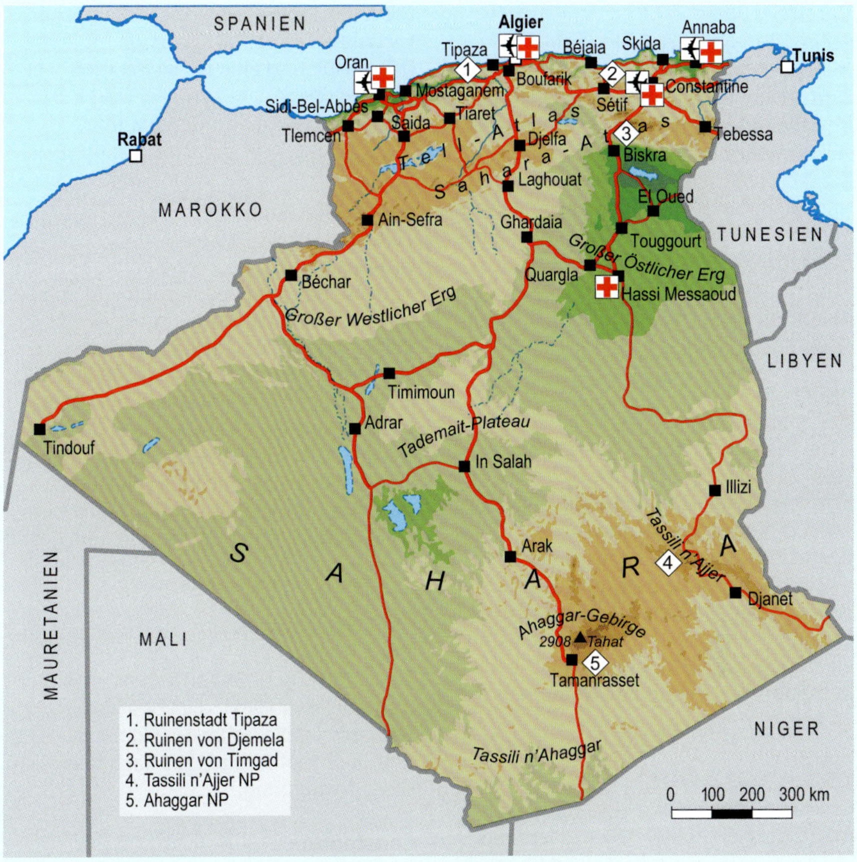

benötigt werden, entspricht in Algerien internationalen Standards, dennoch sollte eine geplante Bluttransfusion gründlich geprüft werden. Gegebenenfalls können hier internationale medizinische Assistancedienstleister beratend helfen.
Die zahnärztliche Versorgung in Algerien entspricht nicht internationalem Standard. Bei akuten Problemen sollte eher schmerztherapeutisch behandelt werden und eine weitere zahnärztliche Einrichtung dann sorgfältig für Eingriffe gesucht werden.

Sprache der Hilfsorgane

Französisch und Arabisch. Die meisten Ärzte sprechen gut Französisch, bei Pflegepersonal und Rettungsdiensten ist Arabisch vorherrschend. In den privaten Praxen und Kliniken sind gelegentlich Ärzte anzutreffen, die Englisch sprechen. In der Kabyle-Region hat auch die Berbersprache Tamazight den Status einer offiziellen Amtssprache.

Krankenhaus: Hôpital, Centre Régional Hospitalier
Apotheke: Pharmacie
Arztpraxis/Notfallbehandlung: Docteur, (Cabinet du) Médecin, Policlinique

Notrufnummern

Polizei: 17
Feuerwehr: 14
Telefonauskunft National: 160
Telefonauskunft International: 126

Telefonverbindungen

Das Festnetz in Ballungsräumen und im Küstenbereich ist gut, wenngleich veraltet. Im Hinterland ist das Festnetz „dünner", funktioniert in der Regel aber zuverlässig, selbst in abgelegenen Wüstenorten.

Mobilnetzabdeckung

Netzverbindungen bestehen überall in den großen Städten entlang der Küste und auch oft im Hinterland. Auch die Wüstenorte im Süden des Landes haben in der Regel eine Abdeckung mit mobilem Telefonnetz, auf den langen Fernstraßen zwischen Siedlungsräumen ist verständlicherweise keine Abdeckung. Es steht das GSM 900-Netz zur Verfügung. In Europa übliche Mobiltelefone (Dualband) sind also benutzbar, die Roaming Verträge mit deutschen Mobilfunkanbietern sind aber begrenzt, die Kosten hoch und eine lokale SIM-Karte ist meist sinnvoll.

Algerien (Forts.)

Versicherung

Es besteht kein Sozialabkommen zwischen Deutschland und Algerien. Eine private Reisekrankenversicherung ist daher dringend angeraten. Diese sollte medizinische Assistance und Krankenrücktransport wenn medizinisch sinnvoll miteinschließen. (s. auch Kapitel „Krankenversicherungsschutz bei Auslandsreisen")

Krankenhäuser/Med. Einrichtungen

(siehe Erläuterungen S. 183)

Algier

Clinique Al Azhar
4 rue Djenane Achabou, Dely Ibrahim
Tel: +213 (0) 23 29202-91, -92,
Notfall +213 (0) 23 561679402
www.cliniquealazhar.com
Große Privatklinik und eine der ersten medizinischen Anlaufstellen in Algier. Sie verfügt über alle wesentlichen Fachabteilungen einschließlich Kardiologie und einer Einheit für Brandverletzte. Die Klinik betreibt eine 24-stündige Notaufnahme.

Clinique Chahrazed
4, Lotissement Allioua Fodil
Tel: +213 (021) 362828 o. 368557
Große Privatklinik und eine der besseren medizinischen Anlaufstellen, allerdings im Westen Algiers gelegen und über eine Stunde vom Flughafen entfernt. Sie verfügt über alle wesentlichen Fachabteilungen einschließlich guter bildgebender Diagnostik, eine kleine Intensivstation und eine 24-stündige Notaufnahme. Die Klinik hat rund 100 Betten und zahlreiche fachärztliche Untersuchungsstellen für ambulante Behandlung.

Centre Hospitalier Universitaire Mustapha Pacha
Place du 1er Mai 1945, Sidi M'Hamed
Tel.: +213 (0) 21 235555 o. 236884
Größtes öffentliches Krankenhaus in Algier und grundsätzlich eines der nationalen Referenzkrankenhäuser. Es hat jedoch in den letzten Jahren aufgrund von finanzieller Unterversorgung stark an Qualität eingebüßt. Schwere internistische und traumatologische Fälle können hier dennoch immer noch am besten stabilisiert werden. Internationale Reisende werden aber für die weitere Behandlung eine Evakuierung nach Europa bevorzugen. Das Krankenhaus verfügt über eine 24 Stunden Notaufnahme und eine große Intensivstation.

Annaba

Clinique Abou Marwan
Route de Bouhdid, Sidi Harb
Tel:. +213 (0) 38 4110-81 bis -86
www.cliniqueaboumarwan.com/
Große Privatklinik und eine der ersten medizinischen Anlaufstellen in Annaba. Die Klinik verfügt über die wesentlichen Fachabteilungen, bildgebende moderne Diagnostik und eine Intensivstation für kardiovaskuläre Notfälle. Die Notaufnahme ist 24 Stunden geöffnet.

Centre Hospitalier Universitaire (CHU) Annaba
Centre Ville (Stadtzentrum)
Tel: +213 (0) 38 820244
Größtes öffentliches Krankenhaus in Annaba, das jedoch aufgrund von finanzieller Unterversorgung Probleme mit der Wahrung der Qualität hat. Schwere internistische und traumatologische Fälle können hier immer noch am besten stabilisiert werden. Internationale Reisende werden aber für die weitere Behandlung eine Evakuierung nach Europa bevorzugen. Das Krankenhaus verfügt über eine 24 Stunden Notaufnahme und eine große Intensivstation sowie eine Spezialeinheit für Brandverletzte.

Clinique Les Jasmins
Oued Kouba
Tel.: +213 (0) 38 884307
Kleinere Privatklinik, die vor allem kleinere Unfälle behandeln kann. Sie ist tagsüber geöffnet, nachts nach telefonischer Anmeldung.

Constantine

Centre Hospitalier Universitaire (CHU) Constantine – Hôpital Ibn Badis
Tel: +213 (0) 31 6429-72 bis -75
Mit fast 1600 Betten das größte öffentliche Krankenhaus in Constantine und Referenzkrankenhaus für die Region. Es hat jedoch aufgrund von finanzieller Unterversorgung sehr an Qualität eingebüßt. Schwere internistische und traumatologische Fälle können hier aber immer noch am besten stabilisiert werden. Das Krankenhaus verfügt über eine 24 Stunden Notaufnahme und eine große Intensivstation sowie eine Spezialeinheit für Brandverletzte.

Clinique Ibn Rochd
N°58 Cité Boussouf
Tel: +213 (0) 31 668482, 770954939
Neue Privatklinik mit den wesentlichen internistischen Abteilungen, jedoch ohne Unfallabteilung. Vor allem allgemeinmedizinisch-internistische Probleme können hier gut behandelt werden.

Hassi Messaoud

Hôpital Regional
Centre ville (Stadtzentrum)
Tel.: +213 (0) 29 7370-50 bis -52
Staatliches Krankenhaus mit rund 70 Betten, 24-stündiger Notaufnahme und einer Intensivstation. Das Krankenhaus ist in schlechtem Zustand, aber vor Ort die einzige Einrichtung, in der notfallmäßig notwendige Operationen durchgeführt werden könnten.

Sonatrach „Direction des Oeuvres Sociales" Clinique
Located in a compound near Hassi Messaoud Airport
Tel.: +213 (0) 29 737321 o. 7302-92, -90
Die kleine Klinik der algerischen staatlichen Ölgesellschaft Sonatrach verfügt über einige Allgemeinärzte, einen Zahnarzt, ein kleines Labor und ambulante Versorgungsmöglichkeiten. Die Klinik ist tagsüber geöffnet.

International SOS Clinic
RedMed Base, Route d'In Amenas
Tel.: +213 (0) 29 739421
www.internationalsos.com
Privatklinik, die bis auf dringende Notfälle nur vorab eingeschriebene Mitglieder betreut. Die Klinik ist modern ausgestattet und verfügt über einen sehr guten Schockraum sowie bildgebende Diagnostik wie Ultraschall und Röntgen.

Oran

Clinique Cherrak el Ghosli
22 rue Tirman, Delmonte
Tel.: +213 (0) 41 469090 oder 452900
www.cliniquecherrak.com
Privatklinik mit rund 50 Betten und eine der ersten medizinischen Anlaufstellen in Oran. Die Klinik ist überwiegend chirurgisch geführt und verfügt über die wesentlichen Fachabteilungen, Röntgen und Ultraschalldiagnostik sowie eine Intensivstation. Die Notaufnahme ist 24 Stunden geöffnet.

Clinique Benserai
55, avenue Grine Belkacem, Sananès
Tel.: + 213 (0) 41 368686 o. 368787
https://cliniquebenserai.com
Privatklinik mit rund 65 Betten und eine gute medizinische Anlaufstelle in Oran. Sie ist überwiegend kardiologisch geführt und verfügt über die wesentlichen Fachabteilungen, Röntgen und Ultraschalldiagnostik sowie eine kardiologische Intensivstation. Die Klinik hat keine Notaufnahme, sie ist nur tagsüber geöffnet.

Centre Hospitalier Universitaire (CHU) Oran
Boulevard du Dr Benzerdjeb
Tel.: +213 (0) 41 412238 o. 414949
Mit fast 1200 Betten das größte öffentliche Krankenhaus in Oran und prinzipiell Referenzkrankenhaus für die Region. Es hat jedoch große Qualitätsprobleme wegen massiver finanzieller Unterversorgung. Schwere internistische und traumatologische Fälle können hier jedoch immer noch mit am besten stabilisiert werden. Das Krankenhaus verfügt über eine 24 Stunden Notaufnahme und mehrere Intensivstationen sowie eine Spezialeinheit für Brandverletzte.

Angola

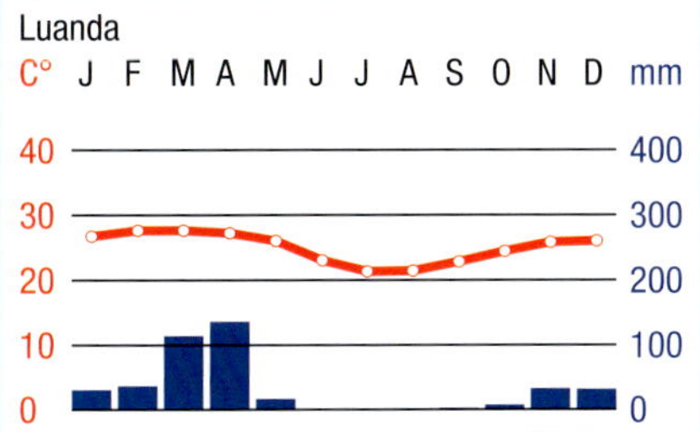

Verkehrsverbindungen

Angola ist per Flugzeug über den internationalen Flughafen von Luanda zu erreichen. Innerhalb des Landes gibt es nationale Verbindungen zu ca. 10 kleineren Landeplätzen landesweit.
Die Sicherheitskontrollen auf den Flugplätzen sind deutlich unter internationalem Standard. Auch die Flugsicherheit erreicht nicht immer internationalen Standard, es verkehren kleinere, private Fluglinien, die nicht den europäischen Sicherheitsstandards entsprechen. Aufgrund der Entfernungen und der schlechten Verkehrsinfrastruktur zwischen den Städten ist auch für innerangolanische Reisen das Flugzeug oft Mittel der Wahl. Dies gilt vor allem für beruflich Reisende. Bei Charterflügen sollte sorgfältig auf die Qualität der Betreiber geachtet werden. Es sind verschiedene angolanische und südafrikanische Dienstleister im Einsatz.
Eisenbahnen spielen eine untergeordnete Rolle, obwohl es einige Bahnverbindungen ins Landesinnere gibt.
Viel benutzt werden die im ganzen Land verfügbaren Busse. Neben größeren Überlandbussen gibt es unzählige Minibusse, die wie üblich in Afrika quasi überall verkehren. Die Busse stellen ein hohes Verkehrsrisiko dar, vor allem mit den Minis gibt es häufig Unfälle.
Autofahren wird ausländischen Besuchern in Angola nur mit Fahrer empfohlen. Die Straßen sind innerhalb und außerhalb Luandas und Benguelas oder Lobitos oft schlecht, der technische Zustand der Autos meist unzureichend und Straßensperren durch Polizei oder Militär nicht selten. Schwere Verkehrsunfälle bergen ein großes Risiko.
Es existiert kein landesweit organisiertes Rettungssystem mit Krankenwagen oder gar Rettungshubschraubern. Der Krankentransport ins nächste Krankenhaus muss entweder selbst mit normalen Fahrzeugen durchgeführt werden oder kann in Einzelfällen durch die Ambulanzfahrzeuge privater Krankenhäuser oder Kliniken erfolgen. Eine Leitstelle für Krankentransport oder medizinischen Rettungsdienst wie in Westeuropa oder eine zentrale Notrufnummer für Ambulanzfahrzeuge oder gar Rettungshubschrauber existiert nicht.

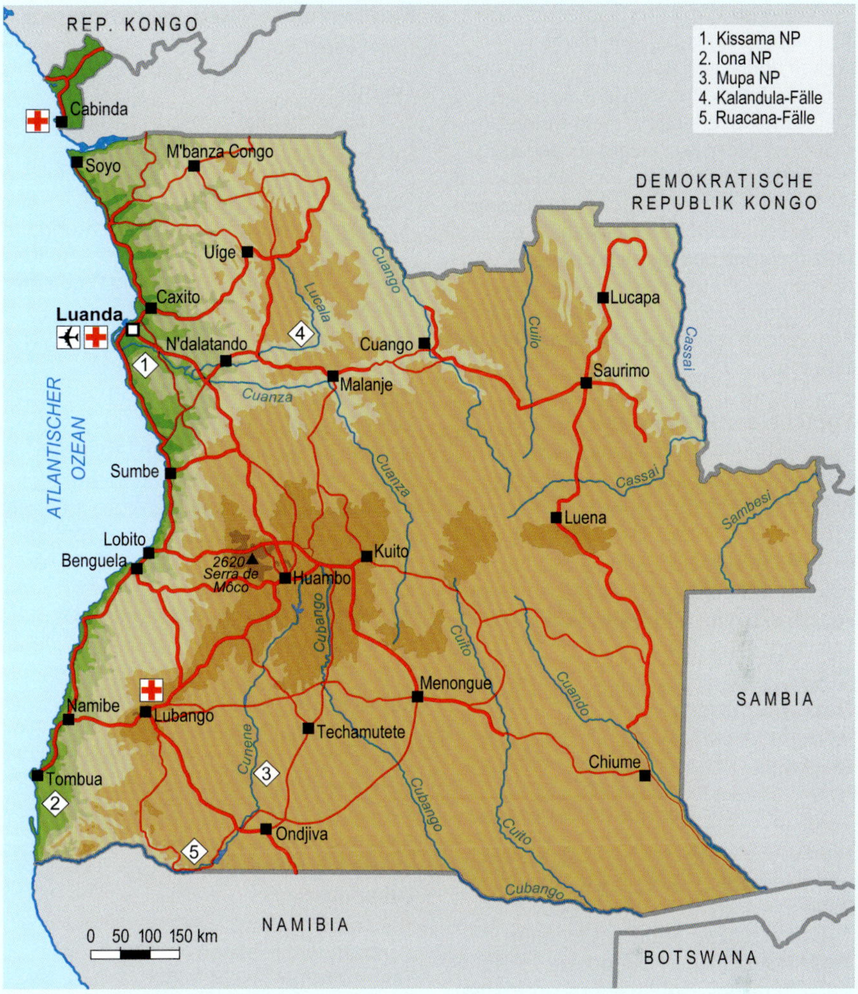

Achtung: In abgelegeneren Regionen bergen Landminen und andere explosive Kriegsrelikte immer noch ein nicht zu unterschätzendes Risiko.
Innerhalb der Metropolen stellt aber vor allem die allgemeine Kriminalität, nicht selten auch gewalttätiger Art, ein hohes Risiko für beruflich und touristisch Reisende dar. Dies gilt in besonderem auch für die Enklave Cabinda nördlich des Landes.

Medizinische Infrastruktur

Die medizinische Versorgung in Angola entspricht vor allem in öffentlichen Einrichtungen und außerhalb Luandas nicht internationalem Standard. Allgemeinmedizinische Grundversorgung ist möglich, die Versorgung von komplexeren kardiologischen Notfällen oder Unfällen kann jedoch auf internationalem Standard fast nur im Ausland erfolgen und wird bei ausländischen Reisenden oft zur Evakuierung führen müssen.
In der Hauptstadt Luanda gibt es eine Reihe privater Einrichtungen mit fachärztlicher Versorgung, wobei viele der Fachärzte nicht nur aus Angola selbst sondern aus Ländern wie Brasilien, Portugal, Kuba und Russland kommen, mit denen Angola seit langem enge Beziehungen verbindet. Medizinisches Personal spricht üblicherweise portugiesisch, englischsprachige Ärztinnen und Ärzte sind nicht regelmäßig verfügbar.
Pflegedienstleistungen sind oft schwierig zu finden und nicht gut, öffentliche Einrichtungen leiden unter Mangel an qualifiziertem Pflegepersonal. Ambulante Versorgung außerhalb der privaten Kliniken ist nicht empfehlenswert. Grundlegende Prozesse der Qualitätssicherung und Hygienevorsorge sind meist nur rudimentär oder fehlen komplett.
Private Ärzte, private Kliniken und öffentliche Einrichtungen verlangen in der Regel vorab zu leistende Barzahlung. Hier können teilweise international aufgestellte medizinische Assistancedienstleister helfen.
Zahnärztliche Versorgung auf akzeptablem Niveau ist am ehesten noch in einigen der privaten Kliniken in Luanda zu finden.
Die Versorgung mit Blut und Blutprodukten in Angola wird als unsicher angesehen und erfüllt keine internationalen Standards. Infektionskrankheiten wie AIDS und Hepatitis haben eine hohe Inzidenz und das Screening der Blutspenden gilt als nicht überall zuverlässig.

Angola (Forts.)

Die Versorgung mit Medikamenten stellt sich weniger kritisch dar, in privaten Apotheken und in den Apotheken der privaten Kliniken sind die meisten internationalen Medikamente erhältlich, diese werden meist entweder aus Südafrika oder aus Portugal importiert. Wie bei allen Reisen ist es dennoch sinnvoll, ausreichende Mengen der täglich benötigten Medikamente mitzunehmen und die Wirkstoffbezeichnungen zu kennen, da die Handelsnamen international unterschiedlich sein können. Engpässe an selteneren Medikamenten sind möglich.

Sprache der Hilfsorgane

Portugisisch landesweit, dazu werden zahlreiche lokale afrikanische Sprachen gesprochen.

Krankenhaus: Hospital
Apotheke: Bótica, Farmácia
Arztpraxis/Notfallbehandlung:
Facultativo, Médico

Notrufnummern

Polizei: 113
Feuerwehr: 115

Telefonverbindungen

Das Festnetz ist selbst im Küstenbereich und den großen Städten wie Luanda, Benguela and Lobito unzuverlässig. Außerhalb dieser Städte ist es kaum zuverlässig nutzbar. Öffentliche Telefone sind überall rar, Hoteltelefone oft extrem überteuert.

Mobilnetzabdeckung

Auch die Abdeckung mit Mobiltelefonverbindungen bleibt schwierig und entspricht nicht der großen Nachfrage. Wenige deutsche und europäische Mobilfunkanbieter haben sogenannte „Roaming-in"-Abkommen mit angolanischen Anbietern und wenn meist zu sehr hohen Preisen. Kostengünstiger und einfach zu handhaben ist es daher, lokal eine SIM-Karte zu kaufen und darüber mobil zu telefonieren.

Versicherung

Es besteht kein Sozialabkommen mit Angola. Eine Abrechnung über die Europäische Krankenversicherungskarte ist also nicht möglich). Eine private Reisekrankenversicherung, die auch medizinisch sinnvolle Evakuierungen einschließt, ist dringend zu empfehlen. Sinnvoll ist es, zusätzlich zu reinem Versicherungsschutz auch eine medizinische Assistance als Ansprechpartner bei medizinischen Problemen zu haben.

Krankenhäuser/Med. Einrichtungen

(siehe Erläuterungen S. 183)

Luanda

✚ International SOS Angola Limitada
Rua Luis da Mota Feo, No 22
10. Andar, Luanda
Tel.: +244 (927) 034221
Privat geführte ambulante Einrichtung, in der international erfahrene Ärzte arbeiten und die allgemeinmedizinische Probleme und Notfälle behandeln kann.

✚ Clinica Sagrada Esperanca
Avenida Mortella – Mohamed
Ilha da Luanda
Tel: +244 (927) 034220,
Notruf (24 Std.) +244 (923) 330845
Privat geführte ambulante Einrichtung, in der international erfahrene Ärzte arbeiten und die allgemeinmedizinische Probleme und Notfälle behandeln kann. Die Klinik ist an ein Krankenhaus angeschlossen, in dem weitere Versorgung möglich ist.

✚ Clinic Multiperfil
2 Rua do Futungo De Belas
Morro Bento, Luanda
Tel.: + 244 (222) 469 447
Privates Krankenhaus mit den wesentlichen medizinischen Fachabteilungen sowie Operationssälen, einer Notaufnahme und einer Intensivstation.

Lubango

✚ Clinica Danfranl
Zentrum von Lubango
Tel.: + 244 (261) 224 846
Kleines privates Krankenhaus, das internistische, chirurgische und gynäkologische Versorgung anbietet und in dringenden Fällen aufgesucht werden kann. Weiterführende Untersuchungen oder gar operative Eingriffe sind nicht empfohlen.

Cabinda

✚ Cabinda Provincial Hospital
Zentrum von Cabinda
Tel.: + 244 (251) 220 784
Öffentliches Krankenhaus mit den gängigen medizinischen Fachabteilungen sowie einer Notaufnahme. Das Krankenhaus sollte nur bei dringenden Notfällen aufgesucht werden. Weiterführende Untersuchungen oder gar Operationen sollten dort nicht veranlasst werden.

Argentinien

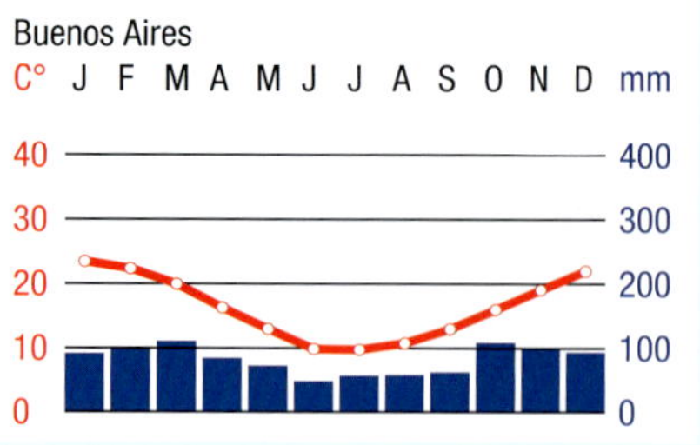

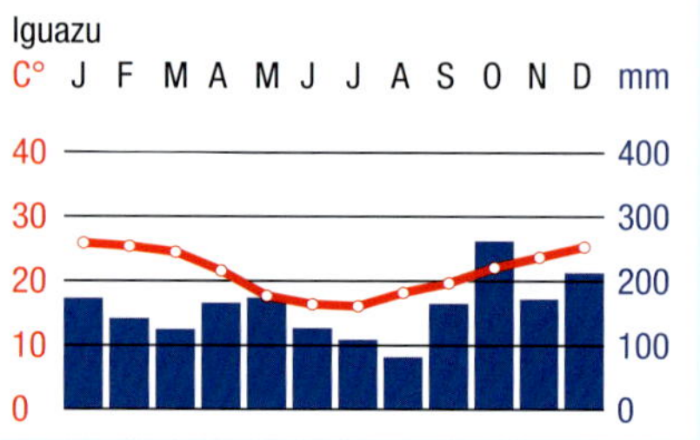

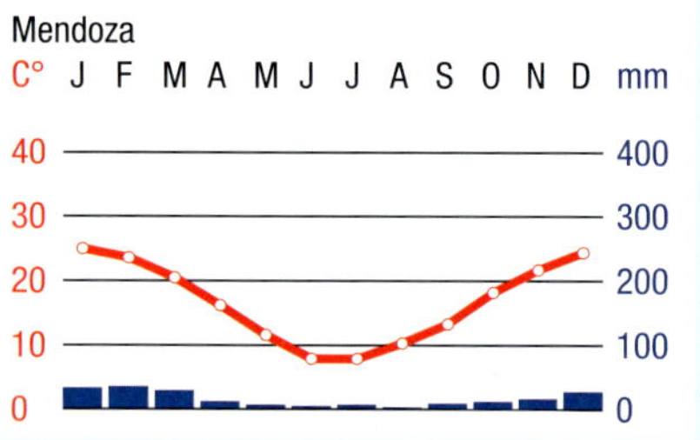

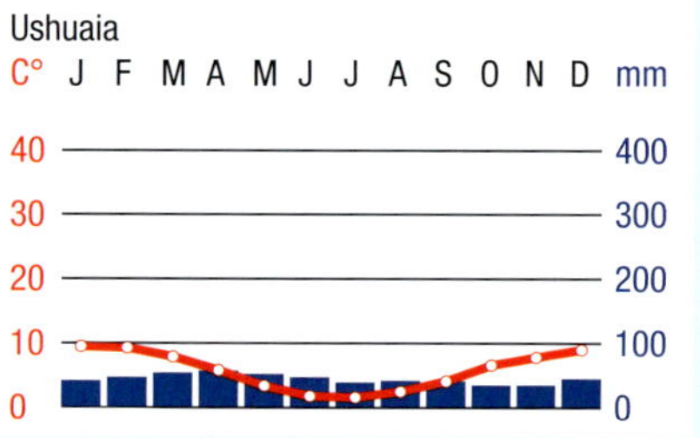

Verkehrsverbindungen

Deutsche und europäische Reisende werden Argentinien überwiegend über die internationalen Flughäfen der Hauptstadt Buenos Aires erreichen. Buenos Aires wird von zahlreichen Fluglinien aus Europa, den USA und Lateinamerika angeflogen, es stehen aber mit Bahia Blanca, Cordoba, Mar del Plata, Mendoza oder auch Pilar eine Reihe anderer internationaler Flughäfen überwiegend für Anreisen innerhalb Lateinamerikas zur Verfügung. Aufgrund der großen Entfernungen innerhalb des Landes verfügen fast alle größeren Städte Argentiniens über einen Flughafen.
Die Land- und Flussverbindungen zwischen Argentinien und seinen Nachbarn Chile, Bolivien, Paraguay, Brasilien und Uruguay sind im Jahr 2019 offen und werden vor allem auch für Busreisen genutzt. Zwischen Buenos Aires und Montevideo bestehen Fährverbindungen. Die Hafenstädte Argentiniens, vor allem auch im Süden des Landes,

werden regelmäßig von internationalen Kreuzfahrtschiffen angelaufen.
Das Straßennetz in Argentinien ist grundsätzlich gut, allerdings sind die Entfernungen groß und in abgelegenen Regionen sind die Straßen nicht immer breit ausgebaut. Die Qualität variiert stark. Die großen Wirtschaftszentren sind mit asphaltierten und zum Teil gut ausgebauten Straßen, teilweise auch Autobahnen, verbunden. Die meisten Fernstraßen sind jedoch zweispurig und durch den Schwerlastverkehr oft stark belastet. In abgelegenen Gebieten sind häufig nur Schotter- und Erdpisten vorhanden. Argentinien hat eine hohe Anzahl von Straßenverkehrsunfällen und mit rund 10 000 Verkehrstoten im Jahr eine sehr hohe Verkehrstodesrate.
Zwei Eisenbahnstrecken verbinden Argentinien mit Chile, weitere Strecken haben Verbindung mit Bolivien, Paraguay, Uruguay und Brasilien. Der Eisenbahnverkehr spielt für Personen aber nur noch im größeren Gebiet um Buenos Aires für die dortigen Berufspendler eine Rolle. Bahnfernverbindungen gibt es noch bzw. wieder von Buenos Aires nach Cordoba, Mar del Plata, San Miguel de Tucuman, Santa Fé und Posadas. Die Züge benötigen für die Strecken jedoch wesentlich länger als die meist komfortableren Fernreisebusse. Es kann praktisch jeder Punkt des Landes mit dem Reisebus erreicht werden.

Medizinische Infrastruktur

Die medizinische Versorgung in Argentinien ist landesweit sehr unterschiedlich. Gute bis sehr gute Versorgung besteht vor allem in der Hauptstadt Buenos Aires und den großen Städten durch private Krankenhäuser und Facharztzentren, in kleineren Städten kann die Qualität der Versorgung schnell abfallen. Große Entfernungen zwischen den Städten in dem dünn besiedelten Land können lange Anfahrtszeiten mit sich bringen. Die besten Krankenhäuser und sonstigen medizinischen Einrichtungen sind in Buenos Aires zu finden. Eine qualitativ hochwertige Versorgung für kleinere und mittelschwere gesundheitliche Probleme ist in privaten Einrichtungen im Korridor zwischen Buenos Aires und Rosaria erhältlich. Viele Ärzte wurden außerhalb Argentiniens ausgebildet oder haben zumindest einen Teil ihrer Weiterbindung dort absolviert und sprechen Englisch. Für schwere Verletzungen werden ausgewählte große öffentliche Krankenhäuser genutzt werden müssen. Außer bei Notfällen sind für ausländische Reisende die privaten medizinischen Einrichtungen zur medizinischen Versorgung vorgesehen, während die öffentlichen Krankenhäuser fast ausschließlich Einheimische oder Gastarbeiter aus den umliegenden lateinamerikanischen Ländern (Bolivien, Paraguay, Uruguay, Peru) behandeln.
Verkehrsunfallopfer werden nach Erstversorgung in einem öffentlichen Krankenhaus üblicherweise (soweit technisch möglich) in private Einrichtungen überwiesen.
Obwohl viele der Fachärzte in Argentinien ihre Ausbildung im Ausland absolviert oder dort gearbeitet haben, arbeiten die Krankenhäuser nicht überall auf internationalem Standard, besonders außerhalb von Buenos Aires, Rosario und Cordoba. In schwereren Fällen, so zum Beispiel bei Polytraumata oder ernsten kardiovaskulären Erkrankungen oder wenn ein längerer Krankenhausaufenthalt notwendig ist, sollte für internationale Reisende eine Evakuierung in die USA, nach Brasilien oder nach Europa in Betracht gezogen werden. Dies gilt ebenfalls für planbare Eingriffe wie Operationen, interventionelle kardiologische Eingriffe oder komplexere Diagnostik. Vor der Evakuierung ist aber meist eine vorübergehende Krankenhausaufnahme erforderlich.
Ausgewählte private Krankenhäuser in Buenos Aires oder Umgebung bis Rosario bieten eine ambulante Versorgung auf hohem Niveau. Die meisten Facharztrichtungen stehen zur Verfügung. Viele Fachärzte haben ihre privaten Praxen in unmittelbarer Nähe des Krankenhauses, wo sie nachmittags Sprechstunden abhalten. Termine können direkt mit dem Arzt oder über die internationale Abteilung des Krankenhauses vereinbart werden. Bei einer solchen ambulanten, aber auch bei stationärer medizinischer Versorgung wird fast immer Barzahlung oder eine Kostendeckung mit Kreditkarte verlangt, sowohl in privaten wie auch in öffentlichen Einrichtungen. Die meisten internationalen Krankenversicherungen werden nicht akzeptiert.
Ein zuverlässiges, flächendeckendes öffentliches Rettungssystem existiert in Argentinien nur in den großen Städten. Es empfiehlt sich daher leider oft – so ungewöhnlich dies für westeuropäische Reisende klingen mag – den Patienten in einem Privatwagen in die Klinik zu bringen. Öffentliche Rettungsdienste sind nicht immer zuverlässig und können daher nicht uneingeschränkt empfohlen werden. Private Rettungsdienste in größeren Städten können möglicherweise Krankentransporte zur Verfügung stellen. Wenn aber Verzögerungen zu erwarten sind, empfiehlt es sich häufig, den Patienten besser direkt in das nächstgelegene private Krankenhaus zu fahren.
Die Blutversorgung in vielen Krankenhäusern in Buenos Aires ist sicher. Das Blut stammt dort von freiwilligen Spendern und wird gemäß internationalen Standards untersucht. Dies gilt aber nicht landesweit, Blut gilt nicht überall als sicher. Selbst in Gebieten, wo die Blutversorgung als sicher gilt, sollten Bluttransfusionen nach Möglichkeit vermieden werden.
Bei den Routineuntersuchungen können nicht alle blutübertragenen Erkrankungen erkannt werden. Wenn eine Bluttransfusion empfohlen wird, sollte unbedingt versucht werden, eine zweite Meinung durch einen erfahrenen medizinischen Assistance-Anbieter einzuholen.
Landesweit gibt es zahlreiche größere und kleinere öffentliche Apotheken. Die meisten internationalen Medikamente sind in Argentinien erhältlich, allerdings nicht durchgehend, nicht immer in zuverlässigem Zustand und nicht überall. Medikamente sind üblicherweise in Spanisch beschriftet und nur gelegentlich zusätzlich mit englischen Texten versehen.
Viele Medikamente werden importiert. Häufig werden andere Handelsnamen als in Europa und Nordamerika verwendet. Reisende sollten einen ausreichenden Vorrat an benötigten Medikamenten mitführen und die Wirkstoffe kennen, da die Handelsnamen variieren. Psychotrope und opioidartige Medikamente (starke Schmerzmittel) unterliegen in Argentinien strengeren Auflagen als in Europa. Dies muss vor einer Reise beachtet und

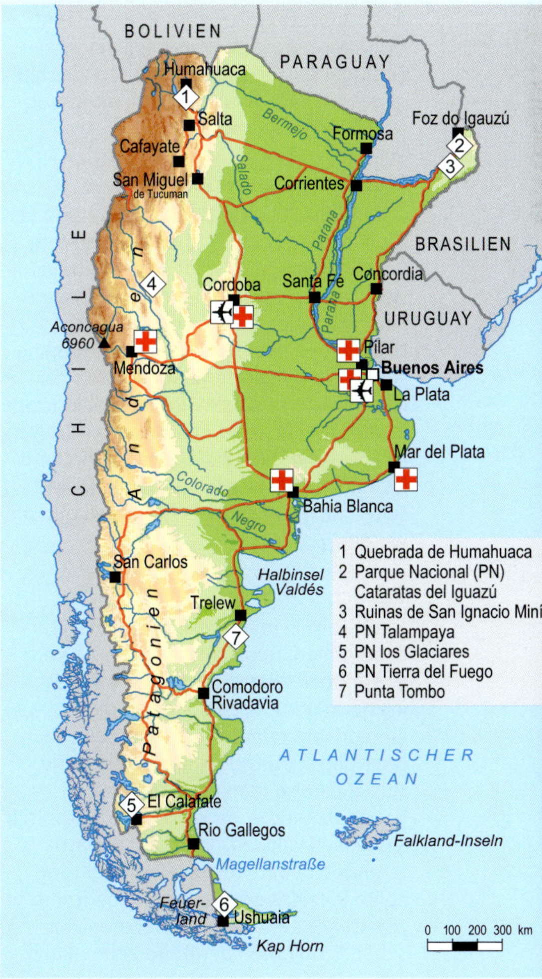

Argentinien (Forts.)

geprüft werden, ob die benötigten Medikamente mitgeführt werden können. Auf jeden Fall sollte eine ärztliche Bescheinigung über die persönliche Notwendigkeit solcher Medikamente mitgeführt werden

Sprache der Hilfsorgane

Die offizielle Sprache in Argentinien ist Spanisch. Regional gibt es noch einige Indianersprachen wie Quechua.

Krankenhaus: Hospital, Clinica
Apotheke: Farmácia, Bótica
Arztpraxis/Notfallbehandlung:
Consultorio, Centro Médico

Notrufnummern

Polizei: 101/911
Feuerwehr: 100
Rettungsdienst: 107 (s. hierzu aber Anmerkungen zum Rettungsdienst unter „Medizinische Infrastruktur")

Telefonverbindungen

Telekommunikationsmöglichkeiten sind reichlich vorhanden und auf dem neuesten Stand, verglichen mit den USA und Europa aber recht teuer. Folgende Netzanbieter sind im Land verfügbar: AMX Argentina, Telecom Personal und Telefonica Moviles Argentina. Ein Internetzugang ist in großen Städten weithin gegeben. Fast überall ist eine internationale Direktwahl möglich.

Mobilnetzabdeckung

GSM 900/1800 und Dreibandnetz sind verfügbar. Der Sende- und Empfangsbereich für Mobilfunk ist in städtischen Gebieten vorhanden, in wenig besiedelten Gegenden nicht immer sicher gewährleistet.
Es bestehen keine zuverlässigen Roaming-Abkommen mit internationalen Mobilfunkanbietern, daher wird empfohlen, eine lokale SIM-Karte bei Anreise zu erwerben. Die Datenverbindung über diese Anbieter ist jedoch teilweise langsam und kann selten für eine Internetverbindung genutzt werden.

Versicherung

Es besteht kein Sozialabkommen mit Argentinien. Bei Inanspruchnahme von Gesundheitsdienstleistungen wird fast immer direkte Bezahlung verlangt.
Eine private oder bei Dienstreisen über den Arbeitgeber abgeschlossene Auslandsreisekrankenversicherung ist daher anzuraten. Diese sollte medizinisch sinnvolle Evakuierungen und Repatriierungen beinhalten. Die Versicherung sollte idealerweise über eine medizinische Assistance verfügen, die bei medizinischen Problemen beratend helfen kann.

Krankenhäuser/Med. Einrichtungen

(siehe Erläuterungen S. 183)

Bahia Blanca

✚ Hospital Privado del Sur
Las Heras 164 - San Martín 254
Tel.: +54 (0) 291 4550270
www.ambb.org.ar/hps
Kleines privates 120-Betten-Krankenhaus, das über eine 24-Stunden geöffnete Notaufnahme und die wesentlichen Fachabteilungen inklusive Kardiologie und Röntgendiagnostik verfügt und vor allem internationale Reisende versorgt.

✚ Hospital Regional Español
Estomba 571
Tel.: +54 (0) 291 4595555
Kleines lokales privates Krankenhaus, das für einfache allgemeinmedizinische Konsultationen ausreichend sein kann.

Buenos Aires

✚ Hospital Aleman
Avenida Pueyrredon 1640
Tel.: +54 (0) 11 4827-7000 oder -7013
www.hospitalaleman.org.ar
In ganz Argentinien sehr bekanntes, gutes privates 240-Betten-Krankenhaus im Zentrum von Buenos Aires mit allen wesentlichen Fachabteilungen, 24-stündiger Notaufnahme, interdisziplinärer Intensivstation sowie speziellen Intensivstationen. Das Krankenhaus verfügt über eigene Krankenwagen. Das Hospital Aleman, auch „Deutsches Krankenhaus" genannt, ist eine der bekanntesten medizinischen Einrichtungen in Buenos Aires.

✚ Sanatorio de los Arcos
Av. Juan B Justo 909
Tel.: +54 (0) 11 47784500
www.swissmedical.com.ar/clinewsite/arcos
Gutes privates Krankenhaus im Zentrum von Buenos Aires mit allen wesentlichen Fachabteilungen, 24-stündiger Notaufnahme, interdisziplinärer Intensivstation, sowie speziellen Intensivstationensowie eigenen Krankenwagen. Es verfügt über zahlreiche internationale Klassifizierungen.

Cordoba

✚ Hospital Privado Centro Medico de Cordoba
Av. Naciones Unidas 346, Barrio Parque Valez Sarsfield
Tel.: +54 (0) 351 4688200
https://www.hospitalprivado.com.ar/
Gutes privates 220-Betten-Krankenhaus im Zentrum von Cordoba mit allen wesentlichen Fachabteilungen, 24-stündiger Notaufnahme und interdisziplinärer Intensivstation. Das Haus verfügt über eigene Krankenwagen.

✚ Sanatorio Allende
Avenida Hipolito Yrigoyen #384
+54 (0) 351 4269200
www.sanatorioallende.com
Privates 200-Betten-Krankenhaus im Zentrum von Nueva Cordoba mit einer 26-Betten-Intensivstation für Erwachsene und Kinder. Das Haus verfügt über die üblichen wichtigen Fachabteilungen und eine Notaufnahme, hat aber keine eigenen Krankenwagen.

Mar del Plata

✚ Clinica 25 de Mayo
Calle 25 de Mayo 3542/58
(Eingang España y 20 de Septiembre)
Tel.: +54 (0) 223 4994000
www.clinica25demayo.com.ar
Neueres kleineres privates 100-Betten-Krankenhaus mit einer Reihe fachärztlicher Ambulanzen. Das Haus verfügt über Radiologie und Kardiologie, kann aber keine Verkehrsunfallopfer versorgen und hat keine Krankenwagen.

Mendoza

✚ Hospital Español de Mendoza
Av San Martin 965, Godoy Cruz
Tel.: +54 (0) 261 449-0300,
+54 (0) 261 424-2319 (Notaufnahme)
Älteres, aber in Mendoza gut bekanntes Krankenhaus mit mehreren Fachabteilungen und einer Notaufnahme. Das Haus verfügt über Radiologie und Kardiologie, kann aber kaum komplexere Verkehrsunfallopfer versorgen.

Pilar

✚ Hospital Universitario Austral
1500 Av Juan Domingo Peron, Localidad de Pilar
Tel.: +54 (0) 2304 482000 (Zentrale),
+54 (0) 2304 388888 (Terminabsprache)
www.hospitalaustral.edu.ar
Kleineres privates 150-Betten-Krankenhaus ca. eine Stunde nördlich von Buenos Aires mit zahlreichen renommierten Fachabteilungen und guter fachspezifischer Personalausstattung. Das Haus verfügt über eine Intensivstation und eine 24-stündige Notaufnahme, hat aber keine Krankenwagen.

Australien

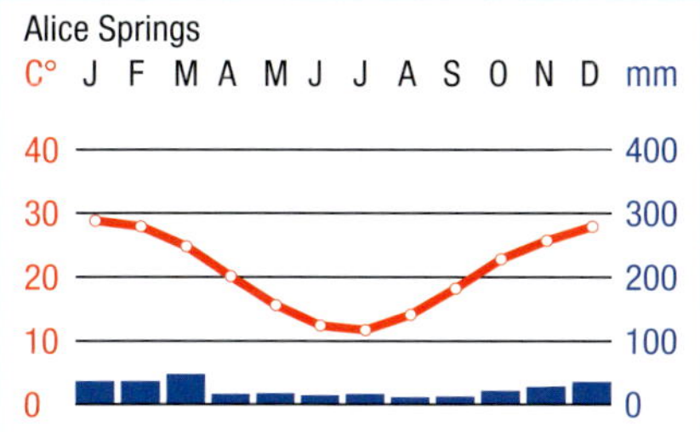

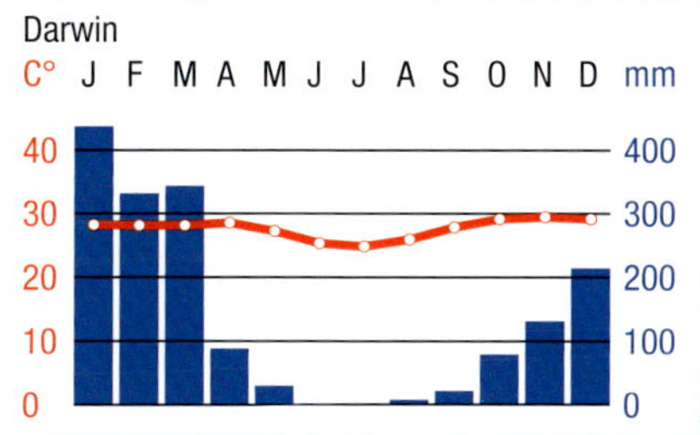

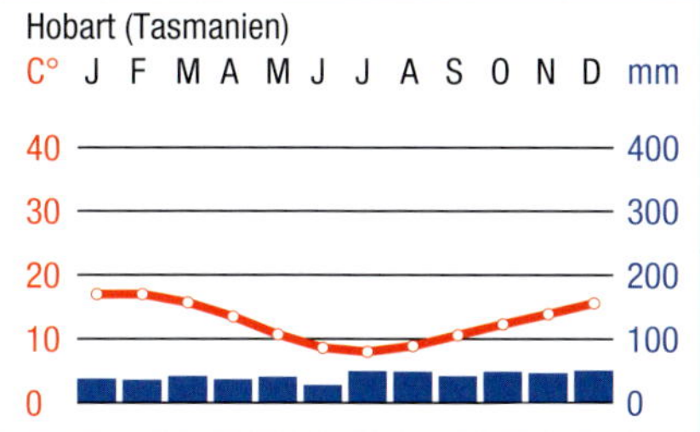

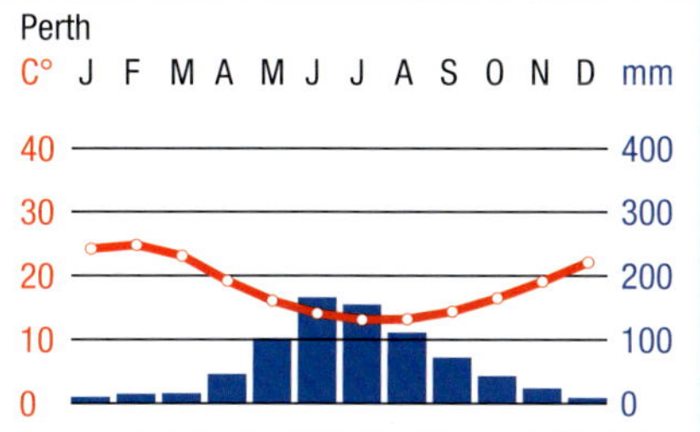

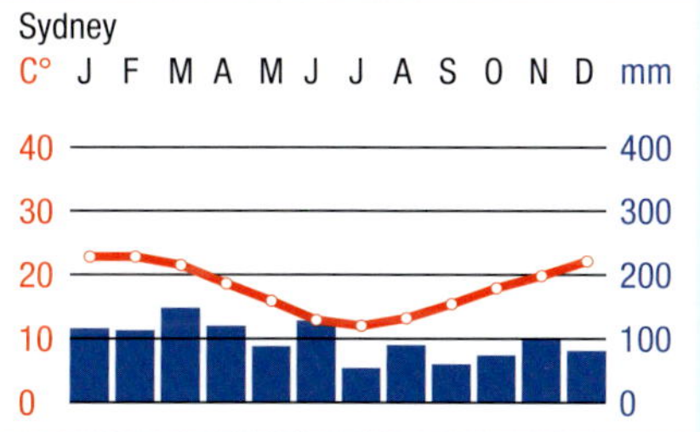

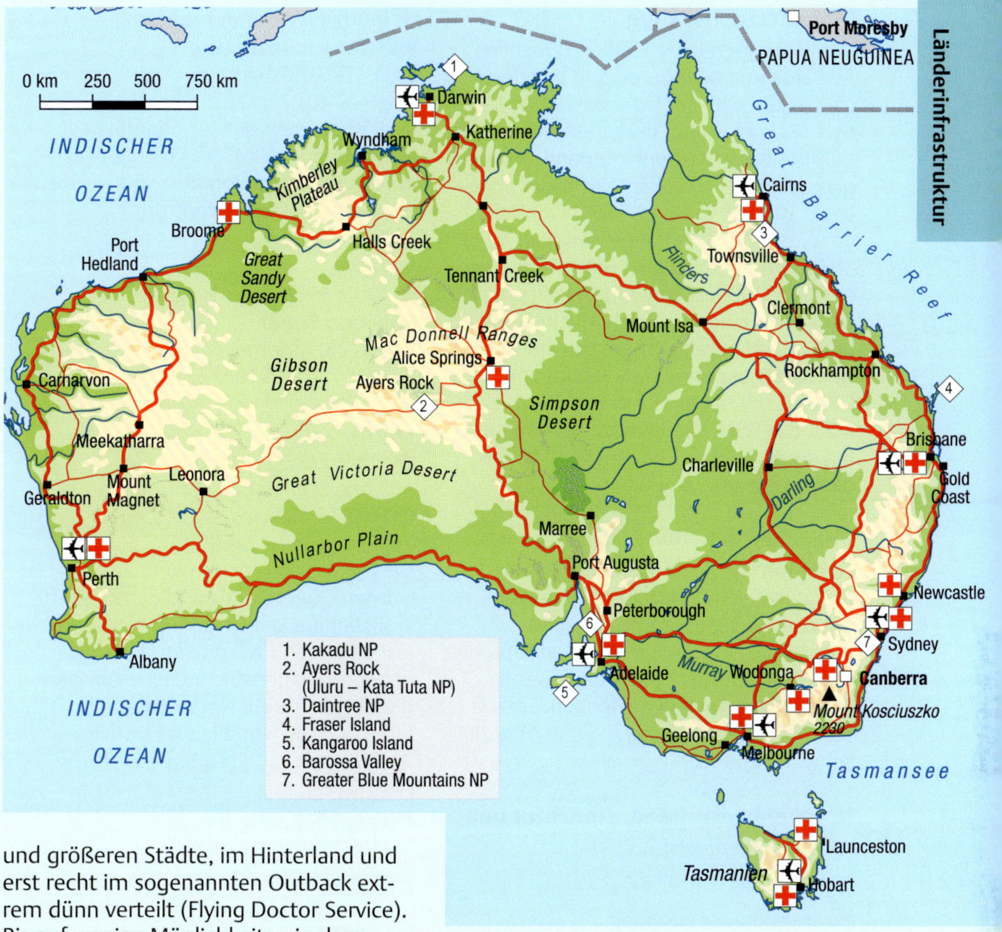

Verkehrsverbindungen

Australien wird von international Reisenden fast ausschließlich über seine zahlreichen internationalen Flughäfen bereist. Der Zugang über See spielt allenfalls durch den Kreuzfahrttourismus eine Rolle, die Einreise mit dem eigenen Segelboot ist sicher die Ausnahme.
Das Straßensystem ist gut ausgebaut und in gutem Zustand, meist asphaltiert.
In Australien herrscht Linksverkehr!

Medizinische Infrastruktur

Die medizinische Infrastruktur ist grundsätzlich auf internationalem Standard, allerdings außerhalb der Ballungszonen und größeren Städte, im Hinterland und erst recht im sogenannten Outback extrem dünn verteilt (Flying Doctor Service).
Bis auf wenige Möglichkeiten in den großen Metropolen findet die Versorgung über öffentliche Krankenhäuser und Allgemeinpraxen statt. In den Metropolen gibt es einige private Fachärzte, ansonsten erfolgt die fachärztliche Versorgung über öffentliche Krankenhäuser. Das gesamte System basiert auf der primärärztlichen Versorgung über Allgemeinmediziner, ohne eine Überweisung dieser wird es schwierig, fachärztliche Versorgung zu erhalten, Ausnahmen sind Unfälle und Augenverletzungen.
Die zahnärztliche Versorgung ist flächendeckend gut.
Arztpraxen, Krankenhäuser und Zahnärzte werden von international Reisenden Karten- oder Barzahlung erwarten, allerdings ist auch eine direkte Abrechnung mit den bekannten, großen Auslandskrankenversicherungen möglich.
Australien verfügt über ein qualifiziertes, zuverlässiges öffentliches Rettungssystem, auch wenn in abgelegeneren Gebieten die Aktivierungszeiten deutlich länger sein können als wir dies in Europa kennen.
In Australien sind über die öffentlichen Apotheken alle internationalen Medikamente grundsätzlich verfügbar. Allerdings werden für in Australien verschreibungspflichtige Medikamente Rezepte eines australischen Arztes verlangt. Notwendige Medikamente sollten daher idealerweise in für die Dauer der Reise ausreichender Menge mitgenommen werden.
Blutprodukte gelten in Australien als sicher und werden nach internationalem Standard gescreent.

Sprache der Hilfsorgane

Englisch

Krankenhaus: Hospital
Apotheke: Pharmacy
Arztpraxis/Notfallbehandlung: Clinic, Doctor, Doctor's Practice

Notrufnummern

Notruf: 000, 112, 116 (alle Nummern können genutzt werden)
Polizei: 000
Feuerwehr: 000
Ambulanz: 000
Royal Flying Doctor Service of Australia:
Tel.: 02-92412411, Fax: 02-92473351
Telefonauskunft National:
1223 oder 12455
Telefonauskunft International: 1225

Telefonverbindungen

Das Festnetz ist gut ausgebaut und arbeitet zuverlässig.

Australien (Forts.)

Mobilnetzabdeckung

Der Küstenbereich im Süden zwischen Adelaide und Melbourne und von dort die Ostküste hinauf bis Cairns ist praktisch lückenlos abgedeckt, aber bereits im unmittelbaren Küstenhinterland bestehen ganz erhebliche Lücken. Recht gut abgedeckt ist auch das Hinterland westlich der Great Dividing Range zwischen Melbourne und Sydney. Ansonsten bestehen, abgesehen von Darwin und der Umgebung von Perth, nur in Ortsbereichen Einwahlknoten. Das Outback ist vollständig ohne Netzverbindung. Es steht sowohl das GSM 900-Netz als auch das GSM 1800-Netz zur Verfügung. In Europa übliche Mobiltelefone (Dualband) sind also benutzbar.

Versicherung

Es besteht kein Sozialabkommen mit Australien. Eine private Auslandsreisekrankenversicherung ist dringend anzuraten! Diese sollte den medizinischen Rücktransport ins Heimatland, wenn medizinisch sinnvoll beinhalten. Sehr hilfreich ist der Zugang zu einer medizinischen Assistance.

Krankenhäuser/Med. Einrichtungen

(siehe Erläuterungen S. 183)

Adelaide

✚ St. Andrew's Hospital
South Terrace 350
SA 5000, Adelaide
Tel.: +61 (0) 8 84082111
www.stand.org.au

✚ Ashford Hospital
55, Anzac Highway
SA 5035, Ashford
Tel.: +61 (0) 8 83755222
Dies ist ein mittelgroßes Krankenhaus mit rund 250 Betten und den gängigen Fachabteilungen sowie Notaufnahme.

Alice Springs

✚ Alice Springs Hospital
Gap Road
NT 0870, Alice Springs
Tel.: +61 (0) 8 89517777
https://nt.gov.au/wellbeing/hospitals-health-services/alice-springs-hospital
Großes öffentliches Krankenhaus, welches als regionales Referenzzentrum dient und alle gängigen Fachabteilungen sowie eine Notaufnahme vorhält.

Brisbane

✚ Greenslopes Private Hospital
Newdegate Street
QLD 4120, Brisbane
Tel.: +61 (0) 7 33947111
www.greenslopesprivate.com.au

✚ Princess Alexandra Hospital
199 Ipswich Road
QLD 4120, Brisbane
Tel.: +61 (0) 7 31762111
Dies ist ein sehr großes öffentliches Krankenhaus mit allen gängigen Fachabteilungen und Notaufnahme. Es dient ebenfalls als Traumazentrum.

Broome

✚ Broome Disctrict Hospital
Robinson Street
WA 6725, Broome
Tel.: +61 (0) 8 91942222

Cairns

✚ Cairns and Hinterland
165 The Esplanade
QLD 4870, Cairns
Tel.: +61 (0) 7 42260000
Dies ist das größte Krankenhaus im Norden Queenslands und das Referenzkrankenhaus der Region. Es verfügt über alle gängigen Fachabteilungen, bildgebende Diagnostik und eine rund um die Uhr geöffnete Notaufnahme für akute internistische Notfälle und Unfälle.

✚ Cairns Private Hospital
Upward Street 1
QLD 4870, Cairns
Tel.: +61 (0) 7 40525200
www.cairnsph.com.au

Canberra

✚ Canberra Hospital
Yamba Drive
ACT 2605, Garran
Tel.: +61 (0) 2 51240000
https://health.act.gov.au/hospitals-and-health-centres/canberra-hospital
Dies ist ein großes staatliches Krankenhaus. Es verfügt über alle gängigen Fachabteilungen, bildgebende Diagnostik und eine rund um die Uhr geöffnete Notaufnahme für aktute internistische Notfälle und Unfälle.

Darwin

✚ Royal Darwin Hospital
Rocklands Drive
NT 0811, Tiwi
Tel.: +61 (0) 8 89228888
https://nt.gov.au/wellbeing/hospitals-health-services/royal-darwin-hospital
Dies ist ein großes staatliches Krankenhaus. Es verfügt über alle gängigen Fachabteilungen, bildgebende Diagnostik und eine rund um die Uhr geöffnete Notaufnahme für akute internistische Notfälle und Unfälle.

Hobart (Tasmanien)

✚ Royal Hobart Hospital
Liverpool Street 48
TAS 7001, Hobart
Tel.: +61 (0) 3 62228308
www.health.tas.gov.au/hospitals/royal-hobart-hospital
Staatliches Krankenhaus mit den wesentlichen Fachabteilungen und Notaufnahme

Launceston (Tasmanien)

✚ Launceston General Hospital
Charles Street 287–291
TAS 7250, Launceston
Tel.: +61 (0) 3 63487111
www.health.tas.gov.au/hospitals/launceston-general-hospital
Staatliches Krankenhaus mit den wesentlichen Fachabteilungen und Notaufnahme.

Melbourne

✚ Angliss Hospital
Albert Street
VIC 3156, Upper Ferntree Gully
Tel.: +61 (0) 3 97646111
oder lokal: 1300 342 255
www.easternhealth.org.au/locations/angliss-hospital
Dies ist eins der größten öffentlichen Krankenhäuser in Melbourne mit allen wesentlichen Fachabteilungen und Notaufnahme.

✚ Boxhill Hospital
Nelson Road
VIC 3128, Box Hill
Tel.: +61 (0) 3 98953333
www.easternhealth.org.au/locations/box-hill-hospital
Großes öffentliches Krankenhaus, mit allen wesentlichen Fachabteilungen und Notaufnahme.

✚ Mitcham Private Hospital
Doncaster East Road 27
VIC 3132, Melbourne
Tel.: +61 (0) 3 92103222
www.mitchamprivate.com.au
Dies Ist ein kleineres privates Krankenhaus mit rund 150 Betten und spezialisiert auf Geburtshilfe, Chirurgie und Psychiatrie.

Newcastle

✚ Royal Newcastle Hospital
21 Pacific Street
NSW 2300, Newcastle
Dies ist das größte öffentliche Krankenhaus in Newcastle mit Notaufnahme und den gängigen Fachabteilungen

Perth

Royal Perth Hospital
Victoria Square
Tel.: +61 (0) 8 92242244
Dies ist eins der großen öffentlichen Krankenhäuser in Perth mit den gängigen Fachabteilungen sowie einer Notaufnahme.

Sir Charles Gairdner Hospital
Hospital Avenue
WA 6009, Perth
Tel.: +61 (0) 8 64573333
www.scgh.health.wa.gov.au
Dies ist eines der führenden Lehrkrankenhäuser in Western-Australien, es verfügt über alle gängigen Fachabteilungen sowie eine große Notaufnahme.

Sydney

Canterbury Hospital
Canterbury Road
NSW 2194, Campsie
Tel.: +61 (0) 2 97870000
www.slhd.nsw.gov.au/Canterbury

Royal North Shore Hospital
Reserve Road
NSW 2065, St. Leonards
Tel.: +61 (0) 2 99267111
https://www.nslhd.health.nsw.gov.au/RNSH/Pages/default.aspx

Royal Prince Alfred Hospital
Missenden Road
NSW 2050, Sydney
Tel.: +61 (0) 2 95156111
www.slhd.nsw.gov.au/rpa/

Wodonga

Wodonga West Medical Clinic
60–62 Waratah Way
VIC 3690, Wodonga West
Tel.: +61 (0) 2 60562447
https://wwmc.com.au

Bolivien

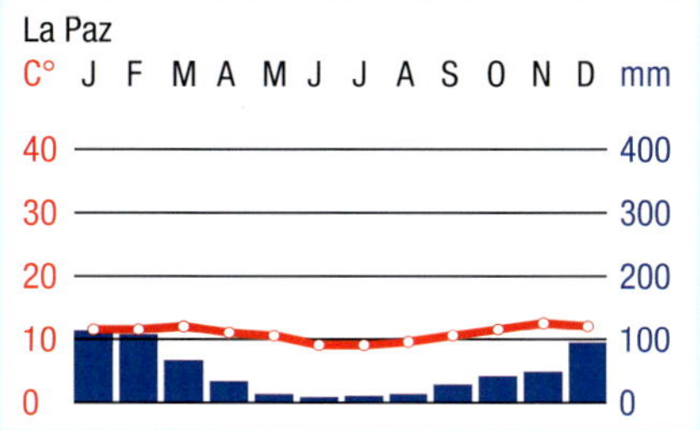

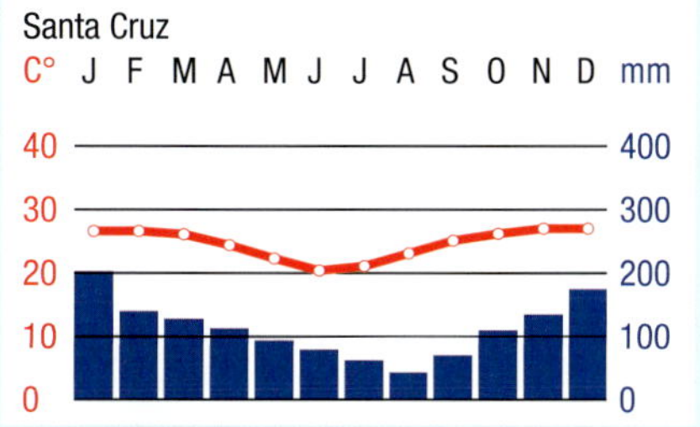

Verkehrsverbindungen

Die meisten europäischen Reisenden werden Bolivien über seinen internationalen Flughafen („El Alto") in der Hauptstadt La Paz erreichen, welcher für seine spektakuläre Höhe auf etwas über 4000 m über dem Meeresspiegel bekannt ist, und Reisenden mit Atem- oder Herzproblemen schon allein dadurch Probleme bereiten kann. Weitere internationale Verbindungen erreichen Santa Cruz. Innerhalb des Landes gibt es nationale Verbindungen zu gut 30 Flughäfen, die größten sind La Paz, Santa Cruz, Tarija und Cochabamba. Auch gibt es zahlreiche teils unbefestigte Landepisten im Land, die ggf. auch für Ambulanzflüge genutzt werden können. Die Flugsicherheit erreicht nicht immer internationalen Standard, in Bolivien verkehren Fluglinien, die nicht den europäischen Sicherheitsstandards entsprechen. Aufgrund der Entfernungen und der schlechten Straßenverbindungen zwischen den Städten ist auch für innerbolivianische Reisen das Flugzeug dennoch häufig Mittel der Wahl. Bei Charterflügen sollte hierbei sorgfältig auf die Qualität der Betreiber geachtet werden. Schwere Flugzeugunglücke wurden in den vergangenen Jahren berichtet. Deutlich mehr Touristen nutzen wahrscheinlich die Eisenbahn, insbesondere die beliebte Strecke von La Paz nach Arica in Chile, den sogenannte „Zug in die Wolken" (Tren a las Nubes), der Argentinien, Bolivien und Peru verbindet. Das Eisenbahnwesen wurde vor einigen Jahren verstaatlicht, danach wurden viele Strecken stillgelegt. Aber auch das übriggebliebene private Eisenbahnwesen ist in desolatem Zustand. Bei Touristen dennoch beliebt sind aber die fast historischen Expresszüge im Süden nach Argentinien und zum Salar de Uyuni. Auch die Strecke von Santa Cruz zur Grenze nach Brasilien wird viel von Personenverkehr genutzt.
Viel benutzt werden auch die im ganzen Land verfügbaren Busse. Neben großen offiziellen Überlandbussen gibt es unzählige kleine Minibusse (die sog. Minis), die quasi überall verkehren. Die Busse stellen ein hohes Verkehrsrisiko dar, vor allem mit den Minis gibt es häufig Unfälle, dennoch sind sie auch bei Rucksacktouristen eine beliebte Fortbewegungsart.
Bolivien ist über Straßen von quasi allen Nachbarstaaten erreichbar. Autofahren wird ausländischen Besuchern in Bolivien nur mit Fahrer empfohlen. Die Straßen sind innerhalb und außerhalb der Städte oft schlecht, der technische Zustand der Autos meist unzureichend und Straßensperren durch Polizei oder auch kriminelle Banden nicht selten. Neue, technisch gut ausgestattete Geländewagen sind in vielen Regionen empfohlen, können aber auch Gegenstand von Begierde und Diebstahl sein. Schwere Verkehrsunfälle sind ein großes Risiko. Dennoch verfügt das Land über ein Straßennetz, welches es erlaubt, fast landesweit mit dem Auto zu reisen, auch wenn viele Straßen nicht asphaltiert sind.

Medizinische Infrastruktur

Die medizinische Versorgung und Betreuung in Bolivien ist im allgemeinen auf sehr niedrigem Niveau und nicht auf internationalem Standard. Außerhalb der größeren Städte wird es kaum angemessene Versorgung geben. In den größeren Städten ist eine Basisversorgung und allgemeine Diagnostik möglich, allerdings werden international Reisende bei schwereren Erkrankung und Unfällen meist außerhalb des Landes medizinische Versorgung suchen und damit auf Evakuierungen angewiesen sein. Evakuierungen werden im wesentlichen nach Chile, Argentinien oder Brasilien stattfinden. Aufgrund der großen Entfernungen wird oft eine Evakuierung mit einem Ambulanzflugzeug notwendig sein.
Reisende sollten öffentliche Krankenhäuser wenn möglich meiden und auf private Einrichtungen ausweichen, da dort in der Regel bessere Bedingungen herrschen und die Ärzte eher internationale Erfahrung aus Chile, Argentinien oder Brasilien mitbringen. Gute medizinische Versorgung ist verfügbar in privaten Krankenhäusern in La Paz, Santa Cruz und Cochabamba. Diese Häuser bieten ein breites Angebot an diagnostischen und therapeutischen Möglichkeiten und teilweise auch intensivmedizinische Versorgung für Schwerstkranke und Verletzte. Außerhalb von La Paz, Santa Cruz and Cochabamba ist die medizinische Versorgung sehr eingeschränkt,

Bolivien (Forts.)

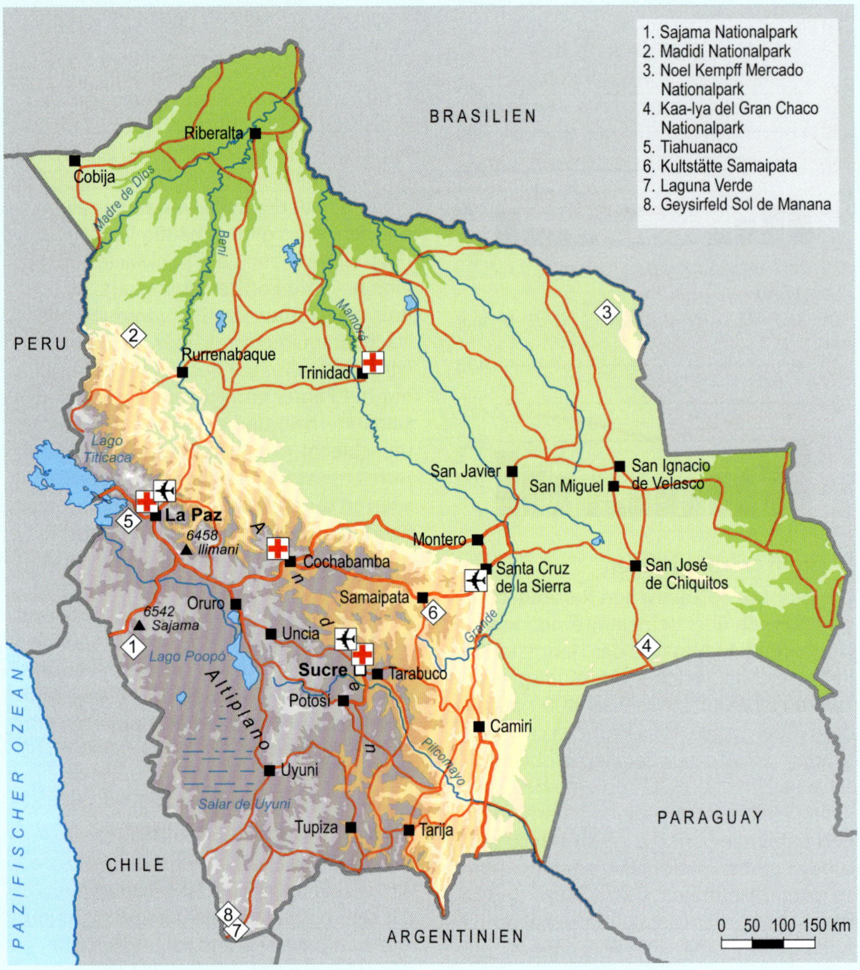

Krankenhäuser in den kleineren Städten sind oft schlecht ausgestattet und verfügen über wenig Technik und wenig gut qualifiziertes Personal. Fast immer sind gute Spanischkenntnisse notwendig, um mit dem medizinischen Personal zu kommunizieren. In den größeren Städten gibt es meist einige gut arbeitende zahnärztliche Einrichtungen, in denen zumindest zahnärztliche Notfallversorgung oder das Fixieren von Inlays oder Brücken möglich ist.

Es existiert kein landesweit organisiertes Rettungssystem mit Krankenwagen. Medizinische Rettungshubschrauber sind quasi nicht verfügbar. Der Krankentransport ins nächste Krankenhaus muss entweder selbst mit normalen Fahrzeugen durchgeführt werden oder kann in Einzelfällen durch die Ambulanzfahrzeuge privater Krankenhäuser oder Kliniken erfolgen, dies erfordert aber fast immer einige Stunden Aktivierungszeit. Eine Leitstelle für Krankentransport oder medizinischen Rettungsdienst wie in Westeuropa existiert nicht.

In den größeren Städten verfügen die öffentlichen Apotheken und Krankenhausapotheken über gängige Arzneimittel, häufig aus Indien, Panama und Brasilien importiert, aber auch in den USA zugelassene Arzneimittel sind verfügbar. Speziellere Medikamente wie moderne Insulinpräparate oder gar Chemotherapeutika können allenfalls aufwendig bestellt werden. International Reisenden wird dringend geraten, die für die Dauer der Reise benötigten Medikamente in ausreichendem Umfang mitzuführen. Bei starken Schmerzmitteln, insbesondere bei Opiaten, sollte ein ärztliches Attest über die Notwendigkeit der persönlichen Einnahme mitgeführt werden, gleiches gilt für Psychopharmaka. Die meisten Medikamente, insbesondere auch gängige Antibiotika, sind ohne Rezept erhältlich.

Blutprodukte gelten in Bolivien nicht als sicher nach internationalem Standard, Bluttransfusionen sollten daher sehr streng auf ihre Notwendigkeit hin geprüft werden, soweit dies im Einzelfall möglich ist.

Sprache der Hilfsorgane

Spanisch ist in ganz Bolivien als Amtssprache anerkannt. In den verschiedenen Landesteilen und Regionen Boliviens werden aber über 30 weitere indigene Sprachen, wie z. B. Ketschua, gesprochen und sind als Amtssprache oft sogar offiziell zugelassen. Fast alle Bolivianer in den Städten, vor allem jene in öffentlichen Funktionen, sprechen Spanisch, in ländlichen Gebieten gibt es noch Einwohner, die ausschließlich ihre indigene Muttersprache sprechen. Englisch ist recht wenig verbreitet und wird auch nur von wenigen Ärzten in den Krankenhäusern gesprochen.

Krankenhaus:
Clínica, Hospital, Enfermería
Apotheke: Farmácia, Bótica, Droguería
Arztpraxis/Notfallbehandlung:
Clientela, Consultorio Médico

Notrufnummern

Polizei: 911 oder 110 (landesweit), 237 12 39 (La Paz)
Feuerwehr: 911 oder 199 (landesweit)
Touristenpolizei (nur in La Paz halbwegs verfügbar): 222 5016

Telefonverbindungen

Die Festnetzverbindungen innerhalb des Landes sind in den Städten und in der Regel auch in ländlichen Gebieten gut und entsprechen internationalem Standard. Internationale Telefongespräche sind fast überall möglich.

Mobilnetzabdeckung

Die Abdeckung mit Mobiltelefonverbindungen ist inzwischen bis auf wenige entlegene Regionen in den Bergregionen Boliviens landesweit gut. Allerdings haben wenige deutsche und europäische Mobilfunkanbieter sogenannte „Roaming- in"-Abkommen mit bolivianischen Anbietern. Kostengünstiger und einfach zu handhaben ist es daher, eine lokale SIM-Karte von einem dortigen Anbieter zu kaufen und darüber mobil zu telefonieren.

Versicherung

Es existiert kein Sozialversicherungsabkommen mit Bolivien. Der Abschluss einer privaten Auslandskrankenversicherung ist dringend zu empfehlen. Sie sollte unbedingt den Rücktransport, sobald dieser medizinisch sinnvoll ist, einschließen. Private Gesundheitseinrichtungen sind fast immer vorab bar oder mit Kreditkarte zu zahlen. Nur wenige private Kliniken und Krankenhäuser kooperieren mit den großen internationalen Krankenversicherungen und bieten teilweise bei größeren zu zahlenden Beträgen nach Rücksprache direkte Abrechnung an. Kleinere Leistungen müssen fast immer direkt vor Ort gezahlt werden. Da international Reisende bei schwereren Erkrankungen und Unfällen gute Beratung zu den medizinischen Dienstleistern vor Ort und zu einer gegebenenfalls notwendigen Evakuierung benötigen, sollte die Nutzung einer international tätigen medizinischen Assistance sichergestellt werden.

Krankenhäuser/Med. Einrichtungen

(siehe Erläuterungen S. 183)

Cochabamba

Centro Medico Bolivinao Belga
Calle Antezana No. 455 (entre Calle Venezuela y Paccieri)
Tel.: +591 (4) 4250928, 4229407, 4231403
Seit 1973 bestehendes, gut geführtes privates Krankenhaus, das über alle wesentlichen Abteilungen wie Innere Medizin, Kardiologie, Chirurgie, Urologie, Kinderheilkunde und Gynäkologie verfügt. Es gibt einige Englisch sprechende Mitarbeiter, ansonsten wird Spanisch gesprochen. Das Haus betreibt eine rund um die Uhr geöffnete Notaufnahme.

La Paz

Clinica del Sur
3539 Avenida Hernando Siles
Obrajes (Esquina Calle 7)
Tel.: +591 (2) 2784003
www.clinicadelsur.com.bo
Seit gut 20 Jahren existierendes, privates Krankenhaus, das über alle wesentlichen Abteilungen wie Innere Medizin, Kardiologie, Chirurgie, Urologie, Kinderheilkunde, Gynäkologie und auch Unfallchirurgie verfügt. In der Clinica wird fast ausschließlich Spanisch gesprochen. Patienten müssen bei Anmeldung ihre Kreditkarte zeigen oder vorab zahlen.

Sucre

Hospital Santa Barbara
Calle Destacamento No. 111
Plaza Libertad
Tel.: +591 (4) 6451033, 6451900
Mittelgroßes Krankenhaus, das über die zur Notfallbehandlung von Touristen meist notwendigen Abteilungen wie Innere Medizin, Chirurgie, Traumatologie und Gynäkologie verfügt. In dem Hospital wird fast ausschließlich Spanisch gesprochen. Patienten müssen bei Anmeldung ihre Kreditkarte zeigen oder vorab zahlen.

Trinidad

Hospital Trinidad
Calle Bolivar
Tel.: + 591 (3) 462-0776, -1810
Kleines Krankenhaus mit akzeptabler Grundversorgung für Reisende. Bei schwereren Unfällen oder Erkrankungen wird eine Verlegung in die großen Städte notwendig sein. In dem Hospital wird fast ausschließlich Spanisch gesprochen.

Botswana

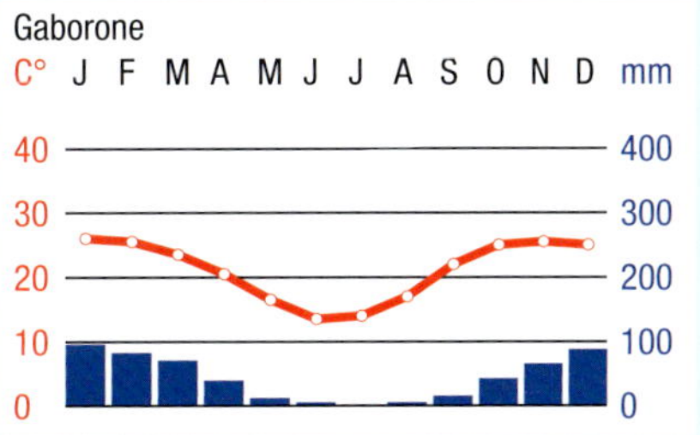

Verkehrsverbindungen

Die Hauptstraßen in dem großen, sehr dünn besiedelten Land sind für afrikanische Verhältnisse gut, alle Hauptverbindungen sind asphaltiert. Nebenstraßen, insbesondere in der Kalahari und im Bereich des Okavango-Deltas, sind zum Teil sehr sandig und nur sehr zeitaufwendig zu befahren. In der Regenzeit bzw. kurz danach – das Hochwasser des Okavango (sog. Fremdlingsfluss) erreicht erst Wochen nach der Regenzeit seinen Höchststand – sind einige Strecken im Nordwesten und Nordosten zeitweilig nicht befahrbar. Die Fahrzeuge sind oft in keinem verkehrstüchtigen Zustand was Reifen, Bremsen und auch Ladung angeht. Es herrscht Linksverkehr.
Wegen der großen Entfernungen und der Straßenbeschaffenheit zwischen den Hauptachsen und den touristisch besonders interessanten Regionen ist in den meisten Fällen ein erheblicher Zeitaufwand nötig, um medizinische Infrastruktur zu erreichen. Für weite Teile des Nordwestens (Okavango, Chobe) ist man im Notfall auf teuren Lufttransport angewiesen.
Es gibt viele kleinere Flughäfen und Landepisten im Land, die von verschiedenen lokalen Fluggesellschaften angeflogen werden. Von Johannesburg (Republik Südafrika) aus bestehen Flugverbindungen nach Gaborone, Maun, Kasane und Francistown.
In Botswana fahren keine Personenzüge mehr.

Medizinische Infrastruktur

Insgesamt entspricht die medizinische Infrastruktur Botswanas nicht internationalem Standard. Es gibt sogenannte nationale Referenzkliniken, District Hospitals sowie rund 20 lokale Health Centers einfachen Standards. Die medizinische Infrastruktur ist für afrikanische Verhältnisse recht gut, wenn auch die größeren Krankenhäuser, die hinsichtlich der Ausstattung mit europäischen Kreiskrankenhäusern noch am ehesten vergleichbar sind, von den touristisch interessanten Regionen recht weit entfernt sind und eher in den dichter besiedelten Städten und Industriegebieten liegen. Auch in den kleineren lokalen Krankenhäusern sind die hygienischen Gegebenheiten meist akzeptabel. Sie können bei Notfällen daher zur Diagnostik und Stabilisierung genutzt werden. Patienten mit schwereren Unfällen und vor allem mit schweren kardiovaskulären Erkrankungen müssen in die Republik Südafrika zur weiteren Behandlung evakuiert werden. Aufgrund der Entfernungen und Straßenverhältnisse ist meist Lufttransport mit Ambulanzflugzeugen notwendig, der meist zeitaufwendig organisiert werden muss, auch wenn die staatliche Rettungsorganisation MRI hier gute Unterstützung liefert. Das Gesundheitssystem Botswanas leidet unter den sozialen und finanziellen Folgen einer hohen HIV-Durchseuchung.

Sprache der Hilfsorgane

Englisch. Ansonsten werden außer lokalen Sprachen nur selten Fremdsprachen gesprochen, gelegentlich Afrikaans.

Krankenhaus: Hospital
Apotheke: Pharmacy
Arztpraxis/Notfallbehandlung: Clinic, Doctor, Doctor's Practice

Notrufnummern

Notruf, Polizei: 999
Feuerwehr: 998
Ambulanz: 997
Telefonauskunft National: 192
Telefonauskunft International: 121

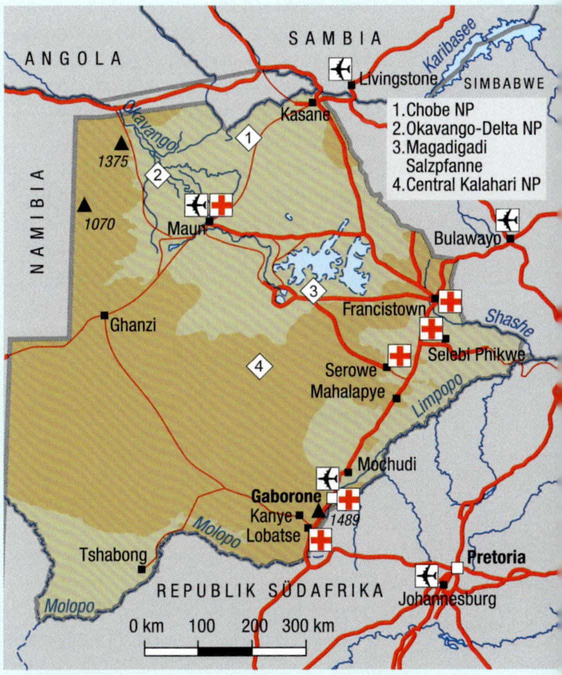

Botswana (Forts.)

Telefonverbindungen

Das Telefonnetz arbeitet zuverlässig, allerdings ist die Zahl der Anschlüsse regional sehr unterschiedlich. Außerhalb größerer Ortschaften wird man oft keinen Festnetzanschluss finden. Die abgelegenen Lodges in den Nationalparks können im Notfalle mittels starker Funkgeräte Hilfe alarmieren.

Mobilnetzabdeckung

Abgesehen von der Achse Francistown – Gaborone – Pitsane Siding (Grenzübergang nach Mmabatho/RSA) sowie östlich der Magadigadi Salzpfanne ist das Netz nur an einigen größeren Orten verfügbar. In fast allen touristisch interessanten Regionen besteht kein Netz, außer an wichtigen Verkehrsknotenpunkten wie Maun oder Kasane. Die Mobilfunkabdeckung wird allerdings zunehmend besser. Es steht nur das GSM 900-Netz zur Verfügung. In Europa übliche Mobiltelefone (Dualband) sind also benutzbar.

Versicherung

Es besteht kein Sozialabkommen mit Botswana. Eine private Reisekranken- und Repatriierungsversicherung sowie idealerweise eine medizinische Assistance ist dringend anzuraten! Fast alle medizinischen Einrichtungen werden Vorabbezahlung mit Bargeld oder Kreditkarte erwarten.

Krankenhäuser/Med. Einrichtungen

(siehe Erläuterungen S. 183)

Francistown

✚ Nyangabgwe Hospital
Tel.: +267 2411000
Eines der nationalen staatlichen Referenzkrankenhäuser. Das Haus verfügt über eine 24 Stunden besetzte Notaufnahme und über die wesentlichen Fachabteilungen wie Chirurgie, Innere Medizin, Gynäkologie, Orthopädie sowie über eine Abteilung für bildgebende Verfahren wie Ultraschall und Röntgen. Aufgrund eines großen Einzugbereiches ist das Krankenhaus allerdings oft überfüllt, lange Wartezeiten sind nicht unüblich. Schwerere Unfälle und Herz-Kreislauf-Erkrankungen müssen evakuiert werden.

Gaborone

✚ Life Gaborone Private Hospital
Segoditshane Road, Mica Way Plot 8448
Tel.: +267 3685600
www.lifehealthcare.co.za
Privates Krankenhaus der South African Hospital Kette. Es verfügt über chirurgische und internistische Behandlungsmöglichkeiten und über Möglichkeiten zur bildgebenden Diagnostik wie Ultraschall, Röntgen und Computertomografie.

✚ Lenmed Health Bokamoso Private Hospital
Mmopane Block 1, Plot 4769
Tel.: + 267 369 4000
www.lenmed.co.za/hospital/bokamoso-private-hospital-lenmed/
Das private Krankenhaus mit rund 200 Betten verfügt über eine Notaufnahme, bildgebende Verfahren sowie über eine internistische und chirurgische Abteilung. Weitere Fachärzte kommen zu vereinbarten Sprechstunden in das Krankenhaus und können ambulant behandeln.

✚ Princess Marina Hospital
North Ring Road
Tel.: +267 3953221
Größtes Krankenhaus von Gabarone. Die staatliche Einrichtung verfügt über 500 Betten und die gängigen medizinischen Fachabteilungen. Sie betreibt eine 24 Stunden geöffnete Notaufnahme und verfügt über die Möglichkeiten zur bildgebenden Diagnostik wie Ultraschall, Röntgen und Computertomografie. Das Krankenhaus ist oft sehr überfüllt, aufgrund mangelnder personeller und technischer Ausstattung ist es nur begrenzt für Reisende nutzbar.

Lobatse

✚ Athlone Hospital
Tel.: +267 5330333
Staatliches Distriktkrankenhaus, das von Allgemeinärzten geführt wird. Fachärztliche Behandlung muss in Gabarone erfolgen.

Maun

✚ Maun Hospital
Tel.: +267 6860444
Kleines staatliches Krankenhaus mit wenigen Allgemeinärzten. Die diagnostischen und therapeutischen Möglichkeiten sind begrenzt.

Selebi Phikwe

✚ Selebi Phikwe Hospital
Tel.: +267 2610333
Kleines staatliches Krankenhaus mit einigen Allgemeinärzten. Die diagnostischen und therapeutischen Möglichkeiten sind begrenzt. Ultraschall und Röntgendiagnostik steht zur Verfügung.

Serowe

✚ Serowe Hospital
Tel.: +267 4630333
Staatliches Krankenhaus mit einer 24 Stunden Notaufnahme und Röntgenabteilung, kleiner Intensivstation und limitierten kardiologischen Diagnostikmöglichkeiten.

Brasilien

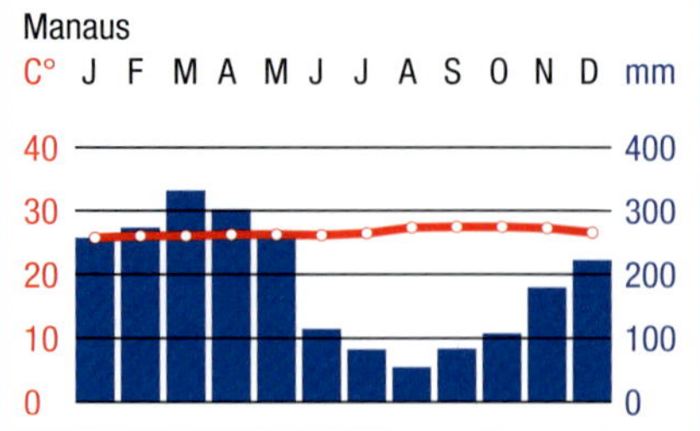

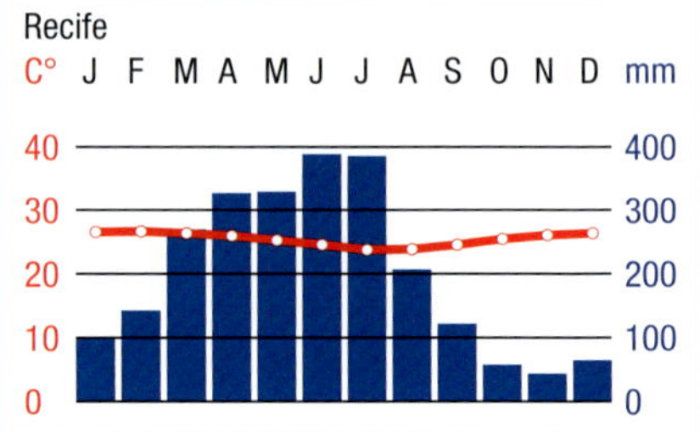

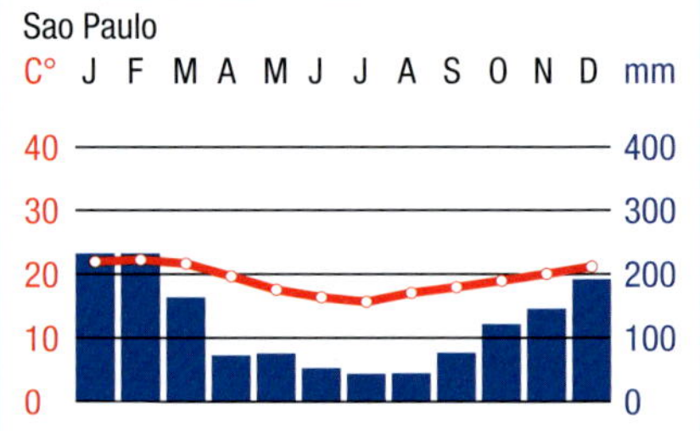

Verkehrsverbindungen

Die meisten international Reisenden werden Brasilien über einen seiner zahlreichen internationalen Flughäfen erreichen und auch bei Reisen innerhalb des Landes Flugverbindungen nutzen. Neben den internationalen und nationalen Flughäfen verfügt Brasilien über zahlreiche kleine Flugplätze und Landepisten, welche auch gegebenenfalls für Ambulanzflugzeuge genutzt werden können.
Brasilien hat eines der größten Straßennetze der Welt und ist grundsätzlich von allen seinen südlichen Nachbarn aus über Straßenverbindungen zu erreichen. Im Norden gibt es meist keine Straßen durch den Regenwald des Amazonas. Die Straßenverbindungen variieren extrem in Abhängigkeit von der Bevölkerungsdichte. In größeren Städten und ihrer Umgebung ist das Verkehrsnetz sehr gut ausgebaut, allerdings oft überlastet. In ländlichen Gebieten besteht das Problem der enormen Entfernungen und oft schlechter Straßen. Die Metropolen leiden unter Verkehrschaos und zu vielen Fahrzeugen.
Im Amazonasbereich sind Schiffsverbindungen ein häufiges Transportmittel, auch für Touristen. Internationale Kreuzfahrtschiffe fahren viele Häfen Brasiliens an der Atlantikküste an.
Das Eisenbahnnetz ist im Verhältnis zur Größe des Landes recht klein und wird, wo vorhanden, ganz überwiegend für

Gütertransport genutzt. Eine touristisch gern genutzte Strecke ist die Serra Verde Express Linie im Süden des Landes von Paranguá nach Curitiba.

Medizinische Infrastruktur

In den großen städtischen Zentren ist die medizinische Infrastruktur gut bis sehr gut, außerhalb dieser Zentren allerdings oft auch sehr lückenhaft. In ländlichen Gebieten kann es schwierig sein, medizinische Versorgung mit internationalem Standard zu finden. Bei komplexen Fällen kann die Hilfe einer medizinischen Assistance sinnvoll oder sogar notwendig sein. Öffentliche medizinische Einrichtungen sind oft überfüllt und leiden an Personalmangel. Das Gesundheitswesen in Brasilien ist streng reglementiert, Zulassungen sind auf Bundesstaatebene notwendig. Medizinische Dienstleistungen müssen meist bar oder mit Kreditkarte direkt bezahlt werden. Apotheken sind fast überall vorhanden. Alle gängigen Arzneimittel sind im Land verfügbar, allerdings häufig unter eigenem Namen. Spezielle Medikamente müssen oft bestellt werden, ein gewisser Vorrat ist für Reisende sinnvoll.
Das Rettungswesen ist außerhalb der großen Städte wie Rio de Janeiro und Sao Paulo nicht flächendeckend ausgebaut. Rettungsdienste bieten zumeist reinen Transport, eine Behandlung findet im Krankenwagen nicht statt. Formal kann landesweit über die Telefonnummer 193 ein Rettungswagen angefordert werden.

Sprache der Hilfsorgane

Brasilianisches Portugiesisch ist die Nationalsprache des Landes. Spanisch wird oft verstanden. Deutsch und Italienisch wird in einigen Gebieten im Süden verstanden, ist aber in den großen Städten wie Rio de Janeiro, Sao Paulo oder Recife die Ausnahme. Viele Ärzte sprechen zunehmend etwas Englisch und Spanisch, moderne private medizinische Einrichtungen haben meist Englisch sprechendes Personal. Bei Polizei und Rettungsdiensten dagegen sind Englischkenntnisse selten anzutreffen.

Krankenhaus: Hospital
Apotheke: Bótica, Farmácia
Arztpraxis/Notfallbehandlung:
Facultativo, Médico

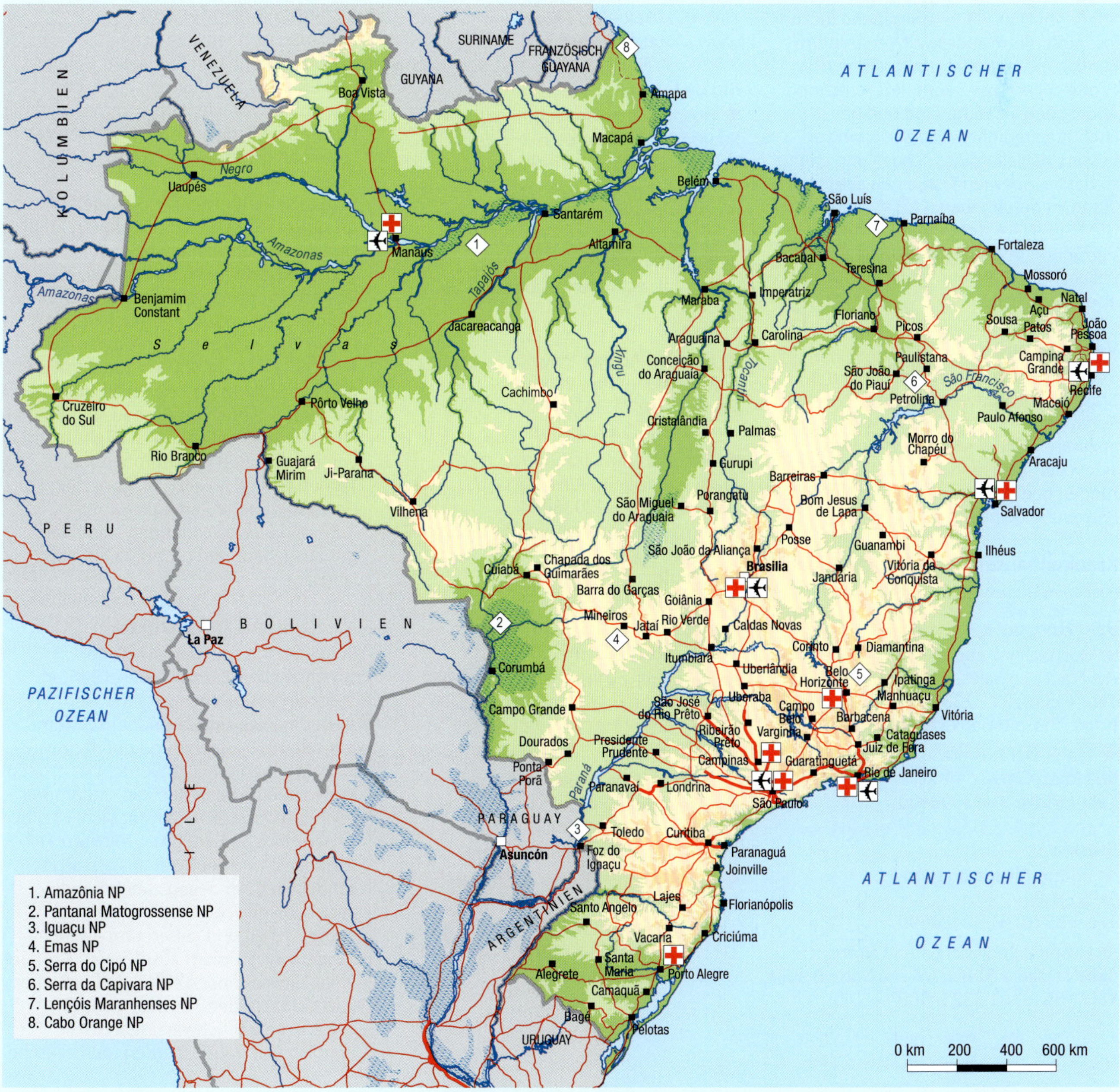

Brasilien (Forts.)

Notrufnummern

Notruf: 190 (nicht-medizinisch)
Polizei: 147
Feuerwehr: 193
Ambulanz: 192
Telefonauskunft für nationale Nummern: 0800 703 2100 (EMBRATEL)
Telefonauskunft für internationale Nummern:
0800 703 2111 (EMBRATEL)

Telefonverbindungen

Im Bereich der Städte und Orte gut und zuverlässig, im Hinterland ist die Zahl der Anschlüsse sehr gering, in abgelegenen Gebieten auch schon mal unzuverlässig oder ganz fehlend.

Mobilnetzabdeckung

Im Bereich der Ostküste und der großen Städte im Hinterland weitgehend lückenlos. Außerdem landesweit verstreut im Bereich mittelgroßer und großer Orte. Große Lücken bzw. komplett fehlende Abdeckung im Hinterland und den Dschungelregionen. Die Situation verbessert sich allerdings schnell und stetig, so dass es schwierig ist, einen aktuellen Stand zu beschreiben.
GSM 900-Netz steht nur lokal zur Verfügung, meist GSM 1800. In Europa übliche Mobiltelefone (Dualband) sind also benutzbar.

Versicherung

Es besteht kein Sozialabkommen mit Brasilien. Eine private Reisekranken- und Repatriierungsversicherung ist dringend anzuraten! Diese sollte medizinisch sinnvollen Transport oder auch Evakuierungen und eine assistancemedizinische Betreuung beinhalten.

Krankenhäuser/Med. Einrichtungen

(siehe Erläuterungen S. 183)

Belo Horizonte

✚ Hospital Sao Lucas
Av. Francisco Sales, 1186
Tel.: +55 (0) 31 32388400
https://hospitalsaolucasbh.com.br

✚ Mater Dei Hospital
Rua Mato Grosso, 1100
Tel.: +55 (0) 31 33399000

Brasilia

✚ Centro Clinico do Lago
SHIS Q1 09
Tel.: +55 (0) 61 32484699

✚ Hospital Regional da ASA Norte
SMHN Quadra 01 Bloco A Asa Norte Brasilia
Tel.: +55 (0) 61 33254300

Campinas

✚ Hospital Vera Cruz
Tel.: +55 (0) 19 37343000
www.hospitalveracruz.com.br

Manaus

✚ CLINICOR Clinica Cardiologica de Manaus
Av. Japura, 168
Tel.: +55 (0) 92 32328133

Porto Alegre

✚ Hospital Sao Lucas da PUCRS
Av. Ipiranga, 6690
Tel.: +55 (0) 51 33203000
www.hospitalsaolucas.pucrs.br

Recife

✚ Hospital Santa Joana
Rua Joaquim Nabuco, 200
Tel.: +55 (0) 81 32166666
www.santajoana.com.br

Rio de Janeiro

✚ Hospital Pro-Cardiaco
Rua General Polidoro, 192
Tel.: +55 (0) 21 25281400

✚ Clinica Sao Vicente
Rua Joao Borges, 204
Tel.: +55 (0) 21 25294422 oder 25294505 (24 h)
www.clinicasaovicente.com.br

Salvador

✚ Hospital Agenor Paiva
Rua Henrique Dias, 241
Tel.: +55 (0) 71 33104030
www.agenorpaiva.com.br

✚ Hospital Santa Izabel
Praça Conselheiro Almeida Couto, 500
Tel.: +55 (0) 71 22038444
https://www.hospitalsantaizabel.org.br/

Sao Paulo

✚ Hospital Alemao Oswaldo Cruz
Rua Treze de Maio, 1815
Tel.: +55 (0) 11 35490000

✚ Hospital Israelita Albert Einstein
Av. Albert Einstein, 627/701
Tel.: +55 (0) 11 2151-1233, -1301
www.einstein.br

✚ Hospital Sirio-Libanes
Rua Dona Adma Jafet, 91
Tel.: +55 (0) 11 31550200
https://hospitalsiriolibanes.org.br

✚ Instituto do Coracao do Hospital das Clinicas
Av. Dr. Eneas de Carvalho Aguiar, 44
Tel.: +55 (0) 11 26615000, 30695000
www.incor.usp.br

Bulgarien

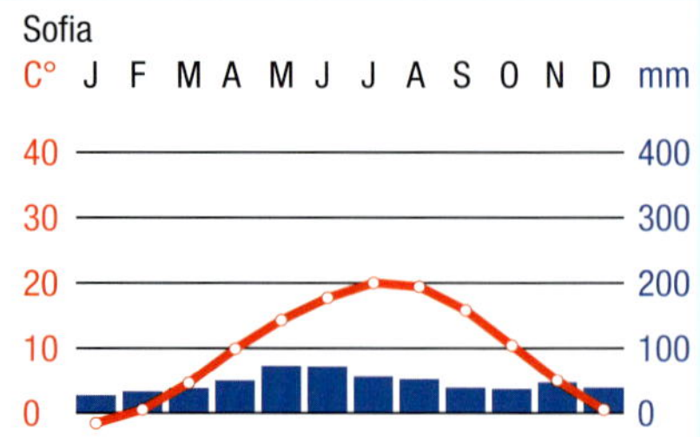

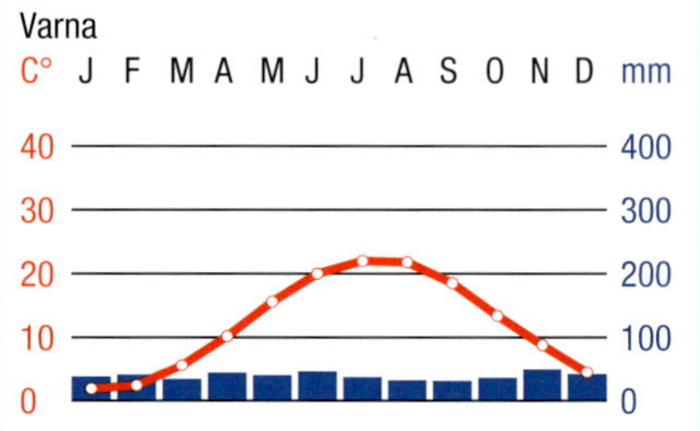

Verkehrsverbindungen

Bulgarien ist über zahlreiche internationale Flughäfen mit vielen Linien und Charterverbindungen aus Europa erreichbar. Vor allem im Sommer wird die bulgarische Schwarzmeerküste um Varna regelmäßig von europäischen Charterfluglinen angeflogen.
Bulgarien verfügt über ein ausgedehntes, oft gutes Straßennetz, die großen Städte sind durch Autobahnen bzw. gut ausgebaute Fernstraßen verbunden, in ländlichen oder abgelegeneren Regionen können die Straßen aber auch in schlechterem Zustand sein. Das Straßennetz besteht aus ca. 18 000 km Landstraßen und gut 500 km Autobahnverbindungen, die teilweise noch im Ausbau sind. Es gibt eine Vignettenpflicht für die Benutzung von Landstraßen und Autobahnen. Vignetten sind an allen bulgarischen Grenzübergängen erhältlich.
Zug- und Busverbindungen sind relativ gut ausgebaut und preisgünstig, aber langsam.

Medizinische Infrastruktur

Bulgarien hat traditionell seit der sozialistischen Zeit zwischen 1945 und 1999 ein überwiegend staatliches, steuerfinanziertes Gesundheitssystem, das seit 1999 zunehmend durch private Einrichtungen ergänzt wurde. Die großen Krankenhäuser und Kliniken sind immer noch fast ausschließlich staatlich. Es gibt 5 medizinische Fakultäten mit zum Teil zumindest personell gut ausgestatteten Lehrkliniken, an denen zunehmend auch ausländische Studierende aus europäischen und außereuropäischen Ländern ihr Studium absolvieren. Größere Privatkliniken finden sich in Sofia, Burgas und Varna. In den Touristenzentren, wie z. B. an der Schwarzmeerküste nördlich von Varna, werden medizinische

Dienstleistungen ambulant gegen Barzahlung angeboten. In den staatlichen Einrichtungen gilt grundsätzlich die European Health Insurance Card (EHIC). Dies kann aber bei ambulanter Betreuung in staatlichen Einrichtungen langwierige Behandlungsprozesse nach sich ziehen, so dass Patienten häufig den Wunsch haben, private, kostenpflichtige Einrichtungen zu konsultieren. Eine private Reisekrankenversicherung ist daher sehr sinnvoll.
Die Qualität der medizinischen Versorgung in den großen staatlichen Kliniken des Landes ist grundsätzlich fachlich nicht schlecht, sprachliche Hürden und geringe Servicementalität können aber bei internationalen Reisenden Unzufriedenheit auslösen. Die zahnärztliche Versorgung wird zunehmend durch kostenpflichtige, private, teils technisch sehr gut ausgestattete Praxen verbessert.
Das Rettungswesen ist außerhalb der großen Städte wie Sofia und Varna durch die im ländlichen Bereich häufig dünne Besiedlung vor große Herausforderungen gestellt was Einsatzzeiten und Zuverlässigkeit angeht.
Fast alle in der Europäischen Union zugelassen Medikamente sind in den öffentlichen Apotheken Bulgariens verfügbar oder zu bestellen, die Auswahl kann in ländlichen Bereichen aber temporär eingeschränkt sein, so dass Reisende einen ausreichenden Vorrat von notwenigen, regelmäßig eingenommenen Medikamenten mitnehmen sollten. Blutprodukte gelten in Bulgarien als sicher.

Sprache der Hilfsorgane

Bulgarisch (in Krankenhäusern sprechen ältere Ärzte und Krankenschwestern teilweise noch russisch, bei jüngeren Leuten ist Englisch zunehmend verbreitet).

Krankenhaus: Bolnitsa
Apotheke: Apteka
Arztpraxis/Notfallbehandlung:
Lekar

Notrufnummern

Notruf: 112
Polizei: 166
Feuerwehr: 160
Rettungsdienst: 150
Telefonauskunft National: 144, 145

Telefonverbindungen

In größeren Städten ist eine internationale Direktwahl möglich, in ländlichen Gegenden und kleineren Städten wird dies ebenfalls zunehmend Standard. Das Angebot öffentlicher Telefongeräte in Postämtern wird aufgrund der zunehmenden Nutzung von Mobiltelefonen immer weniger.

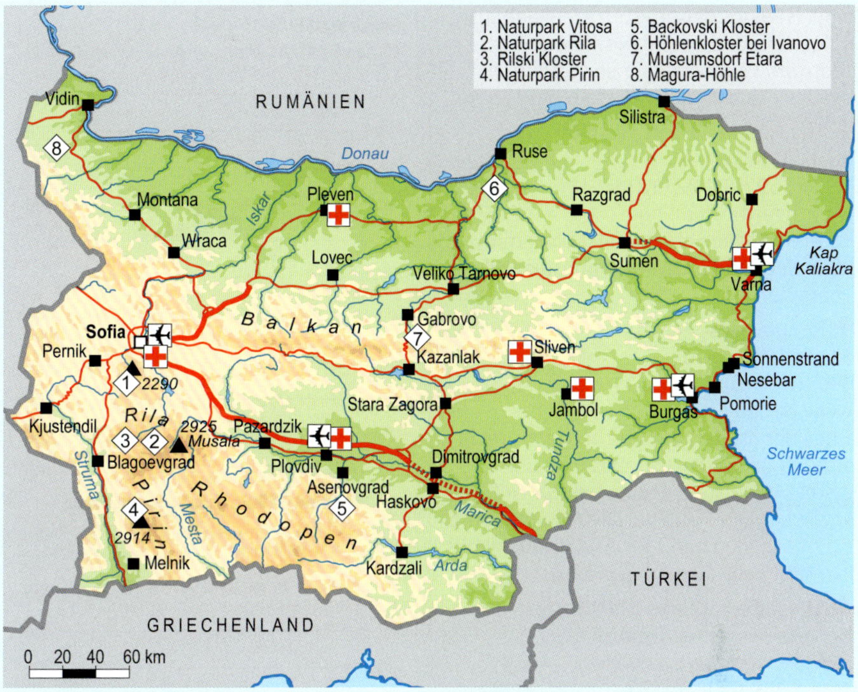

Mobilnetzabdeckung

GSM 900/1800, Dualbandnetz. Der Sende-/Empfangsbereich für Mobilfunk ist in städtischen Gebieten vorhanden, in wenig besiedelten Gegenden nicht immer sicher gewährleistet. Es bestehen Roaming-Abkommen mit den gängigen europäischen Mobilnetzanbietern.

Versicherung

Es besteht ein Sozialabkommen mit Bulgarien. Dieses umfasst aber nur die Leistungen der öffentlichen Gesundheitsdienstleister, eine private Reisekrankenversicherung ist daher unter anderem auch für ggf. notwendige oder gewünschte Rücktransporte dringend anzuraten!

Krankenhäuser/Med. Einrichtungen

(siehe Erläuterungen S. 183)

Burgas

✚ Life Hospital
ul. Dimitar Dimov (nahe Flughafen)
Tel.: +359 (0) 56 875050
www.lifehospitalbg.com
Privatklinik mit einem Schwerpunkt auf der Versorgung von Touristen. Die wesentlichen Fachabteilungen sind vorhanden, komplexere Fälle müssen nach Varna überwiesen werden.

Jambol

✚ Multiprofile Hospital for Active Care St. Pantaleimon
30, P. Hitov
Tel.: + 359 (0) 46 661530
Großes Krankenhaus mit über 400 Betten und den wesentlichen Fachabteilungen sowie einer 24-stündigen Notaufnahme.

Pleven

✚ Universitätskrankenhaus Pleven
84, ul. Georgy Kochev
Tel.: +359 (0) 64 886100
Das Krankenhaus bietet fast alle wesentlichen Fachabteilungen sowie eine 24-Stunden Notaufnahme. Als staatliche Einrichtung ist es oft überfüllt, sprachliche Hürden sind zu erwarten.

Plovdiv

✚ Medical University Hospital St. George
15A, Bld. Vassil Aprilov
Tel.: +359 (0) 32 602348
Das Universitätskrankenhaus von Plovdiv umfasst alle wesentlichen Fachabteilungen und unterhält eine 24 Stunden geöffnete Notaufnahme.

Sliven

✚ Private Hospital Sliven
5, Pehlivanov Dimitar
Tel.: + 359 (0) 44 618000 (tagsüber),
Notfälle: + 359 (0) 44 618024, nachts und an Wochenenden + 359 (0) 44 618124
www.mbalhd.com
Das private Krankenhaus bietet alle wesentlichen Fachabteilungen sowie bildgebende Diagnostik, kardiologische Interventionsmöglichkeiten und eine 24-stündige Notaufnahme. Polytraumata und Infektionskrankheiten werden ggf. in das staatliche Krankenhaus überwiesen.

Sofia

✚ Lozenetz University Hospital
1, ul. Koziak
Tel.: + 359 (0) 2 9607225, 9607540
www.lozenetz-hospital.bg
Das staatliche Universitätskrankenhaus in

Bulgarien (Forts.)

Sofia ist eines der größten Krankenhäuser Bulgariens und nationales Referenzzentrum. Es gilt als eine der technisch bestausgestattetsten Kliniken des Landes.

✚ The National Heart Hospital
65, ul. Konyovitsa
Tel.: +359 (0) 2 9211211
www.hearthospital.bg
Kardiologische Schwerpunktklinik mit überwiegend elektiver Diagnostik und Therapie.

✚ Pirogov Hospital
21, Totleben Blvd.
Tel.: +359 (0) 2 9154411
www.pirogov.eu
Eines der großen öffentlichen, aber recht alten Krankenhäuser Sofias und eine der ersten Anlaufstellen vor allem für Unfälle sowie kardiale Notfälle. Die Notaufnahme ist 24 Stunden geöffnet. Das Krankenhaus ist meist sehr stark frequentiert.

✚ St. Ekaterina University Multiprofile Hospital for Active Treatment
52A, Pencho Slaveykov Blvd.
Tel.: + 359 0700 12131
www.uhsek.com
Lehrkrankenhaus der medizinischen Fakultät mit den wesentlichen Fachabteilungen und bildgebender Diagnostik.

Varna

✚ Multi-profile Hospital for ActiveTreatment
3, u. Christo Smirnenski
Tel.: +359 (0) 52 386210
Lehrkrankenhaus und Brandverletztenzentrum der Militärakademie. Eingeschränkte medizinische Versorgung.

✚ Euro Hospital
2A, ul. Naiden Raykov
Tel.: +359 (0) 52 387900
www.eurohospitalbg.com
Gut ausgestattete private Klinik, die viele ausländische Touristen als Patienten behandelt. Die wesentlichen Fachabteilungen sowie bildgebende Diagnostik sind vorhanden. Komplizierte Traumata und kardiologische Notfälle werden aber an die staatlichen Häuser überwiesen.

✚ University Multi-profile Hospital for Active Treatment St. Marina
1, Hristo Smirnenski Blvd.
Tel.: +359 (0) 52 302851
www.svetamarina.com
Das Krankenhaus der medizinischen Universität von Varna ist eines der größten an der gesamten Schwarzmeerküste und verfügt über alle wesentlichen Fachabteilungen. Die EHIC wird allgemein akzeptiert. Das Krankenhaus ist aber stark frequentiert, längere Wartezeiten sind üblich.

Chile

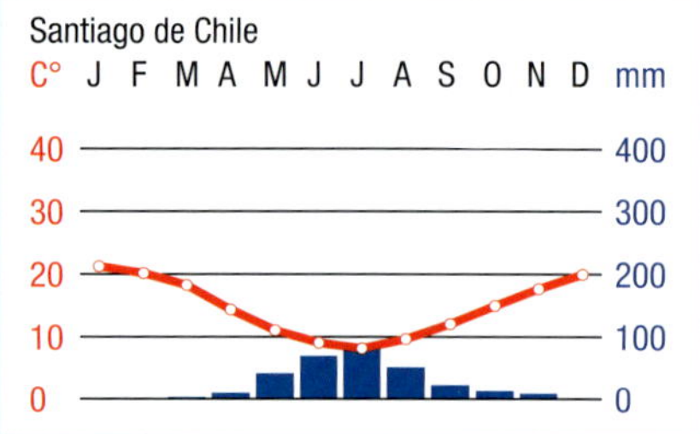

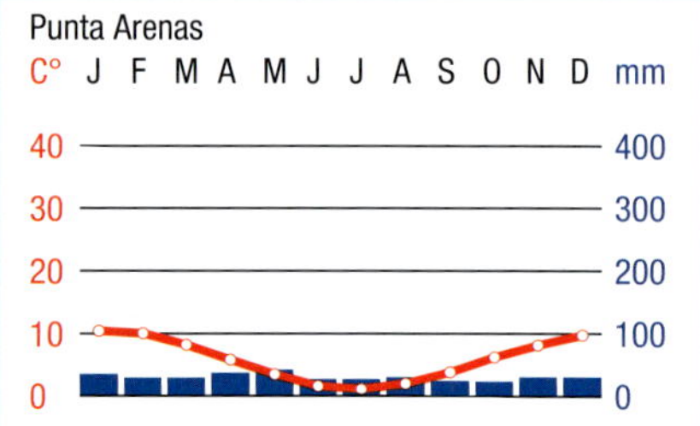

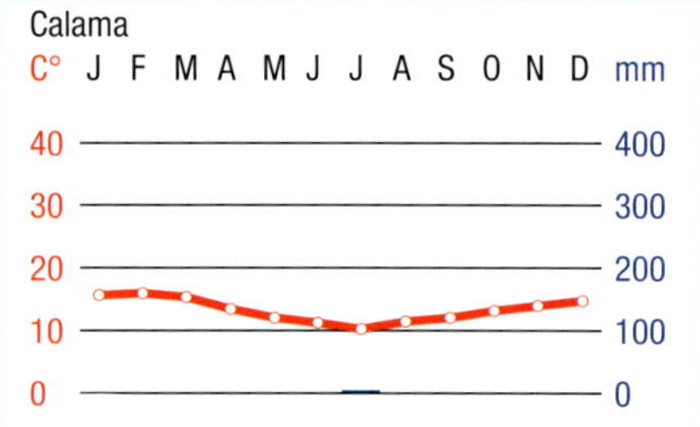

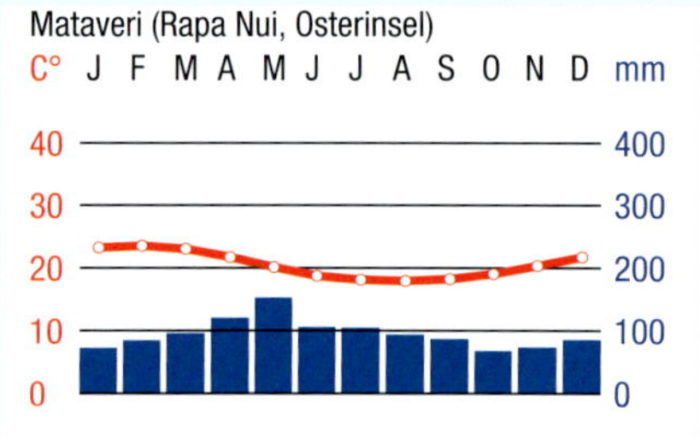

Verkehrsverbindungen

Deutsche und europäische Reisende werden Chile überwiegend über die internationalen Flughäfen Comodoro Arturo Merino Benítez der Hauptstadt Santiago de Chile und Carriel Sur Aeropuerte in Conception erreichen. Santiago de Chile wird von zahlreichen Fluglinien aus Europa, den USA und Lateinamerika angeflogen, es stehen aber mit Punta Arenas, Antofagasta, Puerto Montt und Iquique oder auch Arica eine Reihe anderer internationaler Flughäfen überwiegend für Anreisen innerhalb Lateinamerikas zur Verfügung. Aufgrund der großen Entfernungen innerhalb des Landes verfügen viele größeren Städte Chiles über einen Flughafen. Die weit abgelegenen Osterinseln sind über den internationalen Flughafen Mateveri von Santiago und von Papeete, Tahiti zu erreichen.

Die Landverbindungen zwischen Chile und seinen Nachbarn Peru, Bolivien und Argentinien werden genutzt, vor allem auch für Busreisen. Der Schiffverkehr spielt für den Personentransport nach Chile quasi keine Rolle, wenngleich Chile über tausende Kilometer Küstenlinie verfügt und über zahlreiche internationale Häfen, über die der Seetransport abgewickelt wird. Die Hafenstädte Chiles werden gelegentlich von internationalen Kreuzfahrschiffen angelaufen.

Das Straßennetz in Chile ist grundsätzlich gut, allerdings sind die Entfernungen groß und in abgelegenen Regionen sind die Straßen nicht immer breit ausgebaut. Die Qualität der Straßen variiert stark. Die großen Wirtschaftszentren sind mit asphaltierten und zum Teil gut ausgebauten Straßen, teilweise auch Autobahnen verbunden. Die meisten Fernstraßen sind jedoch zweispurig und durch den Schwerlastverkehr oft stark belastet. In abgelegenen Gebieten sind häufig nur Schotter- und Erdpisten vorhanden. Chile hat eine hohe Anzahl von Straßenverkehrsunfällen, die Anzahl der Verkehrstoten ist anteilig fast dreimal so hoch wie in Deutschland.

Zwei Eisenbahnstrecken verbinden Chile mit Argentinien. Der Eisenbahnverkehr spielt für Personen aber nur noch im Ballungsgebiet um Santiago de Chile für die dortigen Berufspendler eine Rolle. In ganz Chile gibt es mehrere traditionelle alte Züge. Bahnfernverbindungen gibt es noch bzw. wieder mit der „Metro Valparaiso", welche auf der Hauptstrecke Santiago – Valparaiso verkehrt. Die Züge benötigen für die Strecken jedoch länger als die meist komfortableren Fernreisebusse. Es kann praktisch jeder Punkt des Landes mit dem Reisebus erreicht werden.

Medizinische Infrastruktur

Die medizinische Versorgung in Chile ist landesweit sehr unterschiedlich.

Gute bis sehr gute Versorgung besteht vor allem in der Hauptstadt Santiago de Chile und einigen weiteren großen Städten durch private Krankenhäuser und Facharztzentren. In kleineren Städten kann die Qualität der Versorgung schnell abfallen. Große Entfernungen zwischen den Städten in dem dünn besiedelten Land können lange Anfahrtszeiten mit sich bringen. Die besten Krankenhäuser und sonstigen medizinischen Einrichtungen sind in Santiago de Chile zu finden. Eine qualitativ hochwertige Versorgung für kleinere und mittelschwere gesundheitliche Probleme ist in privaten Einrichtungen im Gebiet zwischen Santiago de Chile und Valparaiso erhältlich. Viele Ärzte wurden außerhalb Chiles ausgebildet oder haben zumindest einen Teil ihrer Weiterbindung dort absolviert und sprechen Englisch.

Für schwere Verletzungen werden ausgewählte, große öffentliche Krankenhäuser

genutzt werden müssen.
Außer bei Notfällen sind für ausländische Reisende die privaten medizinischen Einrichtungen zur medizinischen Versorgung empfohlen, während die öffentlichen Krankenhäuser fast ausschließlich Einheimische oder Gastarbeiter aus den umliegenden lateinamerikanischen Ländern (Bolivien, Peru) behandeln. Verkehrsunfallopfer werden nach Erstversorgung in einem öffentlichen Krankenhaus üblicherweise soweit technisch möglich in private Einrichtungen überwiesen.
Obwohl viele der Fachärzte in Chile ihre Ausbildung im Ausland absolviert oder dort gearbeitet haben, arbeiten die Krankenhäuser nicht überall auf internationalem Standard, besonders außerhalb von Santiago de Chile, Valparaiso und Conceptión. Dort können allerdings auch schwerere Fälle, so zum Beispiel bei Polytraumata oder ernsten kardiovaskulären Erkrankungen versorgt werden Dies gilt ebenfalls für planbare Eingriffe wie Operationen, interventionelle kardiologische Eingriffe oder komplexere Diagnostik. Sollte eine Evakuierung wirklich notwendig sein, ist aufgrund der weiten Entfernungen meist eine vorübergehende Krankenhausaufnahme zur Erstversorgung erforderlich.
Ausgewählte private Krankenhäuser in Santiago de Chile und Valparaiso bieten eine ambulante Versorgung auf hohem Niveau. Die meisten Facharztrichtungen stehen zur Verfügung. Viele Fachärzte haben ihre privaten Praxen in unmittelbarer Nähe des Krankenhauses, wo sie nachmittags Sprechstunden abhalten. Termine können direkt mit dem Arzt oder über die internationale Abteilung des Krankenhauses vereinbart werden. Vor einem Facharzttermin wird zunächst eine Überweisung durch einen Allgemeinarzt erwartet, auch bei privaten Terminen.
Bei solch ambulanter, aber auch bei stationärer medizinischer Versorgung wird fast immer Barzahlung oder eine Kostendeckung mit Kreditkarte verlangt, sowohl in privaten wie auch in öffentlichen Einrichtungen. Die meisten internationalen Krankenversicherungen werden in Chile nicht einfach akzeptiert.
Ein zuverlässiges, flächendeckendes öffentliches Rettungssystem existiert in Chile nur in den großen Städten.
Es empfiehlt sich daher leider oft, so ungewöhnlich dies für westeuropäische Reisende klingen mag, den Patienten in einem Privatwagen in die Klinik oder das Krankenhaus zu bringen. Öffentliche Rettungsdienste sind nicht immer zuverlässig und können daher nicht uneingeschränkt empfohlen werden.
Private Rettungsdienste in größeren

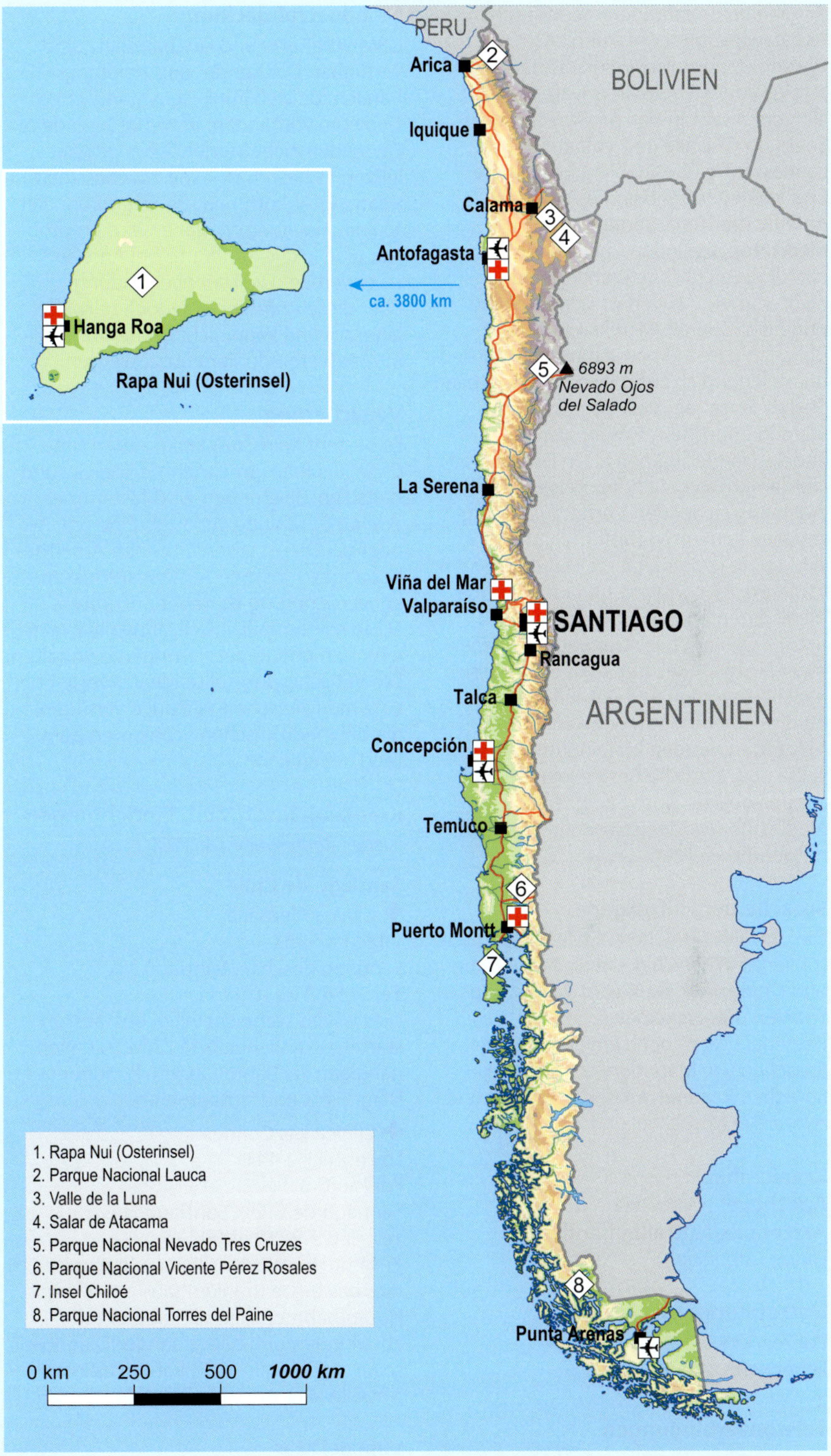

Städten können möglicherweise Krankentransporte zur Verfügung stellen. Wenn aber Verzögerungen zu erwarten sind, wird der Patienten oft besser direkt in das nächstgelegene private Krankenhaus gefahren.
Die Blutversorgung in Chile gilt als sicher. Das Blut stammt dort von freiwilligen Spendern und wird gemäß internationalen Standards untersucht.
Selbst in Gebieten, wo die Blutversorgung als sicher gilt, sollten Bluttransfusionen nach Möglichkeit vermieden werden.
Bei den Routineuntersuchungen können nicht alle blutübertragenen Erkrankungen erkannt werden. Wenn eine Bluttransfusion empfohlen wird, sollte unbedingt versucht werden, eine zweite Meinung

Chile (Forts.)

durch einen erfahrenen medizinischen Assistanceanbieter einzuholen.
Die zahnmedizinische Versorgung in Chile erfolgt überwiegend in privaten Einrichtungen und ist in den großen Städten Santiago de Chile und Valparaiso gut.
Landesweit gibt es zahlreiche größere und kleinere öffentliche Apotheken und die meisten internationalen Medikamente sind in Chile erhältlich, allerdings nicht durchgehend und nicht immer in zuverlässigem Zustand und nicht überall. Medikamente sind üblicherweise in Spanisch beschriftet und nur gelegentlich zusätzlich mit englischen Texten versehen. Viele Medikamente werden importiert. Häufig werden andere Handelsnamen als in Europa und Nordamerika verwendet. Reisende sollten einen ausreichenden Vorrat an benötigten Medikamenten mitführen und die Wirkstoffe kennen, da die Handelsnamen variieren. Psychotrope und opioidartige Medikamente (starke Schmerzmittel) unterliegen in Chile strengeren Auflagen als in Europa. Dies muss vor einer Reise beachtet werden und geprüft werden, ob diese benötigten Medikamente mitgeführt werden können. Auf jeden Fall sollte eine ärztliche Bescheinigung über die persönliche Notwendigkeit solcher Medikamente, idealerweise in Spanisch, mitgeführt werden

Sprache der Hilfsorgane

Die offizielle Sprache in Chile ist Spanisch (Chilenisch), welches sich in Aussprache und Grammatik stark vom Spanisch in Spanien unterscheidet.
Regional gibt es noch einige indigene Sprachen wie Mapudungun, sowie die Sprachen Rapanui auf der Osterinsel und Aymara in Nordchile.

Krankenhaus: hospital
Apotheke: pharmacia
Arztpraxis/Notfallbehandlung:
clinica, urgencia

Notrufnummern

Polizei: 133
Feuerwehr: 132

Telefonverbindungen

Chile verfügt über eines der besten Kommunikationsnetzwerke in Südamerika.
Telekommunikationsmöglichkeiten sind reichlich vorhanden und auf dem neuesten Stand, verglichen mit den USA und Europa aber recht teuer. Ein Internetzugang ist in großen Städten weithin möglich. Fast überall ist eine internationale Direktwahl möglich.

Mobilnetzabdeckung

GSM 900/1800 und Dreibandnetz sind verfügbar. Der Sende- und Empfangsbereich für Mobilfunk ist in städtischen Gebieten vorhanden, in wenig besiedelten Gegenden nicht immer sicher gewährleistet. Es bestehen keine zuverlässigen Roaming-Abkommen mit internationalen Mobilfunkanbietern, daher wird empfohlen, eine lokale Sim-Karte bei Anreise zu erwerben. Die Datenverbindung über diese Anbieter ist jedoch teilweise langsam und kann nicht immer für eine Internetverbindung genutzt werden.

Versicherung

Es besteht kein Sozialabkommen mit Chile. Bei Inanspruchnahme von Gesundheitsdienstleistungen wird fast immer direkte Bezahlung verlangt. Eine private oder bei Dienstreisen über den Arbeitgeber abgeschlossene Auslandsreisekrankenversicherung ist daher anzuraten. Diese sollte medizinisch sinnvolle Evakuierungen und Repatriierungen beinhalten. Die Versicherung sollte idealerweise über eine medizinische Assistance verfügen, die bei medizinischen Problemen beratend helfen kann.

Krankenhäuser/Med. Einrichtungen

(siehe Erläuterungen S. 183)

Santiago de Chile

✚ Clinica Alemana
Vitacura 5951
Santiago de Chile, Santiago NA
Tel.: +56 2 2210 1111
Dies ist das wahrscheinlich bestausgestattete Krankenhaus in Chile mit allen gängigen Fachabteilungen, bildgebender Diagnostik und Notaufnahme.

✚ Clinica Las Condes
Lo Fontecilla 441
Edificio C 3
Santiago de Chile, Santiago NA
Te.: +56 2 2210 4000
Zusammen mit der Clinica Aleman ist dies das beste Krankenhaus in Chile mit Notaufnahme, allen gängigen Fachabteilungen und bildgebender Diagnostik sowie der Möglichkeit, kardiovaskuläre Notfälle aller Art zu behandeln.

Vina del Mar

✚ Clinica Ciudad del Mer
13 Norte 635
Tel.: +56 32 245 1000
www.ccdm.cl/medicos-y-unidades-clinicas/unidades-clinicas/hospitalizacion-adultos/
Dies ist ein kleines privates Krankenhaus mit rund 100 Betten und den gängigen Fachabteilungen sowie Notaufnahme und bildgebender Diagnostik.

Puerto Montt

✚ Clinica Puerto Montt
Panamericana 400
Te.: +56 65 248 4800
Dies ist ein kleines privates Krankenhaus, welches Mitglied der Red Clinicacs Regionales ist und über rund 60 Betten mit Notaufnahme und bildgebender Diagnostik verfügt.

Concepcion

✚ Clinica Sanatorio Aleman
Avenida Pedro de Valdivia 801
Tel.: +56 41 2 796000
Dies ist ein privates Krankenhaus mit rund 100 Betten und Notaufnahme.

Antofagasta

✚ Clinica Antofagasta
Manuel Antonio Matta, 1945
Te.: +56 55 2468 100
www.clinicaantofagasta.cl/
Dies ist ein mit rund 100 Betten recht kleines privates Krankenhaus mit den gängigen Fachabteilungen, bildgebender Diagnostik und Notaufnahme, Komplexere Fälle müssen evakuiert werden.

✚ Osterinsel

Hospital Hanga Roa
Simon Paoa, Eastern Island
Tel.: +56 32 257 8360
Dies ist das einzige kleine Krankenhaus auf der Insel, es ist rund um die Uhr geöffnet, verfügt aber nur über einfache grundlegende bildgebende Diagnostik und sehr begrenze Behandlungsmöglichkeiten. Es gibt 20 Betten.

China

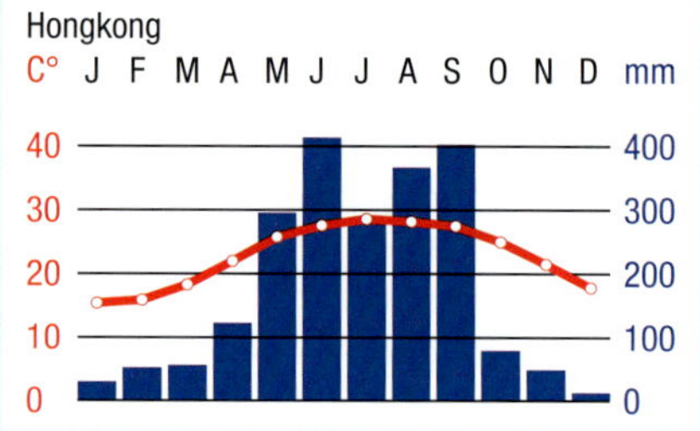

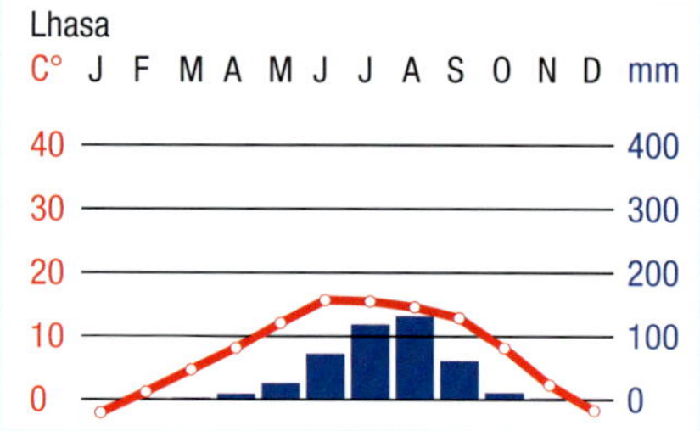

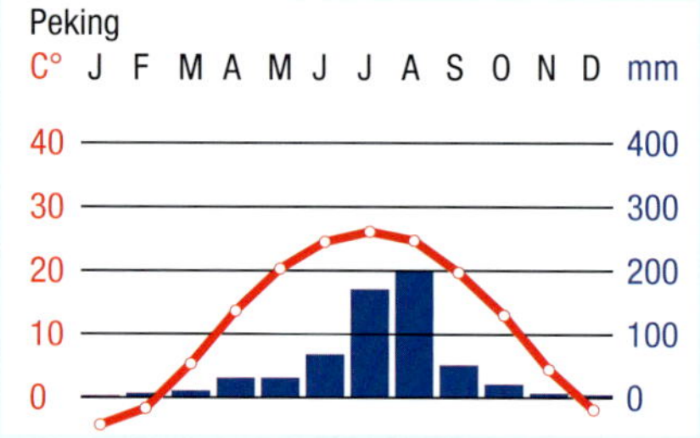

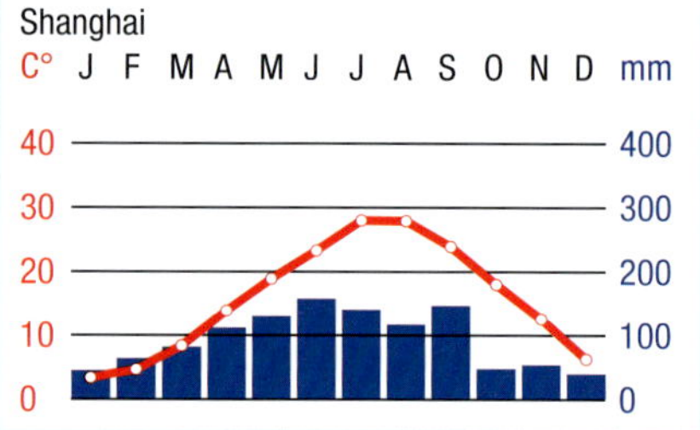

Verkehrsverbindungen

Die meisten international Reisenden werden China über einen seiner zahlreichen internationalen Flughäfen erreichen. Auch innerhalb des Landes werden größere Strecken häufig mit dem Flugzeug absolviert. Das innerchinesische Luftverkehrsnetz ist sehr gut ausgebaut. Es gibt ausreichend Flughäfen und auch kleinere Flugplätze, welche auch für Ambulanzflüge genutzt werden können. China verfügt über ein gut ausgebautes und zunehmend modernisiertes Eisenbahnsystem. Zugverbindungen spielen auch für international Reisende eine immer größere Rolle, das sie bequem, schnell und zuverlässig sind.
Die chinesische Ostküste wird regelmäßig von internationalen Kreuzfahrtschiffen angefahren. Hainan und Hongkong sowie einige kleinere Inseln im Chinesischen Meer werden auch von Fähren angefahren.

China verfügt grundsätzlich über ein gutes Straßennetz und ist von den meisten seiner Nachbarn über Landverbindungen und Straßen erreichbar. In diesem Land von geradezu kontinentalem Ausmaß und extrem unterschiedlicher Infrastruktur muss zwischen den Ballungszentren des Ostens und den ländlichen Bereichen im Westen – insbesondere der einsamen Weite Tibets – unterschieden werden. Es gibt ein Ost-West-Gefälle in allen Standards: Die Verkehrsachsen im Osten sind gut, die Straßen innerorts und zwischen den Städten sind gut ausgebaut. Dagegen sind die Straßen auf dem Land oft in schlechtem Zustand, in abgelegeneren Gebieten nur mit Allrad und – abhängig von der Jahreszeit (Regen im Süden, Schnee in Tibet) – überhaupt nicht zu befahren. Außerhalb der Ballungsregionen ist daher mit extremen Fahrzeiten zu rechnen, wenn man medizinische Hilfe erreichen will.

Medizinische Infrastruktur

China hat ein staatliches Gesundheitswesen, private Einrichtungen sind selten und nur in den großen Städten an der Ostküste und in Beijing für international Reisende zugängig. Die Qualität variiert sehr stark. In Beijing, Shanghai, Shenzhen und einer Reihe weiterer großer Städte gibt es ausgezeichnete moderne Einrichtungen mit quasi internationalem Standard.
Zunehmend haben große öffentliche Krankenhäuser private Abteilungen. Daneben existieren aber landesweit immer noch viele Krankenhäuser weit unter internationalem Standard, auch was die hygienischen Bedingungen angeht.
Die medizinische Versorgung in China findet üblicherweise in Krankenhäusern statt, private Versorgung in Arztpraxen oder hausärztliche Betreuung ist die Ausnahme. In den größeren Städten und Ballungszentren gibt es in den Krankenhäusern eine zunehmende Zahl von eigenen Abteilungen mit höherem Standard für Ausländer, sogenannte „Foreign Wards", die oft auch als „V.I.P. Wards" bezeichnet werden.
Die Anschaffung von medizinischen Großgeräten (z. B. CT) wird staatlich geregelt, oft besteht aber eine Diskrepanz zwischen vorhandenem technischen Standard und erfahrenem Personal, welches diese Geräte auch bedienen kann. Außerhalb großer Städte und im vergleichsweise dünn besiedelten Westen des Landes ist die medizinische Infrastruktur ähnlich wie auch die Verkehrsinfrastruktur deutlich weniger gut und weniger auf internationalem Stand. Kulturelle und sprachliche Hürden sind eine große Herausforderung für ausländische Patienten in chinesischen Krankenhäusern. Schwere Fälle und Krankheiten, die längerdauernde Betreuung benötigen, werden daher oft evakuiert. Hongkong stellt häufig eine Ausweichmöglichkeit dar, da hier private Krankenhäuser mit Englisch sprechendem Personal Patientenversorgung mit internationalem Standard und internationalen Gepflogenheiten anbieten.
Abgesehen von den sehr teuren „Foreign Wards" oder „V.I.P. Wards" ist es in fast allen Krankenhäusern in China üblich, dass Angehörige sich um die Versorgung des Patienten kümmern, was von der Essensbeschaffung über die Bettwäsche bis gelegentlich zu Verbandswechseln reicht! Dies muss ggf. rechtzeitig über Kollegen, Mitreisende oder die Reiseleitung organisiert werden. Die Abwicklung eines Erkrankungsfalles in Eigenregie ohne eine kompetente medizinische Assistance mit 24 h Notruf-Hotline ist in China sehr schwierig.
In den östlichen Ballungszentren sind zahlreiche Apotheken vorhanden und es ist daher kein Problem, gängige Medikamente in guter Qualität zu bekommen. Die Versorgung in den westlichen Landesteilen ist deutlich eingeschränkter. Die meisten gängigen Medikamente sind im Land grundsätzlich verfügbar, können aber teilweise nur in den Krankenhausapotheken erworben werden. Viele Arzneimittel haben andere Namen, die Beschriftung auf den Packungen ist oft nur auf Chinesisch. Medikamente werden im Krankenhaus den Patienten häufig ohne jegliche Angabe zur Einnahme und Dosierung übergeben! Betroffene Reisende sollten unbedingt nachfragen, damit sie die Therapie überhaupt durchführen können (Dolmetscher!). Impfstoffe, die in Europa hergestellt wurden, sind in China schwierig zu bekommen, allenfalls in internationalen privaten medizinischen Einrichtungen. Dies betrifft auch die Tollwutimpfstoffe. Insbesondere vor einem Langzeitaufenthalt sollten daher alle anstehenden Impfungen komplettiert sein.
Es gibt in China in den meisten Städten kein zuverlässiges Rettungswesen. Im Notfall muss daher auf Taxis oder eigene PKWs zurückgegriffen werden, wenn ein schneller Transport ins Krankenhaus nötig ist.
Zahnärztliche Versorgung ist in fast allen Städten Chinas zuverlässig verfügbar. Außer in den ganz großen östlichen Metropolen mit privaten Zahnkliniken sind die zahnärztlichen Abteilungen in den staatlichen Krankenhäusern zu finden.

Sprache der Hilfsorgane

In China wird Mandarin und Kantones gesprochen. In den staatlichen Krankenhäusern ist Englisch sprechendes Personal selten anzutreffen. Formal existiert

ein landesweiter Rettungsdienst, der allerdings ebenfalls zur Alarmierung in chinesischer Sprache angerufen werden muss. Er führt im wesentlichen medizinischen Transport ins nächste Krankenhaus durch. In großen Krankenhäusern mit „V.I.P. Ward“ sprechen einige Ärzte Englisch oder Deutsch, das übrige Personal normalerweise nicht. In ländlichen Gegenden ist außer Chinesisch keine Sprache zu erwarten, daher rechtzeitig um Dolmetscher bemühen!
Wichtige Adressen sollte man sich in chinesischen Schriftzeichen aufschreiben lassen!

Krankenhaus: YI Yuàn (hospital)
Apotheke: Yáo Fáng (pharmacy)
Arztpraxis/Notfallbehandlung:
XI YI = Arzt, der in westlicher Medizin ausgebildet ist (physician, doctor's office, doctor's practice)

Notrufnummern

Notruf: 999
Polizei: 110, bei Verkehrsunfall 112
Feuerwehr: 119
Ambulanz: 120
Telefonauskunft National: 114

Telefonverbindungen

Das Telefonnetz in den Ballungszentren ist dicht und funktioniert gut. In den ländlichen Gebieten ist die Zahl der Anschlüsse gering, nur wenige kleinere Orte haben überhaupt noch kein Telefon (manchmal noch nicht einmal Strom!). Hier wird es im Notfall in weiten Teilen des Landes sogar völlig unmöglich sein, Hilfe zu erreichen, denn auch das Mitführen starker Funkgeräte (Kurzwelle) oder Satellitentelefone für abgelegene Gebiete (Trekking/Expedition) ist aufgrund der gesetzlichen Bestimmungen äußerst limitiert.

Mobilnetzabdeckung

Die Netzabdeckung in den Wirtschaftszentren und großen Städten ist lückenlos, die im ostchinesischen Tiefland ebenfalls weitgehend. Im westlich der Tiefebene gelegenen Hochland ist Netzverbindung abgesehen von wenigen größeren Orten (z. B. Lhasa/Tibet) nicht existent. Es steht das GSM 900-Netz zur Verfügung, in Europa gängige Mobiltelefone (Dualband) können also benutzt werden.

Versicherung

Es besteht kein Sozialabkommen mit China, gesetzliche Krankenkassen übernehmen daher keinerlei Kosten. Eine private Reisekrankenversicherung, welche eine medizinische Assistance beinhaltet und medizinisch sinnvolle Evakuierungen mit abdeckt, ist jedem Reisenden dringend zu empfehlen! Sowohl die wenigen privaten als auch die staatlichen Krankenhäuser verlangen von international Reisenden Zahlung per Kreditkarte, bevor die Diagnostik und Behandlung begonnen wird. Insbesondere die zunehmend entstehenden privaten Abteilungen auch in staatlichen Häusern erheben oft recht hohe Honorare.

Krankenhäuser/Med. Einrichtungen

(siehe Erläuterungen S. 183)

Beijing/Peking
Anzhen Hospital
Anzhen Li, Andingmenwai
Tel.: +86 (0)10 64412431
www.anzhen.org

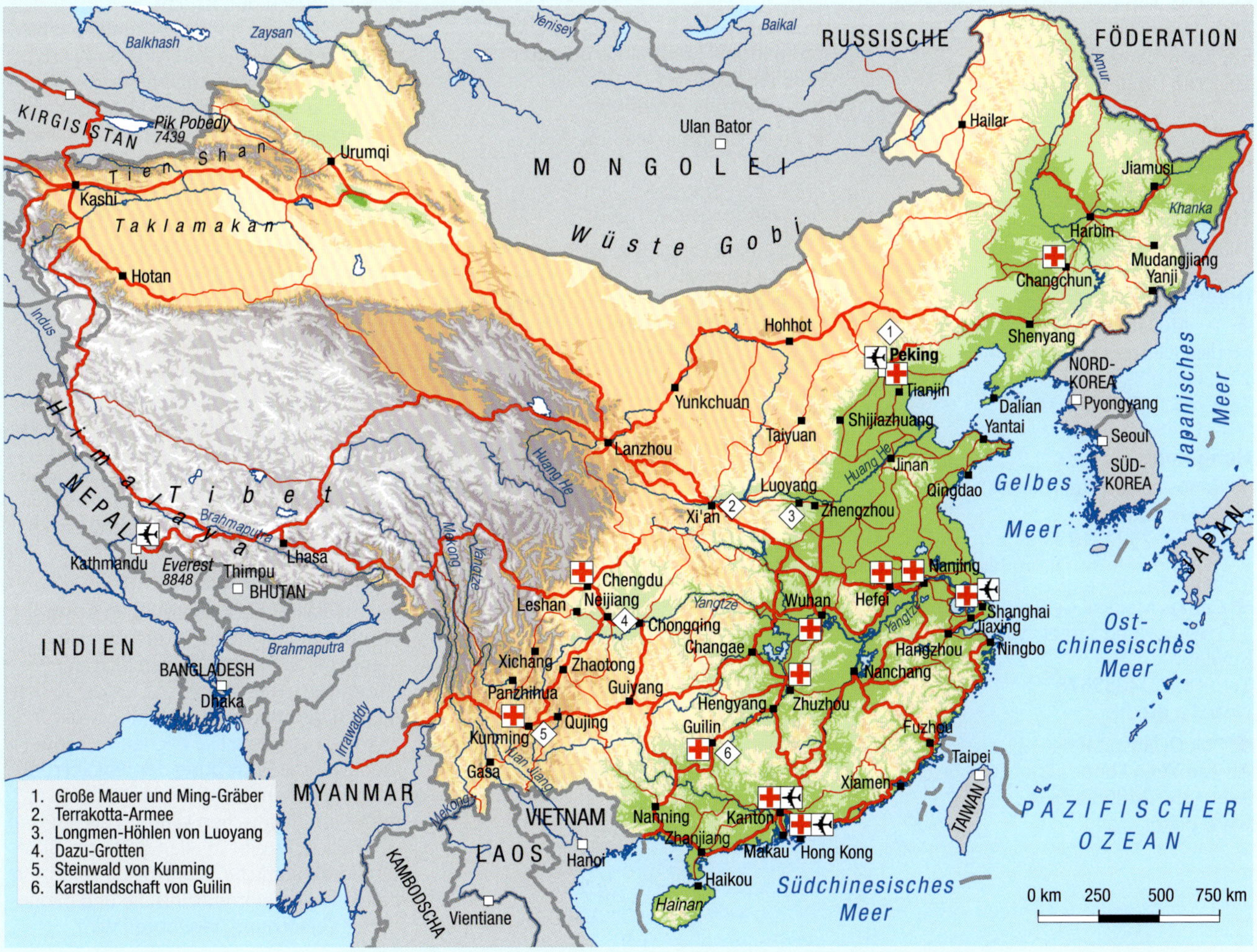

China (Forts.)

Beijing United Family Hospital and Clinics
2, Jiang Tai Lu
Tel.: +86 (0)10 59277120, 59277000
https://beijing.ufh.com.cn/en
Diese große private Krankenhauskette betreibt sehr gute Kliniken in Beijing, Shanghai und Shenzhen und ist für international Reisende immer die erste Anlaufstelle.

Changchun

Jilin University China Japan Union Hospital
126, Xiantai Street
Tel.: +86 (0)431 84995963

Chengdu

West China Hospital
Tel.: +86 (0)28 85422761
https://www.wchscu.cn/Home.html
Wie fast alle hier aufgeführten staatlichen Krankenhäuser ist dies ein sehr großes Haus mit über 800 Betten und allen wesentlichen Fachabteilungen, bildgebender Diagnostik und rund um die Uhr geöffneter Notaufnahme.

Guangzhou/Kanton

1st Affiliated Hospital of Zhongshan Med. University
58, Zongshan 2nd Road
Tel.: +86 (0)20 8755766

Guilin

Affliated Hospital of Guilin Medical College
56, Lequn Lu
Tel.: +86 (0)773 2823244

Hefei

1st Affiliated Hospital of Anhui Medical University
218, Jixi Lu
Tel.: +86 (0)551 3633411

Hong Kong

Canossa Hospital (Caritas)
Old Peak Road 1
Tel.: +852 25222181
www.canossahospital.org.hk

Caritas Medical Centre
111 Wing Hong Street, Sham Shui Po Kowloon
Tel.: +852 34085678
www.ha.org.hk

Pok Oi Hospital
Au Tau Yuen Long
Tel.: +852 24868000
www.pokoi.org.hk

Princess Margaret Hospital
2–10, Princess Margaret Hospital Road, Kowloon
Tel.: +852 29901111
www.ha.org.hk/visitor/

St. Paul's Hospital
2, Eastern Hospital Road
Tel.: +852 28906008
www.stpaul.org.hk/internet

Tuen Mun Hospital
Tsing Chung Koon Road
Tel.: +852 24685111
www.ha.org.hk/tmh/en

Kunming

Peoples Hospital of Kunming
35, Xunjin Jie
Tel.: +86 (0)871 3188200

Nanjing

Raffles Clinic Nanjing
Ground Floor, Grand Metropark Hotel
319 East Zhongshan Road

Shanghai

Huashan Hospital
Wulumuqi Road Central 12
(corner Changle Road)
Tel.: +86 (0)21 62483986, 62499295

Shanghai First People's Hospital
International Medical Care Center
5985 Jiulong Road
Tel.: +86 (0)21 63240090

Ruijin Hospital, Medical Centre Shanghai
197 Rui Jin Er Road
Tel.: +86 (0)21 64370045

Shanghai East International Medical Center
551 Pudong Rd South (corner Jimu Road)
Tel.: +86 (0)21 58799999
www.seimc.com.cn

Wuhan

Affiliated Tongji Hospital of Tongji Medical University
1095, Jiefang Lu
Tel.: +86 (0)27 83662688

Zhuzhou

Zhuzhou No. 1 Hospital
Chezhan Road 24
Tel.: +86 (0)733 8223751

Costa Rica

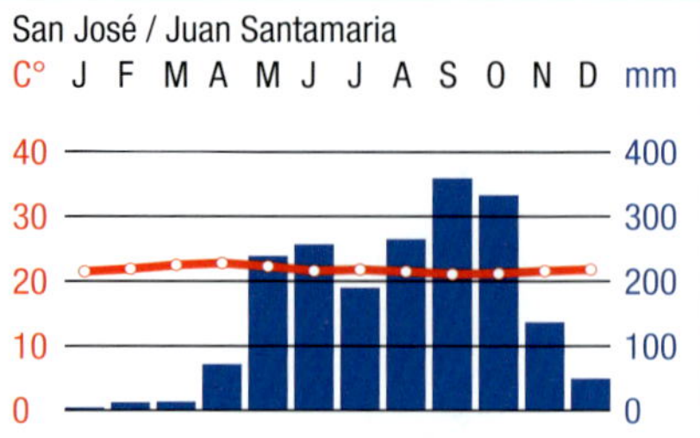

Verkehrsverbindungen

Die meisten deutschen Reisenden werden Costa Rica auf dem Luftweg erreichen. Der wichtigste internationale Flughafen des Landes ist der Flughafen von San José, Juan Santamaría, 18 km nordwestlich des Stadtzentrums. Auch der Flughafen von Liberia, 221 km nordwestlich von San José, wurde saniert und an internationale Standards angepasst. Dort wird eine zunehmende Zahl von An- und Abflügen abgewickelt. Darüber hinaus existieren saisonabhängig verschiedene inländische Verbindungen zu Provinzstädten.
Die Sicherheitsstandards sind hoch. Strenge Passagierkontrollen können zu Verzögerungen führen. Besucher, die aus Kolumbien, Venezuela, Peru oder Bolivien einreisen, werden möglicherweise besonders gründlich durchsucht.
Für eine Einreise auf dem Landweg gibt es Grenzübergänge von Nicaragua aus im Norden und Panama im Süden. Die Hauptübergänge befinden sich auf dem Pan-American Highway bei Peñas Blancas im Norden und Paso Canoas im Süden.
Costa Rica verfügt über ein Straßennetz von ca. 36 000 km, nicht alle sind jedoch asphaltiert. Der Straßenzustand und der Zustand der Fahrzeuge sind nicht immer gut, von daher stellen Verkehrsunfälle ein häufiges Reiserisiko dar.
Das Busnetz ist gut ausgebaut, die Busse sind allerdings langsam und häufig überfüllt.
Das frühere Eisenbahnnetz ist auf wenige, unregelmäßig verkehrende, kurze Strecken zwischen San Jose und Cartago und Heredia beschränkt und für international Reisende eher nicht gebräuchlich.

Medizinische Infrastruktur

Die medizinische Versorgung in Costa Rica ist noch nicht auf internationalem Standard, auch wenn in den letzten Jahren vermehrt öffentliche Gelder in den Ausbau der medizinischen Infrastruktur investiert wurden. Die flächendeckende medizinische Betreuung der Bevölkerung gilt dennoch im Vergleich zu anderen mittelamerikanischen Ländern als gut und vorbildlich. Es gibt in allen größeren Städten primärärztliche „Centros de Salud", in denen allgemeinmedizinische und pädiatrische Versorgung angeboten wird.

Es existiert kein zuverlässiges öffentliches Rettungssystem, einige private Krankenhäuser verfügen über private Krankentransportfahrzeuge, sind jedoch nicht erfahren in der „pre-hospital" Rettungsmedizin. Medizinische Rettungshubschrauber sind nicht öffentlich verfügbar. Private Hubschrauber sind in der Regel nicht medizinisch ausgerüstet und nicht akut verfügbar.
Die beste ärztliche Betreuung ist in der Hauptstadt San José erhältlich. Viele Fachärzte wurden in den USA, in Mexiko oder Spanien ausgebildet, viele sprechen Englisch. Ausländischen Reisenden werden im Allgemeinen private Krankenhäuser empfohlen, da sie ein höheres Versorgungsniveau bieten. Schwere Verletzungen nach Unfällen und schwere internistische Notfälle können jedoch nur in öffentlichen Krankenhäusern behandelt werden. Öffentliche Einrichtungen in ländlichen Gebieten werden nicht empfohlen. Es fehlt dort möglicherweise an Geräten und nur wenige Mitarbeiter sprechen Englisch.
Krankenhäuser und medizinische Dienstleister verlangen bei der medizinischen Betreuung Vorkasse. Auch die Notfallversorgung kann verweigert werden, bis eine Anzahlung oder eine Zahlungsgarantie eines medizinischen Assistance-Unternehmens oder einer Versicherung vorliegt. Private Krankenhäuser und Kliniken akzeptieren gängige Kreditkarten.
Ausgewählte private Einrichtungen in San José bieten eine hochwertige zahnärztliche Versorgung mit Englisch sprechenden Zahnärzten und Mitarbeitern. Andernorts ist der Standard der zahnärztlichen Versorgung unzuverlässig oder auf niedrigem Niveau.
Die Apotheken sind gut ausgestattet, viele Medikamente werden aus den USA eingeführt, sind allerdings häufig auch auf US-amerikanischen Preisniveau. Außerhalb der größeren Städte sind nicht immer alle Medikamente vorrätig, sondern müssen bestellt werden.
Die Blutversorgung in ausgewählten Krankenhäusern in San José ist sicher. Das Blut stammt von freiwilligen Spendern und wird gemäß internationalen Standards untersucht. An anderen Orten gilt Blut als nicht sicher.

Sprache der Hilfsorgane

Spanisch (als offizielle Landessprache), Englisch

Krankenhaus: Hospital, Clinica
Apotheke: Farmácia, Bótica
Arztpraxis/Notfallbehandlung: Consultorio, Centro Médico

Notrufnummern

Polizei, Notruf: 911
Feuerwehr: 118
Ambulanz: 911
Telefonauskunft National: 113
Telefonauskunft International: 124

Telefonverbindungen

Das Telefon-Festnetz ist gut ausgebaut, auch in kleineren Orten gibt es öffentliche Fernsprecher. Eine internationale Direktwahl ist möglich.

Mobilnetzabdeckung

GSM 1800 Netztechnik, in Europa übliche Mobiltelefone sind benutzbar. Es bestehen Roaming-Verträge mit vielen internationalen und europäischen Anbietern in Costa Rica, die Bedingungen wechseln jedoch und die Kosten sollten vorab über die jeweiligen Anbieter abgefragt werden. Die Mobilfunkabdeckung ist nur in besiedelten Gebieten, größeren Dörfern und im zentralen Hochland flächendeckend. An touristisch erschlossenen Orten wird aber zunehmend das Mobilnetz ausgebaut.
Internetzugang besteht in fast allen größeren Hotels sowie an vielen öffentlichen Orten.

Versicherung

Es besteht kein Sozialabkommen mit Costa Rica. Eine private Auslandsreisekrankenversicherung ist dringen anzuraten. Diese sollte medizinisch sinnvolle Evakuierungen und Repatriierungen beinhalten. Idealerweise verfügen die Versicherungen auch über eine medizinische Assistance, die bei medizinischen Problemen in Costa Rica helfen kann.

Krankenhäuser/Med. Einrichtungen

(siehe Erläuterungen S. 183)

Cartago

✚ Hospital Dr. Max Peralta
Tel.: +506 25501999
Kleineres Krankenhaus mit sehr eingeschränkten technischen und personellen Möglichkeiten.

Liberia

✚ Hospital Clinico San Rafael Arcangel
100 Meter östlich der Escuela Ascension Esquivel Ibarra
Tel.: +506 26905500
www.hcsanrafael.com
Kleineres privates Krankenhaus mit den wichtigsten Fachabteilungen und allgemeiner Röntgendiagnostik sowie Notaufnahme

✚ Hospital Enrique Baltodano
Barrio Moracia, Contiguo al Edificio de la Cruz Roja, 918
Tel.: +506 26909700
Kleines privates Krankenhaus mit Notaufnahme und chirurgischer und internistischer Fachabteilung, aber sehr eingeschränkter bildgebender Diagnostik.

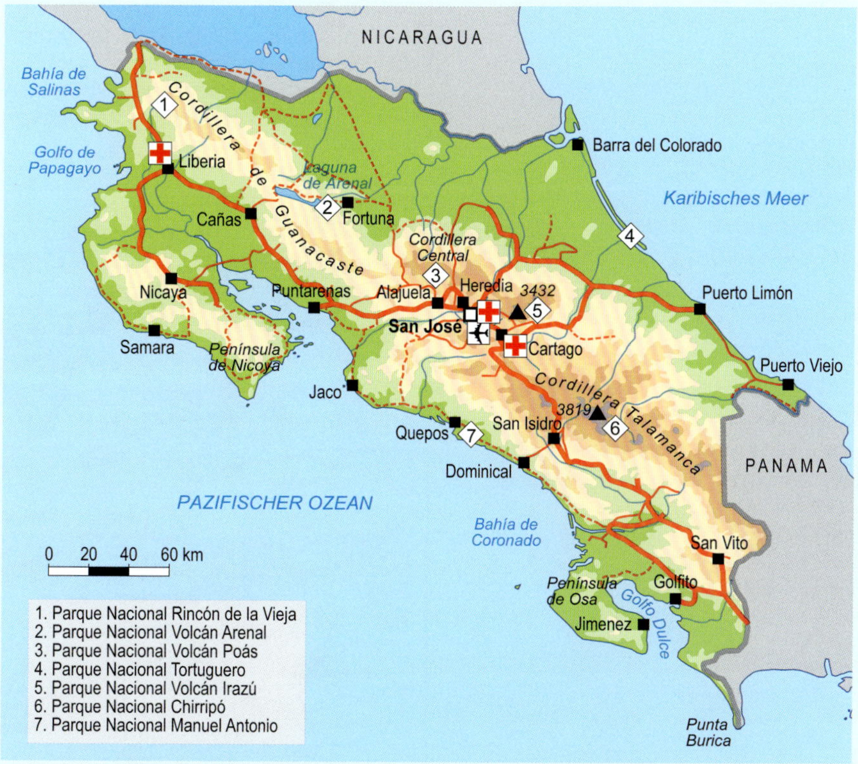

Costa Rica (Forts.)

San José

Clinica Biblica
Primera Ave 14 – 16, Apartado 1307-1000
Tel.: +506 25221000
www.clinicabiblica.com
Großes privates Krankenhaus, das auf internationalem Standard arbeitet. Das Krankenhaus verfügt über die wesentlichen Fachabteilungen inklusive umfangreicher bildgebender Diagnostik und mehrerer Intensivstationen sowie einer 24-stündigen Notaufnahme. In diesem Krankenhaus lassen sich viele internationale Patienten behandeln.

Hospital Cima San Jose
800 östlich der Autopista Prospero, Stadtteil Fernandez
Tel.: +506 22081000
www.hospitalcima.com
Großes auf internationalem Standard arbeitendes Krankenhaus, das über fast alle wesentlichen Fachabteilungen sowie über umfangreiche bildgebende Diagnostik verfügt. Das Krankenhaus betreibt eine 24-stündige Notaufnahme sowie eine gut ausgestattete Intensivstation.

Hospital La Catolica
San Antonio de Guadalupe, Goicoechea (gegenüber dem Justizpalast am Rande von San Jose)
Tel.: + 506 22463000
www.hospitallacatolica.com
Kleineres privates Krankenhaus, das auf sehr hohem Standard arbeitet. Es verfügt über die wesentlichen Fachabteilungen inklusive bildgebender Diagnostik und 24-stündiger Notaufnahme.

Dominikanische Republik

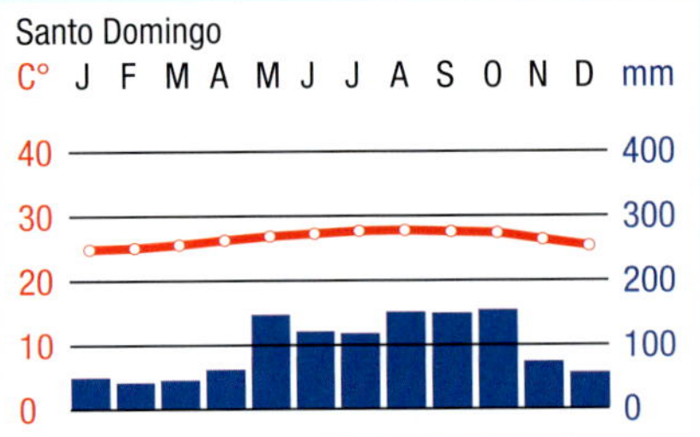

Verkehrsverbindungen

Entlang der Küstenlinie und bei einzelnen Verbindungen im zentralen Bergland sind die Straßen gut ausgebaut. Daher und aufgrund der insgesamt geringen Entfernungen sind alle wesentlichen Punkte des Landes recht gut erreichbar. Im Landesinneren machen fehlende Beschilderung und schlechte Straßen das Autofahren allerdings oft schwierig.

Medizinische Infrastruktur

Das öffentliche Gesundheitswesen ist noch lückenhaft und entspricht nicht europäischen Standards. Immer noch gibt es erhebliche Unterschiede zwischen den großen Städten und ländlichen Regionen. Eine gute medizinische Infrastruktur haben Puerto Plata, Santiago, Punta Cana und Santo Domingo. Zunehmend werden gute private Einrichtungen eröffnet, die allerdings private Bezahlung, oft vorab, verlangen. Einige dieser Kliniken haben Direktabkommen mit europäischen Reisekrankenversicherungen. Zahnärztliche Versorgung ist ebenfalls landesweit im privaten Bereich gegeben.
In Santo Domingo gibt es inzwischen ein zuverlässiges öffentliches Rettungssystem, das über Rufnummer 911 erreichbar ist. Außerhalb der Hauptstadt existiert kein verlässliches öffentliches Rettungswesen. Es gibt allerdings einen privaten, landesweit operierenden Dienstleister „Movi-med“. Über ihn können auch, sofern notwendig, Helikoptertransporte vermittelt werden, die allerdings meist vorab privat zu zahlen sind.
Fast alle international zugelassenen Medikamente sind im Land erhältlich. Blutkonserven gelten als nicht sicher nach internationalen Standards.
Achtung: Besondere Vorsicht beim Tauchen! Auch wenn in Puerto Plata und St. Domingo einige Überdruckkammern zeitweise in Betrieb sind: Die Einrichtungen des Landes sind nicht auf die zuverlässige Behandlung schwerer Tauchunfälle eingerichtet. Die nächste geeignete Druckkammer befindet sich in Miami/USA.

Sprache der Hilfsorgane

Spanisch. Vielfach wird auch Englisch verstanden.
Krankenhaus: Clínica, Enfermería, Hospital
Apotheke: Farmácia, Bótica, Droguería
Arztpraxis/Notfallbehandlung: Consultorio, Médico, Clientela

Notrufnummern

Notruf: 911
Polizei: 911,
Santo Domingo: 809 682 2151
Feuerwehr: 911,
Santo Domingo: 809 682 2000
Ambulanz Movi-med Santo Domingo (mit Ambulanzflugdienst)
809 535-1080, 1-809-200-0911, 809-535-0000 (Zentrale)
Telefonauskunft National: 1411

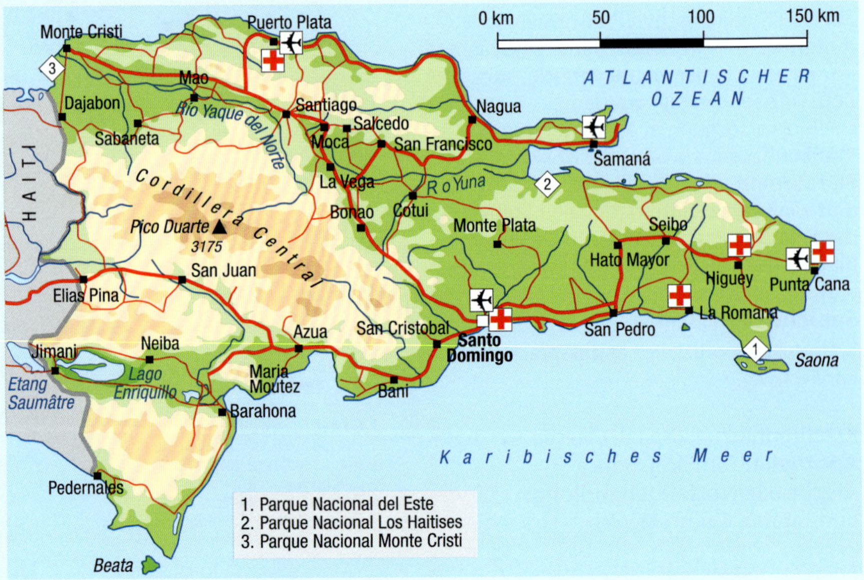

Telefonverbindungen

Das Telefonnetz arbeitet zuverlässig und ist praktisch flächendeckend etabliert.

Mobilnetzabdeckung

Die Mobilnetzabdeckung umfasst inzwischen fast alle Städte und Ortschaften des Landes. Fast alle deutschen Mobilnetzanbieter haben Roaming-Abkommen mit denen der Dominikanischen Republik. In Europa übliche Mobiltelefone sind benutzbar.

Versicherung

Es existiert kein zwischenstaatliches Sozialversicherungsabkommen mit der Dominikanischen Republik. Es wäre auch wenig hilfreich, da die meisten staatlichen Gesundheitseinrichtungen nicht für westliche Reisende empfohlen werden. Der Abschluss einer privaten Auslandskrankenversicherung ist dringend anzuraten. Diese sollte unbedingt den Rücktransport, sobald dieser medizinisch sinnvoll ist, einschließen. Private Gesundheitseinrichtungen sind fast immer vorab bar oder mit Kreditkarte zu zahlen. Einige wenige private Kliniken und Krankenhäuser kooperieren mit den großen internationalen Krankenversicherungen und bieten teilweise bei größeren zu zahlenden Beträgen nach Rücksprache direkte Abrechnung an. Kleinere Leistungen müssen fast immer direkt vor Ort gezahlt werden.

Krankenhäuser/Med. Einrichtungen

(siehe Erläuterungen S. 183)

Higuey

Clinica del Rosario Perozo
Av Juan XXIII 157
Tel.: +1809 5542893

La Romana

Centro Medico Canela
Av. Libertad 44
Tel.: +1809 5563135, 5501069

Puerto Plata

Centro Medico Bournigal
Calle Antera Mota 01
Tel.: +1809 5862342, 5863658

Punta Cana

Hospiten Bavaro
Carretera Higuey
Tel.: +1809 6861414
https://hospiten.com/
Privates Krankenhaus, das zur spanischen Hospiten Gruppe gehört und als erstes außerhalb Spaniens vor rund 15 Jahren in der Dominikanischen Republik gegründet wurde. Die wesentlichen medizinischen Fachabteilungen sind vorhanden.

Santo Domingo

Clinica Abreu
Calle Arzobispo Portes No. 853, Ciudad Nueva
Tel.: +1809 6884411
www.clinicaabreu.com.do
Mit ca. 80 Betten eines der ältesten privaten Häuser in der Dominikanischen Republik. Die wesentlichen Fachabteilungen bis auf Kardiologie sind vorhanden.

Hospital General de la Plaza de la Salud
Avenida Ortega y Gasset
Tel.: +1809 5657477
www.hgps.org.do
Großes, semi-privates Krankenhaus mit rund 250 Betten. Alle wesentlichen Fachabteilungen sind vorhanden. Bei schweren kardiologischen Notfällen oder bei komplexen Unfällen ist dies eine der ersten Anlaufstellen in Santo Domingo.

Clinica Soto Gonzalez
Av. San Vicente de Paúl No. 113
Tel.: +1809 594-6800, 597-2442
Kleine private Klinik, die seit über 25 Jahren besteht. Es gibt wenige Betten, aber die meisten Fachabteilungen zur ambulanten Betreuung.

Hospiten Santo Domingo
Alma Mater, esquina Bolivar S/N
Tel: +1809 5413000
www.hospiten.com/es/hospitales-y-centros/republica-dominicana/hospiten-santo-domingo
Privates Krankenhaus mit allen wesentlichen Fachabteilungen, das zur spanischen Hospiten Gruppe gehört. Ambulante Betreuung wird ebenfalls angeboten, die Notaufnahme ist realitv klein.

Centro Medico Universidad Central del Este
Av. Maximo Gomez
Tel.: +1809 6820171
Lehrkrankenhaus von Santo Domingo mit fast allen medizinischen Fachabteilungen und einer 24 h-Notaufnahme.

Ecuador

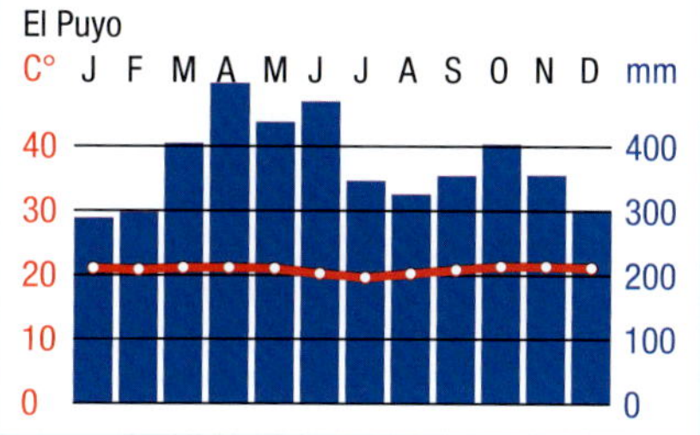

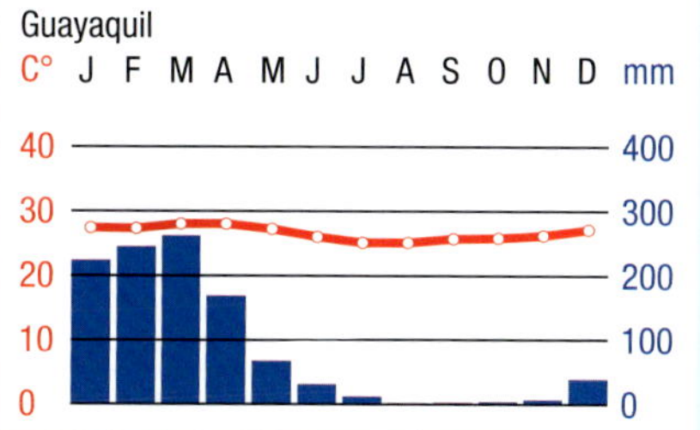

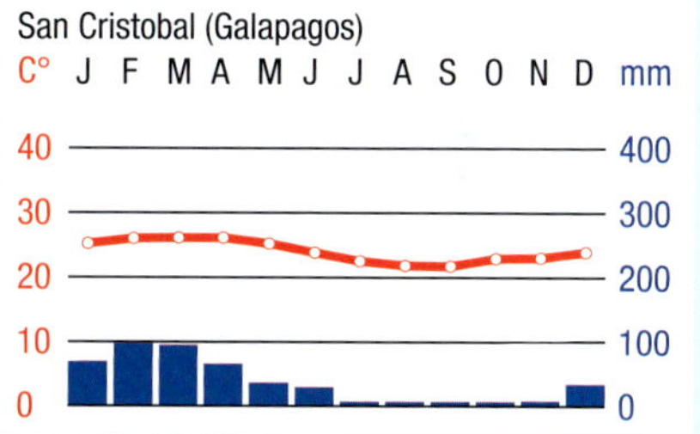

Verkehrsverbindungen

Ecuador ist auf dem Luftweg erreichbar über die internationalen Flughäfen von Quito und Guayaquil sowie einige kleinere Flughäfen mit Verbindungen innerhalb Südamerikas. Kleinere Fluggesellschaften im Land erfüllen nicht immer internationale Sicherheitsvorschriften.
Die Größe des Landes und die unterschiedlichen Landschaftsvarianten bringen große Unterschiede in der Straßenqualität mit sich. Die Verkehrsverbindungen sind außerordentlich heterogen. In jedem Fall muss aufgrund der Straßen- und Verkehrsverhältnisse sowie der Entfernungen mit langen Fahrzeiten gerechnet werden, in bestimmten Bereichen an der Grenze zu Kolumbien und Peru mit Straßenblockaden durch Sicherheitskräfte. Die meisten Strecken im Hochland und in der Region Oriente sind nur mit Geländewagen passierbar. Die Hauptachsen sind asphaltiert, die übrigen Straßen mit Schotter belegt. Im östlichen Tiefland sind die Straßenverhältnisse besonders kritisch: Im südlichen Oriente sind die Straßen in der Regenzeit komplett unpassierbar (v. a. Juli–August). Im nördlichen Oriente ist der Straßenzustand etwas besser, insbesondere die große Ost-West-Achse zur Hauptstadt. Der Straßenverkehr in Ecuador ist teilweise durchaus gefährlich, Busse und LKWs dominieren die Straßen gegenüber den PKWs. Nachtfahrten sind besonders riskant und sollten unbedingt

Ecuador (Forts.)

vermieden werden. Unfälle sind sehr häufig. Die Beschilderung (Wegweiser) ist vielfach unzureichend (gute Karten sind ein „Muss“, einige Strecken, z. B. im Salar de Uyuni, sollten nur mit ortskundigem Führer befahren werden). Die Sicherheitslage im Grenzgebiet zu Kolumbien ist oft stark beeinträchtigt, Reisende sollten aktuelle Informationen einholen (z. B. www.auswaertiges-amt.de)!
Eisenbahnverbindungen beschränken sich auf drei Hauptverbindungen. Die Züge sind langsam und werden von europäischen Reisenden eher als touristische Highlights denn als Transportmittel genutzt.

Medizinische Infrastruktur

Die medizinische Infrastruktur Ecuadors variiert sehr stark, ist aber oft nicht auf internationalem Standard. Private Einrichtungen sind personell und materiell besser ausgestattet als öffentliche. In den großen Städten ist die Versorgung deutlich besser als in abgelegenen Regionen. In Quito und Cuenca gibt es jeweils medizinische Universitätskliniken, ansonsten werden internationale Reisende eher private Kliniken nutzen. Wahleingriffe wie Augen-Laseroperationen oder Gelenkersatz werden teilweise auf hohem internationalem Standard angeboten. Bei Notversorgung von schweren Unfällen oder schweren kardiovaskulären Erkrankungen wie Herzinfarkt und Schlaganfall muss aber oft auch öffentliche Einrichtungen zurückgegriffen werden. Primärprävention (v. a. Vorsicht im Straßenverkehr und bei Aufenthalten in großen Höhen/auf Bergtouren), eine gute Reiseapotheke und solide Erste Hilfe-Kenntnisse sind für den Individualreisenden sehr wichtig. Auf den Galapagosinseln ist die medizinische Versorgung limitiert. Schwere Unfälle und Erkrankungen müssen ausgeflogen werden.
Es existiert kein zuverlässiger landesweiter Rettungsdienst. Bei Notfällen ist meist eigener Transport, gelegentlich auch mit Taxis, notwendig.
Apotheken gibt es in allen größeren Orten. Fast alle internationalen Medikamente sind in Ecuador grundsätzlich verfügbar, allerdings kann es außerhalb der großen Städte zu Verzögerungen bei der Lieferung kommen. Der persönliche Bedarf an Medikamenten für eine Reise sollte mitgenommen werden.
Blutprodukte, wie sie z. B. bei notwendigen Transfusionen benötigt werden, sind in Ecuador nicht landesweit sicher. In den Universitätskliniken werden die internationalen Standards jedoch eingehalten.
Die zahnärztliche Versorgung ist generell nur in den großen Städten Quito, Guayaquil und Cuenca akzeptabel, und auch dort nur in ausgewählten Einrichtungen. Bei akuten Problemen sollte eher schmerztherapeutische behandelt werden und eine zahnärztliche Einrichtung dann sorgfältig für Eingriffe gesucht werden.

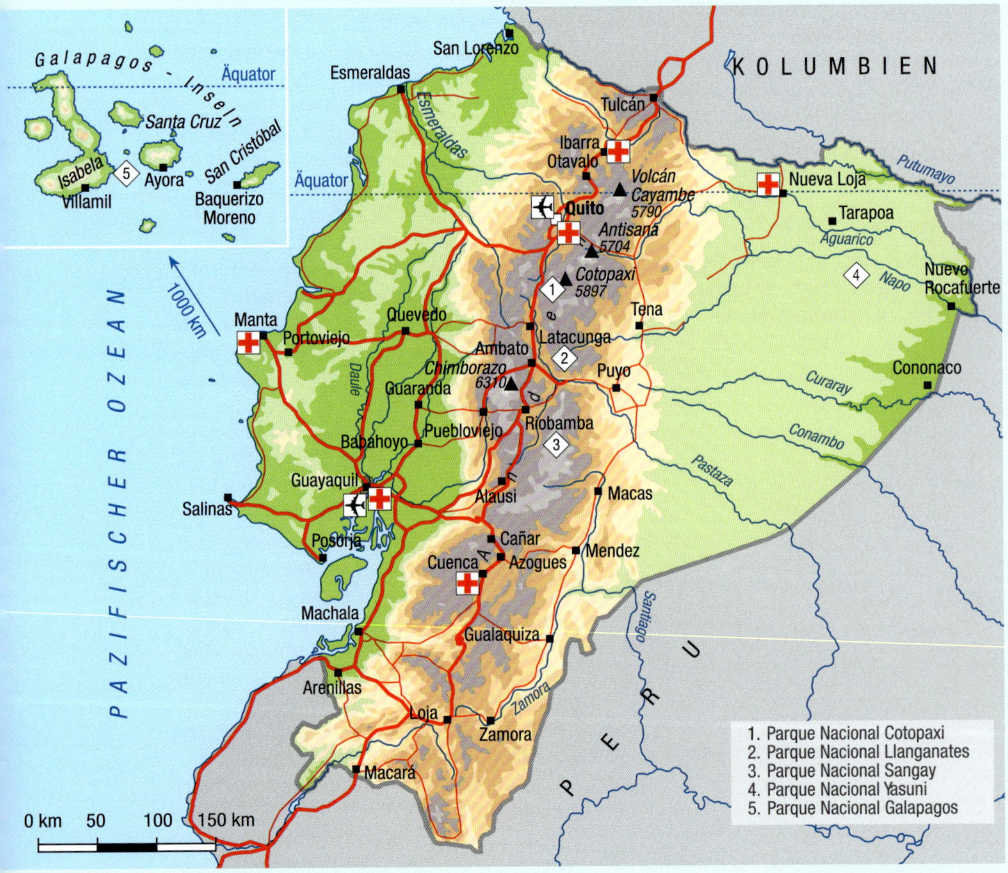

Sprache der Hilfsorgane

Spanisch („Castellano“). Daneben ist Quechua eine offizielle Landessprache, auch wenn es nur noch von einer Minderheit beherrscht wird. Englisch wird in einigen Privatkliniken gesprochen, in den meisten öffentlichen Einrichtungen jedoch nicht.

Krankenhaus: Hospital, Clinica, Centro Médico
Apotheke: Farmácia, Bótica
Arztpraxis/Notfallbehandlung: Consultorio, Centro Médico

Notrufnummern

Notruf: 911
Polizei: 101
Feuerwehr: 102
Ambulanz: 131 (Rotes Kreuz)
Telefonauskunft National: 100
Telefonauskunft International: 116
(gibt nur beschränkt Auskünfte, dient eher als Vermittlung für Auslandsgespräche, wenn Direktwahl nicht möglich ist)

Telefonverbindungen

Mehrere staatliche und private Netze bieten zahlreiche öffentliche Telefone in mittelgroßen Orten und Städten. Bezahlt wird das Gespräch über eine Telefonkarte, die leider spezifisch für die jeweilige Gesellschaft ist. Sie ist problemlos in den Büros der Gesellschaften, in den meisten Supermärkten und in Tiendas zu erhalten. Die roten öffentlichen Telefone (nur Inland, dafür auch in den kleinsten Orten) können nur mit Fichas (Telefonmünzen) der jeweiligen Gesellschaft benutzt werden. Unabhängig vom Betreiber können die Gespräche nur teilweise direkt durchgewählt werden, der Rest erfolgt über den Operador.
Das Telefonnetz funktioniert in der Regel gut. Als Kommunikationsalternative bieten sich die zahlreichen Internetcafés an.

Mobilnetzabdeckung

Das Mobilfunknetz ist lückenhaft aber recht flächendeckend entlang der Hauptachse im Landesinneren zwischen Ibarra über Quito nach Riobamba und weiter im Süden von Azogues nach Machala. Gleiches gilt für den Großraum Guayaquil. Ansonsten besteht Netzverbindung oft nur in größeren Orten. Das östliche Tiefland ist abgesehen von lokalen Netzen bei

Tarapoa, Nueva Laja und Puerto Francisco de Orellana teilweise noch nicht gut versorgt. Auf den Galapagos-Inseln besteht Netzverbindung auf den beiden touristischen Hauptinseln Isla San Cristóbal und Isla Santa Cruz. Es steht nur das GSM 850-Netz zur Verfügung, in Europa übliche Dualband-Mobiltelefone können daher nicht genutzt werden (Dreiband-Geräte funktionieren dagegen). Mobiltelefone für das GSM 850-Netz können in Ecuador auch kurzfristig gemietet werden.

Versicherung

Es besteht kein Sozialabkommen mit Ecuador. Eine private Reisekrankenversicherung, die medizinisch sinnvollen Rücktransport ins Heimatland mit einschließt, ist dringend empfohlen.

Krankenhäuser/Med. Einrichtungen

(siehe Erläuterungen S. 183)

Cuenca

✚ Hospital Clinica Latinoamericana
Av. 3 de noviembre 3–5 y Unidad Nacional
Tel.: +593 (0)7 2846666

✚ Hospital Monte Sinai
Av. Miguel Cordero 6-111
Tel.: +593 (0)7 2885595
www.hospitalmontesinai.org
Kleines privates Krankenhaus mit 24 Stunden Notaufnahme und den wichtigen Fachabteilungen. Röntgen und Ultraschall sind vorhanden.

✚ Hospital Vicente Corral Moscoso
Av. Los Arupos y Av. 12 de Abril
Tel.: +593 (0)7 4096000
www.hvcm.gob.ec

✚ Hospital Universitario Del Rio
Avenida de las Americas, Autopista Cuenca-Azogues
Tel.: + 593 (0)7 2459555, 2459318
www.hospitaldelrio.com.ec/en
Privates Krankenhaus mit rund 120 Betten und den wesentlichen Fachabteilungen. Die gängige, moderne bildgebende Diagnostik ist vorhanden. Das Krankenhaus verfügt über eine 24 Stunden Notaufnahme.

✚ Hospital Santa Inés
Av. Daniel Córdova 2-67 y Agustín Cueva
Tel.: + 593 (0)7 2827888, 2846477
https://www.sisantaines.com/

Guayaquil

✚ Clinica Alcivar
Coronel 2301 y Azuay
Tel.: +593 (0)4 3720100
www.hospitalalcivar.com
Großes privates Krankenhaus mit den wesentlichen Fachabteilungen, insbesondere auch Unfallchirurgie und Behandlungseinheiten für Brandverletzte.

✚ Hospital Clinica Kennedy
Av.de Periodista y Callejon 11a
Tel.: +593 (0)4 2289666
Private Klinik mit rund 100 Betten und den wesentlichen Fachabteilungen und Diagnostikmöglichkeiten.

✚ Universidad de Guayaquil, Facultad de Ciencias Medicas
Av. Kennedy 205
Tel.: +593 (0)4 2288086
www.fcm.ug.edu.ec

✚ Universidad Católica de Santiago de Guayaquil, Facultad de Ciencias Médicas
Av. Carlos Julio Arosemena, Km 1 1/2 via Daule
Tel.: +593 (0)4 220050

✚ Omnihospital
Av. Abel Romeo Castillo y Av. Juan Tanca Marengo
Tel.: +593 (0)4 2109000
www.omnihospital.ec

Ibarra

✚ Universidad Técnica del Norte, Facultad de Ciencias de la Salud
Av. 17 de Julio 5-21 y José Córdova, Ciudadela Universitaria El Olivo
Tel.: +593 (0)6 2997800

Loja

✚ Universidad Nacional de Loja, Facultad de Ciencias Medicas
Ciudad Universitaria Guillermo Falconi Espinosa, Loja
Tel.: +593 (0)7 2571379
www.unl.edu.ec

Manta

✚ Clinica San Gregorio
Av. Maria Auxiliadora, antigua via aeropuerto Colinas de Rocafuerte
Tel.: +593 (0)5 2921560
Kleineres privates Krankenhaus, das für Notfallbehandlung genutzt werden kann.

✚ Clinica Hospital del Sol
Calle 18 E/ Av 38 y 39
Tel.: + 593 (0)5 2612203
Privates Krankenhaus im Zentrum der Stadt mit den wesentlichen Fachabteilungen sowie zwei Krankenwagen. Das Krankenhaus verfügt über einen kleinen Notfallraum.

✚ Universidad Laica „Eloy Alfaro" de Manabi, Facultad de Medicina
Ciudadela Universitaria, Calle 12 Vía San Mateo
Tel.: +593 (0)5 2620288
https://www.uleam.edu.ec/

Quito

✚ Clinica La Primavera
Av. Miguel Angel 234 y de las Avellanas, Urb. La Primavera II
Tel.: +593 (0)2 2893040

✚ Dra. Susan de Müller (Zahnärztin)
Francisco de Orellana 422 y Los Seibos
Tel.: +593 (0)2 289430-4, -5

✚ Dr. Martin Domski (Allgemeinmedizin)
Av. Republica E6-754 y Eloy Alfaro, Edif. Complejo Medico „La Salud", 1°piso, ofic. 102
Tel.: +593 (0)2 2553206

✚ Hospital de Los Valles
Via Interoceanica km 12,5 y Av. Florencia
Tel.: +593 (0)2 2977900
Neues privates Krankenhaus in der Nähe des Flughafens und mit eigenem Hubschrauberlandeplatz.

✚ Hospital Pediatrico „Baca Ortiz"
Av Colón y 6 de diciembre
Tel.: +593 (0)2 2222900
www.hbo.gob.ec

✚ Hospital Vozandes
Villalengua Oe 2-37 y Av. 10 de Agosto
Tel.: +593 (0)2 2262142
www.hospitalvozandes.org
Missionsärztlich geführtes Krankenhaus, das vor allem für gute unfallchirurgische Versorgung in Quito bekannt ist.

✚ Universidad San Francisco de Quito, Clinica Universitaria
Pampite y Diego de Robles (Circulo de Cumbaya)
Tel.: +593 (0)2 2895723
www.usfq.edu.ec

✚ Hospital Metropolitano
Av. Mariana de Jesús s/n y Nicolás Arteta
Tel.: +593 (0)2 3998000
https://hospitalmetropolitano.org

Estland

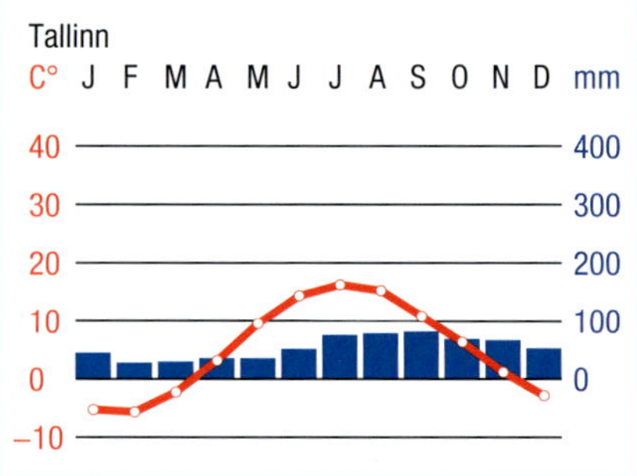

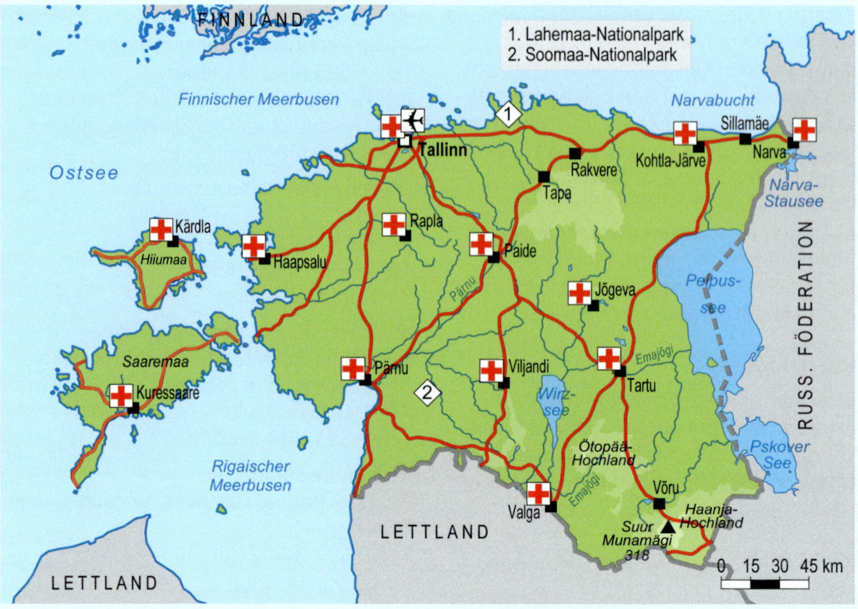

Verkehrsverbindungen

Estland ist auf dem Luftweg über den internationalen Flughafen von Tallin zu erreichen, der von zahlreichen europäischen und einigen asiatischen Fluglinien angeflogen wird. Auch Tartu verfügt über einen internationalen Flughafen. Innerhalb des Landes sind öffentliche Flugverbindungen unüblich.
Estland hat ein ausgebautes Eisenbahnnetz mit zahlreichen inländischen Strecken sowie Verbindungen nach Russland und Lettland. Die Nutzung des Personenzugverkehrs ist allerdings zugunsten von Autos und Fernbussen rückläufig.
Die Städte Tallinn, Muuga, Pärnu, Paldiski und Sillamäe sind Hafenstädte und per Schiff erreichbar. Estland wird von zahlreichen Fähren und Kreuzfahrtschiffen angefahren.
Das Straßennetz zwischen den größeren Orten ist gut ausgebaut, zu kleineren Ortschaften führen gelegentlich noch unbefestigte Stichstraßen. Autobahnähnliche Straßen gibt es nur wenige: Die Via Baltica (E 67) führt als kürzeste Verbindung von Mitteleuropa über Riga nach Tallinn. Die Via Estonia verläuft von Tallinn südöstlich über Tartu nach Lettland, die Via Hansa nach Osten über Narva nach St. Petersburg. Es herrscht Rechtsverkehr. Die Überlandverbindungen werden größtenteils durch das gut ausgebaute Fernbus-Netz gewährleistet. In den baltischen Ländern sind immer noch viele Verkehrstote zu beklagen.

Medizinische Infrastruktur

Estland verfügt grundsätzlich über ein staatliches Gesundheitssystem mit Primär- und Sekundärversorgung, welches allerdings in den letzten 15 Jahren zunehmend durch private Einrichtungen ergänzt wird. Die Qualität der Versorgungseinrichtungen ist in medizinischer, pflegerischer und hygienischer Hinsicht gut. In den letzten 15 Jahren ist das Gesundheitswesen einem starken Wandel unterzogen worden und die Zahl der staatlichen Kliniken wurde reduziert. Es gibt sogenannte Zentrale Klinken, regionale und lokale Krankenhäuser, darüber hinaus spezialisierte Zentren (Transplantationsmedizin usw.) sowie tertiäre Rehabilitationseinrichtungen. Vor allem in Tallin finden sich zunehmend private medizinische Einrichtungen, die neben guter fachlicher Versorgung auch Patientenservice auf internationalem Niveau anbieten. Für ambulante Versorgung sind Hausärzte die erste Anlaufstation, für Facharzttermine wird üblicherweise eine Überweisung benötigt. Einige Fachärzte wie Ophtalmologen oder Gynäkologen können direkt aufgesucht werden.
Estland verfügt über ein gutes öffentliches Rettungswesen, auch wenn mit längeren Aktivierungszeiten als in Deutschland oder Österreich zu rechnen ist.
Blutprodukte gelten als sicher nach internationalem Standard.
Alle modernen, gängigen Medikamente sind in Estland verfügbar, soweit sie in der Europäischen Union zugelassen sind. Außerhalb der großen Städte kann es vorkommen, dass öffentliche Apotheken Medikamente nicht vorrätig haben und bestellen müssen. Die Beipackzettel sind in Estnisch verfasst und nicht immer in anderen Sprachen verfügbar. Die Warenzeichen der Medikamente sind teilweise andere als in Deutschland, Reisende sollten daher die Inhaltsstoffe kennen und idealerweise Medikamente für den eigenen Bedarf mitnehmen.

Sprache der Hilfsorgane

Estnisch, landesweit ist Russisch noch sehr verbreitet, Englisch wird zunehmend als internationale Sprache genutzt.

Krankenhaus: haigla
Apotheke: apteek
Arzt, Ambulanz: arst, kiirabi

Notrufnummern

Allgemeiner Notruf: 112
Rettungsdienst: 112
Feuerwehr: 112
Polizei:110
Telefonauskunft (englischsprachig): 1182

Telefonverbindungen

Das Telefonnetz ist gut ausgebaut, eine Direktwahl bei Auslandstelefonaten ist möglich. Für öffentliche Telefone wird eine Telefonkarte benötigt, die in größeren Läden, Kiosken und an Tankstellen erhältlich ist. Teilweise kann auch mit Kreditkarten telefoniert werden.
Internet: In Estland gibt es zahlreiche öffentliche und kostenlose Internet-Terminals in Postämtern, Bibliotheken, Geschäften und an öffentlichen Plätzen. Annähernd flächendeckender Wifi-Zugang in allen bewohnten Gegenden, teilweise sogar an Stränden.

Mobilnetzabdeckung

Dualband GSM 900/1800 ist flächendeckend fast landesweit bis auf wenige abgelegene Gebiete verfügbar. Es bestehen Roaming-Abkommen mit zahlreichen deutschen und europäischen Mobiltelefonanbietern.

Versicherung

Es besteht ein Sozialversicherungsabkommen mit Estland. Die Gesundheitsleistungen sind aber gegenüber Deutschland eingeschränkt, eine private Auslandskrankenversicherung, die auch assistancemedizinische Betreuung und medizinisch sinnvollen Rücktransport ins Heimatland einschließt, ist daher dringend angeraten

Krankenhäuser/Med. Einrichtungen

(siehe Erläuterungen S. 183)

Haapsalu

Läänemaa Hospital
Vaba 6
Tel.: +372 472 5801
www.salmh.ee
Kleines Krankenhaus mit guter Qualität, welches über eine 24-stündige Notaufnahme, bildgebende Verfahren und eine internistische und chirurgische Abteilung verfügt. Für ambulante Patienten gibt es eine Poliklinik.

Jogeva

Jogeva Hospital Foundation
Piiri 2
Tel.: +372 776 6202, 776 6220
www.jogevahaigla.ee
Lokales, kleines Krankenhaus mit guter Qualität, beschränkte technische Möglichkeiten, geringe Breite an medizinischen Dienstleistungen.

Kärdla (Insel Hiiumaa)

Hiiumaa Hospital Foundation
Rahu 2
Tel.: +372 463 2083
www.haigla.hiiumaa.ee
Kleines Krankenhaus mit guter Qualität, welches über eine 24-stündige Notaufnahme, bildgebende Verfahren und eine internistische und chirurgische Abteilung verfügt. Für ambulante Patienten gibt es eine Poliklinik.

Kohtla-Järve

Ida-Viru Central Hospital Foundation
Ravi 10
Tel.: +372 331 1074 (Information), +372 331 1133 (Poliklinik)
www.ivkh.ee
Öffentliches regionales Zentralkrankenhaus mit guter personeller und technischer Ausstattung. Es verfügt über eine 24-stündige Notaufnahme, bildgebende Verfahren und eine internistische und chirurgische Abteilung. Für ambulante Patienten gibt es eine Poliklinik mit einer Reihe weiterer Fachabteilungen.

Kuressaare (Insel Saaremaa)

Kuressaare Hospital Foundation
Aia 25
Tel.: +372 452 0001
www.saarehaigla.ee
Kleines Krankenhaus mit guter Qualität, welches über eine 24-stündige Notaufnahme, bildgebende Verfahren und eine internistische und chirurgische Abteilung verfügt. Für ambulante Patienten gibt es eine Poliklinik.

Narva

Narva Hospital Foundation
Haigla 7
Tel.: +372 357 1800
https://narvahaigla.ee/en/
Kleines Krankenhaus mit guter Qualität, welches über eine 24-stündige Notaufnahme, bildgebende Verfahren und eine internistische und chirurgische Abteilung verfügt. Für ambulante Patienten gibt es eine Poliklinik.

Paide

Järvamaa Hospital Ltd
Tiigi 8
Tel.: +372 384 8102, 384 8100
Lokales, kleines Krankenhaus mit guter Qualität, beschränkte technische Möglichkeiten, geringe Breite an medizinischen Dienstleistungen.

Pärnu

Pärnu Hospital Foundation
Ristiku 1
Tel.: +372 447 3101
www.ph.ee
Öffentliches regionales Zentralkrankenhaus mit guter personeller und technischer Ausstattung. Es verfügt über eine 24-stündige Notaufnahme, bildgebende Verfahren und eine internistische und chirurgische Abteilung. Für ambulante Patienten gibt es eine Poliklinik mit einer Reihe weiterer Fachabteilungen

Rapla

Rapla County Hospital Foundation
Alu tee 1
Tel.: +372 489 0702
Kleines Krankenhaus mit guter Qualität, welches über eine 24-stündige Notaufnahme, bildgebende Verfahren und eine internistische und chirurgische Abteilung verfügt. Für ambulante Patienten gibt es eine Poliklinik.

Tallinn

East Tallinn Central Hospital
Ravi Street 18 (im Zentrum von Tallin)
Tel.: +372 622 7070, 620 7040
www.itk.ee
Eines der traditionsreichsten Krankenhäuser im Baltikum mit allen gängigen Fachabteilungen, 24-stündiger Notaufnahme und allen bildgebenden und kardiologischen Verfahren. Allerdings werden hier ganz überwiegend Einheimische behandelt, es besteht wenig Erfahrung mit internationalen Reisenden als Patienten. Nur ein Teil des Personals spricht Englisch.

North Estonian Regional Hospital Foundation
Sütiste tee 19
Tel.: +372 617 1500
www.regionaalhaigla.ee
Großes als Regionalklinik fungierendes Universitätskrankenhaus mit einem umfassenden Angebot medizinischer Dienstleistungen. Das Krankenhaus verfügt über eine 24-stündige Notaufnahme und alle gängigen Fachabteilungen inklusive umfassender bildgebender Verfahren und kardiologischer Interventionstherapie.

Tallinn Paediatric Hospital Foundation
Tervise 28
Tel.: +372 697 7113
www.lastehaigla.ee
Eine der 3 großen Regionalkliniken mit pädiatrischem Schwerpunkt.

Tartu

Tartu University Hospital
1a L. Puusepa St.
Tel.: +372 731 9401
www.kliinikum.ee/en
Großes Universitätskrankenhaus (größtes Krankenhaus Estlands) mit einem umfassenden Angebot medizinischer Dienstleistungen. Es fungiert als Regionalklinik. Das Krankenhaus verfügt über eine 24-stündige Notaufnahme und alle gängigen Fachabteilungen inklusiver umfassender bildgebender Verfahren und kardiologischer Interventionstherapie.

Valga

Valgamaa Hospital Ltd
Peetri 2
Tel.: +372 766 5100
www.valgahaigla.ee
Kleines Krankenhaus mit guter Qualität, welches über eine 24-stündige Notaufnahme, bildgebende Verfahren und eine internistische und chirurgische Abteilung verfügt. Für ambulante Patienten gibt es eine Poliklinik.

Viljandi

Viljandi Hospital Foundation
Jämejala
Tel.: +372 435 2022
Kleines Krankenhaus mit guter Qualität, welches über eine 24-stündige Notaufnahme, bildgebende Verfahren und eine internistische und chirurgische Abteilung verfügt. Für ambulante Patienten gibt es eine Poliklinik.

Ghana

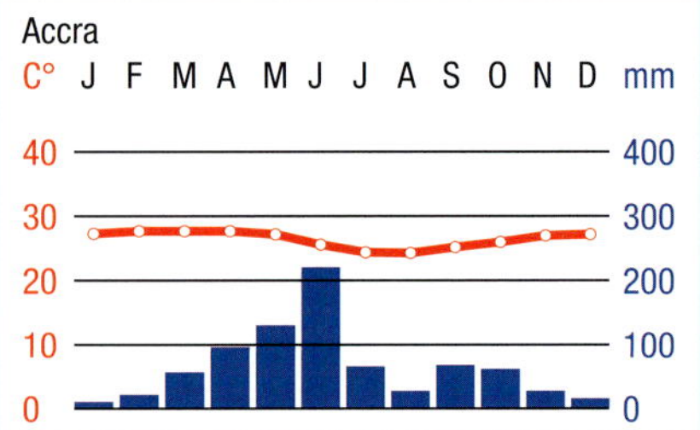

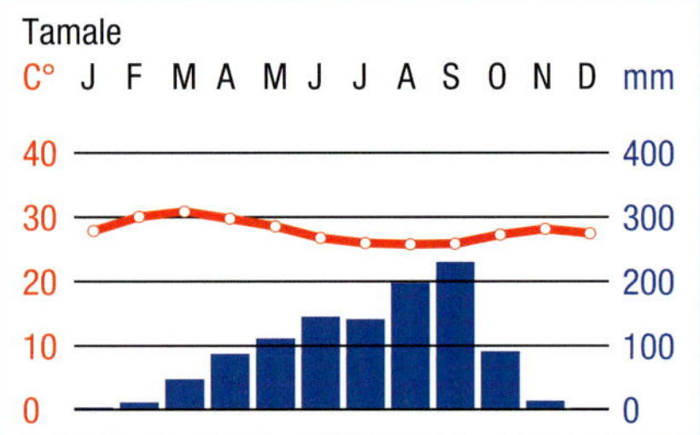

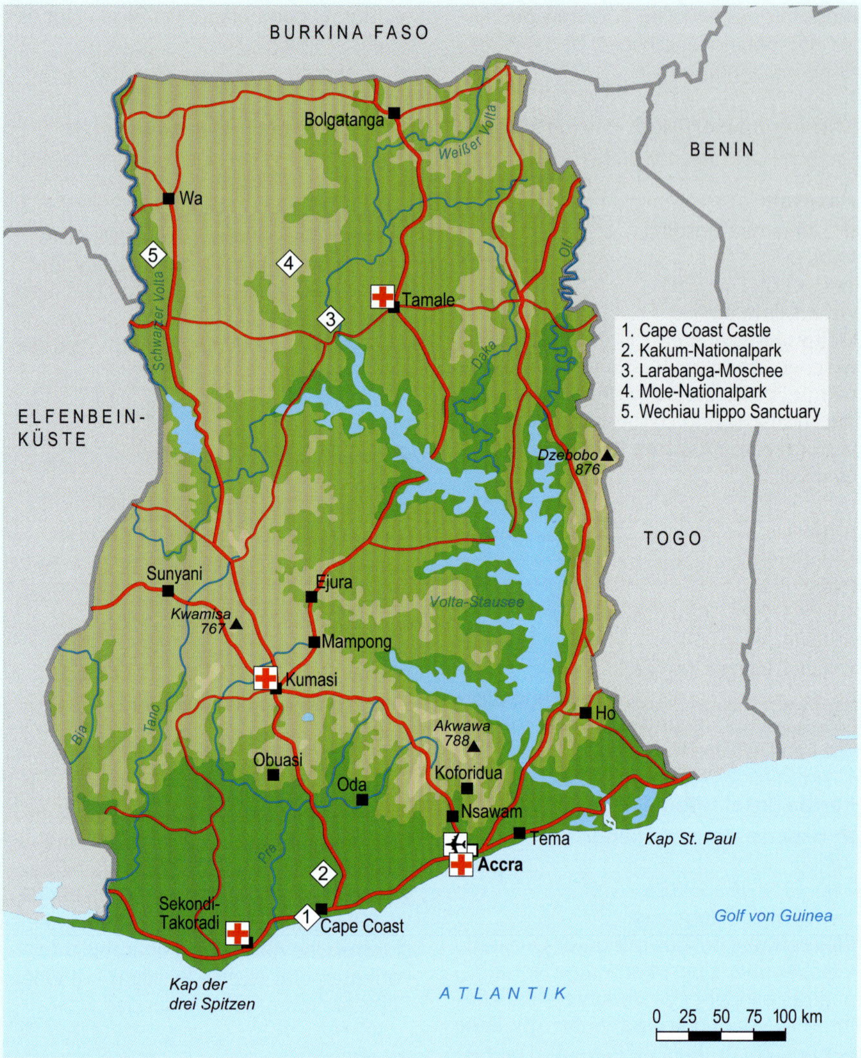

Verkehrsverbindungen

Ghana ist über den internationalen Flughafen Kotoka von Accra von vielen Zielen in Europa sowie von Südafrika aus gut zu erreichen. Es gibt im gesamten Land zusätzliche regionale Flughäfen und örtliche Landebahnen, die insbesondere auch für medizinische Evakuierungen genutzt werden können. Die Hafenstadt Takoradi verfügt ebenfalls über einen Regionalflughafen, der allerdings derzeit keine internationalen Flüge anbietet. Inzwischen ist Ghana von seinen Nachbarländern Elfenbeinküste, Togo und Burkina Faso auch über Straßen recht gut technisch zugänglich. Die Hauptachsen des Landes sind asphaltiert und meist in gutem Zustand, insbesondere die Küstenstraße westlich und östlich von Accra. Die unbefestigten Verbindungsstraßen im Landesinneren und im Norden sind in sehr unterschiedlichem Zustand. Probleme können während der Regenzeit (Auswaschungen) auftreten. Nebenstraßen im Landeszentrum und im Norden sind bei vorsichtiger Fahrweise aber außerhalb der Regenzeit meist mit normalem PKW befahrbar. Die wichtigste Straße ist die Küstenstraße, die Accra zum einen mit Togo und zum anderen mit der Elfenbeinküste verbindet. Alle Städte an der Küste werden hierüber verbunden.
In Ghana herrscht genau wie in seinen Nachbarstaaten Rechtsverkehr, obwohl es eine ehemalige britische Kolonie ist. Alte Fahrzeuge, nicht immer gute Straßen und riskante Fahrweise machen den Straßenverkehr zu einem wesentlichen Gesundheitsrisiko aufgrund vieler Unfälle und mangelhaftem bis nicht existierendem Rettungssystem. Dies gilt auch für die Nutzung der landesweit verbreiteten Kleinbusse (Tro-Tros).
Das Schienennetz stammt fast ganz überwiegend noch aus britischer Zeit und erscheint sehr vernachlässigt. Es gibt zwar Pläne zum Ausbau und zur Modernisierung, für internationale privat und beruflich Reisende wird das Zugfahren aber kaum ein gängiges Transportmittel sein.
Ghana verfügt über mehrere Hochseehäfen, welche in den vergangenen Jahren auch gelegentlich von Kreuzfahrtschiffen angelaufen wurden.

Medizinische Infrastruktur

Ghana bietet immer noch nur eingeschränkt medizinische Versorgung auf internationalem Standard. Gute medizinische Hilfe ist nur in wenigen größeren Orten verfügbar. Dort sind fast immer kleinere öffentliche Krankenhäuser mit begrenzter technischer Ausstattung vorhanden, in sehr abgelegenen Gebieten im Norden und im Grenzgebiet zu Burkina Faso, allerdings nicht immer mit ärztlichem oder sonstigem qualifizierten medizinischen Personal.
Neben den staatlichen Krankenhäusern gibt es in den größeren Städten wie Accra und Takoradi auch private Einrichtungen, die akzeptable und teilweise gute Versorgung anbieten, allerdings wird bei komplexen internistischen oder chirurgischen Fällen meist auf die staatlichen Einrichtungen zurückgegriffen werden müssen. In Accra gibt es auch einige deutschsprechende Ärzte.
Das öffentliche Rettungssystem ist allenfalls als im Aufbau anzusehen. Aufgrund der Entfernungen ist trotz guter Verkehrsverbindungen oft mit längeren Aktivierungszeiträumen zu rechnen, bis Hilfe eintreffen wird. Bei gravierenden Notfällen sollte unbedingt versucht werden, eines der unten genannten Krankenhäuser zu erreichen, wobei eigentlich nur die Kliniken in Takoradi, Accra und Kumasi zur Versorgung von Schwerverletzten eingerichtet sind. Aus anderen Orten wird nach Accra evakuiert werden müssen. Schwere Verletzungen und Erkrankungen internationaler Reisender werden zur Evakuierung aus dem Land heraus führen. Beruflich und

auch privat Reisende sollten unbedingt über eine Krankenversicherung verfügen, die solche Evakuierungen abdeckt.
Pflegepersonal wird zum größten Teil in Ghana ausgebildet, einige Spezialisten haben zusätzliche Qualifikation in Südafrika, Europa oder den USA erfahren, internationale Arzneimittel sind in Accra und Takoradi erhältlich, zumindest nach Bestellung. Die Ausstattung der Apotheken ist in Accra und Takoradi meist zufriedenstellend.
Akzeptable zahnärztliche Versorgung ist in Accra, Takoradi und Kumasi zu finden, allerdings nicht in größerem Umfang.
Blutprodukte werden in Ghana zumindest in den großen staatlichen und privaten Krankenhäusern grundsätzlich nach internationalem Standard gescreent, allerdings muss berücksichtigt werden, dass allgemein eine hohe Inzidenz von durch Blut übertragbaren Infektionen wie HIV oder Hepatitis B in Ghana vorliegt. Bluttransfusionen sollten daher in Ghana als äußerster Notfall angesehen werden.

Sprache der Hilfsorgane

In Ghana gibt es zahlreiche Sprachen und Idiome, Englisch ist aber offizielle Amtssprache in Ghana und wird quasi überall verstanden. Ärzte und Krankenschwestern sprechen Englisch, wenngleich der lokale Akzent schwer verständlich klingen mag.

Krankenhaus: Hospital
Apotheke: Apoteek, Pharmacy
Arztpraxis/Notfallbehandlung:
Doctor, Clinic, Health Centre

Notrufnummern

Notruf: 191 / 911
(In Ghana gibt es nur ansatzweise einen Rettungsdienst, es muss von langen Aktivierungszeiten ausgegangen werden.)

Telefonverbindungen

Im Wesentlichen sehr gut. In abgelegenen ländlichen Gebieten können allerdings Lücken auftreten.
Das Telefonsystem und auch das Mobilnetz wird laufend verbessert. Lokale SIM-Karten sind überall verfügbar und kostengünstig.

Mobilnetzabdeckung

Die Netzverbindungen wurden inzwischen erheblich erweitert, sodass das Netz in praktisch allen mittelgroßen und größeren Orten verfügbar ist, sowie entlang der asphaltierten Hauptstraßen im Süden und Norden des Landes.
Es steht das GSM 900-Netz steht zur Verfügung. In Europa übliche Mobiltelefone (Dualband) sind also benutzbar.

Versicherung

Es besteht kein zwischenstaatliches Sozialabkommen mit Ghana. Der Abschluss einer privaten Auslandskrankenversicherung ist für Ghana dringend empfohlen. Diese sollte auf jeden Fall medizinisch sinnvolle und notwendige Evakuierungen einschließen. Idealerweise besteht auch Zugang zu medizinischer Assistance, so dass bei medizinischen Problemen mit international erfahrenen Ärzten, die Kenntnis über Ghana haben, gesprochen werden kann.

Ghana (Forts.)

Krankenhäuser/Med. Einrichtungen

(siehe Erläuterungen S. 183)

Accra

Greater Accra Regional Hospital
Castle Road, Accra
Tel.: + 233 (0)302 428 460
https://garh.gov.gh
Dies ist ein großes staatliches Krankenhaus mit rund 250 Betten, einer großen Intensivstation und einer rund um die Uhr geöffneten Notaufnahme. Ebenfalls gibt es die gängigen bildgebenden Verfahren wie Röntgen, Computertomografie und Ultraschall.

Nyaho Medical Center
35 Kofi Annan Street, Airport Residential area, Accra
Tel.: + 233 (0)501 436 662
www.nyahomedical.com
Dies ist ein privates 30-Betten Krankenhaus mit den meisten Fachabteilungen. Es verfügt über eine Notaufnahme und eine Röntgenabteilung incl. CT und ist rund um die Uhr geöffnet.

Euracare Health Center
24 Peter Ala Adjetey Avenue, North Labone, Greater Accra
Tel.: + 233 (0)500 809 024
www.euracare.com.gh
Dies ist ein recht neues privates kleines sehr gut technisch ausgestattetes Krankenhaus mit Schwerpunkt auf kardiovaskulären Erkrankungen sowie Gynäkologie, Urologie und Diabetologie. Es verfügt allerdings nicht über eine Notaufnahme sondern arbeitet mit Terminvergabe.

Kumasi

Komfo Anokye Hospital
Kumasi
Tel.: + 233 (0)322 022 301
Dies ist ein sehr großes, staatliches 1000-Betten-Krankenhaus mit den gängigen Fachabteilungen, bildgebender Diagnostik, Notaufnahme und formal Intensivbetten. Das Krankenhaus wirkt sehr stark frequentiert und die Hygiene erscheint nicht auf internationalem Standard. Bei schweren Unfällen wird es aber erster Anlaufpunkt sein müssen in der Region.

KWADASO S.D.A Hospital
Kumasi Ashanti,480
Tel.: + 233(0)208 220 311
Dies ist ein privates 75-Betten-Krankenhaus mit Chirurgie, Innerer Abteilung und Geburtshilfe sowie Röntgen und Ultraschall. Das Krankenhaus ist zwar rund um die Uhr geöffnet, hat aber keine eigentliche Notaufnahme und arbeitet mehr auf Terminbasis. Außer Röntgen gibt es keine bildgebende Diagnostik.

Tamale

Tamale Teaching Hospital
Tamale (Western part of the city)
Tel. + 233 (0)206 312 190
Dies ist ein sehr großes, staatliches Krankenhaus mit den gängigen Fachabteilungen, bildgebender Diagnostik, Notaufnahme und formal Intensivbetten. Das Krankenhaus ist sehr stark frequentiert und die Hygiene erscheint nicht auf internationalem Standard. Bei schweren Unfällen wird es aber erster Anlaufpunkt sein müssen in der Region.

Habana Medical Service
Nahe Kamina Barracks, gegenüber School of Hygiene,Off Gill BT Road, Tamale
Tel.: + 233 (0)204 526 392
Dies ist ein kleines privates Krankenhaus mit Chirurgie, Innerer Abteilung und Geburtshilfe sowie Röntgen und Ultraschall. Das Krankenhaus ist recht einfach ausgestattet.

Takoradi

Ghana Ports And Harbours Authority (GPHA) Hospital
1st Signal hill, Chapel Hill gegenüber Naval Base
Tel.: + 233 (0)312 022 862
Dieses kleine öffentliche Hafenkrankenhaus verfügt über 30 Betten, eine kleine Notaufnahme und einfache bildgebende Diagnostik (Röntgen, Ultraschall) Einfache Operation könne durchgeführt werden.

Takoradi Hospital
Degraft Johnson Street, gegenüber Ghana Revenue Authority, Takoradi Hafengebiet
Tel.: + 233 (0)31 202 250 1/2/3
Mittelgroßes, öffentliches Krankenhaus mit den wesentlichen fachabteilungen (Innere, Chirurgie, Geburtshilfe) und sehr starker öffentlicher Nutzung und verbesserungsfähigem Hygienestandard, bei schweren Unfällen wird es aber erster Anlaufpunkt sein müssen in der Region.

Takoradi Clinic
118 Axim Road, Dixcove Hill, Takoradi
Tel.: +233 (0) 302 781 258 (WARA office line)
http://westafrican-rescue.com/clinics/takoradi-clinic
Privat geführte medizinische Ambulanz mit international erfahrenen Ärzten.

Griechenland

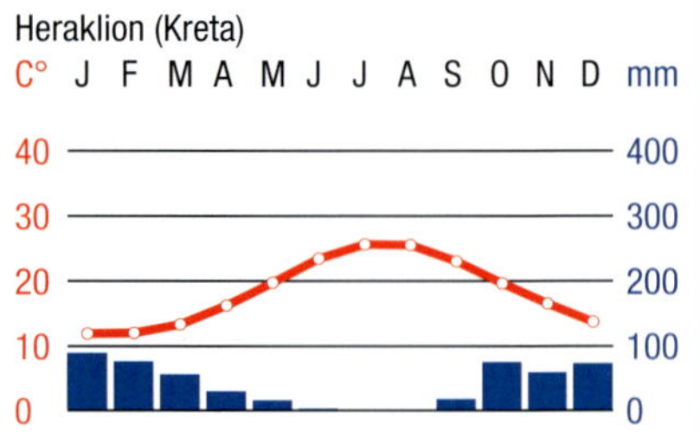

Verkehrsverbindungen

Die Verkehrsverbindungen nach und in Griechenland sind gut. In ländlichen Regionen und auf den Inseln sind die Straßen teilweise eng. Das Land ist über rund 40 internationale Flughäfen mit vielen Charterflügen erreichbar. Zu einigen kleineren Inseln existieren nur Fährverbindungen.

Medizinische Infrastruktur

In Griechenland gibt es landesweit ein staatliches Gesundheitssystem. Dieses besteht aus ca. 330 Krankenhäusern und zugehörigen „Gesundheitszentren", welche kleinere Ambulanzzentren für jeweils einen Bereich von etwa 2000 bis 3000 Einwohnern abdecken. Schwierige Fälle werden an das zuständige Bezirkskrankenhaus weitergeleitet. In staatlichen Krankenhäusern gibt es noch überwiegend 4-Bett-Zimmer.
Aufgrund der besonderen geographischen Gegebenheiten stellt sich die medizinische Versorgungssituation in Griechenland als außerordentlich schwierig dar. In den großen Städten (Athen, Thessaloniki und auf Kreta) existieren große staatliche Kliniken, die eine gute medizinische Qualität bieten. Daneben gibt es in größeren Städten private Facharztpraxen und private Krankenhäuser, die zum Teil exzellent sind.
In den beliebtesten touristischen Zielen jedoch (Inseln wie Kos, Lesbos, Naxos, Paros, Rhodos und Korfu) ist die medizinische Versorgung nicht immer auf internationalem Standard. Das bedeutet, dass bei einer ernsten Erkrankung oder Verletzung nach Autounfall in der Regel eine sofortige Verlegung nach Thessaloniki oder Athen durchgeführt werden muss. In staatlichen Kliniken ist es teilweise noch üblich, dass Angehörige sich um die Versorgung des Patienten kümmern, was von der Essensbeschaffung über die Bettzeugwäsche bis häufig zum Verbandswechsel sämtliche nicht-ärztlichen Tätigkeiten mit einschließt! Dies muss ggf. rechtzeitig über die Reiseleitung oder Mitreisende organisiert werden. Private Krankenhäuser bieten diesen Service natürlich an.
Alle gängigen internationalen Medikamente sind über öffentliche Apotheken

erhältlich, viele Antibiotika werden rezeptfrei abgegeben. Blutprodukte gelten nach internationalem Standard als sicher.
Das Rettungswesen ist landesweit organisiert, die Rettungsfahrzeuge stehen meist an den öffentlichen Krankenhäusern oder in ländlichen Regionen auch an den Gesundheitszentren. Für große Entfernungen stehen auch Hubschrauber zur Verfügung, die jedoch besonders aktiviert werden müssen.

Sprache der Hilfsorgane

Angehörige der Rettungsdienste sprechen fast ausschließlich Griechisch. Auch in staatlichen Krankenhäusern wird fast ausschließlich Griechisch gesprochen (vor allem beim Pflegepersonal, Ärzte sprechen oft auch Englisch). In den meisten Privatkliniken wird Deutsch und Englisch gesprochen oder es stehen für die Patienten Übersetzer zur Verfügung.

Krankenhaus: Nosokomeio (ΝΟΣΟΚΟΜΕΙΟ, Νοσοκομειο)
Apotheke: Pharmakeio (ΦΑΡΜΑΚΕΙΟ, Φαρμακειο)
Arztpraxis/Notfallbehandlung:
Doctor (ΓΙΑΤΡΟΣ, γιατρος)
Pathologos (ΠΑΘΟΛΟΓΟΣ, παθολογος)
Polykliniki (ΠΟΛΥΚΛΙΝΙΚΗ, πολυκλινικη)

Notrufnummern

Notruf: 100 oder 1033
Polizei: 100 oder 1033
Feuerwehr: 199
Ambulanz: 166
Telefonauskunft National: 11880, 11850, 11888
Telefonauskunft International: 139

Telefonverbindungen

Europäischer Standard, verlässliche Funktionalität.

Mobilnetzabdeckung

Das gesamte griechische Festland sowie alle Mittelmeerinseln sind praktisch lückenlos abgedeckt. Es steht das GSM 900-Netz zur Verfügung, stellenweise auch GSM 1800. In Europa übliche Mobiltelefone (Dualband) sind also benutzbar. Netzverbindungen funktionieren erfahrungsgemäß zuverlässig.

Versicherung

Es besteht zwar ein Sozialabkommen mit Griechenland und potenziell kann die Europäische Krankenversicherungskarte benutzt werden. Aufgrund allfälliger Engpässe im staatlichen Gesundheits-

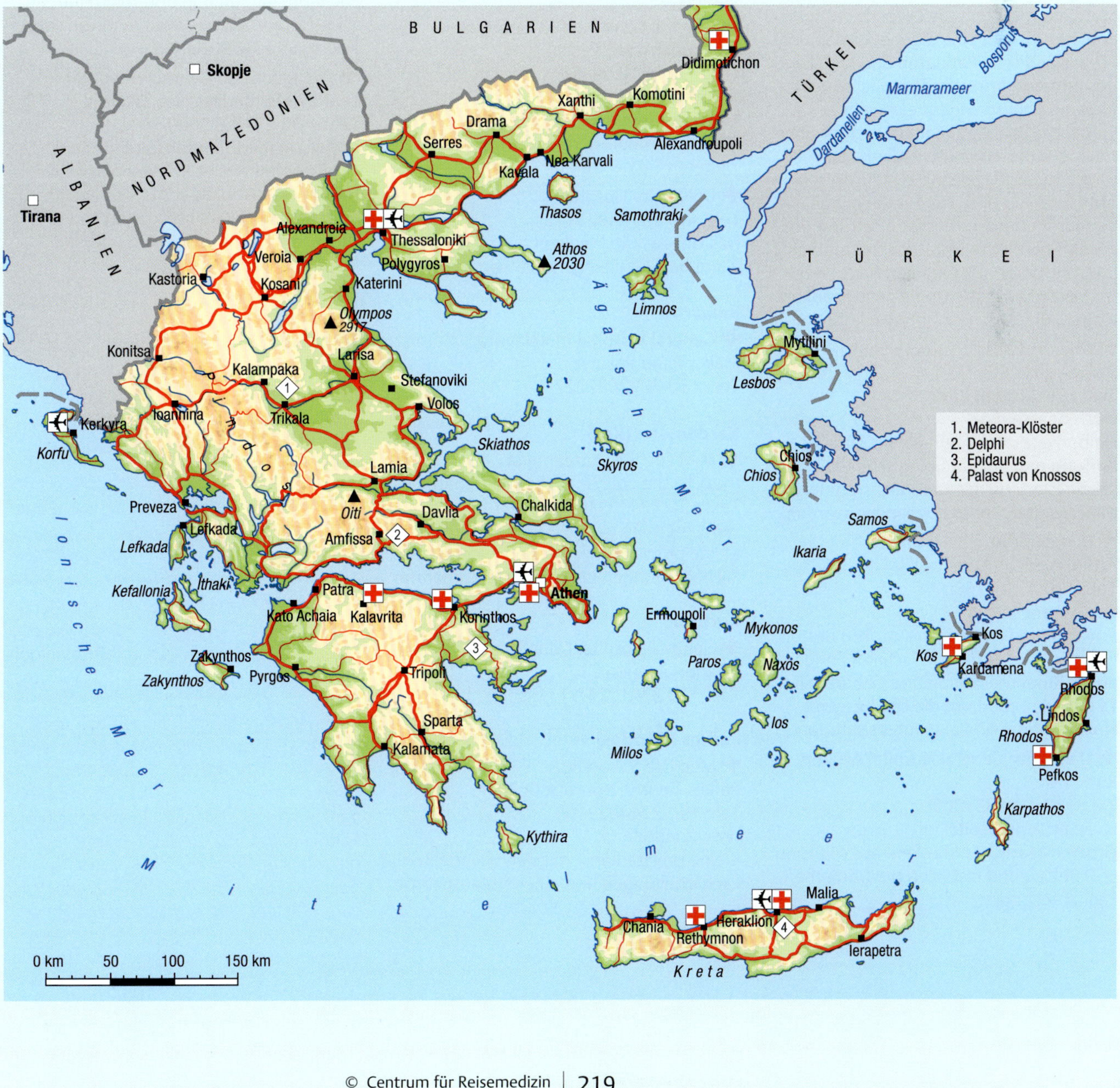

Griechenland (Forts.)

system wird dringend eine private Auslandskrankenversicherung empfohlen, um die privaten Einrichtungen nutzen zu können und Abrechnungsprobleme mit der immer wieder nicht akzeptierten Europäischen Krankenversicherungskarte zu vermeiden. Versicherungen mit Assistanceleistungen sind von erheblichem Vorteil bei Abrechnungsproblemen und der Organisation der Repatriierung.

Krankenhäuser/Med. Einrichtungen

(siehe Erläuterungen S. 183)

Athen

✚ Diagnostic and Therapeutic Center Hygeia SA
Erythrou Stavrou 4 Marousi
Tel.: + 30 2106867000
www.hygeia.gr
Hygeia ist wahrscheinlich die angesehenste private Krankenhausgruppe in Griechenland, die auf internationalem Standard medizinische Dienstleistungen anbietet. Es gibt eine eigene Anmeldung für ausländische Patienten und fast das gesamte medizinische Personal spricht fließend Englisch und meist weitere Sprachen. Das Krankenhaus verfügt über rund 270 Betten und vor allem auch über eine ausgezeichnete radiologische Abteilung mit allen modernen bildgebenden Verfahren. Es gibt eine rund um die Uhr geöffnete Notaufnahme und eine Intensivstation. Das Krankenhaus bietet für Herzinfarktpatienten eigene Krankenwagen, die Patienten abholen können.

✚ Onassis Cardiac Surgery Centre
356, Sygrou Ave.
Tel.: +30 2109493000
www.onasseio.gr
Halbprivates Krankenhaus der Onassis-Stiftung und auf kardiologische Patienten spezialisiert, die hier auf höchstem internationalem Standard behandelt werden.

✚ Euroclinic Athens
Athanasiadou 9
Tel.: +30 2106416600
www.euroclinic.gr
Privates Krankenhaus mit ca. 160 Betten und allen wesentlichen Fachabteilungen außer Kinderheilkunde und Geburtshilfe. Es gibt eine rund um die Uhr besetzte Notaufnahme und eine Intensivstation.

✚ University General Hospital Attikon
Rimini Str 1
Tel.: +30 2105831000
www.attikonhospital.gr
Großes staatliches Krankenhaus mit rund 650 Betten und fast allen medizinischen Fachabteilungen.

Didimotichon

✚ Didimotichon General Hospital
Konstantinoupoleos 1
Tel.: +30 2553350100
www.did-hosp.gr

Heraklion (Kreta)

✚ Asklepieon of Crete General Private Clinic
Zografou Str. 8
Tel.: +30 2810246140
Privates Krankenhaus mit rund 60 Betten und einer eigenen Anmeldung für ausländische Patienten. Es verfügt über die gängigen Fachabteilungen, die Notaufnahme ist rund um die Uhr geöffnet.

✚ Creta Inter Clinic
Minoos 63
Tel.: +30 2810373800
www.cic.gr
Kleineres privates Krankenhaus, das von einer Gruppe griechischer Fachärzte geführt wird.

✚ General Clinic Aghios Georgios
I. Hatzidakis Str. 7
Tel.: +30 2810244400
www.saintgeorge.gr
Kleineres privates Krankenhaus mit Allgemeinmedizinern, Internisten sowie weiteren Fachärzten.

✚ University Hospital
Tel.: +30 2810392111
Das Universitätskrankenhaus sollte vor allem bei Unfällen genutzt werden.

Kalavrita

✚ General Hospital of Kalavrita
Mayor Panu Polka 4
Tel.: +30 2692022222

Kardamena (Kos)

✚ Med Life S.A. Kardamena
(next to the church at the main road)
Tel.: +30 2242091525
www.med-life.gr
Kleine private Klinik mit den wichtigsten Fachabteilungen und einer Notaufnahme.

Korinth

✚ General Hospital Corinth
Athinon Avenue 53
Tel.: +30 27410247-11 bis -15

Pefkos (Rhodos)

✚ Med Life S.A. Pefkos
Pefkos Center, Kourous Building
Tel.: +30 2244029105
www.med-life.gr
Kleine private Klinik mit den wichtigsten Fachabteilungen und einer Notaufnahme.

Rethymnon (Kreta)

✚ Rethymnon General Hospital
17, Triantalidou Street
Tel.: +30 2831027491, 278114-19

Rhodos

✚ Med Life S.A. Rhodes Town
Mandilara 50
Tel.: +30 2241077058
www.med-life.gr

✚ Rhodes General Hospital
Red Cross Street
Tel.: +30 2241080100

Thessaloniki

✚ Ippokrateo University Hospital
Konstantinoupoleos 49
Tel.: + 30 2313312000
www.ippokratio.gr
Mit rund 1850 Betten ist dieses Krankenhaus das größte in Griechenland.
Es verfügt über quasi alle medizinischen Fachabteilungen und unterhält eine 24 h-Notaufnahme sowie mehrere spezialisierte Intensivstationen.

✚ Papageorgiou General Hospital
Leoforos Periferiaki, Nea Efkarpia
Tel.: + 30 2313323000
www.papageorgiou-hospital.gr
Großes öffentliches Krankenhaus mit rund 750 Betten. Es verfügt über alle wesentlichen Fachabteilungen sowie meherere Intensivstationen und eine Notaufnahme.

✚ Ayios Loukas Clinic
Panorama area
Tel.: +30 2310380000
www.klinikiagiosloukas.gr

✚ Euromedica Kianous Stavros
Vizyis-Vyzantos 1
Tel.: +30 2310966000
https://kianous-stavros.gr/

Indien

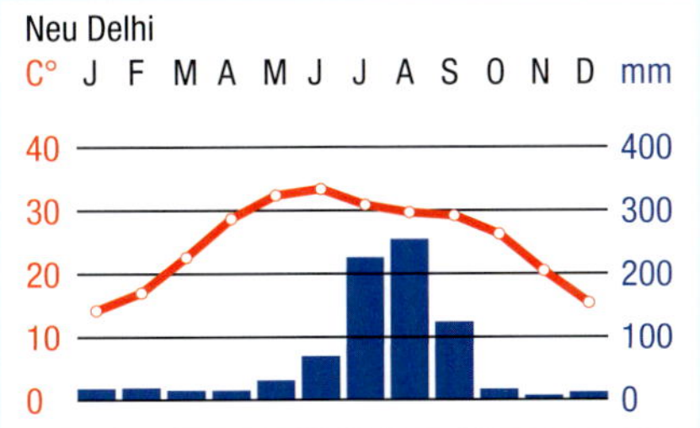
Neu Delhi
C° J F M A M J J A S O N D mm
40 30 20 10 0
400 300 200 100 0

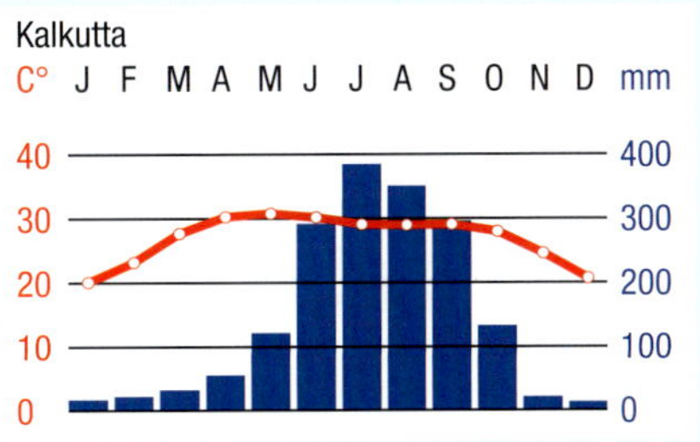
Kalkutta
C° J F M A M J J A S O N D mm
40 30 20 10 0
400 300 200 100 0

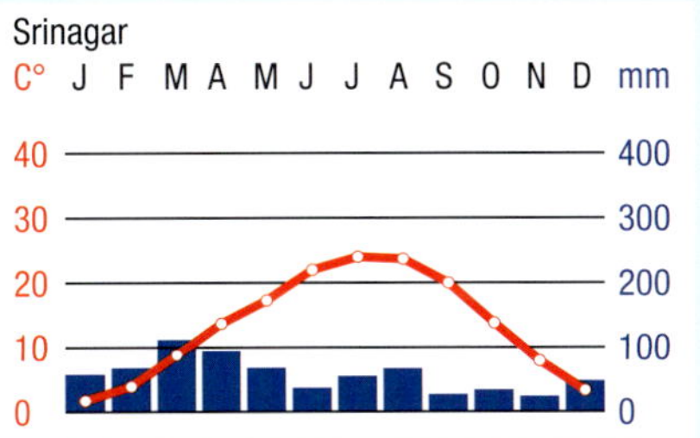
Srinagar
C° J F M A M J J A S O N D mm
40 30 20 10 0
400 300 200 100 0

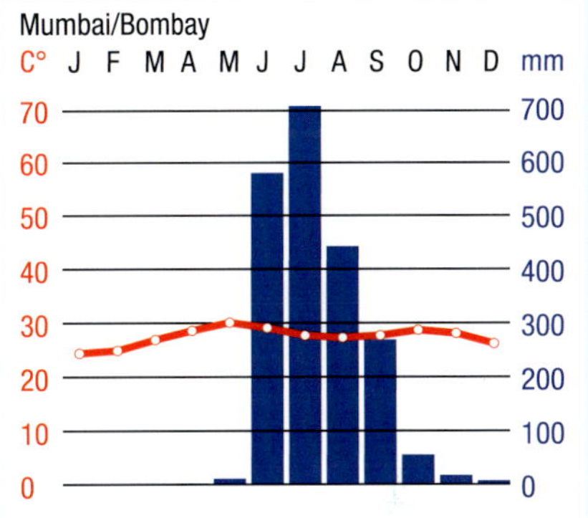
Mumbai/Bombay
C° J F M A M J J A S O N D mm
70 60 50 40 30 20 10 0
700 600 500 400 300 200 100 0

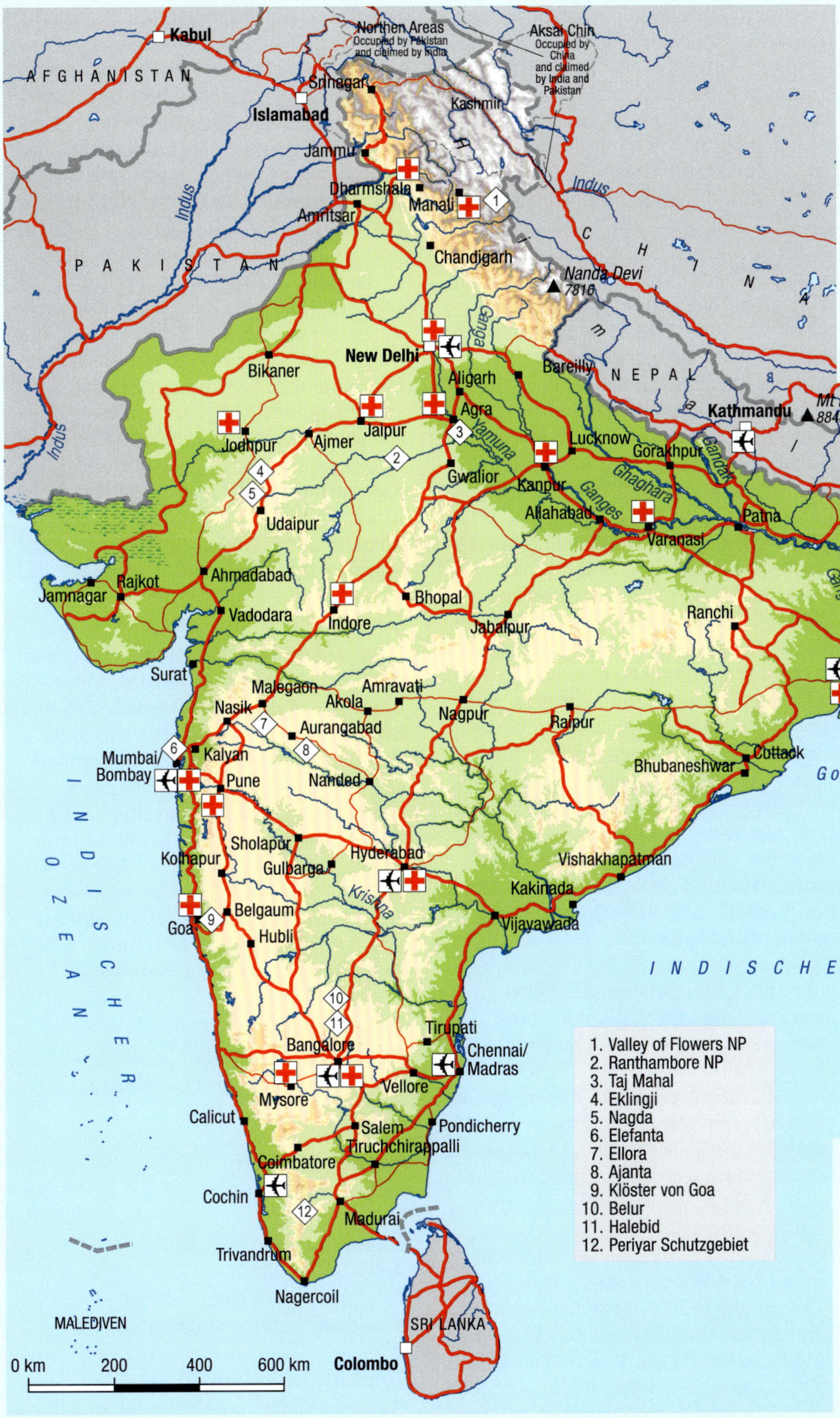
Kabul
AFGHANISTAN
Islamabad
PAKISTAN
Srinagar
Jammu
Kashmir
Northern Areas Occupied by Pakistan and claimed by India
Aksai Chin Occupied by China and claimed by India and Pakistan
Dharmshala
Manali
Amritsar
Chandigarh
CHINA
Nanda Devi 7816
New Delhi
Bikaner
Aligarh
Agra
Jodhpur
Ajmer
Jaipur
Gwalior
Bareilly
NEPAL
Kathmandu
Mt Everest 8848
Kanchenjunga 8598
Thimphu
BHUTAN
Gangtok
Lucknow
Gorakhpur
Kanpur
Allahabad
Varanasi
Patna
Itanagar
Guwahati
Brahmaputra
Shillong
Kohima
Imphal
BANGLADESH
Agartala
Dhaka
Aizawl
MYANMAR
Irrawaddy
Udaipur
Rajkot
Jamnagar
Ahmadabad
Vadodara
Indore
Bhopal
Jabalpur
Ranchi
Kalkutta
Surat
Malegaon
Amravati
Akola
Nagpur
Raipur
Nasik
Aurangabad
Mumbai/Bombay
Kalyan
Pune
Nanded
Cuttack
Bhubaneshwar
Gangesdelta
Golf von Bengalen
Sholapur
Kolhapur
Gulbarga
Hyderabad
Krishna
Vishakhapatnam
Kakinada
Vijayawada
Goa
Belgaum
Hubli
INDISCHER OZEAN
Rangoon
Tirupati
Bangalore
Chennai/Madras
Mysore
Vellore
Calicut
Salem
Pondicherry
Tiruchchirappalli
Coimbatore
Cochin
Madurai
Trivandrum
Nagercoil
SRI LANKA
Colombo
MALEDIVEN
Indus
Ganga
Yamuna
Ganges
Ghaghara
Gandak
0 km 200 400 600 km
1. Valley of Flowers NP
2. Ranthambore NP
3. Taj Mahal
4. Eklingji
5. Nagda
6. Elefanta
7. Ellora
8. Ajanta
9. Klöster von Goa
10. Belur
11. Halebid
12. Periyar Schutzgebiet

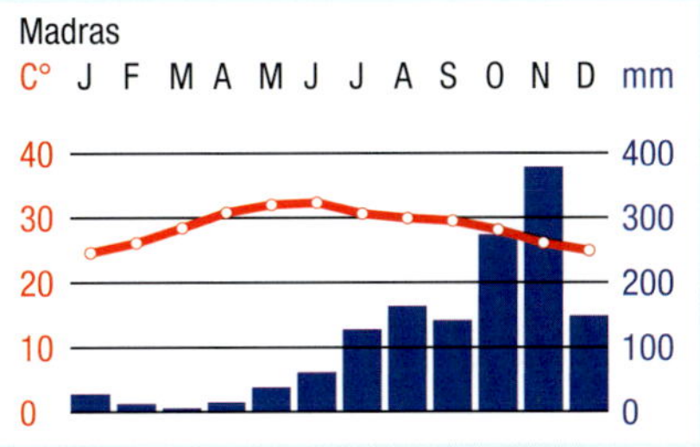
Madras
C° J F M A M J J A S O N D mm
40 30 20 10 0
400 300 200 100 0

Indien (Forts.)

Verkehrsverbindungen

Die meisten international Reisenden erreichen Indien über seine zahlreichen internationalen Flughäfen, welche fast über den gesamten Subkontinent verteilt sind. Indien wird von zahlreichen Fluglinien aus den USA, Europa, Asien und Australien und in geringerem Umfang auch aus Afrika angesteuert. Die größten Flughäfen sind in Neu-Delhi, Mumbai (ehemals Bombay) Kolkata (ehemals Kalkutta) und Bangalore sowie Chennai und Hyderabad.
Innerhalb des Landes gibt es einen sehr umfangreichen Flugverkehr zwischen allen größeren Städten. Indien hat neben den großen internationalen und regionalen Flughäfen tausende Landepisten, welche gegebenenfalls auch für medizinische Evakuierungsflüge genutzt werden können.
Kreuzfahrtschiffe und private Yachten laufen regelmäßig die größeren und kleineren Häfen entlang der mehrere tausend Kilometer langen Küste Indiens an. Fähren verkehren regelmäßig zwischen Indien und Sri Lanka sowie den Andamanen und Nikobaren.
Über Land ist Indien mit allen seinen Nachbarn von Pakistan im Osten über Afghanistan und China bis Nepal und Bangladesch sowie Bhutan und Myanmar verbunden, auch wenn die jeweiligen Grenzöffnungen ständig wechselnden politischen Bedingungen unterworfen sind. Innerhalb des Landes durchzieht Indien ein zunehmend besser ausgebautes Straßennetz, welches jedoch in abgelegeneren Gebieten und vor allem in den östlichen Bundesstaaten teilweise in sehr schlechtem Zustand ist. Der Straßenverkehr ist oft sehr dicht. Indien ist das Land mit den meisten jährlichen Verkehrstoten auf der Welt.
Die offizielle Beschilderung ist meist auch in Englisch, sonst gibt es viele Hinweise nur in der regionalen Schrift. Es herrscht Linksverkehr!
Das Eisenbahnnetz ist in Indien quasi landesweit bis auf die östlichen Bundesstaaten gut und sehr gut ausgebaut und wird sehr stark genutzt, sowohl von den Einheimischen als auch von Touristen. Auf den Fernzügen bieten die klimatisierten Erste-Klasse-Abteile und Schlafwagen einen guten Service und werden von Touristen gern als Alternative zum Flugzeug genutzt.

Medizinische Infrastruktur

Die Qualität und der Standard medizinischer Infrastruktur in Indien schwankt sehr stark. Die Unterschiede zeigen sich sowohl zwischen städtischen und ländlichen Regionen als auch zwischen öffentlichen und privaten Einrichtungen. Die großen Metropolen wie Mumbai, Neu-Delhi, Kolkata, Bangalore, Chennai, Ahmedabad und andere verfügen über private medizinische Einrichtungen auf internationalem Spitzenniveau. Viele dieser Einrichtungen werden inzwischen von großen, gut strukturierten Krankenhausketten betrieben. Indien verfügt im stationären Bereich aber auch über ein landesweites staatliches Krankenhaussystem mit Kliniken auf den verschiedenen Verwaltungsebenen (Bundesstaat – State Hospitals, Distrikte – District Hospitals) sowie über davon unabhängigen privaten Krankenhäusern. Die öffentlichen Krankenhäuser sind häufig hygienisch und technisch weit unter internationalem Standard und sowohl materiell als auch personell unterversorgt. International Reisende werden die öffentlichen Einrichtungen nur nutzen, wenn lokal keine anderen zur Verfügung stehen. In den meisten Städten gibt es landesweit meist auch private Krankenhäuser sehr unterschiedlicher Qualität. Sie gehören teilweise zu landesweiten Krankenhausketten (z. B. Apollo-Hospitals, Fortis-Hospitals, Narayana Hospitals, Tata Memorial Hospitals u. a.) oder arbeiten unabhängig. Die medizinische und pflegerische Versorgung in den privaten Kliniken der großen Städte ist oft sehr gut. In fast jeder indischen Stadt gibt es verschiedene allgemeinmedizinische und fachärztliche private Praxen sehr unterschiedlicher Qualität und Preisklassen.
In ländlichen Gebieten findet man neben den staatlichen und privaten schulmedizinischen Versorgungseinrichtungen auch eine unüberschaubare Anzahl von Heilstätten östlich orientierter Heilkunst (z. B. Ayurveda). Letztere werden oft von unheilbar kranken, verzweifelten westlichen Patienten als letzter Therapieort ausgewählt, auch wenn überprüfbare Standards fehlen.

Öffentliche Apotheken sind überall im Land zu finden. Die großen privaten Krankenhausketten haben fast immer eigene Apotheken im Haus, welche auch öffentlich verkaufen. Alle gängigen internationalen Medikamente sind erhältlich. Viele international erfolgreiche Medikamente werden auch, oft in sehr guter Qualität, von indischen Pharma-Firmen hergestellt und lokal verkauft.
Es ist daher sinnvoll, den Wirkstoff der benötigten Medikamente zu kennen, nicht nur die Warenzeichen. Dennoch kann die Beschaffung von Arzneimitteln dauern. Reisende mit Vorerkrankungen sollten immer einen Vorrat für dringend benötigte Medikamente mit sich führen. Auch viele Impfstoffe werden in Indien hergestellt, dennoch sind akut wichtige Impfstoffe oft schwer verfügbar, so ist selbst der in Indien hergestellte aktive und passive Tollwutimpfstoff oft nur in den Großstädten zu erhalten.
Es gibt kein zuverlässiges landesweites Rettungswesen in Indien und keine einheitliche Rufnummer. Das Rettungswesen ist nicht staatlich organisiert, landesweit daher vollkommen uneinheitlich. Private Krankenhäuser verfügen meist über Krankentransportfahrzeuge, diese sind aber nicht auf „stand-by“ und haben entsprechend lange Aktivierungszeiten, oft von einigen Stunden. Rettungsfahrzeuge mit entsprechender Ausstattung fehlen fast überall. Ein „pre-hospital-care“ Prinzip gibt es im Rettungswesen fast nie. Auch wenn es unglaublich klingt, bei den meisten Erkrankungen und Unfällen wird es effizienter sein, den Transport in das nächste Krankenhaus selbst zu organisieren. Trotz der großen Distanzen innerhalb Indiens sind Krankentransporte oft bodengebunden zu organisieren, da Hubschrauber fast immer der Kontrolle von Polizei und Militär unterliegen, nicht mit medizinischem Gerät oder Transportmitteln ausgestattet und schwer verfügbar sind. Ambulanzflugzeuge stehen innerhalb Indiens zur Verfügung, allerdings sind auch dabei Aktivierungszeiten von 12 – 24 Stunden nicht ungewöhnlich.

Sprache der Hilfsorgane

Neben den landesweiten Sprachen Hindi und Englisch gibt es in Indien 21 weitere offizielle Sprachen. Viele Inder mit Schulbildung sprechen Englisch. Viele Ärzte verfügen über gute Englischkenntnisse, der klinische Alltag findet allerdings nur selten in Englisch statt. Bei unteren Polizeidiensträngen und bei einfachem Krankenhauspersonal kann Englisch nicht erwartet werden. Andere europäische Fremdsprachen wie Deutsch, Spanisch oder Französisch sind die seltene Ausnahme.

Krankenhaus: Hospital
Apotheke: Pharmacy
Arztpraxis/Notfallbehandlung: Clinic, Polyclinic

Notrufnummern

Notruf: 100
Polizei: 100
Feuerwehr: 101
Ambulanz: 102
Telefonauskunft National: 180
Telefonauskunft International: 186

Telefonverbindungen

Das Telefonnetz arbeitet recht zuverlässig und ist weitgehend flächendeckend.

Indien (Forts.)

Mobilnetzabdeckung

Fast überall in Indien ist das Mobilfunknetz inzwischen selbstverständlich. Auch entlang der Hauptverkehrsachsen des Landes ist Netzkontakt praktisch lückenlos vorhanden. Dazwischen, vor allem in ländlichen Gebieten oder im Gebirge im Norden und Osten kann es noch Lücken geben. Es steht das GSM 900-Netz zur Verfügung, stellenweise auch GSM 1800. In Europa übliche Mobiltelefone (Dualband) sind also benutzbar.

Versicherung

Es besteht kein Sozialabkommen mit Indien. Eine private Reisekranken- und Repatriierungsversicherung, welche auch medizinisch sinnvolle Evakuierungen und idealerweise medizinische Assistance abdeckt, ist dringend anzuraten!

Krankenhäuser/Med. Einrichtungen

(siehe Erläuterungen S. 183)

Agra

Nayati Medicity Mathura
NH2 Goverdhan Chatikara Bypass
Tel.: +91 0565 256 5565
Großes, kostengünstiges privates Krankenhaus mit Notaufnahme und den wesentlichen Fachabteilungen. Es gibt alle bildgebenden Verfahren und eine Intensivstation sowie eine 24 h geöffnete Notaufnahme.

Pushpanjali Hospital & Research Centre
Delhi gate
Tel.: +91 5622523009
www.pushpanjalihospital.in
Großes, privates 300-Betten Krankenhaus mit Notaufnahme, Intensivstation und allen wesentlichen Fachabteilungen und kompletter bildgebender Diagnostik.

Bangalore

Fortis Hospital
154/9 Bannerghatta Road
+91 9663367253
www.fortisbangalore.com
350-Betten großes, privates Krankenhaus mit internationaler Akkreditierung, welches auch viele ausländische Reisende betreut. Es verfügt über Notaufnahme und Intensivstation, bildgebende Verfahren und die wesentlichen Fachabteilungen.

Manipal Hospital Hebbal
Hebbal, Kirloskar Business park, Bellary Road
+91 8066600666
www.manipalhospitals.com/hebbal
Das Krankenhaus ist auch bekannt unter dem Namen Columbia Asia Hospital und ist ein privates 90-Betten Krankenhaus im Norden der Stadt. Es liegt auf dem Weg zum Flughafen und wird häufig von Touristen genutzt.

Dharamsala

Tibetan Delek Hospital
Gangchen Kyishong
Tel.: +91(0)1892 222053, 223381
www.tibet.net/delekhospital
Kleines privates Krankenhaus, welches von tibetischen Ärzten und häufig einigen zusätzlichen freiwilligen internationalen Ärzten betreut wird und gerne von Touristen genutzt wird. Einfache bildgebende Diagnostik ist vorhanden.

Hyderabad

Apollo Health City
Nagar Road 72, Jubilee Hills
+91 4023607777
https://www.apollohospitals.com/hyderabad/
Mit 550 Betten größtes privates Krankenhaus in Andrha Pradesh, es gehört zur Apollo Kette. Es verfügt über sehr gute Ausstattung, Notaufnahme, Intensivstationen und alle wesentlichen Fachabteilungen einschließlich Kardiologie und Traumatologie. Das Haus ist international akkreditiert und Trainingszentrum der American Heart Association.

Yashoda Superspeciality Hospital (Somaji Guda)
Rajbhavan Road
Tel.: 91 6366920627
https://www.yashodahospitals.com/location/somajiguda/
Dieses private 400-Betten Krankenhaus ist ebenfalls an internationale Patienten gewöhnt und verfügt über Notaufnahmen, Intensivstation und allen wesentlichen Fachabteilungen.

Indore

Curewell Hospital Pvt.Ltd
19/1 - C, New Palasia
Tel.: +91 (0)731 2434445
www.curewellhospital.com
Kleines privates Krankenhaus mit Innerer Medizin, Chirurgie und Traumatologie.

Medanta Super Speciality Hospital Indore
Plot 8, PU04, Commercial Scheme 54
Tel.: +91 7314747000
https://www.medanta.org/hospitals-near-me/indore-hospital
Großes, gutgelegenes privates Krankenhaus, welches von Touristen vor allem zur Versorgung von Unfällen genutzt wird.

Jaipur

Fortis Escorts Hospital
J Lal Nehru Marg
Tel.: 91 8588830402
https://www.fortishealthcare.com/location/fortis-escorts-hospital-jaipur
Sehr gut ausgestattetes privates Krankenhaus der Fortis Gruppe mit moderner Diagnostik und eigenen Rettungsfahrzeugen.

Santokba Durlabhji Memorial Hospital
Bhawani Singh Marg
Tel.: +91 (0)141 2566251
http://sdmh.in
Sehr großes, ursprünglich für das Militär errichtetes Krankenhaus, welches inzwischen privat geführt wird und über Notaufnahmen, Intensivstationen und alle wesentlichen Fachabteilungen verfügt.

Soni Hospital
38 - Kanota Bagh J.L.N. Marg
Tel.: +91 (0)141 2 562028
www.sonihospitals.com

Jodhpur

Goyal Hospital & Research Centre
961/3, Residency Road, Opp. Rotary Hall
Tel.: +91 (0)291 2432144, 2434144
www.goyalhospital.org
Kleineres privates Krankenhaus, welches für Notfälle genutzt werden kann.

Kanpur

Tulsi Hospitals
14/116-A, Civil Lines
Tel.: +91 (0)512 25364-04

Apollo Spectra Hospitals
14/138 Chuuni Ganj
Tel.: +91 9971013369
https://www.apollospectra.com/kanpur/chunni-ganj/our-hospitals/best-hospital-in-chunni-ganj-kanpur
Kleines aber sehr gut ausgestattetes privates Krankenhaus mit 60 Betten, mit den wichtigen Fachabteilungen, Notaufnahme und kompletter bildgebender Diagnostik.

Goa

Vrundavan Shalby Hospital
NH 17A By-pass Karaswada
Mapusa, Goa
Tel.: +91(0)832 2250022, 6713535
www.vrundavanhospital.com

Manipal Hospital
Dr E Borges Road, Panaji
Tel.: +91 888860222
www.manipalhospitals.com/goa/
Privates 130-Betten Krankenhaus, welches von Touristen in Panaji häufig auch für ambulante Termine genutzt wird. Es gibt Notaufnahme, Intensivstation und Krankenwagen, die gerufen werden können.

Kolkata/Kalkutta

Fortis Hospital & Kideny Institute
Rash Behari Avenue 111 A
Tel.: +91 (0)33 66276800
www.fortishealthcare.com

Apollo Multispeciality Hospitals
58 Canal Circular Road
Tel.: +91 3323203040
https://www.apollohospitals.com/hospital/kolkata/
320-Betten Krankenhaus mit internationaler Akkreditierung, Notaufnahme und allen wesentlichen Fachabteilungen und bildgebender Diagnostik. Es gehört zu den Top-Krankenhäusern in der Region.

Manipal Hospital
Plot 193, 1B Sector 3, Salt Lake City
Tel.: +91 3339898969
https://www.manipalhospitals.com/saltlake/
Sehr gutes privates 100-Betten Krankenhaus mit bildgebender Diagnostik (außer MRT) und Kardiologie.

Manali

Lady Willingdon Hospital
Tel.: +91 (0)1902 252379
www.manalihospital.com

Privat Travel Clinic Manali
Club Road, Old Manali
Tel.: +91 (0)1902 254611, 254612
Außenstelle des Privat Hospital Dr. Sachdev (s. unter New Delhi)

Mumbai/Bombay

Breach Candy Hospital Trust
60 A, Bhulabhai Desai Road
Tel.: +91(0)22 23667809, 23671888
www.breachcandyhospital.org

Mysore

Basappa Memorial Hospital
22/B, Vinoba Road
Tel.: +91(0)821 2511771, 2512401

New Delhi

Apollo Hospitals
Sarita Vihar, Delhi Mathura Road
Tel.: +91 (0)11 26925858, 26925801
www.apollohospitals.com/locations/india/delhi
Großes, international akkreditiertes privates Krankenhaus mit modernem Qualitätsmanagement und allen wesentlichen Fachabteilungen sowie Notaufnahme, Traumaabteilung, Kardiologie und Intensivmedizin sowie allen modernen bildgebenden Diagnostikmöglichkeiten.

Privat Hospital Dr. Sachdev
M.G. Road Gurgaon
Tel.: +91 (0)124 4324300, 4688444
www.privathospital.org
Dies ist einer der Pioniere der privaten Gesundheitseinrichtungen in Indien und im Umkreis der Hauptstadt. Der Gründer ist sehr gut vernetzt in Indiens medizinischem System und arbeitet mit vielen westlichen Botschaften (wie z.B. der deutschen und der österreichischen) eng zusammen.

Pune

Sancheti Hospital
16, Shivaji Nagar
Tel.: +91(0)20 28999800, 28999960, +91 8888808845
www.sanchetihospital.org
Vor allem auf Orthopädie und Traumatologie spezialisiertes privates Krankenhaus.

Grant Medical Foundation (Ruby Hall Clinic)
40, Sassoon Road
Tel.: +91 988112351
www.rubyhall.com
Eines der größten privaten Krankenhäuser in der Umgebung und Referenzhaus für ganz Pune. Es verfügt über rund 550 Betten, allen wesentlichen Fachabteilungen, Notaufnahme und Intensivstationen.

Varanasi/Benares

Heritage Hospitals Ltd.
Lanka
Tel.: +91 (0)542 2368888
https://heritagehospitals.com
Auch lokal viel genutztes privates 150-Betten Krankenhaus, welches allerdings häufig sehr stark frequentiert wird.

PChirayu Medicare and Hospital
H. No.: 12, Sant Raghuvar Nagar, Sigra
Tel.: +91 0995 6040922
Kleines privates Krankenhaus mit überschaubaren Möglichkeiten, welches von Touristen gerne für kleinere allgemeinmedizinische Anliegen genutzt wird. Nur einfache bildgebende Diagnostik.

Indonesien

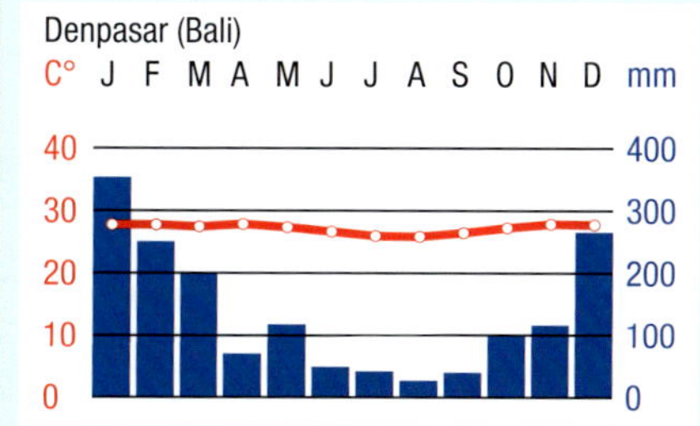

Verkehrsverbindungen

Aufgrund der Geographie (Inselarchipel) nehmen Fähren und Flugzeuge eine wichtige Funktion im Verkehr ein.
Auf Java und Bali sind die Straßenverhältnisse gut, auf Sumatra zumindest die Achse Jakarta (Java) – Banda Aceh (Nord-Sumatra). In allen übrigen Landesteilen ist mit schlechten oder unzulänglichen Verkehrsverhältnissen zu rechnen. In jedem Fall – auch im Notfall – muss mit langen Fahr- oder Transportzeiten gerechnet werden. Es herrscht Linksverkehr!

Medizinische Infrastruktur

Die medizinische Versorgung ist aus europäischem Blickwinkel in Indonesien nicht auf internationalem Niveau, variiert aber sowohl in privaten als auch in öffentlichen Einrichtungen sehr stark. Auf Java sind in Jakarta, auf Sumatra in Medan medizinische Einrichtungen zu finden, die allgemeine Krankheiten gut behandeln und bei schwerwiegenden Notfällen eine ausreichende Stabilisierung des Patienten gewährleisten können. Auf Bali gibt es in Denpasar ebenfalls private Kliniken und Praxen, die allgemeine medizinische Betreuung auf gutem Niveau anbieten. In anderen, entlegeneren Gebieten des Archipels, vor allem auf Borneo und den östlich von Bali gelegenen kleineren Inseln, ist die medizinische Versorgung teilweise sehr limitiert. Für Aufenthalte außerhalb der bekannten Touristenzentren oder des Großraums Jakarta sollte der Reisende selbst über gute Erste Hilfe-Kenntnisse sowie entsprechende Ausrüstung verfügen und zuvor unbedingt Rat von einemreisemedizinisch erfahrenen Arzt eingeholt haben.
Ein Rettungswesen mit gut ausgebildetem Personal und zuverlässigen Einsatzfahrzeugen existiert in Indonesien nicht. Die schlechten Straßenverhältnisse bedingen bei Verlegungen oft sehr lange Fahrtzeiten zu einer Klinik. Medizinische Hubschraubertransporte sind unzuverlässig und selten verfügbar. Auf vielen Inseln besteht die öffentliche medizinische Versorgung aus einem kleinen Hospital mit wenigen Betten, einem Medikamentenschrank und einer Krankenschwester. Bei schwereren Erkrankungen und Unfällen ist in der Regel eine umgehende Verlegung in eine gute private Klinik in

Indonesien (Forts.)

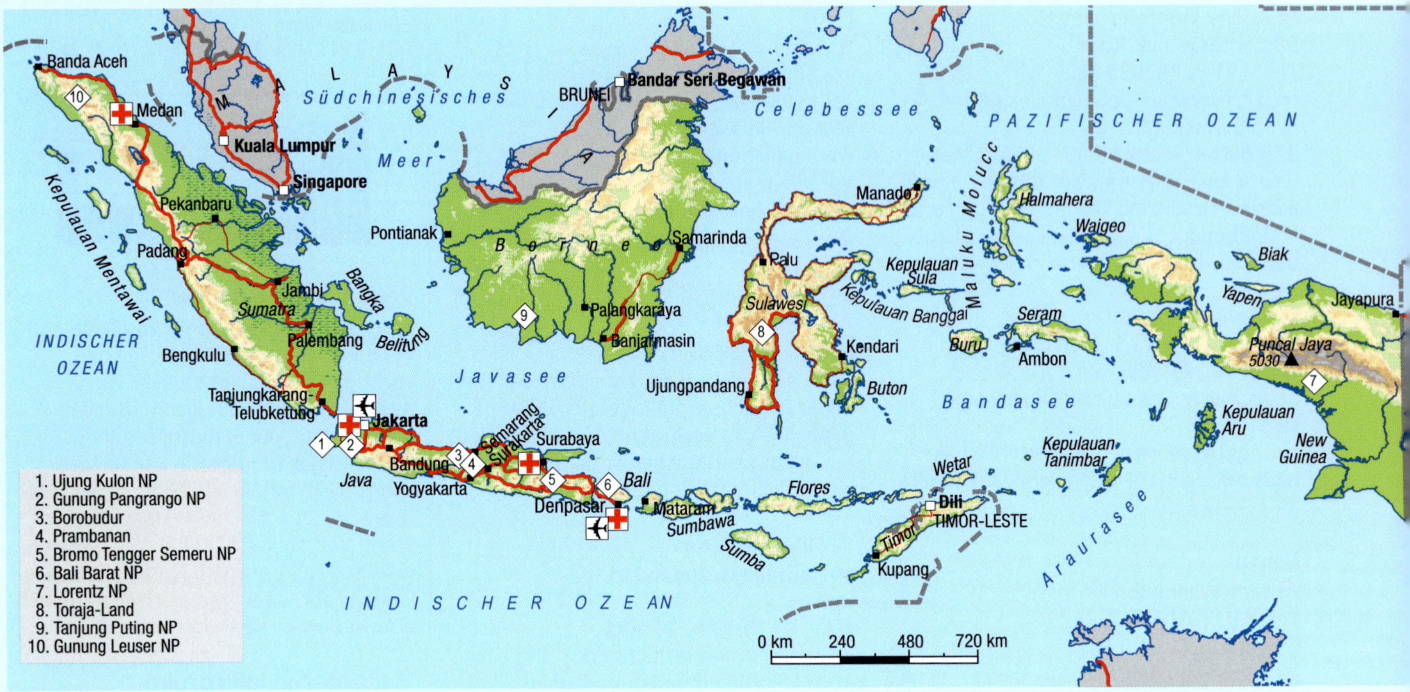

Australien oder Singapur zu empfehlen. Die Kosten hierfür werden nicht von den gesetzlichen Krankenkassen gedeckt. Eine Auslandskrankenversicherung und eine assistancemedizinische Betreuung vom Heimatland aus sind ausgesprochen wichtig.
Öffentliche Apotheken in den großen Städten und auf Bali können einen Großteil der internationalen Medikamente liefern, darüber hinaus werden viele Generika aus Indien importiert. Spezielle Medikamente müssen allerdings im Einzelfall umständlich bestellt werden (ein ausreichender persönlicher Vorrat sollte vorhanden sein). Die Versorgung mit Blutkonserven im Land ist kritisch und nicht überall sicher.

Sprache der Hilfsorgane

„Indonesisch“, eine Synthese aus den mehr als 250 Landessprachen, wird fast landesweit gesprochen. Englisch und – noch aus kolonialer Zeit – Niederländisch sind verbreitet, höhere Schulen und Universitäten unterrichten häufig in Englisch. Dennoch sprechen nicht alle Ärzte und erst recht nicht alle Krankenschwestern gut Englisch, so dass vor allem in öffentlichen Krankenhäusern die Verständigung schwierig sein kann. Andere europäische Sprachen wie Deutsch oder Französisch sind selten.

Krankenhaus: Hospital
Apotheke: Pharmacy
Arztpraxis/Notfallbehandlung: Clinic, Health Care Centre

Notrufnummern

Notruf: 110 oder 510110 (Jakarta)
Polizei: 110 oder 510110 (Jakarta)
Feuerwehr: 113 oder 371309 (Jakarta)
Ambulanz: 65303118 (Jakarta)
Telefonauskunft National: 108
Telefonauskunft International: 102

Telefonverbindungen

In den Touristengebieten und in Jakarta gut, ansonsten lückenhaft. In abgelegenen Gebieten besteht stellenweise keine Verbindung zur Außenwelt (außer Satellitentelefon).

Mobilnetzabdeckung

Abgesehen von der Umgebung von Jakarta und der übrigen Insel Java sowie Bali, die beide fast lückenlos Netzabdeckung aufweisen, ist nur in einigen größeren Städten wie z. B. Padang Netzkontakt möglich. Östlich von Bali ist kein Netz vorhanden. Es steht das GSM 1800-Netz zur Verfügung, auch GSM 900. In Europa übliche Mobiltelefone (Dualband) sind also benutzbar.

Versicherung

Es besteht kein Sozialabkommen mit Indonesien. Eine private Reisekranken- und Repatriierungsversicherung ist dringend anzuraten!
Achtung Tauchurlauber: Nur auf Bali und in Jakarta gibt es Druckkammern (s. u.). Versicherungsschutz überprüfen, denn Tauchunfälle werden nicht von allen Krankenversicherungen übernommen, außer z. B. von der speziell für Taucher konzipierten Versicherung von DAN (Divers Alert Network).

Krankenhäuser/Med. Einrichtungen

(siehe Erläuterungen S. 183)

Denpasar (Bali)
Sanglah General Public Hospital
Jl. Kesehatan Selatan 1
Tel.: +62 (0)361 2279-11 bis -15
www.sanglahhospitalbali.com
Druckkammer vorhanden.

Jakarta (Java West)
Pertamina Central Hospital
Jl. Kyai Maja 43
Tel.: +62 (0)21 7219000

Rumah Sakit Angkatan Laut (Navy Hospital)
Jl. Bendungan Hilir No. 17
Tel.: +62 (0)21 2524974
Druckkammer vorhanden.

Medan (Sumatra)
Rumah Sakit Gleneagles Hospital
Jl. Listrik 6
Tel.: +62 (0)61 4566368

Surabaya (Java Ost)
Dr. Soetomo General Hospital
May. Jen. Prof. Dr. Moestono 6–8
Tel.: +62 (0)31 70813188, 5501259

Rumah Sakit Angkatan Laut (Navy Hospital)
Jl. Gadung No.1
Tel.: +62 (0)31 45750, 41731, 838153
Druckkammer vorhanden.

Iran

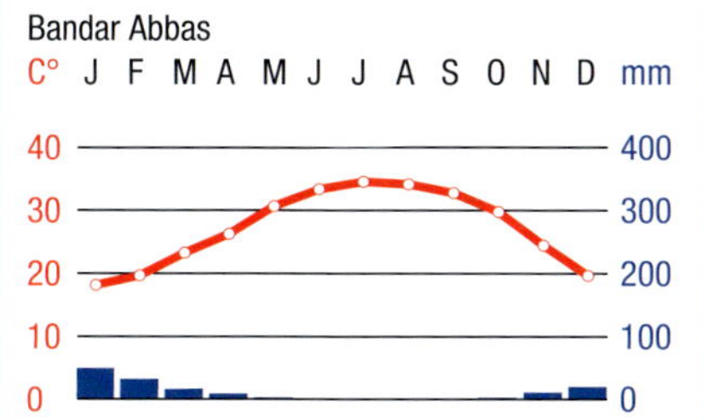

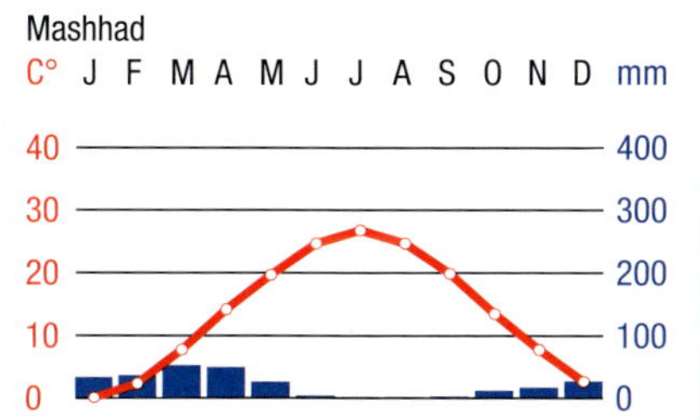

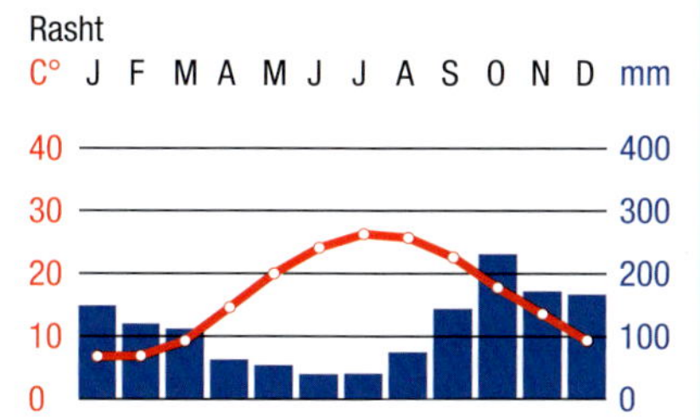

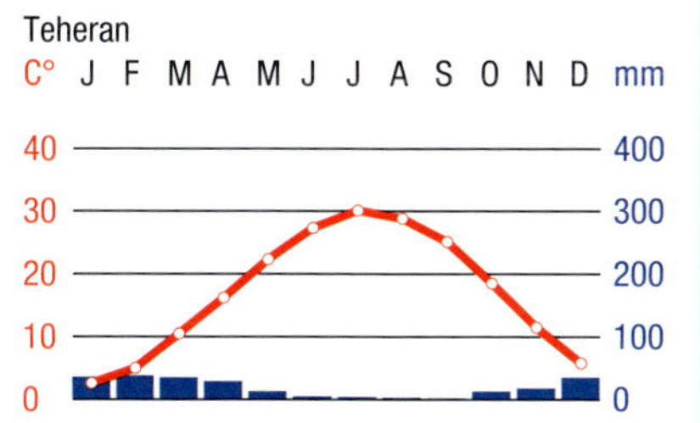

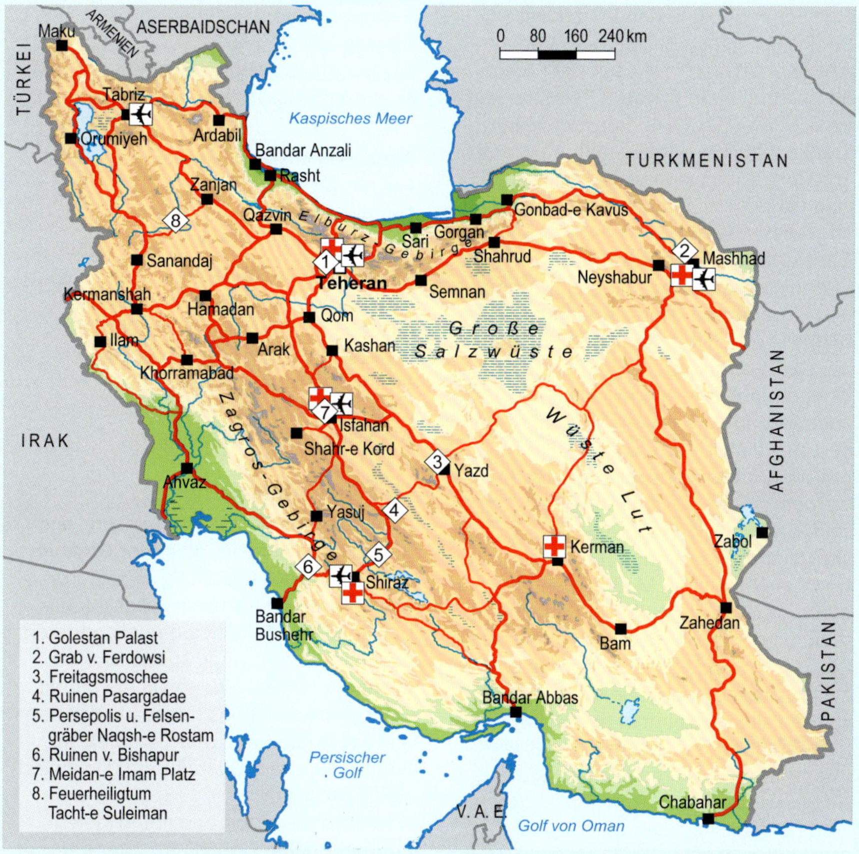

Verkehrsverbindungen

Der Iran ist über mehrere internationale Flughäfen an das europäische und asiatische Luftverkehrsnetz angebunden und wird von zahlreichen europäischen Fluglinien angeflogen. Auch innerhalb des Landes gibt es viele Flugverbindungen zwischen den großen Städten und zu den Ölproduktionsgebieten des Landes.
Die Fernstraßen und auch innerstädtischen Straßen sind meist in gutem Zustand, allerdings fehlen häufig Hinweisschilder (und diese sind in Farsi), was das Zurechtfinden schwierig macht. Auch hierdurch kann es bei Reisen ins Hinterland zu längeren Fahr- und damit auch Rettungszeiten kommen. Grundsätzlich ist im Verkehr Vorsicht geboten, ungewohntes Verkehrsverhalten und fehlende Schilder können das Autofahren riskant machen. Die Grenzen zu den Nachbarländern sind oft geschlossen und unterliegen zahlreichen politischen Restriktionen. Der Iran wird von international Reisenden selten über die Landverbindungen bereist, die Grenzen nach Afghanistan, Turkmenistan, Pakistan und zur Türkei sind aber grundsätzlich passierbar.
Reisenden wird nicht empfohlen, selbst einen Mietwagen zu steuern, außer sie haben umfangreiche Erfahrung im Land und mit den Verkehrsverhältnissen.
Die staatliche Eisenbahngesellschaft unterhält ein gut ausgebautes Eisenbahnnetz zwischen Teheran und Jolfa, Gorgan, Bandar Abbas, Mashhad und Khorramshahr. Die Züge sind in der Regel sicher und pünktlich, allerdings langsam.
Viele Busse sind alt, vor allem innerörtlich. Frauen und Männer sitzen in der Regel getrennt, allenfalls Eheleute sitzen zusammen. Zwischen vielen Städten gibt es Überlandbusse, diese sind allerdings oft unzuverlässig und unpünktlich.

Anmerkung:
Frauen, auch aus westlichen Ländern, müssen bereits bei Einreise den lokalen **Kleidungsvorschriften** entsprechen und ein Kopftuch tragen sowie Kleidung, die die Arme bis zu den Händen und die Beine bis über die Knie bedeckt.

Medizinische Infrastruktur

Persien ist seit dem Mittelalter für gute medizinische Einrichtungen bekannt gewesen. Die medizinische Infrastruktur im heutigen Iran ist im Allgemeinen gut, teilweise auch sehr gut. Vor allem in einigen großen Städten wie Teheran gibt es medizinische Einrichtungen, die auf internationalem Standard arbeiten. Aus medizinischen Gründen müssen allenfalls einige wenige sehr komplexe, schwierige Fälle (z. B. komplizierte Polytraumata) aus dem Iran hinaus evakuiert werden.
In ländlichen Regionen – und hier vor allem im Süden des Landes – kann der Standard allerdings deutlich niedriger sein.
Es gibt ein staatliches, aber nicht kostenloses öffentliches Gesundheitssystem, das für alle iranischen Staatsbürger, und prinzipiell auch Ausländer, zur Verfügung steht. Das meiste medizinische Personal im öffentlichen Gesundheitswesen spricht allerdings nur Farsi. Daneben existiert in einigen großen Städten ein privates System mit vielen Englisch sprechenden Ärztinnen und Ärzten. Das private Gesundheitssystem ist damit für Reisende deutlich leichter zugänglich.
In den meisten größeren Städten gibt es ein Referenzkrankenhaus, das alle wesentlichen Fachabteilungen anbietet und wohin Patienten überwiesen werden können. Alternativ stehen Universitätskrankenhäuser zur Verfügung. Iranische Ärzte müssen bei der staatlichen Ärzteorganisation registriert sein. Viele ältere Ärztinnen und Ärzte haben darüber hinaus noch Ausbildung in den USA, Russland oder West- und Osteuropa erfahren.

Iran (Forts.)

Eine Behandlung in den Privatkliniken erfolgt nur gegen Barzahlung, Vorlage einer Kreditkarte oder über die Kostenübernahme einer privaten Reisekrankenversicherung. Auch in den staatlichen Krankenhäusern wird Bezahlung vor Ort erwartet, auch wenn wahrscheinlich kein Patient bei einer Notfallbehandlung abgewiesen wird.
Das Rettungswesen ist grundsätzlich öffentlich organisiert, die Alarmierungs- und Einsatzzeiten sind aber lang. In den dünner besiedelten Regionen im Süden des Landes und abseits der Städte sind lange Anfahrtzeiten unvermeidlich, aber auch in den großen Städten ist der Rettungsdienst unzuverlässig. Oft müssen private Krankentransportmittel genutzt werden, sofern diese denn vorhanden sind.
Die Versorgung mit den meisten international zugelassenen Medikamenten ist in den großen Städten über öffentliche Apotheken gewährleistet, in entlegeneren Regionen sind zumindest längere Bestellzeiten zu erwarten. Viele Arzneimittel werden allerdings entweder im Iran selbst hergestellt oder auch aus aus Indien importiert. Die Warenzeichen sind daher oft vollkommen andere. Arzneimittel zum persönlichen Gebrauch können eingeführt werden, große Vorsicht geboten ist aber bei Betäubungsmitteln. Der persönliche Bedarf an Arzneimitteln für die Reise sollte mitgenommen werden. Arzneimittel sollten im Handgepäck mitgeführt werden, idealerweise in der Originalverpackung und mit einem ärztlichen Rezept oder einer (englischsprachigen) ärztlichen Bescheinigung über die persönliche Notwendigkeit.
Die Sicherheit von Blutprodukten, wie sie beispielsweise bei einer Transfusion benötigt werden, entspricht im Iran noch nicht immer internationalen Standards, auch wenn das Blut grundsätzlich von freiwilligen Spendern kommt. Eine geplante Bluttransfusion sollte immer sehr gründlich geprüft werden, gegebenenfalls können hier internationale medizinische Assistancedienstleister beratend helfen.
Die zahnärztliche Versorgung im Iran entspricht in vielen großen Städten internationalem Standard.

Sprache der Hilfsorgane

Im Iran wird Farsi (Persisch) gesprochen und geschrieben, dies gilt auch für das Gesundheitssystem. Einige Ärzte sprechen gut Englisch, Französisch oder auch Russisch, bei Pflegepersonal und Rettungsdiensten ist nur Farsi vorherrschend. In den privaten Praxen und Kliniken sind häufiger Ärzte anzutreffen, die Englisch sprechen.

Krankenhaus: Hospital
Apotheke: Pharmacy
Arztpraxis/Notfallbehandlung: Clinic, Medical Center, Doctor, Doctors Practice

Notrufnummern

Polizei: 110
Feuerwehr: 125

Telefonverbindungen

Das Festnetz ist im Iran relativ gut ausgebaut, wenngleich manchmal veraltet. Auslandsgespräche müssen oft noch vermittelt werden, aus einigen internationalen Hotels sind aber auch Direktwahlgespräche möglich.

Mobilnetzabdeckung

Mobiltelefone werden im ganzen Land genutzt und sind vor allem im Geschäftsbereich absolut üblich. Es wird allerdings eine lokale SIM-Karte benötigt. Mobilnetzanbieter im Iran sind unter anderem Irancell Telecommunications Services Company, KFZO, MCI sowie die Mobile Telecommunications Company of Esfahan and Rafsanjan Industrial Complex. In Europa übliche Mobiltelefone (Dualband) sind benutzbar.
Internetverbindung besteht in vielen internationalen Hotels und über Internetcafés. Das Internet wird staatlich überwacht, viele westliche Internetseiten sind geblockt.

Versicherung

Es besteht kein Sozialabkommen zwischen Deutschland und dem Iran. Eine private Reisekrankenversicherung ist daher dringend angeraten. Diese sollte medizinische Assistance und Krankenrücktransport – wenn medizinisch sinnvoll – miteinschließen (s. auch Kapitel „Krankenversicherungsschutz bei Auslandsreisen"). Der Finanztransfer in den Iran unterliegt zum jetzigen Zeitpunkt immer noch Restriktionen, Auslandsversicherungen können daher Probleme haben, Geld an Krankenhäuser im Iran zu überweisen. Medizinische Assistancedienstleister können hier helfen.

Krankenhäuser/Med. Einrichtungen

(siehe Erläuterungen S. 183)

Isfahan

✚ Esfahan Sadi Hospital
Bustan Al Saedi Bulvar, Khodverdi
Tel.: +98 (0)31 36273031-4
Privates Krankenhaus mit ca. 150 Betten. Es verfügt über die gängigen Fachabteilungen sowie eine 24-stündige Notaufnahme mit guter Ausstattung. Allerdings sprechen wenige Mitarbeiter Englisch.

✚ Khanevadeh Hospital
Shohadaye Sofeh Blvd.
Tel.: +98 (0)31 36201392-6
http://khanevadeh-hospital.ir/en/
Großes privates Krankenhaus mit allen wesentlichen Fachabteilungen. Viele Ärzte sprechen Englisch.

Kerman

✚ Mehrgan Hospital
Abouhamed Street
Tel.: +98 (0)34 32220210
www.mehrganhospital.com
Das privat geführte Krankenhaus mit sehr guter Ausstattung, Notaufnahme und Englisch sprechendem ärztlichen und nicht-ärztlichem Personal liegt im Zentrum von Kerman.

✚ Afzalipour Hospital
Imam Khimeini Highway
Tel.: +98 (0)34 3222250
Privates Krankenhaus mit den wichtigen Fachabteilungen, allerdings gibt es wenig Englisch sprechendes Personal.

Mashhad

✚ Emam Reza Hospital
Emam Reza Educational, Research and Treatment Center, Mashhad University of Medical Sciences
Emam Reza Square, Ebne Sina Avenue
Tel.: + 98 (0)51 18543031-9
Sehr großes privates Krankenhaus mit über 800 Betten und allen wesentlichen Fachabteilungen sowie 24-stündiger Notaufnahme.

✚ Ghaem Medical Center
Ghaem Educational, Research and Treatment Center, Mashhad University of Medical Sciences
Dr. Shariati Square, beginning of Ahmadabad Avenue
Tel.: + 98 (0)51 38400001-9
Großes privates Krankenhaus mit den wesentlichen Fachabteilungen und ununterbrochen besetzter Notaufnahme.

Shiraz

Shiraz Central Hospital
Chamran Blvd., Zargary Str.
Tel.: +98 (0)71 16284427
www.mrishiraz.com
Großes privates Krankenhaus mit Innerer Medizin, Chirurgie, umfangreichen bildgebenden Diagnostikmöglichkeiten und 24-stündiger Notaufnahme. Viele Ärzte sprechen Englisch.

Dena Hospital
Dena Ave., Satarkhan Blvd.
Tel.: +98 (+98)71 36490411-9
www.denahospital.com
Großes, privat geführtes Krankenhaus mit Notaufnahme, Intensivstation und fast allen wesentlichen Fachabteilungen. Erste Anlaufstelle für medizinische Probleme in Shiraz. Ein großer Teil des ärztlichen und nicht-ärztlichen Personals spricht Englisch.

Teheran

Pars Hospital
Keshavarz Blvd. No 67
Tel.: +98 (0)21 88960053-55, 88960051-9
http://parshospital.ir/EN/Home
Großes privates Krankenhaus mit derzeit 210 Betten. Das Haus verfügt über die gängigen Fachabteilungen mit bildgebender Diagnostik, eine rund um die Uhr besetzte Notaufnahme und eine gut ausgestattete Intensivstation. Viele Ärzte und auch das Personal am Empfang sprechen Englisch.

Day General Hospital
Abbaspour Street, Valiasr Ave.
Tel.: +98 (0)21 88797111
https://en.daygeneralhospital.ir
Großes privates Krankenhaus mit rund 200 Betten. Das Haus verfügt über die gängigen Fachabteilungen mit bildgebender Diagnostik, eine rund um die Uhr besetzte Notaufnahme und eine gut ausgestattete Intensivstation. Das Krankenhaus ist in Teheran sehr beliebt und wird entsprechend stark genutzt. Viele Ärzte und weiteres Personal sprechen Englisch und teilweise Französisch.

Mehrad Hospital
Ostrad Motahari Avenue
Tel.: +98 (0)21 88747401/09
Kleineres privates Krankenhaus mit rund 160 Betten, den wesentlichen Fachabteilungen und guter bildgebender Diagnostik. Viele Ärzte sprechen etwas Englisch.

Israel

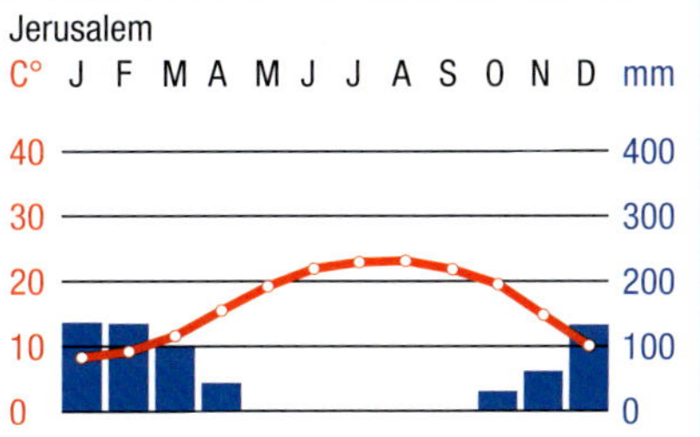

Verkehrsverbindungen

Israel ist über den internationalen Flughafen Ben Gurion, Tel Aviv und den neuen Ramon Airport, Eilat mit vielen Zielen in Europa, Afrika und Asien sowie den USA verbunden. Daneben gibt es einige kleinere regionale Flughäfen, die insbesondere auch für medizinische Evakuierungen genutzt werden können. Jerusalem hat keinen eigenen operierenden Flughafen. Das Straßennetz in Israel ist gut ausgebaut und auch die Verbindungen zu den palästinensischen Gebieten und in den Negev sind gut. Aufgrund der politischen Situation ist Israel über Land nur aus Jordanien erreichbar. Aus aktuellen politischen Gründen und der Sicherheitslage kommt es ebenfalls immer wieder vor, dass von bestimmten Gebieten oder Straßenverbindungen abgeraten wird. Solche Informationen sollten jeweils aktuell von den Sicherheitsorganen eingeholt werden! Grundsätzlich empfiehlt es sich, in engem Kontakt zu den Sicherheitsorganen zu reisen und diese bei sich bietenden Gelegenheiten um aktuelle Informationen zu bitten.

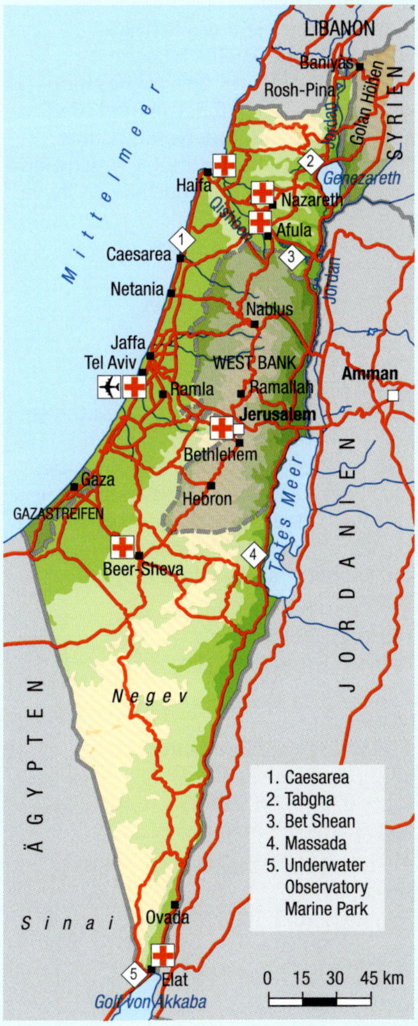

In und zwischen den Städten besteht ein gut ausgebautes Netz öffentlicher Busverbindungen.
Israel verfügt parallel zur Mittelmeerküste über ein gutes, modernes Eisenbahnnetz, welches auch Jerusalem und Be'er Sheva im Negev anbindet.
Tel Aviv wird von Kreuzfahrtschiffen angelaufen.

Medizinische Infrastruktur

Die medizinische Infrastruktur in Israel entspricht hohem internationalem Standard. Alle Versorgungsoptionen sind grundsätzlich im Land verfügbar. Die Primärversorgung erfolgt über halb-öffentliche Gesundheitszentren, die von den großen israelischen Krankenversicherungen betrieben werden, die Sekundär- und Tertiärversorgung über meist öffentliche Krankenhäuser, denen teilweise private Flügel und Fachabteilungen angegliedert sind. In den palästinensischen Autonomiegebieten erfolgt die Versorgung meist über private Allgemeinärzte und öffentliche Krankenhäuser, dort kann das Versorgungsniveau vor allem aufgrund fehlender finanzieller Mittel abfallen, die gilt insbesondere für die West Bank und den Gazastreifen. Die Krankenhäuser in Jerusalem, Nazareth, Tel-Aviv, Haifa und Beer-Sheva gewährleisten gleichermaßen gute Ausbildung der Ärzte als auch Versorgung der Patienten. Ärzte und Personal sprechen sehr oft gut englisch, seltener französisch oder deutsch. Die Kliniken liquidieren von internationalen Reisenden privat oder, soweit vorhanden, direkt mit der Reisekrankenversicherung. Die Europäische Krankenversicherungskarte (EHIC) wird in Israel nicht akzeptiert.
In den Städten Israels ist gut zahnmedizinische Versorgung privat erhältlich.
Die Apotheken führen alle gängigen internationalen Arzneimittel. Viele Medikamente werden von israelischen pharmazeutischen Firmen hergestellt und führen daher eigene Warenzeichen und hebräische Beschriftung.
Blutprodukte werden in Israel und den palästinensischen Gebieten nach internationalem Standard untersucht und gelten als sicher.

Israel (Forts.)

Das öffentliche Rettungssystem (Red Damian, Roter Davidstern) ist gut aufgestellt, gut ausgestattet und landesweit selbst in abgelegeneren Gebieten in Galiläa oder dem Negev schnell verfügbar. Die Notärzte und Rettungssanitäter sind internationalem Standard entsprechend ausgebildet. Ein funktionierendes Rettungssystem genießt in Israel hohe Aufmerksamkeit.

Sprache der Hilfsorgane

Standardmäßig Hebräisch und oft Arabisch und Englisch. Französisch, Russisch oder Deutsch wird gelegentlich verstanden.

Krankenhaus: Hospital
Apotheke: Pharmacy
Arztpraxis/Notfallbehandlung: Clinic, Medical Center, Doctor, Doctors Practice

Notrufnummern

Notruf: 100
Polizei: 100
Feuerwehr: 102
Ambulanz: 101
Telefonauskunft National: 144
Telefonauskunft International: 188

Telefonverbindungen

Das Festnetz ist gut ausgebaut und arbeitet zuverlässig.

Mobilnetzabdeckung

Die Netzabdeckung ist im israelischen Kernland und auch in den palästinensischen Gebieten lückenlos. In Europa übliche Mobiltelefone sind nutzbar.

Versicherung

Es besteht kein Sozialabkommen mit Israel hinsichtlich der Abdeckung von allgemeinen Krankheitskosten über die Europäische Krankenversicherungskarte (EHIC). Daher ist der Abschluss einer privaten Reisekrankenversicherung, die auch medizinisch sinnvolle und notwendige Evakuierungen umfasst, dringend empfohlen (s. auch Kapitel „Krankenversicherungsschutz bei Auslandsreisen“). Idealerweise gibt es auch Zugang zu medizinischer Assistance, so dass bei medizinischen Problemen reisemedizinische erfahrene Ärzte, die auch Israel kennen, kontaktiert werden können.

Krankenhäuser/Med. Einrichtungen

(siehe Erläuterungen S. 183)

Afula

✚ HaEmec Medical Center
21 Yitzhak Rabin Blvd., Afula
Tel.: +972 (0)4 6494000
https://hospitals.clalit.co.il/emek/en/
Dies ist ein großes öffentliches Krankenhaus mit allen wesentlichen Fachabteilungen, rund um die Uhr geöffneter Notaufnahme und allen bildgebenden Diagnostikverfahren sowie mehreren Intensivstationen.

Beer-Sheva

✚ Soroka University Medical Center
Tel.: +972 (0)8 6400023
https://hospitals.clalit.co.il/soroka/en/
Dies ist ein sehr großes, staatliches Krankenhaus mit allen wesentlichen Fachabteilungen, rund um die Uhr geöffneter Notaufnahme und allen bildgebenden Diagnostikverfahren sowie mehreren Intensivstationen.

Eilat

✚ Joseftal Hospital
Derech Yotam, Sothern District
Tel.: +972 (0)7 6358011
Dies ist ein kleineres öffentliches Krankenhaus mit rund 70 Betten und rund um die Uhr geöffneter Notaufnahme. Erstversorgung ist hier möglich, schwierigere Fälle werden aber nach Be'er Sheva evakuiert.

Haifa

✚ Rambam Medical Center
6 Ha Aliya Street
Tel.: + 97247772338
www.rambam.org.il/
Mit rund 1200 Betten ist dies das größte Krankenhaus im Norden Israels und verfügt über eine große Notaufnahme, alle Fachabteilungen, Intensivstationen und alle bildgebende Diagnostik. Das Rambam Medical Center ist Referenzkrankenhaus für die ganze Region.

✚ Horev Medical Centre
15 Horev Street
Tel.: +972 (0)4 8305324

Jerusalem

✚ Hadassah Medical Center
Kiryat Hadassah
Tel.: +972 (0)2 6778555
www.hadassah-med.com

✚ St. Josephs Hospital
Sheikh Jarrah
Tel.: +972 (0)2 5828188

Nazareth

✚ Holy Family Hospital
Tel.: +972 (0)4 6508900
https://hfhosp.org/

Tel Aviv (Großraum)

✚ Sackler Faculty of Medicine
Tel Aviv
Tel.: +972 (0)3 6423428

✚ Herzliya Medical Center
7, Ramat-Yam-Street
Herzliya-on-Sea / Tel Aviv
Tel.: +972 (0)9 9592458, 9592444
www.hmc.co.il

✚ Sapir Medical Center
(Meir Hospital)
59, Tchernichovsky
Kfar-Saba / Tel Aviv
Tel.: +972 (0)9 7472555

✚ Chaim Sheba Medical Center
Tel Hashomer / Tel Aviv
Tel.: +972 (0)3 5303030, 5302555
https://eng.sheba.co.il

Italien

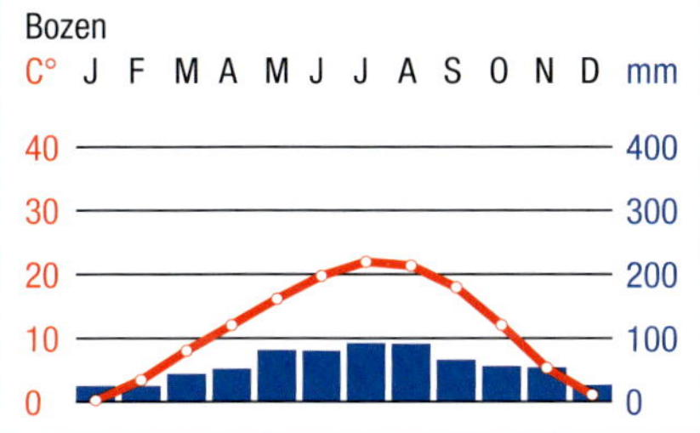

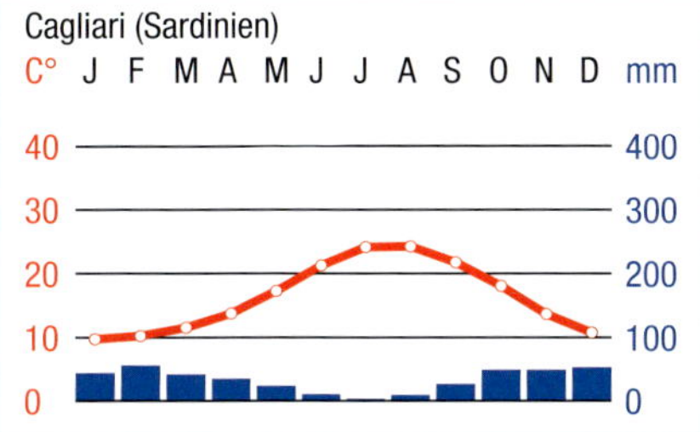

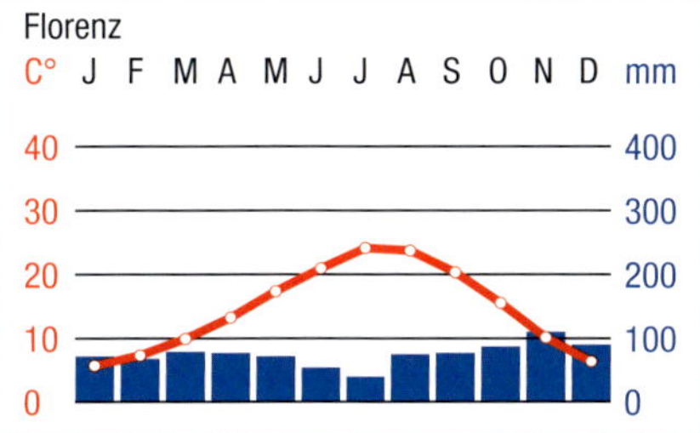

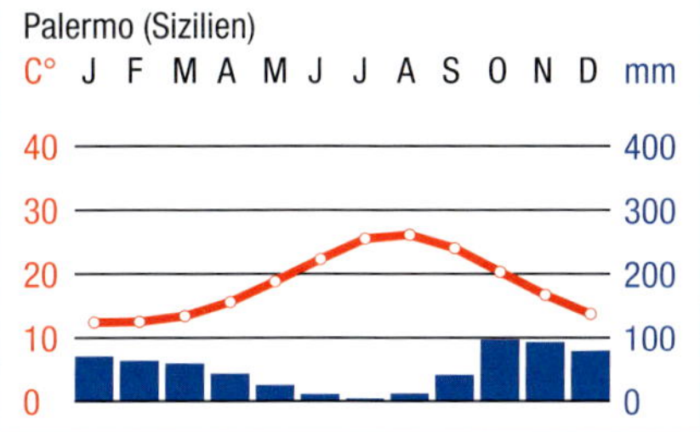

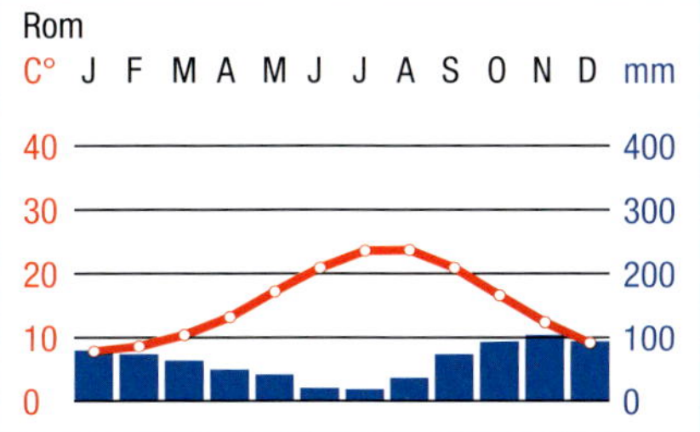

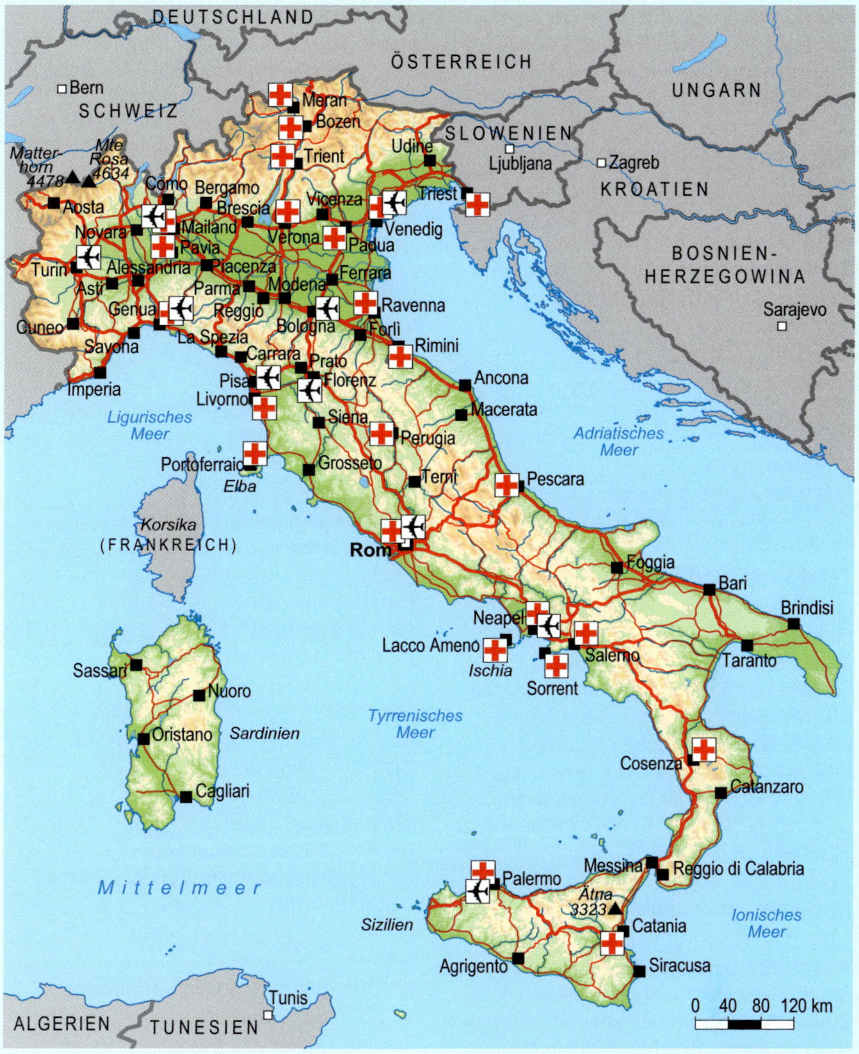

Verkehrsverbindungen

Landesweit gibt es zahlreiche internationale Flughäfen, die mit den meisten europäischen Städten verbunden sind. Von den großen Flughäfen in Rom, Mailand, Venedig, Neapel und weiteren werden zahlreiche internationale Verbindungen unterhalten. Inland-Flüge verkehren auch zwischen verschiedenen mittelgroßen Städten.
Das Straßennetz ist sehr gut ausgebaut. Die Autobahnen sind zum größten Teil mautpflichtig. Auch die Verbindungen mit Fernbussen zwischen den Städten und Ortschaften sind gut ausgebaut.
Italien verfügt vom Norden in den Alpen bis nach Sizilien im Süden über ein dichtes Eisenbahnnetz mit guten und recht kostengünstigen Verbindungen.
Die zahlreichen Mittelmeerhäfen werden regelmäßig von Kreuzfahrtschiffen angelaufen, mit allen Nachbarländern jenseits der Adria und des Tyrrhenischen Meeres bestehen intensive Fährverbindungen.
Zu den italienischen Inseln verkehren regelmäßig Passagier- und Autofähren.

Medizinische Infrastruktur

Die medizinische Infrastruktur in Italien ist insgesamt gut und vielerorts auch sehr gut. Auch im Gesundheitswesen gibt es aber immer noch ein ausgeprägtes Nord-Süd-Gefälle. Die kleinen Inseln im Tyrrhenischen Meer haben aufgrund der geringen Einwohnerzahl auch nur kleine Krankenhäuser, wenn überhaupt welche vorhanden sind. Neben staatlichen Krankenhäusern gibt es landesweit private Einrichtungen, ähnlich wie in Deutschland bieten diese aber auch öffentliche Dienstleistungen an. Viele Krankenhäuser sind stark ausgelastet und leiden unter großem Patientenandrang. Fachärztliche und hausärztliche Betreuung erfolgt über private Praxen.
Das Rettungssystem ist überwiegend staatlich oder wird von Hilfsorganisationen ausgeführt. Die Aktivierungszeiten können allerdings deutlich länger als in Deutschland sein. Hubschraubertransport steht nicht flächendeckend zur Verfügung, der Einsatz von Hubschraubern obliegt dem staatlichen Rettungssystem, private Hubschrauber sind selten und meist nicht medizinisch ausgestattet.
Alle modernen, gängigen Medikamente sind in Italien verfügbar, soweit sie in der Europäischen Union zugelassen sind. Außerhalb der großen Städte kann es vorkommen, dass öffentliche Apotheken Medikamente nicht vorrätig haben und bestellen müssen. Die Medikamente und Beipackzettel sind in Italienisch verfasst und nicht immer in anderen Sprachen verfügbar. Die Warenzeichen der Medikamente sind teilweise andere

Italien (Forts.)

als in Deutschland, Reisende sollten daher die Inhaltsstoffe kennen und idealerweise Medikamente für den eigenen Bedarf mitnehmen.

Sprache der Hilfsorgane
Italienisch

Krankenhaus: Ospedale
Apotheke: Farmacia
Arztpraxis/Notfallbehandlung:
Ambulatorio
Notrufnummern
Notruf: 112
Polizei: 113
Feuerwehr: 115
Ambulanz: 118
Telefonauskunft National: 12
Telefonauskunft International: 176

Telefonverbindungen
Flächendeckendes Telefon-Festnetz. Öffentliche Telefone befinden sich an Straßen, in Bars und Restaurants. Diese können mit Bargeld oder Telefonkarten, die in Tabacchi-Läden und Kiosken erhältlich sind, betrieben werden. Internet-Zugang hat man an speziellen Internet-Kiosken an Flughäfen, in Hotels und in Internetcafés in allen größeren Städten.

Mobilnetzabdeckung
GSM 900/1800 mit flächendeckender Abdeckung. Die üblichen europäischen Mobiltelefone können benutzt werden. Roaming-Verträge bestehen mit den meisten deutschen Mobilfunkanbietern.

Versicherung
Es besteht ein Sozialversicherungsabkommen mit Italien, die „European Health Insurance Card – EHIC" wird in öffentlichen Gesundheitseinrichtungen akzeptiert. Da die Leistungen nach den Sozialversicherungsabkommen und der EHIC keinen Rücktransport ins Heimatland beinhalten, ist eine private Auslandskrankenversicherung, die auch assistancemedizinische Betreuung und medizinisch sinnvollen Rücktransport ins Heimatland einschließt, dringend angeraten. Mit dieser Versicherung können in Italien dann auch gegebenenfalls notwendige private Gesundheitsdienstleister bezahlt werden.

Krankenhäuser/Med. Einrichtungen
(siehe Erläuterungen S. 183)

Im Wesentlichen hat Italien ein staatliches Krankenhaussystem mit zusätzlichen Krankenhäusern in Privatbesitz, welche aber ebenfalls, ähnlich wie in Deutschland, öffentliche Aufgaben der Patientenversorgung erfüllen. Reine Privatkliniken sind selten und nur in den ganz großen Metropolen zu finden, Unfälle und internistische Notfälle werden fast ausschließlich in öffentliche Krankenhäuser eingewiesen.

Bozen
✚ Ospedale Generale Regionale di Bolzano
Lorenz-Böhler-Strasse, 5
Tel.: +39 (0)471 908111
www.sabes.it/kh-bozen

Catania (Sizilien)
✚ Policlinico Universitario Di Catania „Vittorio Emanuele"
Via S. Sofia, 78
Tel.: +39 (0)95 3781111
www.policlinicovittorioemanuele.it
Großes staatliches Krankenhaus, das sich über mehrere Niederlassungen im Zentrum Catanias verteilt. Diese Klinik verfügt über alle gängigen Fachabteilungen sowie eine Notaufnahme.

Cosenza
✚ Azienda Ospedaliera di Cosenza
Via Felice Migliori, 1
Tel.: +39 (0)984 6811
www.aocosenza.it/
Großes staatliches Krankenhaus mit allen gängigen Fachabteilungen sowie einer Notaufnahme.

Genua
✚ Ospedale San Martino di Genova
Largo R. Benzi 10
Tel.: +39 (0)10 5551
www.ospedalesanmartino.it/
Sehr große staatliche Universitätsklinik mit allen Fach- und Unterabteilungen sowie einer zentralen Notaufnahme.

Lacco Ameno (Ischia)
✚ Ospedale Anna Rizzoli
Via Fundera, 2
Tel.: +39 (0)81 5079111
Kleineres staatliches Krankenhaus auf der Insel Ischia, das über eine 24-stündige Notaufnahme und die wesentlichen diagnostischen bildgebenden Untersuchungsmöglichkeiten verfügt. Schwerere Fälle werden nach Neapel verlegt.

Livorno
✚ Ospedale di Livorno
Viale Alfieri, 48
Tel.: +39 (0)586 223111
Gut ausgestattete Klinik im Stadtzentrum.

Mailand
✚ Instituto Clinico Sant'Ambrogio
Via Faravelli, 16
Tel.: +39 (0)2 331271
www.grupposandonato.it/strutture/istituto-clinico-sant-ambrogio
Privates, gut ausgestattetes Krankenhaus mit Schwerpunkt auf kardiologischen und onkologischen Erkrankungen.

✚ Ospedale San Rafaele
Via Olgettina, 60
Tel.: +39 (0)2 26431
www.sanraffaele.org
Modernes, sehr gut ausgestattetes Lehrkrankenhaus der Universität Mailand, das neben dem Hauptsitz mit der Notaufnahme unter o. g. Adresse auch mehrere weitere Standorte in Mailand betreibt mit verschiedenen Fachabteilungen und ambulanter Betreuung.

Meran
✚ Ospedale di Merano
Via Rossini, 5
Tel.: +39 (0)473 263333
www.sabes.it/de/kh-meran.asp
Großes staatliches Krankenhaus mit Notaufnahme. Ein großer Teil des Personals spricht Deutsch.

Neapel
✚ Ospedale Internazionale
Via Tasso, 38
Tel.: +39 (0)81 7612060
www.hcitalia.it/casadicuraospedaleinternazionale
Privates Krankenhaus mit den wesentlichen Fachabteilungen und gutem Service.

✚ Azienda Ospedaliera Universitaria Federico II
Corso Umberto, I
Tel.: +39 (0)81 2531111
www.policlinico.unina.it
Sehr große staatliche Universitätsklinik mit allen gängigen Fachabteilungen. Die Notaufnahme befindet sich im Haupthaus unter o. g. Adresse, weitere Fachabteilungen sind teilweise über die Stadt verteilt.

Padua
✚ Azienda Ospedaliera di Padova
Via Giustiniani, 2
Tel.: +39 (0)49 8211111
www.sanita.padova.it

Palermo (Sizilien)
✚ Azienda Ospedaliera Universitaria Policlinico Paolo Giaccone
Via delle Vespro 129
Tel.: +39 (0)91 6551111
www.policlinico.pa.it
Sehr große staatliche Universitätsklinik mit quasi allen Fachabteilungen, 24-stündiger Notaufnahme und mehreren fachbezogenen Intensivstationen.

Pavia
Fondazione IRCCS Policlinico San Matteo
Viale Camillo Golgi 19
Tel.: +39 (0)382 5011
https://www.sanmatteo.org/
Kleineres staatliches Krankenhaus mit 24-stündiger Notaufnahme und bildgebender Diagnostik sowie internistischer, chirurgischer, pädiatrischer und gynäkologischer Versorgung.

Perugia
Azienda Ospedaliera di Perugia, Ospedale S. Maria della Misericordia
S. Andrea delle Fratte
Tel.: +39 (0)75 5781
www.ospedale.perugia.it

Pescara
Ospedale Civile Spirito Santo
Via Fonte Romana, 8
Tel.: +39 (0)85 4251

Portoferraio (Elba)
Ospedale di Portoferrario
Loc. S. Rocco
Tel.: +39 (0)565 926111
Klinik mit eingeschränkter technischer Ausstattung, aber beste Versorgungseinheit der Insel. Schwerere Fälle müssen aufs Festland transportiert werden.

Ravenna
Ospedale Santa Maria delle Croci di Ravenna
Viale Randi, 5
Tel.: +39 (0)544 285111
www.auslromagna.it/luoghi/ospedali/ospedale-ravenna
Großes staatliches, gut ausgestattetes Krankenhaus mit Notaufnahme und den gängigen Fachabteilungen.

Rimini
Ospedale „Infermi" di Rimini
Viale Luigi Settembrini, 2
Tel.: +39 (0)541 705111

Rom
Ospedale Generale San Carlo
Via Aurelia, 275
Tel.: +39 (0)6 3976111
www.gvmnet.it/strutture/ospedale-san-carlo-di-nancy-roma

Ospedale San Filippo Neri
Via Martinotti,20
Tel.: +39 (0)6 33061
https://www.aslroma1.it/presidi-ospedalieri/presidio-ospedaliero-san-filippo-neri

Ospedale Salvator Mundi Internationale
Viale Mura Gianicolensi, 67
Tel.: +39 (0)6 588961
https://upmcsalvatormundi.it
Großes privates internationales Krankenhaus, das vor allem Ausländer betreut und über eine Notaufnahme und die wesentlichen Fachabteilungen verfügt.

Rome American Hospital
Via Emilio Longoni, 69
Tel.: +39 (0)6 22551
https://hcir.it/rome-american-hospital
Englischsprechendes Personal.

Salerno
Azienda Ospedaliera Universitaria, Ospedale S.Giovanni di Dio e Ruggi d'Aragona
Via San Leonardo
Tel.: +39 (0)89 671111
www.sangiovannieruggi.it

Sorrent
Psa Sorrento Vico Di Sorrento
Corso Italia
Tel.: +39 (0)81 5331112 (Notrufzentrale der Kliniken der Region)
Kleineres staatliches Krankenhaus mit eingeschränktem Leistungsspektrum.

Trient
Ospedale di Trento Santa Chiara
Largo Medaglie d'Oro, 9
Tel.: +39 (0)461 903111
www.apss.tn.it/Azienda/Luoghi/Ospedale-Santa-Chiara-di-Trento#descrizione
Komplex aus 4 Kliniken, die die Hauptversorgungsaufgabe in der autonomen Provinz Trentino sicherstellen.

Triest
Azienda Ospedaliera Universitaria (Maggiore Hospital)
Piazza dell'Ospitale, 2
Tel.: +39 (0)40 3991111
https://asuits.sanita.fvg.it/it/presidi-ospedalieri/ospedale-maggiore

Venedig
Ospedale SS. Giovanni e Paolo
Castello 6777
Tel.: +39 (0)41 5294111
www.aulss3.veneto.it/Ospedale-SS-Giovanni-e-Paolo-Venezia
Gut ausgestattete staatliche Klinik mit Notaufnahme und den gängigen Fachabteilungen im Zentrum der Lagunenstadt.

Verona
Azienda Ospedaliera Universitaria di Verona
Piazzale Aristide Stefani, 1
Tel.: +39 (0)45 8121111
www.aovr.veneto.it

Japan

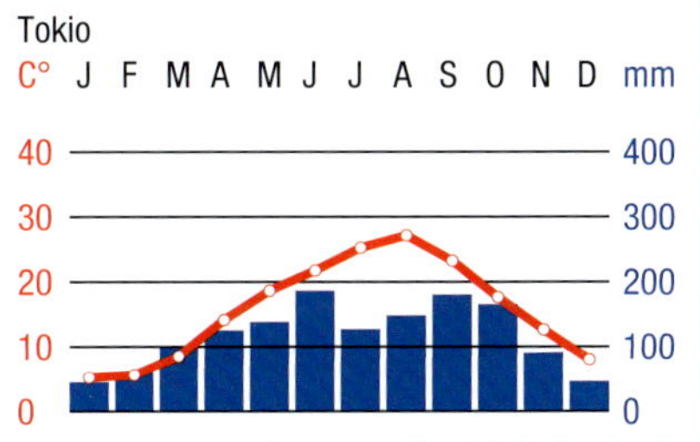

Verkehrsverbindungen

Die meisten international Reisenden werden Japan über seine zahlreichen internationalen Flughäfen erreichen, auch innerhalb des Landes sind Flüge neben den Schnellzügen und Überlandbussen eine häufige Art des Reisens. Auch gibt es viele kleinere lokale Flugplätze, welche auch für Ambulanzflüge genutzt werden können.
Von Korea gibt es Fährverbindungen und viele internationale Kreuzfahrtschiffe laufen japanische Häfen an.
In Japan gibt es ein hervorragend ausgebautes Eisenbahnnetz, eines der dichtesten der Welt, welches sowohl viele lokale Nahverkehrszüge als auch moderne Hochgeschwindigkeitszüge zu den nördlichen Inseln umfasst und dessen Verbindungen über Apps und online gebucht werden können. In vielen Städten sind U-Bahnen selbstverständlich.
Innerhalb des Landes sind die Straßen gut und sehr gut ausgebaut. Die südwestlichen Inseln sind fast alle mit Brücken verbunden. Der Verkehr ist im Vergleich zu Europa eher langsamer, Fahrzeiten sollten großzügig kalkuliert werden. In Ballungsräumen ist es sinnvoll, auf öffentliche Verkehrsmittel zurückzugreifen. In den größeren Städten und auf allen Hauptstraßen des Landes ist die Beschilderung auch in lateinischer Schrift aufgeführt, so dass Orientierung kein Problem darstellt. Das ist abseits der Hauptstraßen nicht der Fall! Hier helfen moderne Apps beim übersetzen. In Japan herrscht Linksverkehr.

Medizinische Infrastruktur

Die medizinische Infrastruktur in Japan ist auf hohem internationalem Niveau und in allen Landesteilen zuverlässig. Schwierig kann aber für internationale Reisende die Sprache und dementsprechend die Kommunikation und der Zugang zum Gesundheitssystem sein. Bei Aufenthalten auf sehr kleinen, abgelegenen Inseln müssen Einschränkungen in Kauf genommen werden. Zumeist muss hier erst auf eine der größeren Inseln übergesetzt werden, allerdings sind dazu entsprechende Prozesse lokal implementiert. Das Hygieneniveau in den Gesundheitseinrichtungen ist hoch. Evakuierungen aus Japan heraus sind von fast allen

Japan (Forts.)

Flughäfen möglich und nur notwendig, wenn aufgrund der Schwere und Dauer der Erkrankung eine Weiterbehandlung im Heimatland aus sozialen Gründen sinnvoll erscheint. Evakuierungen nach Westeuropa sind schon aufgrund der großen Distanz teuer, eine entsprechende Auslandskrankenversicherung ist wichtig. Eine assistancemedizinische Betreuung ist ausgesprochen hilfreich, um als Fremder das Gesundheitssystem zu verstehen und den richtigen Zugang zu erhalten.
Überall in Japan gibt es gute zahnärztliche Versorgung.
Japan hat ein landesweites Rettungssystem, das über die Nummer 119 erreicht werden kann (die Informationen müssen aber auf Japanisch kommuniziert werden). Es ist öffentlich organisiert und gilt als effizient und zuverlässig. Die Einsatzzeiten sind kurz, sofern der Verkehr es in den Ballungszentren zulässt.
Über öffentliche Apotheken sind quasi alle internationalen Medikamente im Land verfügbar, allerdings hat Japan eigene strenge Zulassungskriterien für Arzneimittel, so dass nicht jedes westliche Präparat dort erhältlich ist.
Ein persönlicher Vorrat für die Dauer der Reise ist sinnvoll. Die im Land erhältlichen Medikamente erfüllen internationale Qualitätsmaßstäbe.

Sprache der Hilfsorgane
Landesweite Amtssprache ist Japanisch. Englisch wird zunehmend landesweit von medizinischem Personal verstanden und gesprochen, im ländlichen Bereich und auch bei den Rettungsdiensten in den großen Städten ist dies allerdings nicht immer der Fall. Eine assistancemedizinische Betreuung, die auch sprachliche Unterstützung bieten kann, ist daher sehr empfehlenswert. Bei Polizei und Behörden können nicht grundsätzlich Englischkenntnisse erwartet werden.
In den Metropolen sprechen aber mehr und mehr jüngere Japaner gut Englisch. Deutsch ist selten anzutreffen. Moderne Übersetzungs-Apps sind in Japan allgegenwärtig.

Krankenhaus: ichou (Notfallkrankenhaus: kyuukyuubyouin), (hospital)
Apotheke: yakkyoku
Arztpraxis/Notfallbehandlung:
isha (Arzt), shikaiin (Zahnarzt)

Notrufnummern
Polizei: 110
Feuerwehr: 119
Ambulanz: 119
Telefonauskunft National: 0051, 0057

Telefonverbindungen
Das Festnetz ist lückenlos und funktioniert zuverlässig. Überall gibt es öffentliche Telefone, auch in kleineren Orten (sowohl Münz- als auch Kartentelefone, national/international). Die Kommunikationselektronik ist so omnipräsent, dass es mangels Markt quasi keine Internet-Cafés mehr gibt (ggf. in Touristeninformation erfragen).

Mobilnetzabdeckung
Achtung: In Japan gibt es kein GSM-Netz, daher funktionieren in Europa übliche Mobiltelefone nicht. UMTS-Netz steht dagegen in weiten Bereichen zur Verfügung. Dieses kann mit europäischen Mobiltelefonen der 3. Generation problemlos benutzt werden. Bei längeren Aufenthalten kann eine lokale SIM-Karte sinnvoll sein, um andernweitig hohe Kosten zu vermeiden.

Versicherung
Es besteht kein Sozialabkommen mit Japan. Eine private Reisekrankenversicherung, welche medizinisch sinnvolle Evakuierungen und Repatriierungen einschließt (Assistancemedizinische Leistungen) ist jedem Reisenden dringend zu empfehlen! Medizinische Behandlung ist in Japan teuer!

Krankenhäuser/Med. Einrichtungen
(siehe Erläuterungen S. 183)

Eine umfangreiche Datenbank zur Ärztesuche sowie einen medizinischen Übersetzungsservice bietet unter anderem die Tokyo Metropolitan Medical Institution (www.himawari.metro.tokyo.jp)

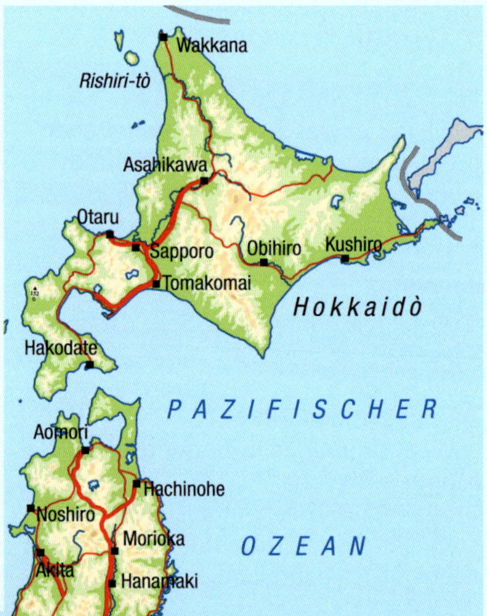
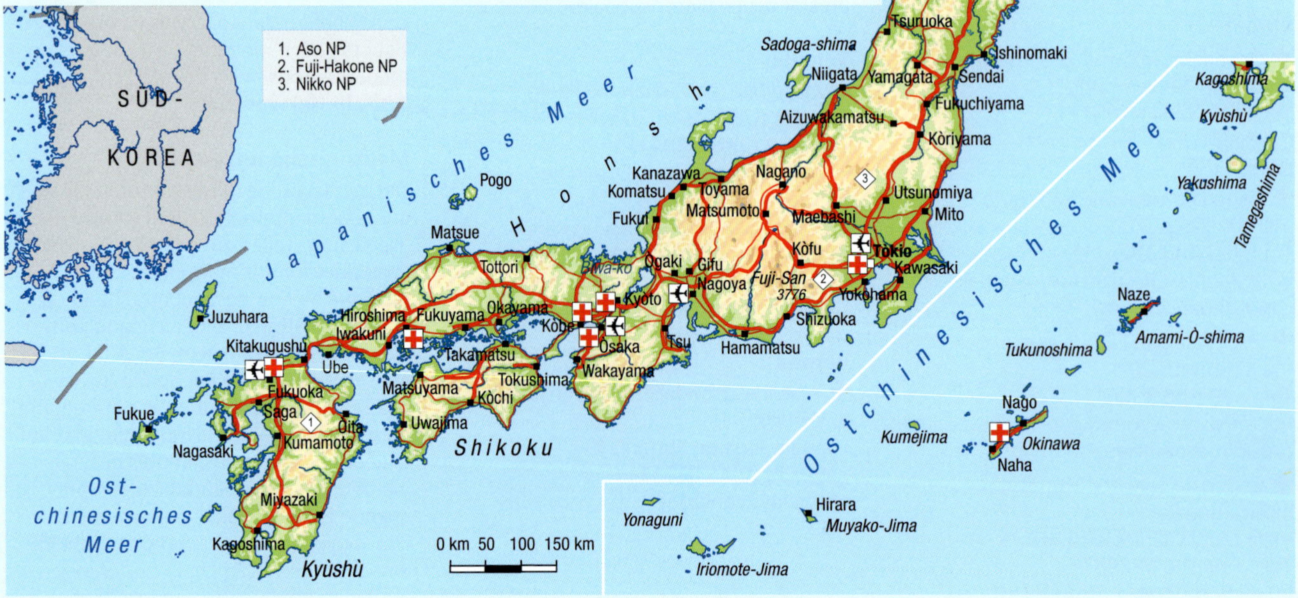

Fukuoka
International Clinic Tojinmachi
1-4-6 Jigyo
Tel.: +81 (0) 92 7171000
https://www.internationalclinic.org/

Hiroshima
Kawakami Clinic
Hacchobori 4-24
Tel.: +81 (0)82 2112323

Nishida Clinic
Takeya-cho 1-29
Tel.: +81 (0) 82 2416752

Kobe
Rokko-Island-Hospital
11-2 Koyocho-Naka
Tel.: +81 (0) 78 8581111
www.kohnan.or.jp

Kyoto
Japan Baptist Hospital
47 Yamanomoto-machi, Kitashirakawa
Tel.: +81 (0) 75 7815191
www.jbh.or.jp

Okinawa
Urasoe General Hospital
Iso 4-16-1
Tel.: +81 (0) 98 8780231
https://jin-aikai.com/

Osaka
Meisei Hospital
2-4-8 Higashinoda-cho
Tel.: +81 (0) 6 63533121
www.meiseigrp.jp

Tokyo
Seibo International Catholic Hospital
Naka-Ochiai 251
Tel.: +81 (0) 3 39511111
www.seibokai.or.jp/en/index.html

TOHO University Omori Hospital
6-11-1 Omori-Nishi Ota-ku
Tel.: +81 (0) 3 37624151
www.omori.med.toho-u.ac.jp/eng/hospital/index.html

Tokyo Metropolitan Hiroo General Hospital
2-34-10 Ebisu
Tel.: +81 (0) 3 34441183
https://www.tmhp.jp/hiroo/en/

Jemen

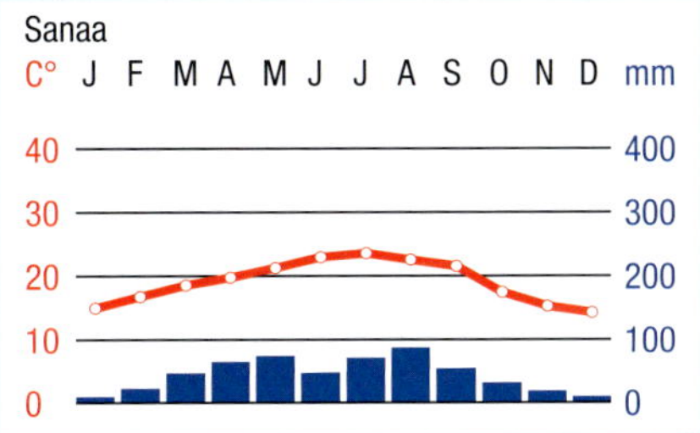

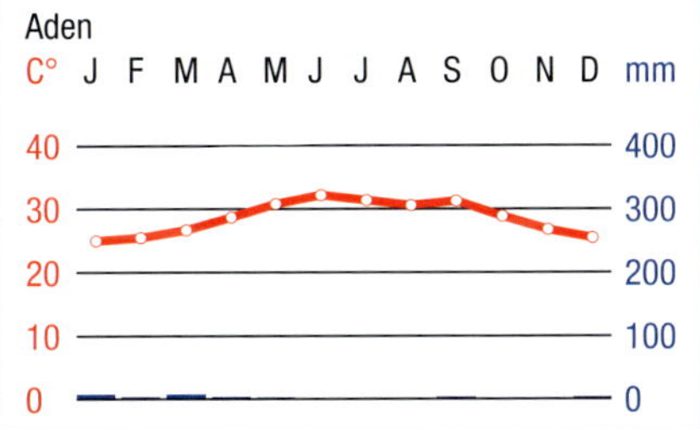

Der Jemen ist derzeit (d. h. bei Redaktionsschluss im Herbst 2023) aufgrund des bewaffneten Konfliktes zwischen den Huthi-Rebellen und der Regierung und ihren Unterstützern quasi nicht touristisch zu bereisen und dienstliche Reisen benötigen sehr enge Abstimmung und Sicherheitskonzepte mit den lokalen Geschäftspartnern.

Verkehrsverbindungen

Die meisten international Reisenden werden den Jemen über seine internationalen Flughäfen in Sana'a oder Aden erreichen, sofern diese wieder regulären Betrieb aufnehmen. Inlandflugverbindungen bestanden zwischen Sanaa, Taiz, Hodeida und Aden, sind aber derzeit aufgrund der Bürgerkriegssituation fast dauerhaft ausgesetzt. Darüber hinaus gibt es im ganzen Land kleinere Landepisten deren derzeitige Funktionsfähigkeit aber nicht abschätzbar ist. Kaum ein Flughafen wird mit Treibstoff beliefert. Die Grenzen zu den Nachbarstaaten des Jemen, Saudi-Arabien und Oman sind derzeit überwiegend geschlossen, so dass für international Reisende eine Einreise über Land fast unmöglich ist. Es gibt ein Netz asphaltierter Straßen von knapp 10 000 km Länge, die meisten anderen Straßen sind Wüstenpisten. Für die Fortbewegung über Land empfiehlt es sich, einen Wagen mit Fahrer zu mieten, vom Selbstfahren wird abgeraten. Vor allem auf nicht asphaltierten Wüstenstraßen sollte sicherheitshalber im Konvoi gefahren werden. Ein Allrad-Fahrzeug ist oft erforderlich. Nachtfahrten sind wegen des Risikos von Unfällen und Überfällen nicht zu empfehlen.
Zwischen den größeren Städten verkehren regelmäßig Überlandbusse und Sammeltaxis. Auch innerhalb der Städte sind (Sammel-)Taxen und Minibusse die häufigsten Fortbewegungsmittel. Obwohl der Jemen über eine große Küstenlinie verfügt, ist das Land derzeit über seine Häfen für international Reisende nicht zu erreichen. Kreuzfahrtschiffe meiden derzeit den Jemen. Es gibt kein Eisenbahnnetz im Jemen.

Medizinische Infrastruktur

Aufgrund des Bürgerkrieges ist ein großer Teil der medizinischen Infrastruktur nicht einsatzfähig. Der Jemen verfügt über ein staatliches Gesundheitssystem. Die technische Ausstattung der staatlichen Kliniken ist häufig aufgrund finanzieller

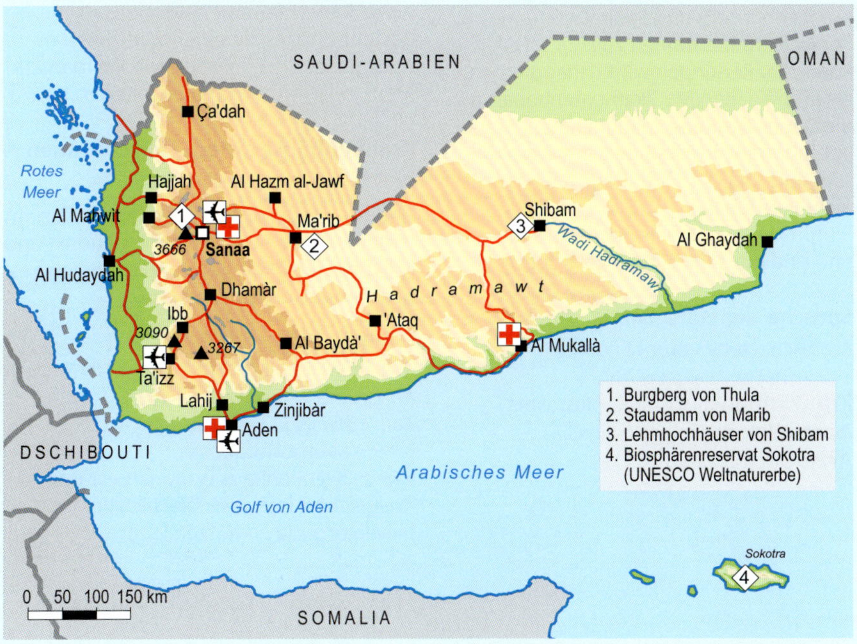

Jemen (Forts.)

Probleme dürftig. Vor allem außerhalb der Hauptstadt Sanaa fehlt es an medizinischen Einrichtungen, das Personal ist unzureichend qualifiziert und die Versorgung mit Medikamenten unzuverlässig. Neben den staatlichen gibt es eine Reihe privater Kliniken, von denen viele vor Kriegsbeginn gute Dienstleistungen anboten, jetzt aber ebenfalls massiv unter den Kriegsfolgen leiden und deutliche Einschränkungen hinsichtlich Ausstattung und Versorgung erleiden. Die Behandlung ist jedoch fast immer an die sofortige Barzahlung gekoppelt.
Derzeit unterhalten einige internationale Hilfsorganisation Sanitätseinrichtungen im Jemen, die bei Notfällen vielleicht auch helfen können.
Viele der im Jemen arbeitenden Ärzte sind im Ausland, z. B. Ägypten, Indien oder Saudi-Arabien ausgebildet. Fremdsprachenkenntnisse sind nur bei Ärzten zu erwarten, anderes medizinisches Personal spricht in der Regel nur die Landessprache.
Es gibt im Jemen kein zuverlässiges Rettungssystem, über welches qualifizierte Kranken- oder gar Rettungsfahrzeuge angefordert werden können. In Einzelfällen haben einige der privaten Kliniken Krankenwagen, die angefordert werden können.
In den größeren Städten gibt es Zahnarztpraxen, die Notversorgung und einfache Zahnprothetik anbieten.
Die Versorgung mit internationalen Medikamenten ist auch in den größeren Städten des Jemen eingeschränkt, auch hier leidet die Versorgung unter den Bürgerkriegsfolgen. Internationale Organisation liefern gelegentlich im Rahmen internationaler Hilfseinsätze Medikamente in den Jemen, welche dann in den öffentlichen Krankenhäusern und Sanitätsstationen der Hilfsorganisationen zum Einsatz kommen. Reisenden wird daher dringend empfohlen, den Medikamentenbedarf für die Dauer der Reise mitzunehmen. Starke, betäubungsmittelhaltige Schmerzmittel sind aufgrund strenger Regularien quasi nicht verfügbar.
Blutprodukte gelten im Jemen als unsicher und sind nur sehr schwierig verfügbar.

Sprache der Hilfsorgane

Arabisch, (sehr selten) Englisch

Krankenhaus: Hospital, mustashfa
Apotheke: Pharmacy, saidalija
Arzt: Doctor, tabib

Notrufnummern

(Alle Nummern können kriegsbedingt über längere Zeiten nicht anwählbar sein.)
Allgemeine Notrufnummer: 199
Polizei: 191
Feuerwehr: 191
Verkehrsunfall: 194
Roter Halbmond: 203131
Telefonauskunft: 118

Telefonverbindungen

Das Telefonnetz funktioniert vor allem im früheren Nordjemen gut, eine internationale Direktwahl ist möglich. Auslandsverbindungen aus dem Osten und Südosten (Hadramaut) sind problematisch. In den größeren Städten gibt es öffentliche Telefone, die mit Telefonkarten betrieben werden. Kriegsbedingt gibt es immer wieder Störungen der Telefonverbindungen.
Internet: In Sanaa, Taiz, Aden und auch vielen kleineren Städten gibt es Internetcafés.

Mobilnetzabdeckung

GSM 900. Im Westen des Landes und an der Südküste besteht ein annähernd flächendeckendes Netz. In der Mitte und im Osten ist dieses lückenhaft bis nicht vorhanden. Roamingverträge bestehen mit einigen internationalen Anbietern. Für längere Aufenthalte und Wüstentouren wird ein Satelliten-Telefon empfohlen. Kriegsbedingt gibt es Störungen der Mobilverbindungen.

Versicherung

Es besteht kein Sozialabkommen mit dem Jemen. Eine private oder dienstliche Auslandsreisekrankenversicherung ist dringend anzuraten. Diese sollte medizinisch sinnvolle Transporte einschließen sowie Repatriierungen. Idealerweise besteht Zugang zu einer medizinischen Assistance, die Erfahrung mit Fallmanagement in kriegsbetroffenen Ländern hat.

Krankenhäuser/Med. Einrichtungen

(siehe Erläuterungen S. 183)

Aufgrund des Bürgerkriegszustandes im Jemen ist eine Aussage zur Funktions- und Leistungsfähigkeit von medizinischen Einrichtungen sehr unzuverlässig.

Aden

✚ Saber Hospital
Al Manssora
Tel.: +967 (0)23 49595
www.saberhospital.com
Dieses Krankenhaus war auch vor dem Krieg schon fast ausschließlich zur Notfallversorgung zu nutzen.

Al Mukalla

✚ Hadhramout Hospital
Tel.: +967 (0)5 308566
Große Privatklinik mit 60 Betten und breitem Angebot von medizinischen Dienstleistungen. welche wie alle Einrichtungen unter dauernden Schwierigkeiten durch den Bürgerkrieg leidet.

Sanaa

✚ Modern German Hospital
Taiz St.
Tel.: +967 (0)1 600000
https://www.mg-hospital.com/eng/
Großes, verhältnismäßig gut ausgestattetes Krankenhaus im Südosten der Stadt unter deutsch-jemenitischer Leitung, welches wie alle Einrichtungen unter dauernden Schwierigkeiten durch den Bürgerkrieg leidet.

✚ Al-Thawra Modern General Hospital
Al-Khoulan St.
Tel.: +967 (0)1 246966
Großes öffentliches Krankenhaus, welches vor dem Bürgerkrieg rund 500 Betten betrieb und die gängigen Fachabteilungen bereithielt. Auch derzeit ist zumindest zeitweise bildgebende Diagnostik möglich.

Kambodscha

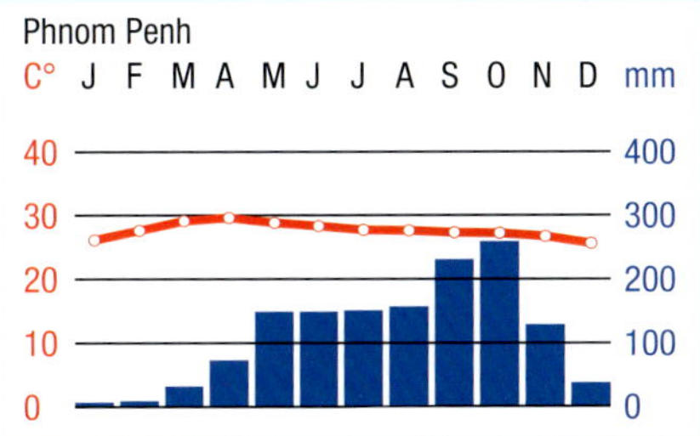

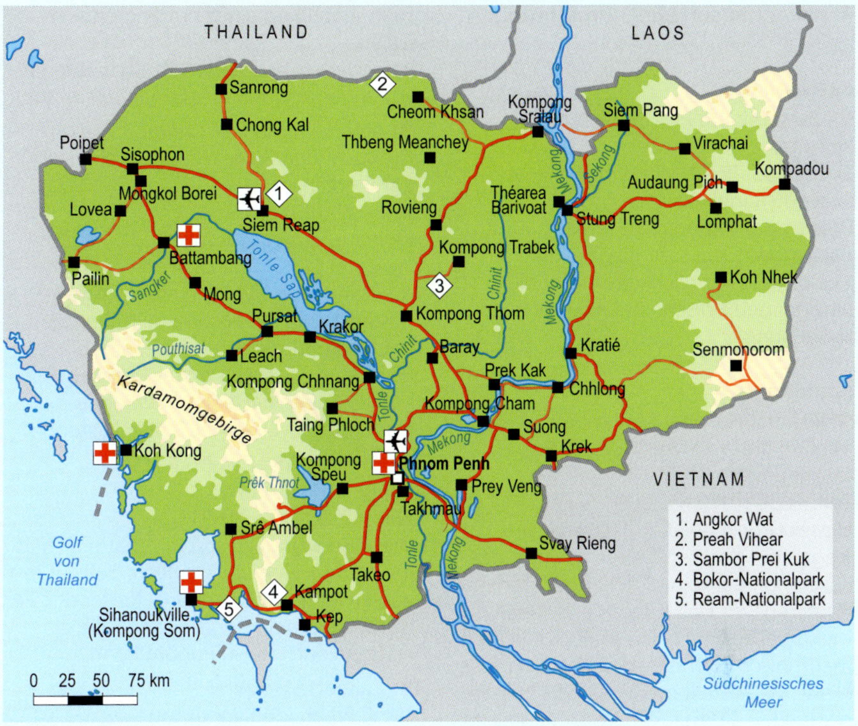

Verkehrsverbindungen

Die meisten international Reisenden werden Kambodscha über die beiden internationalen Flughäfen in Phnom Penh oder Siem Reap erreichen. Diese beiden Städte sind auch durch direkte Inlandflüge miteinander verbunden. Battambang, Sihanoukville und Stung Treng verfügen ebenfalls über kleine Flugplätze, werden aber nur unregelmäßig angeflogen. Kambodscha ist außerdem über einige Seehäfen im Süden des Landes am Golf von Thailand erreichbar, hier legen auch Kreuzfahrtschiffe an. Innerhalb des Landes gibt es Fährverkehr über den Mekong und den Tonle Sap.

Auf dem Landweg ist Kambodscha von allen seinen Nachbarstaaten erreichbar, insbesondere aus Thailand und Vietnam führen zahlreiche Straßen in das Land, die Grenzübergänge sind grundsätzlich offen. Das Straßennetz befindet sich weiterhin im Ausbau, die Hauptverbindungsstraßen von Phnom Penh nach Battambang, Siem Reap und nach Vietnam sind inzwischen gut ausgebaut, ansonsten sind viele Straßen noch in schlechtem Zustand. Besonders während der Regenzeit muss mit Behinderungen gerechnet werden. Kambodscha hat eine überdurchschnittliche hohe Quote an Verkehrstoten.

Hauptfortbewegungsmittel zwischen den Städten sind Busse, zu abgelegeneren Ortschaften Minibusse und Sammeltaxis. Es herrscht Rechtsverkehr.

Eine Eisenbahnstrecke führt von Phnom Penh nach Battambang, wird aber für international Reisende kaum genutzt.

Medizinische Infrastruktur

Landesweit ist die medizinische Versorgung in Kambodscha weit unter internationalem Standard. Die öffentlichen Krankenhäuser sind personell, materiell und finanziell schlecht ausgestattet und werden selten von international Reisenden genutzt. Traditionelle chinesischen und landestypische Medizin spielt im ganzen Land noch eine große Rolle. In Phnom Penh, Sihanoukville und Siem Reap gibt es einige private Einrichtungen, die für Notfälle oder leichtere Fälle genutzt werden können. Schwere internistische Notfälle und schwere Unfälle werden oft eine Evakuierung nach Thailand benötigen. Nur wenige Ärztinnen und Ärzte oder Krankenschwestern und Krankenpfleger sind entsprechend internationalem Standard ausgebildet. Fremdsprachenkenntnisse bei medizinischem Personal sind, wenn überhaupt, nur bei einigen Ärzten zu erwarten.

Es gibt kein öffentliches Rettungssystem für Notfälle.

In Phnom Penh gibt es einige private Zahnarztpraxen.

Die Versorgung mit Blutprodukten in Kambodscha gilt als unsicher.

Die Versorgung mit Medikamenten ist eingeschränkt. Nur wenige Apotheken in Phnom Penh führen ein größeres Sortiment internationaler Medikamente, viele moderne Medikamente werden nur nach langwierigen Bestellungen aus Thailand verfügbar sein, es wird daher dringend geraten, ausreichend Medikamente für den Eigenbedarf mitzunehmen.

Sprache der Hilfsorgane

Khmer

Krankenhaus: Hospital, monti päd
Apotheke: Pharmacy, famasi
Arzt: Doctor, krou päd

Notrufnummern

Polizei (national): 117 (nur Festnetz), mobil: 012 999 999
Feuerwehr: 118 (nur Festnetz)/ 023 722 555
Internationale Telefonauskunft: 1202 (nur Festnetz)
Telefonvermittlung: 1205 (nur Festnetz)

Telefonverbindungen

In den Städten können nationale und internationale Direktwahl-Gespräche von Postämtern und öffentlichen Fernsprechern ausgeführt werden. Hierfür wird eine Telefonkarte benötigt, die in Postämtern, Hotels und Supermärkten erhältlich ist. Auf dem Land gibt es nur wenige Festnetzverbindungen, allerdings ist inzwischen die Mobilfunkabdeckung recht gut (s. u.).

Internet: In touristisch erschlossenen Regionen sind Internetcafés und -anschlüsse meist verfügbar, in abgelegeneren Regionen meist noch nicht.

Mobilnetzabdeckung

GSM 900, 1800 und Dualband 900/1800 in weiten Teilen des Landes, jedoch nicht überall. Es bestehen Roaming-Abkommen mit den meisten deutschen Anbietern, allerdings zu recht hohen Kosten.

Versicherung

Es besteht kein Sozialversicherungsabkommen mit Kambodscha. Eine private oder dienstliche Auslandsreisekrankenversicherung ist dringend anzuraten. Diese sollte medizinisch sinnvolle Evakuierungen einschließen sowie Repatriierungen. Idealerweise besteht Zugang zu einer medizinischen Assistance.

Kambodscha (Forts.)

Krankenhäuser/Med. Einrichtungen

(siehe Erläuterungen S. 183)

Battambang

Battambang Provincial Referral Hospital
Street 505, Preak Mohateap village, Svaypou Sangkat
Dies ist das öffentliche Krankenhaus in Battambang mit sehr eingeschränkten Versorgungsmöglichkeiten aber die einzige medizinische Anlaufstelle in der Umgebung.

Kaoh Kong

Refferal Hospital Sre Ambel
Boeung Preav Village, Boeung Preav Commune
Tel.: +855 (0)16 877006
Dieses Grenzgebiet zu Thailand wird wegen der dort eröffneten Casinos, der Kardamon Berge und der angebotenen Bootstour zur Koh Kong Island zunehmend beliebter. Es gibt praktisch keinerlei medizinische Infrastruktur vor Ort. Diese kleine Klinik stellt im Zweifel die bessere der beiden alternativen Versorgungseinrichtungen dar.

Phnom Penh

Royal Phnom Penh Hospital
888, Russian Boulevard, Sangkat Toeuk Thla, Khan Sen Sok
Tel.: +855 (0)23 991000, 365555
www.royalphnompenhhospital.com
Großes, privates Krankenhaus mit zumindest internationaler Akkreditierung. Die Klinik ist zur Erstversorgung Reisender – auch mit leichteren Verletzungen – geeignet. Die Klinik liegt etwas außerhalb des Zentrums im Westen der Stadt zwischen Innenstadt und Flughafen.

Sihanouk Hospital Center of Hope
St. 134, Sangkat Vealvong, Khan 7 Makara
Tel.: +855 (0)23 982571, 882484
www.sihosp.org
Mittelgroßes Krankenhaus zur Versorgung der einheimischen Bevölkerung mit den gängigen Fachabteilungen, bildgebender Diagnostik und einer rund um die Uhr geöffneten Notaufnahmen.

Sen Sok International University Hospital
91–96, Street 1986, Sangkat Boeungkok II
Tel.: +855(0)23 883713
www.sensokiuh.com
Große, öffentliche Universitätsklinik teilweise mit internationalen Ärztinnen und Ärzten. Es handelt sich um eine Universitätsklinik mit Lehrauftrag, es bestehen internationale Kooperationen. Die Darstellung eines umfangreichen medizinischen Spektrums wird durch Belegbetten realisiert. Mittelschwere Verletzungen können hier behandelt werden.

American Medical Center
Ground Floor, Suite No. 3, Hotel Cambodiana
Tel.: +855 (0)23 991863
Kleinere, gute medizinische Einrichtung im Hotel Cambodiana. Wenn auch die medizinischen Möglichkeiten eingeschränkt sind, so bestehen Erfahrungen mit internationalem Klientel und die Einrichtung kann als erster Kontaktpunkt bei der Suche nach einer geeigneten Einrichtung wertvolle Dienste leisten.

Raffles Clinic Cambodia Ltd
House 161, Street 51
Tel.: +855 (0)23 216911
Diese ursprünglich von International SOS eröffnete kleine private Klinik betreut fast ausschließlich international Reisende. Sie ist für allgemeinmedizinische Fälle die erste Anlaufstelle in Phnom Penh.

Calmette Hospital
No 3, Preah Monivong
Tel.: +855 (0)23 426948
Dieses öffentliche Krankenhaus verfügt über die wesentlichen Fachabteilungen. Das Krankenhaus betreibt prinzipiell eine Notaufnahme rund um die Uhr.

Siem Reap

Royal Angkor International Hospital
National Route No. 6 (Airport Route) Kasekam Village, Sra Nge Commune
Tel.: +855 (0)63 761888
www.royalangkorhospital.com
Dies ist eine recht moderne private Klinik zwischen Flughafen und der Tempelanlage Angkor Wat mit rund um die Uhr geöffneter Notaufnahme. Die Klinik ist die beste Anlaufstelle für international Reisende in Siem Reap.

Sihanoukville

Sihanoukville Hospital
https://hospital.sihanoukville-cambodia.com
Dies ist ein öffentliches Krankenhaus und der größte medizinische Komplex im Süden des Landes. Es gibt die wesentlichen Fachabteilungen und eine Notaufnahme. Das Krankenhaus ist stark frequentiert und sollte nur zur dringenden Akutversorgung genutzt werden

Kap Verde

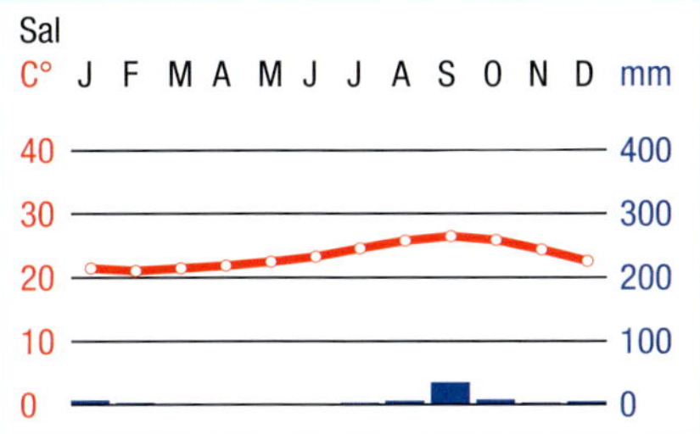

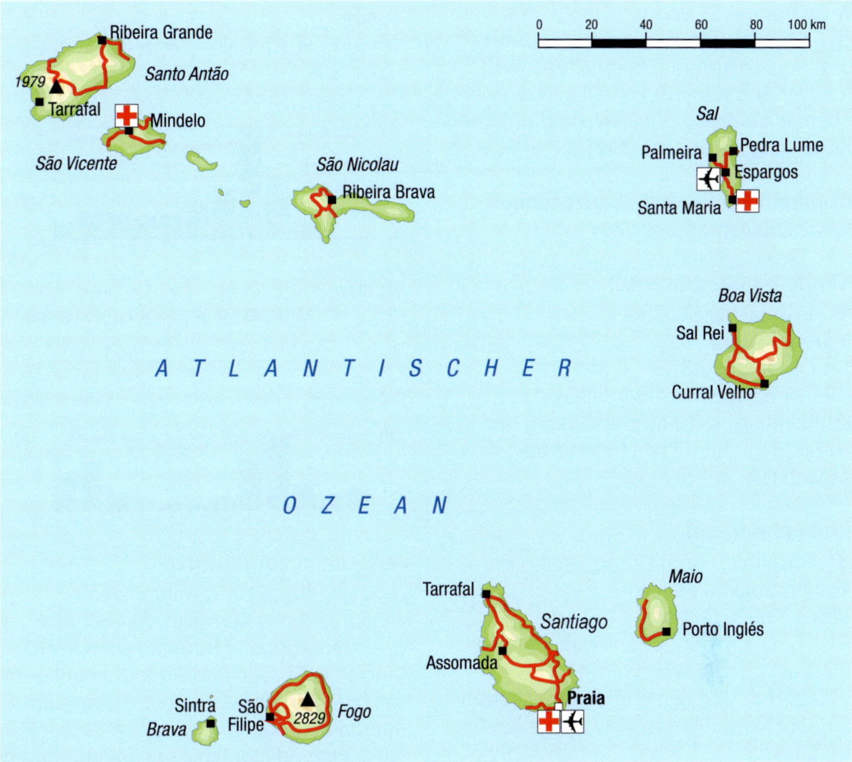

Verkehrsverbindungen

International Reisende erreichen die Kapverdischen Inseln meist über die 4 internationalen Flughäfen des Archipels. Auf Sal Island liegt der Flughafen ca. 3 km südlich von Espargos; aus Santiago Island liegt der Nelson Mandela International Airport rund 5 km südöstlich der Hauptstadt Praia; der Aristides Pereira International Airport auf Boa Vista liegt 9 km südöstlich von Sal Rei, und der Cesária Évora International Airport auf São Vicente liegt rund 12 km südwestlich von Mindelo Town. Alle Flughäfen werden von europäischen und afrikanischen Fluggesellschaften angeflogen. Alle bewohnten Inseln außer Brava werden durch Inlandflüge miteinander verbunden. Die Flughäfen können auch für medizinische Evakuierungen genutzt werden.
Zwischen den Kaperdischen Inseln verkehren zahlreich Fähren, viele nehmen auch Autos mit. Aus dem Ausland können Reisende über die Häfen von Praia (Santiago Island), Mindelo (Sao Vicente Island) und Palmeira (Sal Island) einreisen. Das Straßennetz ist recht gut ausgebaut. Etwa ein Drittel der Straßen ist geteert, oft bestehen sie aus Kopfsteinpflaster. Für die Nebenstrecken wird ein Geländewagen benötigt. Zwischen den Ortschaften verkehren Busse und Sammeltaxis (Aluguer). Autofähren verkehren zwischen Mindelo, Sao Nicolau und Praia sowie zwischen Sao Vicente und Santo Antao. Auf den Kapverdischen Inseln herrscht Rechtsverkehr.

Medizinische Infrastruktur

Die medizinische Infrastruktur und Versorgung auf den Kapverden entspricht nicht internationalem Standard. Die medizinische Versorgung auf den kleinen, peripheren Inseln ist dabei verständlicherweise besonders limitiert. Das ärztliche Personal ist meist in Portugal ausgebildet. Patienten mit komplexen, schwierigen medizinischen Fällen und Unfällen werden oft eine Evakuierung nach Europa benötigen. Bei extrem zeitkritischen Situation kann eine Evakuierung nach Dakar im Senegal angezeigt sein. Reisende müssen praktisch autark sein und sollten dringend darauf achten, dass keine versorgungspflichtige Erkrankung eintritt! Da die Fluglinien in der Regel die Mitnahme kranker Personen untersagen, ist zur Verlegung von Patienten mit auch leichteren Erkrankungen in der Regel der Einsatz eines Ambulanzflugzeuges vonnöten. Die öffentlichen Krankenhäuser bieten eine Grundversorgung bei akuten Erkrankungen und Unfällen kostenlos an, private Einrichtungen auf den kleineren Inseln müssen direkt privat bezahlt werden.
Die zahnärztliche Versorgung ist einfach und privat.
Die Versorgung mit Blutprodukten gilt als sicher, ist aber aufgrund der geringen Bevölkerung limitiert, insbesondere Blutkonserven der Blutgruppe AB rh negativ sind selten.
Die meisten gängigen Medikamente sind über die öffentlichen Apotheken erhältlich, seltenere und sehr teure Medikamente können aber schwer verfügbar sein und sollten in ausreichender Menge mitgeführt werden. Die Arzneimittel stammen oft von internationalen Pharmahändlern und können andere Warenzeichen führen, Reisende sollten daher die Inhaltsstoffe ihrer benötigten Medikamente kennen. Starke Schmerzmittel unterliegen teils strengen Auflagen und können schwierig zu erlangen sein. Es gibt auf den Kapverden nur in Ansätzen ein zuverlässiges Rettungswesen. Oft ist Transport in Eigenregie notwendig. Jede Insel hat andere Telefonnummern dazu.

Sprache der Hilfsorgane

Portugiesisch

Krankenhaus: Hospital
Apotheke: Bótica, Farmácia
Arztpraxis/Notfallbehandlung:
Facultativo, Médico

Notrufnummern
einheitlich für alle Inseln:
Ärztlicher Notruf/Krankenhaus: 130
(gilt aber nicht für Rettungsdienst)
Feuerwehr: 131
Polizei: 132

Telefonverbindungen

Das Telefonnetz wurde fortlaufend modernisiert. Internationale Direktwahl mit jeweiliger Landesvorwahl ist möglich. Internationale Gespräche sind von öffentlichen Kartentelefonen und Postämtern aus möglich. Telefonkarten sind bei der Post, in Bars und Restaurants erhältlich, funktionieren aber öfters nicht. Alternative: Telefonat vom Postamt mit Barzahlung.

Mobilnetzabdeckung

Das Mobilfunknetz ist inzwischen gut ausgebaut bis auf einige abgelegenen Regionen der weniger dicht bevölkerten Inseln.

Versicherung

Es besteht kein Sozialabkommen mit Kap Verde. Eine private Auslandsreisekranken-

Kap Verde (Forts.)

versicherung ist dringend anzuraten, welche auch internationale Evakuierungen und Repatriierungen beinhaltet soweit medizinisch sinnvoll. Hilfreich ist es, wenn ebenfalls Zugang zu einem medizinischen Assistancedienstleister besteht.

Krankenhäuser/Med. Einrichtungen
(siehe Erläuterungen S. 183)

Mindelo (Sao Vincente)
✚ Hospital Baptista de Sousa
Rua Angola 49
Tel.: +238 231 187 9
Dies ist ein kleines öffentliches Krankenhaus mit Basisversorgung und Notaufnahme und erste medizinische Anlaufstelle auf der Insel

Praia (Santiago)
✚ Hospital Central Dr. Agostinho Neto
Rua Borjona de Freitas
Tel.: +238 261 2140/42
Dies ist das größte öffentliche Krankenhaus auf den Kapverden mit rund 470 Betten und den gängigen Fachabteilungen, Notaufnahme und bildgebender Diagnostik.

Santa Maria (Sal)
✚ Hospital do Sal
Bairro Novo, Espargos
Tel.: +238 2411130
Sehr kleines Krankenhaus im Zentrum der Insel nahe des Flughafens mit Basisversorgung

Kenia

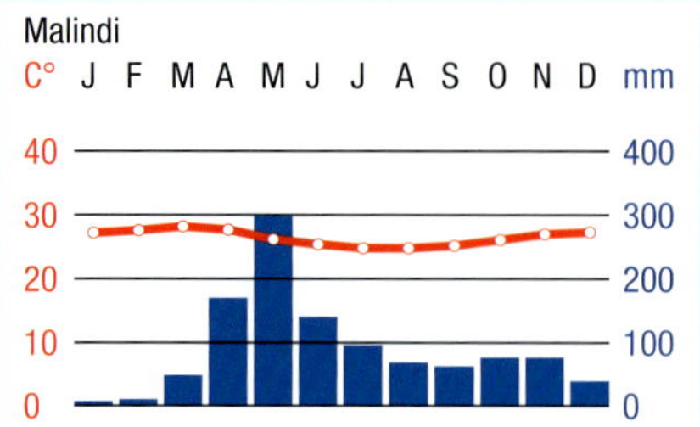

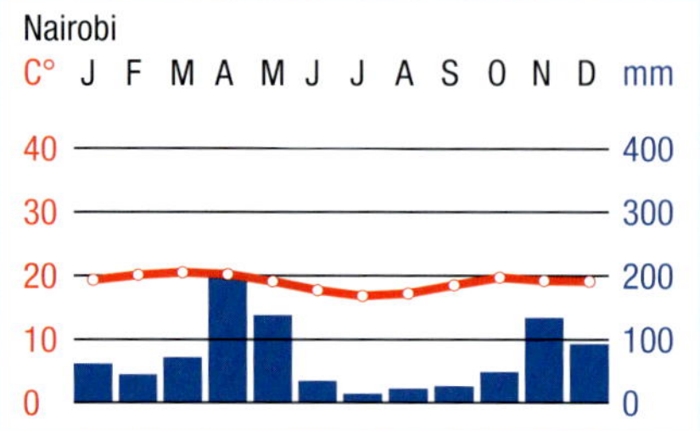

Verkehrsverbindungen

Kenia ist über die internationalen Flughäfen Jomo Kenyatta, Nairobi und Moi International, Mombasa mit vielen Zentren in Europa und Afrika sowohl dem Nahen Osten und Asien gut verbunden. Innerhalb Kenias gibt es zahlreiche regionale kleinere Flugplätze, die innerländisch angeflogen werden und insbesondere auch für medizinische Evakuierungen genutzt werden können.
Die wichtigen Straßen im Süden des Landes sind asphaltiert und gut befahrbar (Nairobi – Arusha, Nairobi – Nakuru – Kampala, Nairobi – Mombasa), ebenso Teile der Strecken nördlich Nairobi in Richtung Mt. Kenya. Die wichtigeren Nebenstraßen sind im ganzen Land unbefestigt, auf kleineren Nebenstraßen kann ein Allradfahrzeug erforderlich werden. Unbefestigte Straßen können in der Regenzeit unpassierbar sein. Grundsätzlich ist im Verkehr Vorsicht geboten, denn Verkehrsregeln existieren oft nur auf dem Papier. Außerdem sind sehr langsame Verkehrsteilnehmer (Eselskarren, Reiter, Fußgänger, Herden) auf der Straße unterwegs. In Kenia herrscht wie in vielen ehemaligen britischen Kolonien Linksverkehr! Reisende, die über Land von Uganda oder Tansania einreisen, werden keine größeren Probleme oder Verzögerungen an Grenzübergängen haben. Grenzübergänge zu Uganda befinden sich in Malaba und Busia, während Moyale als Grenzübergang zu Äthiopien dient. Namange ist der wichtigste Grenzübergang nach Tansania. Der Eisenbahnverkehr in Kenia beschränkte sich zuletzt überwiegend auf den kenianischen Abschnitt der Bahn von Mombasa über Nairobi zur ugandischen Grenze.
Mombasa wurde in den letzten Jahren von Kreuzfahrtschiffen angefahren.

Medizinische Infrastruktur

Kenia bietet immer noch nur eingeschränkt medizinische Versorgung auf internationalem Standard. Gute medizinische Hilfe ist nur in wenigen größeren Orten verfügbar. Größere, leistungsfähigere Krankenhäuser befinden sich lediglich in Mombasa und Nairobi. Einige private Häuser bieten internationalen medizinischen Standard, gute Krankenpflege und luxuriöse Zimmer. Von den wenigen Privatkliniken abgesehen ist es absolut üblich, dass Angehörige sich um die pflegerische Versorgung des Patienten kümmern, was von der Essensbeschaffung über die Bettwäsche bis häufig zum Verbandswechsel sämtliche nicht-ärztlichen Tätigkeiten mit einschließt! Bei internationalen Reisenden muss dies gegebenenfalls rechtzeitig über die Reiseleitung oder Mitreisende organisiert werden. Patienten müssen davon ausgehen, dass auf Privatsphäre weniger Rücksicht genommen wird, als dies in Europa üblich ist. In vielen Krankenhäusern, auch in der Kenyatta Universitätsklinik Nairobi, können Probleme in der Patientenversorgung wegen Streiks des Personals auftreten.
Bei gravierenden Notfällen sollte unbedingt versucht werden, eines der unten genannten Krankenhäuser zu erreichen, wobei eigentlich nur die Kliniken in Nairobi und Mombasa zur Versorgung von Schwerverletzten eingerichtet sind. Aus anderen Orten wird nach Nairobi evakuiert werden müssen. Schwere Verletzungen und Erkrankungen internationaler Reisender werden zur Evakuierung aus dem Land heraus führen. Beruflich und auch privat Reisende sollten unbedingt über eine Krankenversicherung verfügen, die solche Evakuierungen abdeckt.
Ärzte und Pflegepersonal werden zum größten Teil in Kenia ausgebildet, einige Spezialisten haben zusätzliche Qualifikation in Südafrika, Europa oder den USA erfahren.
Krankenhäuser und Praxen verlangen vor medizinischer Behandlung direkte Bezahlung mittels Bargeld oder Kreditkarte.
Die Zahl und Ausstattung von Apotheken zeigt ein extremes Stadt-Landgefälle
Die meisten internationale Arzneimittel sind in Nairobi und Mombasa erhältlich, zumindest nach Bestellung. Die Ausstattung der großen renommierten Apotheken ist in Nairobi und Mombasa meist zufriedenstellend. Die Wirkstoffe der gewünschten Medikamente sollten bekannt sein, da die Warenzeichen variieren können, viele Arzneimittel in Kenia werden aus Indien importiert. Medikamentenfälschungen sind häufig in Kenia wie in vielen afrikanischen

Ländern, auf die Wahl vertrauenswürdiger Apotheken sollte daher Wert gelegt werden. Die Krankenhausapotheken der großen staatlichen und privaten Krankenhäuser können als zuverlässig angesehen werden.
Blutprodukte werden in Kenia zumindest in den großen staatlichen und privaten Krankenhäusern grundsätzlich nach internationalem Standard gescreent, allerdings muss berücksichtigt werden, dass allgemein eine hohe Inzidenz von durch Blut übertragbaren Infektionen wie HIV oder Hepatitis B in Kenia vorliegt. Bluttransfusionen sollten daher in Kenia als äußerster Notfall angesehen werden.
Akzeptable zahnärztliche Versorgung ist in Nairobi und Mombasa zu finden, allerdings nicht in größerem Umfang.
Das öffentliche Rettungssystem ist allenfalls als im Aufbau anzusehen. Aufgrund der Entfernungen ist trotz guter Verkehrsverbindungen oft mit längeren Aktivierungszeiträumen zu rechnen, bis Hilfe eintreffen wird. Bei gravierenden Notfällen sollte unbedingt versucht werden, eines der unten genannten Krankenhäuser zu erreichen, wobei eigentlich nur die Kliniken in Nairobi und Mombasa zur Versorgung von Schwerverletzten eingerichtet sind.
Landesweit sind die „Flying Doctors" aktiv, die bei entsprechender Vorabregistrierung gute Hilfe leisten, jedoch eher als Sekundärtransportmöglichkeit denn als primärer Rettungsdienst angesehen werden müssen.

Sprache der Hilfsorgane

Englisch ist (außer Swahili) Standard, andere europäische Sprachen sind kaum vertreten. Fast alle Ärzte und viele Krankenschwestern sprechen gut Englisch.

Krankenhaus: Hospital
Apotheke: Pharmacy
Arztpraxis/Notfallbehandlung: Clinic, Medical Center, Doctor's Practice, Health Center

Notrufnummern

Notruf: 999
Polizei: 999
Feuerwehr: 999
Ambulanz: 999 (In Kenia gibt es nur ansatzweise einen Rettungsdienst, es muss von langen Aktivierungszeiten ausgegangen werden.)
Notfallarzt auf Anforderung (Nairobi):
AAR: 020 - 271 5319, 271 7374-6
EARS Medivac: 020 - 387 2001, 386 6609
AMREF: 020 - 501 280, 602 492, 315 455
Telefonauskunft National: 991

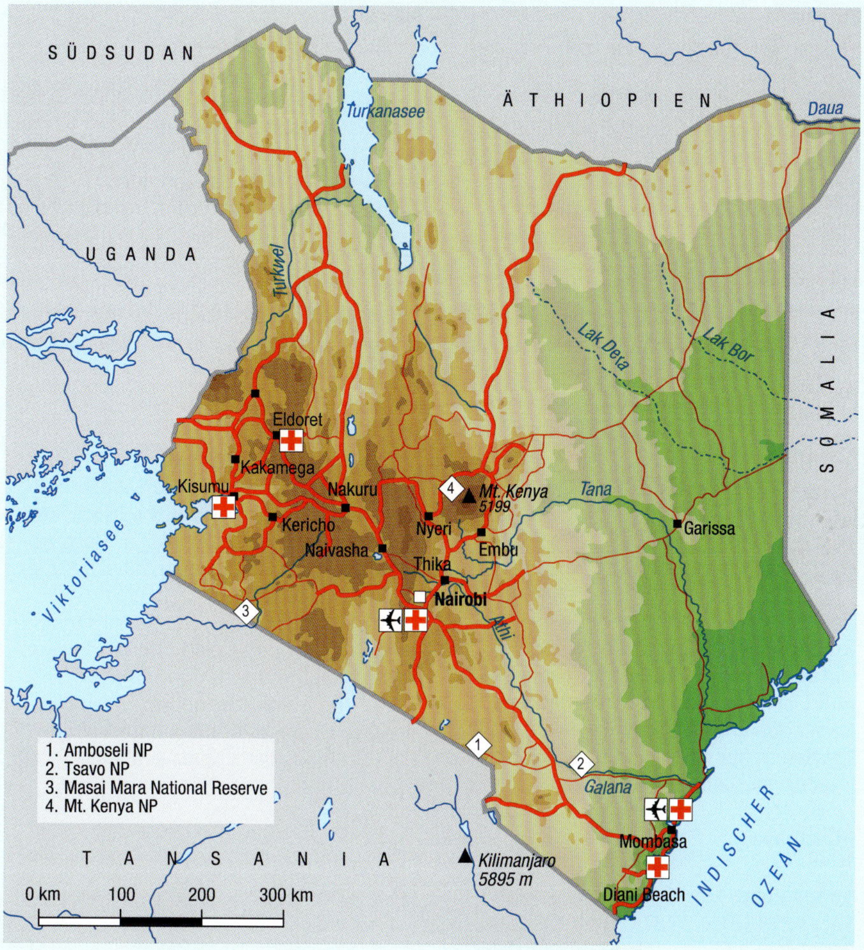

Telefonverbindungen

Das Festnetz ist immer noch häufig überlastet und kann auch außerhalb von Nairobi und Mombasa gelegentlich ausfallen. Im Norden und Nordosten des Landes sind immer noch wenige Telefone vorhanden.

Mobilnetzabdeckung

Die Handynetzabdeckung ist in den wichtigsten Städten und einem Großteil des Südens des Landes gut, aber in den nördlichen Teilen unzuverlässig und oft gar nicht verfügbar. Reisende sollten dort die Verwendung eines Satellitentelefons in Betracht ziehen, insbesondere wenn sie über Land reisen. Die GSM-Betreiber Orange, Safaricom und Airtel haben Roaming-Vereinbarungen mit großen europäischen Netzen. Safaricom gilt als der zuverlässigste Betreiber, insbesondere in abgelegenen Gebieten. Lokale SIM-Karten sind für Besucher einfach zu erwerben. Auch Guthabenkarten dafür sind leicht erhältlich.

Versicherung

Es besteht kein zwischenstaatliches Sozialabkommen mit Kenia. Der Abschluss einer privaten Auslandskrankenversicherung ist für Kenia dringend empfohlen. Diese sollte auf jeden Fall medizinisch sinnvolle und notwendige Evakuierungen einschließen. Idealerweise besteht auch Zugang zu medizinischer Assistance, so dass bei medizinischen Problemen mit international erfahrenen Ärzten, die Kenntnis über Kenia haben, gesprochen werden kann.

Krankenhäuser/Med. Einrichtungen

(siehe Erläuterungen S. 183)

Diani Beach

✚ Diani Beach Hospital
Tel.: +254 (0)40 3300150
Hotline: (0)700 999999
www.dianibeachhospital.com
Dies ist ein kleines, modernes, privates Krankenhaus ausgerichtet auf Touristen und international Reisende in der Region. Hier kann die Erstversorgung von Unfällen und internistischen Erkrankungen erfolgen.

Kenia (Forts.)

Eldoret

✚ The Moi University Teaching Hospital
Nandi Road,
Tel.: + 254 (0)53 2033471/2/3/4
Dies ist ein großes staatliches Krankenhaus mit den gängigen Fachabteilungen, einer rund um die Uhr geöffneten Notaufnahme, einer Intensivstation und den wesentlichen bildgebenden Diagnostikverfahren. Für internationale Reisende stehen einige private Zimmer zur Verfügung. Das Krankenhaus ist eine regionales Referenzhaus und kann sicher zur Erstdiagnostik und Stabilisierung von Patienten genutzt werden.

Kisumu

✚ Aga Khan Hospital Kisumu
Otieno Oyoo Street
Tel.: + 254 (0)57 2022558
www.agakhanhospitals.org/Kisumu
Dies ist ein kleines privates Krankenhaus der Aga Khan Kette, welches eine rund um die Uhr geöffnete kleine Notaufnahme, bildgebende Diagnostik und Erstversorgung von internationalen Reisenden anbieten kann. Schwere Fälle werden sicher nach Nairobi evakuiert werden müssen.

Mombasa

✚ The Aga Khan Hospital Mombasa
Vanga Road, Mombasa
Tel.: +254 (0)41 2227710
www.agakhanhospitals.org/mombasa
Dies ist ein bekanntes privates Krankenhaus, welches rund um die Uhr offen ist, eine Notaufnahme unterhält und eine Intensivstation betreibt und häufig von internationalen Reisenden in Mombasa genutzt wird.

✚ The Mombasa Hospital
Off Mama Ngina Drive, Mombasa
Tel.: +254 (0)41 2312191
www.mombasahospital.com/
Dies ist ebenfalls ein großes privates Krankenhaus, welches rund um die Uhr offen ist, eine Notaufnahme unterhält und eine Intensivstation betreibt. Das Krankenhaus verfügt auch über die gängigen bildgebenden Verfahren wie Ultraschall, Röntgen und Computertomografie

Nairobi

✚ The Nairobi Hospital
Argwings Kodhek Rd.
Tel.: +254 (0)20 284-5000, -6000
https://thenairobihosp.org/
Dies ist ein großes privates Krankenhaus welches über die gängigen Fachabteilungen, eine rund um die Uhr geöffnete Notaufnahme und umfassende bildgebende Verfahren wie Ultraschall, Röntgen, Computertomografie und Magnetresonanztomografie verfügt. In dieses Krankenhaus werden Patienten aus ganz Kenia evakuiert.

✚ The Aga Khan University Hospital
Parklands 3rd Avenue
Tel.: + 254 (0)20 366 2000
www.agakhanhospitals.org/Nairobi
Dies ist ein weiteres großes teils privates, teils öffentlich gefördertes 250-Betten-Krankenhaus welches ebenfalls über die gängigen Fachabteilungen, eine rund um die Uhr geöffnete Notaufnahme und umfassende bildgebende Verfahren wie Ultraschall, Röntgen, Computertomografie und Magnetresonanztomografie verfügt. In dieses Krankenhaus werden Patienten aus ganz Kenia evakuiert.

Kolumbien

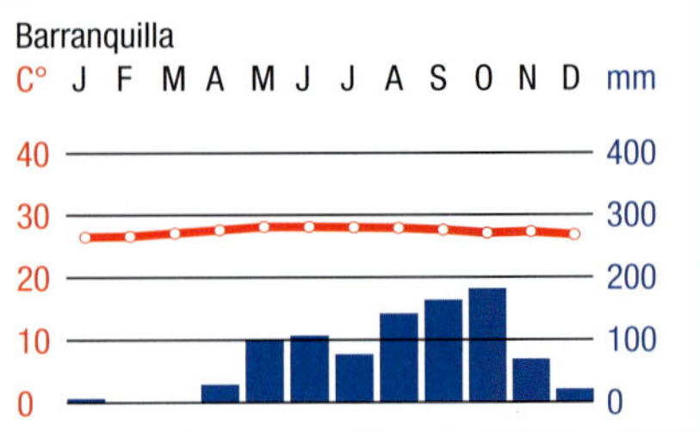

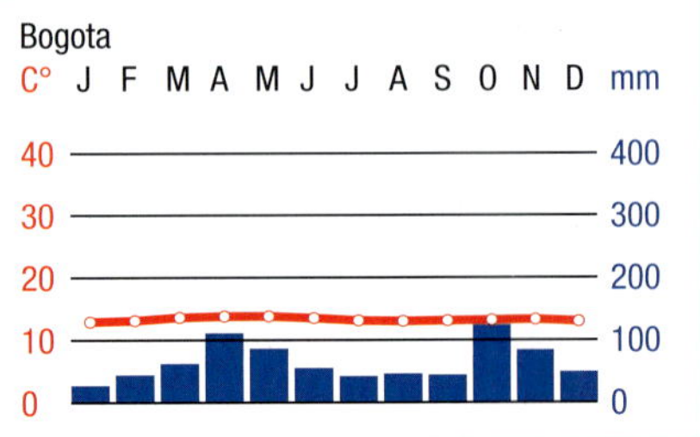

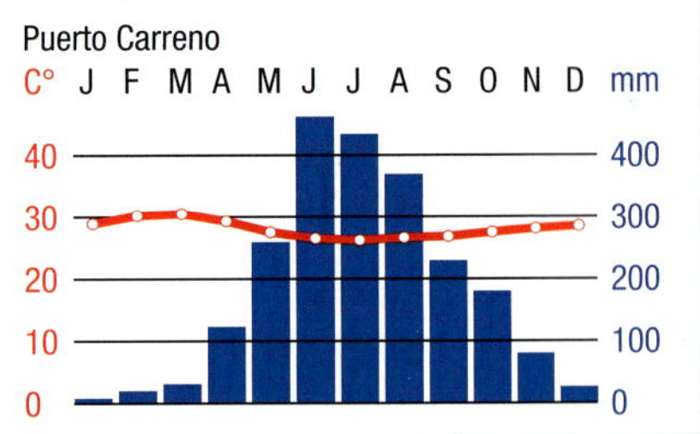

Verkehrsverbindungen

Kolumbien ist per Flugzeug prinzipiell gut über den internationalen Flughafen von Bogota zu erreichen. Weitere internationale Flughäfen befinden sich in Medellin, Cartagena, Cali und Barranquilla. Innerhalb des Landes gibt es nationale Verbindungen zu ca. 20 weiteren Flughäfen.
In Kolumbien verkehren Fluglinien, die nicht den europäischen Sicherheitsstandards entsprechen. Dennoch sind die Sicherheitsvorkehrungen und Sicherheitskontrollen an Kolumbiens Flughäfen streng und oft sehr zeitraubend.
Aufgrund der großen Entfernungen und der eingeschränkten politischen Sicherheit in vielen Regionen des Landes zwischen den Städten ist auch für innerkolumbianische Reisen das Flugzeug häufig Mittel der Wahl. Bei Charterflügen sollte hierbei sorgfältig auf die Qualität der Betreiber geachtet werden.
Kolumbien ist über Land aus Ecuador und Venezuela zugänglich, die Grenzübergänge sind nachts allerdings meist geschlossen. Viel benutzt werden die im ganzen Land verfügbaren Busse. Aufgrund der immer noch in vielen Regionen unklaren Sicherheitslage wird ausländischen Reisenden von Überlandfahrten abgeraten.
In Kolumbien sind immer noch viele ländliche Regionen außerhalb der Kontrolle der staatlichen Institutionen und werden von Rebellen beherrscht. Entführungen sind häufig.

Autofahren wird ausländischen Besuchern in Kolumbien eigentlich nur mit Fahrer empfohlen. Die Straßen sind außerhalb der Städte oft nicht sicher, der technische Zustand der Autos häufig unzureichend und Straßensperren durch Polizei oder auch Rebellen nicht selten. Neben Diebstahl bergen auch schwere Verkehrsunfälle ein großes Risiko.

Medizinische Infrastruktur

Die medizinische Versorgung in Kolumbien ist im allgemeinen nicht schlecht, was die Versorgung und Betreuung angeht. In ländlichen Gebieten ist sie allerdings für westliche Besucher nicht immer akzeptabel.
Gute medizinische Versorgung ist verfügbar in Krankenhäusern in Bogota, Barranquilla, Cali, Cartagena und Medellin. Diese Häuser bieten ein breites Angebot an diagnostischen und therapeutischen Möglichkeiten und teilweise auch intensivmedizinische Versorgung für Schwerstkranke und Verletzte. Viele kolumbianische Ärztinnen und Ärzte sind teilweise in den USA oder Spanien ausgebildet. Außerhalb der großen Städte ist die medizinische Versorgung sehr eingeschränkt. Krankenhäuser in den kleineren Städten sind oft mäßig ausgestattet, wenngleich überall in Kolumbien engagierte und gut ausgebildete Ärzte anzutreffen sind. Ausländische Reisende sollten eher private Einrichtungen nutzen, da diese in der Regel besser ausgestattet sind als staatliche Krankenhäuser.
Auch wenn akute ernste Krankheiten möglicherweise adäquat in Kolumbien betreut werden können, sollten keine komplexen oder planbaren chirurgischen Eingriffe durchgeführt werden, soweit es vermeidbar ist. Schwere chirurgische oder internistische Notfälle bedürfen bei Reisenden gegebenenfalls einer medizinischen Evakuierung, eine entsprechende Reisekrankenversicherung ist daher unabdingbar. Viele Krankenhäuser in Kolumbien haben Partnerhäuser in den USA und verlegen dorthin.
Die Versorgung mit Medikamenten ist landesweit gut.
Ein öffentlich organisiertes Rettungssystem mit Krankenwagen existiert nur ansatzweise in den großen Städten. Rettungshubschrauber gibt es nicht. Der Krankentransport ins nächste Krankenhaus muss oft selbst mit normalen Fahrzeugen durchgeführt werden oder kann in Einzelfällen durch die Ambulanzfahrzeuge privater Krankenhäuser oder Kliniken erfolgen. Eine Leitstelle für Krankentransport oder medizinischen Rettungsdienst wie in Westeuropa existiert nicht.

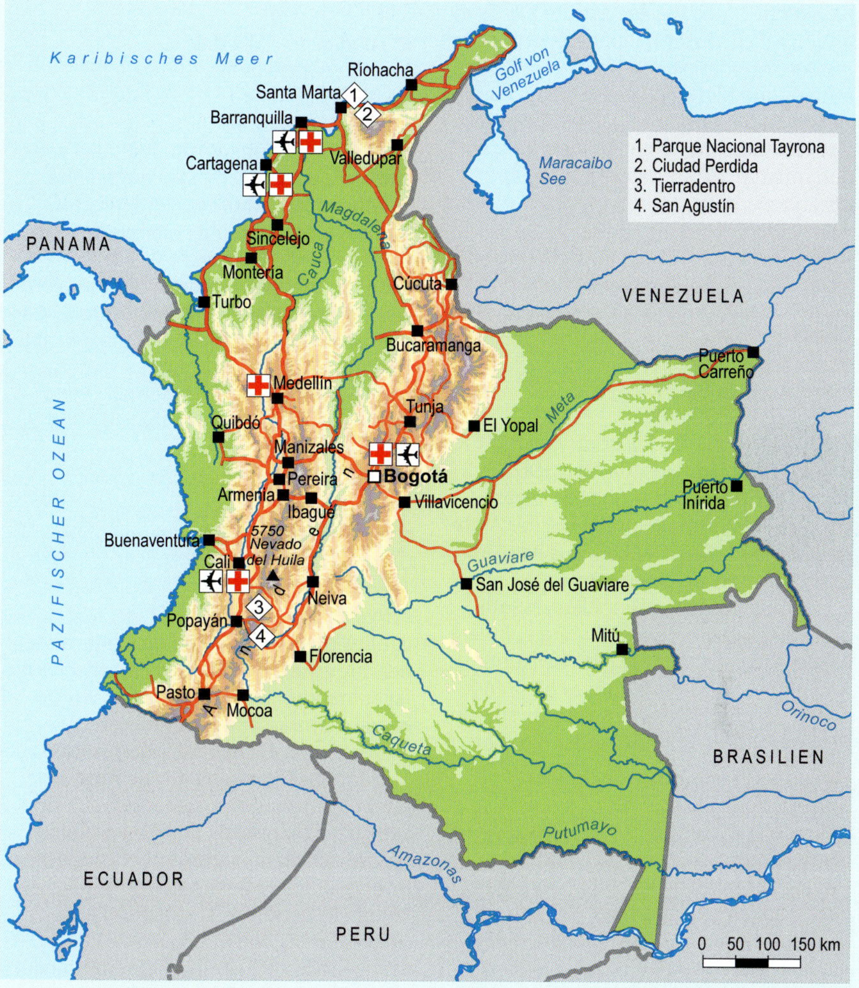

Sprache der Hilfsorgane

Spanisch ist in ganz Kolumbien offizielle Amtssprache. In den verschiedenen entlegenen Landesteilen und Regionen Kolumbiens werden noch indigene Sprachen, wie z. B. Chibchan, gesprochen. Alle Kolumbianer in den Städten, vor allem jene in öffentlichen Funktionen, sprechen Spanisch. Englisch ist nur wenig verbreitet, wird aber von einigen Ärzten in den Krankenhäusern gesprochen.

Krankenhaus: Hospital, Clinica, Centro Médico
Apotheke: Farmácia, Bótica
Arztpraxis/Notfallbehandlung: Consultorio, Centro Médico

Notrufnummern

Feuerwehr: 123
Für Krankenwagen gibt es in fast allen Städten unterschiedliche regionale Nummern, in Bogota ist diese 125.

Telefonverbindungen

Die Festnetzverbindungen innerhalb des Landes sind gut – sowohl in den Städten als auch in der Regel in ländlichen Gebieten – und entsprechen internationalem Standard.

Mobilnetzabdeckung

Die Mobilnetzabdeckung ist inzwischen bis auf wenige entlegene Gebiete in den Bergregionen Kolumbiens landesweit gut. Allerdings haben wenige deutsche und europäische Mobilfunkanbieter sogenannte „Roaming-in"-Abkommen mit kolumbianischen Anbietern. Kostengünstiger und einfach zu handhaben ist es daher, lokal eine SIM-Karte zu Kaufen und darüber mobil zu telefonieren.

Versicherung

Es existiert kein Sozialversicherungsabkommen mit Kolumbien. Dieses würde auch wenig helfen, da die öffentlichen, staatlichen Gesundheitseinrichtungen meistens nicht für westliche Reisende empfohlen werden. Der Abschluss einer privaten Auslandskrankenversicherung ist dringend anzuraten. Diese muss unbedingt den Rücktransport, sobald dieser medizinisch sinnvoll ist, einschließen. Private Gesundheitseinrichtungen sind fast immer vorab bar oder mit Kreditkarte

Kolumbien (Forts.)

zu zahlen. Einige wenige private Kliniken und Krankenhäuser kooperieren mit den großen internationalen Krankenversicherungen und bieten teilweise bei größeren zu zahlenden Beträgen nach Rücksprache direkte Abrechnung an. Kleinere Leistungen müssen fast immer direkt vor Ort gezahlt werden.

Krankenhäuser/Med. Einrichtungen

(siehe Erläuterungen S. 183)

Bogota

Clinica del Country
Carrera 16 No 82-57
Tel.: +57 1 5300470
https://www.clinicadelcountry.com/
Privates Krankenhaus, das seit 1962 seine Dienste anbietet und von einer Gruppe bekannter kolumbianischer Ärzte geleitet wird. Das Krankenhaus hat rund 200 Betten sowie einen großen Bereich für ambulante Patienten. Alle wesentlichen Spezialgebiete wie Chirurgie, Innere Medizin, Gynäkologie, Kinderheilkunde, Radiologie und Neurologie werden angeboten. Es gibt jeweils eine Intensivstation für Erwachsene und für Kinder.

Fundacion Santa Fe de Bogota
Carrera No 7 117-15
Tel.: +57 1 6030303
www.fsfb.org.co
Privates Krankenhaus, 1983 gegründet. Das Krankenhaus hat rund 200 Betten und besteht aus 13 Abteilungen, dabei sind alle wesentlichen Fachbereiche wie Chirurgie, Innere Medizin, Gynäkologie, Radiologie. Die radiologische Abteilung verfügt über alle bildgebenden Verfahren wie Röntgen, CT und sogar PET Scan. Die Fondacion Santa Fe de Bogota ist eines der besten Krankenhäuser im Lande. Neben der stationären Versorgung werden auch ambulante Untersuchungen und Behandlungen angeboten. Das Krankenhaus hat eine moderne Intensivstation.

Barranquilla

Clinica del Caribe
Calle 80 No 49C - 65
Telefon: +57 5 3305234
www.clinicadelcaribe.com
Großes privates Krankenhaus mit 24-stündiger Notaufnahme und einer modernen Intensivstation mit 14 Betten. Patienten können ambulant und stationär behandelt werden. Alle wesentlichen Fachabteilungen wie Chirurgie, Innere Medizin, Gynäkologie und Kinderheilkunde sind vorhanden. Das Krankenhaus wird von internationalen Patienten und vom US-amerikanischen Militär genutzt. Die radiologische Abteilung bietet Röntgenuntersuchungen, CT und Ultraschalldiagnostik an.

Cali

Fundacion Valle del Lili
Avenida Simon Bolivar, Carrera 98
No 18–49
Tel.: +57 2 3319090
Privates Krankenhaus mit über 400 Betten und allen wesentlichen Fachabteilungen. Es können Polytraumata und internistische Notfälle sowohl stabilisiert werden als auch weiterbehandelt werden. Die bildgebenden Verfahren in der radiologischen Abteilung schließen Röntgenuntersuchungen, CT und MRT mit ein. Es gibt eine moderne Intensivstation. Patienten können ambulant und stationär behandelt werden. Das Krankenhaus gehört zu den besten des Landes.

Cartagena

Nuevo Hospital Bocagrande
Carrera 6 Calle 5
Tel.: +57 5 650 2800
https://nhbg.com.co
Großes privates Krankenhaus mit moderner Intensivstation und 24-Stunden Notfallaufnahme. Das Krankenhaus wurde kürzlich umfassend modernisiert. Alle wesentlichen Fachabteilungen stehen zur Verfügung. Die radiologische Abteilung bietet Röntgenuntersuchungen, CT und Ultraschalldiagnostik an. Die kardiologische Abteilung verfügt über moderne interventionelle Behandlungsmöglichkeiten. Patienten können ambulant und stationär behandelt werden. Das Krankenhaus arbeitet mit einem Krankentransportwagenanbieter und kann Krankentransporte organisieren.

Medellin

Clinica Las Vegas
Calle 2 Sur 46–55
Tel.: +57 4 3159000
www.clinicalasvegas.com
Privates Krankenhaus mit rund 80 Betten, das von vielen internationalen Patienten in Medellin als bevorzugte medizinische Einrichtung genutzt wird. Es verfügt über eine 24-stündige Notaufnahme und eine moderne Intensivstation. Die Klinik bietet Spezialisten in allen wesentlichen Fachabteilungen wie Innere Medizin, Chirurgie, Kinderheilkunde. Die radiologische Abteilung verfügt über moderne bildgebende Verfahren wie Röntgendiagnostik, CT und Ultraschall.

Kroatien

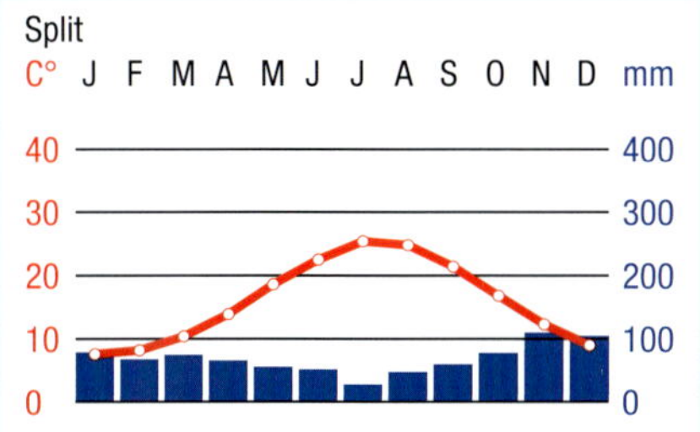

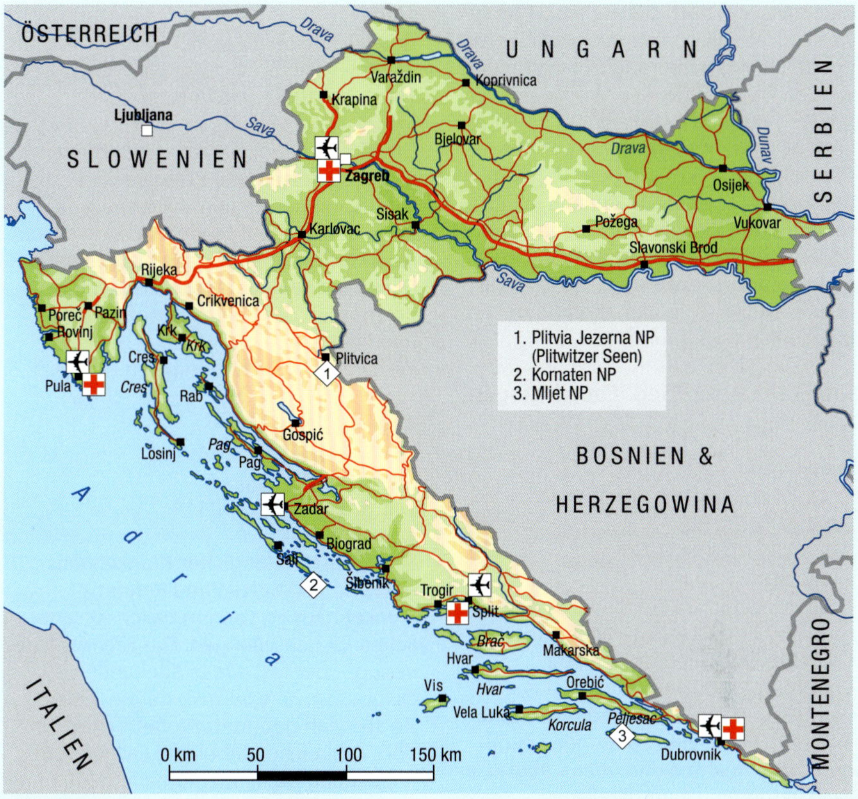

Verkehrsverbindungen

Die großen Fernstraßen und kostenpflichtigen Autobahnen des Landes sind inzwischen sehr gut ausgebaut und werden zusammen mit zahlreichen anderen Infrastrukturmaßnahmen weiter optimiert. Nebenstrecken können vor allem im Hinterland, auf den Inseln und an buchtenreichen Küstenabschnitten sehr kurvenreich sein und es muss mit entsprechend langen Fahrzeiten gerechnet werden.
Der öffentliche Busverkehr ist fast flächendeckend und sehr gut organisiert.
Es gibt ein landesweit ausgebautes Eisenbahnnetz, das auch die Küstenorte erreicht.
Kroatien verfügt über zahlreiche internationale und lokale Flughäfen, neben der Hauptstadt Zagreb werden insbesondere die Flughäfen in Nähe der touristischen Ziele angeflogen, hierzu zählen unter anderem Dubrovnik, Zadar, Rijeka und Split. Daneben bestehen weitere kleinere Flughäfen, die von Charterlinien oder Privatmaschinen angeflogen werden können.
Fährverbingen gehen nach Italien sowie zu den zahlreichen vorgelagerten Inseln.

Medizinische Infrastruktur

Das Gesundheitssystem in Kroatien ist überwiegend staatlich organisiert. Die medizinische Infrastruktur hat sich in den letzten Jahren deutlich verbessert und ist gut, dennoch werden international Reisende bei langwierigen Behandlungen oder bei schweren Verletzungen und Erkrankungen oft Evakuierung nach Westeuropa wünschen. Krankenhäuser, medizinische Versorgungszentren, Polikliniken und niedergelassene Ärzte sind zumindest auf dem Festland fast überall schnell zu erreichen. Auf den kleineren Inseln ist häufig weniger medizinische Infrastruktur vorhanden.
Private Praxen und Privatkliniken entstehen in den Ballungszentren und den touristischen Zentren zunehmend, sind aber meist auf elektive Eingriffe oder allgemeinmedizinische Versorgung limitiert. Schwere Unfälle und ernste kardiovaskuläre Erkrankungen sind auf die staatlichen Krankenhäuser angewiesen.

Das Rettungssystem ist staatlich organisiert, außerhalb der Ballungszentren und touristischen Zentren muss mit längeren Anfahrtszeiten gerechnet werden.
Apotheken gibt es in allen größeren Orten. Fast alle internationalen Medikamente sind erhältlich, sowohl als Original als auch als Generikum.
Blutprodukte, wie zum Beispiel bei Transfusionen notwendig, gelten in Kroatien als sicher und werden nach internationalen Standards untersucht.
Zahnärztliche Versorgung erfolgt überwiegend über private Praxen und ist gut.

Sprache der Hilfsorgane

Die Landessprache ist Kroatisch. In vielen medizinischen Einrichtungen wird zumindest Englisch als Fremdsprache von vielen Ärzten und Krankenschwestern verstanden und gesprochen, auch Deutsch oder Italienisch ist keine Seltenheit. In den Leitstellen der Rettungsdienste wird häufig nur die Landessprache gesprochen.

Krankenhaus: Bolnica
Apotheke: Apoteka
Arztpraxis/Notfallbehandlung: Lijec, Doktor, Ljekar

Notrufnummern

Notruf: 112
Polizei: 92
Feuerwehr: 93
Ambulanz: 94
Notruf der Kroatischen Tourismuszentrale (nur in Sommermonaten): 062-999 999
Telefonauskunft National: 988
Telefonauskunft International: 902

Telefonverbindungen

Kroatien verfügt über ein modernes Telefonnetz. Es ist flächendeckend, praktisch komplett digital und funktioniert inzwischen zügig und zuverlässig. Telefonkarten gibt es in allen Postämtern, Kiosken und den meisten Hotels.

Mobilnetzabdeckung

Die Netzabdeckung in Kroatien einschließlich der vorgelagerten Inseln ist quasi lückenlos. Es steht das GSM 900-Netz zur Verfügung, Mobiltelefone aus Mitteleuropa können also problemlos benutzt werden.

Versicherung

Es besteht ein Sozialabkommen mit Kroatien und eine Abrechnung über die Europäische Versicherungskarte ist möglich. Damit entfällt rein formal für akute Gesundheitsleistungen in Kroatien die Notwendigkeit des Abschlusses einer Auslandskrankenversicherung. Die vereinbarten Leistungen der jeweiligen Krankenkassen umfassen aber grundsätzlich nur Sachleistungen im Rahmen der medizinischen Erstversorgung. Insbesondere ist zu beachten, dass die Transportkosten bei einem gewünschten

Kroatien (Forts.)

Rücktransport nach Deutschland üblicherweise nicht von den deutschen Trägern der Krankenversicherung übernommen werden. Insoweit ist der Abschluss einer privaten Auslandskrankenversicherung nach wie vor empfehlenswert. Private Dienstleister im kroatischen Gesundheitswesen, wie sie zunehmend in den touristischen Zentren und in Zagreb und anderen größeren Städten entstehen, rechnen normalerweise direkt bar oder über Kreditkarte ab und akzeptieren nicht die Krankenkassenformulare.

Krankenhäuser/Med. Einrichtungen

(siehe Erläuterungen S. 183)

Dubrovnik

✚ Opca bolnica Dubrovnik
Dr. R. Misetica b.b.
Tel.: +385 (0)20 431777
www.bolnica-du.hr
Großes staatliches Krankenhaus mit rund 360 Betten und den gängigen Fachabteilungen außer Pädiatrie und Neurologie. Das Krankenhaus verfügt über moderne Diagnostik, eine Intensivstation, eine 24 Stunden geöffnete Notaufnahme und über ambulante Facharztuntersuchungsstellen.

Karlovac

✚ Opca Bolnica Karlovac
Andrije Stampara 3
Tel.: +385 (0)47 608100
www.bolnica-karlovac.hr
Kleineres öffentliches Krankenhaus mit den wichtigsten Fachabteilungen. Das Krankenhaus verfügt über bildgebende Diagnostik, eine Intensivstation, eine 24 Stunden geöffnete Notaufnahme und über ambulante Facharztuntersuchungsstellen.

Pula

✚ Opca Bolnica Pula
Zagrebacka 30
Tel.: +385 (0)52 376500
www.obpula.hr
Großes öffentliches Krankenhaus mit rund 500 Betten und Referenzkrankenhaus in der Region mit fast allen wichtigen Fachabteilungen. Das Krankenhaus verfügt über fast alle bildgebende Diagnostik, eine Intensivstation, eine 24 Stunden geöffnete Notaufnahme und über zahlreiche ambulante Facharztuntersuchungsstellen.

Split

✚ Klinicka Bolnica Split
Spinciceva 1
Tel.: +385 (0)21 556111
https://www.kbsplit.hr
Großes öffentliches Krankenhaus mit rund 400 Betten und Referenzkrankenhaus in der Region mit fast allen wichtigen Fachabteilungen. Das Krankenhaus verfügt über fast alle bildgebende Diagnostik, eine Intensivstation, eine 24 Stunden geöffnete Notaufnahme und über zahlreiche ambulante Facharztuntersuchungsstellen.

Zagreb

✚ Klinicka Bolnica Dubrava
Avenija Gojka Suska 6
Tel.: + 385 (0)1 2902444
www.kbd.hr
Sehr großes öffentliches Krankenhaus mit rund 750 Betten und Referenzkrankenhaus im Land mit allen wesentlichen Fachabteilungen. Das Krankenhaus verfügt über fast alle bildgebende Diagnostik, eine Intensivstation, eine 24 Stunden geöffnete Notaufnahme und über zahlreiche ambulante Facharztuntersuchungsstellen. Traumapatienten und Herzpatienten können hier behandelt werden.

✚ Klinicka za Djecje Bolesti (Kinderkrankenhaus)
Klaiceva 16
Tel.: + 385 (0)1 4600111
www.kdb.hr/
Großes Kinderkrankenhaus mit über 200 Betten und Referenzkrankenhaus für Kinder im ganzen Land. Es verfügt über alle wesentlichen Untersuchungs- und Behandlungseinheiten der Pädiatrie. Das Haus unterhält eine 24 Stunden Notaufnahme und eine Intensivstation für Kinder.

✚ Klinicka Bolnica Merkur
Zajceva Ul. 19
Tel.: +385 (0)1 2431390
www.kb-merkur.hr

Anmerkungen

Im Land liegen noch **zahlreiche Minen** aus dem Balkankrieg! Die Bade- und Touristenregionen unmittelbar an der Küste sind weitgehend geräumt, aber bereits im unmittelbaren Hinterland muss mit Minen abseits viel begangener Wege gerechnet werden (**oft dicht am Straßenrand!**) Nicht alle Minenfelder sind bekannt. Bekannte Minenfelder sind gewöhnlich durch gelbe Plastikstreifen abgesperrt oder durch Schilder oder Pfähle mit Plastikstreifen gekennzeichnet. Immer wieder fehlt jedoch jegliche Kennzeichnung! Trümmergrundstücke und leer stehende Gebäude auf keinen Fall betreten! Betroffen sind vor allem Wanderer. Sie sollten sich unbedingt beim Kroatischen Zentrum für Minenräumung aktuell erkundigen:
https://civilna-zastita.gov.hr/UserDocsImages/145

Kuba

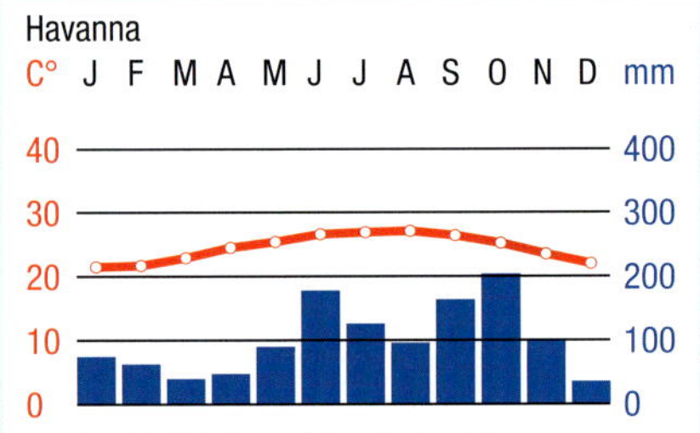

Verkehrsverbindungen

Kuba ist über die internationalen Flughäfen von Havanna (La Habana), Varadero und Santiago de Cuba sowie sechs weitere gut auf dem Luftweg erreichbar. Inländische Flugverbindungen bestehen ebenfalls, vor allem mehrfach täglich zwischen Havanna und Santiago de Cuba. Die Sicherheitsbedingungen an den Flughäfen sind streng, gelten aber als zuverlässig. Über den Seeweg laufen viele internationale Kreuzfahrtschiffe Kubas Häfen an, vor allem Havanna und Santiago de Cuba.
Das Straßennetz ist dicht, jedoch teilweise in schlechtem Zustand. Die zentrale Verbindungsstraße (Carretera central) verläuft über fast die gesamte Länge der Insel und ist in überwiegend gutem Zustand. Außerhalb dieser Hauptverbindung nimmt die Qualität aber drastisch ab. Mietwagen sind verfügbar, jedoch sollte das Fahren nachts vermieden werden. Geschwindigkeitsbeschränkungen werden durch die Polizei streng überwacht.
Das öffentliche Bussystem ist dicht, die Busse fahren allerdings nur sehr unregelmäßig und sind massiv überfüllt. Die beiden staatlichen Busunternehmen für Touristen, Viazul und Astro, verfügen über zuverlässige Fernbusse. Auf die Benutzung von Mopeds/Motorrädern und dreirädriger Coco-Taxis sollte wegen der Unfallgefahr verzichtet werden.
Zwischen Havanna und mehreren großen Städten gibt es ein Eisenbahnnetz, für internationale Reisende ist dies aber wegen sehr langer Fahrzeiten und geringen Komforts wenig empfehlenswert.

Medizinische Infrastruktur

Die medizinische Infrastruktur auf Kuba ist gut, auch wenn sie nicht flächendeckend internationalen Standard erreicht. Alle größeren Städte haben mindestens ein Krankenhaus, das allen Kubanern (und generell auch Reisenden) offen steht. Immer wieder kommt es allerdings zu Versorgungsengpässen mit Medikamenten, auch fehlen Geräte und hygienische Mängel sind häufig. Diese Unwägbarkeiten sollten insbesondere bei der Beratung von Gesundheitstouristen (Augen-/Zahnoperationen) beachtet werden, nicht zuletzt, weil zwar häufig der geplante Eingriff noch möglich ist, jedoch bei Komplikationen keinerlei adäquate weitere Versorgung vorhanden ist.
Eine allgemeine Notfallbehandlung und Diagnostik ist in den meisten Krankenhäusern möglich; im Falle schwerer und komplexer medizinischer Probleme sollte eine Verlegung in die USA angestrebt werden. Ausländer müssen in den Krankenhäusern für ihre medizinische Behandlung privat direkt vor Ort bezahlen, die Behandlungskosten sind allerdings vergleichsweise gering.
Der Rettungsdienst ist staatlich und selbst in Havanna nur sehr einfach ausgestattet. Die Alarmierungszeiten sind lang, in vielen Notfällen sind Patienten schneller mit einem Taxi oder privatem Transport im Krankenhaus.
Blutkonserven gelten auf Kuba als sicher und werden nach internationalen Standards getestet.
Die meisten etablierten Arzneiwirkstoffe sind verfügbar. In kleineren Orten können jedoch Lieferzeiten entstehen. Arzneimittel werden oft international eingekauft, die Warenzeichen variieren daher stark. Reisende sollten die für den persönlichen Bedarf notwendigen Mengen mitbringen.
Die zahnärztliche Versorgung ist grundsätzlich gut, allerdings kann es auch hier zu Engpässen in der Versorgung kommen.

Sprache der Hilfsorgane

Auf Kuba wird landesweit Spanisch gesprochen.

Krankenhaus: Hospital, Clinica, Centro Médico
Apotheke: Farmácia, Bótica
Arztpraxis/Notfallbehandlung: Consultorio, Centro Médico

Notrufnummern

Polizei: 106
Feuerwehr: 105
Ambulanz: 104 (Emergencia Médica = Arzt und Ambulanz)
Telefonauskunft National: 113

Telefonverbindungen

Derzeit befindet sich ein neues Telekommunikationsnetz im Aufbau. Insgesamt ist das Netz flächendeckend und auch in kleinen Orten sind öffentliche Telefone vorhanden (blaue Kartentelefone, Telefonkarten gibt es in praktisch allen Hotels, in Kiosken und Telegraphenämtern). Das System funktioniert im Allgemeinen zuverlässig, wenn man die nötige Geduld aufgebracht hat, eine Verbindung zustande zu bringen (meist ist mehrfaches Wählen nötig). E-Mails ins Ausland können Touristen nur an den örtlichen Telegraphenämtern absenden (einige Firmen und Schulen haben außerdem Anschlüsse). Das Internet unterliegt einer rigiden Kontrolle.

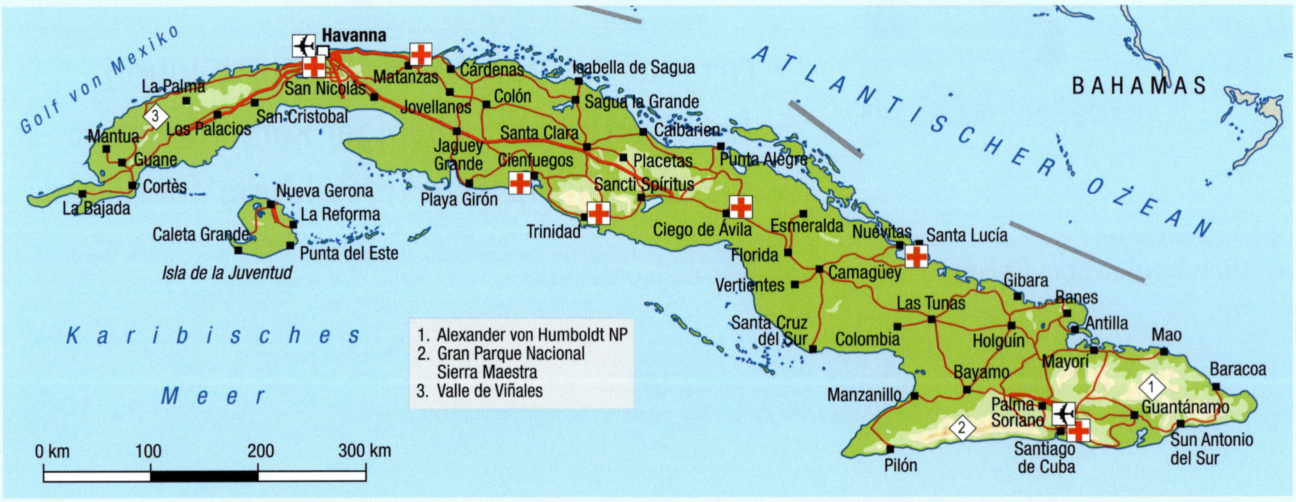

Mobilnetzabdeckung

Die Mobilnetzabdeckung in Kuba ist rudimentär. Im Bereich von Havanna und der Küste östlich davon sowie in unmittelbarer Umgebung der meisten Touristenzentren und größerer Orte (insbesondere entlang der Hauptverkehrsachse von Westen nach Osten) besteht Netzverbindung, nicht jedoch in Bereichen dazwischen. Es steht das GSM 900-Netz zur Verfügung, in Europa übliche Mobiltelefone (Dualband) können also benutzt werden.

Versicherung

Es besteht kein Sozialabkommen mit Kuba. Eine private Reisekrankenversicherung inkl. der Übernahme von Evakuierungskosten ist jedem Reisenden dringend zu empfehlen! Arztkosten und Medikamente müssen grundsätzlich bar, im Ausnahmefall auch per Kreditkarte, bezahlt werden,
Seit März 2015 werden auch US-amerikanische Kreditkarten akzeptiert.

Krankenhäuser/Med. Einrichtungen

(siehe Erläuterungen S. 183)

Ciego de Avila

✚ Clinica Internacional de Cayo Coco
Tel.: +53 (0) 33 302158

Cienfuegos

✚ Clinica Internacional de Cienfuegos
Calle 37 No. 202 e/2y4
Tel.: +53 (0) 43 551622

Havanna

✚ Clinica Central „Cira Garcia"
Calle 20 No. 4101
Tel.: +53 (0) 7 2042811
www.cirag.cu
Erste Anlaufstelle in Havanna für international Reisende. Das private Krankenhaus verfügt über rund 50 Betten mit den wesentlichen Spezialisten und bildgebender Diagnostik. Neben Spanisch gibt es Englisch sprechendes Personal. Komplexe Unfälle oder Erkrankungen können hier vor einer Evakuierung stabilisiert werden.

✚ Hospital Hermanos Amejeiras
San Lázaro # 701 esq. a Belascoaín
Tel.: +53 (0) 7 8761000, 8776077
www.hospitalameijeiras.sld.cu
Sehr großes staatliches Krankenhaus und eines der Referenzhäuser Kubas. Daher ist diese Klinik sehr stark frequentiert. Es gibt keine direkte zentrale Notaufnahme, sondern Patienten werden hierhin von anderen Krankenhäusern überwiesen.

Santa Lucia

✚ Clinica Internacional de Santa Lucia
Residencial 14
Tel.: +53 (0) 32 336370

Santiago de Cuba

✚ Clinica Internacional de Santiago de Cuba
Ave Raúl Puyol, Calle 10
Rpto. Ferreiro
Tel.: +53 (0) 22 642589
Kleinere Privatklinik mit der Möglichkeit zur Erstversorgung von einfachen Erkrankungen und Verletzungen.

✚ Hospital General Interprovincial J. Castillo Duany
Avenida Libertad No. 446
Tel.: + 53 (0) 22 624546
Staatliches Krankenhaus mit den wichtigsten Fachabteilungen. Es wird fast nur Spanisch gesprochen. Das Krankenhaus ist oft überfüllt.

Trinidad

✚ Clinica Internacional de Trinidad
Calle Lino Perez Nr. 103 esq. a Reforma
Tel.: +53 (0) 41 996492

Varadero

✚ Clinica International de Varadero/ Matanzas
Calle 61 y 1ra
Tel.: +53 (0) 45 667226, 667710, 667711
Kleine private Klinik, die ambulante Betreuung und Hausbesuche anbietet. Komplexere Probleme müssen in Havanna behandelt werden.

Laos

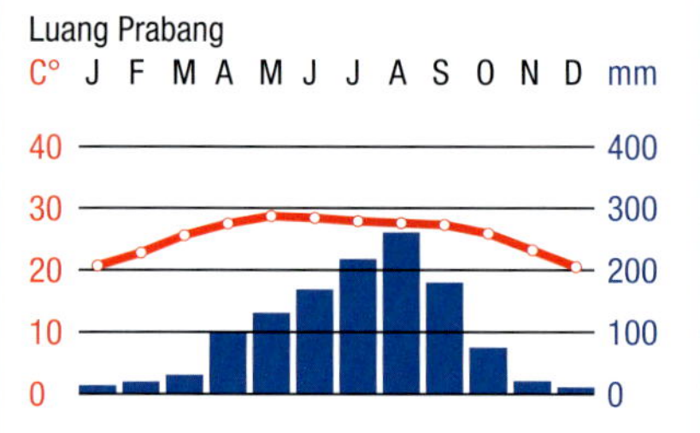

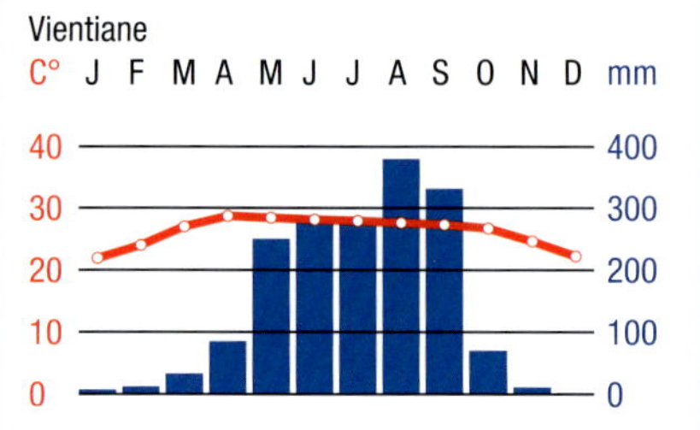

Verkehrsverbindungen

Laos ist über die internationalen Flughäfen von Vientiane, Pakse, Luang Prabang und Savannakhé zu erreichen. Innerhalb des Landes gibt es nationale Verbindungen zwischen ca. 20–30 kleineren Landeplätzen. Die Sicherheitskontrolle auf den Flughäfen ist deutlich unter internationalem Standard. Auch die Flugsicherheit erreicht nicht immer internationalen Standard, in Laos verkehren kleinere, private Fluglinien, die nicht den europäischen Sicherheitsstandards entsprechen. Aufgrund der Entfernungen und der schlechten Infrastruktur im Land zwischen den Städten ist auch für innerlaotische Reisen das Flugzeug gelegentlich Mittel der Wahl. Bei Charterflügen sollte hierbei sorgfältig auf die Qualität der Betreiber geachtet werden. Es sind verschiedene thailändische Provider im Einsatz.
Eisenbahnen spielen bis auf wenige kurze und alte Strecken nahe Vientiane keine Rolle. Derzeit bestehen allerdings Pläne, eine moderne Eisenbahnverbindung von China durch Laos bis Singapur zu bauen.
Viel benutzt werden die im ganzen Land verfügbaren Busse. Neben größeren Überlandbussen gibt es unzählige kleine Minibusse, die quasi überall verkehren. Die Busse stellen ein hohes Verkehrsrisiko dar, vor allem mit den Minis gibt es häufig Unfälle.
Von Autofahrten mit Mietwagen ohne Fahrer wird ausländischen Besuchern abgeraten. Die Straßen sind innerhalb und außerhalb Vientianes und Luang Prabangs oft schlecht, der technische Zustand der Autos oft unzureichend und Straßensperren durch Polizei oder Militär nicht selten. Schwere Verkehrsunfälle bergen ein großes Risiko, zumal quasi kein Rettungswesen existiert.

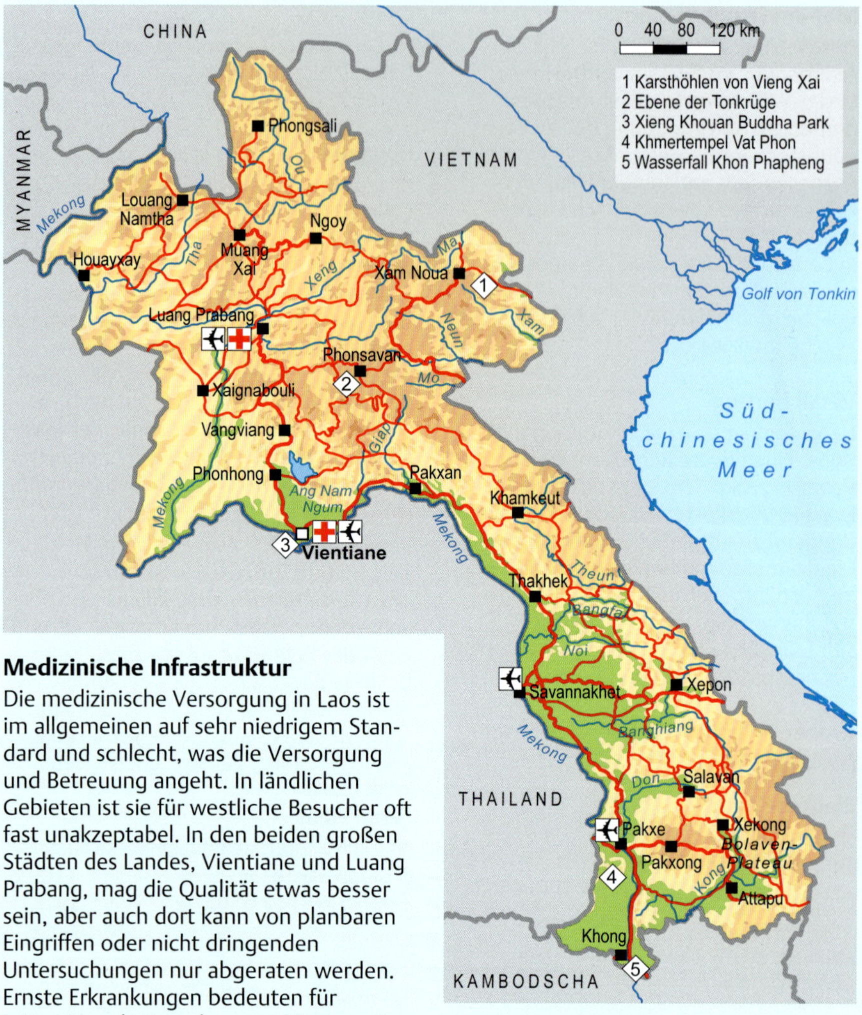

Medizinische Infrastruktur

Die medizinische Versorgung in Laos ist im allgemeinen auf sehr niedrigem Standard und schlecht, was die Versorgung und Betreuung angeht. In ländlichen Gebieten ist sie für westliche Besucher oft fast unakzeptabel. In den beiden großen Städten des Landes, Vientiane und Luang Prabang, mag die Qualität etwas besser sein, aber auch dort kann von planbaren Eingriffen oder nicht dringenden Untersuchungen nur abgeraten werden. Ernste Erkrankungen bedeuten für internationale Besucher quasi immer eine Evakuierung ins Ausland, im wesentlichen nach Thailand (Udon Thani) oder gar Singapur. Reisende sollten öffentliche Krankenhäuser wenn möglich meiden und auf private Einrichtungen ausweichen, da dort in der Regel etwas bessere Bedingungen herrschen und die Ärzte häufiger internationale Erfahrung aus Thailand, Vietnam oder Singapur haben. Akzeptable medizinische Grundversorgung ist verfügbar in wenigen privaten Krankenhäusern und Einrichtungen großer Botschaften in Vientiane. Diese Häuser bieten ein gewisses Angebot an diagnostischen und therapeutischen Möglichkeiten und teilweise auch notfallmedizinisch-intensivmedizinische Versorgung für Schwerstkranke und Verletzte, zumindest für eine kurzfristige Stabilisierung Verletzter vor dem Weitertransport. Außerhalb von Vientiane und Luang Prabang ist die medizinische Versorgung sehr eingeschränkt. Krankenhäuser in den kleineren Städten sind oft schlecht ausgestattet und haben wenig gut qualifiziertes Personal.
Es existiert kein landesweit organisiertes Rettungssystem mit Krankenwagen oder gar Rettungshubschraubern. Der Krankentransport ins nächste Krankenhaus muss entweder selbst mit normalen Fahrzeugen durchgeführt werden oder kann in Einzelfällen durch die Ambulanzfahrzeuge privater Krankenhäuser oder Kliniken erfolgen. Eine Leitstelle für Krankentransport oder medizinischen Rettungsdienst wie in Westeuropa existiert nicht.

Sprache der Hilfsorgane

Laotisch ist in ganz Laos als Amtssprache anerkannt. In den Grenzregionen wird auch Thai und Vietnamesisch gesprochen und verstanden. Laotisch und Thai sind nah verwandte Sprachen. Fast alle Laoten, vor allem jene in öffentlichen Funktionen, sprechen Laotisch und zusätzlich etwas Französisch. In ländlichen Gebieten gibt es noch Einwohner, die regionale Dialekte als Muttersprache sprechen. Englisch gewinnt als Fremdsprache zunehmend an Bedeutung, ist aber immer noch wenig verbreitet und wird auch nur von wenigen Ärzten in den Krankenhäusern gesprochen.

Krankenhaus: Hospital
Apotheke: Pharmacy
Arztpraxis/Notfallbehandlung: Clinic, Physician, Medical Center, Doctor's Practice

Notrufnummern

Polizei 191
Feuerwehr 190

Telefonverbindungen

Die Festnetzverbindungen innerhalb des Landes sind in den Städten und auch in der Regel in ländlichen Gebieten gut, entsprechen aber nicht internationalem Standard. Störungen sind nicht selten.

Mobilnetzabdeckung

Die Abdeckung mit Mobiltelefonverbindungen ist inzwischen bis auf wenige entlegene Grenzregionen landesweit gut. Allerdings haben wenige deutsche und europäische Mobilfunkanbieter sogenannte „Roaming-in"-Abkommen mit laotischen Anbietern. Kostengünstiger und einfach zu handhaben ist es daher, lokal eine SIM-Karte zu kaufen und darüber mobil zu telefonieren.

Versicherung

Es existiert kein Sozialversicherungsabkommen mit Laos. Der Abschluss einer privaten Auslandskrankenversicherung ist dringend zu empfehlen. Diese sollte unbedingt den Rücktransport, sobald dieser medizinisch sinnvoll ist, einschließen. Private Gesundheitseinrichtungen sind oft vorab bar oder mit Kreditkarte zu zahlen. Einige wenige private Kliniken und Krankenhäuser kooperieren mit den großen internationalen Krankenversicherungen und bieten teilweise bei größeren zu zahlenden Beträgen nach Rücksprache direkte Abrechnung an. Kleinere Leistungen müssen fast immer direkt vor Ort gezahlt werden.

Krankenhäuser/Med. Einrichtungen

(siehe Erläuterungen S. 183)

Vientiane

✚ Alliance International Medical Center
Honda Complex, Souphanuvong Road, Ban Wattayyaithong, Sikhottabong district
Tel.: +856 (021) 513095
www.aimclao.com
Eines der neuesten ambulanten medizinischen Zentren in Flughafennähe. Alliance International Medical Center ist Teil eines Joint Venture zwischen der chinesischen Firma New Chip Xeng und der thailändischen Wattana Hospital Group. Das medizinische Team wird durch die thailändischen Kollegen unterstützt und geführt. Die Einrichtung ist modern ausgestattet, Termine mit Ärzten können telefonisch und sogar online vereinbart werden. Es gibt internistische, pädiatrische, gynäkologische und radiologische Abteilungen. Die Radiologie verfügt über moderne bildgebende Verfahren. Das Alliance International Medical Center kann für alle nicht-operativen Behandlungen angesteuert werden. Es wird nur ambulante Behandlung angeboten.

✚ Australian Embassy Clinic
KM 4 Thaduea Road
Watnak Village
Tel.: +856 (021) 353800, 353840
Diese Einrichtung wurde 1984 an der australischen Botschaft errichtet. Es ist immer ein australischer Allgemeinmediziner dort im Einsatz, der allgemeinmedizinische Grundversorgung anbietet. Komplizierte Fälle werden überwiegend nach Thailand überwiesen bzw. evakuiert.

✚ Mahosot Hospital
Setthathirath Road, Ban Kaonyot
Tel.: +856 (021) 214 022
Großes staatliches Krankenhaus mit rund 450 Betten. Es werden alle gängigen Fachgebiete wie Innere Medizin, Kardiologie, Pädiatrie, Gynäkologie und Geburtshilfe, Onkologie, Chirurgie, Unfallchirurgie, Tropenmedizin etc. angeboten. Das Hospital verfügt über eine Intensivstation, Beatmungspatienten müssen allerdings umgehend verlegt werden. Die Qualität schwankt zwischen den Abteilungen und je nach personeller Besetzung. Die meisten Ärzte kommen aus Laos, Englisch ist wenig verbreitet. Bei den letzten Besuchen war in vielen Bereichen keine ausreichende Hygiene implementiert. Zur Zeit wird ein internationaler Bereich für internationale Patienten eingerichtet. Das Krankenhaus verlangt bisher ausschließlich Barzahlung bei Aufnahme und kooperiert nicht mit ausländischen Krankenversicherungen. Bei schweren unfallchirurgischen Notfällen muss auf diese Klinik zurückgegriffen werden. Internationale Patienten sollten aber zügig evakuiert werden.

Luang Prabang

✚ Luang Prabang Provincial Hospital
Phoumok Village
Tel.: +856 (07) 254 027
Staatliches Krankenhaus mit rund 150 Betten, das in Zusammenarbeit mit chinesischen Förderprojekten errichtet wurde. Es ist das Referenzkrankenhaus für die Region um Luang Prabang. Es verfügt über Innere Medizin, Gynäkologie, Chirurgie und eine Intensivstation. Beatmungspatienten müssen allerdings umgehend verlegt werden. Notfälle sowohl internistischer als auch chirurgischer Art sowie Unfälle können hier erstversorgt werden. Bei weiteren Eingriffen werden internationale Patienten aber evakuiert.

Lettland

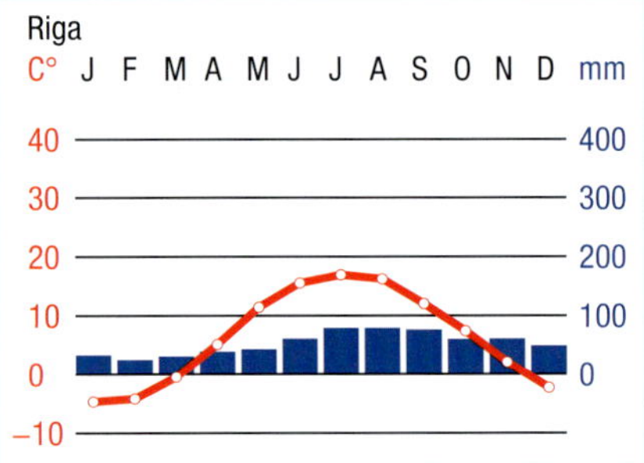

Verkehrsverbindungen

Ausländische Reisende können problemlos durch das Land reisen, die Infrastruktur ist in der Regel gut. Die Grenzen Lettlands zu seinen Nachbarn sind grundsätzlich offen, nach Russland und Weißrussland kann es aber zu langen Wartezeiten kommen.
Lettland ist über den internationalen Flughafen von Riga mit zahlreichen europäischen und einigen asiatischen Fluglinien gut erreichbar. Es gibt einige regionale Flughäfen, aber innerhalb des Landes spielt Flugverkehr keine wesentliche Rolle.
Das Land verfügt über ein relativ dichtes Eisenbahnnetz, der Personentransport verliert allerdings gegenüber Bussen und Autos an Bedeutung. Mit der Eisenbahn sind viele Städte innerhalb Lettlands sowie in Russland, Weißrussland, Litauen und Estland erreichbar.
Die Häfen in Riga, Ventspils und Liepāja sind die Hauptknotenpunkte für Fähren mit moderner Infrastruktur. Es gibt Fährverbindungen von Schweden, Estland und Deutschland. Riga wird von zahlreichen Kreuzfahrtschiffen angefahren.
Das Straßennetz ist gut ausgebaut und quasi alle Städte und Dörfer Lettlands sind auf asphaltierten Straßen erreichbar. Es herrscht Rechtsverkehr. Die Straßen verlaufen überwiegend radial von Riga in Richtung der Landesgrenzen. Dementsprechend werden für Überlandverbindungen überwiegend Busse genutzt. Dennoch spielen in Lettland wie in allen Nachbarländern Verkehrsunfälle eine wesentliche Rolle bei der Beurteilung des Reiserisikos.

Medizinische Infrastruktur

Der Standard der ärztlichen Betreuung wird in Lettland stetig verbessert, ist jedoch nach wie vor nicht überall auf internationalem Standard. Grundsätzlich hat Lettland ein staatliches, steuerfinanziertes Gesundheitssystem. Es gibt jedoch zunehmend – vor allem in Riga – einige Privatkliniken, die medizinische Betreuung und Versorgung auf nahezu internationalem Standard anbieten. Der Umfang der angebotenen Dienstleistungen ist jedoch begrenzt.
Akute, dringende ambulante Versorgung erhält man in den sogenannten ambulanten Notfallzentren oder in der Notaufnahme eines Krankenhauses. In den Krankenhaus-Notaufnahmen wird eine fachärztliche Notfallbehandlung auch außerhalb der Sprechzeiten angeboten. Die private ambulante Versorgung ist gut, wobei die Wartezeit für einen Termin zwischen einem und mehreren Tagen betragen kann. Der Zugang zu qualifizierter Versorgung in öffentlichen ambulanten Einrichtungen kann sich wegen langer Wartezeiten und der Sprachbarriere schwierig gestalten.
Das Gesundheitssystem ist grundsätzlich staatlich und wird aus Steuereinnahmen finanziert. Sehr lange Wartezeiten für eine Behandlung sind nicht unüblich. Es wird grundsätzlich Lettisch oder Russisch gesprochen, englische oder deutsche Sprachkenntnisse können nicht überall erwartet werden.
Landesweit sind gute zahnärztliche Praxen zu finden.
Es gibt ein grundsätzlich funktionierendes Rettungssystem in Lettland, lange Aktivierungszeiten sind aber nicht selten. Die Aktivierung muss in Lettisch oder Russisch erfolgen.
Blutprodukte gelten in Lettland als sicher nach internationalem Standard.
Alle modernen, gängigen Medikamente sind in Lettland verfügbar, soweit sie in der Europäischen Union zugelassen sind. Außerhalb der großen Städte kann es vorkommen, dass öffentliche Apotheken Medikamente nicht vorrätig haben und bestellen müssen. Die Beipackzettel sind in Lettisch und Russisch verfasst und nicht immer in anderen Sprachen verfügbar. Die Warenzeichen der Medikamente sind teilweise andere als in Deutschland. Reisende sollten daher die Inhaltsstoffe kennen und idealerweise Medikamente für den eigenen Bedarf mitnehmen.

Sprache der Hilfsorgane

Lettisch, Russisch, manchmal Englisch

Krankenhaus: slimnica
Apotheke: aptieka
Arzt, Ambulanz: arsts, atra palidziba

Notrufnummern

Allgemeine Notrufnummer: 112
Feuerwehr: 112
Polizei: 112
Ambulanz/Unfallrettung: 112
Notruf-Nummer der Rigaer Polizei für Touristen (englischsprachig): +371 67181818
Notfall-Hotline 24 h der lettischen Tourismusagentur (Englisch, Lettisch, Russisch): 220 330 00
Auskunft (englischsprachig): 118

Telefonverbindungen

Das Telefonnetz ist gut ausgebaut, eine Direktwahl bei Auslandstelefonaten ist möglich. Für öffentliche Telefone wird eine Telefonkarte benötigt, die in vielen Geschäften und Kiosken erhältlich ist.
Es besteht die Möglichkeit, sich in öffentlichen Telefonzellen anrufen zu lassen und R-Gespräche zu führen.
Operator f. regionale Gespräche: 116
Operator f. internationale Gespräche: 115
Internet: Internetcafés gibt es in Riga und anderen größeren Städten

Mobilnetzabdeckung

Die Abdeckung über Dualband GSM 900/1800 ist quasi flächendeckend in ganz Lettland gegeben. Es bestehen Roaming-Abkommen mit zahlreichen europäischen Mobiltelefonanbietern.

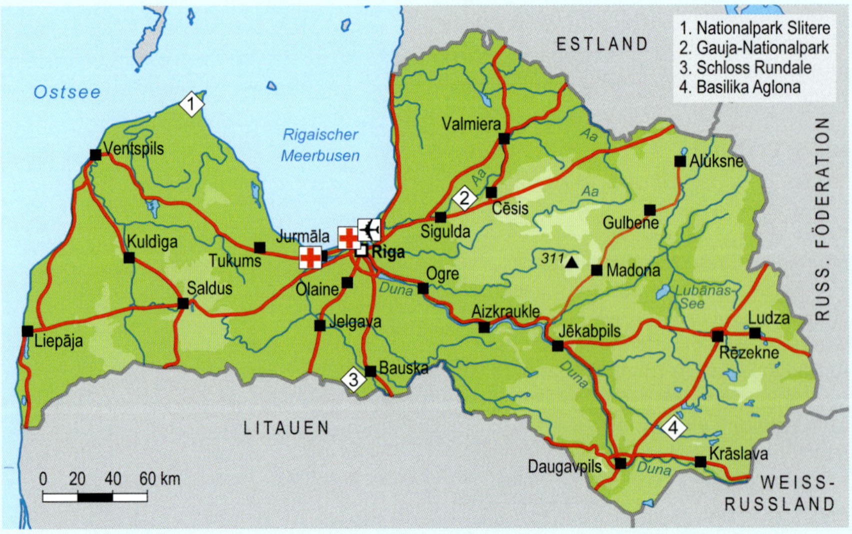

Lettland (Forts.)

Versicherung

Es besteht ein Sozialversicherungsabkommen mit Lettland. Die Gesundheitsleistungen sind aber gegenüber Deutschland und Österreich eingeschränkt, eine private Auslandskrankenversicherung, die auch assistancemedizinische Betreuung und medizinisch sinnvollen Rücktransport ins Heimatland einschließt, ist daher dringend angeraten.

Krankenhäuser/Med. Einrichtungen

(siehe Erläuterungen S. 183)

Jurmala

+ Hospital Bulduru
Vienibas 19/21
Tel.: + 371 67752254, 67754076
https://jurmalasslimnica.lv
Kleines Krankenhaus mit rund 150 Betten und akzeptabler Qualität, welches über eine 24-stündige Notaufnahme, bildgebende Verfahren und eine internistische und chirurgische Abteilung verfügt. Für ambulante Patienten gibt es eine Poliklinik.

Riga

+ Orto Klinika
Bukultu Street 1A
Tel.: + 371 67144013 (Terminabsprache)
www.orto.lv/en
Kleines privates Krankenhaus, das stationäre und ambulante Versorgung bei Unfällen und Erkrankungen des Bewegungsapparates anbietet.

+ Hospital of Traumotology and Orthopaedics
22 Duntes Street
Tel.: + 371 7392448
www.tos.lv/en
Großes staatliches Krankenhaus, welches für die traumatologische Versorgung des Großraums Riga und darüber hinaus zuständig und ausgestattet ist. Das Krankenhaus ist stark frequentiert, es müssen lange Wartezeiten in Kauf genommen werden. Die technische und personelle Ausstattung ist akzeptabel. Alle bildgebenden und operativen Verfahren sind verfügbar.

+ Pauls Stradins Clinical University Hospital
13 Pilsonu street
Tel.: +371 67069602 (Information)
www.stradini.lv/lv
Eines der größten Krankenhäuser Lettlands, das auch als Universitätslehrkrankenhaus fungiert. Es verfügt über rund 900 Betten und quasi alle medizinischen Fachrichtungen. Es gibt fachspezifisch mehrere 24-stündige Notaufnahmen und alle bildgebenden Verfahren, alle wesentlichen operativen Therapiemöglichkeiten und alle wesentlichen kardiologisch-interventionellen Verfahren.

+ Bernu Kliniska Universitates Slimnica (Children's Clinical University Hospital)
Vienibas gatve 45
Tel.: +371 67064499, 67064461
www.bkus.lv
Das akademische Lehrkrankenhaus ist auf die Behandlung von Kindern bis 18 Jahre spezialisiert und umfasst alle hierfür erforderlichen Fachabteilungen.

+ Diplomatiska servisa medicinas centrs (Diplomatic medical treatment center)
Elizabetes Street 57 4th floor
Tel.: +371 67229942
www.dsmc.lv
Große private ambulante Praxis mit präventivem und arbeitsmedizinischem Schwerpunkt, jedoch auch breitem internistischen und chirurgischen Leistungsspektrum.

Litauen

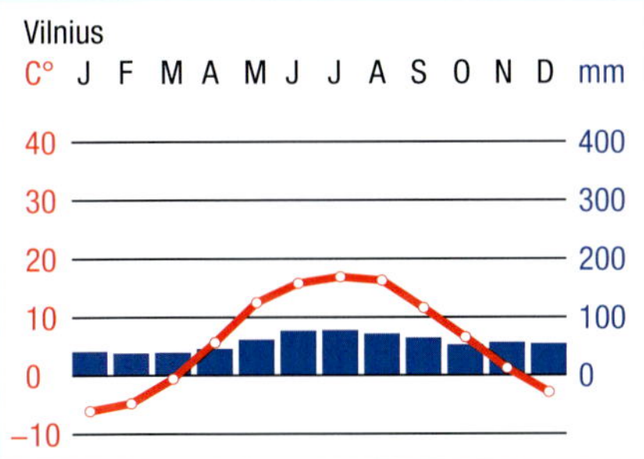

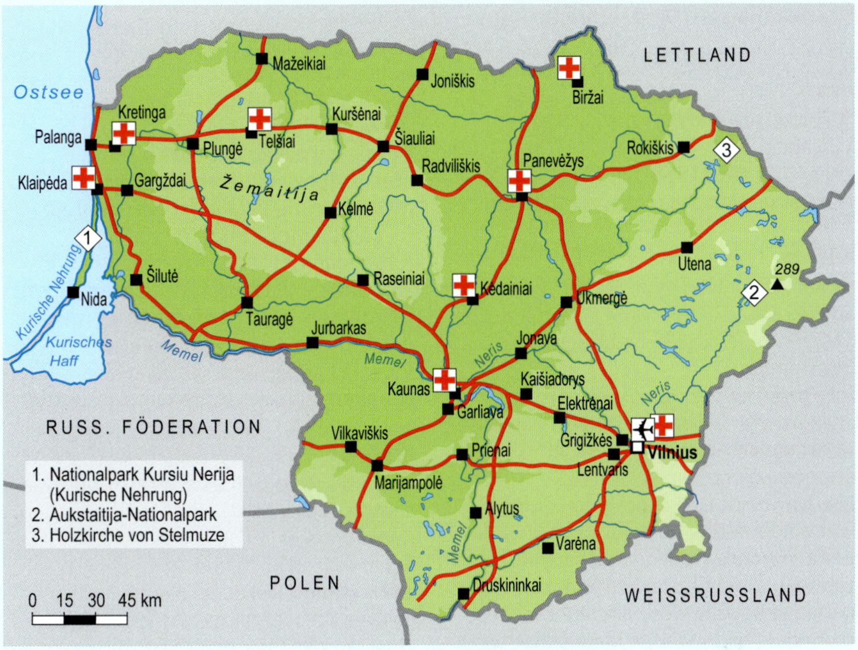

Verkehrsverbindungen

Litauen ist für ausländische Reisende leicht zu bereisen. Die Grenzen des Landes zu seinen Nachbarn sind offen, jedoch ist vor allem zu dem russischen Teil des früheren Ostpreußens und nach Weißrussland mit längeren Wartezeiten zu rechnen.

Auf dem Luftweg ist Litauen über den internationalen Flughafen von Vilnius gut zu erreichen, der von zahlreichen europäischen und einigen asiatischen Fluglinien regelmäßig angeflogen wird. Es gibt weitere internationale Flughäfen, allerdings spielt für den inländischen Transport der Luftverkehr keine große Rolle.

Klaipeda ist Ziel zahlreicher Ostseefähren und wird auch von internationalen Kreuzfahrtschiffen angelaufen.

Es gibt zahlreiche Eisenbahn- und S-Bahn-Verbindungen in Litauen und zu den Nachbarländern Lettland, Polen und Weißrussland.

Das Straßennetz ist gut ausgebaut, der Straßenzustand ist ebenfalls recht gut. Quasi alle Städte und Dörfer Litauens können inzwischen auf asphaltierten Straßen erreicht werden. Es herrscht Rechtsverkehr. Autobahnen und autobahnähnliche Schnellstraßen führen von Vilnius über Kaunas nach Klaipeda und nach Panevezys. Von daher sind auch Überlandbusse zunehmend eine Stütze des inländischen Personenverkehrs. Allerdings ist auch in Litauen das Unfallrisiko im Straßenverkehr hoch und ein nicht unerhebliches Reiserisiko.

Medizinische Infrastruktur

Wie die anderen baltischen Staaten hat Litauen ein staatliches Gesundheitssystem, welches allerdings zunehmend von privaten Anbietern ergänzt und unterstützt wird. Die medizinische Versorgung ist insgesamt gut, auch wenn noch nicht alle Einrichtungen des Landes auf internationalem Standard arbeiten.

In den staatlichen Krankenhäusern wird neben Litauisch überwiegend Russisch gesprochen, Englisch wird aber zunehmend von jüngeren Ärzten und Krankenpflegern beherrscht. Es gibt große nationale Referenzkrankenhäuser und kleinere lokale Häuser. Die primärärztliche Versorgung erfolgt über lokale Gesundheitszentren und private Hausärzte.

Die zahnärztliche Versorgung ist landesweit gut, in den großen Städten teilweise auf hohem internationalem Standard.

In Litauen gibt es ein funktionierendes, staatliches Rettungssystem, allerdings muss in vielen Fällen mit längeren Aktivierungszeiten als in Deutschland gerechnet werden.

Blutprodukte gelten in Litauen als sicher nach internationalem Standard.

Alle modernen gängigen Medikamente sind in Litauen verfügbar, soweit sie in der Europäischen Union zugelassen sind. Außerhalb der großen Städte kann es vorkommen, dass öffentliche Apotheken Medikamente nicht vorrätig haben und bestellen müssen. Die Beipackzettel sind in Litauisch verfasst und nicht immer in anderen Sprachen verfügbar. Die Warenzeichen der Medikamente sind teilweise andere als in Deutschland, Reisende sollten daher die Inhaltsstoffe kennen und idealerweise Medikamente für den eigenen Bedarf mitnehmen.

Sprache der Hilfsorgane

Litauisch, Russisch

Krankenhaus: ligonine
Apotheke: vaistine
Arzt, Ambulanz: gydytojas, greitoji pagalba

Notrufnummern

Allgemeine Notrufnummer: 112
Feuerwehr: 112
Polizei: 112
Ambulanz/Unfallrettung: 112
Auskunft (englischsprachig): 118

Telefonverbindungen

Das Telefonnetz ist gut ausgebaut, eine Direktwahl bei Auslandstelefonaten ist möglich. Für öffentliche Telefone wird eine Telefonkarte benötigt, die in den Läden der Telecom Litauen (Lietuvos telekomas), in Postämtern, Einkaufszentren, an Kiosken, z.T. auch in Hotels und Restaurants erhältlich ist.

Internetcafés gibt es in den größeren Städten, in Vilnius besteht vieler Orten öffentlicher Internet- und E-Mail-Zugang, z.B. in der litauischen Nationalbibliothek und an vielen weiteren öffentlichen Orten landesweit.

Mobilnetzabdeckung

Mobilnetzabdeckung besteht landesweit flächendeckend bis auf entlegene ländliche Regionen. Es bestehen Roaming-Abkommen mit zahlreichen europäischen Mobilfunkanbietern.

Versicherung

Es besteht ein Sozialversicherungsabkommen mit Litauen. Die Gesundheitsleistungen sind aber gegenüber Deutschland eingeschränkt, eine private Auslandskrankenversicherung, die auch assistancemedizinische Betreuung und medizinisch sinnvollen Rücktransport ins Heimatland einschließt, ist daher dringend angeraten.

Litauen (Forts.)

Krankenhäuser/Med. Einrichtungen

(siehe Erläuterungen S. 183)

Birzai

Birzur savivaldybes poliklinika, Vsl
Vilniaus g. 117
Tel.: +370 45031358
Nur basale Versorgungsmöglichkeiten.

Kaunas

Kaunas University of Medicine Hospital
Eiveniu Str. 2
Tel.: +370 37326375 (zentrale Information)
https://lsmu.lt/en/structure/medical-academy-/university-hospitals/hospital-of-lithuanian-university-of-health-sciences-kauno-klinikos.html
Das Universitätsklinikum genießt landesweite Reputation und war in Litauen das erste, welches Herz- und Lebertransplantationen durchführte. Das Krankenhaus verfügt über alle wesentlichen Fachabteilungen, bildgebende diagnostische Verfahren und mehrere fachspezifische 24-stündige Notaufnahmen.

Kedainiai

Kedainiu pirmines sveikatos prieziuros centras, Vsl
Budrio g. 5
Tel.: +370 34751573
www.kedainiupspc.lt
Lokales Krankenhaus mit akzeptabler Qualität, das über eine 24-stündige Notaufnahme, bildgebende Verfahren und eine internistische und chirurgische Abteilung verfügt. Für ambulante Patienten gibt es eine Poliklinik.

Klaipeda

Klaipedos Universitetine Ligonine
Liepojos g. 41
Tel.: +370 46396600
www.kul.lt/lt
Universitätsklinik mit einem sehr breiten Spektrum an medizinischen Dienstleistungen, allen medizinischen Fachabteilungen und 24-stündiger Notaufnahme. Lange Wartezeiten und aufwändige Verwaltungsprozesse müssen allerdings in Kauf genommen werden bei der Anmeldung bzw. Aufnahme. Schwere Verkehrsunfälle und Schlaganfälle werden vom Rettungsdienst hierhin transportiert.

Kretinga

Kretingos pirmines sveikatos prieziuros centras, Vsl
Zemaites al. 1
Tel.: +370 44577611
www.kretingospspc.lt
Lokales Krankenhaus mit akzeptabler Qualität, das über eine 24-stündige Notaufnahme, bildgebende Verfahren und eine internistische und chirurgische Abteilung verfügt. Für ambulante Patienten gibt es eine Poliklinik.

Panevezys

Rozyno seimos klinika, Vsl
Zalgirio g. 48
Tel.: +370 45440321
Nur basale Versorgungsmöglichkeiten.

Telsiai

Telsiu apskrities ligonine, Vsl
Kalno g. 40
Tel.: +370 44477009
Nur basale Versorgungsmöglichkeiten.

Vilnius

Medical Diagnostic Center
Medicinos Diagnostikos Ir Gydymo Centras
10 V Grybo Street
Tel.: + 370 52333000, 52476369 (zentrale Information)
www.medcentras.lt
Privates Krankenhaus mit wenigen Betten und einer großen Ambulanz mit fast allen gängigen Fachabteilungen. Fast alle diagnostischen bildgebenden Verfahren werden angeboten sowie kardiologische interventionelle Therapien. Das Krankenhaus verfügt über eine 24-stündige Notaufnahme und bietet modernen, patientenorientierten Service mit englischsprechendem ärztlichem und pflegerischem Personal.

Vilnius University Hospital
Santariskiu Klinikos (VUH SK)
Santariskiu Str. 2
Tel.: +370 52365010 (zentrale Information)
www.santa.lt
Größtes Krankenhaus Litauens mit moderner Ausstattung und exzellenten Versorgungsmöglichkeiten. Alle medizinischen Fachabteilungen sind vorhanden. Das Krankenhaus verfügt über mehrere fachspezifische 24-stündige Notaufnahmeeinrichtungen. Die Klinik genießt internationale Anerkennung. Lange Wartezeiten und aufwändige Verwaltungsprozesse müssen allerdings in Kauf genommen werden bei der Anmeldung bzw. Aufnahme. Schwere Verkehrsunfälle und Schlaganfälle werden vom Rettungsdienst hierhin transportiert.

Madagaskar

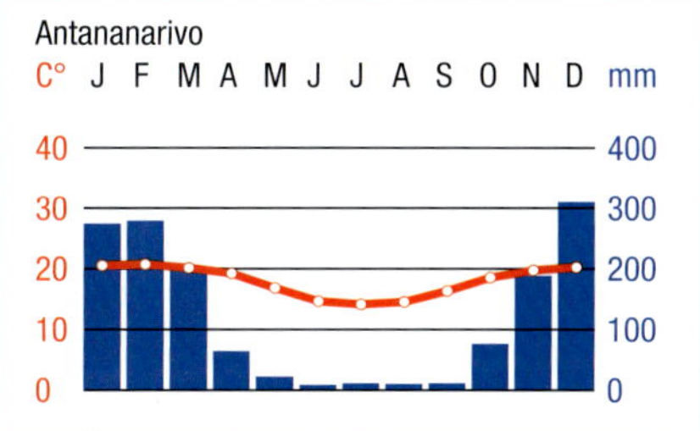

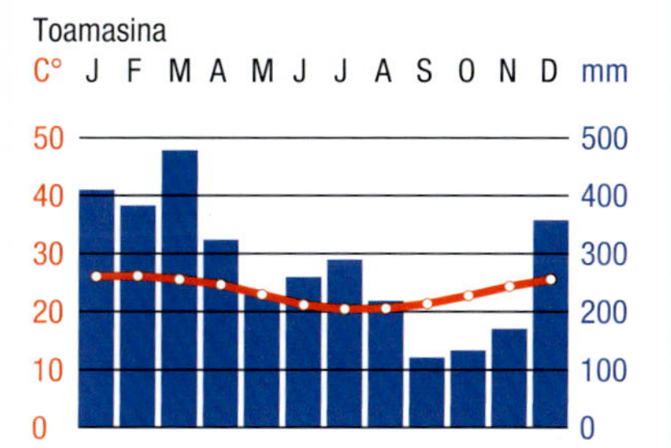

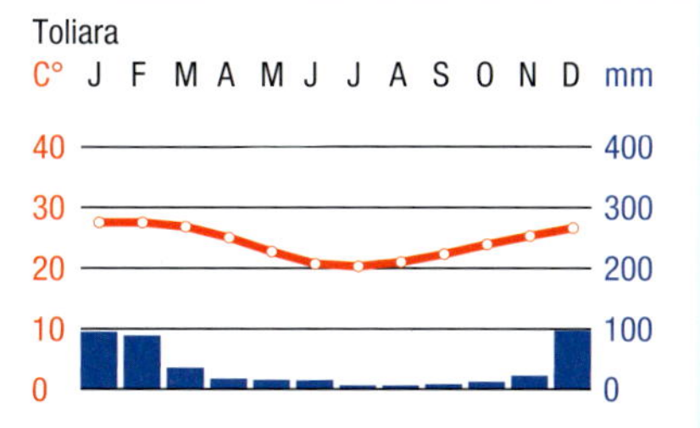

Verkehrsverbindungen

Die meisten international Reisenden werden Madagaskar über den internationalen Flughafen Ivato International Airport, ca. 20 km nördlich der Hauptstadt Antananarivo oder den Flughafen von Toamasina erreichen. Innerhalb des Landes gibt es Flugverbindungen zu einigen innerländlichen Flughäfen, welche auch bei Bedarf für Ambulanzflüge genutzt werden können, wie zum Beispiel etwa nach Toamasina.

Madagaskar ist ebenfalls über den Hafen von Tamatave über einige Fährverbindungen von Mauritius und Réunion erreichbar. Derzeit gibt es keine Fähren zwischen Madagaskar und dem afrikanischen Festland. Kreuzfahrtschiffe steuern häufig verschiedene Häfen Madagaskars an.

Innerhalb des Landes sind die großen Städte über teilweise ausgebaute Straßen erreichbar. Aufgrund des Straßenzustandes und der Verkehrsbedingungen ist aber meist mit langen Fahrzeiten zu rechnen. Auch im Notfall kann daher nur relativ langsam gefahren werden. Madagaskar hat im internationalen Vergleich sehr viele Straßenverkehrsunfälle und Verkehrstote. Von Nachtfahrten wird dringend abgeraten. Die Nutzung von Zweiradfahrzeugen ist mit hohen Verkehrsunfallraten verbunden.

Der Eisenbahnverkehr spielt für den Personentransport von Touristen auf Madagaskar rein praktisch eine geringe Rolle, die sogenannte Südstrecke des Eisenbahnnetzes ist aber bei Eisenbahnfreunden eine sehr beliebte Strecke.

Medizinische Infrastruktur

Landesweit ist die medizinische Versorgung auf Madagaskar deutlich unter internationalem Standard. Das öffentliche Gesundheitssystem kann die Ansprüche an moderne medizinische Versorgung der einheimischen und touristischen Bevölkerung nicht erfüllen. Anspruchsvolle Versorgung medizinischer Fälle durch entsprechende Spezialisten fehlt fast landesweit. Die Anzahl von Ärzten bezogen auf die Bevölkerung oder von Krankenhausbetten ist weit unter internationalem Standard.

In der Hauptstadt Antananarivo gibt es einige private Krankenhäuser und Kliniken, die akzeptable medizinische Versorgung einfacherer Fälle durchführen können und sich zur Erstversorgung schwerer Fälle anbieten und in der gesamten Region als Anlaufstelle genutzt werden. Einige Ärztinnen und Ärzte auf Madagaskar haben einen Teil ihrer Ausbildung in Südafrika, Kenia oder Frankreich erfahren. Außerhalb Antananarivo sinkt der Standard der medizinischen Versorgung schnell ab. Private und öffentliche Krankenhäuser und Arztpraxen erwarten Karten- oder Barzahlung vor der Behandlung. Die Zusammenarbeit mit internationalen Krankenversicherungen ist sehr eingeschränkt.

Bei schweren Unfällen und ernsthaften internistischen Erkrankungen werden international Reisende in den meisten Fällen eine medizinische Evakuierung wünschen. Diese kann nach Kenia oder Südafrika erfolgen. Schon um eine solche Evakuierung zu betreuen und in die Wege zu leiten, ist für international Reisende nach Madagaskar assistance-medizinische Versorgung wichtig. Diese kann neben der finanziellen Absicherung durch eine Reisekrankenversicherung das Fallmanagement und die organisatorische Betreuung sowie die Fallabklärung durchführen. Medizinische Evakuierungen innerhalb Madagaskars sind eine Herausforderung und benötigen häufig Aktivierungszeiten von 48 bis 72 Stunden.

Es gibt kein öffentliches Rettungssystem für akute Notfälle, allenfalls einige private Krankentransportfahrzeuge, welche für Sekundärtransporte eingesetzt werden können und welche meist zu privaten Krankenhäusern gehören. In dringenden Notsituationen ist oft der Eigentransport die schnellste Lösung, auch wenn dies international Reisenden ungewöhnlich erscheint. International Reisende benötigen eine medizinische Assistance oder sind auf die Hilfe durch Hotels und Ressorts angewiesen.

In Antananarivo und einigen größeren Städten gibt es Zahnarztpraxen, die Notversorgung und einfache Zahnprothetik anbieten.

Viele gängige internationale Medikamente sind in den großen Apotheken Antananarivos erhältlich. Auf dem Land ist die Ausstattung meist deutlich spärlicher, je abgelegener von den großen Städten, desto deutlicher. Medikamentenfälschungen wurden beobachtet. Seltenere Medikamente müssen oft umständlich bestellt werden, ein Vorgang, den nur wenige große Apotheken in der Hauptstadt zuverlässig beherrschen. Reisenden wird daher empfohlen, den Medikamentenbedarf für die Dauer der Reise mitzunehmen.

Blutprodukte gelten auf Madagaskar generell als nicht sicher und als nicht zuverlässig nach internationalem

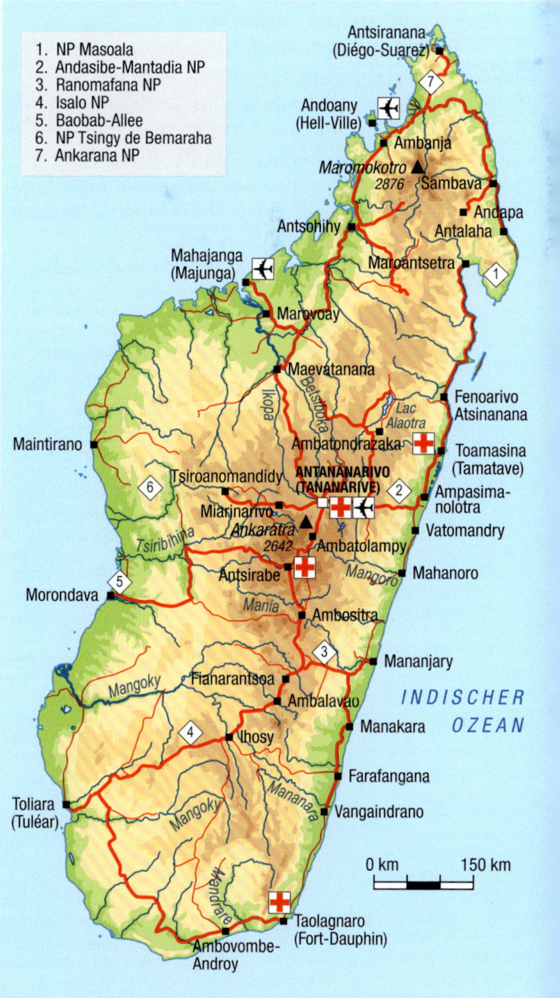

Madagaskar (Forts.)

Standard untersucht. Die hohe Durchseuchung mit HIV und Hepatitis B und C erfordert besondere Sorgfalt.

Sprache der Hilfsorgane

Magalasi (und häufig noch Französisch) Außerhalb der Städte wird überwiegend Magalasi gesprochen.

Krankenhaus: Hôpital
Apotheke: Pharmacie
Arzt, Ambulanz: Clinique

Notrufnummern

Allgemeine Notrufnummer: 117 und 118
Feuerwehr: 117 und 118
Polizei: 117 und 118
Ambulanz: Keine allgemeine Notrufnummer, es gibt kein zuverlässiges Rettungssystem

Telefonverbindungen

In Antananarivo funktionieren die Telefonverbindungen trotz immer wieder vorkommender Überlastungen recht gut. Auf dem Land ist das Telefonnetz ausgesprochen lückenhaft.

Mobilnetzabdeckung

Die Mobilnetzabdeckung wird ständig verbessert. Gute Netze verschiedener Anbieter bestehen im Großraum Antananarivo und im dortigen Hinterland sowie um die größeren Städte. Außerdem besteht gute Abdeckung aber nicht aller Anbieter in vielen Touristenorten an den Küstenabschnitten. In Europa übliche Mobiltelefone (Dualband) sind nutzbar.

Versicherung

Es besteht kein Sozialabkommen mit Madagaskar. Eine private oder dienstliche Auslandsreisekrankenversicherung ist dringend anzuraten. Diese sollte medizinisch sinnvolle Transporte einschließen sowie Repatriierungen. Idealerweise besteht Zugang zu einer medizinischen Assistance. Der Zugang zu akzeptabler medizinischer Versorgung auf Madagaskar ist schwierig.

Krankenhäuser/Med. Einrichtungen

(siehe Erläuterungen S. 183)

Antananarivo

✚ Polyclinique d’Ilafy
Tel.: +261 202242569
Kleine private Einrichtung mit 30 Betten, Notaufnahme und grundlegenden diagnostischen Mitteln. Die Einrichtung kann genutzt werden zur Abklärung allgemeinmedizinischer Fälle und Stabilisierung vor Evakuierungen. Dieses private Krankenhaus wird für international Reisende eine der ersten Anlaufstellen sein, auch bei Unfällen und akuten Herz-Kreislauferkrankungen.

✚ Polyclinique d’Ilafy Annexe Alhambra
Rez de Chaussee Immeuble, Alhambra
Tel.: +261 3207 41014
Dies ist eine kleine ambulante Einrichtung, die grundlegende allgemeinmedizinische Erkrankungen handhaben kann. Einige bildgebende Diagnostik und Labordiagnostik sind vorhanden. Die Einrichtung kann keine schweren Unfälle oder Herz-Kreislauferkrankungen behandeln.

Fort-Dauphin

✚ Centre Hospitalier de Reference Regional (CHRR)
Tel.: +261 20 92 21258
Dies ist das regionale Referenzzentrum und die lokale Bevölkerung wird dorthin verweisen. International Reisende werden sich kaum gut betreut fühlen. Allerdings sind zumindest eine Reihe von einfachen Laboruntersuchungen, Röntgendiagnostik und Ultraschall verfügbar. Grundsätzlich gibt es Computertomographie, aber die Zuverlässigkeit ist immer wieder in Frage gestellt wegen lückenhafter Wartung.

Toamasina

✚ Centre Hopitalier Universitaire Analakininina
Boulevard Ratsimilaho, Analakininina, Toamasina
Dies ist das regionale Referenzzentrum für die lokale Bevölkerung. Dennoch werden sich international Reisende nicht gut betreut fühlen. Für akute Notfälle ist dies wahrscheinlich die erste Adresse vor Ort.

Antisirabe

✚ Clinique Médico-chirurgicale Sante Plus Antsirabe
Rue Danton, Antsirabe
10 V Grybo Street
Tel.: +261 20 444 9051
Dies ist eine kleine private Einrichtung, welche aber vor Ort zumindest über eine 24-stündige recht zuverlässige Notaufnahme verfügt und Notfälle zunächst beurteilen und grundsätzlich stabilisieren kann. Weiterführende Diagnostik, traumatische oder kardiovaskuläre Versorgung muss sicherlich in der Hauptstadt erfolgen.

Malawi

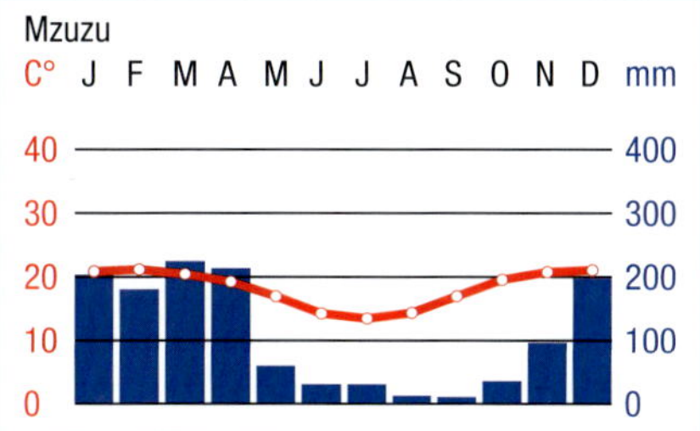

Verkehrsverbindungen

Malawi ist über den internationalen Flughafen Kamuzu International Airport 20 km nördlich der Hauptstadt Lilongwe mit Flügen aus Europa, Südafrika, Äthiopien und einigen Destinationen im Mittleren Osten zu erreichen. Mit dem Chileka International Airport steht in Blantyre im Süden des Landes ein weiterer Flughafen für die Einreise aus Südafrika und Äthiopien zur Verfügung.
Aus Tansania und Mosambik gibt es unregelmäßig verkehrende Fährverbindungen. Das Eisenbahnnetz in Malawi ist recht überschaubar, die meisten Züge sind Güterzüge. Es gibt eine Zugverbindung von Malawi nach Mozambik. Personenverkehr gibt es nur von Blantyre im Süden, die Hauptstadt wird nicht von Personenzügen angefahren. International Reisende werden in Malawi selten mit der Eisenbahn reisen.
Auf dem Landweg ist Malawi aus Sambia, Tansania und Mosambik erreichbar.
Die Verkehrsinfrastruktur ist stark wechselnd – weitgehend jedoch viel besser, als man in einem der ärmsten Länder der Welt erwarten sollte. Insbesondere die Achse Mzuzu – Kansungu – Lilongwe – Zomba – Blantyre ist gut ausgebaut. Auch das bekannte Wassersportgebiet Monkey Bay sowie der Liwonde Nationalpark sind auf recht guten Straßen zu erreichen. Nebenstrecken, auch die zu den Nationalparks, sind dagegen oft sehr zeitraubend und bei Regen vielfach sogar unbefahrbar. Wie in vielen afrikanischen Ländern darf man sich nicht darauf verlassen, dass Verkehrsregeln befolgt werden. Betrunkene oder übermüdete Lastkraftfahrer, schlecht gesicherte Ladung, abgefahrene Reifen, technisch unsichere Fahrzeuge, nicht gekennzeichnete Straßenbaustellen und langsame unbeleuchtete Verkehrsteilnehmer erfordern allerhöchste Aufmerksamkeit im Straßenverkehr. In Malawi herrscht Linksverkehr!

Medizinische Infrastruktur

Die medizinische Infrastruktur ist weit unter internationalem Standard. Reisende können an keiner Stelle des Landes ein Krankenhaus erwarten, das europäischem oder internationalem Standard gerecht wird. Das gilt auch noch für die wenigen Privatkrankenhäuser des Landes und die der Universität untergliederten Kliniken in Lilongwe und Blantyre. Dennoch werden international Reisende in Malawi vorrangig private medizinische Einrichtungen in Anspruch nehmen. Die Ausbildung von ärztlichem Personal und nichtärztlichem Assistenzpersonal in Malawi ist deutlich unter internationalem Standard. Wenige Ärzte in Malawi sind im Ausland ausgebildet. In den größeren Städten gibt es öffentliche Krankenhäuser, wenige private Häuser und verschiedene private niedergelassene Ärzte. Die Kosten für medizinische Behandlung sind nicht reguliert und variieren stark.
Akzeptable zahnärztliche Versorgung ist nur in den großen Städten verfügbar.
Im Land gibt es zwar zahlreiche Apotheken, deren Ausstattung mit Medikamenten ist jedoch sehr eingeschränkt. Medikamentenfälschungen sind nicht auszuschließen. International Reisende sollten dringend benötigte Medikamente für die Dauer der Reise mitführen. Weniger häufig verordnete Arzneimittel müssen bestellt werden, hierfür ist viel Zeit zu veranschlagen.
Malawi verfügt nicht über ein Rettungswesen. Transport von Erkrankten und Verletzten muss in Eigenregie erfolgen. Die wenigen Krankenwagen im Land werden überwiegend zum Sekundärtransport eingesetzt. Bereits bei mittelschweren Erkrankungen, bei denen mit einer Verschlechterung zu rechnen ist, muss der Patient unbedingt in ein leistungsfähiges Krankenhaus der Nachbarländer, in erster Linie Südafrika, verlegt werden, sofern ein Transport noch möglich ist. Eine Auslandskrankenversicherung, welche solche Evakuierungen einschließt, ist daher dringend empfohlen.
Blutprodukte in Malawi gelten nicht als sicher, da die Screeningmethoden nicht internationalen Standards entsprechen. Bluttransfusionen sollten wenn eben möglich vermieden werden.

Sprache der Hilfsorgane

Neben einheimischen Sprachen sprechen in Krankenhäusern, Arztpraxen und Apotheken viele Menschen Englisch.

Krankenhaus: Hospital
Apotheke: Pharmacy
Arztpraxis/Notfallbehandlung: Clinic, Physician, Medical Center, Doctor's Practice

Notrufnummern

Notruf: es gibt in Malawi kein Rettungswesen mit Notruf
Polizei: 997
Feuerwehr: 999
Telefonauskunft National: 191
Telefonauskunft International: 191

Telefonverbindungen

Die Telefonverbindungen zwischen den größeren Orten funktionieren im allgemeinen recht gut. In kleinen Orten gibt es meist ein öffentliches Telefon, auf dessen Betriebsbereitschaft man sich aber nicht verlassen kann. In weiten Teilen ländlicher Gebiete wird man kein Telefon vorfinden!

Mobilnetzabdeckung

Das Mobilnetz wurde in letzter Zeit erheblich erweitert, so dass nun an praktisch allen wichtigen Orten und Verkehrsachsen Netzkontakt besteht. Größere Lücken bestehen im Westen entlang der Grenze zu Sambia (Kasungu NP), im Norden (Nyika Plateau NP), südlich von Monkey Bay, in den Mulanje Mountains und entlang der Grenzen zu Mosambik (sowohl im Osten als auch im Südwesten, z. B. Lengwe NP). Es steht das GSM 900-Netz zur Verfügung. In Europa übliche Mobiltelefone (Dualband) sind also benutzbar. Die Funklücken werden zunehmend geschlossen

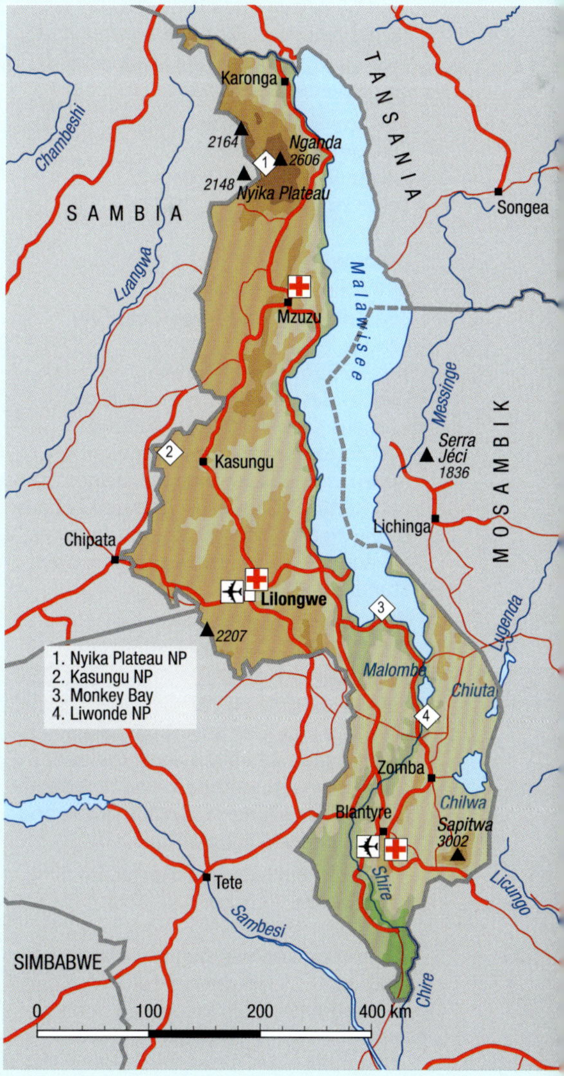

Malawi (Forts.)

Versicherung

Es besteht kein Sozialabkommen mit Malawi. Eine private Reisekranken- und Repatriierungsversicherung (idealerweise mit medizinischer Assistance) ist dringend anzuraten, insbesondere auch vor dem Hintergrund der mangelnden medizinischen Infrastruktur, die eine (teure!) Evakuierung des Patienten im Notfall wahrscheinlicher macht!

Krankenhäuser/Med. Einrichtungen

(siehe Erläuterungen S. 183)

Blantyre

✚ Blantyre Adventist Hospital
Robins Road, Kabula Hill
Tel.: +265 (0) 1 832913
Dies ist ein privates Krankenhaus mit rund 50 Betten, Notaufnahme, bildgebender Diagnostik und den wichtigsten Fachabteilungen inkl. einer Zahnarztpraxis.

✚ Mwaiwathu Private Hospital
Old Chileka Road, nahe des Flughafens
Tel.: +265 686945
www.mwaiwathuhospital.org
Dies ist ein privates Krankenhaus mit rund 60 Betten und einigen wenigen Fachabteilungen. Notfälle werden verwiesen. Die bildgebende Diagnostik ist ausgegliedert.

✚ University of Malawi
College of Medicine
Private Bag 360, Chichiri
Tel.: +265 871911

Lilongwe

✚ Kamuzu Central Hospital
Zentral in Lilongwe unweit des City centers
Tel.: +265 753744, 753555
Dies ist das große, öffentliche Krankenhaus der Hauptstadt mit rund 400 Betten. Es gibt im wesentlichen Allgemeinmediziner und ein kleines Labor und Röntgendiagnostik. Im Krankenhaus ist die einzige Intensivstation Lilongwes, die aber deutlich unter internationalem Standard arbeitet

✚ Daeyang Luke Hospital
M1 Road nahe des Internationalen Flughafens
Tel.: +265 997434873
Dies ist ein großes privates Krankenhaus einer koreanischen Missionsgesellschaft mit Allgemeinmedizinern und den gängigen Fachabteilungen, Notaufnahme und bildgebender Diagnostik inkl. CT.

✚ African Bible College Hospital
Kaunda Road, Area 47
Tel.: +265 88211085
Dieses Krankenhaus bietet überwiegend ambulante Versorgung an und wird gerne von internationalen Reisenden genutzt.
Allgemeinmedizinische Versorgung wird angeboten und es besteht Kooperation mit einem Labor und einer Röntgenpraxis.

Mzuzu

✚ Mzuzu Central Hospital
Tel.: +265 1320099
Dies ist das größte öffentliche Krankenhaus der Region mit rund 300 Betten. Es gibt eine einfache Intensivstation und formal eine Anlaufstelle für Brandverletzte. Es gibt einen Internisten und einen Chirurgen und einfache Röntgendiagnostik sowie ein einfaches Labor. Der leitende Arzt ist ebenfalls der Gesundheitsbeamte der Region.

✚ Mzuzu Central Hospital
Tel.: +265 1362211
Dies ist ein öffentliches Krankenhaus mit rund 200 Betten und allgemeinmedizinischer Versorgung, es gibt ein kleines Labor und einfache Röntgendiagnostik.

Malaysia

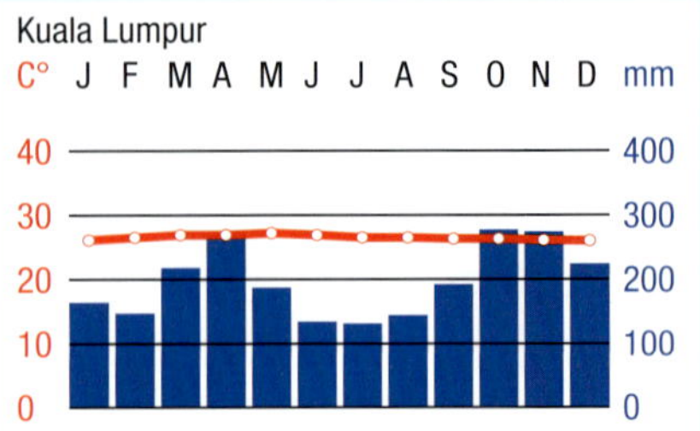

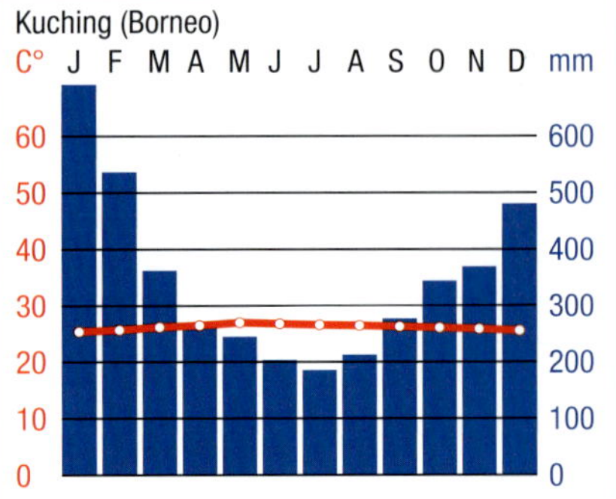

Verkehrsverbindungen

Die meisten Reisenden werden Malaysia über den gut ausgebauten internationalen Flughafen von Kuala Lumpur erreichen, der rund 50 km südlich der Hauptstadt liegt, aber mit öffentlichen Verkehrsmitteln hervorragend angeschlossen ist. Aber auch Penang und Langkawi sowie Kuching auf Borneo haben internationale Flughäfen. Darüber hinaus gibt es zahlreiche nationale Flughäfen und Landeplätze, welche meist auch für Ambulanzflugzeuge genutzt werden können. Der Flugverkehr zwischen Borneo, Sarawak und den größeren Städten der malaiischen Halbinsel ist gut entwickelt.
Auf dem Landweg sind die Grenzen zu Malaysias Nachbarstaaten Thailand und Singapur gut ausgebaut. Auf Borneo gibt es zahlreiche kleinere Grenzstationen zum südlichen zu Indonesien gehörenden Teil der Insel sowie nach Brunei im Norden.
Das Straßennetz Malaysias ist in den dicht besiedelten Gebieten der malaiischen Halbinsel gut ausgebaut, es gibt (gebührenpflichtige) Autobahnen und Schnellstraßen. An der Ostküste der Halbinsel und in Sarawak und Sabah (Borneo) findet man vielfach auch unbefestigte Straßen.
In Malaysia herrscht Linksverkehr!
Eisenbahnstrecken verlaufen zwischen der thailändischen Grenze im Norden und Johor Bahru im Süden. In Ost-Malaysia existiert eine kurze Zugverbindung von Kota Kinabalu (Sabah) nach Tenom, in Sarawak gibt es keine Bahnlinien.
Weiterhin verkehren von Kuala Lumpur aus Fernbusse zu vielen Orten der malaiischen Halbinsel.

Die zahlreichen größeren und kleineren Hafenstädte und vorgelagerten Inseln werden von Fähren und gelegentlich auch Kreuzfahrtschiffen angelaufen. Vor allem im Nordosten Borneos können abgelegene Ortschaften jedoch oft nur mit Fähren oder Booten erreicht werden. Diese entsprechen häufig nicht europäischen Sicherheitsstandards.

Medizinische Infrastruktur

Der Standard der medizinischen Infrastruktur auf Malaysia ist je nach Landesteil sehr unterschiedlich. Derzeit besteht eine erhebliche Diskrepanz zwischen zum Teil exzellenten Kliniken in den Ballungszentren und völlig fehlender medizinischer Versorgung in dünn besiedelten Gebieten auf Borneo. Landesweit werden neue öffentliche medizinische Versorgungszentren aufgebaut und neue medizinische Fakultäten im Land gegründet. Die großen staatlichen Krankenhäuser in den Provinzhauptstädten sind teilweise ausgezeichnet. Viele Ärzte in Universitätskliniken und großen staatlichen Krankenhäusern sowie Privatkliniken sind im Ausland ausgebildet oder haben Teile ihrer Weiterbildung dort absolviert.
Ein Rettungswesen mit gut ausgebildetem Personal und zuverlässigen Einsatzfahrzeugen existiert in Malaysia nicht. Die nicht immer guten Straßenverhältnisse bedingen bei Verlegungen oft sehr lange Fahrtzeiten zu einer Klinik. Medizinische Hubschraubertransporte sind unzuverlässig und selten verfügbar. Die Rettungswege sind lang, die geographische Besonderheit der Trennung beider Landesteile durch das Südchinesische Meer stellt teilweise große logistische Anforderungen an eine Patientenverlegung.
In Malaysia dürfen Ärzte selbst direkt Medikamente abgeben und verkaufen.
In den großen Apotheken sind die meisten internationalen Medikamente verfügbar, allerdings teilweise unter anderen Warenzeichen. Der persönliche Bedarf an Medikamenten für die erste Zeit sollte daher mitgenommen werden.
Malaysia ist auf dem Weg dazu, sich auf dem Gesundheitssektor zu einem ernsthaften Konkurrenten von Thailand für Wahleingriffe und sogenannte Wellnessmedizin zu etablieren und wird bereits als „Center of Medical Excellence“ von umliegenden asiatischen Ländern genutzt. In den großen Städten gibt es sehr komfortable Privatkliniken.
Die Blutversorgung gilt immer noch nicht in allen Landesteilen als sicher, auch wenn grundsätzlich internationale Standards der Testung festgesetzt sind.
In den größeren Städten ist gute zahnmedizinische Versorgung möglich.

Sprache der Hilfsorgane

Bahasa Melayu (Malaiisch) und Chinesisch sind die häufigsten Sprachen, die auch von den staatlichen Hilfsorganen gesprochen werden. Dort ist Englisch eher selten. In den Universitätskliniken und in den privaten Kliniken sprechen viele Ärzte und teilweise auch Krankenschwestern Englisch.

Krankenhaus: Hospital
Apotheke: Farmasi
Arztpraxis/Notfallbehandlung: Doktor

Notrufnummern

Polizei: 999
Feuerwehr: 994
Ambulanz: 999
Telefonauskunft: 103

Telefonverbindungen

Das Telefonnetz ist modern ausgebaut. Eine internationale Direktwahl ist möglich.

Mobilnetzabdeckung

GSM 900/1800 Dualbandnetz. Roamingverträge bestehen mit zahlreichen europäischen Anbietern. Das Mobilfunknetz deckt 97 % der bewohnten Gebiete ab. Im Hinterland von Borneo und Sarawak ist eine Netzabdeckung nicht gewährleistet.

Versicherung

Es besteht kein Sozialabkommen mit Malaysia. Eine private oder dienstliche Auslandsreisekrankenversicherung ist dringend anzuraten. Diese sollte medizinisch sinnvolle Evakuierungen einschließen sowie Repatriierungen. Idealerweise besteht Zugang zu einer medizinischen Assistance.

Krankenhäuser/Med. Einrichtungen

(siehe Erläuterungen S. 183)

Batu Pahat
Pantai Hospital Batu Pahat
9S, Jalan Bintang Satu,
Taman Koperasi Bahagia
Tel.: +60 (0) 7 4338811
www.pantai.com.my/batu-pahat
Dies ist ein kleineres privates Krankenhaus mit rund 100 Betten mit den gängigen Fachabteilungen und einer Notaufnahme.

Kota Kinabalu (Borneo)
Gleneagles Kota Kinalabu
Lorong Riverson at Sembulan
Tel.: +60 (0) 8 8518911
Dies ist ein gut ausgestattetes privates Krankenhaus mit rund 160 Betten

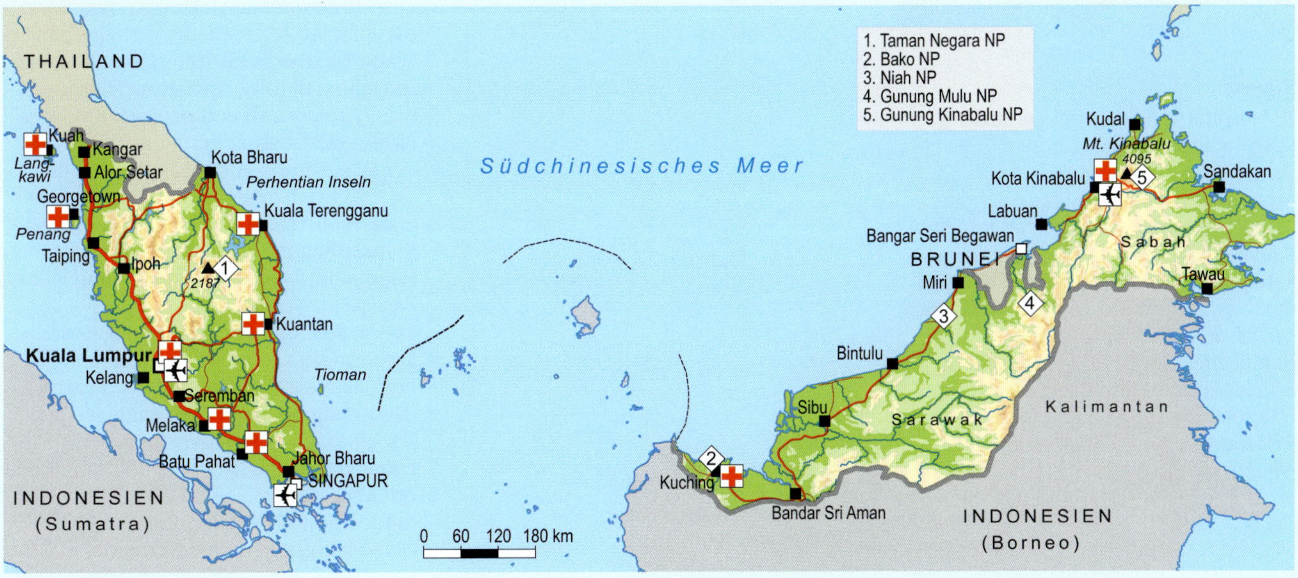

Malaysia (Forts.)

mitten in der Stadt, allen wesentlichen Fachabteilungen, Notaufnahme und bildgebender Diagnostik.

Kuah (Langkawi)

✚ Langkawi Hospital
Jalan Bukit Tekoh
Tel.: +60 (0) 4 9663333
https://jknkedah.moh.gov.my/hsm/
Kleines, öffentliches Krankenhaus mit eingeschränkten technischen Möglichkeiten, so dass meist nur eine Basisversorgung möglich ist.

Kuala Lumpur

✚ Gleneagles Intan Medical Centre
No. 282 & 286 Jalan Ampang
Tel.: +60 (0) 3 41413000
https://gleneagleskl.com.my
Dies ist ein modernes, privates Krankenhaus, welches auf internationalem Standard moderne medizinische Versorgung mit fast allen wesentlichen Fachabteilungen und Notaufnahme anbietet.

✚ Prince Court Medical Center
39, Jalan Kia Peng
Tel.: +60 (0) 321 600000
www.princecourt.com
Dies ist ein modernes privates Krankenhaus der IHH Healthcare Group, welches ebenfalls auf internationalem Standard moderne medizinische Versorgung mit fast allen wesentlichen Fachabteilungen und Notaufnahme anbietet.

Kuala Terengganu

✚ Kuala Terengganu Specialist Hospital
Jalan Sultan Mahmud
Tel.: +60 (0) 963 788888
Dies ist ein privates modernes Krankenhaus mit den gängigen Fachabteilungen und einer einfachen Notaufnahme sowie einem Krankentransportfahrzeug, welches ggf. gerufen werden kann, längere Aktivierungszeiten müssen berücksichtigt werden.

Kuantan

✚ Hospital Tengku Ampuan Afzan
Jalan Tanah Putih
Tel.: +60 (0) 9 5133333
https://jknpahang.moh.gov.my/htaa/
Dies ist ein großes öffentliches Krankenhaus, welches auch als Referenzkrankenhaus für die umliegenden Regionen dient, es verfügt über die wesentlichen Fachabteilungen, Spezialklinik für Brandverletzungen und Notaufnahme, ist allerdings als öffentliches Haus oft überfüllt und stark belegt. Internationale Reisende werden schnell weiterverlegt werden wollen.

✚ KPJ Pahang Specialist Hospital
Nahe des Flughafens und des Zentrums
Tel.: +60 (0) 9 5112692
www.kpjpahang.com
Dies ist ein gut ausgestattetes privates Krankenhaus der Johor Cooperation mit den wesentlichen Fachabteilungen, Notaufnahme und bildgebender Diagnostik.

Kuching (Borneo)

✚ Sarawak General Hospital
Jalan Tun Ahmad Zaidi Adruce
Tel.: +60 (0) 82 257555, 276666

Melaka

✚ Pantai Hospital Ayer Keroh
No. 2418-1, KM 8 Lebuh Ayer Keroh
Tel.: +60 (0) 6 2319999
www.pantai.com.my/
Dies ist ein modernes, privates Krankenhaus nicht unweit des Zentrums von Melaka mit guter Qualität und Notaufnahme und bildgebender Diagnostik, welches auch auf die Betreuung international Reisender eingestellt ist.

Penang (Penang)

✚ Gleneagles Medical Centre, Penang
1, Jalan Pangkor
Tel.: +60 (0) 4 2276111
www.gleneagles-penang.com
Dies ist ein mittelgroßes, privates Krankenhaus auf der Insel Penang mit einem breiten Leistungsspektrum, welches auf internationalem Standard arbeitet und speziell auf international Reisende eingestellt ist.

Malediven

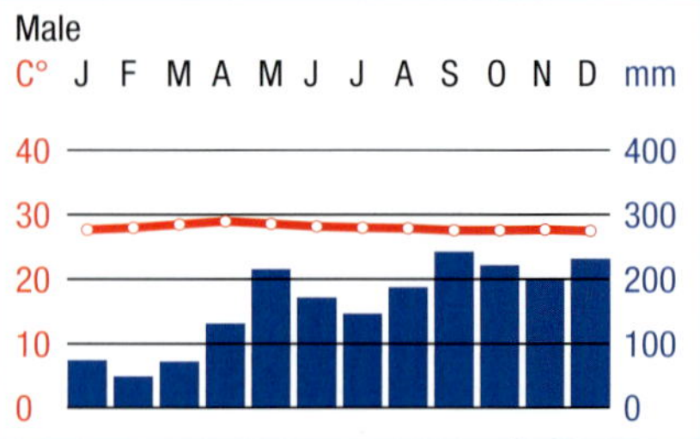

Verkehrsverbindungen

Die Malediven werden von ausländischen Reisenden quasi ausschließlich über die beiden internationalen Flughäfen, den Ibrahim Nasir International Airport Male und den Gan International Airport (Addu-Atoll im Süden des Inselstaates), bereist. Auf dem Seeweg werden die Malediven von Kreuzfahrtschiffen angefahren. Der Verkehr zwischen den Inseln erfolgt über Boote und kleinere Flugverbindungen, auf den Inseln selbst durch einige wenige Autos. Wirklichen Straßenverkehr gibt es nur auf Male. Aufgrund der geographischen Verhältnisse ist der Straßenverkehr für den Reisenden auf den meisten Inseln nicht von Interesse, fast alle Punkte der Inseln sind in kurzer Zeit fußläufig erreichbar. Nicht alle Inseln sind für Touristen zugänglich. Im Notfall muss mit oft langen und sehr langen Rettungszeiten gerechnet werden (viele Stunden oder auch einen Tag), bis ein Krankenhaus in Male erreicht oder eine internationale Evakuierung stattfinden kann.

Medizinische Infrastruktur

Die medizinische Versorgung auf den Malediven hat bei weitem noch nicht internationalen Standard erlangt, auch wenn die Krankenhäuser teilweise sehr gute Arbeit leisten. Viele Ärzte sind in Indien, Sri Lanka oder Bangladesh ausgebildet, in einigen Tauchbasen und Resorts arbeiten auch (zeitlich begrenzt) europäische Ärzte. Die kardiologischen Diagnostikmöglichkeiten sind in den letzten Jahren deutlich verbessert worden, traumatologische und neurochirurgische Fälle bedürfen aber immer noch oft der Evakuierung außer Landes. Auf den Urlaubsinseln gibt es üblicherweise kleine Erste-Hilfe-Stationen.
Krankenhäuser befinden sich nur in der Hauptstadt Male mit entsprechend langer Anreise im Notfall.
Es gibt kein öffentliches Rettungssystem. Die Rettung akuter Notfälle muss normalerweise privat auf dem Luftweg (Hubschrauber oder Wasserflugzeuge), Verlegungen nicht lebensbedrohlich Erkrankter mit dem Schnellboot erfolgen. Auf Male gibt es eine zahnärztliche Klinik mit recht guter Versorgung.
Die Versorgung mit Medikamenten

auf den Malediven ist eingeschränkt. Die Krankenhäuser auf Male haben eigene Apotheken mit den wichtigsten Arzneimitteln, die Resorts verfügen gelegentlich über kleine Läden mit einigen frei verkäuflichen Arzneimitteln. Weniger geläufige Medikamente sind nur sehr aufwändig und zeitverzögert zu erhalten. Für verschreibungspflichtige Arzneimittel wird eine ärztliche Bescheinigung in Englisch zur Notwendigkeit und verordneten Dosierung bei der Einreise benötigt, dennoch können Medikamente, die unter das Betäubungsmittelgesetz fallen (z. B. starke Schmerzmittel), bei der Einreise Probleme bereiten. Auch bei weniger bekannten, nicht verschreibungspflichtigen Medikamenten ist eine ärztliche Bescheinigung sinnvoll.
Die Versorgung mit Blutkonserven ist unzuverlässig, wenn Bluttransfusionen notwendig werden, bedeutet dies für Reisende meist eine Verlegung außerhalb der Malediven.
Es gibt an mehreren Orten Druckkammern für Tauchunfälle (s. u.).

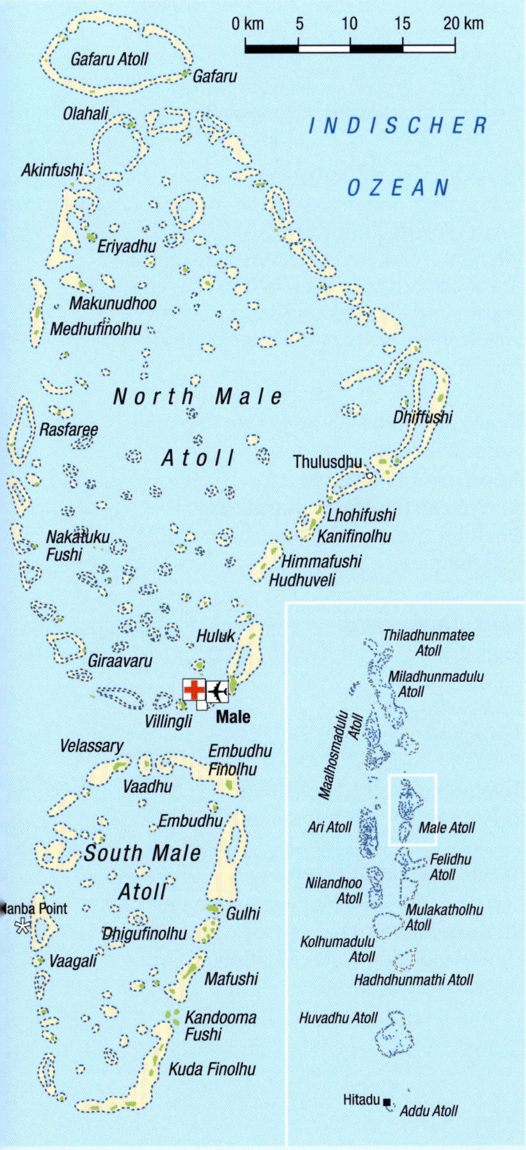

Sprache der Hilfsorgane

Die Amtssprache auf den Malediven ist Dhivehi. Viele Personen sprechen inzwischen auch Englisch. Deutsch, Italienisch oder Französisch. Chinesisch oder Hindi wird nur sehr vereinzelt gesprochen.

Krankenhaus: Hospital
Apotheke: Pharmacy
Arztpraxis/Notfallbehandlung:
Physician, Doctor, Doctor's Practice

Notrufnummern

Polizei: 119
Feuerwehr: 118
Ambulanz: 102
Tauchunfall: 440088 (s. u.)

Telefonverbindungen

Das gesamte Kommunikationssystem ist sehr modern, Telefonieren und Fax (national wie international) funktioniert zuverlässig. In Male gibt es darüber hinaus mehrere Internetcafés, fast alle Ressorts und Hotels verfügen über E-Mail, allerdings ist die Nutzung des Internets teilweise noch relativ teuer und wird staatlich kontrolliert.

Mobilnetzabdeckung

Alle touristisch relevanten Inseln des Nord- und Süd-Male-Atolls sowie die Inseln bis weit in den Norden hinauf und die meisten südlich des Male-Atolls sind lückenlos mit GSM 900-Netz abgedeckt. Auf einigen abgelegeneren Inseln, insbesondere im Südwesten (z. B. Kolhumadulu Atoll), besteht kein Netzkontakt. Es steht GSM 900-Netz zur Verfügung, in Europa übliche Mobiltelefone (Dualband) können also benutzt werden. Die meisten deutschen Mobiltelefonanbieter haben Roaming Verträge mit den beiden Anbietern auf den Malediven. Lokale SIM Karten erlauben kostengünstigeres Telefonieren.

Versicherung

Es besteht kein Sozialabkommen mit den Malediven. Eine private Auslandsreisekrankenversicherung inkl. Krankentransport, Evakuierung und Repatriierung ist jedem Reisenden dringend zu empfehlen! Eine medizinische Assistance sollte zur Verfügung stehen. Tauchurlauber sollten vor Abschluss unbedingt klären, ob die jeweilige Versicherung auch Tauchunfälle mit einschließt!

Krankenhäuser/Med. Einrichtungen

(siehe Erläuterungen S. 183)

Male

ADK Hospital
Mosun Magu
Tel.: +960 3313553
www.adkhospital.mv
Kleines privates Krankenhaus mit einigen Betten und den wesentlichen Fachabteilungen sowie einer Notaufnahme, telefonische Vorabanmeldung ist allerdings erwünscht.

Central Clinic
Dhille Villa, 1 st floor, M1
Tel.: +960 3312221

Indira Gandhi Memorial Hospital
Kanbaa Aisaa Rani Hingun
Tel.: +960 3335335
www.igmh.gov.mv
Kleines staatliches Krankenhaus mit einigen Betten und den wesentlichen Fachabteilungen sowie einer Notaufnahme.

Druckkammern:

Bandos Medical Centre
(Bandos Island Resort)
Tel.: +960 6640088 (Bandos Operator)
Die Druckkammer wird in Zusammenarbeit mit dem Bundswehrkrankenhaus Ulm betrieben, es sind ganzjährig deutschsprachige Taucherärzte vor Ort.

Kuramathi Medical Center
Tel.: +960 6660527
www.kuramathi.com/diving/decompression-chamber.html
Die Druckkammer wird in Zusammenarbeit mit der Universitätsklinik Halle betrieben, es sind häufig deutsche Taucherärzte vor Ort.

Kuredu Medical Center
Tel.: +960 6620343
Fax: +960 6620344
www.prodivers.com/maldives-diving/safety

Marokko

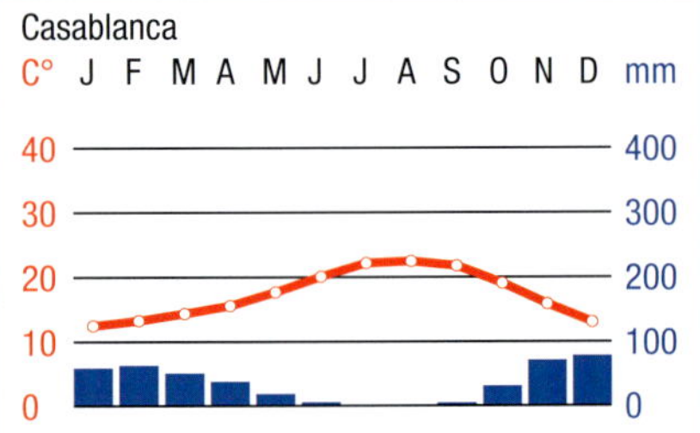

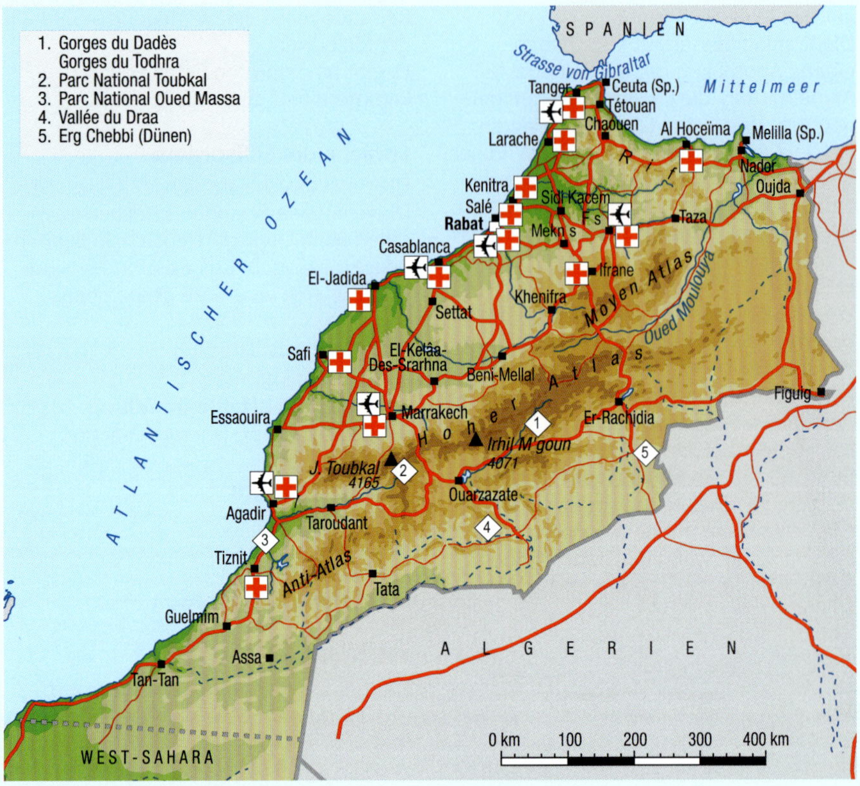

Verkehrsverbindungen

Marokko ist über zahlreiche internationale Flughäfen an das europäische und afrikanische Luftverkehrsnetz angebunden. Die Fernstraßen sind zumeist gut ausgebaut, die großen Städte im Norden sind über Autobahnen verbunden. Trotzdem kann es bei Reisen ins Hinterland zu längeren Fahr- und damit Rettungszeiten kommen (Bergstraßen!). Grundsätzlich ist im Verkehr Vorsicht geboten, ungewohntes Verkehrverhalten und in den entlegeneren Landesteilen schlechter Straßenbelag können das Autofahren riskant machen. Im Norden des Landes gibt es ebenfalls ein gutes Eisenbahnnetz, auf der Strecke Casablanca – Marrakech z. B. verkehren hochmoderne Züge.

Medizinische Infrastruktur

Die medizinische Infrastruktur in Marokko entspricht generell nicht internationalem Standard, auch wenn einzelne medizinische Einrichtungen sehr gute Leistungen erbringen können. Es gibt ein staatliches – aber nicht kostenloses – öffentliches Gesundheitssystem mit regionalen Krankenhäusern und örtlichen Gesundheitszentren und es gibt zunehmend private Praxen und Kliniken, die meist spezielle fachärztliche Versorgung anbieten. Während Notfälle im Bereich der Herz-Kreislauf-Erkrankungen zumindest in vielen großen Städten relativ gut – wenn auch nicht auf dem aktuellen Stand der Medizin – versorgt werden können, gibt es im Bereich der Behandlung von Polytraumapatienten weiterhin Engpässe. Zudem zeigt sich ein Qualitätsgefälle zwischen den großen Städten und den bekannten Touristenorten (Agadir, Marrakech, Fes, Casablanca) einerseits und dem bergigen Hinterland oder anderen abgelegenen Regionen im Südosten des Landes andererseits. Die ständig und zügig fortschreitende Entwicklung des Landes lässt in naher Zukunft eine weitere Verbesserung der Situation erwarten.
Das staatliche Rettungswesen wird größtenteils in Verbindung mit den öffentlichen Krankenhäusern organisiert, in den dünn besiedelten Regionen im Südosten des Landes sind lange Anfahrtzeiten unvermeidlich, aber auch in den großen Städten ist der Rettungsdienst unzuverlässig. Der Begriff SAMU, in vielen frankophonen Ländern Synonym für das staatliche Rettungswesen, ist in Marokko in privater Hand. SAMU bietet in einigen großen Städten privaten Rettungsdienst an.
Eine Behandlung in den Privatkliniken erfolgt nur gegen Barzahlung, Vorlage einer Kreditkarte oder über die Kostenübernahme einer privaten Reisekrankenversicherung. In wieweit in den staatlichen Krankenhäusern die europäische Krankenversicherungskarte akzeptiert wird, ist sicher lokal sehr unterschiedlich.
Die Versorgung mit den meisten international zugelassenen Medikamenten ist in den großen Städten über öffentliche Apotheken gewährleistet, in entlegeneren Regionen sind zumindest längere Bestellzeiten zu erwarten. Viele Arzneimittel werden aus der Europäischen Union oder aus Indien importiert. Arzneimittel zum persönlichen Gebrauch können eingeführt werden, Vorsicht geboten ist bei betäubungsmittelpflichtigen Medikamenten.
Die Versorgung mit Blutprodukten entspricht in Marokko internationalen Standards, dennoch sollte eine geplante Bluttransfusion gründlich geprüft werden. Gegebenenfalls können hier internationale medizinische Assistancedienstleister helfen.

Sprache der Hilfsorgane

Französisch und Arabisch. Die meisten Ärzte sprechen gut Französisch, bei Pflegepersonal und Rettungsdiensten ist Arabisch vorherrschend. In den privaten Praxen und Kliniken sind auch viele Ärzte anzutreffen, die Englisch oder Deutsch sprechen.

Krankenhaus: Hôpital Centre Régional Hospitalier (CRH)
Apotheke: Pharmacie
Arztpraxis/Notfallbehandlung: Docteur, (Cabinet du) Médecin, Policlinique

Notrufnummern

Notruf: 19
Polizei: 19
Feuerwehr: 15
Ambulanz: 15
Privater Notdienst „SAMU": 037 - 202020
Telefonauskunft National: 160
Telefonauskunft International: 126

Telefonverbindungen

Das Festnetz – in Ballungsräumen und im Küstenbereich nahezu lückenlos, im Hinterland „dünner" – funktioniert in der Regel zuverlässig.

Mobilnetzabdeckung

Netzverbindungen bestehen entlang der Küste sowie nordwestlich des Hauptkammes des Atlasgebirges auch in den meisten Gebieten des Hinterlandes. In den südöstlichen Landesteilen jenseits des Gebirgshauptkammes sowie im Hinterland des südlichen Grenzgebietes zur Westsahara bestehen dagegen große Lücken. Entlang aller Verkehrsachsen sowie im Bereich von Orten gibt es jedoch auch hier Netzkontakt. Es steht das GSM 900-Netz zur Verfügung. In Europa übliche Mobiltelefone (Dualband) sind also benutzbar.

Versicherung

Es besteht zwar ein Sozialabkommen zwischen Deutschland und Marokko (Europäische Krankenversicherungskarte ist nötig!), dies wird aber – wenn überhaupt – nur in den öffentlichen Krankenhäusern zur Anwendung kommen, da die privaten Kliniken nicht eingeschlossen sind. Eine private Reisekranken- und Repatriierungsversicherung wird daher dringend angeraten (s. auch Kapitel „Krankenversicherungsschutz bei Auslandsreisen“).

Krankenhäuser/Med. Einrichtungen

(siehe Erläuterungen S. 183)

Agadir

✚ Al Massira Clinique
Corner Av. du Prince Moulay Abdallah / Bd. Mohammed VI
Tel.: +212 (0) 528 843238

✚ Centre Cardiologique du Sud
Avenue Abderrahim Bouabid
Tel.: +212 (0) 528 210921
https://cardio-sud.com
Modernes privates Krankenhaus, das auf internationalem Niveau Versorgung von Herzkrankheiten anbietet.

✚ Clinique Assoulil
Avenue Hassan II, Imm. Assoulil
Tel.: +212 (0) 528 843559

✚ Hôpital Hassan II
Route de Marrakech
Tel.: +212 (0) 528 841477
Größtes staatliches Krankenhaus in Agadir und zumindest bei der Versorgung von schweren Unfällen unumgänglich.

Al Hoceima

✚ Hôpital Mohammed V
Avenue Hassan II
Tel.: +212 (0) 539 982042

Casablanca

✚ Clinique Al Hakim
Rue Lahcen El Arjoune angle Lavoisier
Tel.: +212 (0) 522 862286

✚ Centre Hospitalier Universitaire Ibn Rochd
Tel.: +212 (0) 522 482020, 224109
www.chuibnrochd.ma
Das staatliche Universitätskrankenhaus ist bei schweren Unfällen wahrscheinlich unvermeidlich.

El Jadida

✚ Hôpital Mohammed V
Tel.: +212 (0) 523 342004

Fes

✚ Hôpital Ghassani
Quartier Dhar Mehraz
Tel.: +212 (0) 535 562146

Ifrane

✚ Hôpital 20 Aout
Azrou
Tel.: +212 (0) 535 566134

Kenitra

✚ Hôpital Al Idrissi
Tel.: +212 (0) 537 378696

Larache

✚ Hôpital Ksar El Kebir
Tel.: +212 (0) 539 918806

Marrakech

✚ Hôpital Ibn Toufail
Rue Mohammed El Beqal
Tel.: +212 (0) 524 439395, 439274
www.chumarrakech.ma

✚ Polyclinique du Sud
2, Rue Yougoslavie
Tel.: +212 (0) 524 447999, 447619

Rabat

✚ Clinique Agdal
6 Place Talha, Avenue Ibn Sina
Tel.: +212 (0) 537 777777
www.clinique-agdal.com

✚ Cheikh Zaid – Hopital Universitaire International
Avenue Allal El Fassi Madinat Al Irfane
Tel.: +212 (0) 537 683800, 686868
Das staatliche Universitätskrankenhaus ist bei schweren Unfällen oder schweren internistischen Notfällen die beste Anlaufstelle.

Safi

✚ Hôpital Mohammed V
Tel.: +212 (0) 524 622010

Salé

✚ Clinique Beauséjour
Quartier R'mel, Rue Sbihi Ville Nouvelle
Tel.: +212 (0) 537 781313

Tanger

✚ Clinique Tingis
15, Avenue Abou Bakr Arrazi
Tel.: +212 (0) 539 946990

✚ Hôpital Duc De Tovar
Avenue Sidi Amar
Tel.: +212 (0) 539 932395, 936653

✚ Hôpital Mohammed V
Rue Moulay Rachid
Tel.: +212 (0) 539 930856, 932444
Altes staatliches Krankenhaus.

Tiznit

✚ Hopital Hassan 1er
Tel.: +212 (0) 528 862374

✚ Hôpital Sidi Ifni
Tel.: +212 (0) 4528 875029

Mauritius

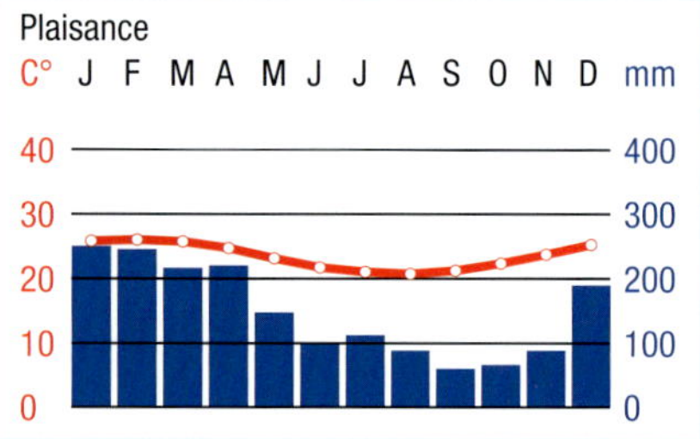

Verkehrsverbindungen

Mauritius ist über seinen internationalen Flughafen Sir Seewoosagur Ramgoolam International Airport bei Mahébourg, ca. 40 km von der Hauptstad Port. Louis entfernt im Südosten der Insel mit zahlreichen internationalen Flugverbindungen gut erreichbar. Es gibt einige weitere kleine Landepisten aber aufgrund der geringen Größe der Insel keinen Binnenflugverkehr.
Mauritius wird von zahlreichen internationalen Kreuzfahrtschiffen angefahren. Es gibt Fährverbindungen zwischen Mauritius und Madagaskar.
Es gibt keinen Eisenbahnbetrieb mehr auf Mauritius aber eine Stadtbahn zwischen der Hauptstadt Port Louis und Curepipe. Die Insel verfügt über ein 1900 km langes, fast vollständig asphaltiertes und gut gewartetes Straßennetz. Wegen der sehr kurvigen Streckenführung, in der sehr hügeligen oder gebirgigen Landschaft ist jedoch im Notfall trotz recht kurzer Entfernungen mit langen Fahrzeiten zu rechnen. Auf der ganzen Insel gibt es Busverbindungen.

Medizinische Infrastruktur

Die medizinische Infrastruktur in den Städten gilt als gut, die Arztdichte ist hoch und praktisch alle Fachrichtungen sind auf der Insel vertreten.
Für eine etwaige stationäre Behandlung ist der Unterschied zwischen „Clinic“ und „Hopital“ entscheidend, letzteres ist ein Krankenhaus im eigentlichen Sinne, ersteres ein kleines meist privates medizinisches Versorgungszentrum. Es gibt 13 staatliche Kliniken mit zusammen über 3500 Betten sowie eine große Zahl von privaten Krankenhäusern, die sich auf bestimmte Krankheitsbilder in hoher Qualität spezialisiert haben. Das Sir Seewoosagur Ramgoolam National Hospital in Pamplemousse ist das größte öffentliche Krankenhaus der Insel und hat einen eigenen Helikopterlandeplatz.
Es gibt ein landesweites Rettungssystem, welches über die unten genannten Notrufnummern auf englisch oder kreolisch aktiviert werden kann. Es muss aber von längeren Aktivierungszeiten als in Deutschland ausgegangen werden
Die Versorgung mit Blutprodukten gilt auf Mauritius als sicher und nach internationalen Standards gescreent, die übliche Zurückhaltung bei Bluttransfusionen sollte dennoch beachtet werden.
Die Versorgung mit allen gängigen Medikamenten und auch mit internationalen Spezifika ist gut, viele Generika kommen aus Indien. Gegebenenfalls müssen selten genutzte Medikamente bestellt werden. In den großen Apotheken sind die meisten internationalen Medikamente verfügbar, allerdings teilweise unter anderen Warenzeichen. Der persönliche Bedarf an Medikamenten für die erste Zeit sollte daher mitgenommen werden.

Sprache der Hilfsorgane

Englisch
Umgangssprache ist Mauritianisch, ein kreolisches Französisch. Auch wenn die offizielle Amtssprache Englisch ist, sind Französischkenntnisse im Notfall von ganz erheblichem Vorteil.

Krankenhaus: Hospital / Hôpital
Apotheke: Pharmacy / Pharmacie
Arztpraxis/Notfallbehandlung: Doctor/Docteur, Doctor's Practice/(Cabinet du) Médecin, Physician, Clinic/Policlinique

Notrufnummern

Notruf: 114 (Medizinischer Notruf)
Polizei: 2081212, 2080034, 2080035
Feuerwehr: 115

Telefonverbindungen

Das Telefonsystem ist flächendeckend und arbeitet zuverlässig. In den Touristenzentren gibt es darüber hinaus einige Internetcafés, in Hotels meist gute Internetverbindungen.

Mobilnetzabdeckung

Die Hauptinsel Mauritius selbst, die unmittelbar vor deren Küste gelegenen kleineren Inseln und das weiter östlich gelegene Rodrigues sind lückenlos mit GSM 900-Netz abgedeckt. In Europa übliche Mobiltelefone können also verwendet werden.

Versicherung

Es besteht kein Sozialabkommen mit Mauritius. Eine private oder dienstliche Auslandsreisekrankenversicherung ist dringend anzuraten. Diese sollte medizinisch sinnvolle Evakuierungen einschließen sowie Repatriierungen. Idealerweise besteht dabei auch Zugang zu einer medizinischen Assistance.

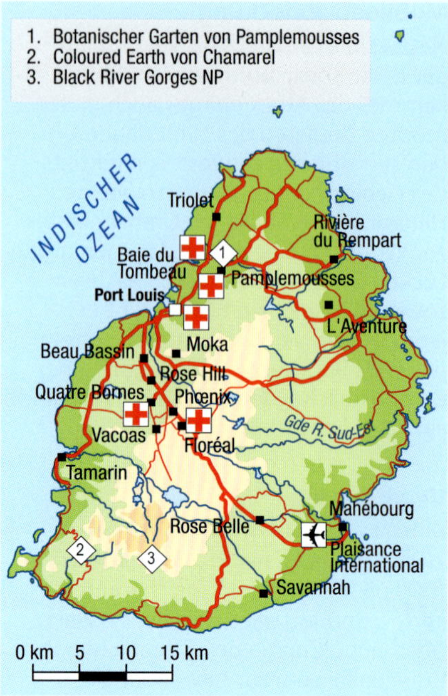

Krankenhäuser/Med. Einrichtungen

(siehe Erläuterungen S. 183)

Baie du Tombeau

Clinique du Nord
Route Royale
Tel.: +230 2472532
Dieses große private Haus bietet mit rund 300 Betten fast alle gängigen Fachabteilungen sowie eine 24-stündige Notaufnahme, Intensivstation und die notwendige bildgebende Diagnostik einschließlich CT und MRT.

Curepipe / Floréal

FC-Care Clinique Darne
Georges-Guibert-Street
Tel.: +230 6012300
www.cliniquedarne.com
Dieses private Haus mit rund 100 Betten verfügt über Notaufnahme, bildgebende Verfahren und bietet die üblichen Reiseimpfungen an.

Pamplemousses

Sir Seewoosagur Ramgoolam National Hospital (SSRNH)
Nordöstlich von Port Louis
Tel.: +230 2464669
Dies ist das größte öffentliche Krankenhaus der Insel und damit Referenz-Krankenhaus. Es ist entsprechend stark frequentiert, bietet aber Notaufnahme, Intensivstation und alle bildgebende Diagnostik. Bei allgemeinen Untersuchungen muss mit teilweise sehr langen Wartezeiten gerechnet werden.

Mexiko

Pamplemousses
C-Care Wellkin Hospital
Royal Road, Moka
Tel.: +230 6051000
www.wellkinhospital.com
Das frühere Apollo-Hospital ist ein modernes privates Krankenhaus mit rund 150 Betten, Notaufnahme, Intensivstation und den gängigen Fachabteilungen.

Quatre Bornes / Candos
Victoria Hospital (Princess Margaret Orthopaedic Centre)
Tel.: +230 4253031
Das Krankenhaus verfügt über eine Druckkammer (Durchwahl 4275135). Im Notfall kann außerhalb der normalen Arbeitszeiten der verantwortliche Arzt (Dr. Sundro) direkt unter der Telefonnummer 2598876 oder 2342650 kontaktiert werden.
Dies ist ein öffentliches Krankenhaus mit rund 400 Betten, Notaufnahme, Intensivstation und den gängigen Fachabteilungen.

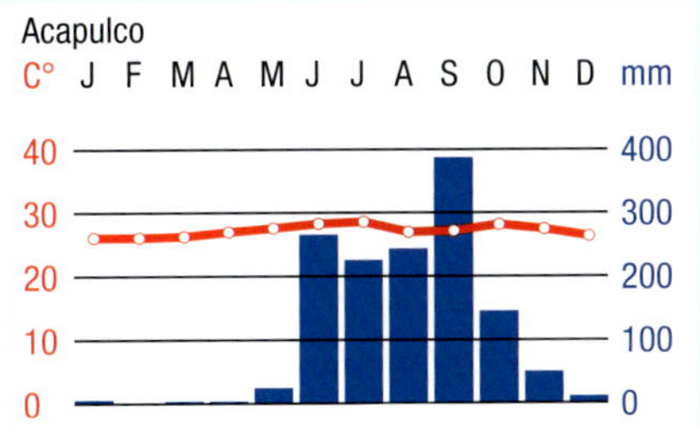

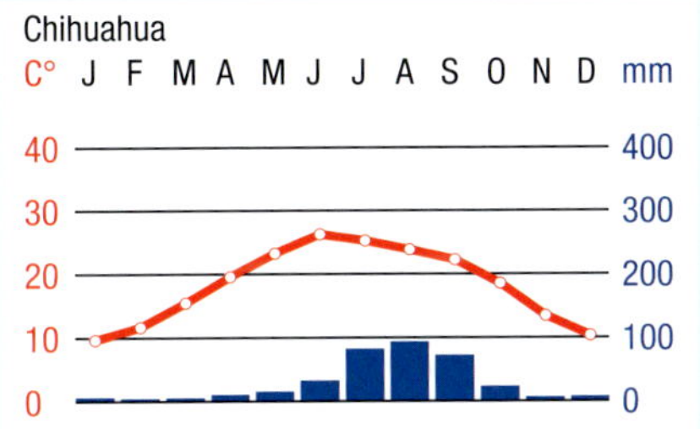

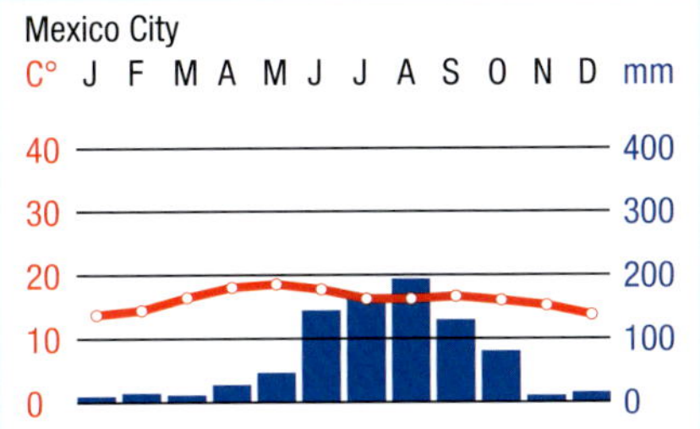

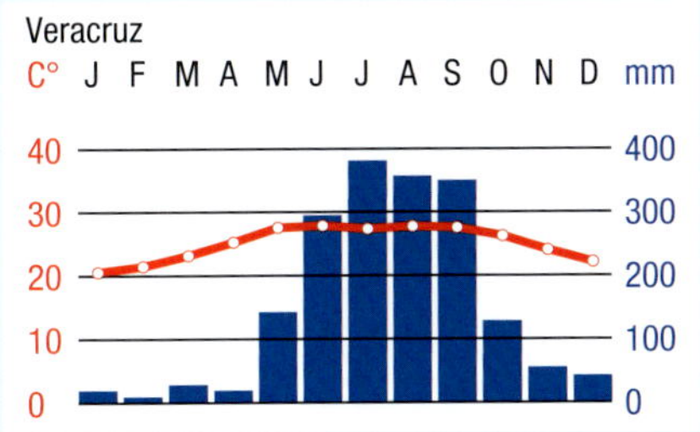

Verkehrsverbindungen

Die meisten internationalen Touristen aus Europa werden Mexiko über seine internationalen Flughäfen erreichen. Mexiko hat neben seiner Hauptstadt Mexiko D. F. zahlreiche weitere Flughäfen, welche sowohl nach USA, Europa und Lateinamerika Verbindungen unterhalten. Auch das Inlandsflugnetz ist gut, viele touristenrelevante Gebiete werden täglich angeflogen. Darüber hinaus gibt es in Mexiko einen sehr intensiven privaten Flugverkehr und entsprechend viele kleine Flugplätze und Landepisten, welche bei Bedarf auch für Ambulanzflüge genutzt werden können.
Das Bahnnetz ist ebenfalls gut ausgebaut, aber wegen der derzeitigen Privatisierung und Streckenstillegungen kann es zu Problemen kommen. International Reisende werden eher Inlandsflüge nutzen.
Mexiko kann von den USA und von seinen südlichen Nachbarn gut über Straßenverbindungen erreicht werden. Der Zustand des über 300 000 km umfassenden Straßennetzes ist recht gut (ca. 30 % sind asphaltiert), es gibt auch diverse Schnellstraßen (mautpflichtig). Trotzdem muss wegen der enormen Entfernungen insbesondere einiger abgelegenerer Touristenziele von den Zentren oder wegen extremen Verkehrs in den Ballungsräumen im Notfall mit langen Fahrzeiten gerechnet werden (Beispiele jeweils von/nach Mexico City: Cancún, Chihuahua, Tujuana ca. 35 Std., Acapulco 4 Std., Oaxaca 10 Std.). Im ganzen Land ist mit nicht angekündigten Fahrbahnschwellen zu rechnen! Straßensperren durch die Polizei sind nicht ungewöhnlich.
Achtung: Reisen ins Hinterland von Guerrero oder das Hochland von Chiapas sollten nicht ohne professionelle Führung unternommen werden. Hierzu am besten auch Hinweise des Auswärtigen Amtes (https://www.auswaertiges-amt.de/) beachten.
Die atlantischen und pazifischen Häfen Mexikos werden regelmäßig von den internationalen Kreuzfahrtschiffen angefahren. Zwischen vielen der vorgelagerten Inseln an beiden Küsten verkehren Personen- und Autofähren.

Medizinische Infrastruktur

Die medizinische Infrastruktur gilt als gut mit zahlreichen staatlichen und privaten Krankenhäusern, von denen viele internationalen Standard erreichen. Sie variiert aber landesweit sehr. So liegen etliche Touristenziele in Bereichen spärlicher Versorgung bzw. großer Entfernungen zum nächsten Krankenhaus. Die privaten Kliniken sind zum überwiegenden Teil gut ausgestattet. Ein Rettungswesen mit gut ausgebildetem Personal und zuverlässigen Einsatzfahrzeugen existiert in Mexiko nur bedingt, es wird im wesentlichen von Fahrzeugen und Personal des Mexikanischen Roten Kreuzes angeboten. Die großen Distanzen bedingen bei Verlegungen oft sehr lange Fahrtzeiten zu einer Klinik. Medizinische Hubschraubertransporte sind unzuverlässig und selten verfügbar. Die Apothekendichte ist hoch, alle wichtigen Medikamente und die meisten internationalen Präparate sind problemlos zu bekommen. Patienten, die auf selten benötigte Medikamente angewiesen sind, sollten einen ausreichenden Vorrat mitführen.
Achtung Taucher: Bei Tauchunfällen stehen nur in den Haupttauchgebieten Druckkammern zur Verfügung! An abgelegenen Tauchplätzen ist wegen der enormen Entfernungen nicht mit adäquater medizinischer Hilfe zu rechnen. Dies sollte bei Tauchaktivitäten beachtet werden.

Mexiko (Forts.)

Wichtige Anmerkung: Mexiko City liegt 2300 m hoch. Reisende müssen 1–2 Akklimatisationstage einplanen und über die Symptome der akuten Höhenkrankheit aufgeklärt werden. Risikoreisende, insbesondere solche mit Lungenerkrankungen, benötigen eine individuelle höhenmedizinische Beratung. Die Luftqualität von Mexiko City gilt nach Angaben der Weltgesundheitsorganisation (WHO) als eine der schlechtesten der Welt.

Sprache der Hilfsorgane

Die Landessprache ist Spanisch. Behörden und medizinische Dienstleister sprechen Spanisch, Englisch ist eher die Ausnahme. Ärzte in Privatkliniken können gelegentlich etwas besser Englisch. Bei Inanspruchnahme medizinischer Hilfe oder auch bei Behördengesprächen sollte man sich um einen Übersetzer bemühen (z. B. Reiseleitung) oder idealerweise eine medizinische Assistance im Hintergrund haben!

Krankenhaus: Hospital, Clinica, Centro Médico
Apotheke: Farmacia, Bótica
Arztpraxis/Notfallbehandlung: Consultorio, Centro Médico

Notrufnummern

Notruf: 060
Polizei: 060
Feuerwehr: 060

Telefonverbindungen

Insbesondere abseits der Zentren kann es gelegentlich schwierig sein, ein öffentliches Telefon zu finden. Hotels besitzen meist auch auf dem Land eine Telefonmöglichkeit für die Gäste. Internetcafés gibt es in allen Landesteilen, insbesondere in den Tourismusregionen, sie werden aber zunehmend weniger.

Mobilnetzabdeckung

Bedingt durch die Geographie und Landesinfrastruktur ist die Mobilnetzabdeckung in Mexiko äußerst heterogen: In weiten Bereichen des Kultur- und Naturtourismus (Baja California, Sonora-Wüste, Maya-Stätten u. a.) besteht nicht überall Netzkontakt, auch wenn dieser zunehmend ausgebaut wird. In allen großen Städten und touristisch relevanten Gebieten entlang der Küste besteht nahezu lückenloser Netzkontakt. Allerdings steht nur das GSM 1900-Netz zur Verfügung. Damit können in Europa übliche Mobiltelefone (Dualband) nicht verwendet werden, mit Triband-Telefonen kann dagegen telefoniert werden.

Versicherung

Es besteht kein Sozialabkommen mit Mexiko, die gesetzlichen Krankenkassen übernehmen daher keinerlei Kosten im Land und ohnehin keinen Transport. Eine private Reisekrankenversicherung inkl. Repatriierung (idealerweise mit medizinischen Assistanceleistungen) ist jedem Reisenden dringend zu empfehlen!

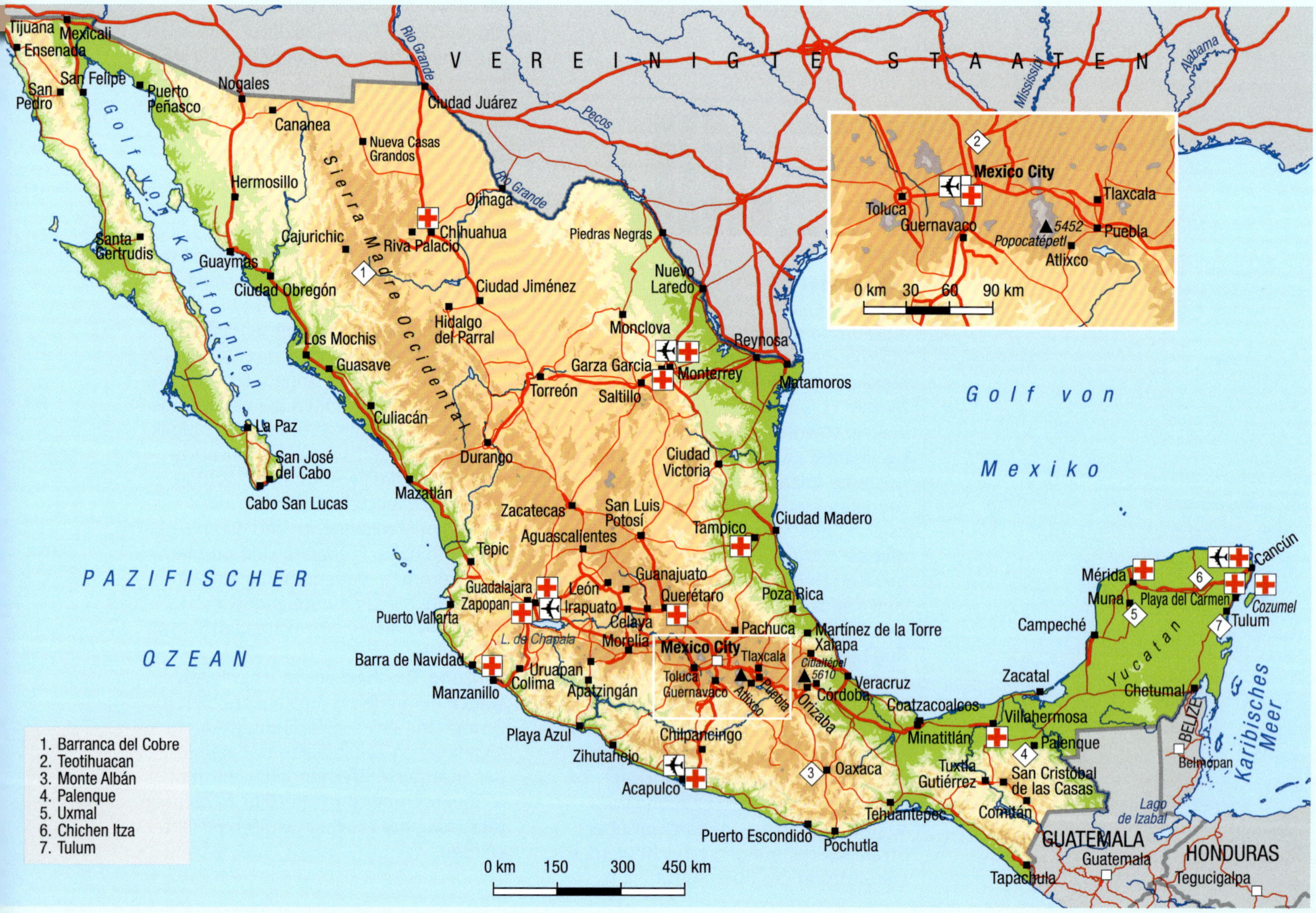

Krankenhäuser/Med. Einrichtungen

(siehe Erläuterungen S. 183)

Acapulco

✚ Hospital General de Acapulco
Av. Rufo Figueroa 6, Col. Burocrates
Tel.: +52 (01) 74 4852127
✚ Hospital Privado Magallanes
2, Wilfrido Massieu, Magallanes
Tel.: +52 (01) 74 4856597

✚ Hospital Santa Lucia
Vasco Nunez de Balboa 1003
Tel.: +52 (01) 744 4864351
www.hospitalsantalucia.net

Cancun

✚ Hospiten Cancun
Av. Bonampak Lote 7 A, Mz 2, SM 10
Tel.: +52 (01) 998 8813700
https://hospiten.com/en/hospitals-and-centers/hospiten-cancun

Chihuahua

✚ Clinica Del Parque
(Grupo Christus Muguerza)
Calle Dr. Pedro Leal, B., Zona Centro
Tel.: +52 (01) 614 4397979,
+52 4397953 (Notfälle)

Cozumel

✚ Centro de Especialidades medicas
20 Norte Av. 425 entre 8 y 10
Tel.: +52 (01) 987 8727232, 8721419

Garza Garcia

✚ Hospital Santa Engracia
Av. Frida Kahlo 180
Tel.: +52 (01) 81 83687777

Guadalajara

✚ Hospital Angeles Del Carmen
Tarascos 3435
Tel.: +52 (01) 33 38130042,
3+52 8131224 (Notfall)
www.hospitalesangeles.com/delcarmen/

✚ Hospital Mexico-Americano
Colomos 2110
Tel.: +52 (01) 33 36483333
www.hma.com.mx

Manzanillo

✚ Clinica Medica Pacifico
Av. Palma Real 10, Blvd. Miguel da la Madrid km 13
Tel.: +52 (01) 314 3333047, 3340385

Merida

✚ Centro Medico de las Americas
Calle 54 No. 365 x Avenue Perez Ponce
Tel.: +52 (01) 999 9262111,
+52 9273199 (Notfall)

✚ Clinica de Merida
Av. Itzáes No 242, Col. Garcia Gineres
Tel.: +52 (01) 999 9421800
www.clinicademerida.com.mx

Mexico City

✚ Hospital ABC Santa Fé
Carlos Graef Fernández No. 154
Col. Tlaxala Santa Fé
Tel.: +52 (01) 55 11031600,
+52 11031666 (Notfall)

✚ Hospital Angeles Lomas
Vialidad de la Barranca No. 22,
Col. Valle de las Palmas
Huixquilucan / Mexiko City
Tel.: +52 (01) 55 52465000
https://hospitalangeles.com/lomas

✚ Hospital Dalinde
Tuxpan No. 25, Col. Roma
Tel.: +52 (01) 55 52652800,
+52 652805 (Notfall)
https://www.dalinde.com/

✚ Hospital Espanol
Av. Ejercito Nacional 613
Tel.: +52 (01) 55 52559600,
+52 559645 (Notfall)
www.hespanol.com

✚ Hospital Angeles del Pedregal
Camino a Santa Teresa No 1055,
Col. Heroes de Padierna
Tel.: +52 (01) 55 54495500,
+52 56526987 (Notfall)
https://hospitalangeles.com/pedregal

Monterrey

✚ Hospital Alta Especialidad
(Grupo Christus Muguerza)
Av. Hidalgo 2525 Poniente
Tel.: +52 (01) 81 83993400

✚ Hospital San José Tec de Monterrey
Av. Morones Prieto #3000 Pte.
Tel.: +52 (01) 81 83471010
www.tecsalud.mx/hospitalsanjose

Playa del Carmen Quintana Roo

✚ Hospiten Riviera Maya
Calle Balamcanché Lote 1, MZA 30
Tel.: +52 (01) 984 8031002

Santiago de Queretaro

✚ Hospital Angeles Queretaro
Bernardino del Razo 21
Tel.: +52 (01) 442 1923000,
+52 2155901 (Notfall)
https://hospitalesangeles.com/queretaro/

✚ Hospital San José
Prol. Constituyentes 302
Tel.: +52 (01) 442 2110080
www.hospitalsanjose.com

Tampico

✚ Hospital Beneficencia Espanola
Av. Hidalgo 3909
Tel.: +52 (01) 833 2412363
www.bene.com.mx

Villahermosa

✚ Hospital del Sureste
Regino Hernandez Llergo No. 103
Tel.: +52 (01) 993 3151241, 3152066

Zapopan

✚ Hospital Jardines de Guadalupe
Av. Manuel J. Clouthier 669
Tel.: +52 (01) 33 36201002

✚ Hospital Real San Jose
Av. Lazaro Cardenas Esquina 4149
Tel.: +52 (01) 33 10788900,
107888911 (Notfall)
www.hrsj.com.mx

Druckkammern (24 h Bereitschaft):

Acapulco

Hospital Base Naval, XVIII Zona Naval
Icacos (gegenüber vom Hyatt Hotel)
Mit Hubschrauber-Landeplatz

Cozumel

Bueco Medico Mexicano
Calle 5 Sur, #21San Miguel
Englisch sprechende Ärzte, alle in hyperbarer Medizin ausgebildet

Playa del Carmen

Bueco Medico Mexicano
Avenida 10 Esq. 28 Nte.
Tel.: +52 (0)984 873-1365 oder -1216
Englisch sprechende Ärzte

Myanmar

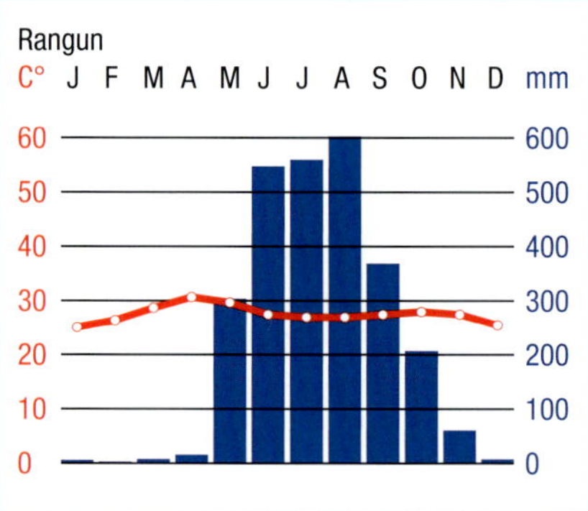

Verkehrsverbindungen

Myanmar kann über die internationalen Flughäfen von Rangun (Yangon) und Mandalay und sowie den Flughafen in der Hauptstadt Naypyidaw (auch bekannt als Ela Airport) aus dem Ausland angeflogen werden. Innerhalb des Landes gibt es einige weitere nationale Flughäfen, die die jeweiligen Städte mit Rangun oder Mandalay verbinden. Aufgrund der relativ schlechten Straßenverbindungen werden größere Strecken innerhalb Myanmars von den meisten internationalen Reisenden mit dem Flugzeug zurückgelegt.
Auf dem Landweg bestehen Grenzübergänge von Thailand, China und Laos, die Grenze nach Indien und Bangladesh ist meist für ausländische Touristen offiziell nicht passierbar. In den Grenzgebieten zu Bangladesh und Indien stellen regionale Unruhen durch aufständische Regierungsgegner in den letzten Jahren häufig ein Reisehindernis dar.
Das Straßennetz in Myanmar ist zwischen den größeren Städten inzwischen recht gut nutzbar, in ländlichen und abgelegeneren Gebieten aber weiterhin nur teilweise ausgebaut und aufgrund des oft schlechten Zustandes nur mit langen Fahrzeiten nutzbar. Von nächtlichen Fahrten auf den Straßen wird außerhalb der großen Städte abgeraten.
Es gibt ein Eisenbahnnetz, das vor allem aus der von Mawlamyine über Rangun und Mandalay nach Myitkyina verlaufenden Nord-Süd-Strecke sowie aus von dieser Strecke abgehenden Seitenlinien besteht.
Myanmar hat mehrere Seehäfen und wird inzwischen auch von internationalen Kreuzfahrtschiffen angefahren. Ebenfalls werden Flusskreuzfahrten innerhalb des Landes angeboten.

Medizinische Infrastruktur

Die medizinische Versorgung in Myanmar ist trotz der vorsichtigen Öffnung des Landes gegenüber internationalen Investoren seit einigen Jahren immer noch nicht auf internationalem Standard. Obwohl viele der Fachärzte in Myanmar ihre Ausbildung in Großbritannien absolviert oder dort gearbeitet haben, arbeiten die Krankenhäuser auf einem relativ niedrigen Standard, besonders außerhalb von Rangun oder der Hauptstadt Naypyidaw.
In schwereren Fällen oder wenn ein längerer Krankenhausaufenthalt notwendig ist, sollte für internationale Reisende eine Evakuierung nach Singapur oder Bangkok in Betracht gezogen werden. Dies gilt ebenfalls für planbare Eingriffe wie Operationen, interventionelle kardiologische Eingriffe oder komplexere Diagnostik. Solche Evakuierungen können durch zivile und militärische Genehmigungsverfahren verzögert werden, die besonders mühsam sein können, wenn die Evakuierung von einem kleineren Inlands- oder Bezirksflughafen erfolgt und nicht von einem der internationalen Flughäfen. Vor der Evakuierung ist möglicherweise eine vorübergehende Krankenhausaufnahme erforderlich. Reisende sollten sich nach Möglichkeit an ihre medizinische Assistance wenden, bevor sie sich behandeln lassen. Wenn sie in ein Krankenhaus in Myanmar aufgenommen werden müssen, sollten sie dafür sorgen, dass ihr medizinischer Assisteur ihre Behandlung eng überwacht.
Bei ambulanter und stationärer medizinischer Versorgung wird fast immer Barzahlung oder eine Kostendeckung mit Kreditkarte verlangt.
Es gibt in Myanmar kein öffentliches Rettungssystem. Krankentransporte müssen selbstständig organisiert werden. Einige private und öffentliche Krankenhäuser verfügen über Krankenwagen, diese sind aber keine Rettungsfahrzeuge, in denen ein modernes „Pre-Hospital-Care“ möglich ist.
Trotz anhaltender Bemühungen, die Sicherheit von Blutspenden zu erhöhen, gelten Blutprodukte in Myanmar derzeit nicht als sicher. Reisenden wird geraten, bei notwendigen Bluttransfusionen, soweit eben machbar, eine Evakuierung nach Bangkok oder Singapur zu erwägen.
Rangun und Mandalay sowie auch eine Reihe weiterer Städte haben größere und kleinere öffentliche Apotheken. Viele internationale Medikamente sind im Land erhältlich, allerdings nicht durchgehend und nicht immer in zuverlässigem Zustand. Medikamentenfälschungen werden immer wieder beobachtet und abgelaufene Medikamente in den Handel gebracht. Viele Medikamente werden aus Indien importiert, wo häufig völlig andere Warenzeichen als in Europa und Nordamerika verwendet werden. Reisende sollten einen ausreichenden Vorrat an benötigten Medikamenten mitführen und die Wirkstoffe kennen, da die Handelsnamen variieren können.

Sprache der Hilfsorgane

Birmanisch bzw. burmesisch. Englisch wird landesweit als Handelssprache genutzt (in den nördlichen Provinzen gibt es dem Bengali verwandte lokale Sprachen).

Krankenhaus: Hospital
Apotheke: Pharmacy
Arztpraxis/Notfallbehandlung:
Clinic, Medical Center

Notrufnummern

Polizei: 199
Feuerwehr: 191

Telefonverbindungen

In größeren Städten ist eine internationale Direktwahl möglich, in ländlichen Gegenden und kleineren Städten wird dies ebenfalls zunehmend Standard.
In den Postämtern befinden sich noch öffentliche Telefongeräte, aufgrund der zunehmenden Nutzung von Mobiltelefonen ist die Verfügbarkeit aber zunehmend weniger zuverlässig.

Mobilnetzabdeckung

GSM 900/1800, Dualbandnetz. Der Sende- und Empfangsbereich für Mobilfunk ist in städtischen Gebieten vorhanden, in wenig besiedelten Gegenden nicht immer sicher gewährleistet. Es bestehen keine zuverlässigen Roaming-Abkommen mit internationalen Mobilfunkanbietern, daher wird empfohlen, eine lokale SIM-Karte bei Anreise zu erwerben. Die Datenverbindung über diese Anbieter ist jedoch sehr langsam und kann selten für eine Internetverbindung genutzt werden. Internetverbindungen sind in den großen Hotels oder Internetcafés verfügbar, diese werden allerdings staatlich kontrolliert und zensiert.

Versicherung

Es besteht kein Sozialabkommen mit Myanmar. Bei Inanspruchnahme von Gesundheitsdienstleistungen wird fast immer direkte Bezahlung verlangt. Eine private oder bei Dienstreisen über den Arbeitgeber abgeschlossene Auslandsreisekrankenversicherung ist daher unter anderem auch für ggf. notwendige oder gewünschte Rücktransporte dringend anzuraten!

Krankenhäuser/Med. Einrichtungen

(siehe Erläuterungen S. 183)

Lashio

Lashio General Hospital
Theinddi Road, Lashio City
Tel.: +95 82 210-24, -23

Das staatliche Krankenhaus ist mit rund 200 Betten das größte in der Region und damit Referenzhaus für Verkehrsunfälle. Es verfügt über eine Innere Abteilung und Chirurgie sowie einige weitere Fachärzte. Das Haus arbeitet allerdings nicht auf internationalem Standard und sollte nur für kleinere Fälle oder zur Stabilisierung vor einer Evakuierung genutzt werden.

Mandalay

✚ City Hospital
Theik Pan Street, Between 65th & 66th Street, Maha Aung Myay
Tel.: +95 2 2668-51, -52
Private Klinik mit rund 100 Betten und den wesentlichen Fachabteilungen wie Innere Medizin, Chirurgie und bildgebende Diagnostik. Das Krankenhaus hat eine 24-stündige Notaufnahme.

✚ Nyein Hospital
No. (333), 82nd Str., Between 29th & 30th Str.
Tel.: +95 2 65460, 32050, 34795
Privates Krankenhaus mit ca. 150 Betten und den wesentlichen Fachabteilungen sowie bildgebender Diagnostik. Das Krankenhaus betreibt eine 24-stündige Notaufnahme und verfügt über zwei Krankentransportfahrzeuge.

✚ Mandalay General Hospital
30th Street, Between 74th Street & 75th Street, Chan Aye Tha Zan Township
Tel.: +95 2 39001
Staatliches Krankenhaus und mit rund 800 Betten das größte in der Region. Es verfügt über fast alle Fachabteilungen, arbeitet aber nicht auf internationalem Standard und wird sehr stark frequentiert. Das Gebäude befindet sich in keinem guten Erhaltungszustand, die technische Ausstattung ist mäßig.

Mawlamyine (Moulmein)

✚ Ngwe Moe Hospital
No 76, Upper Main Road
Pabadan Quarter
Tel: + 95 57 26702
Kleines privates Krankenhaus mit einigen nationalen Fachärzten und wahrscheinlich die erste Adresse in Mawlamyine in günstiger Nähe zum Flughafen. Es gibt keine Intensivstation, aber das Haus kann zur ersten Diagnostik und Stabilisierung vor einer Evakuierung genutzt werden.

✚ Yadanar Mon Hospital
No 401 (C), Lower Main Road
Mayangone Quarter
Tel.: + 95 57 25705
Kleines Krankenhaus, das vor allem für ambulante allgemeinmedizinische Fälle oder vor einer Evakuierung genutzt werden kann. Es verfügt über einen Zahnarzt.

Naypyidaw

✚ Outara Thiri Hospital
Corner of Yazathingaha Road and Nay Pyi Taw Station Road
Outara Thiri Township
Tel.: +95 9 49211502 und +95 9 67417003
Privates 100-Betten-Krankenhaus mit bildgebender Diagnostik sowie chirurgischer und internistischer Expertise. Die meisten Fachärzte kommen bei Bedarf aus dem staatlichen Krankenhaus. Es gibt eine 24-stündige Notaufname, die allerdings nicht internationalem Standards genügt. Allgemeinmedizinische Erstversorgung ist aber gut möglich.

✚ Naypyidaw General Hospital
Min-galar-Thikedi Ward, Near Thapyay-Gone Junction
Tel.: +95 67 420096
Großes staatliches Krankenhaus und mit rund 1000 Betten das größte in der Region. Es verfügt über alle wesentlichen Fachabteilungen und gilt als regionales Referenzzentrum für die meisten schweren Fälle sowie für Verkehrsunfälle. Das Krankenhaus hat eine gute 24-stündige Notaufnahme.

Rangun

✚ The Yangon General Hospital (YGH)
Bogyoke Aung San Road
Lanmadaw 11131
Tel.: +95 1 256112 (Zentrale)
Großes, altes öffentliches Krankenhaus mit den wesentlichen Fachabteilungen und 24-stündiger Notaufnahme. Es ist das nationale Referenzzentrum für die meisten Krankheiten. Es hat keinen internationalen Standard, kann aber bei Notfällen zur vorläufigen Diagnostik und Stabilisierung genutzt werden. Große Teile des Krankenhauses befinden sich in historischen Gebäuden, die jedoch schlecht instandgehalten sind. Die Klinik ist meist sehr stark frequentiert.

✚ International SOS Clinic
Inya Lake Hotel, 37 Kaba Aye Pagoda Rd.
Tel: +95 1 657922 (Festnetz) oder +95 9 420114536 (Mobiltelefon)
Private ambulante Klinik, die vor allem internationale Reisende betreut und von internationalen und nationalen Ärzten geführt wird. Hier können allgemeinmedizinische Fälle behandelt und eine allgemeine Diagnostik betrieben werden. Schwere Traumata und Herzinfarkte müssen in andere private Krankenhäuser überwiesen werden.

✚ Victoria Hospital
No.68, Taw Win road, 9 Mile
Mayangone Township
Tel.: +95 1 9666141 und +95 9 783666141-144
www.victoriahospitalmyanmar.com

Relativ neues und recht modernes privates Krankenhaus mit ca. 100 Betten, allen wesentlichen Fachabteilungen, bildgebender Diagnostik sowie einem großen ambulanten Bereich. Die Notaufnahme ist 24 Stunden dienstbereit. Das Krankenhaus hat eigene Krankentransportfahrzeuge.

✚ Shwe Gon Dine Hospital
7 East Shwe Gon Dine Road
Bahan Township
Tel.: +95 1 541187
Privates Krankenhaus mit ca. 100 Betten, einer Notaufnahme, den wichtigsten Fachabteilungen sowie bildgebender Diagnostik.

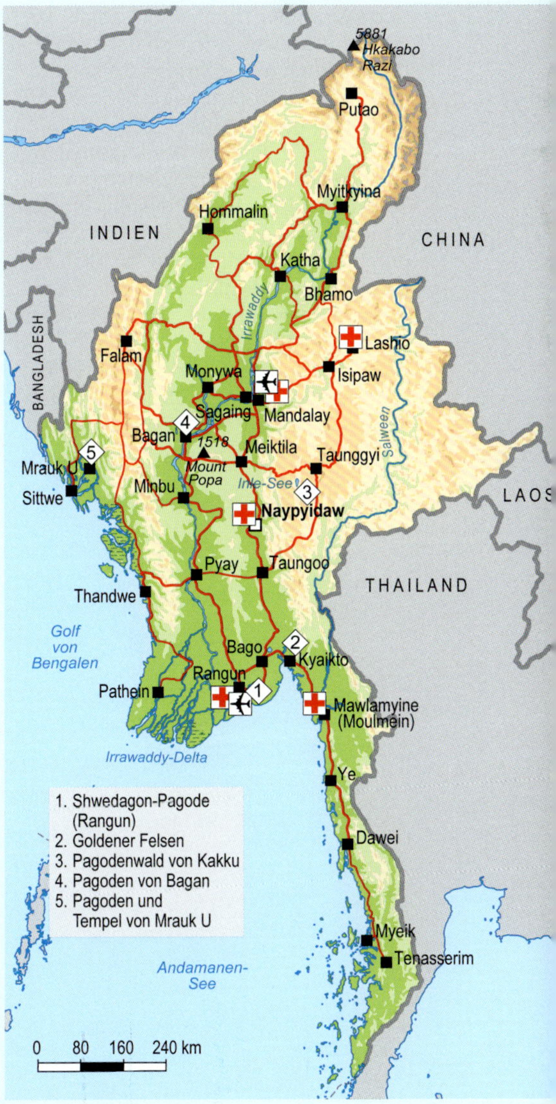

Namibia

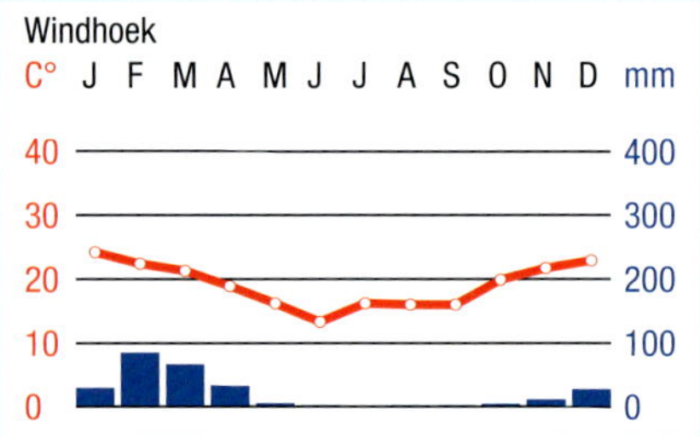

Verkehrsverbindungen

Namibia ist über den internationalen Flughafen Windhoek von vielen Zielen in Europa sowie von Südafrika aus gut zu erreichen. Im gesamten Land gibt es zahlreiche regionale und örtliche Landebahnen sowie zahlreiche private kleine Flugzeuganbieter.
Inzwischen ist Namibia von allen Nachbarländern auch über Straßen zugänglich, vor allem die Verbindungen nach Südafrika sind gut ausgebaut. Die Hauptachsen des Landes sind asphaltiert und meist in sehr gutem Zustand. Die unbefestigten Verbindungsstraßen im Landeszentrum sind fast immer ebenfalls gut befahrbar. Probleme können während der Regenzeit (Auswaschungen) auftreten. Nebenstraßen im Landeszentrum und Westen sind bei vorsichtiger Fahrweise (20–30 km/h) außerhalb der Regenzeit mit normalem PKW befahrbar. Im Nordwesten (Kaokoveld) und Teilen des Nordostens (Kaudom Nationalpark) und des Caprivi (Kwanndumu Nationalpark) ist ein Allradfahrzeug ganzjährig unerlässlich (in Regenzeit teilweise unpassierbar). In Namibia herrscht wie in Südafrika Linksverkehr.
Das teilweise noch aus deutscher Zeit stammende Schienennetz wird seit den 1990er Jahren ausgebaut und erneuert, sodass auch einige Eisenbahnstrecken im Land zur Verfügung stehen.

Medizinische Infrastruktur

Namibia bietet nur sehr eingeschränkt medizinische Versorgung auf internationalem Standard. Bisher sind noch alle Ärzte in Namibia außerhalb des Landes ausgebildet worden. Gute medizinische Hilfe ist nur in den größeren Orten zu bekommen. Dort sind fast immer kleinere öffentliche Krankenhäuser mit begrenzter technischer Ausstattung vorhanden, in sehr abgelegenen Gebieten im Nordwesten und im Grenzgebiet zu Angola allerdings nicht immer mit ärztlichem Personal. Neben den staatlichen Krankenhäusern gibt es in den größeren Städten auch private Einrichtungen, die gute Versorgung anbieten, allerdings muss bei komplexen internistischen oder chirurgischen Fällen immer auf die staatlichen Einrichtungen zurückgegriffen werden.

Aufgrund der Entfernungen ist trotz guter Verkehrsverbindungen mit längeren Zeiträumen zu rechnen, bis Hilfe erreicht werden kann. Bei gravierenden Notfällen sollte unbedingt versucht werden, eines der unten genannten Krankenhäuser zu erreichen, wobei eigentlich nur die Kliniken in Windhoek zur Versorgung von Schwerverletzten eingerichtet sind. Die Krankenhäuser in Walvis Bay und Swakopmund sind für komplexe medizinische Fälle nicht geeignet. In den größeren Städten ist gute zahnärztliche Versorgung gegeben.
Krankenhäuser und Praxen verlangen vor medizinischer Behandlung direkte Bezahlung (Bargeld oder Kreditkarte).
Internationale Arzneimittel sind fast landesweit erhältlich, zumindest nach Bestellung.
Die Ausstattung der Apotheken ist praktisch überall sehr gut.
Blutprodukte werden in Namibia nach internationalem Standard gescreent, allerdings muss berücksichtigt werden, dass die Inzidenz von durch Blut übertragbaren Krankheiten wie AIDS oder Hepatitis B im Land hoch ist.

Sprache der Hilfsorgane

Neben lokalen Sprachen und Afrikaans ist Englisch Standard, gelegentlich wird auch noch Deutsch gesprochen. Fast alle Ärzte und Krankenschwestern sprechen Englisch.

Krankenhaus: Hospitaal, Hospital
Apotheke: Apoteek, Pharmacy
Arztpraxis/Notfallbehandlung: Arts, Doctor, Clinic, Policlinic, Health Care Center

Notrufnummern

Notruf: 211111
Polizei: 211111
Telefonauskunft National: 1188
Telefonauskunft International: 1193

Telefonverbindungen

Im Wesentlichen sehr gut. Nur an wenigen Stellen gibt es noch „Farmlines“ (mehrere Teilnehmer teilen sich eine Leitung).

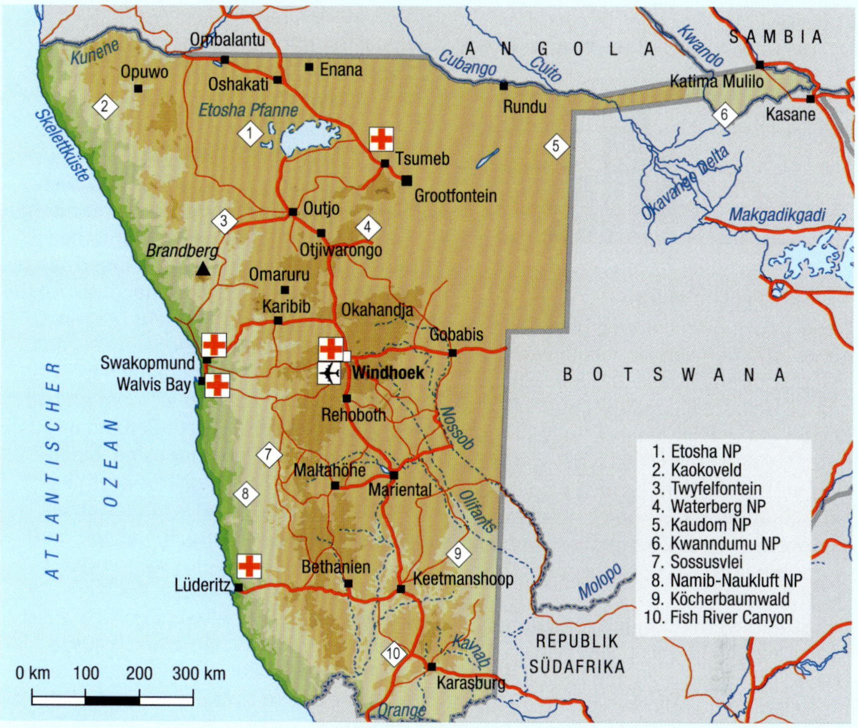

Mobilnetzabdeckung

Die Netzverbindungen wurden inzwischen erheblich erweitert, sodass das Netz in praktisch allen mittelgroßen und größeren Orten verfügbar ist, sowie entlang der asphaltierten Hauptstraßen im Landeszentrum (Rehoboth – Okahandja, Windhoek – Gobabis und Waterberg – Outjo) sowie in der Namib Wüste entlang der B2 nach Swakopmund, entlang der Achse Grootfontein – Oshikango (Kwando), entlang der Verbindung Windhoek – Gobabis und im Hinterland südlich der Achse Walvis Bay – Windhoek. Stellenweise besteht Netz entlang des Oranje sowie im Großraum Aus – Bethanien – Helmeringhausen. Es steht das GSM 900-Netz steht zur Verfügung. In Europa übliche Mobiltelefone (Dualband) sind also benutzbar.

Versicherung

Es besteht kein zwischenstaatliches Sozialabkommen mit Namibia. Der Abschluss einer privaten Auslandskrankenversicherung ist dringend empfohlen. Diese sollte unbedingt den Rücktransport, sobald dieser medizinisch sinnvoll ist, einschließen.

Krankenhäuser/Med. Einrichtungen

(siehe Erläuterungen S. 183)

Lüderitz

Lüderitz District Hospital
Tel.: +264 (0)63 202446
Einziges Krankenhaus in Lüderitz. Es verfügt über eine 24-stündige Notaufnahme, Röntgenabteilung und ein Labor für Blutuntersuchungen. Das Krankenhaus stellt auch die Rettungsfahrzeuge für die Region. Komplexere internistische und chirurgische Fälle müssen verlegt werden.

Swakopmund

Swakopmund State Hospital
Tel.: +264 (0)64 4106000

Mediclinic Swakopmund
Franziska van Neel Street
Tel.: + 264 (0)64 412200
www.mediclinic.co.za/en/swakopmund/home.html
Privates Krankenhaus mit 55 Betten sowie einer 24-stündiger Notaufnahme und Röntgenabteilung. Allerdings können keine komplexeren internistischen oder chirurgischen Fälle behandelt werden.

Tsumeb

Tsumeb State Hospital
Hospital Street
Tel.: +264 (0)67 224300 oder 221001
Kleines Krankenhaus mit 24-stündiger Notaufnahme durch einen Allgemeinmediziner sowie einem Rettungsfahrzeug. Kleinere chirurgische Eingriffe sind möglich, komplexe kardiologische Fälle müssen evakuiert werden.

Walvis Bay

Walvis Bay State Hospital
Tel.: +264 (0)64 216300

Welwitschia Hospital (Walvis Bay Medipark)
Dr Putch Harries Drive, Welwitschia Medipark
Tel.: + 264 (0)64 218911
www.erongomedical.com
Privates 46 Betten-Krankenhaus, das durch Allgemeinmediziner geführt wird, jedoch über eine 24-stündige Notaufnahme und Röntgenabteilung verfügt. Für ambulante Termine stehen die gängigen Fachärzte zur Verfügung. Das Krankenhaus verfügt über eine Überdruckkammer zur Behandlung von Tauchunfällen.

Windhoek

Medi Clinic Windhoek
Heliodoor Street, Eros Park
Tel.: +264 (0)61 222687, 4331000
www.mediclinic.co.za/en/windhoek/home.html
Privates Krankenhaus mit 120 Betten und den meisten Fachabteilungen.
Es verfügt über eine Notaufnahme und eine Röntgenabteilung einschließlich CT. Kardiologische Notfälle müssen meist überwiesen werden.

Rhino Park Private Hospital
Hosea Kutako Drive
Tel.: +264 (0)61 375000
https://www.hospital-namibia.com
Privates Krankenhaus mit 150 Betten mit einem Schwerpunkt auf Geburtshilfe und Neonatologie. Es gibt keine eigentliche Notaufnahme.

Roman Catholic Hospital
92 Werner List Street
Tel.: +264 (0)61 2702911, 2702143, 2702158 (Notaufnahme)
Private Klinik mit rund 120 Betten sowie einer 24-stündigen Notaufnahme, einer Intensivstation, Operationssälen und den wesentlichen Fachabteilungen. Komplexe internistische oder chirurgische Notfälle werden evakuiert.

Windhoek State Hospital
Ooivar Street
Tel.: + 264 (0)61 2039111
Größtes Krankenhaus Namibias mit über 1000 Betten. Das Haus verfügt über alle wesentlichen Fachabteilungen sowie eine Notaufnahme und eine Röntgenabteilung. Komplexe Notfälle werden hier behandelt, bei kleineren Fällen sind die privaten Krankenhäuser eher empfohlen.

Nepal

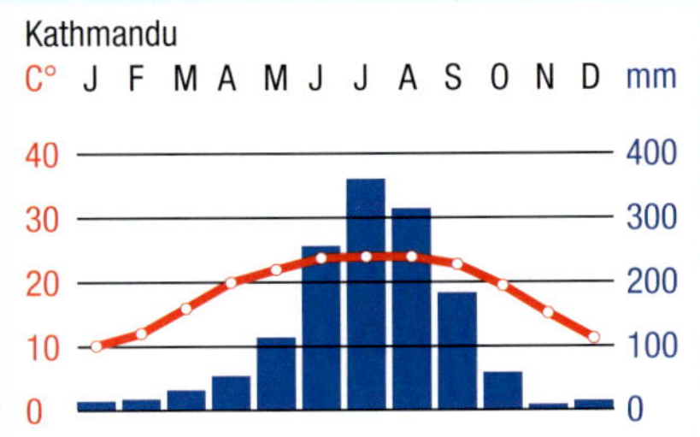

Verkehrsverbindungen

Nepal ist auf dem Luftweg über den einzigen internationalen Flughafen von Kathmandu gut erreichbar. Darüber hinaus gibt es kleinere Flugplätze innerhalb des Landes und entsprechende Verbindungen. Die beliebten Himalaya-Regionen sind oft nur auf dem Landweg oder per Hubschrauber erreichbar. Hubschrauber sind wetter- und höhenbedingt oft nicht verfügbar und müssen zudem vorab bezahlt werden.
Die Straßenverbindungen rund um Kathmandu, von dort nach Pokhara, Lhasa (Tibet) sowie zu den Nationalparks im Tiefland sind relativ gut. Trotzdem muss viel Zeit auch für kleinere Distanzen eingeplant werden! In Nepal herrscht Linksverkehr. Im Sherpa-Gebiet gibt es nach wie vor keine Straßen. Hier muss alles zu Fuß oder mit Tragtieren transportiert werden (auch Patienten!).
Nepal hat nur eine kurze Eisanbahnstrecke von weniger als 50 km im Süden des Landes nach Indien.

Medizinische Infrastruktur

Abgesehen von Kathmandu (und auch hier trotz der vorhandenen medizinischen Fakultät mit mehreren akademischen Lehrkrankenhäusern nur mit Einschränkungen) ist die medizinische Infrastruktur im Land ist immer noch sehr begrenzt und weit unter internationalem Niveau. Neben relativ wenigen staatlichen Krankenhäusern gibt es kleinere private Kliniken, die allenfalls zur Behandlung einfacherer Fälle geeignet sind. Einige internationale Nichtregierungsorganisationen betreiben oder unterstützen lokale Kliniken im Land. In Periche und in Manang – neuerdings während der Vor- und Nachmonsunzeit auch am Everest Basecamp – befinden sich meist Ambulanzen bzw. sehr einfach ausgestattete Hospitäler der Himalayan Rescue Association. Im Notfall kann man sich im Hinterland auch an größere Expeditionen wenden. Zu diesen gehört oft ein Arzt mit mehr oder weniger guter Ausstattung. Ein zuverlässiges öffentliches oder privates Rettungswesen gibt es in Nepal nicht.

Hinweis: Trotz hoher Tollwutinzidenz sind im Land moderne Tollwutimpfstoffe praktisch nicht zu bekommen. Von daher wird eine großzügige Indikationsstellung der Tollwutimpfung für alle Trekkingreisenden in Nepal empfohlen. Nach einem tollwutverdächtigen Biss kann ansonsten die sofortige Heimreise oder ein Flug nach Delhi indiziert sein um postexpositionelle Prophylaxe zu erhalten.

Sprache der Hilfsorgane

Nepali, oft auch Englisch.

Krankenhaus: Hospital, Clinic
Apotheke: Pharmacy
Arztpraxis/Notfallbehandlung: Clinic, Polyclinic

Notrufnummern

Notruf: 100
Polizei: 100
Feuerwehr: 104
Telefonauskunft National: 197

Telefonverbindungen

Fast alle Orte haben Anschluss an das Festnetz, das einigermaßen zuverlässig funktioniert. Aufgrund der Infrastruktur kann jedoch von vielen Landesteilen aus keine unmittelbare Verbindung zu

Zentren oder der Außenwelt aufgenommen werden.

Mobilnetzabdeckung

Es steht das GSM 900-Netz zur Verfügung, auch GSM 1800. In Europa übliche Mobiltelefone (Dualband) sind also benutzbar. Allerdings beschränkt sich das zur Verfügung stehende Netz auf die Umgebung von Kathmandu, die Orte entlang der Straße Kathmandu – Pokhara sowie die größeren Orte im Tiefland entlang der Grenze zu Indien. Es gibt zahlreiche Internetcafés in den touristisch relevanten Orten, in denen kein Mobilnetz zur Verfügung steht (z. B. Namche Bazar)! Das Mobilfunknetz wird allerdings zunehmend erweitert.

Versicherung

Es besteht kein Sozialabkommen mit Nepal. Eine private Reisekranken- und Repatriierungsversicherung ist dringend anzuraten! Die Deckungssummen und Ausschlusskriterien müssen dabei beachtet werden! Expeditionen sind in Standard-Reiseversicherungen nicht immer mitversichert. Im Zweifelsfall sollte man unbedingt mit dem Reiseversicherer sprechen, um ggf. individuelle Sonderabsprachen zu treffen. Dabei ist davon auszugehen, dass bei Trekkingtouren neben schwierigen Bergzielen die Gipfel mit über 7000 m Höhe von vielen Versicherern automatisch als Expeditionsziel betrachtet werden, vor dem Hintergrund, dass Rettung aus diesen Regionen extrem aufwendig und teuer ist.

Krankenhäuser/Med. Einrichtungen

(siehe Erläuterungen S. 183)

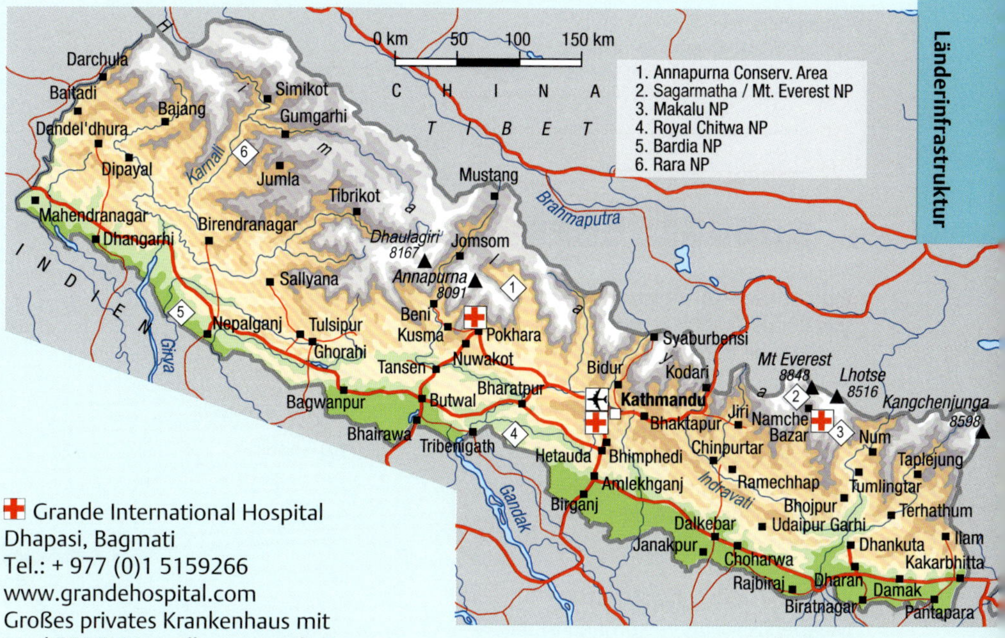

Kathmandu

Ciwec Clinic (Kathmandu Location)
Kapurdhara Marg
Tel.: +977 (0)1 4424111
https://ciwechospital.com/
Kleine Privatklinik mit ca. 25 Betten, allen wesentlichen Fachärzten und einigen Intensivbetten zur Überwachung kritischer Patienten.

Nepal International Clinic
Lal Durbar
Tel.: +977 (0)1 4434642, 4435357
www.nepalinternationalclinic.com

Tribhuvan University Teaching Hospital
Tel.: +977 (0)1 412303
www.teachinghospital.org.np

Grande International Hospital
Dhapasi, Bagmati
Tel.: + 977 (0)1 5159266
www.grandehospital.com
Großes privates Krankenhaus mit rund 200 Betten, allen wesentlichen Fachabteilungen und bildgebender Diagnostik. Das Krankenhaus hat einen eigenen Hubschrauberlandeplatz und kann entsprechend Evakuierungen von Himalaya-Expeditionen aufnehmen.

Norvic International Hospital
Thapathali (Zentrum von Kathmandu)
Tel.: + 977 (0)1 4258554
www.norvichospital.com
Großes privates Krankenhaus mit rund 150 Betten, allen wesentlichen Fachabteilungen und bildgebender Diagnostik. Insbesondere gibt es eine gut ausgerüstete Kardiologie.

Pokhara

Ciwec Clinic (Pokhara Location)
Mansarovar Path, Lakeside
Tel.: +977 (0)61 463082
https://ciwechospital.com/service-location/pokhara/
Die kleine Privatklinik bietet allgemeinmedizinische und notfallmedizinische Betreuung. Es ist einer wenigen Orte, wo ggf. Tollwutimpfstoff verfügbar sein kann.

Fishtail Hospital and Research Center
Dautari Bhawan, Gairapatan Road
Tel.: + 977 (0)61 527553
Privates Krankenhaus mit rund 100 Betten, den wesentlichen Fachabteilungen sowie bildgebender Diagnostik und 24-stündiger Notaufnahme.

Manipal Teaching Hospital
Ranipauwa Road
Tel.: + 977 (0)61 526416
Großes, teils privates, teils öffentliches Krankenhaus mit rund 750 Betten. Das Haus verfügt über alle wesentlichen Fachabteilungen und bildgebende Diagnostik. Es betreibt eine 24-stündige Notaufnahme und dient als regionales Referenzzentrum für komplexere Fälle.

Manang, Periche

In Manang (3500 m, Annapurnarunde) und in Periche (5300 m, Khumbu Valley/Everest-Basecamp Trekking) befinden sich **kleine Travel Clinics** mit einigen stationären Betten. Sie sind auf die Behandlung von Höhenkrankheiten spezialisiert.

Everest Basecamp

Während der Vor- und Nachmonsunzeit (Trekking- und Expeditionssaison) ist neuerdings auch ein **Doctors Camp** am Everest Basecamp etabliert. Die Versorgungsmöglichkeiten sind eingeschränkt. Eine Evakuierung von Patienten per Helikopter ist von hier nur bei allerbesten Wetterbedingungen möglich!

Namche Bazar/Khunde

Ein kleines für Trekker im Khumbu Valley (Everest Trek) relevantes Hospital liegt in Khunde (nordwestl. von Namche Bazar). Hier ist eine Basisversorgung möglich.

Neuseeland

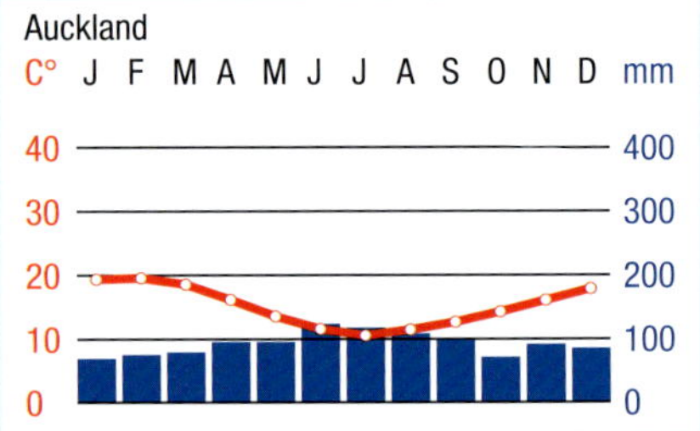

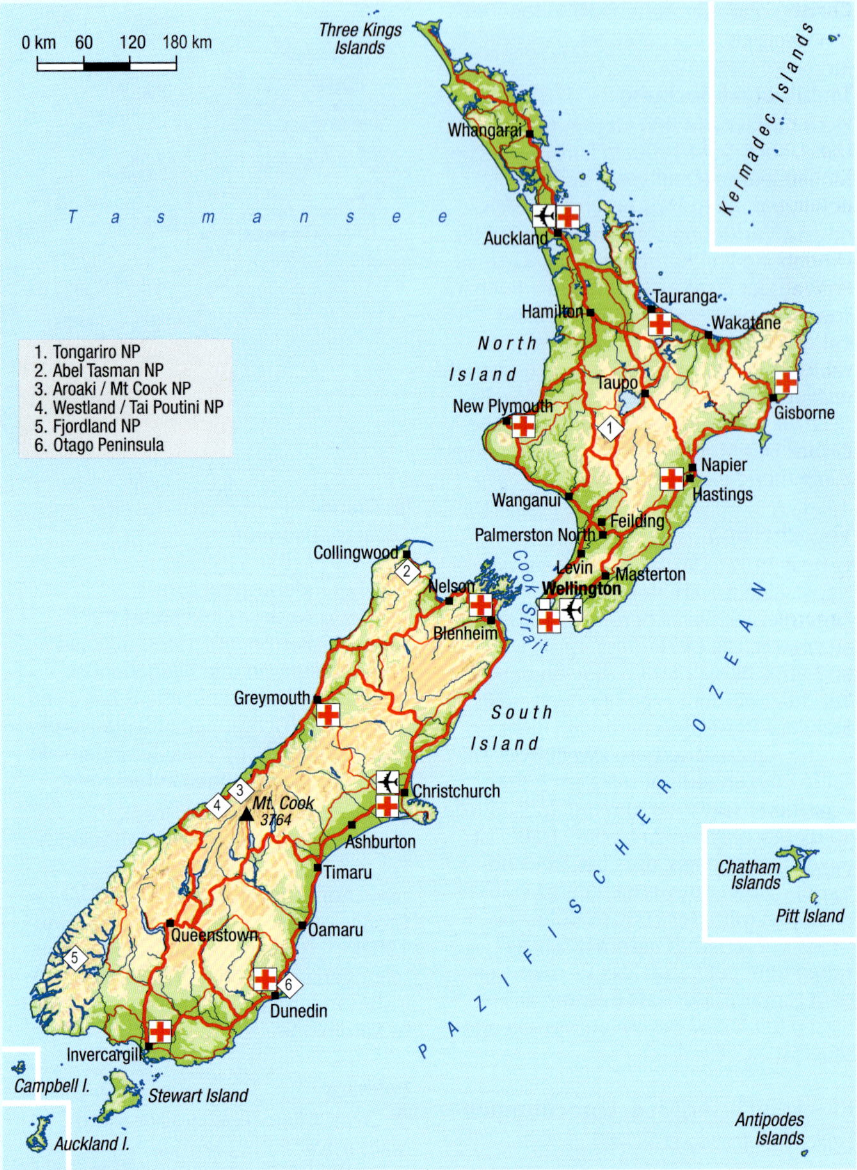

Verkehrsverbindungen

Das Verkehrsnetz ist gut ausgebaut und in gutem Zustand. Aufgrund der Landesgeographie (Serpentinenstrecken an Küsten und im Gebirge) muss an vielen Stellen jedoch erheblich langsamer gefahren werden als in Europa, so dass sich Rettungs- und Transportzeiten entsprechend verlängern. Es herrscht Linksverkehr!

Medizinische Infrastruktur

Die medizinische Versorgung ist auf europäischem Niveau. Allerdings sollten die geringere Krankenhausdichte und die dadurch längeren Transport- und Rettungswege nicht unterschätzt werden.

Sprache der Hilfsorgane

Englisch ist Standard, andere Sprachen (D, F) sind die Ausnahme.

Krankenhaus: Hospital
Apotheke: Pharmacy
Arztpraxis/Notfallbehandlung: Clinic, Policlinic, Health Care Centre

Notrufnummern

Notruf, Polizei, Feuerwehr: 111
Ambulanz: 111
Telefonauskunft National: 018
Telefonauskunft International: 0172

Telefonverbindungen

Das Festnetz des Landes ist flächendeckend und arbeitet zuverlässig.

Mobilnetzabdeckung

Netzkontakt besteht im Bereich von Wellington, von dort entlang der Straße nach Hastings, bei Palmerston und entlang der Nordostküste (Auckland und Umgebung) sowie großen Teilen der West- und der gesamten Südküste der Nordinsel. Auf der Südinsel besteht an der Nord-, Ost- und Südküste nahezu lückenlos Netzverbindung sowie in großen Teilen der nördlichen Hälfte der Westküste. Im Hinterland wird es schwieriger, abgesehen von größeren Orten und Fremdenverkehrsregionen, Es steht das GSM 900-Netz zur Verfügung.
In Europa übliche Mobiltelefone (Dualband) sind also benutzbar.

Versicherung

Es besteht kein Sozialabkommen mit Neuseeland. Eine private oder dienstliche Auslandsreisekrankenversicherung ist dringend anzuraten. Diese sollte medizinisch sinnvolle Transporte einschließen sowie Repatriierungen. Idealerweise besteht Zugang zu einer medizinischen Assistance.

Krankenhäuser/Med. Einrichtungen

(siehe Erläuterungen S. 183)

(N) = Nordinsel, (S) = Südinsel

Auckland (N)

✚ Auckland City Hospital
2 Park Road,Grafton
Tel.: +64 (0)9 3670000
Dies ist ein großes, öffentliches Krankenhaus mit rund 600 Betten und allen wesentlichen Fachabteilungen sowie kompletter bildgebender Diagnostik, Intensivstationen und einer 24/7 geöffneten Notaufnahme.

✚ Mercy Ascot Hospital
98 Mountain Road,Epsom
Tel.: +64 (0)9 5209500
www.mercyascot.co.nz/Contact-Us#248811-mercy-hospital
Dies ist ein großes privates Krankenhaus mit mehreren hundert Betten, allen wesentlichen Fachabteilungen sowie Intensivstation und Notaufnahme.

✚ Middlemore Hospital
100 Hospital Road, Otahuhu
Tel.: +64 (0)9 2760044
Dies ist ebenfalls ein großes öffentliches Krankenhaus mit rund 350 Betten, allen wesentlichen Fachabteilungen sowie Intensivstation und Notaufnahme.

Blenheim (S)

✚ Wairau Hospital
Hospital Road
Tel.: +64 (0)3 5209999
www.nmdhb.govt.nz

Christchurch (S)
Christchurch Hospital
Riccarton Avenue 2
Tel.: +64 (0)3 3640640
www.cdhb.govt.nz
Dies ist ein regionales öffentliches Krankenhaus mit den gängigen Fachabteilungen und Notaufnahme.

Dunedin (S)
Wakari Hospital
Taieri Road, Halfway Bush 369
Tel.: +64 (0)3 4762191
www.southernhealth.nz/services/wakari-hospital-dunedin

Gisborne (N)
Gisborne Hospital
421 Ormond Road
Tel.: +64 (0)6 8690500
www.hauoratairawhiti.org.nz/

Greymouth (S)
Grey Base Hospital
High Street, PO Box 387
Tel.: +64 (0)3 7697400
https://info.health.nz/locations/west-coast/

Hastings (N)
Hawkes Bay Hospital
Omahu Road, Private Bag 9014
Tel.: +64 (0)6 8788109
www.hawkesbay.health.nz/

Invercargill (S)
Southland Hospital
Kew Road
Tel.: +64 (0)3 2181949
www.southernhealth.nz/work-us/working-southern-dhb/our-workplaces-and-facilities/southland-hospital

New Plymouth (N)
Taranaki Base Hospital
David Street, Private Bag 2016
Tel.: +64 (0)6 7536139
www.tdhb.org.nz

Tauranga (N)
Tauranga Hospital
Cameron Road; Private Bag 12024
Tel.: +64 (0)7 5798000
www.bopdhb.govt.nz

Wellington (N)
Braeburn Medical Hospital
14 Victoria Str., Upper Hutt
Tel.: +64 (0)4 5283249
Öffentliches regionales Krankenhaus mit den gängigen Fachabteilungen und Notaufnahme.

Nigeria

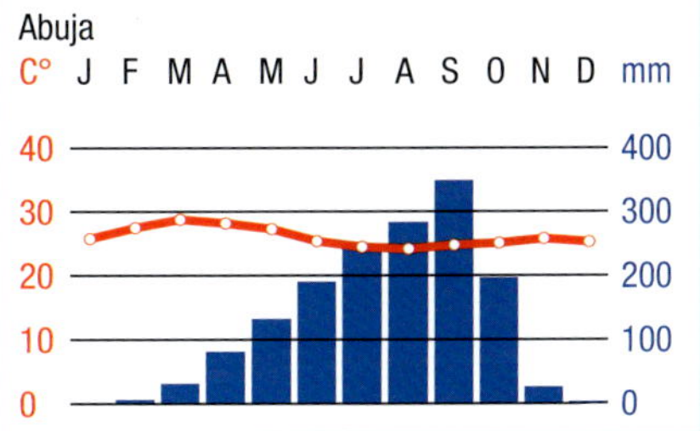

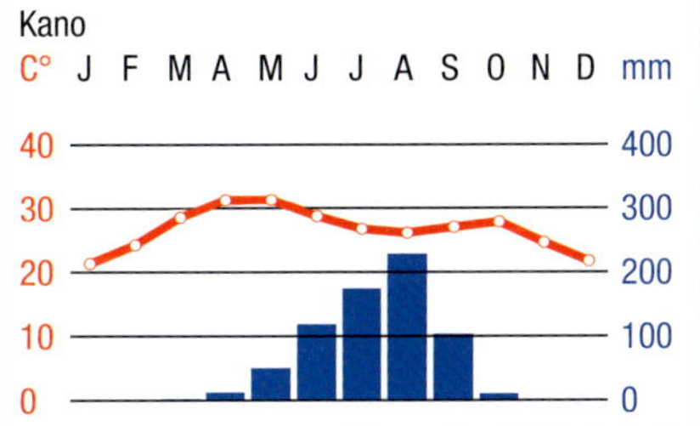

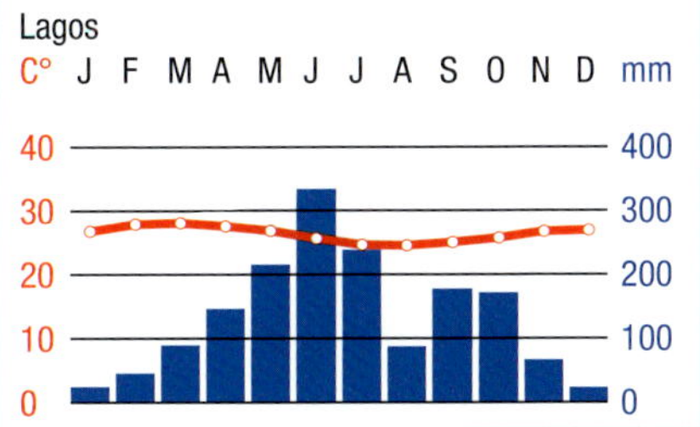

Verkehrsverbindungen

Aufgrund der großen Entfernungen und der schlechten Straßen im Land sowie der häufigen Benzinknappheit zwischen den Städten ist auch für innernigerianische Reisen das Flugzeug häufig Mittel der Wahl. Vor allem bei Charterflügen sollte hierbei sorgfältig auf die Qualität der Betreiber geachtet werden. Schwere Flugzeugunglücke waren in den vergangenen Jahren keine Seltenheit. Vor allem auf dem Flughafen von Lagos sind Taschendiebstähle, Betrug und Täuschung häufig. Begehren nach Bestechung von Polizei und Grenzbeamten bleiben ein großes Problem und Ausdruck der landesweiten Korruption.
Zugfahrten sind in Nigeria nicht zu empfehlen. Das öffentliche Eisenbahnwesen ist in desolatem Zustand. Die Sicherheit in den Zügen ist nicht gewährleistet. Die wichtigen Zugverbindungen bestehen zwischen Lagos und Kano und zwischen Kano und Port Harcourt.
Autofahren wird westlichen Besuchern in Nigeria nur mit Fahrer empfohlen. Die Straßen sind innerhalb und außerhalb der Städte oft schlecht, der technische Zustand der Autos oft unzureichend und Straßensperren durch Polizei oder auch kriminelle Banden nicht selten. Neue, technisch gut ausgestattete Geländewagen, die aufgrund der schlechten Straßenbedingungen sinnvoll wären, wecken umso mehr das Begehren von Kriminellen. Es gibt zahlreiche Berichte von schwerer Körperverletzung und Totschlag beim Versuch, Fahrzeuge zu erbeuten. Überlandfahrten sollten nur in Form gesicherter Konvois erfolgen. Von der Benutzung öffentlicher Busse und Kleinbusse ist dringend abzuraten. Neben Diebstahl bergen auch schwere Verkehrsunfälle ein großes Risiko. An der Küste, auf den Flüssen Niger und Benue sowie zur Insel Lagos verkehren Fähren.

Medizinische Infrastruktur

Die medizinische Versorgung in Nigeria ist im allgemeinen auf sehr niedrigem Standard und schlecht, was die Versorgung und Betreuung angeht. In ländlichen Gebieten ist sie für westliche Besucher oft vollkommen unakzeptabel. In besser entwickelten Gebieten mag die Qualität etwas höher sein, aber auch dort kann von irgendwelchen planbaren Eingriffen oder nicht-dringenden Untersuchungen nur abgeraten werden Ernste medizinische Fälle bei Reisenden benötigen quasi immer eine Evakuierung ins Ausland, im wesentlichen nach Europa oder Südafrika.
In Lagos und Abuja und einigen wenigen weiteren Orten sind Ansätze zu erkennen, die medizinische Versorgung zu verbessern, hier gibt es private Einrichtungen in Form von privaten Krankenhäusern oder privaten Flügeln öffentlicher Krankenhäuser. Unabhängig von den Einrichtungen ist aber auch hier im allgemeinen ein Mangel an qualifiziertem Personal – sowohl im ärztlichen als auch im pflegerischen Bereich – festzustellen.
In Lagos, Port Harcourt und Warri bieten private internationale Anbieter medizinische Versorgung in eigenen Kliniken oder Ambulatorien an; dies im wesentlichen für die Mitarbeiter und Angehörigen der vielen multinationalen Unternehmen, die in diesen nigerianischen Städten arbeiten. Der Standard der privaten medizinischen Versorgungseinrichtungen ist oft sehr gut, zumindest was allgemeinmedizinische Versorgung und Notfallversorgung angeht. Patienten, die operative Eingriffe oder komplexere Untersuchungen benötigen, müssen aber auch von dort ausgeflogen werden. Der Zugang zu solchen privaten Einrichtungen ist oft restriktiv, im Einzelfall macht es Sinn, den zuständigen Assistanceanbieter einzuschalten.
Der Standard öffentlicher Krankenhäuser und Gesundheitszentren ist weit unter internationalem Niveau und daher können diese nicht empfohlen werden. Einzelne Ärztinnen und Ärzte sind zwar im Ausland, u. a. in Großbritannien, ausgebildet worden, im wesentlichen ist der Ausbildungsstand der Ärzte

Nigeria (Forts.)

und Krankenschwestern aber nicht auf internationalem Niveau. Grundlegende Prozesse der Qualitätssicherung und Hygienevorsorge sind meist nur rudimentär oder fehlen komplett. Die Infrastruktur und das medizinische Gerät werden nachlässig gewartet und schlecht instand gehalten, vor allem technisch komplexere Untersuchungsgeräte sind daher unzuverlässig und oft nicht einsatzbereit. Das Fehlen von sauberem Wasser und die landesweit unzuverlässige Versorgung mit öffentlicher Elektrizität – auch in den großen Städten – machen die Situation oft noch schwieriger.
Bei Unfällen oder Verletzungen kann kein allzu rasches Eintreffen von Polizei oder Feuerwehr erwartet werden. Es existiert kein landesweit organisiertes Rettungssystem mit Krankenwagen oder Rettungshubschraubern. Der Krankentransport ins nächste Krankenhaus muss entweder selbst mit normalen Fahrzeugen durchgeführt werden oder kann in Einzelfällen durch die Ambulanzfahrzeuge privater Krankenhäuser oder Kliniken erfolgen. Eine Leitstelle für Krankentransport oder medizinischen Rettungsdienst existiert nicht.

Sprache der Hilfsorgane

In den verschiedenen Landesteilen und Regionen Nigerias werden rund 250 verschiedene Sprachen gesprochen. Englisch hat sich aber als Geschäftssprache landesweit durchgesetzt. Fast alle Nigerianer, vor allem jene in öffentlichen Funktionen, sprechen zumindest etwas Englisch. Untereinander verständigen sich viele Nigerianer mit einer Mischung aus Englisch und der jeweiligen lokalen Sprache oder über das sogenannte „Pidgin-Englisch".

Krankenhaus: Hospital
Apotheke: Pharmacy
Arztpraxis/Notfallbehandlung: Clinic, Physician, Medical Center, Doctor's Practice

Notrufnummern

Polizei/Notarzt/Feuerwehr: 199 (landesweit)

Telefonverbindungen

Die Festnetzverbindungen innerhalb des Landes außerhalb der großen Städte sind immer noch unzuverlässig.

Mobilnetzabdeckung

Die Abdeckung mit Mobiltelefonverbindungen ist inzwischen bis auf wenige entlegene Regionen im Norden Nigerias landesweit sehr gut (GSM 900/1800, 3G 2100 Airtel NG). Viele deutsche und europäische Mobilfunkanbieter haben sogenannte „Roaming-in"-Abkommen mit nigerianischen Anbietern. Kostengünstiger und einfach zu handhaben ist es aber oft, lokal eine SIM-Karte zu kaufen und darüber mobil zu telefonieren.

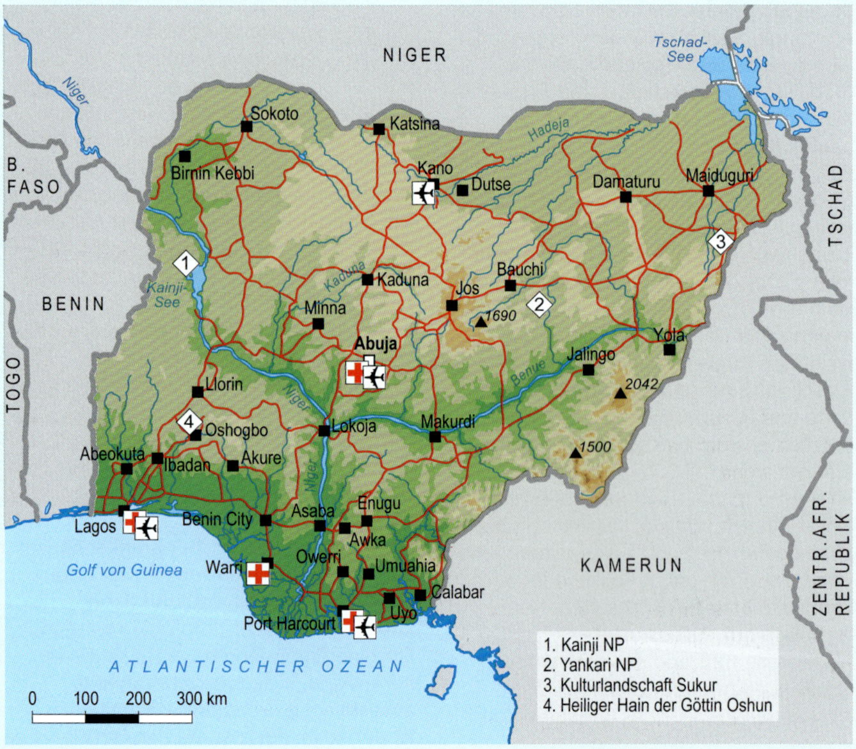

Versicherung

Es existiert kein Sozialversicherungsabkommen mit Nigeria, und dies würde auch wenig helfen, da die öffentlichen staatlichen Gesundheitseinrichtungen meistens nicht für westliche Reisende empfohlen werden. Der Abschluss einer privaten Auslandskrankenversicherung ist für Nigeria dringend empfohlen. Diese sollte den Rücktransport, sobald dieser medizinisch sinnvoll ist, einschließen. Private Gesundheitseinrichtungen sind fast immer vorab bar oder mit Kreditkarte zu zahlen. Einige private Kliniken und Krankenhäuser kooperieren mit den großen internationalen Krankenversicherungen und bieten teilweise bei größeren zu zahlenden Beträgen nach Rücksprache direkte Abrechnung an. Kleinere Leistungen müssen fast immer direkt vor Ort gezahlt werden.

Krankenhäuser/Med. Einrichtungen

(siehe Erläuterungen S. 183)

Abuja

✚ National Hospital Abuja
Plot 132, Central Business District (Phase II)
Tel.: +234 (0)9 2341238 (Zentrale), +234 (0)9 2341244 (Notaufnahme)
Größtes staatliches Krankenhaus in Abuja und bei allen Vorbehalten das einzige, das schwere Unfälle und Polytraumata überhaupt behandeln könnte.

✚ Abuja Clinics Nig. Ltd
Plot 1261, Amazon St Maitama
Tel.: +234 8036650436 (Zentrale), +234 (0)9 8089805 (Notaufnahme)
www.abujaclinics.com
Privates Krankenhaus in Abuja, das für einfache allgemeinmedizinische Probleme genutzt werden kann.

Lagos

✚ Ideal Eagle Hospital
Plot 247, Ojora Close, Victoria Island
Tel.: +234 (0)1 2620953, 7757077
Privates Krankenhaus in Lagos mit gutem Service und gut ausgebildetem Personal.

✚ St Nicholas Hospital
57, Campbell Street
Tel.: +234 (0)1 2715466
https://saintnicholashospital.com
Privates Krankenhaus mit 40 Betten und großer ambulanter Abteilung.

International SOS Medical Clinic Lagos
1 Thomson Avenue, Ikoyi
Tel.: +234 (0)1 4613608 (Zentrale),
+234 (0)1 7756080 (Notaufnahme)
www.internationalsos.com/locations/africa/nigeria
Klinik der International SOS Kette mit westlichen Ärzten und modernem medizinischen Gerät zur Notfallbehandlung. Ambulante Betreuung, ein Bett zur notfallmäßigen Überwachung.

Port Harcourt

International SOS Amadi Clinic
Heliconia Park, Eastern Bypass,
Amadi Creek
Tel.: +234 (0)84 463890 (Zentrale),
+234 8065204938 (Diensthabender Arzt)
www.internationalsos.com/locations/africa/nigeria
Klinik der International SOS Kette mit westlichem Arzt und modernem medizinischen Gerät zur Notfallversorgung, keine stationären Patienten.

SMI (Service Medical International)
Intels Camp, Km 12 Aba Expressway
Tel.: +234 (0) 8034070005
www.internationalsos.com/locations/africa/nigeria
Klinik der International SOS Kette mit westlichem Arzt und modernem medizinischen Gerät zur Notfallversorgung, keine stationären Patienten.

Warri

IMC (International Medical Clinic)
Warri
Intels Camp, Km 5 NPA Expressway Ekpan
Tel.: +234 (0)53 250009 (Zentrale),
+234 8022906465 (Diensthabender Arzt)
www.internationalsos.com/locations/africa/nigeria
Klinik der International SOS Kette mit westlichem Arzt und modernem Gerät zur Notfallversorgung.

Oman

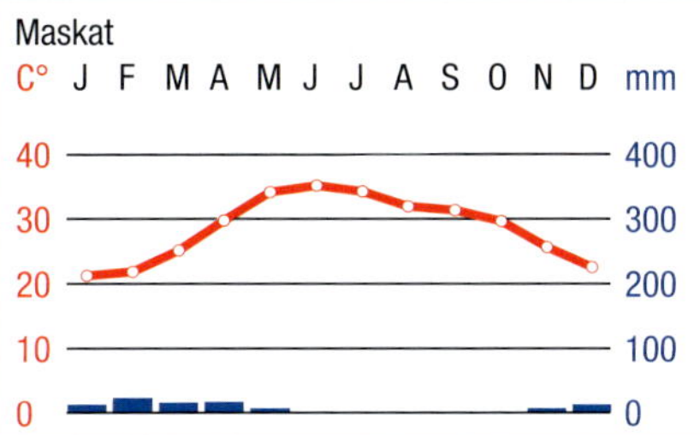

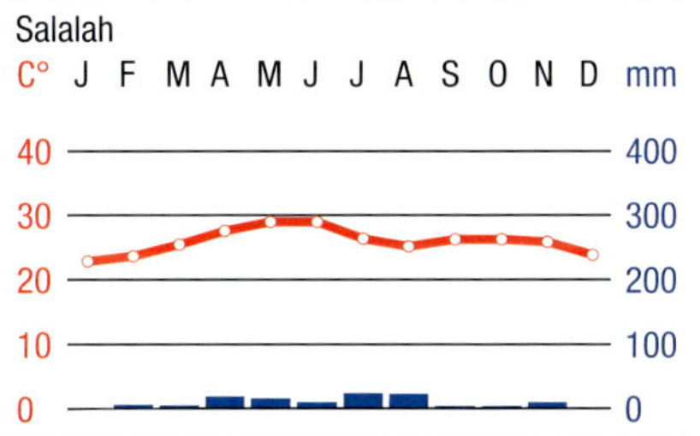

Verkehrsverbindungen

Ausländische Reisende werden den Oman überwiegend über die internationalen Flughäfen von Masqat und Salalah erreichen. Masqat wird von zahlreichen Fluglinien aus Europa, der Türkei und aus Asien angeflogen, Salalah vor allem aus den Vereinigten Arabischen Emiraten und Qatar.
Die Landverbindungen zum Jemen und zu Saudi-Arabien werden derzeit von ausländischen Reisenden nicht genutzt, die Grenze zu den Vereinten Arabischen Emiraten ist aber offen und kann auch grundsätzlich von Reisenden und mit Mietfahrzeugen oder Bussen passiert werden. In den Grenzgebieten zum Jemen stellen regionale Unruhen in den letzten Jahren häufig ein Reisehindernis dar.
Das Straßennetz im Oman ist zwischen den größeren Städten inzwischen sehr gut nutzbar, vor allem im Norden des Landes gibt es zahlreiche Autobahnen. In ländlichen und abgelegeneren Gebieten vor allem im Südwesten gibt es weiterhin nur teilweise ausgebaute Straßen, die aufgrund des oft schlechten Zustandes nur mit langen Fahrzeiten nutzbar sind. Von nächtlichen Fahrten auf den Straßen wird außerhalb der großen Städte wird daher abgeraten. Das Unfallrisiko im Oman ist höher als in Deutschland.
Pläne, im Oman ein vor allem auf Güterverkehr ausgelegtes Eisenbahnnetz aufzubauen, sind derzeit auf Eis gelegt.
Der Oman hat mehrere Seehäfen und wird inzwischen auch von internationalen Kreuzfahrtschiffen sowie privaten Yachten angefahren.

Medizinische Infrastruktur

Die medizinische Versorgung im Oman ist landesweit sehr unterschiedlich. Gute bis sehr gute Versorgung besteht vor allem in der Hauptstadt Masqat durch private Krankenhäuser und Facharztzentren, in kleineren Städten kann die Qualität der Versorgung schnell abfallen. Große Entfernungen zwischen den Städten in dem dünn besiedelten Land können lange Anfahrtszeiten mit sich bringen.
Außer bei Notfällen sind für ausländische Reisende die privaten Einrichtungen zur medizinischen Versorgung vorgesehen, während die öffentlichen Krankenhäuser Einheimische behandeln. Verkehrsunfallopfer werden nach Erstversorgung in einem öffentlichen Krankenhaus üblicherweise in private Einrichtungen überwiesen.
Obwohl viele der Fachärzte im Oman ihre Ausbildung im Ausland absolviert haben oder dort tätig waren, arbeiten die Krankenhäuser nicht überall auf internationalem Standard, besonders außerhalb von Masqat. Sprachbarrieren können die Kommunikation außerhalb Masqats häufig schwierig machen. In schwereren Fällen, so zum Beispiel bei Polytraumata, ernsten kardiovaskulären Erkrankungen oder wenn ein längerer Krankenhausaufenthalt notwendig ist, sollte für internationale Reisende eine Evakuierung nach Dubai, in die Türkei oder nach Europa in Betracht gezogen werden. Dies gilt ebenfalls für planbare Eingriffe wie Operationen, interventionelle kardiologische Eingriffe oder komplexere Diagnostik. Solche Evakuierungen können durch zivile und militärische Genehmigungsverfahren verzögert werden, die oft dann besonders mühsam sind, wenn die Evakuierung von einem kleineren Inlands- oder Bezirksflughafen erfolgt und nicht von einem der internationalen Flughäfen. Vor der Evakuierung ist möglicherweise eine vorübergehende Krankenhausaufnahme erforderlich. Bei ambulanter und stationärer medizinischer Versorgung wird fast immer Barzahlung oder eine Kostendeckung mit Kreditkarte verlangt.
Ein zuverlässiges flächendeckendes öffentliches Rettungssystem existiert im Oman nicht. Krankentransporte müssen häufig selbstständig organisiert werden. Einige private und öffentliche Krankenhäuser verfügen über Krankenwagen, diese sind aber keine Rettungsfahrzeuge, in denen ein modernes „Pre-Hospital-Care“ möglich ist.
Trotz anhaltender Bemühungen, die Anzahl von Blutspenden zu erhöhen, herrscht im Oman immer noch eine Knappheit an Blutkonserven. Dies führt nicht unbedingt immer zu international als notwendig erachteten Standards bei der Sicherheit, vor allem außerhalb der großen Krankenhäuser Masqats. International Reisenden wird geraten, bei notwendigen Bluttransfusionen, soweit

Oman (Forts.)

eben machbar, eine Evakuierung nach Dubai, in die Türkei oder nach Europa zu erwägen.
Landesweit gibt es zahlreiche größere und kleinere öffentliche Apotheken. Viele internationale Medikamente sind im Oman erhältlich, allerdings nicht immer in zuverlässigem Zustand und nicht überall. Medikamente sind üblicherweise in Arabisch beschriftet und nur gelegentlich zusätzlich mit englischen oder französischen Texten versehen. Viele Medikamente werden aus den Vereinigten Arabischen Emiraten und Saudi-Arabien importiert, wo häufig völlig andere Warenzeichen als in Europa und Nordamerika verwendet werden. Reisende sollten einen ausreichenden Vorrat an benötigten Medikamenten mitführen und die Wirkstoffe kennen, da die Handelsnamen variieren können. Psychotrope und opioidartige Medikamente (starke Schmerzmittel) unterliegen im Oman strengen Auflagen und sind innerhalb des Landes kaum verfügbar. Die Einfuhr auch bei persönlichem Bedarf wird streng reglementiert, ggf. sollte dies vor einer Reise beachtet und geprüft werden, ob die benötigten Medikamente mitgeführt werden können. Auf jeden Fall sollte eine ärztliche Bescheinigung über den persönlichen Bedarf solcher Medikamente mitgeführt werden.

Sprache der Hilfsorgane

Die offizielle Sprache im Oman ist Arabisch. Englisch wird zunehmend gesprochen, kann aber bei Behörden und in Krankenhäusern nicht erwartet werden.

Krankenhaus: Hospital, mustashfa
Apotheke: Pharmacy, saidalija
Arzt: Doctor, tabib

Notrufnummern

Polizei, Feuerwehr: 9999
Rettungsdienst: Es gibt keine zentrale Nummer, die Royal Oman Police stellt in einigen Städten den Rettungsdienst und kann über die 9999 erreicht werden.

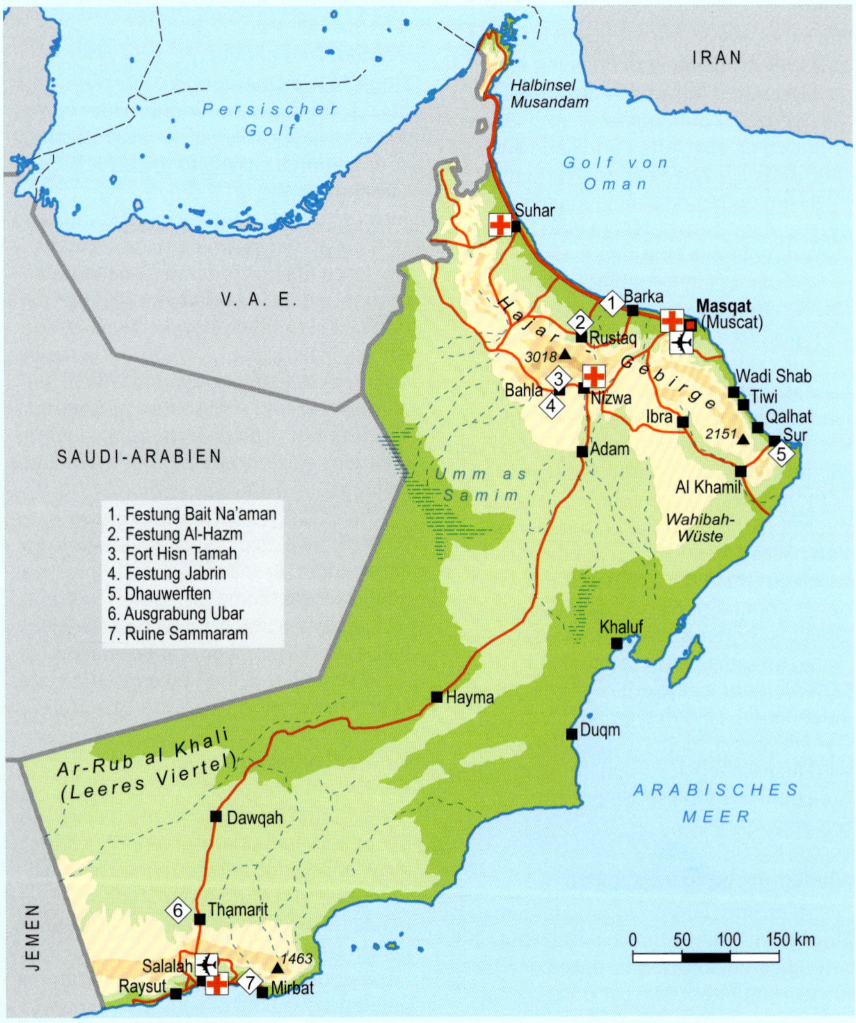

Telefonverbindungen

In größeren Städten ist eine internationale Direktwahl möglich, in ländlichen Gegenden und kleineren Städten wird dies ebenfalls zunehmend Standard.
In den Postämtern befinden sich noch öffentliche Telefonapparate. Das Angebot wird aufgrund der zunehmenden Nutzung von Mobiltelefonen aber immer weniger zuverlässig.

Mobilnetzabdeckung

GSM 900/1800, Dualbandnetz. Der Sende- und Empfangsbereich für Mobilfunk ist in städtischen Gebieten vorhanden, in wenig besiedelten Gegenden nicht immer sicher gewährleistet. Es bestehen keine zuverlässigen Roaming-Abkommen mit internationalen Mobilfunkanbietern, daher wird empfohlen, eine lokale Sim-Karte bei Anreise zu erwerben. Die Datenverbindung über diese Anbieter ist jedoch sehr langsam und kann selten für eine Internetverbindung genutzt werden. Internetverbindungen sind in den großen Hotels oder Internetcafés und zunehmend öffentlichen „Hot-Spots“ verfügbar. Diese werden allerdings staatlich kontrolliert und zensiert.

Versicherung

Es besteht kein Sozialabkommen mit dem Oman. Bei Inanspruchnahme von Gesundheitsdienstleistungen wird fast immer direkte Bezahlung verlangt.
Eine private oder bei Dienstreisen über den Arbeitgeber abgeschlossene Auslandsreisekrankenversicherung ist daher anzuraten. Diese sollte medizinisch sinnvolle Evakuierungen und Repatriierungen beinhalten. Die Versicherung sollte idealerweise über eine medizinische Assistance verfügen, die bei medizinischen Problemen beratend helfen kann.

Krankenhäuser/Med. Einrichtungen

(siehe Erläuterungen S. 183)

Masqat

✚ Muscat Private Hopsital
Boushar district Al Khuwair
Tel.: +968 24583-601, -602
www.muscatprivatehospital.com
Großes privates Krankenhaus im Zentrum von Masqat, das über eine 24 Stunden geöffnete Notaufnahme und die wesentlichen Fachabteilungen inklusive Kardiologie und Röntgendiagnostik verfügt.

✚ Starcare Hospital
As Seeb
Tel: +968 24557200
www.starcarehospital.com
Neueres kleineres privates Krankenhaus, welches vor allem über eine Reihe fachärztlicher Ambulanzen sowie einen

privaten Krankenwagen verfügt. Das Haus hat eine radiologische und kardiologische Abteilung, kann aber keine Verkehrsunfallopfer versorgen.

✚ Sultan Qaboos University Hospital
Al Khod
Tel.: +968 24147777
www.squ.edu.om/squh/tabid/2328/language/en-US/Default.aspx
Großes öffentliches 400 Betten-Krankenhaus mit allen wesentlichen Fachabteilungen, 24-stündiger Notaufnahme und interdisziplinärer Intensivstation sowie speziellen Intensivstationen. Das Krankenhaus verfügt über Krankenwagen und einen Hubschrauberlandeplatz. Internationale Patienten werden nach Erstversorgung meist in private Einrichtungen überwiesen.

Nizwa

✚ Nizwa Hospital
Nizwa City
Tel.: +968 25425055, +968 25425546
Öffentliches 300-Betten-Krankenhaus mit regionaler Zuständigkeit, den wesentlichen Fachabteilungen und Notaufnahme. Das Krankenhaus verfügt auch über einen Hubschrauberlandeplatz. Internationale Patienten werden nach Erstversorgung meist in private Einrichtungen in Masqat überwiesen.

Salalah

✚ Badr Al Samaa Private Hospital Salalah
As Salam Street
Tel.: 968 23291830
www.badralsamaahospitals.com
Privates 55-Betten-Krankenhaus mit überwiegend ambulanten Abteilungen und 24-stündiger Notaufnahme.

✚ Sultan Qaboos Hospital Salalah
Al Wadi
Tel.: +968 23211151
Großes öffentliches 450-Betten-Krankenhaus, als regionales Referenzzentrum fungiert und alle wesentlichen Fachabteilungen inklusive 24-stündiger Notaufnahme und Röntgendiagnostik betreibt. Internationale Patienten werden nach Erstversorgung meist in private Einrichtungen überwiesen oder zur Evakuierung nach Dubai, in die Türkei oder nach Europa vorbereitet.

Sohar

✚ Sohar Hospoital
Tel.: +968 26844579
Öffentliches Krankenhaus, das die regionale Versorgung übernimmt und über Notaufnahme, bildgebende Verfahren und die wesentlichen Fachabteilungen verfügt. Internationale Patienten werden nach Erstversorgung meist in private Einrichtungen in Masqat überwiesen.

Panama

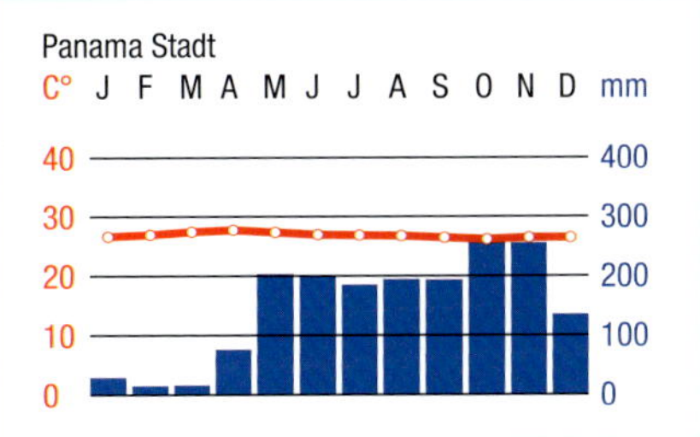

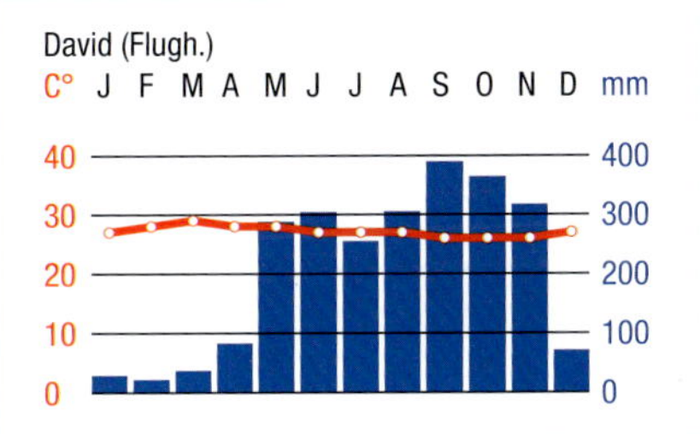

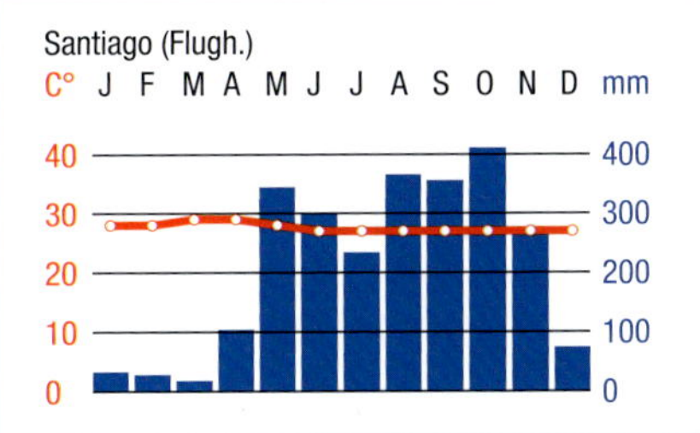

Verkehrsverbindungen

Die meisten deutschen Reisenden werden Panama auf dem Luftweg erreichen. Der wichtigste internationale Flughafen von Panama ist der Flughafen von Panama City, Tocumen, ca. 15 km östlich des Stadtzentrums. Auch die Flughäfen von David und Bocas del Tore werden von internationalen Fluglinien und innerländisch angeflogen. Die Sicherheitsstandards sind hoch. Strenge Passagierkontrollen können zu Verzögerungen führen. Besucher, die aus Kolumbien, Venezuela, Peru oder Bolivien einreisen, werden möglicherweise besonders gründlich durchsucht.
Landesweit gibt es darüber hinaus eine Reihe kleinerer Flugplätze und Landepisten, welche gegebenenfalls für Ambulanzflüge genutzt werden können.
Für eine Einreise auf dem Landweg gibt es im Norden Grenzübergänge von Costa Rica aus, die Landverbindung nach Kolumbien ist weder auf regulären Straßen noch mit der Eisenbahn passierbar.
Panama verfügt über ein weit verbreitetes Straßennetz, nicht alle sind jedoch asphaltiert. Der Straßenzustand und der Zustand der Fahrzeuge sind nicht immer gut, von daher stellen Verkehrsunfälle ein häufiges Reiserisiko dar. Die Verbindung zwischen David im Westen des Landes und Panama City und weiter nördlich nach Colon ist gut ausgebaut
Das Busnetz ist gut ausgebaut, die Busse sind allerdings langsam und häufig überfüllt.
Das frühere größere Eisenbahnnetz ist auf die Verbindung von Panama City bis Colon entlang des Panamakanals beschränkt. Diese Strecke wird wegen ihres historischen Charakters gerne von Touristen genutzt.

Medizinische Infrastruktur

Die medizinische Versorgung in Panama ist nicht überall auf internationalem Standard, auch wenn in den letzten Jahren vermehrt öffentliche und private Gelder in den Ausbau der medizinischen Infrastruktur investiert wurden. Die flächendeckende medizinische Betreuung der Bevölkerung gilt dennoch im Vergleich zu anderen mittelamerikanischen Ländern als gut, insbesondere in den großen Städten Colon, David und Panama City sind Einrichtungen auf fast internationalem Standard anzutreffen.
Es gibt in vielen größeren Städten primärärztliche „Centros de Salud", in denen allgemeinmedizinische und pädiatrische Versorgung angeboten wird.
Es existiert in Panama ein öffentliches Rettungssystem, jedoch keine Hubschraubertransporte und die Ausrüstung der Fahrzeuge ist einfach und das Personal nicht immer gut ausgebildet. Einige private Krankenhäuser verfügen über

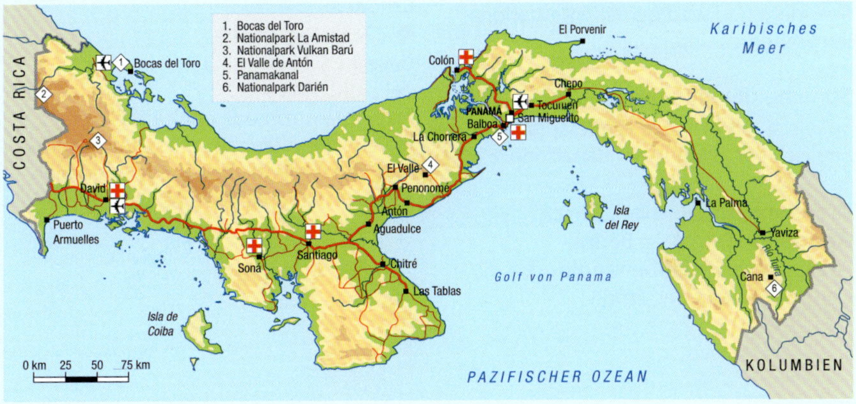

Panama (Forts.)

private Krankentransportfahrzeuge, die jedoch auch nicht immer erfahren sind in der „pre-hospital" Rettungsmedizin. Medizinische Rettungshubschrauber sind nicht öffentlich verfügbar. Private Hubschrauber sind in der Regel nicht medizinisch ausgerüstet und nicht akut verfügbar.
Viele Fachärzte wurden in den USA oder Mexiko oder Spanien ausgebildet und viele sprechen Englisch. Ausländischen Reisenden werden im Allgemeinen private Krankenhäuser empfohlen, da sie ein höheres Versorgungsniveau bieten. Öffentliche Einrichtungen in ländlichen Gebieten werden nur zur Primärversorgung empfohlen. Es fehlt dort möglicherweise an Geräten und nur wenige Mitarbeiter sprechen Englisch.
Krankenhäuser und medizinische Dienstleister verlangen bei der medizinischen Betreuung Vorkasse. Auch die Notfallversorgung kann verweigert werden, bis eine Anzahlung oder eine Zahlungsgarantie eines medizinischen Assistance-Unternehmens oder einer Versicherung vorliegt. Private Krankenhäuser und Kliniken akzeptieren gängige Kreditkarten.
Bei schwereren Erkrankungen oder Verletzungen werden international Reisende nach Panama City transportiert werden, wo einige wenige Einrichtungen eine Versorgung auf annährend internationalem Standard anbieten.
Es gibt landesweit zahnärztliche Praxen. Ausgewählte private Einrichtungen in Panama City bieten eine hochwertige zahnärztliche Versorgung mit Englisch sprechenden Zahnärzten und Mitarbeitern. Andernorts ist der Standard der zahnärztlichen Versorgung unzuverlässig oder auf niedrigem Niveau.
Die Apotheken sind gut ausgestattet, viele Medikamente werden aus den USA eingeführt, sind allerdings häufig auch auf US-amerikanischem Preisniveau. Außerhalb der größeren Städte sind nicht immer alle Medikamente sofort vorrätig, sondern müssen bestellt werden.
Die Blutversorgung in Panama gilt als sicher. Das Blut stammt von freiwilligen Spendern und wird gemäß internationalen Standards untersucht.

Sprache der Hilfsorgane

Spanisch (als offizielle Landessprache), Englisch vor allem in der Kanalzone.

Krankenhaus: Hospital, Clinica
Apotheke: Farmácia, Bótica
Arztpraxis/Notfallbehandlung:
Centro Médico Consultorio

Notrufnummern

Notruf: 911
Polizei: 104
Touristen-Polizei: 511 9260
Feuerwehr: 103
Öffentliche Krankenwagen: 911 (mit langen Aktivierungszeiten muss gerechnet werden)
Private Krankenwagen: 366 0100 (Panama City) oder 474 1600 (Colon)

Telefonverbindungen

Das Telefon-Festnetz ist gut ausgebaut, auch in kleineren Orten gibt es öffentliche Fernsprecher. Eine internationale Direktwahl ist möglich. Allerdings sind oft noch (viele!) lokale Münzen erforderlich.

Mobilnetzabdeckung

GSM 1800 Netztechnik, in Europa übliche Mobiltelefone sind benutzbar. Es bestehen Roaming-Verträge mit vielen internationalen und europäischen Anbietern in Panama, die Bedingungen wechseln jedoch und die Kosten sollten vorab über die jeweiligen Anbieter abgefragt werden. Die Mobilfunkabdeckung ist nur in besiedelten Gebieten, größeren Dörfern und rund um die größeren Städte sowie in der Kanalzone flächendeckend. An touristisch erschlossenen Orten wird aber zunehmend das Mobilnetz ausgebaut. Internetzugang besteht in fast allen größeren Hotels sowie an vielen öffentlichen Orten.

Versicherung

Es besteht kein Sozialabkommen mit Panama. Eine private Auslandsreisekrankenversicherung ist dringend anzuraten. Diese sollte medizinisch sinnvolle Evakuierungen und Repatriierungen beinhalten. Idealerweise verfügen die Versicherungen auch über eine medizinische Assistance, die bei medizinischen Problemen in Panama helfen kann.

Krankenhäuser/Med. Einrichtungen

(siehe Erläuterungen S. 183)

Colon

✚ Centro del Caribe
Calle 11 y 12 Avedina Roosevelt
Tel.: +5074414420
https://centromedicodelcaribe.com/
Privates Krankenhaus mit Notaufnahme und den wesentlichen Fachabteilungen sowie umfangreicher ambulanter Versorgung.

David

✚ Centro Medico Mae Lewis
Via Interamericana Frente Mides, Al Lado de Hopsa
Tel.: +5077754616 260
https://hospitalcmml.com/
Kleineres privates Krankenhaus mit 25 Betten, kleiner Intensivstation und Notaufnahme. Kleinere Unfälle und einfache internistische Probleme können behandelt werden. Das Krankenhaus kann privaten Krankentransport organisieren.

✚ Clinica Hospital Cattan
Calle 4ta final
Tel.: +5077757099
Kleines privates Krankenhaus mit 20 Betten und internistischer und chirurgischer Notaufnahme. Das Krankenhaus wird genau wie das Hospital Chiriqui wegen seiner Druckkammer bei Tauchunfällen genutzt.

✚ Hospital Chiriqui
Ave. 3ra Oeste y Calle Central
Tel.: +5077740128
https://hospitalchiriqui.com/
Kleines privates Krankenhaus mit 60 Betten und den wesentlichen Fachabteilungen und bildgebender Diagnostik, internistischer und chirurgischer Notaufnahme. Das Krankenhaus wird genau wie das Hospital Cattan wegen seiner Druckkammer bei Tauchunfällen genutzt.

Panama City

✚ Clinica Hospital San Fernando
Via Espana 3 rd Section, Las Sabanas
Tel.: +5073056300
www.hospitalsanfernando.com/en/
Dies ist ein großes privates Krankenhaus, welches von Touristen häufig für Infektionskrankheiten und auch bei Schlangenbissen genutzt wird.

✚ Hospital Nacional
Avenida Cuba
Tel.: +5073063300
www.hospitalnacional.com/
Sehr großes privates Krankenhaus unter US-Amerikanischer Leitung mit allen wesentlichen Fachabteilungen, Notaufnahme und Intensivstation. Das Krankenhaus hat auch Erfahrung mit der Evakuierung von Touristen nach USA.

✚ Hospital Punta Pacifica
Boulvard Pacifica y Via Punta Darien, San Francisco
Tel.: +50720 48184
www.pacificasalud.com
Kleineres privates 70-Betten Krankenhaus mit internationaler Akkreditierung mit Notaufnahme, Intensivstation und großem ambulanten Behandlungsbereich.

Sona

Hospital Sona-Dr. Ezquel Abadia
Via al Rio Cobre
Tel.: +507998 8352
Kleines öffentliches 60-Betten Krankenhaus, welches zur Erstversorgung bei akuten Problemen in der Region von Sona genutzt werden kann.

Santiago

Hospital Regional Luis Francisco
Stadtzentrum
Te.: +50 999-0073
Öffentliches 150-Betten Krankenhaus, welches über die wesentlichen Fachabteilungen und Notaufnahme verfügt. Komplexere Fälle werden nach Panama City verlegt werden, aber das Krankenhaus kann zur Erstversorgung genutzt werden.

Peru

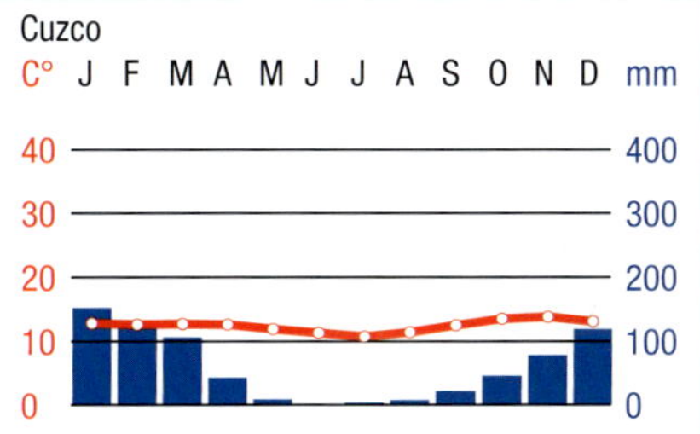

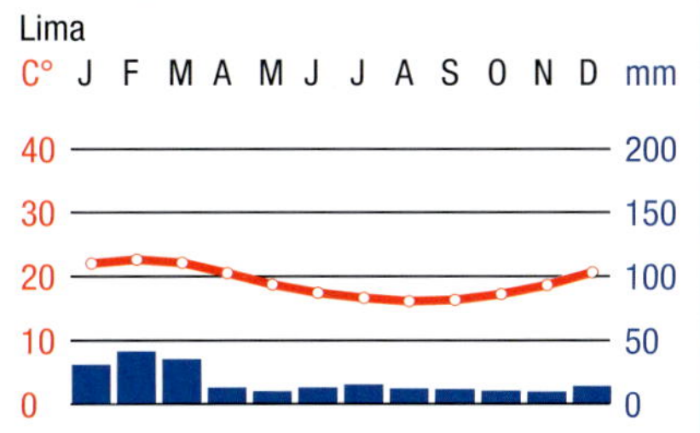

Verkehrsverbindungen

In jedem Fall muss aufgrund der Größe des Landes und wegen der Straßenverhältnisse reichlich Fahrzeit zum Erreichen eines beliebigen Zieles, also auch eines Krankenhauses im Notfall, eingeplant werden! Nur wenige Straßen sind asphaltiert, alle übrigen Schotter und in sehr unterschiedlichem Zustand. Erdrutsche (betroffen sind insbesondere die Gebiete zwischen der Küste und den Bergen, v. a. in der Regenzeit häufige Sperrungen!) und unwegsame Straßen erschweren das Fahren, Pannen sind häufig.

Medizinische Infrastruktur

In Lima bieten eine Reihe privater Krankenhäuser und Arztpraxen gute medizinische Betreuung an. Viele der Ärzte dort haben einen Teil ihrer Ausbildung in Mexiko, Spanien oder anderen westlich orientierten Ländern absolviert. Neben Spanisch sprechen eine Reihe der Ärzte auch Englisch. Die Versorgung in den öffentlichen Einrichtungen ist demgegenüber begrenzt. Allerdings ist bei schweren Unfällen oder schweren kardialen Problemen aufgrund der notwendigen Infrastruktur häufig auf diese Einrichtungen zurückzugreifen. Die medizinische Infrastruktur ist außerhalb der großen Städte sehr begrenzt und einfach. Vor allem in abgelegenen Gegenden, vor allem im Norden im Zuflussgebiet des Amazonas ist der Reisende oft auf wenige einfache medizinische Versorgungszentren angewiesen, die nur basismedizinische Versorgung anbieten können. Eine Verlegung nach Lima ist fast immer notwendig. Cusco bietet einige gute medizinische Einrichtungen. Für Aufenthalte außerhalb der bekannten Touristenzentren sollte der Reisende unbedingt über gute Erste Hilfe-Kenntnisse sowie entsprechende Ausrüstung verfügen und vor der Reise unbedingt Rat von einem reiseerfahrenen Arzt eingeholt haben.
In größeren Städten, insbesondere in Lima, besteht eine dichtere medizinische Infrastruktur, wobei die Krankenhäuser zwar in vielen Fällen eine recht gute Hygiene, nicht jedoch eine mit europäischen Krankenhäusern vergleichbare Ausstattung (Geräte, Personal) aufweisen. Es gibt neun medizinische Universitäten, drei davon in Lima. Bei Notfällen im Lande sollte man dringend versuchen, diese zu erreichen.
Wichtige Anmerkung: Cusco liegt mit über 3300 m in einer Höhe, die es sinnvoll erscheinen lässt, dieses Reiseziel nicht direkt anzufliegen, sondern ein paar Akklimatisationstage in geringerer Höhe einzuplanen. Reisende sollten über die Symptome der akuten Höhenkrankheit aufgeklärt werden. Risikoreisende, insbesondere solche mit Lungenerkrankungen, benötigen eine individuelle höhenmedizinische Beratung.

Sprache der Hilfsorgane

Spanisch. Andere Sprachen werden praktisch nicht gesprochen, auch nicht verstanden. Wenn niemand aus der Gruppe Spanisch spricht, sollte im Notfall eine der ersten Maßnahmen sein, eine Person zu finden, die übersetzen kann!

Krankenhaus:
Clínica, Hospital, Enfermería
Apotheke: Farmácia,
Bótica, Droguería
Arztpraxis/Notfallbehandlung:
Clientela, Consultorio Médico

Notrufnummern

Notruf/Polizei: 105
Feuerwehr: 116
Ambulanz: Alerta Medica 225-4040
Telefonauskunft National: 109
Telefonauskunft International: 108
Infotelefon für Touristen:
(1) 547-8000, 24 Std. besetzt, englische Sprachkenntnisse vorhanden

Telefonverbindungen

Die Telefonverbindungen weisen hinsichtlich der Anschlussdichte ein extremes Stadt-Land-Gefälle auf. Wo Telefone vorhanden sind, funktioniert die Kommunikation in der Regel gut.

Mobilnetzabdeckung

Es steht das GSM 1900-Netz zur Verfügung. In Europa übliche Mobiltelefone (900/1800 Dualband) sind also nicht benutzbar, Triband-Telefone funktionieren dagegen. Netzverbindung gibt es entlang der Küste im Großraum Lima bis Ica, von Truillo über Chiclayo entlang der

Peru (Forts.)

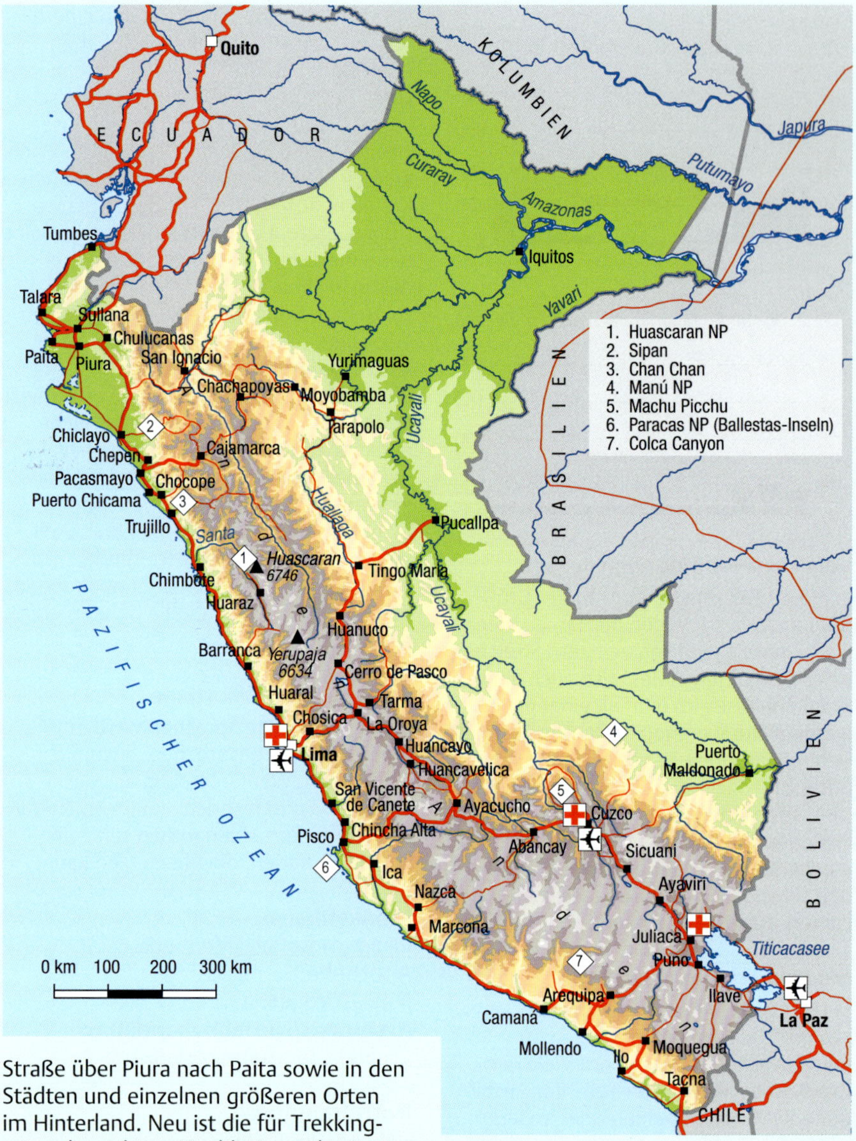

Straße über Piura nach Paita sowie in den Städten und einzelnen größeren Orten im Hinterland. Neu ist die für Trekkingreisende wichtige Erschließung des Santa-Tales, über das alle relevanten Gipfel der Sierra Blanca erreicht werden. Zahlreiche Internetcafés, auch im Hinterland, wo kein Mobilnetz zur Verfügung steht!

Versicherung

Es besteht kein Sozialabkommen mit Peru. Eine private Reisekranken- und Repatriierungsversicherung (Assistance) ist dringend anzuraten!

Krankenhäuser/Med. Einrichtungen

(siehe Erläuterungen S. 183)

Cuzco

✚ Clinica Pardo
Av. de la Cultura 710
Tel.: +51 84 240378,
+51 984 115669 (24 h)
https://clinicapardocusco.com/

✚ Clinica San José
Av. Los Incas Nº 1408 – B
Tel.: +51 84 253295

✚ Clinica Casafranca
Alameda Pachacutec Nº 506
Tel.: +51 84 224016

Juliaca

✚ Clinica Americana de Juliaca
Jr. Loreto 315
Tel.: +51 51 321369, 33418
www.clinicaamericana.org.pe

Lima

✚ Clinica Ricardo Palma
Av. Javier Prado Este 1066
Tel.: +51 1 2242224
www.crp.com.pe

✚ Clinica Stella Maris
Av. Paso de los Andes 923
Tel.: +51 1 4636666

✚ Clinica Tezza
Av. El Polo 570
Tel.: +51 1 6105050
www.clinicatezza.com.pe

Philippinen

Manila (Luzon)

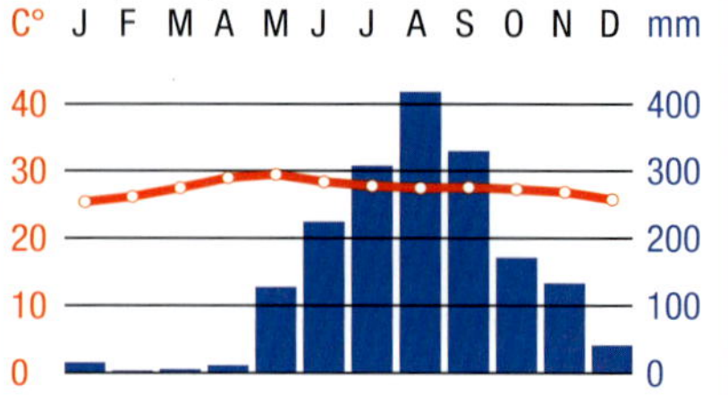

Legaspi (Luzon)

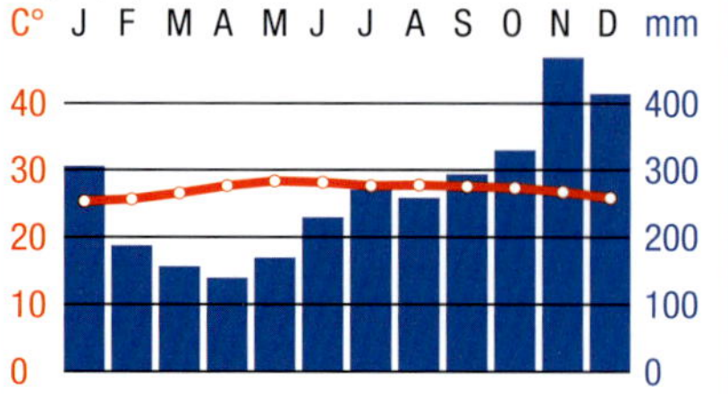

Surigao (Mindanao)

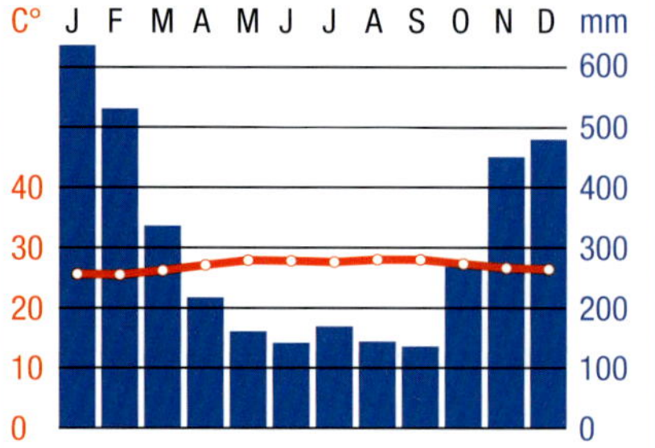

Zamboanga (Mindanao)

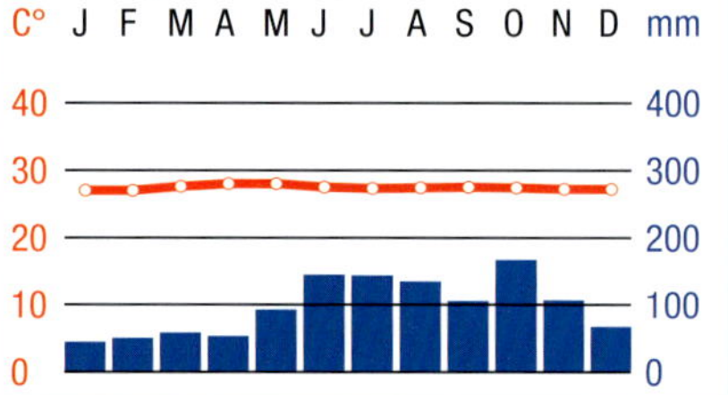

Verkehrsverbindungen

Der Archipelcharakter der Philippinen gibt die Verkehrsverbindungen vor.
Die meisten Touristen und international Reisenden werden die Philippinen über die internationalen Flughäfen von Manila oder Cebu erreichen. Zwischen den Inseln des Archipels gibt es zahlreiche Inlandsflüge. Eine Reihe der regionalen Flughäfen können auch von außerhalb des Landes angeflogen werden. Viele der Inseln haben zudem kleine Flugplätze. Mehr Charme und Abenteuer, aber auch mehr Zeitaufwand stellen Schiffsverbindungen dar. Die kürzeren Verbindungen zwischen den Visayas verkehren im Stundentakt, die längeren Fährstrecken nach Fahrplan. Die Fahrten mit lokalen Fähren sind spannend, aber häufig unbequem, Kabinen sind selten erhältlich. Die Schiffe sind oft überfüllt und haben in der Vergangenheit häufiger durch tragische Unglücke Aufsehen erregt.

Auf den großen Inseln sind die Straßenverbindungen gut und teils auch sehr gut ausgebaut. Auf den kleinen Inseln und auch in entlegeneren Regionen auf Minadnao, Palawan und Cebu kann die Qualität der Straßen schnell abnehmen und lange Fahrzeiten müssen eingeplant werden. Auf Luzon, Mindanao und Cebu gibt es Straßen-Fernverbindungen mit Fernbusverbindungen zwischen fast allen Städten. Bei 85 % des Straßennetzes handelt es sich um unbefestigte Straßen, die vor allem während der Regenzeit teilweise nicht zuverlässig befahren werden können. Hierdurch sind Orte in ländlichen Regionen oft schwer erreichbar. Der Zustand vieler LKW und PKW ist schlecht, viele Fahrer sind schlecht ausgebildet, vielerorts herrscht ein aggressiver, leichtsinniger Fahrstil. Das Unfallrisiko ist gegenüber Europa erhöht. In vielen Städten, vor allem auch in touristischen Gegenden, sind Mietfahrzeuge erhältlich, aufgrund des hohen Unfallrisikos wird hiervon aber abgeraten. Fahrzeuge sollten mit lokalem Fahrer gemietet werden. Auf Luzon existiert ein Eisenbahnnetz, das Manila mit anderen Städten der Insel im Norden und Süden verbindet. Der Personenverkehr ist aber in den letzten Jahren aufgrund schlechter Schienenverhältnisse fast komplett eingestellt worden und spielt im touristischen Bereich quasi keine Rolle mehr. Teile Manilas werden durch ein Hochbahnsystem bedient

Medizinische Infrastruktur

Der Standard der medizinischen Versorgung auf den Philippinen variiert stark. Einige private Einrichtungen in Manila und Cebu-City bieten sehr guten Service. Auf den Philippinen existieren staatliche und private Einrichtungen nebeneinander. Spezialisten der staatlichen Krankenhäuser arbeiten nebenher gegen Bezahlung in privaten Einrichtungen. Bei den staatlichen Krankenhäusern besteht fast überall ein Mangel an finanzieller und materieller Ausstattung sowie an personeller Betreuung. Der Hygienestandard lässt meist deutlich zu wünschen übrig. Insbesondere im pflegerischen Bereich leiden die staatlichen philippinischen Krankenhäuser an Abwanderung der Fachkräfte ins Ausland auf besser bezahlte Positionen in den arabischen Ländern, den USA und in Europa. Das Fehlen von sauberem Wasser und die landesweit unzuverlässige Versorgung mit öffentlicher Elektrizität –auch in einigen größeren Städten – machen die Situation oft noch schwieriger. In ländlichen Regionen sind die Krankenhäuser oft sehr einfach. Staatliche Krankenhäuser können nur sehr eingeschränkt zur Stabilisierung von Notfällen und erster Diagnostik empfohlen werden.
In Manila und Cebu City sowie einigen wenigen weiteren Städten hingegen gibt es private medizinische Einrichtungen, die auf höchstem Niveau arbeiten, sowohl was die fachliche Versorgung und die pflegerische Betreuung als auch was die hygienische Ausstattung angeht. In diesen privaten Kliniken wird sowohl vom ärztlichen Personal wie auch vom Pflegepersonal gutes Englisch gesprochen. Im Krankheits- oder Verletzungsfalle ist daher das Einschalten einer europäischen medizinischen Assistance sinnvoll, um die richtige Klinik aussuchen zu können.
Es gibt kein zuverlässiges öffentliches Rettungssystem für akute Notfälle auf den Philippinen, allenfalls einige privater Krankentransportfahrzeuge, welche für Sekundärtransporte eingesetzt werden können. In dringenden Notsituationen ist oft der Eigentransport die schnellste Lösung. International Reisende benötigen eine medizinische Assistance oder sind auf die Hilfe durch Hotels oder Ressorts angewiesen.
In fast allen größeren Städten der Philippinen gibt es Zahnartpraxen, die Notversorgung und einfache Zahnprothetik anbieten. In den Metropolen wird auch komplexe Zahnprothetik auf internationalem Standard angeboten.
Die Versorgung mit internationalen Medikamenten ist in den größeren Städten der Philippinen gut. Die Apotheken können fast alle internationalen Medikamente in kurzer Zeit besorgen. Nahezu alle amerikanischen und europäischen Pharmafirmen beliefern die Philippinen. Sinnvoll ist es, große Apothekenketten zu nutzen. Seltenere Medikamente müssen oft umständlich bestellt werden. Reisenden wird daher empfohlen, den Medikamentenbedarf für die Dauer der Reise mitzunehmen. Starke, betäubungsmittelhaltige Schmerzmittel sind aufgrund strenger Regularien quasi nicht verfügbar. Die Versorgung mit Blutprodukten ist unsicher, es gibt aber einige private Einrichtungen, die eine eigene, nach internationalen Standards getestete Blutbank betreiben.

Sprache der Hilfsorgane

Auf den Philippinen werden über 100 lokale Sprachen gesprochen. Offizielle Amtssprache ist filipino, das auf dem tagalog basiert. Im Norden auf Luzon überwiegt tagalog auch als lokale Sprache. Weitere wichtige Sprachen im Süden des Archipels sind cebuano und die Visayassprachen. Spanisch ist fast landesweit durch Englisch als zweiter Amtssprache verdrängt worden. In den Tourismusgebieten ist Englisch üblich, in der Geschäftswelt selbstverständlich. Bei Polizei und Behörden wird Englisch von fast allen höheren Amtsträgern verstanden und gesprochen. In ländlichen Regionen im Norden Luzons, im Südosten Mindanaos und auf Palawan kann es Verständigungsprobleme geben.

Krankenhaus: Hospital
Apotheke: Pharmacy
Arztpraxis/Notfallbehandlung: Clinic, Physician, Medical Center, Doctor's Practice

Notrufnummern

Polizeinotruf: 117
Feuerwehr: 117
Notarzt: 117
Touristenpolizei: 524 166 0
Telefonauskunft: 187 oder 114
Nationale Telefonvermittlung: 109
Internationale Telefonvermittlung: 108
Statt der allgemeinen Notruf-Nummer 117 kann von Mobiltelefonen auch 112 oder 911 gewählt werden. Der Anruf wird dann weitergeleitet.

Telefonverbindungen

Nationale und internationale Direktwahl ist möglich. Öffentliche Fernsprecher werden mit Münzen oder Karten betrieben. Da das Festnetz landesweit nicht gut entwickelt ist, benutzt die einheimische Bevölkerung ganz überwiegend Mobiltelefone.
Internet ist auf den Philippinen fast überall verfügbar, Internetcafés gibt es in den meisten größeren Städten.

Mobilnetzabdeckung

Während Festnetzverbindungen innerhalb des Landes außerhalb der großen Städte immer noch Lücken aufweisen, ist die Abdeckung mit Mobiltelefonverbindungen inzwischen bis auf wenige entlegene Regionen im Norden Luzons, im Südosten Mindanaos und im Süden Palawans landesweit sehr gut. GSM 900/1800 und 3G 850/2100 sind verfügbar. Viele deutsche und europäische Mobilfunkanbieter haben Roaming-in-Abkommen mit philippinischen Anbietern. Kostengünstiger und einfach zu handhaben ist es aber oft, lokal eine SIM-Karte zu kaufen und darüber mobil zu telefonieren.

Versicherung

Es besteht kein Sozialabkommen mit den Philippinen. Eine private oder dienstliche Auslandsreisekrankenversicherung ist dringend anzuraten. Diese sollte medizinisch sinnvolle Transporte einschließen sowie Repatriierungen. Idealerweise besteht Zugang zu einer medizinischen Assistance.
Einige große private Kliniken und Krankenhäuser kooperieren mit den großen internationalen Krankenversicherungen und bieten teilweise bei größeren zu

Philippinen (Forts.)

zahlenden Beträgen nach Rücksprache direkte Abrechnung an. Kleinere Leistungen müssen fast immer direkt vor Ort gezahlt werden.

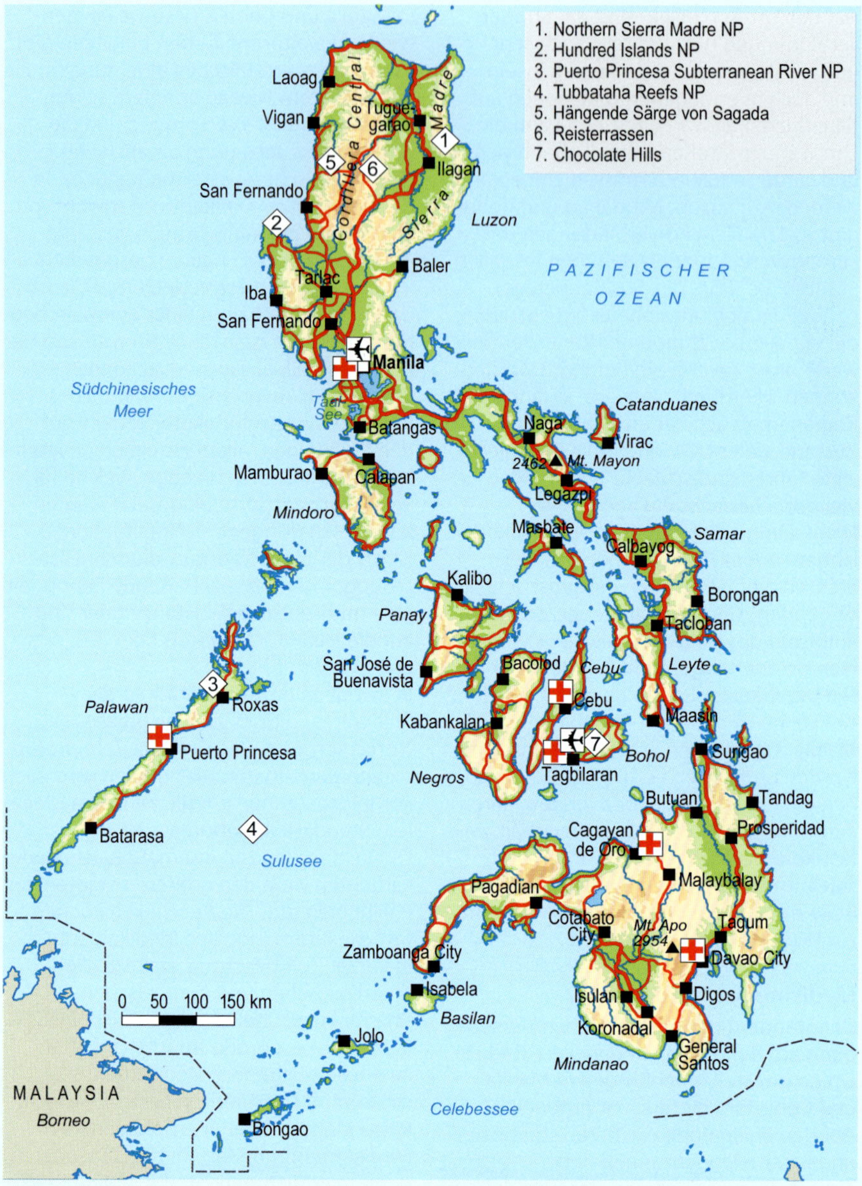

Krankenhäuser/Med. Einrichtungen

(siehe Erläuterungen S. 183)

Insel Luzon:

Manila

✚ Asian Hospital and Medical Center
2205 Civic Drive, Filinvest Corp. Center, Alabang Muntinlupa City
Tel.: +63 (0)2 7719000,
+63 (0)2 8765739
www.asianhospital.com
Dies ist ein modernes privates Krankenhaus in Manila und erfüllt mit seinen rund 300 Betten internationalen Standard. Neben philippinischen Ärzten arbeiten hier auch viele US-amerikanische Ärzte, die Lobby der Klinik erinnert mehr an ein Hotel als an ein Krankenhaus. Das Haus verfügt über die gängigen Fachabteilungen und bildgebende Diagnostik sowie eine Notaufnahme.

✚ Makati Medical Center
2 Amorsolo Street, Legaspi Village, Makati City
Tel.: +63 (0)2 8888910 (Emergency Room), +63 (0)2 888-8999 (Information)
www.makatimed.net.ph
Das private Krankenhaus verfügt über rund 600 Betten, gehört zu den besten Einrichtungen auf den Philippinen. Es deckt alle medizinischen Fachrichtungen ab und verfügt ebenfalls über bildgebende Diagnostik und Notaufnahme.

✚ Manila Doctors Hospital
667 United Nations Avenue, Ermita
Tel.: +63 (0)2 5243011
www.maniladoctors.com.ph
Dieses 300 Betten Krankenhaus liegt in der Nähe der US-amerikanischen Botschaft im touristisch frequentierten Gebiet Ermita. Es verfügt über eine 24 Stunden Notfallambulanz und die wichtigen medizinischen Fachgebiete.

✚ St. Luke's Medical Center-Quezon City
279 E. Rodriguez Sr. Blvd, Quezon City
Tel.: +63 (0)2 7230101 (Zentrale),
+63 (0)2 7252328 (Emergency Room)
www.stluke.com.ph
Das 600 Betten Krankenhaus ist eine der bekanntesten und renommiertesten medizinischen Einrichtungen der Philippinen mit den meisten wichtigen medizinischen Fachgebieten. St. Luke's ist auf die Behandlung von international Reisenden eingestellt. Das Haus ist mehrfach zertifiziert und arbeitet quasi auf internationalem Standard.

Insel Mindanao:

Cagayan de Oro

✚ Cagayan de Oro Polymedic Medical PlazaHospital
Iligan Road., Cagayan de Oro City
Misamis Oriental PHL
Tel.: +63 (0)88 858 524 1
Dieses private Krankenhaus ist wahrscheinlich das beste der Polymedic Kette und in der Umgebung und mit den gängigen Fahrabteilungen und Notaufnahme ausgestattet

Cagayan de Oro

✚ Capitol University Medical City Foundation Hospital
San Pedro Gusa
Tel.: +63 (0)91 763 354 37
www.cumc.com.ph
Dies ist ein privates Krankenhaus mit Notaufnahme und großer Ambulanzabteilung mit den wesentlichen Fachabteilungen.

Davao City

✚ Davao Doctors Hospital
188 E. Quirino Avenue
Tel.: +63 (0)82 2228000,
+63 (0)82 2212101
www.ddh.com.ph
Dieses private Krankenhaus stellt das medizinische Zentrum der Region dar und kann mit rund 250 Betten und fast allen gängigen Fachrichtungen die meisten medizinischen Probleme abdecken. Die Behandlung internationaler Patienten ist vertraut.

Davao City

✚ Davao Medical School Foundation Hospital
Dr. A Gahol Avenue
Tel.: +63 (0)82 822 279 330
www.dmsf.edu.ph
Privates Krankenhaus als Teil der Medical School mit den gängigen Fachabteilungen und Notaufnahme.

Insel Cebu:

Cebu City

Cebu Doctors' University Hospital
Osmena Boulevard
Tel.: +63 (0)32 253 751 1
www.cebudocgroup.com.ph
Dieses private 300 Betten Krankenhaus ist das Zentrum der medizinischen Versorgung auf Cebu. Es verfügt über international ausgebildete Ärzte, fast alle relevanten medizinischen Fachbereiche und ist routiniert in der Behandlung von Touristen und international Reisenden.

Chong Hua Hospital
Fuente Osmena
Tel.: +63 (0)32 255 800 0
www.chonghua.com.ph
Das private Krankenhaus mit 660 Betten im Zentrum von Cebu City ist eines der ältesten in der Stadt und verfügt über alle wichtigen medizinischen Fachbereiche sowie Notaufnahme und bildgebende Diagnostik.

Insel Bohol:

Tagbilaran City

Holy Name University Medical Center Foundation, Inc.
Corner Lesage and Gallares Streets
Tel.: +63 (0)38 412 091 6,
+63 (0)38 501 994 6
Privates Krankenhaus mit öffentlicher Versorgung und ca. 50 Betten. Die Ärzte sind überwiegend allgemeinmedizinisch ausgerichtet. Touristen und sonstige Ausländer werden routiniert behandelt.

Insel Palawan:

Puerto Princesa City

Palawan Adventist Hospital
Junction 2, San Pedro
Tel.: +63 (0)48 433 224 7
www.facebook.com/AHealingPlace.AHP
Dieses private Krankenhaus mit rund 160 Betten ist das medizinische Zentrum auf Palawan und verfügt über rund 50 Ärzte verschiedener Fachrichtungen. Barzahlung oder Kreditkarten werden verlangt. Die Behandlung von Touristen wird zunehmend Routine. Das Krankenhaus betreibt eine durchgängig geöffnete Notaufnahme und kann auch Brandverletzte initial versorgen.

Puerto Princesa City

Palawan Medical Mission Group Multipurpose Cooperative Hospital (PMMGMPC)
Burgos & Mabini Streets
Tel.: +63 (0)48 484 343 255
Kleineres kostengünstigeres privates Krankenhaus mit rund 100 Betten, Labordiagnostik und Basis bildgebender Diagnostik. Das Haus versorgt vor allem die Mittelschicht mit einfacher Chirurgie.

Polen

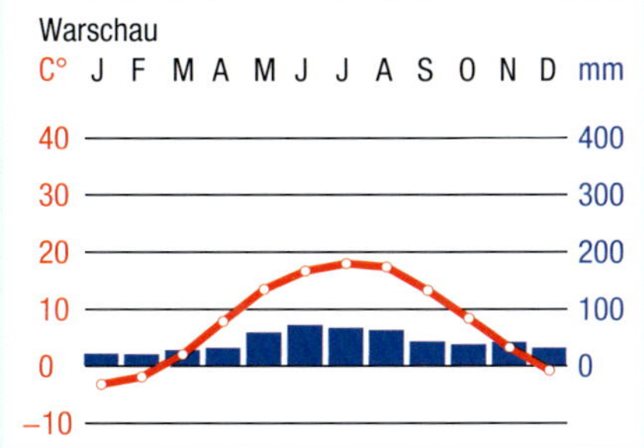

Verkehrsverbindungen

Polen hat sich in den letzten 30 Jahren mehr und mehr auf Reisende aus aller Welt eingestellt und bietet sowohl für Geschäftsreisende als auch für Touristen eine sehr gute Infrastruktur. Dies gilt nicht nur für die Hauptstadt Warschau, sondern noch mehr für die historischen Städte Danzig und Krakau. Die Ostseeküste ist seit langem ein touristischer Anziehungspunkt. Polen ist grundsätzlich von allen Nachbarländern und damit auch von Deutschland aus gut erreichbar. Die Autobahnen sowie die Fern- und Regionalstraßen sind inzwischen überwiegend in gutem Zustand. Alle wichtigen Orte sind sowohl über Fernstraßen als auch mit dem Zug erreichbar. Polen ist gut mit dem Auto zu bereisen. Polen hat ein gut ausgebautes Eisenbahnnetz mit Bahnhöfen in allen großen und fast den meisten mittelgroßen und kleineren Städten. Für Flugreisen stehen mit Warschau, Danzig, Krakau, Posen und anderen Städten internationale Flughäfen mit zahlreichen innereuropäischen und internationalen Verbindungen zur Verfügung, die bei den großen Entfernungen auch für zahlreiche inländische Flüge genutzt werden.

Medizinische Infrastruktur

Das Gesundheitssystem in Polen ist inzwischen auf internationalem Standard, auch wenn teilweise noch alte bauliche Infrastruktur genutzt wird. Inzwischen gibt es eine enge Verzahnung von öffentlichen, staatlichen und privaten Einrichtungen. Es gibt eine Reihe privater Anbieter, vor allem im ambulanten Bereich und hier vor allem in den größeren und mittelgroßen Städten. Ärzte und sonstiges medizinisches Personal sind generell gut ausgebildet und qualifiziert. Viele Ärzte sprechen gut Englisch. Vor allem in Warschau, Danzig, Lodz, Krakau und Posen stehen eine Reihe guter Krankenhäuser und Arztzentren zur Verfügung. Auch wenn der Ausbildungsstand des Personals gut ist, sind in einigen Einrichtungen Polens aber einige Dienstleistungen (wie z. B. die Unterbringung) nicht immer auf westeuropäischem Niveau.
Reisende und Touristen bevorzugen daher manchmal private Einrichtungen, wo der Servicegedanke ausgeprägter zu sein scheint und eine leichtere Verständigung (auf Deutsch oder Englisch) möglich ist. Für wirklich ernste und komplexe Fälle wie Polytraumata und Herzinfarkte ist das Angebot privater Betten allerdings sehr limitiert, hier sind meist staatliche Einrichtungen notwendig. Dies gilt auch für viele weiterführende Diagnostikmöglichkeiten wie Computertomografie oder Herz- Kreislauf-Diagnostik. In den meisten Städten auch außerhalb der Metropolen sind gute zahnärztliche Einrichtungen zu finden.
Die medikamentöse Versorgung über öffentliche Apotheken in Polen ist gut. Fast alle internationalen Medikamente mit EU-Zulassung sind erhältlich, sowohl als Original als auch als Generikum. Die Verschreibungspflicht in Polen wird korrekt gehandhabt. Um unnötige Arztbesuche zu vermeiden, sollte daher ein ausreichender Vorrat der notwendigen Medikamente mitgenommen werden.
Die Blutversorgung in Polen erfüllt allgemein internationalen Standard.
Landesweit existiert ein Rettungssystem über die EU-weite Notfallnummer 112 mit ausreichend ausgestatteten Krankenwagen und gut ausgebildetem Rettungspersonal. Im ländlichen Bereich sind aufgrund der dünnen Besiedlung und der großen Distanzen längere Anfahrtzeiten nicht immer auszuschließen. Für weite Strecken steht ein staatlich organisiertes Hubschraubersystem (MAR) zur Verfügung, welches allerdings relativ restriktiv und nur bei sehr schweren Fällen zum Einsatz kommt.

Sprache der Hilfsorgane

Die Landessprache ist Polnisch. In vielen medizinischen Einrichtungen wird zumindest Englisch als Fremdsprache von vielen Ärzten und Krankenschwestern gesprochen, Deutsch ist keine Seltenheit. Auch bei Rettungsdiensten und Polizei sind häufig zumindest Grundkenntnisse in Englisch oder Deutsch anzutreffen, können aber nicht vorausgesetzt werden.

Krankenhaus: szpital
Apotheke: apteka
Arzt/Arztpraxis: lekarz, przychodenia lekarska, gabinet lekarski

Notrufnummern

Polizei: 112/997
Feuerwehr: 112/998
Rettungsdienst: 112/999
Auskunft national: 118 913
Auskunft international: 118 912

Telefonverbindungen

Das Festnetz ist gut ausgebaut. Internationale Telefonverbindungen sind quasi von allen Hotels und von öffentlichen Telefonzellen möglich.

Polen (Forts.)

Mobilnetzabdeckung

Mobilfunkverbindungen sind von fast allen touristisch zugänglichen Punkten möglich. Die großen europäischen und deutschen Mobilfunkanbieter operieren quasi alle in Polen. Lediglich entlegene Waldgebiete können Probleme mit der Netzabdeckung aufweisen.

Versicherung

Seit 2006 wird in Polen die europäische Gesundheitskarte (European Health Insurance Card) EHIC anerkannt. Die vereinbarten Leistungen der jeweiligen Krankenkassen umfassen aber grundsätzlich nur Sachleistungen im Rahmen der medizinischen Erstversorgung. Insbesondere ist zu beachten, dass die Transportkosten nach Deutschland nicht von den gesetzlichen deutschen Krankenkassen übernommen werden dürfen. Insoweit ist der Abschluss einer privaten Auslandskrankenversicherung, welche auch medizinische Assistance einschließt, nach wie vor empfehlenswert. Private Dienstleister im polnischen Gesundheitswesen, wie sie zunehmend in Warschau, Danzig und anderen größeren Städten entstehen, rechnen normalerweise direkt bar oder über Kreditkarte ab und akzeptieren nicht die deutschen Krankenkassenformulare. Zusatzkosten für Arztbesuche, Krankenhausaufenthalte und Medikamente, wie sie in Polen für die Sozialversicherten vorgeschrieben sind, müssen selbstverständlich auch von deutschen Reisenden vor Ort bezahlt werden. Für Wahlleistungen, also z. B. planbare Operationen, die in Polen durchgeführt werden sollen, muss vorher die Genehmigung der jeweiligen Krankenkasse eingeholt werden.

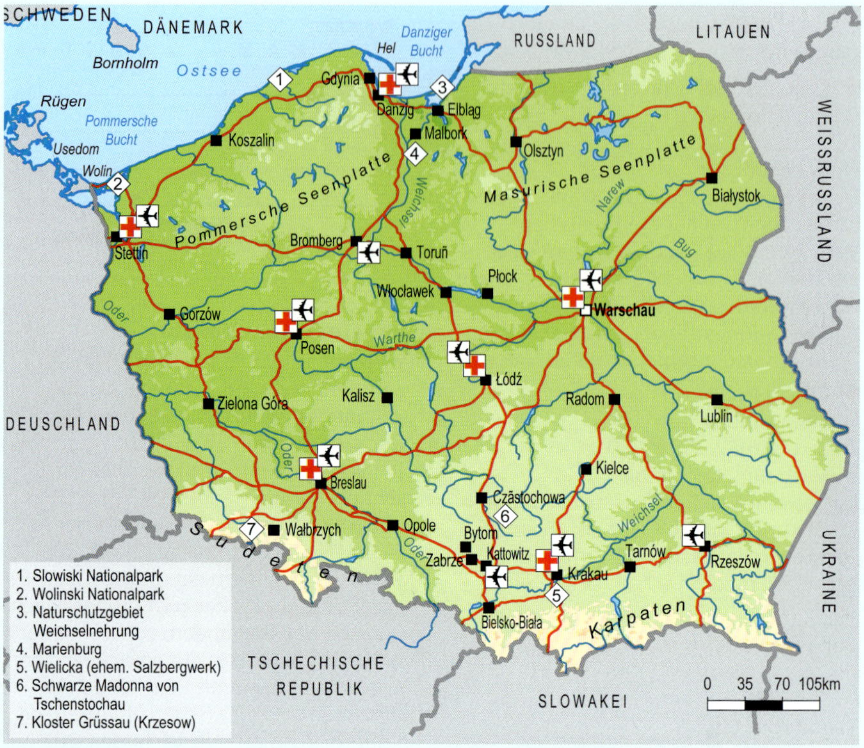

Krankenhäuser/Med. Einrichtungen

(siehe Erläuterungen S. 183)

Breslau (Wrozlaw)

Regionalkrankenhaus Breslau
(Wojewodzki szpital specjalistyczny)
ul. Kamienskiego 73a
Tel.: +48 (0)71 3270100 (Zentrale)
https://wssk.wroc.pl/
Dies ist ein großes staatliches Krankenhaus für die regionale Versorgung mit den gängigen Fachabteilungen. Das Krankenhaus ist an den staatlichen Rettungsdienst angeschlossen und wird bei Notfällen angefahren. Chirurgische und kardiologische Eingriffe werden durchgeführt. Wahleingriffe sollten wegen der langen Wartezeit und des geringen Patientenkomforts vermieden werden. Das Krankenhaus hat eine überregional bekannte Augenabteilung.

Danzig (Gedansk)

Akademisches Krankenhaus Danzig
(Uniwersyteckie centrum kliniczne, Szpital Akademii Medycznej w Gdansku)
Ul. Debinki 7
Tel.: +48 (0)58 3492222 (Zentrale)
https://uck.pl/
Dies ist ein großes staatliches akademisches Lehrkrankenhaus in Danzig. Das Klinikum verfügt über rund 1200 Betten und alle wesentlichen Fachabteilungen. Es ist eine der besten medizinischen Einrichtungen im Norden Polens. Hier können quasi alle chirurgischen, unfallchirurgischen und internistischen Notfälle auf internationalem Niveau behandelt werden.

Krakau (Krakow)

University Hospital in Krakow
(Szpital Uniwersytecki)
ul. Kopernika 36
Tel.: +48 (0)12 424 8277, 4247000
www.su.krakow.pl
Das Universitätskrankenhaus Krakau ist eines der größten Krankenhäuser in Polen mit über 1000 Betten und 32 Fachabteilungen. Hier können quasi alle chirurgischen, unfallchirurgischen und internistischen Notfälle auf internationalem Niveau behandelt werden. Das Krankenhaus ist erfahren in der Behandlung von Ausländern und arbeitet mit vielen deutschen Krankenversicherungen zusammen.

Lodz

University Hospital in Lodz
(Uniwersytecki Szpital Kliniczny)
Pomorska 251
Tel.: +48 (0)42 678 42 53
www.csk.lodz.pl
Dies ist ein großes staatliches Universitätskrankenhaus mit recht großem Einzugsgebiet in Mittelpolen. Trotz teilweise älterer Infrastruktur ist das Haus mit allen wichtigen Fachabteilungen ausgestattet und kann alle chirurgischen, unfallchirurgischen und internistischen Fälle auf internationalem Standard angehen.

Posen (Poznan)

Hospital of Ministry of Interiors Poznan
ul. Dojazd 34
Tel.: +48 (0)61 846 4780 (Zentrale)
Das Krankenhaus des polnischen Innenministeriums in Posen ist ein großes staatliches Haus mit über 400 Betten und allen wesentlichen Fachabteilungen sowie einer großen Ambulanz für nichtstationäre Patienten. Das Krankenhaus ist in baulich nicht modernem Zustand, aber Fachwissen und Möglichkeiten der Ärzte sind gut. Mit Ausnahme der Ärzte kann es beim Personal allerdings Schwierigkeiten geben, sich auf Englisch oder Deutsch zu verständigen. Chirurgische, unfallchirurgische und internistische Notfallversorgung ist aber gewährleistet.

University hospital
(Szpital Kliniczny im. Karola Jonschera)
ul. Szpitalna 27/33
Tel.: +48 (0)61 849 12 00
www.skp.ump.edu.pl/
Das Universitätskrankenhaus Posen ist ein modernes Krankenhaus mit allen wesentlichen Fachabteilungen und moderner Technologie. Es ist in das Rettungswesen

von Posen integriert. Das Krankenhaus kann alle gängigen Notfälle medizinisch kompetent primär behandeln. Mit Ausnahme der Ärzte kann es beim Personal allerdings Schwierigkeiten geben, sich auf Englisch oder Deutsch zu verständigen.

Stettin (Szczecin)

✚ Clinical Hospital No. 1
(Samodzielny Publiczny Szpital Kliniczny Nr 1)
ul. Unii Lubelskiej 1
Telefon: +48 (0)91 425 3000 (Zentrale)
https://usk1.szczecin.pl/
Das Krankenhaus No. 1 in Stettin ist ein staatliches Universitätskrankenhaus mit allen gängigen klinischen Abteilungen inklusive universitärer Intensivmedizin für Notfälle. Das Krankenhaus hat einen Hubschrauberlandeplatz und ist an das Rettungswesen in Stettin angeschlossen. Einige Abteilungen, wie z. B. die Orthopädie, haben aufgrund der guten Reputation internationales Patientenklientel bei überschaubaren Kosten.

Warschau (Warszawa)

✚ Central University Hospital – Banacha
(Samodzielny Publiczny Centralny Szpital Kliniczny)
ul. Banacha 1a
Telefon: +48 (0)22 599 1000
https://uckwum.pl/
Das Universitätskrankenhaus liegt zwischen dem Stadtzentrum und dem internationalen Flughafen von Warschau. Es ist mit rund 1300 Betten das größte Krankenhaus Warschaus und verfügt über alle medizinischen Abteilungen inklusive einer 40 Betten Intensivstation für Traumapatienten. Es hat einen eigenen Hubschrauberlandeplatz und ist an das Rettungswesen Warschaus angeschlossen. Das Universitätskrankenhaus kann alle gängigen Notfälle medizinisch kompetent primär behandeln. Mit Ausnahme der Ärzte kann es auch hier beim Personal allerdings Schwierigkeiten geben, sich auf Englisch oder Deutsch zu verständigen.

✚ MEDICOVER Medical Center
Al. Jerozolimskie 96
Tel.: 500 900 500 (mobil), 804 22 95 96 (Festnetz), +48 41 340 66 11 (aus dem Ausland)
www.medicover.com
Medicover bietet als privater Anbieter neben fachärztlichen Leistungen zunächst auch privatärztliche allgemeinmedizinische Betreuung an. Fast das gesamte Personal spricht ausreichend Englisch oder teilweise sogar Deutsch. Das MEDICOVER Medical Center ist für allgemeinmedizinische und elektive fachärztliche Betreuung ausgestattet, aber nicht zur Behandlung von schweren chirurgischen oder internistischen Notfällen vorgesehen.

Portugal

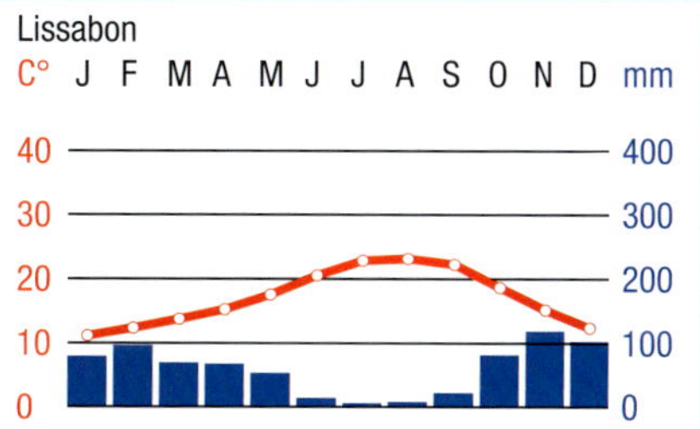

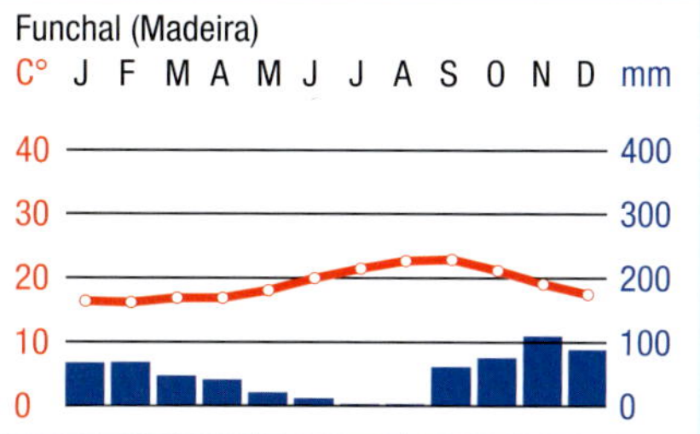

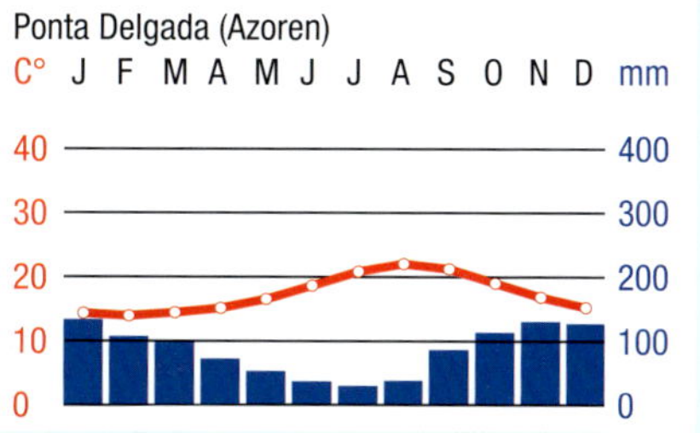

Verkehrsverbindungen

Portugal ist über zahlreiche internationale Flughäfen landesweit anzufliegen. Neben Lissabon und Porto sowie Faro gibt es inzwischen viele kleinere Flughäfen, die internationale und nationale Flüge bedienen. Die portugiesischen Inseln werden ebenfalls von zahlreichen Fluglinien angeflogen.
Die berühmten und touristisch schönen Hafenstädte am Atlantik und an der Algarve sowie die portugiesischen Inseln sind auch Ziel vieler Kreuzfahrtschiffe, die Portugal regelmäßig anlaufen.
Portugal verfügt auf dem Festland über ein recht dichtes Eisenbahnsystem, welches über mehrere Betreibergesellschaften nicht nur die großen, sondern auch kleinere Städte im Hinterland anbindet, auch wenn das öffentliche Bahnsystem wie in vielen Ländern Europas wirtschaftlich leidet und teilweise Verbindungen eingestellt werden. Fernbusse übernehmen meist auch nur die wirtschaftlich interessanten Verbindungen und ersetzen nicht solche in entlegenere Gebiete.
Das Straßennetz ist gut ausgebaut mit gebührenpflichtigen Autobahnen (AE, Auto-Estradas), Schnellstraßen (IP, Itinerarios principais), untergeordneten Schnellstraßen (IC), Nationalstraßen (EN, Estradas Nacionais) und Landstraßen (EM Estradas Municipais). Die großen Verbindungsstraßen sind meist stark befahren, viele der kleineren Straßen oft schmal und manchmal in schlechtem Zustand. Auch in Portugal zählen Verkehrsunfälle mit zu den größten Reiserisiken.
Das Land ist streng im Umgang mit Alkohol am Steuer, schon ab 0,5 Promille gelten hohe Strafen bis hin zum Fahrverbot. Das Telefonieren am Steuer ohne Freisprecheinrichtung ist verboten. Seit 2005 muss eine Warnweste in gelb oder orange/rot mitgeführt und im Falle eines Unfalls getragen werden. Geschwindigkeitsüberschreitungen werden streng geahndet.

Medizinische Infrastruktur

Das Gesundheitssystem hat in den letzten 20 Jahren umfangreiche Investitionen erfahren, es gibt teilweise exzellente medizinische Einrichtungen, aber auch ein starkes Stadt-Land-Gefälle.
In Portugal existiert das öffentliche Gesundheitssystem unabhängig vom Sozialversicherungssystem, Die primäre gesundheitliche Versorgung erfolgt in Gesundheitszentren, in denen z. B. über eine stationäre Aufnahme entschieden wird. Unfälle werden direkt stationär aufgenommen. Daneben gibt es ein privates System von privaten Fachärzten und privaten Krankenhäusern, die von Reisenden gerne genutzt werden, da die Wartezeiten kürzer und die Einrichtungen weniger überlaufen sind. Schwere Unfälle und schwere akute internistische Notfälle müssen meist in öffentlichen Einrichtungen behandelt werden wegen des größeren Spektrums an Diagnostik- und Therapiemöglichkeiten. Evakuierungen aus Portugal heraus sind medizinisch nicht notwendig, können aber bei längerer Behandlungsdauer sinnvoll sein. Viele Ärztinnen und Ärzte und das Pflegepersonal sprechen Englisch oder gelegentlich Deutsch, dies kann aber nicht grundsätzlich erwartet werden.
Portugal hat ein staatliches Rettungssystem, das grundsätzlich zuverlässig arbeitet, mit längeren Einsatzzeiten muss aber im ländlichen Bereich aufgrund der Entfernungen und in Städten aufgrund des Verkehrs gerechnet werden.
Alle üblichen modernen internationalen Medikamente sind über öffentliche Apotheken verfügbar, auch wenn in ländlichen Regionen die Auswahl nicht immer sehr groß sein wird und auch gelegentlich erst bestellt werden muss. Dennoch sollten international Reisende ihren Vorrat für zwei bis drei Wochen mitnehmen, um akute Engpässe zu vermeiden.
Blutprodukte gelten in Portugal als sicher und werden nach internationalem Standard hergestellt.

Portugal (Forts.)

Azoren:
In den Städten und touristischen Gebieten der größeren Inseln ist die medizinische Versorgung einwandfrei, schwerere Erkrankungsfälle werden von den medizinischen Einrichtungen der kleineren Inseln z. B. nach Ponta Delgada auf die Insel Sao Miguel verlegt.
Madeira:
Gute private und sehr gut ausgestattete staatliche Klinik.

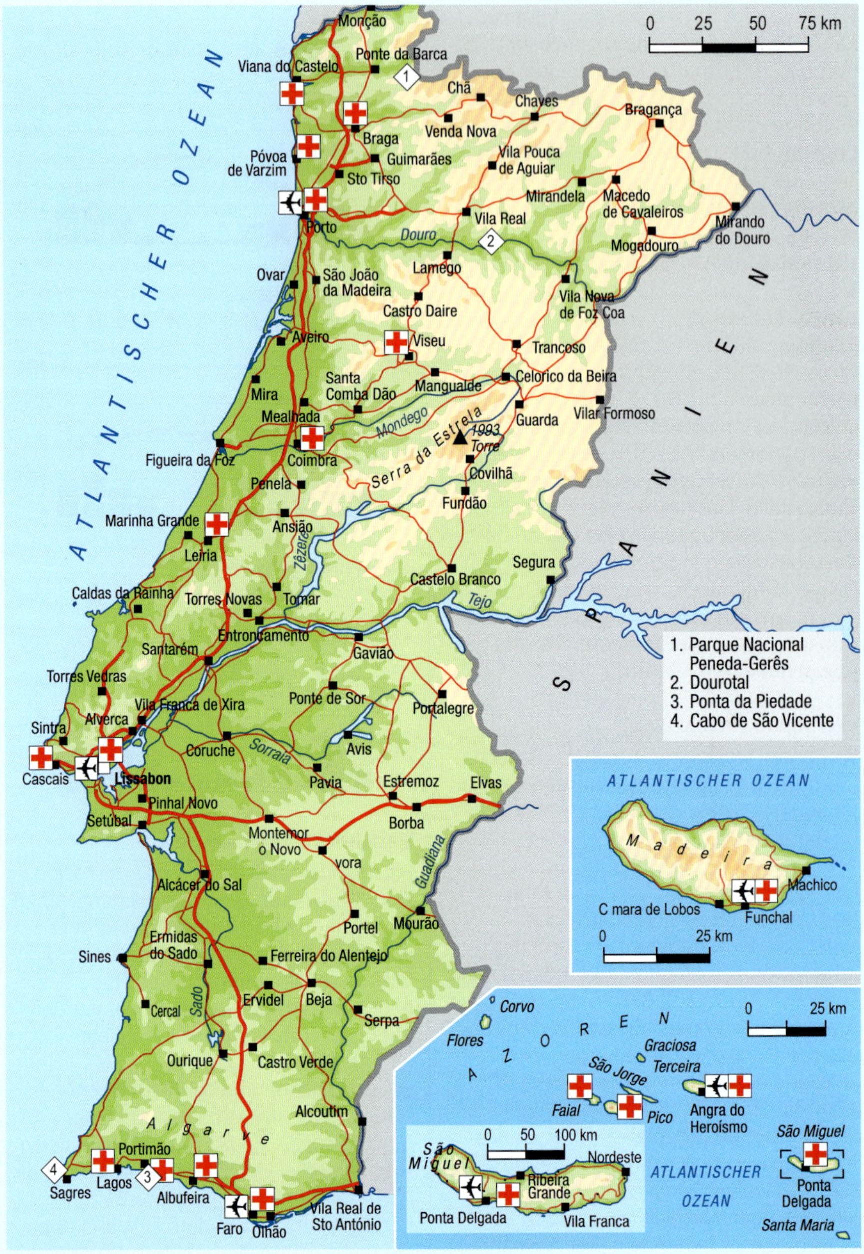

Sprache der Hilfsorgane

Portugiesisch, (Englisch oder Deutsch können nicht erwartet werden, Spanisch wird oft verstanden)

Krankenhaus: Hospital
Apotheke: Bótica, Farmácia
Arztpraxis/Notfallbehandlung:
Facultativo, Médico

Notrufnummern

Polizei/Rettungsdienst: 112
Notruf bei Pannen oder Unfällen auf Autobahnen: 808 508 508
Telefonauskunft: 1820

Telefonverbindungen

Flächendeckendes Telefon-Festnetz, internationale Direktwahl mit jeweiliger Landesvorwahl. Internationale Gespräche von öffentlichen Telefonzellen mit Münzen oder Telefonkarten möglich. Telefonkarten (Telecom Card PT) erhältlich bei Postämtern, Kiosken und Tabakläden.

Mobilnetzabdeckung

Dualband-Netz GSM 900/1800, also kompatibel mit üblicherweise in Europa benutzten Mobil-Telefonen. EU-weites Roaming mit vielen deutschen Mobiltelefonanbietern.

Versicherung

Es besteht ein Sozialabkommen mit Portugal. Öffentliche Krankenhäuser und Rettungsdienste akzeptieren die EHIC (European Health Insurance Card). Diese beinhaltet aber keinen Rücktransport nach Deutschland. Daher erscheint eine private Reisekrankenversicherung sinnvoll. Sie ist insbesondere bei Besuch der Inseln (Azoren, Madeira) sowie bei Flugreisen aufs Festland dringend angeraten, da die gesetzlichen Krankenkassen weder für eine Verlegung von z. B. den Azoren aufs Festland noch für einen Rücktransport in die Heimat oder die stationäre Behandlung in einer der exzellenten privaten Kliniken aufkommen. Eine reisemedizinische Assistance ist ebenfalls sinnvoll, um sprachliche Hürden zu überwinden und die geeignete medizinische Einrichtung zu finden.

Krankenhäuser/Med. Einrichtungen

(siehe Erläuterungen S. 183)

Albufeira

✚ Clinica Oura Clioura
Estrada Santa Eulalia
Tel.: +351 289587000
www.clioura.com
Kleine Privatpraxis mit unfallchirurgischer und kardiologischer Versorgung sowie 24-Stunden-Notfallversorgung.

✚ Hospital Lusiadas Albufeira
Largo da Correeira – Montechoro
Tel.: +351 217704040
www.lusiadas.pt/hospitais-clinicas/hospital-lusiadas-albufeira
Kleines privates Krankenhaus mit rund 30 Betten und chirurgischer und internistischer Versorgung sowie Röntgendiagnostik.

Braga

✚ Hospital de Braga
Rua das Sete Fontes
Tel.: +351 253027000
www.hospitaldebraga.pt
Großes staatliches Krankenhaus mit den meisten wichtigen Fachabteilungen sowie Notaufnahme und Röntgendiagnostik.

Cascais

✚ Hospital Distrital de Cascais
Rua D. Francisco D'Avilez
Tel.: +351 214827700
Mittelgroßes staatliches Krankenhaus mit Notaufnahme.

✚ Clinica CUF Cascais, S.A.
Rua Fernao Lopes, 60
Tel. +351 211141400,
+351 967694517 (Notaufnahme)

www.saudecuf.pt/unidades/cascais
Kleine private Klinik mit Notaufnahme und fachärztlicher Versorgung internistischer und chirurgischer Fälle.

Coimbra

Centro Hospitalar e Universitario de Coimbra
Praceta Prof. Mota Pinto
Tel.: +351 239400400
www.chuc.min-saude.pt
Großer Universitätscampus mit den gängigen Fachabteilungen.

Faro

Geral Hospital de Faro
Rua Leao Penedo
Tel.: +351 289891100
www.chualgarve.min-saude.pt
Große staatliche Universitätsklinik mit rund 600 Betten und allen gängigen Fachabteilungen. Referenzkrankenhaus für die gesamte Region Faro.

Lagos

Geral Hospital de Lagos
Rua Castelo dos Governadores
Tel.: +351 282770100
www.chualgarve.min-saude.pt

Leiria

Centro Hospitalar Leiria
Hospital de Santo André
Rua das Olhalvas
Tel.: +351 244817016
www.chleiria.pt

Lissabon

Centro Hospitalar Lisboa Norte EPE
Hospital Santa Maria
Av. Prof. Egas Moniz
Tel.: +351 217805000
www.chln.min-saude.pt
Große staatliche Universitätsklinik mit rund 600 Betten und allen gängigen Fachabteilungen. Referenzkrankenhaus für die gesamte Region Lissabon.

CUF Infante Santo Hospital
Travessa do Castro 3
Tel.: +351 213926100
https://www.cuf.pt/hospitais-e-clinicas/hospital-cuf-tejo

Portimao

Clinica Da Rocha
Rua Dr. Manuel Almeida 2
Tel.: +351 282430880

Porto

Centro Hospitalar de Sao Joao
Alameda Prof. Hernani Monteiro
Tel.: +351 225512100
https://portal-chsj.min-saude.pt
Große staatliche Universitätsklinik mit rund 600 Betten und allen gängigen Fachabteilungen. Referenzkrankenhaus für die gesamte Region rund um Porto.

Póvoa de Varzim

Hospital da Luz
Rua Dom Manuel I, n° 183
Tel.: +351 252690900
www.hospitaldaluz.pt/povoa-de-varzim/en/
Privates Krankenhaus mit den gängigen Fachabteilungen und einer 24-stündigen Notaufnahme.

Viana do Castelo

Hospital Santa Luzia
Estrada de Santa Luzia
Tel.: +351 258802100

Viseu

Centro Hospitalar Tondela-Visieu
Hospital de Sao Teotonio
Av. Rei D. Duarte
Tel.: +351 232420500
www.chtv.min-saude.pt
Großes staatliches Krankenhaus mit den meisten wichtigen Fachabteilungen sowie Notaufnahme und Röntgendiagnostik.

Madeira

Funchal

Hospital da Luz
Rua 5 de Outobro 115 e 116
Tel.: +351 291700000
www.hospitaldaluz.pt/funchal/en
Großes privates Krankenhaus mit den gängigen Fachabteilungen
Clinica da Se
Rua das Murças 42
Tel.: +351 291207676
www.clinicadase.pt
Kleines privates Krankenhaus, das vor allem Touristen betreut.

Azoren

Insel Sao Miguel:

Nordeste

Centros de Saude do Nordeste
Estrada Regional, 7
Tel.: +351 296480090
https://usism.azores.gov.pt/wp/

Ponta Delgada

Hospital do Divino Espirito Santo
Avenida D. Manuel I, Matriz
Tel.: +351 296203000

Ribeira Grande

Centro de Saude da Ribeira Grande
Rua de Sao Francisco
Tel.: +351 296470500
https://usism.azores.gov.pt/wp/

Vila Franca do Campo

Centro de Saude de Vila Franca do Campo
Rua Teofilo Braga
Tel.: +351 296539420
https://usism.azores.gov.pt/wp/

Insel Terceira:

Angra do Heroismo

Hospital de Santo Espirito de Angra do Heroismo
Canada do Barreiro
Tel.: +351 (0)295 403200
www.hseit.pt

Insel Fajal:

Horta

Hospital da Horta
Estrada Principe Alberto do Monaco
Tel.: +351 292201000
https://hospitalhorta.pai.pt
Mittelgroßes staatliches Krankenhaus mit 24-stündiger Notaufnahme und den gängigen Fachabteilungen.

Insel Pico:

Lajes

Centro de Saude de Lajes
Largo Edmundo Machado Avila
Tel.: +351 292679400

Madalena

Centro de Saude da Madalena
Rua da Misericordia
Tel.: +351 292240570

Sao Roque

Centro de Saude de Sao Roque
Avenida Antonio Simas da Costa
Tel.: +351 292648070

Rumänien

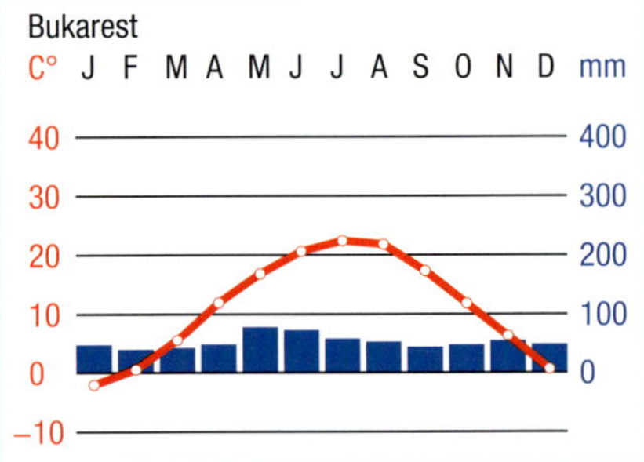

Verkehrsverbindungen

Rumänien ist über zahlreiche internationale Flughäfen an das europäische Luftlinennetz angeschlossen, die größten sind in Bukarest, Cluj und Constanta. Aufgrund der Größe des Landes werden auch viele innerrumänische Flüge angeboten.
Das Autobahnnetz befindet sich im Ausbau. Es gibt aber landesweit gute Landstraßenverbindungen. Auch abgelegenere Orte sind über das Straßennetz gut erreichbar, nur noch selten sind schlechte Fahrbahnen anzutreffen. Für PKW, die die rumänischen Nationalstraßen benutzen, besteht eine Vignettenpflicht. Landesweit verkehren Busse und fahren zu fast allen Städten und Dörfern.
Rumänien verfügt über ein gut ausgebautes Eisenbahnnetz, das günstig, allerdings teilweise langsam ist.

Medizinische Infrastruktur

Das ehemals staatliche Gesundheitssystem wird zunehmend durch private Einrichtungen ergänzt, allerdings geschieht dies fast ausschließlich in größeren Städten. Mehrere internationale private Gesundheitsdienstleister sowie rumänische Organisationen bieten private Krankenversorgung an. Rumänien gewinnt als Reiseland zunehmend Bedeutung, es werden viele Pauschalreisen in die beliebtesten Regionen (Sibiu, Karpaten, Siebenbürgen, Donaudurchbruch, Bukarest) angeboten. Die medizinische Versorgung des Landes ist allerdings noch nicht auf internationalem Standard, obwohl seit dem EU-Beitritt viel zur Verbesserung unternommen wurde. Die großen staatlichen Häuser in Bukarest sind inzwischen zunehmend gut ausgestattet, auch wenn immer noch Engpässe an finanzieller und materieller Versorgung entstehen.
In Bukarest, Constanta und an der Schwarzmeerküste sowie einer Reihe von größeren Städten gibt es immer mehr private medizinische Dienstleister, die allgemeinmedizinische ambulante und zunehmend auch stationäre Versorgung anbieten. Die Ausbildung der Ärzte und Krankenpfleger ist grundsätzlich gut, es gibt mehrere medizinische Universitäten im Lande.
In Bukarest und vielen anderen größeren Städten ist in den letzten Jahren ein Rettungssystem (SMURD) nach französischem Vorbild entstanden. Außerhalb der Hauptstadt weist dieses allerdings noch starke Defizite auf und die Aktivierungszeiten können lang werden, insbesondere in ländlichen, dünn besiedelten Regionen.
Die öffentlichen Apotheken verfügen über die meisten europäischen Medikamente, die Qualität der Arzneimittel entspricht europäischem Standard. Dennoch sollte ein privater Vorrat mitgenommen werden. Es sind die in Europa üblichen Wirkstoffe und Handelsnamen verfügbar, die Beschriftung ist üblicherweise in Rumänisch, Die Versorgung mit Blutpräparaten gilt in Rumänien inzwischen allgemein als sicher und auf EU-Standard.

Sprache der Hilfsorgane

Rumänisch, in den großen Kliniken wird von einigen Ärzten Französisch und Italienisch, seltener Englisch gesprochen. Im Norden des Landes ist Ungarisch noch verbreitet.

Krankenhaus: Spitalul
Apotheke: Farmacie
Arztpraxis/Notfallbehandlung:
Medic

Notrufnummern

Polizei: 955 oder 112
Unfallrettung: 961 oder 112
Feuerwehr: 981 oder 112
Telefonauskunft: 951

Telefonverbindungen

Flächendeckendes Telefon-Festnetz, internationale Direktwahl mit jeweiliger Landesvorwahl. Internationale Gespräche sind von öffentlichen Telefonzellen mit Telefonkarten möglich (erhältlich bei Postämtern und Kiosken).

Mobilnetzabdeckung

Dualband-Netz GSM 900/1800, also kompatibel mit üblicherweise in Europa benutzten Mobil-Telefonen. Mit den meisten Mobiltelefonanbietern bestehen Roaming-Verträge.

Versicherung

Es besteht ein Sozialabkommen mit Rumänien und grundsätzlich kann die EHIC (Europäische Gesundheitskarte) genutzt werden. Internationale Reisende werden aber oft private medizinische Dienstleister bevorzugen, da hier meist kürzere Wartezeiten, bessere Infrastruktur und höhere Serviceorientierung besteht. In den privaten Einrichtungen wird die EHIC nicht akzepiert und eine private Auslandskrankenversicherung ist anzuraten. Diese sollte medizinische Evakuierungen oder Repatriierungen mit einschließen, wenn es medizinisch sinnvoll ist.

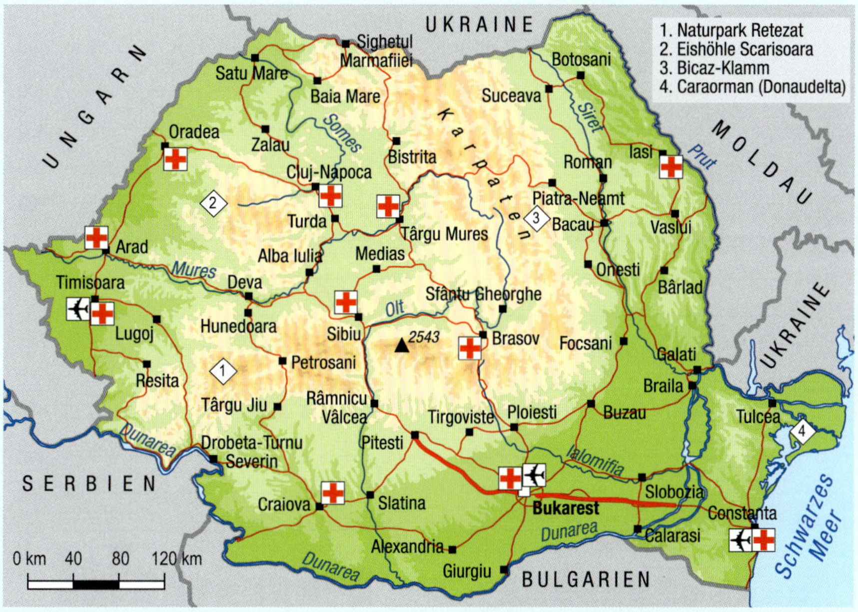

Krankenhäuser/Med. Einrichtungen

(siehe Erläuterungen S. 183)

Arad

✚ Universitatea de Vest Vasile Goldis (Western University), Facultatea de Medicina
B-dul Revolutiei 94 (Rektorat),
Str. Feleacului 1(Med. Fakultät)
Tel.: +40 (0)257 280335, 212204
www.uvvg.ro
Großes staatliches Krankenhaus mit allen wesentlichen Fachabteilungen und 24-stündiger Notaufnahme.

Brasov

✚ Universitatea Transilvania din Brasov (Transilvania University)
B-dul Eroilor 29 (Rektorat),
Str. N. Balcescu 56 (Med. Fakultät)
Tel.: +40 (0)268 412088, 412185
www.unitbv.ro
Großes staatliches Krankenhaus mit allen wesentlichen Fachabteilungen, 24-stündiger Notaufnahme und traditionell bekannter Sport-Traumatologie.

Bukarest

✚ Spitalul Universitar de Urgenta Bucuresti (Municipal University Hospital)
Spl. Independentei 169
Tel.: +40 (0)21 3180519, 3180555
www.suub.ro
Großes staatliches Krankenhaus mit allen wesentlichen Fachabteilungen und der landesweit größten und besten 24-stündigen Notaufnahme. Notfälle aus Bukarest werden vom Rettungsdienst meist hierhin gebracht.

✚ Universitatea de Medicina si Farmacie Carol Davila (Carol Davila University of Medicine and Pharmacy)
Str. Dionisie Lupu 37 (Rektorat),
B-dul Eroilor Sanitari 8 (Med. Fakultät)
Tel.: +40 (0)21 3180718, 3180762
https://umfcd.ro/

Cluj-Napoca

✚ Universitatea de Medicina si Farmacie Iuliu Hatieganu (Iuliu Hatieganu University of Medicine and Pharmacy)
Str. Emil Isac 13
Tel.: +40 (0)264 406831
www.umfcluj.ro
Großes staatliches Krankenhaus mit allen wesentlichen Fachabteilungen, das für die ganze Region Transsilvanien als Referenzhaus gilt.

Constanta

✚ Universitatea Ovidius (Ovidius University)
B-dul Mamaia 124 (Rektorat),
Str. Ioan Voda 58 (Med. Fakultät)
Tel.: +40 (0)241 614576, 672889
www.univ-ovidius.ro
www.medcon.ro
Großes staatliches Krankenhaus mit allen wesentlichen Fachabteilungen, das für die Schwarzmeerküste und auch die Touristenregionen dort als Referenzhaus gilt.

Craiova

✚ Craiova-Universitatea Craiova (University of Craiova)
Tel.: +40 (0)251 426688
www.umfcv.ro

Iasi

✚ Universitatea de Medicina si Farmacie Gr. T. Popa (Griore T. Popa University of Medicine and Pharmacy)
Str. Universitatea 16
Tel.: +40 (0)232 301600
www.umfiasi.ro

Oradea

✚ Universitatea din Oradea (Oradea University)
Str. Universitatii 1
Tel.: +40 (0)259 432830
www.uoradea.ro

Sibiu

✚ Universitatea Lucian Blaga (Lucian Blaga University), Facultatea da Medicina
Str. Pompeiu Onofreiu 2–4
Tel.: +40 (0)269 212320
www.ulbsibiu.ro
Großes staatliches Krankenhaus mit allen wesentlichen Fachabteilungen, welches für die ganze Region als Referenzhaus gilt. Das Personal spricht zum Teil noch Deutsch.

Targu Mures

✚ Universitatea de Medicina si Farmacie (University of Medicine and Pharmacy)
Str. Gh. Marinescu 38
Tel.: +40 (0)265 215551
www.umftgm.ro

Timisoara

✚ Universitatea de Medicina si Farmacie Victor Babes (University of Medicine and Pharmacy)
P-ta Eftimie Murgu 2
Tel.: +40 (0)256 220484, 204400
www.umft.ro

Russische Föderation

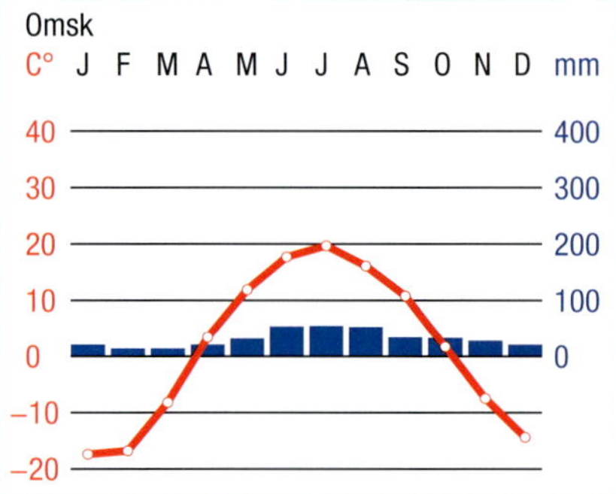

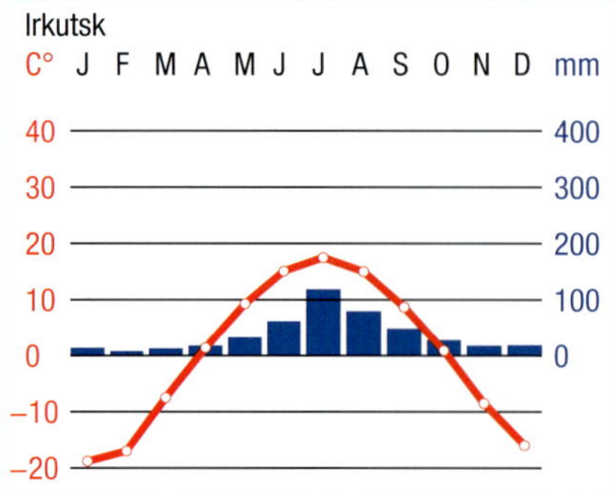

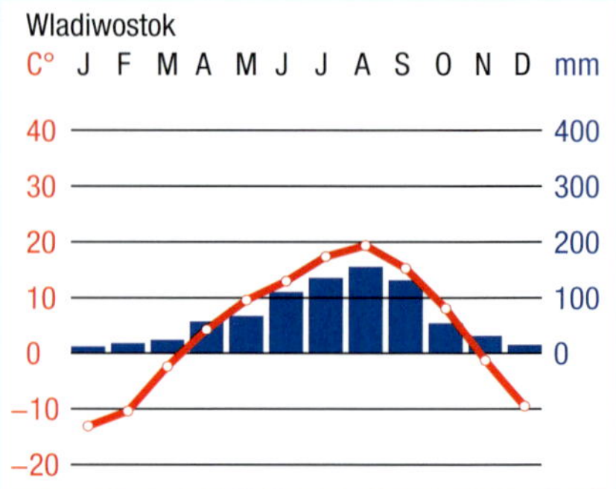

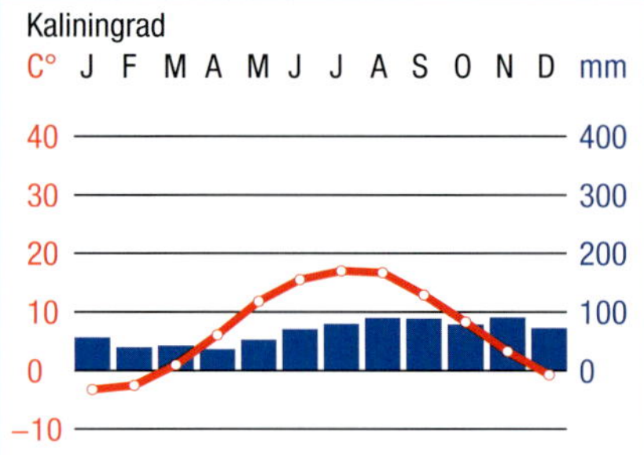

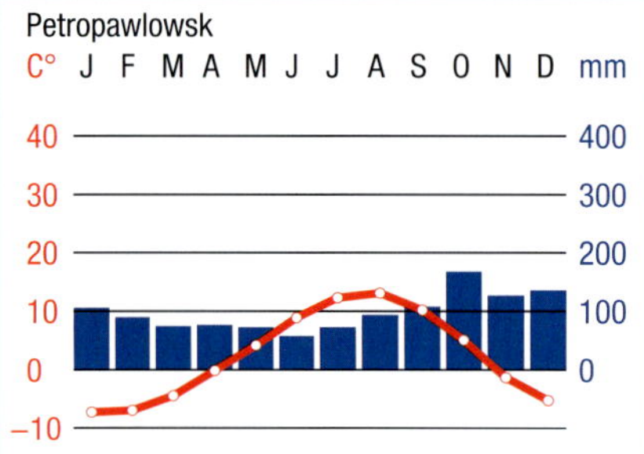

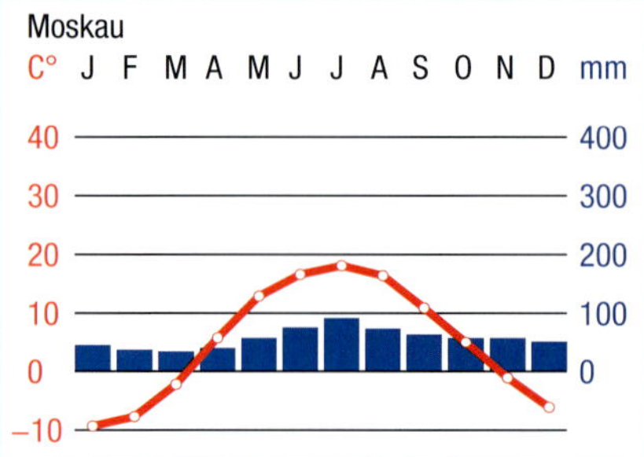

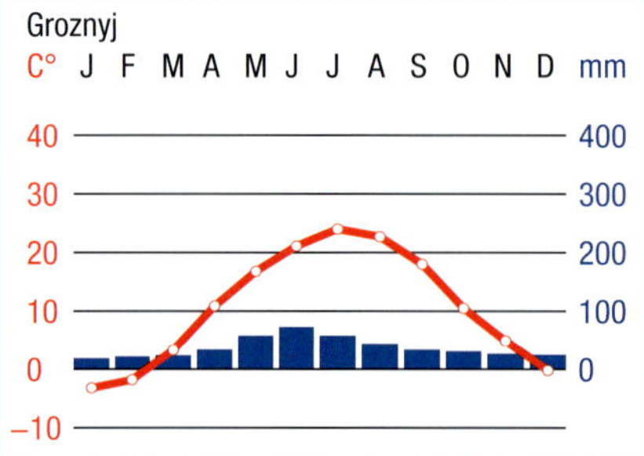

Verkehrsverbindungen

Die Verkehrsinfrastruktur ist außerordentlich heterogen: Während der Westen und Südwesten mit Straßen gut erschlossen ist, sind weite Teile östlich des Urals mit KFZ kaum erreichbar bzw. nur im Winter befahrbar. Hier sind Eisenbahn (nur beschränkt für Touristen erlaubt!) und insbesondere das Flugzeug die wichtigsten Transportmittel. Fernbusse dürfen von Touristen grundsätzlich nicht benutzt werden. Keine Nachtfahrten! Autostop ist verboten. In jedem Falle ist abseits der Ballungsräume mit langen (kaum kalkulierbaren) Fahrzeiten zu rechnen.

Achtung: Promillegrenze 0,0!

Bei einem Unfall besteht keine Rechtssicherheit! Dem Ausländer wird praktisch immer die Schuld gegeben; er wird unabhängig von seiner tatsächlichen Schuld mit hohen Geldstrafen (manchmal auch Haft) belegt und darf bis zur Klärung des Vorfalles das Land nicht verlassen.

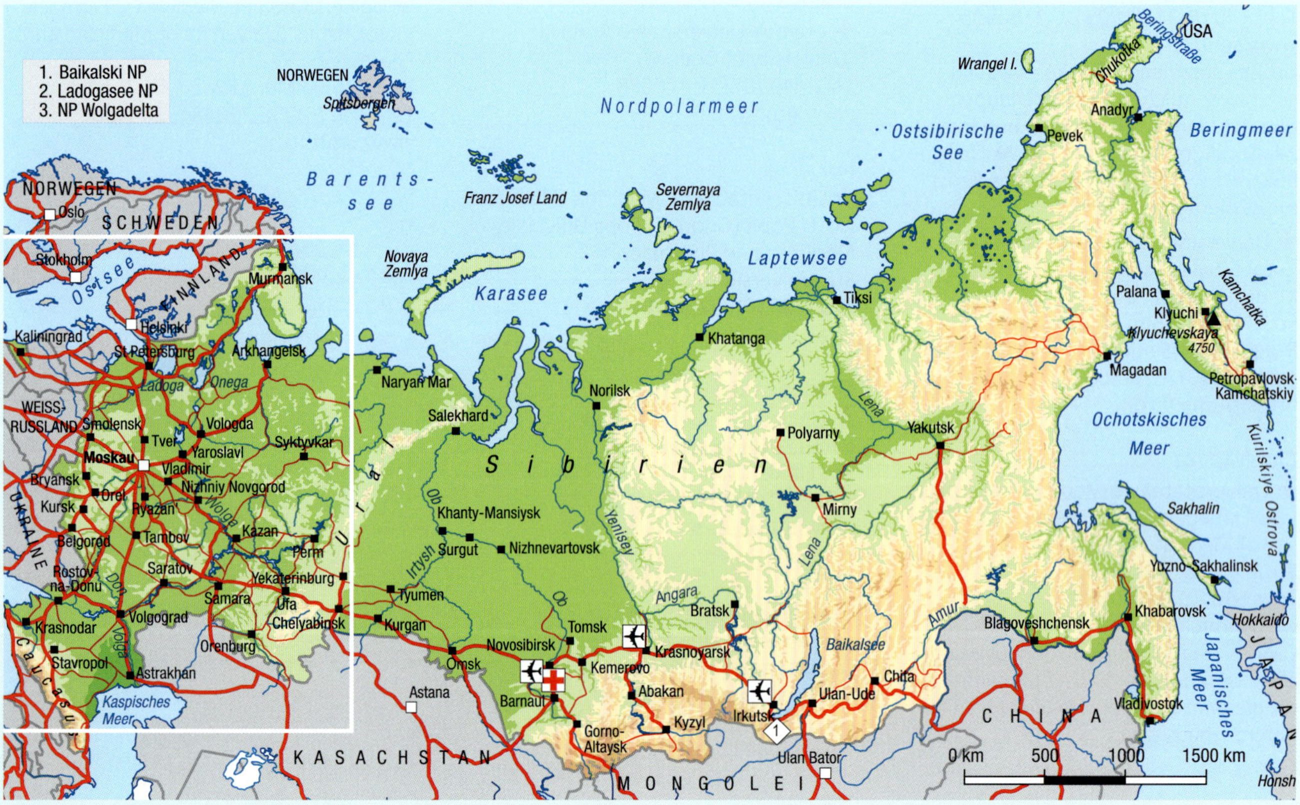

Wichtige Hinweise: Individualreisende müssen ihre Fahrtroute exakt angeben inkl. der Übernachtungsorte. Die Angaben müssen von einem lokalen Reisebüro bestätigt werden. **Die Route darf keinesfalls verlassen werden.**
Lokal kommt es immer wieder zu Treibstoffengpässen (Verteilungsproblem)!
Bei Reisen in einige Regionen (Nordkaukasus, Tschetschenien, Dagestan, Inguschetien, Nordossetien, Karabino-Balkarien) unbedingt Informationen zur Sicherheit einholen, auch unterwegs von den Sicherheitsorganen vor Ort.
Hinweise gibt das Auswärtige Amt unter www.auswaertiges-amt.de.

Medizinische Infrastruktur

Das Gesundheitssystem Russlands ist immer noch im wesentlichen staatlich organisiert, auch wenn in den großen Städten, wie z. B. Moskau oder St. Petersburg, zunehmend private Anbieter entstehen. Unfälle und schwere internistische Notfälle werden aber immer noch meist in staatlichen Häusern versorgt. Auch haben die staatlichen Kliniken teilweise Privatstationen für zahlende Patienten eingerichtet und behandeln dort unter anderem Touristen. In diesen Kliniken ist die Qualität von Personal und Ausrüstung meist auf dem Niveau westlicher Kreiskrankenhäuser. Außerhalb der großen Städte sind meist nur staatliche Einrichtungen vorhanden, die oft noch nicht internationalem Standard entsprechen. Die Ausbildung der Ärzte ist meist gut, in den Krankenhäusern sind jedoch häufig noch erhebliche Einschränkungen hinsichtlich der Infrastruktur vorhanden.
Das Rettungssystem in Russland ist staatlich organisiert, außerhalb der Städte sind lange Wartezeiten nicht ungewöhnlich.
Die Ausstattung der Rettungsfahrzeuge entspricht nicht dem internationalen Standard. Prinzipiell sind innerhalb des Landes Hubschraubertransporte möglich, sie werden aber nur im Rahmen des Rettungssystems organisiert und sind nicht ohne weiteres von ausländischen Touristen abrufbar.
Die Arzneimittelversorgung ist allgemein gut, allerdings sind die meisten Medikamente in Russisch beschriftet. Auch sind zum großen Teil andere Warenzeichen eingeführt.

Sprache der Hilfsorgane

Russisch. Auch in den Zentren ist nur in wenigen Krankenhäusern damit zu rechnen, dass die Ärzte eine Fremdsprache sprechen. Wenn, dann wird etwas Deutsch oder Englisch gesprochen. Der Rettungsdienst oder das Pflegepersonal spricht normalerweise ausschließlich Russisch.

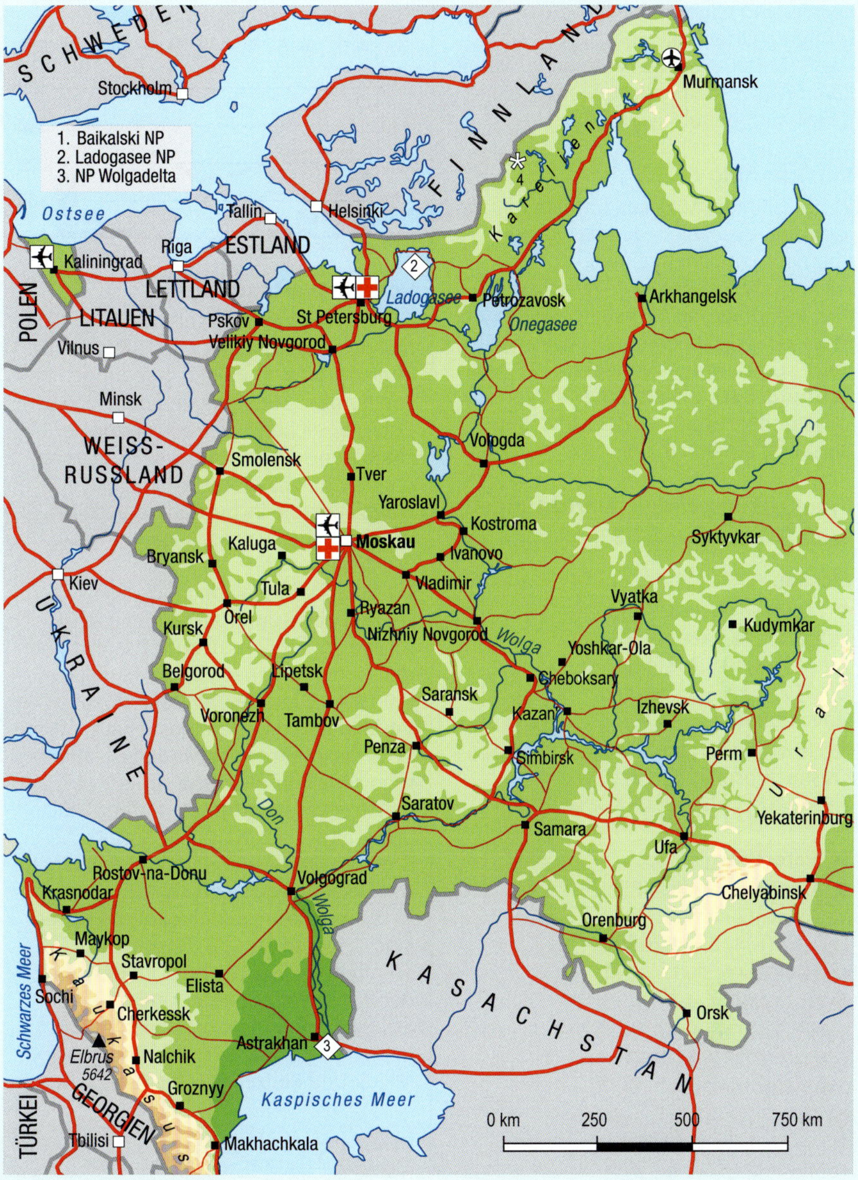

Krankenhaus: больница (sprich: „balnitsa“)
Apotheke: аптека (sprich: „apteka“)
Arzt/Arztpraxis/Notfallbehandlung: врач / поликлиника / скорая помощь, (sprich: „wratsch“ / „poliklinika“ / „skoraya pomosch’“)

Notrufnummern

Polizei: 02
Feuerwehr: 01
Ambulanz: 03
Telefonauskunft National: 09 (Moskau)

Telefonverbindungen

Das Telefonnetz ist flächendeckend und funktioniert zuverlässig, auch wenn die Zahl der Anschlüsse auf dem Land gering ist. Es gibt öffentliche Kartentelefone und staatliche Telefonbüros (meist nahe Postämtern). Internetanschlüsse gibt es für Touristen nur in einigen Cafés größerer Städte oder in guten Hotels.

Mobilnetzabdeckung

Entsprechend der extrem unterschiedlichen Landesgeographie kann der Reisende in weiten Teilen des Landes keine Mobilnetzverbindung erwarten. Problemlos ist Netzkontakt möglich in allen größeren Städten der westlichen Landesteile und des südlichen Zentralrusslands entlang der Grenze zu Kasachstan. Östlich davon besteht Netzverbindung nur an wenigen Orten und Städten, beispielsweise in Wladiwostok. Während die touristisch relevanten Bereiche der Schwarzmeerküste sowie die des Kaspischen Meeres fast lückenlos Netzverbindung gewährleisten, besteht für viele Reiseziele im Nordwesten (Karelien) kein Netzkontakt. Sehr lückenhaft ist auch das Netz im touristisch bedeutsamen Bereich um den Baikalsee (lokale Netze bei Irkutsk/Baikal, Angarsk und Ulan-Ude). Die zentralen und nördlichen Gebiete des Landeszentrums und

Russ. Föderation (Forts.)

Ostens sind abgesehen von vereinzelten größeren Orten völlig netzfrei. Es steht das GSM-900-Netz zur Verfügung. Damit können in Europa übliche Mobiltelefone (Dualband) benutzt werden.

Versicherung

Es besteht kein Sozialabkommen mit Russland, gesetzliche Krankenkassen übernehmen daher keinerlei Kosten. Eine private Reisekrankenversicherung incl. Repatriierung (Assistanceleistungen) muss jeder Reisende bereits beim Stellen des Visumsantrages vorlegen.
Achtung: Liste der akzeptierten Versicherer beachten (bei der russischen Botschaft erhältlich)!

Krankenhäuser/Med. Einrichtungen

(siehe Erläuterungen S. 183)

Moskau

✚ Moscow Medical Academy
Trubetskaya Street 8-2
Tel.: +7 (8)495 2480553

Novosibirsk

✚ Novosibirsk Medical Academy
Krasniy Prospekt 52
Tel.: +7 (8)3832 291083

St. Petersburg

✚ American Medical Clinic
Moika embankment 78
Tel.: +7 (8)812 7402090
www.amclinic.com

✚ EuroMed Clinic
Sworovsky Street 60
Tel.: +7 (8)812 3270301
www.euromed.ru

✚ International Clinic MEDEM
Marata Street 6
191025, St. Petersburg
Tel.: +7 (8)812 3363333
www.medem.ru

Sambia

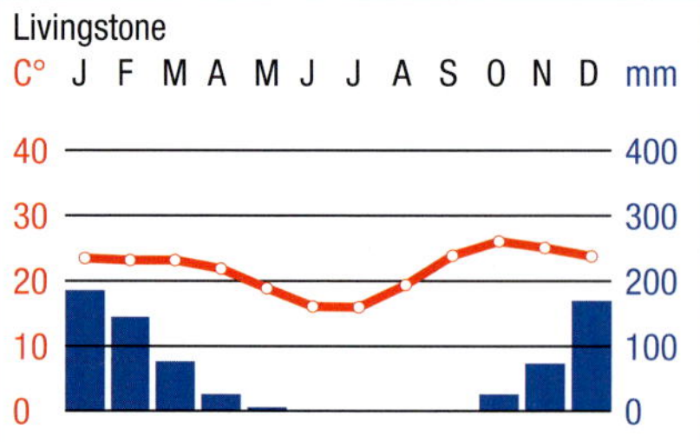

Verkehrsverbindungen

Sambia ist über die internationalen Flughäfen von Lusaka und von Ndola an das internationale Flugnetz angebunden und von Europa, Südafrika und dem Nahen Osten erreichbar. Kleinere nationale Flughäfen sind Kaoma und Livingstone, darüber hinaus gibt es einige lokale Flugplätze, die insbesondere auch für medizinische Evakuierungen genutzt werden können.
Die Hauptstraßen von Livingstone über Lusaka, den Kupfergürtel und nach Mbeya an der Grenze zu Tansania sowie die Verbindung nach Osten (Lusaka – Chipata – Lilongwe) sind für afrikanische Verhältnisse recht gut ausgebaut. Etliche Teile dieser Strecken werden gerade renoviert. Komplett neu gebaut wird auch die Strecke Livingstone – Katima Mulilo und weiter nach Namibia. Abseits dieser Strecken ist das Vorwärtskommen auch mit Geländewagen oft sehr mühsam. Rettungszeiten werden dadurch extrem lang. Oft sind nur 20–30 km/h zu schaffen, im Westen oder im Bereich der Bangweulu-Sümpfe sind die Straßenverhältnisse oft schlechter. Es bestehen zahlreiche Kontrollposten von Militär und Polizei, was die Reisezeiten beeinflussen kann. Außerdem sind sehr langsame Verkehrsteilnehmer (Eselskarren, Fußgänger, Herden) auf der Straße unterwegs. In Sambia herrscht Linksverkehr. Sambia ist auf dem Landweg grundsätzlich von seinen Nachbarstaaten Angola, der Demokratischen Republik Kongo, Tansania, Malawi, Simbabwe und Namibia erreichbar.
Innerhalb Sambias und im Grenzverkehr nach Tansania und Malawi und Botswana gibt es zahlreiche Busverbindungen. Über den Tanganjikasee ist Sambia mittels Fährverbindungen zu Wasser erreichbar.
Das Eisenbahnsystem in Sambia dient überwiegend dem Güterverkehr, es gibt aber einige Personenverbindungen nach Livingstone und ins benachbarte Tansania sowie gelegentlich Sonderfahrten spezieller Touristenzüge bis an den Sambesi. Ansonsten wird der Eisenbahnverkehr für touristisch und beruflich Reisende keine wesentliche Rolle spielen.

Medizinische Infrastruktur

Die medizinische Infrastruktur in Sambia entspricht nicht internationalem Standard. Reisende können an keiner Stelle des Landes ein Krankenhaus erwarten, das mit europäischen Verhältnissen vergleichbar ist. Das gilt sowohl für staatliche wie für private Krankenhäuser des Landes. Für Besucher des berühmtesten Safari-Ziels, des sehr abgelegenen Luangwa Valleys, wurde eigens auf Privatinitiative eine ärztliche Basisversorgung eingerichtet (s. u.).
Im Land gibt es zwar zahlreiche Apotheken, deren Ausstattung mit Medikamenten

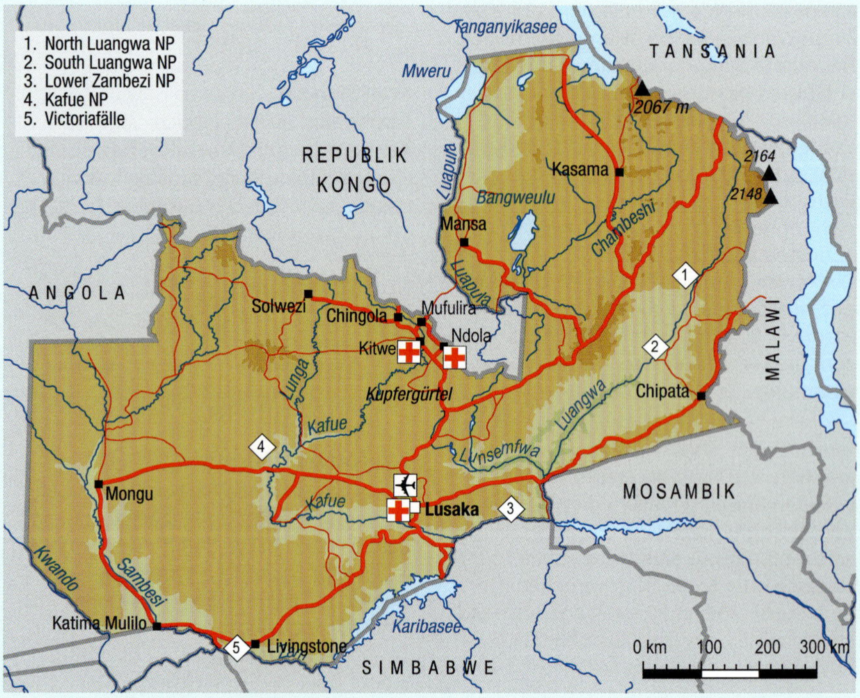

Sambia (Forts.)

ist jedoch nicht vorherzusehen. Wenn ein dringend benötigtes Medikament in Apotheken nicht zu bekommen ist, muss ggf. auf den örtlichen Markt zurückgegriffen werden. Hier können zwar die vom Hersteller empfohlenen Lagerungsbedingungen nicht gewährleistet werden, was bei robusteren Substanzen (z. B. Paracetamol, ASS u. v. a.) aber eine nachrangige Rolle spielt. Medikamentenfälschungen sind häufig. Eine gut ausgestattete Reiseapotheke ist daher anzuraten.
Bei einem schwereren Notfall empfiehlt sich unbedingt der Transport des Patienten in ein leistungsfähiges Krankenhaus der Nachbarländer (siehe Südafrika, Namibia, evtl. auch Tansania, Kenia) oder direkt zurück nach Europa. Die Krankenhäuser in Harare (Simbabwe), die früher das Standardziel von Patienten (Touristen wie Expatriates) aus Sambia waren, sind wegen der in Simbabwe derzeit herrschenden Verhältnisse mit erheblichen Versorgungslücken selbst elementarer Dinge keine Alternative.
Es gibt in Sambia kein öffentliches Rettungssystem, die Krankenwagen der staatlichen und privaten Krankenhäuser stehen üblicherweise nur zum Sekundärtransport bei Verlegungen zur Verfügung und verfügen nicht über Ausstattung zur Notfallbehandlung. Schlechte Straßenverhältnisse in abgelegeneren Regionen müssen im Notfall für Rettungszeiten zusätzlich berücksichtigt werden. In abgelegenen Landesteilen können ggf. im Notfall nächstgelegene Lodges oder Touristencamps angesteuert werden. Abgesehen von deren besseren Kommunikationsmöglichkeiten (Telefon, Funk) liegt oft eine kleine Landepiste in der Nähe, so dass Notfallpatienten mit kleinen Flugzeugen ausgeflogen werden können. Private Ambulanzflugzeuge bieten Verlegungen, können aber nicht als primäres Rettungsmittel verstanden werden.

Sprache der Hilfsorgane

Die Hauptsprachen des Landes sind Bemba und Njenja, geringe Englischkenntnisse sind häufiger auch bei Mitarbeitern im Gesundheitswesen anzutreffen, können aber nicht vorausgesetzt werden. Andere europäische Sprachen sind kaum vertreten.

Krankenhaus: Hospital
Apotheke: Pharmacy
Arztpraxis/Notfallbehandlung: Clinic, Doctor, Polyclinic, Health Care Centre

Notrufnummern

Polizei: 991
Feuerwehr: 993
Ein funktionierendes staatliches Rettungswesen existiert in Sambia nicht!
Telefonauskunft National: 102 oder 103
Telefonauskunft International: 090 oder 093 (auch Telefonvermittlung)

Telefonverbindungen

In den größeren Orten ist Telefonieren kein Problem und das Netz ist recht zuverlässig. Abseits der Zentren wird der Reisende Schwierigkeiten haben, ein Festnetztelefon zu finden. Mobilfunkabdeckung besteht in den größeren Städten und den Industriezentren im sog. Copperbelt. In weiten Teilen des Landes ist die Kommunikation oft nur mit Satellitentelefon oder einem starken Kurzwellenfunkgerät möglich!

Mobilnetzabdeckung

In Europa übliche Mobiltelefone sind nutzbar. Ein Netz steht aber abgesehen von Lusaka und der Region des Kupfergürtels (und entlang der Hauptstraße von dort nach Lusaka) nur entlang der Great South Road nach Livingstone sowie entlang der Strecke von Lusaka nach Harare/Simbabwe bis zum Grenzort Chimindu zur Verfügung. Neuerdings besteht auch fast lückenlose Netzabdeckung entlang der Great East Road ab Katondwe bis Chipata (keine Verbindung zwischen Lusaka und Katondwe). Ansonsten wird es lückenhaft abgesehen von den wenigen größeren Orten (Kasama, Umgebung von Mansa, Solwezi, Mongu, Senanga, Kalabo und Mbala/Kasamba Bay).

Versicherung

Es besteht kein Sozialabkommen mit Sambia. Eine private Reisekrankenversicherung die medizinische sinnvolle und notwendige Evakuierungen und Repatriierungen einschließt ist dringend empfohlen. Idealerweise besteht auch Zugang zu medizinischer Assistance, so dass bei medizinischen Problemen mit reisemedizinischen Ärzten, die auch Sambia kennen, gesprochen werden kann.

Krankenhäuser/Med. Einrichtungen

(siehe Erläuterungen S. 183)

Es gibt zwar ein recht dichtes Netz an meist kleineren Krankenhäusern und Ambulanzen, oft mangelt es aber an elementarer Ausrüstung wie sterilen Kanülen und Verbandmaterial sowie ausreichend qualifiziertem Personal. Im Falle, dass akut medizinische Hilfe benötigt wird, sind am ehesten noch folgende Einrichtungen anzusteuern, die zwar einfach, aber sauber und mit Material und Personal besser ausgestattet sind, als die anderen Häuser:

Kitwe

✚ Wusakile Mine Hospital
Along Kitwe-Ndola Dual Carriage,
Opposite Agriculture Show Grounds
Tel.: +260 (0)212 249105
Dieses private 120 Betten Krankenhaus gehört zur Mopani Gruppe, bietet aber gegen Bezahlung auch anderen Patienten als Minenarbeitern Behandlung an. Das Krankenhaus hat eine Notaufnahme und eine kleine einfache Intensivstation.

Lusaka

✚ Care for Business Clinic
Plot 4192,Addis Ababa Drive,
Tel.: +260 (0)211 254398
http://cfbmedic.com.zm/
Dies ist ein kleines privates Krankenhaus mit rund 20 Betten, Notaufnahme und einer kleinen Intensivstation.

✚ Fairview Hospital
Stand 30079,Cnr. Church & Chilubi Road
Tel.: +260 (0)211 373 000 / 50
Dies ist ein kleines privates Krankenhaus der Medicare Gruppe, mit den gängigen Fachabteilungen, aber ohne wirkliche Notaufnahme.

✚ Corpmed Medical Centre
3236 Cairo Road, Northend
(north end, behind Barclays Bank)
Tel.: +260 (0)211 222612, 236643

✚ Midlands Medical Centre
Tel.: +260 (0)211 250500, 254883

✚ St. John's Medical Centre
(Monica Chiumya Memorial Clinic)
off Buluwe Road (near Lake Road)
Tel.: +260 (0)211 261247

Ndola

✚ Marybegg Community Clinic
48 Chintu avenue
Tel.: + 260212612525
www.marybeggclinic.com
Dies ist ein kleines 20-Betten Privatkrankenhaus mit Notaufnahme und einfacher bildgebender Diagnostik. Akute Krankheiten und Unfälle können hier erstversorgt und stabilisiert werden.

Im Bereich des **Luangwa-Valleys** steht **kein Krankenhaus** zur Verfügung, das für Reisende akzeptabel wäre. Dort haben sich unter Leitung von Robin Pope Safaris die Lodgen zusammengeschlossen und finanzieren für alle gemeinsam während der Saison einen europäischen Arzt.
Achtung: Im Notfall muss aufgrund der Entfernungen sowie der sehr schlechten Pisten und des dadurch notwendigen langsamen Tempos mit Wartezeiten von mehreren Stunden bis zum Eintreffen des Arztes gerechnet werden.
Aktuelle Information über Mrs. Jo Pope: www.robinpopesafaris.net.

Senegal

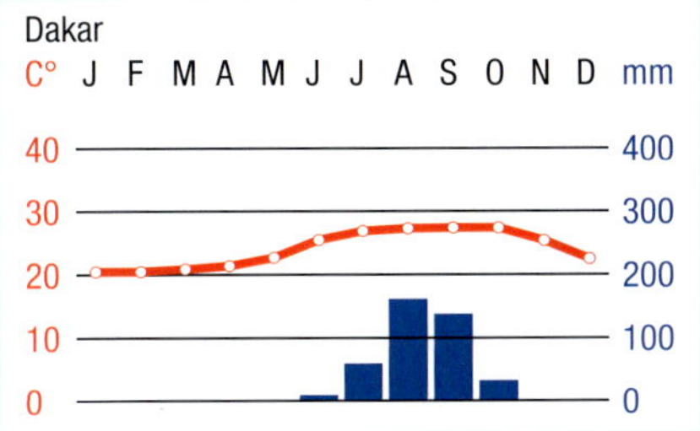

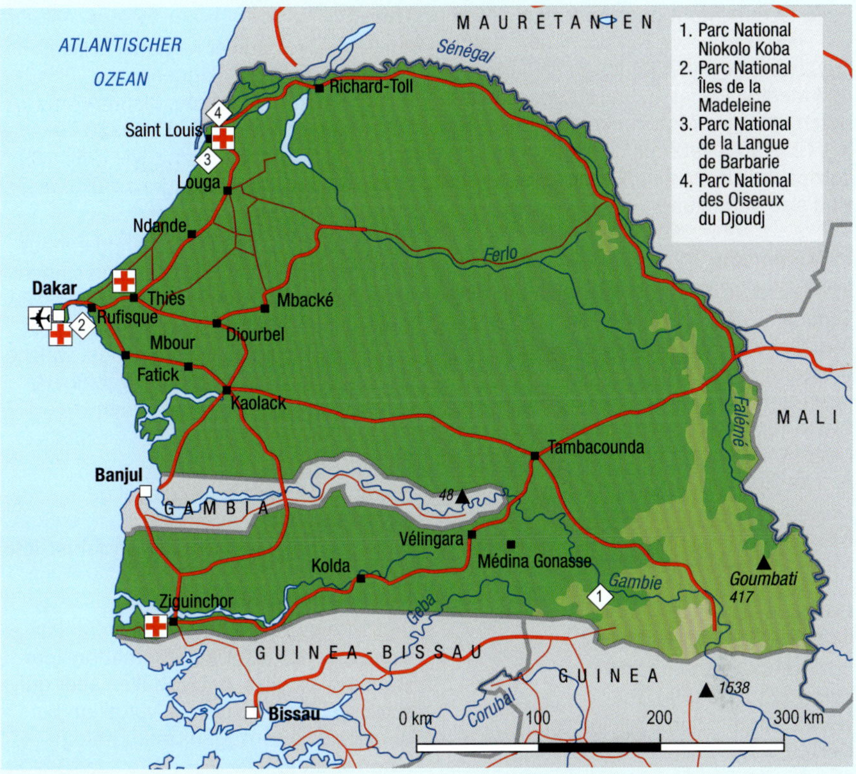

Verkehrsverbindungen

Die meisten international Reisenden erreichen den Senegal über seinen internationalen Flughafen Blaise Diagne International Airport in Diass, ca. 40 km südöstlich der Hauptstadt Dakar. Innerhalb des Landes gibt es etwas Flugverkehr nach Tambacounda, Ziguinchor und Cap Skirring. Diese Flughäfen sowie einige weitere Landepisten im Osten des Landes können ggf. auch für medizinische Evakuierungen genutzt werden.

Der Senegal ist über seine internationalen Häfen von See erreichbar und wird auch von Kreuzfahrtschiffen angefahren.

Das Land ist von allen seinen Nachbarn auf dem Landweg erreichbar, auch wenn die Straßenverbindungen nach Guinea und Mali recht schwierig zu fahren sind. Innerhalb des Landes sind die großen Städte über gut ausgebaute Straßen erreichbar. Aufgrund des Straßenzustandes und der Verkehrsbedingungen ist überall mit langen Fahrzeiten zu rechnen (Überfüllung in den Städten und schlechte Straßen außerhalb). Auch im Notfall kann daher nur relativ langsam gefahren werden. Wie in vielen afrikanischen Ländern darf man sich nicht darauf verlassen, dass Verkehrsregeln befolgt werden. Betrunkene oder übermüdete Lastkraftfahrer, schlecht gesicherte Ladung, abgefahrene Reifen, technisch unsichere Fahrzeuge, nicht gekennzeichnete Straßenbaustellen und langsame unbeleuchtete Verkehrsteilnehmer erfordern allerhöchste Aufmerksamkeit im Straßenverkehr.

Der Eisenbahnverkehr spielt bis auf wenige kurze Strecken rund um Dakar für den Personentransport keine Rolle.

Medizinische Infrastruktur

Landesweit ist die medizinische Versorgung nicht auf internationalem Standard. Vor allem in der Hauptstadt Dakar gibt es aber einige private Krankenhäuser und Kliniken, die sehr gute medizinische Versorgung anbieten und in der gesamten Region als Anlaufstelle genutzt werden. Vor allem die regional weitbekannte „Clinique de la Madeleine" in Dakar genießt zurecht einen sehr guten Ruf. Zahlreiche Ärztinnen und Ärzte im Senegal haben einen Teil ihrer Ausbildung in Frankreich erfahren. Außerhalb Dakars nimmt der Standard der medizinischen Versorgung schnell ab. Private und öffentliche Krankenhäuser und Arztpraxen erwarten Karten- oder Barzahlung vor der Behandlung. Die Zusammenarbeit mit internationalen Krankenversicherungen ist limitiert.

Es gibt kein zuverlässiges öffentliches Rettungssystem für akute Notfälle, wohl aber eine Reihe privater Rettungsfahrzeuge, welche für Sekundärtransporte eingesetzt werden können. In dringenden Notsituationen ist oft der Eigentransport die schnellste Lösung. Es gibt allerdings private Ambulanzflugunternehmen, mit denen Patienten notfalls z. B. bis auf die Kanaren verlegt werden können (SOS Médecins Senegal). International Reisende mit komplexen medizinischen Fällen und Unfällen benötigen oft eine Evakuierung nach Europa oder zumindest auf die Kanarischen Inseln.

In Dakar gibt es einige Zahnarztpraxen, welche sehr gut arbeiten.

Die meisten gängigen internationalen Medikamente sind in den großen Apotheken Dakars erhältlich. Auf dem Land ist die Ausstattung meist deutlich spärlicher, je abgelegener von den gängigen Touristenzielen, desto deutlicher. Medikamentenfälschungen wurden beobachtet. Seltenere Medikamente müssen oft umständlich bestellt werden. Reisenden wird daher empfohlen, den Medikamentenbedarf für die Dauer der Reise mitzunehmen.

Blutprodukte gelten im Senegal nicht generell als sicher und als nicht zuverlässig nach internationalem Standard untersucht. Einige private medizinische Anbieter unterhalten allerdings zuverlässige Blutbanken.

Sprache der Hilfsorgane

Französisch.
Außerhalb der Städte wird überwiegend das lokale Wolof gesprochen.

Krankenhaus: Hôpital
Apotheke: Pharmacie
Arztpraxis/Notfallbehandlung: Policlinique, Cabinet médical

Notrufnummern

Notruf, Polizei: 17
Feuerwehr: 18
Ambulanz: Keine allgemeine Notrufnummer. Kein zuverlässiges Rettungssystem.
Telefonauskunft: 12

Telefonverbindungen

In Dakar funktionieren die Telefonverbindungen trotz immer wieder vorkommender Überlastungen recht gut. Auf dem Land ist das Telefonnetz ausgesprochen lückenhaft.

Mobilnetzabdeckung

Die Mobilnetzabdeckung wird ständig verbessert. Netze bestehen im Großraum Dakar und im dortigen Hinterland sowie entlang der Küste nach Norden und von dort entlang des Senegal Rivers bis ins Länderdreieck Senegal/Mauretanien/Mali.

Senegal (Forts.)

Außerdem besteht gute Abdeckung rund um viele Städte wie Tambacounda, Kolda, Ziguinchor sowie in Kedongu, Vélingara und Medina Gonasse. Im Hinterland existieren oft keine Mobilfunknetze. Es steht das GSM 900-Netz zur Verfügung. In Europa übliche Mobiltelefone (Dualband) sind also benutzbar.

Versicherung

Es besteht kein Sozialabkommen mit dem Senegal. Eine private oder dienstliche Auslandsreisekrankenversicherung ist dringend anzuraten. Diese sollte medizinisch sinnvolle Transporte einschließen sowie Repatriierungen. Idealerweise besteht Zugang zu einer medizinischen Assistance.

Krankenhäuser/Med. Einrichtungen

(siehe Erläuterungen S. 183)

Dakar

Clinique de la Madeleine
18, Avenue des Jambaars
Tel.: +221 33 8899470
www.cliniquedelamadeleine.com
Dies Ist ein mit ca. 70 Betten kleines privates Krankenhaus mit vielen angegliederten Spezialisten. Für Notfälle ist das Haus rund um die Uhr geöffnet und bildgebende Diagnostik von Ultraschall bis MRT ist verfügbar. Die Clinique de la Madelaine ist eine überregionale Anlaufstelle im Westen Afrikas

Hospital Center University de Fann
Avenie Cheikh Anta Diop, Dann
Tel.: +221 7763 83718
www.cliniquedelamadeleine.com
Dies ist ein kleines öffentliches Krankenhaus in dem für Expats beliebten Fann Distrikt von Dakar. Vor allem die kardiologische Abteilung wird von international Reisenden gelegentlich genutzt. Für kardiologische Notfälle ist rund um die Uhr geöffnet

Saint Louis

Hôpital de Saint Louis
Boulevard Abdoulaye Mar Diop, BP 401
Tel.: +221 33 9382400

Clinique Ndiaye
Quai Henni Jai
Tel.: +221 33 961 3400
Dies Ist eine kleine private „Clinique" welche allgemeinmedizinische und gynäkologische Versorgung anbietet.

Thies

Centre Hospitalier Régional El Hadj Ahmadou Sakhir Ndieguene
Rue Malick Sy Prolongée, BP 34 A
Tel.: +221 33 9511032, 33 9522673

Clinique de la Conception
R155, Rue Yacine Boubou
Tel.: +221 33 951 1694
Dies ist ein kleines privates Krankenhaus mit rund 30 Betten. Bei Notfällen stehen Spezialisten auf Abruf zur Verfügung. Das Krankenhaus verfügt auch über zwei einfache Krankentransportfahrzeuge, welche für Sekundärtransporte oder verzögerte Notfälle gerufen werden können

Ziguinchor

Centre Hospitalier Regional de Ziguinchor
Nahe de Flughafens auf der Ausfahrstraße aus der Stadt
Tel.: +221 33 9911154
Dies ist ein großes öffentliches Krankenhaus, welches nicht auf internationalem Standard arbeitet, bei Notfällen aber ggf. aufgesucht werden muss, vor allem bei Unfällen und sonstigen traumatologischen Situationen.

Hopital de la Paix
Avenue Djignabo
Tel.: +221776502532
Dies ist ein neueres, öffentliche Krankenhaus in der Stadt mit rund 130 Betten. Formal sind die meisten Fachabteilungen vorhanden, auch wenn oft nicht auf internationalem Standard gearbeitet wird. Bildgebende Diagnostik wie Röntgen und Ultraschall sind vorhanden. Unfälle werden oft an das Centre Hospitalier Regional de Ziguinchor verwiesen.

Seychellen

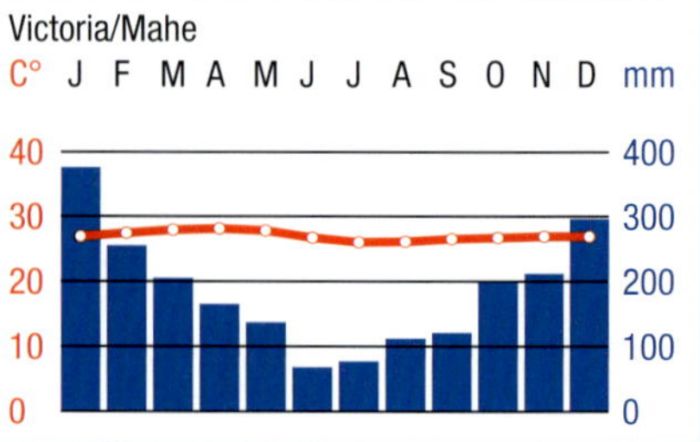

Verkehrsverbindungen

Die meisten international Reisenden werden die Seychellen über den internationalen Flughafen auf der Hauptinsel Mahé nahe der Hauptstadt Victoria erreichen. Darüber hinaus gibt es einige lokale Flugplätze auf den anderen Inseln, welche auch für Ambulanzflüge genutzt werden können.
Zwischen den Inseln gibt es Fährverbindungen, einige Häfen werden auch von internationalen Kreuzfahrtschiffen angelaufen. Der Verkehr zwischen den Inseln wird von einem dichten Netz an Fähren und Kleinflugzeugen übernommen, stellenweise auch durch Helikopter. Aufgrund der Landesgeographie ist der Straßenverkehr für Reisende von nachrangiger Bedeutung. Im Notfall ist auf den Hauptinseln schnell Hilfe zu erreichen. Auf abgelegeneren Inseln sind zwangsläufig lange Rettungs- und Transportzeiten die Norm (mehrere Stunden, Transport mit Schiff oder Kleinflugzeug). Auf den Seychellen herrscht Linksverkehr.

Medizinische Infrastruktur

Die medizinische Versorgung auf den Seychellen entspricht nicht internationalem Standard. Die beste und vor allem umfassendste Versorgung bietet das öffentliche Krankenhaus in Victoria auf Mahé, mit dem die peripheren kleinen Krankenhäuser auf Mahé, Praslin und La Digue eng kooperieren. Komplexe traumatische, neurochirurgische und interventionelle kardiologische Eingriffe müssen nach Indien oder Singapur oder ein anderes sogenanntes „Center of Medical Excellence" evakuiert werden.
Es gibt auf den Seychellen keinen zuverlässigen öffentlichen Rettungsdienst, für international Reisende werden dringende Krankentransporte meist über die Hotels und Krankenhäuser organisiert. In den oben genannten Orten gibt es auch Apotheken, die mit allen Standardmedikamenten ausgestattet sind. Viele Arzneimittel stammen aus Indien und haben andere Warenzeichen als in Europa. Seltener verordnete Arzneimittel müssen langwierig bestellt werden. Reisende sollten daher immer die benötigten Medikamente in ausreichender Anzahl mitführen. Kleinere Inseln haben keine

regulären medizinischen Einrichtungen, aber z. T. einen an Hotels angeschlossenen medizinischen Notdienst (nicht immer mit Arzt).
Auf Mahé gibt es einige Zahnärzte, welche dringend nötige Behandlungen durchführen können.
Die Versorgung mit Blutprodukten gilt nicht als vollkommen sicher, obwohl grundsätzlich internationale Standards beim Screening verwendet werden.

Sprache der Hilfsorgane

Kreol. Die meisten Personen im Gesundheitswesen sprechen jedoch auch Englisch und Französisch.

Krankenhaus: Hospital / Hôpital
Apotheke: Pharmacy / Pharmacie
Arztpraxis/Notfallbehandlung:
Doctor/Docteur, Doctor's Practice/ (Cabinet du) Médecin, Physician, Clinic/Policlinique

Notrufnummern

Polizei: 999
Feuerwehr: 999
Ambulanz: 999 (Notarzt)
Für Seychellen-Besucher gilt ein einheitlicher ärztlicher Notdienst (englisch- und französischsprachig):
Tel. 224400 für Mahé,
Tel. 233333 für Praslin
Tel. 234255 für La Digue
In vielen Fällen helfen die Hotels oder Resorts, medizinische Hilfe zu erhalten.

Telefonverbindungen

Das Telefonnetz ist praktisch flächendeckend und funktioniert zuverlässig. Öffentliche Telefone sind auf den Inner Islands problemlos zu finden, außerhalb ist die Zahl der Anschlüsse drastisch geringer – 99 % aller Einwohner wohnen auf nur 4 Inseln! Internetcafés gibt es nur im Zentrum von Victoria, der Region Beau Vallon, auf Praslin und La Digue.

Mobilnetzabdeckung

Die Hauptinsel Mahé, die ihr unmittelbar vorgelagerten kleineren Inseln sowie die Inselgruppe Praslin/La Digue und Nachbarinseln besitzen fast lückenlose Abdeckung durch das GSM 900-Netz. Dort können in Europa übliche Mobiltelefone benutzt werden. Auf den anderen, insbesondere den weiter abgelegenen Inseln, ist nicht immer Netz verfügbar.

Versicherung

Es besteht kein Sozialabkommen mit den Seychellen. Arzt- und Krankenhausrechnungen sind von Ausländern grundsätzlich bar (dann immer in Devisen) oder per Kreditkarte zu bezahlen. Eine private Auslandsreisekrankenversicherung ist dringend empfohlen. Diese sollte medizinisch sinnvolle Transporte und Evakuierungen einschließen und idealerweise Zugang zu einer medizinischen Assistance bieten.

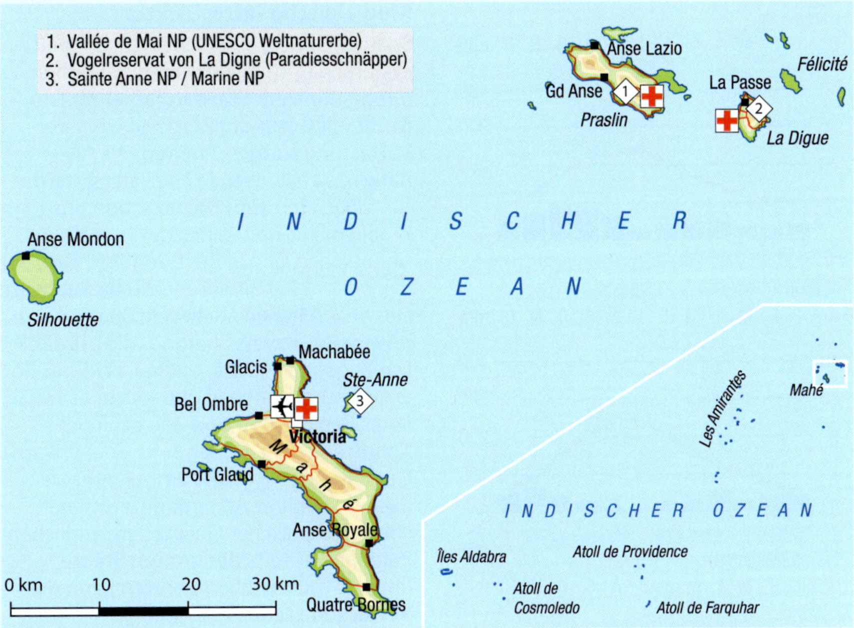

Krankenhäuser/Med. Einrichtungen

(siehe Erläuterungen S. 183)

La Digue

✚ Logan Hospital La Digue
Tel.: +248 234255

Praslin

✚ Praslin Hospital
Baie St. Anne, im Nordosten der Insel
Tel.: +248 232333
Dies ist ein kleines, öffentliches, einfach ausgestattetes Krankenhaus auf Praslin, welches zur Notfallbehandlung genutzt werden kann. Kompliziertere Fälle werden nach Victoria verlegt werden.

✚ Clinique de Grande Anse
Diese kleine öffentliche Praxis liegt nahe des Krankenhauses. Hier wird die lokale Bevölkerung allgemeinmedizinisch versorgt, die Praxis ist oft gut besucht und Wartezeiten müssen in Kauf genommen werden.
Tel.: +248 233414

Victoria/Mahé

✚ Seychelles Hospital (vorher Victoria Hospital)
Hospital Street, Mont Fleuri (nahe des internationalen Flughafens)
Tel.: +248 388000
Dieses öffentliche Krankenhaus ist das größte der Seychellen und verfügt über eine rund um die Uhr geöffnete Notaufnahme, bildgebende Verfahren, Labordiagnostik und eine kleine Intensivstation. Das Krankenhaus wird auch bei Evakuierungen von anderen Orten des Archipels als zentrale Anlaufstelle genutzt. Druckkammer vorhanden.

✚ Euromedical Family Clinic
Office 206, First floor, Eden Island
Tel.: +248 4324999
www.euromedical.info
Diese kleine private ambulante Einrichtung bietet allgemeinmedizinische, gynäkologische, internistische, dermatologische und pädiatrische Versorgung an und kann bei Bedarf auch Hausbesuche durchführen.

✚ Dr. Murthy's Medical and gastro Clinic
Die Praxis liegt nahe des internationalen Flughafens
Te.: +2482521490
www.drmurthysclinic.com
Diese kleine Praxis bietet sich bei Magen-Darm-Problemen oder sonstigen einfacheren allgemeinmedizinischen Problemen an.

Spanien

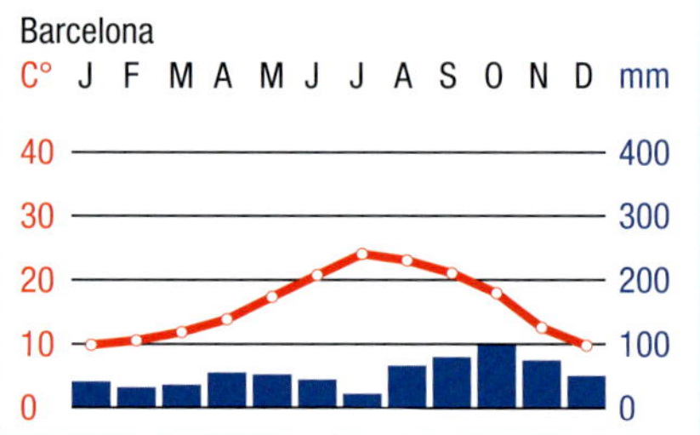

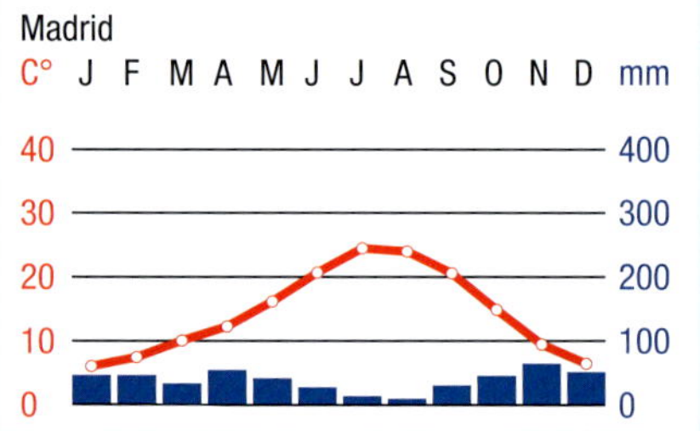

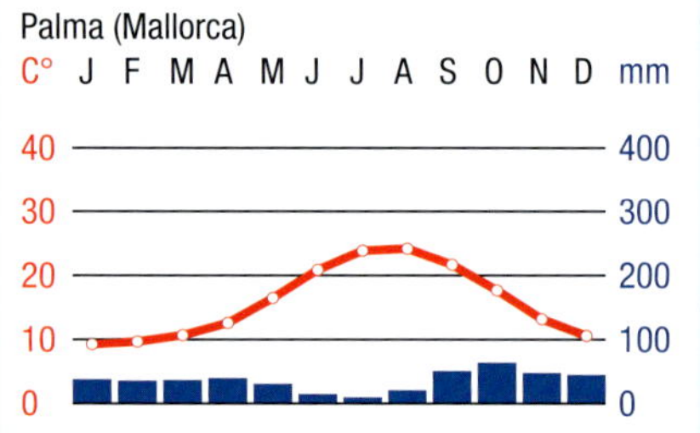

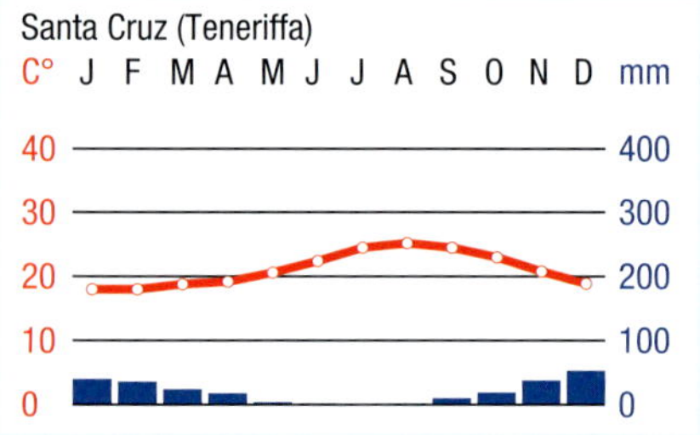

Verkehrsverbindungen

Landesweit gibt es zahlreiche internationale Flughäfen. Madrid ist Drehkreuz im Luftverkehr nach Mittel- und Südamerika. Viele kleinere Flughäfen versorgen den Charterbetrieb der Tourismusbranche. Sowohl die Kanarischen Inseln als auch die Balearen verfügen auf quasi allen Inseln über eine Reihe kleinerer Regionalflughäfen.
Ein gut ausgebautes Autobahn- und Schnellstraßennetz verbindet die Großstädte. Die Autobahnen sind oft gebührenpflichtig, Landstraßen befinden sich teilweise in weniger gutem Zustand. Die Promille-Grenze liegt in Spanien bei 0,5 Promille, für Berufskraftfahrer schon bei 0,3 Promille. Das Mobil-Telefonieren mit der Hand beim Fahren ist verboten. Weiterhin gibt es ein ebenfalls gut ausgebautes landesweites Eisenbahnnetz, Hochgeschwindigkeitszüge verkehren zwischen Madrid und verschiedenen Großstädten. Abgelegenere Orte sind in der Regel mit dem Bus erreichbar.

Medizinische Infrastruktur

Spanien hat ein staatliches Gesundheitssystem, das im Allgemeinen auf hohem internationalem Standard arbeitet. Das Recht auf Gesundheitsschutz ist in der Verfassung festgeschrieben. Als Alternative zum deutschen Hausarztsystem führt der Weg zum Facharzt oder ins Krankenhaus über eines der fast 3000 öffentlichen Gesundheitszentren, wo über die weitere Behandlung entschieden wird. Deswegen haben auch viele Spanier eine private Zusatzversicherung, die oft direkten Zugang zu fachärztlicher Versorgung ermöglicht. Daneben gibt es vor allem in großen Städten und den zahlreichen Touristendestinationen sehr viele private Einrichtungen (sowohl ambulanter als auch stationärer Art) mit unterschiedlicher medizinischer Qualität. In ländlichen Regionen abseits der großen Städte und der touristischen Zentren kann die Versorgung schnell schwieriger werden. Spanien hat ein landesweit arbeitendes, zuverlässiges staatliches Rettungssystem. Außerhalb der Zentren muss allerdings mit längeren Aktivierungszeiten gerechnet werden. Die Aktivierung muss auf Spanisch oder regional auf Katalanisch erfolgen.
Alle modernen, gängigen Medikamente sind in Spanien verfügbar, soweit sie in der Europäischen Union zugelassen sind. Außerhalb der großen Städte kann es vorkommen, dass öffentliche Apotheken Medikamente nicht vorrätig haben und bestellen müssen. Auf den kleineren Inseln kann es zu längeren Bestellzeiten für weniger gängige Medikamente kommen. Die Medikamente und Beipackzettel sind in Spanisch verfasst und nicht immer in anderen Sprachen verfügbar. Die Warenzeichen der Medikamente sind teilweise andere als in Deutschland, Reisende sollten daher die Inhaltsstoffe kennen und idealerweise Medikamente für den eigenen Bedarf mitnehmen.
Blutprodukte in Spanien gelten als sicher und werden nach internationalem Standard untersucht.
Die zahnärztliche Versorgung ist landesweit gut und sehr gut, muss aber privat bezahlt werden.

Sprache der Hilfsorgane

Spanisch, darüber hinaus in den entsprechenden Regionen Baskisch, Catalan. Auf den Balearen und den Kanarischen Inseln stehen in den Privatkliniken meist deutsch- oder zumindest englischsprachige Übersetzer zur Verfügung.

Krankenhaus: Hospital, Clinica, Centro Médico
Apotheke: Farmácia, Bótica
Arztpraxis/Notfallbehandlung: Consultorio, Centro Médico

Notrufnummern

Polizei/Krankenwagen/Feuerwehr: 112
Auskunft National: 11822
Auskunft International: 11825

Telefonverbindungen

Flächendeckendes Telefon-Netz, internationale Direktwahl mit jeweiliger Landesvorwahl. Internationale Gespräche von öffentlichen Telefonzellen aus möglich. Telefonkarten (tarjeta telefónica) erhältlich bei Supermärkten und Tabakläden.

Mobilnetzabdeckung

Flächendeckendes Dualband-Netz GSM 900/1800, also kompatibel mit üblicherweise in Europa benutzten Mobil-Telefonen.

Versicherung

Es besteht ein Sozialabkommen mit Spanien. Die „European Health Insurance Card – EHIC“ wird grundsätzlich akzeptiert, allerdings nur in den staatlichen Einrichtungen. Zusätzlich empfiehlt sich vor dem Hintergrund immens langer Wartezeiten in staatlichen Kliniken in jedem Fall eine private Reisekrankenversicherung, die die Kosten für ggf. notwendige private Gesundheitsdienstleister abdeckt und im Ernstfall auch eine Verlegung in eine besser ausgestattete Klinik oder einen Rücktransport nach Deutschland einschließt. Dies gilt besonders für Reisende auf die Kanarischen Inseln und die Balearen.

Krankenhäuser/Med. Einrichtungen

(siehe Erläuterungen S. 183)

Barcelona

✚ Hospital Universitari Dexeus - Grupo Quirónsalud
Calle Sabino Arana, 5–19 (Patienteneingang: Gran Via de Carlos III, 71–75)
Tel.: +34 932 274747
www.quironsalud.es/dexeus-barcelona
Großes privates Krankenhaus mit Notaufnahme und allen gängigen Fachabteilungen. Schwere internistische Notfälle und Polytraumata werden allerdings an staatliche Häuser verwiesen.

✚ Clínic Barcelona IDIBAPS
Carrer de Villarroel, 170
Tel.: +34 93 2275400
www.clinicbarcelona.org
Große staatliche Universitätsklinik mit Notaufnahme, Intensivstationen und allen gängigen Fachabteilungen. Die Notauf-

nahme befindet sich unter o. g. Adresse, viele weitere Fachabteilungen sind auf andere Häuser verteilt.

Benidorm

Clinica Benidorm
Avda. Alfonso Puchades, 8
Tel.: +34 965 853850
www.clinicabenidorm.com
Private Einrichtung mit allen wichtigen Fachabteilungen und für ambulante Untersuchungen von Reisenden aufgrund der Erfahrung mit internationalen Patienten sehr geeignet.

Hospital IMED de Levante
Calle Ramón y Cajal, 7
Tel.: +34 966 878787
www.imedlevante.com
Privates 100-Betten-Krankenhaus mit Notaufnahme, Intensivstation und den wesentlichen Fachabteilungen

Cordoba

Hospital Universitario Reina Sofia
Avda. Menendez Pidal s/n
Tel.: +34 957 010000
www.hospitalreinasofia.org
Große staatliche Universitätsklinik mit Notaufnahme, Intensivstationen und allen gängigen Fachabteilungen.

Girona

Clinica L'Alianza
Causse Clinic
Heroines Sta. Barbara, 6
Tel.: +34 972 204900
www.causseclinic.com
Kleine städtische ambulante Einrichtung.

La Coruna

Hospital Quirón A Coruña
Calle Londres, 2
Tel.: +34 981 219800
www.quironsalud.es/hospital-coruna
Privates Krankenhaus mit den gängigen Fachabteilungen.

Madrid

Hospital Ruber Juan Bravo
Juan Bravo, 39 y 49
Tel.: +34 91 0687777
www.ruber.es
Großes privates Krankenhaus mit den gängigen Fachabteilungen.

Hospital Quirónsalud San José
Cartagena, 111
Tel.: +34 91 0687000
www.quironsalud.es/san-jose

Marbella

Hospital Quirónsalud Marbella
Avda. Severo Ochoa, 22
Tel.: +34 952 774200
www.quironsalud.es/marbella

Santiago de Compostela

Hospital Clínico Universitario de Santiago
Travesia de Choupana, s/n
Tel.: +34 981 950000
Staatliches 1000-Betten-Krankenhaus mit Notaufnahme, fachbezogenen Intensivstationen und allen gängigen Fachabteilungen.

Sevilla

Hospital Quirónsalud Sagrado Corazón
Calle Rafael Salgado, 3
Tel.: +34 954 937676
https://www.quironsalud.com/sagrado-corazon
Privates Krankenhaus mit den gängigen Fachabteilungen und bildgebenden Verfahren.

Tarragona

Hospital Viamed Monegal
Calle López Peláez, 15–17
Tel.: +34 977 225012
www.viamedmonegal.com/es
Privates 50-Betten-Krankenhaus und Ambulanzen für allgemeine Krankheiten und Untersuchungen.

Torremolinos/Malaga

Clinica Santa Elena
Calle Sardinero s/n
Urbanización Los Alamos
Tel.: +34 952 385555
https://hmsantaelena.com/

Tortosa

Hospital de Tortosa Verge de la Cinta
Calle de les Esplanetes, 14
Tel.: +34 977 519100

Vitoria-Gasteiz

Hospital Quirónsalud Vitoria
Calle La Esperenza, 3
Tel.: +34 945 252500
www.quironsalud.es/vitoria

Spanien (Forts.)

Balearen

Mallorca:

Palma de Mallorca

✚ Clinica Juaneda
Calle Company, 30
Tel.: +34 971 731647
www.juaneda.es/centro/3/clinica-juaneda
Auf Reisende und Touristen eingestelltes privates 100-Betten-Krankenhaus mit den gängigen Fachabteilungen. Das Krankenhaus verfügt über eine 24-stündige Notaufnahme, schwere internistische Fälle und Polytraumata werden aber an die staatlichen Häuser verwiesen.

✚ Hospital Quirónsalud Palmaplanas
Cami dels Reis, 308
Tel.: +34 971 918000
www.quironsalud.es/palmaplanas
Auf Reisende und Touristen eingestelltes kleineres privates 90-Betten-Krankenhaus mit den gängigen Fachabteilungen. Das Krankenhaus verfügt über eine 24-stündige Notaufnahme, schwere internistische Fälle und Polytraumata werden aber an die staatlichen Häuser verwiesen.

✚ Hospital Universitari Son Espases
Ctra. de Valldemossa, 79
Tel.: +34 871 205000 (Zentrale)
www.hospitalsonespases.es
Größtes staatliches Krankenhaus der Balearen und als solches Referenzkrankenhaus für die Region für alle besonders komplexen Fälle. Es kann bei schweren internistischen und traumatologischen Fällen als Anlaufpunkt dienen.

✚ Hospital Juaneda Miramar
Camino de la vileta, 30
Tel.: +34 971 767000
www.juaneda.es/centro/4/hospital-juaneda-miramar

Playa de Muro

✚ Clinica Juaneda Muro
Calle Veler, 1 (Bahia de Alcudia)
Tel.: +34 971 891900
https://www.juaneda.es/de/centro/5/clinica-juaneda-muro

Menorca:

Ciutadella

✚ Clinica Juaneda Ciudadella
C/ Canonge Moll s/n
Tel.: +34 971 480505
www.juaneda.es
Kleineres privates 40-Betten-Krankenhaus, das vor allem Reisende und Touristen behandelt und über die wesentlichen Fachabteilungen verfügt.

Ibiza:

Ibiza

✚ Hospital Can Misses
Carrer de Corona s/n
Tel.: +34 (0)971 397000
www.facebook.com/pages/Hospital-Can-Misses/141796475875007?_rdr
Öffentliches 250-Betten-Krankenhaus mit den wesentlichen Fachabteilungen und Notaufnahme.

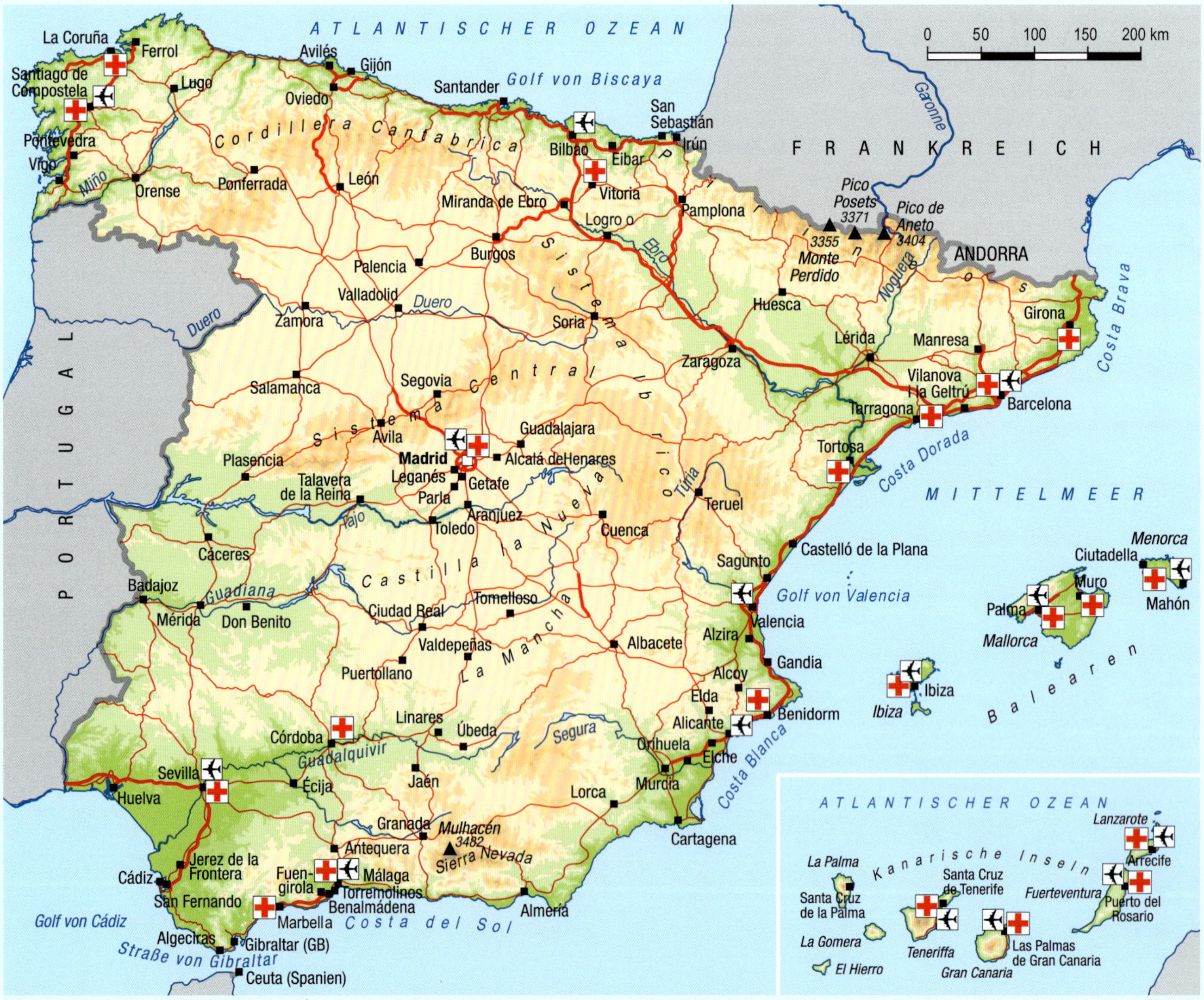

Kanarische Inseln

Teneriffa:

Costa Adeje

✚ Hospital Quirónsalud Costa Adeje
Urbanisacíon San Eugenio, s/n
Tel.: +34 922 752626
https://www.quironsalud.com/tenerife-adeje
Kleines privates 40-Betten-Krankenhaus, das auch Haus- und Hotelbesuche anbietet.

Playa de Las Americas/Arona

✚ Hospiten Sur
Calle Siete Islas, 8
Tel.: +34 922 7500 32 (Zentrale, 24h)
www.hospiten.com/es/hospitales-y-centros/hospiten-sur
Privates 240-Betten-Krankenhaus mit Intensivstation, 24-stündiger Notaufnahme und den gängigen Fachabteilungen inklusive Geriatrie, das sehr auf Reisende und Touristen ausgerichtet ist.

Puerto de la Cruz

✚ Hospiten Bellevue
Calle Alemania, 6, Urb. San Fernando
Tel.: +34 922 383551
https://hospiten.com/centros-y-hospitales/hospiten-bellevue
Privates 190-Betten-Krankenhaus mit Intensivstation, 24-stündiger Notaufnahme und den gängigen Fachabteilungen inklusive Geriatrie, das sehr auf Reisende und Touristen ausgerichtet ist.

Santa Cruz de Tenerife

✚ Hospiten Rambla
Rambla de Santa Cruz, 115
Tel.: +34 922 291600
www.hospiten.com/es/hospitales-y-centros/hospiten-rambla
Kleines privates 90-Betten-Krankenhaus mit Intensivstation, 24-stündiger Notaufnahme und den gängigen Fachabteilungen inklusive Geriatrie, das sehr auf Reisende und Touristen ausgerichtet ist.

Gran Canaria:

Las Palmas de Gran Canaria

✚ Complejo Hospitalario Universitario Materno-Insular
(Hospital Universitario Insular u. Hospital Universitario Materno-Infantil)
Avda. Maritimar del Sur s/n
Tel.: +34 928 444000 (Zentrale)
Großes 1000-Betten-Krankenhaus mit Notaufnahme und Intensivstation. Referenzkrankenhaus für die Kanarischen Inseln neben der Universitätsklinik auf Teneriffa.

Maspalomas

✚ Hospital San Roque Maspalomas
Calle Mar de Siberia, 1
Tel.: +34 928 404040
https://hospitalessanroque.com/es/centros/hospitales-san-roque-en-maspalomas

San Agustin

✚ Hospiten Roca
Calle Buganvilla, 1
Tel.: +34 928 769004
Kleines privates Krankenhaus mit den wesentlichen Fachabteilungen und Notaufnahme.

Lanzarote:

Puerto del Carmen

✚ Hospiten Lanzarote
Calle Lomo Gordo, s/n
Tel.: +34 928 596100
https://hospiten.com/centros-y-hospitales/hospiten-lanzarote
Kleines privates 60-Betten-Krankenhaus mit den wesentlichen Fachabteilungen und Notaufnahme mit Grundversorgung für Lanzarote. Schwierigere Fälle werden nach Gran Canaria oder Teneriffa verlegt.

Fuerteventura:

Puerto del Rosario

✚ Hospital General de Fuerteventura
Carretera del Aeropuerto, km 1
Tel.: +34 928 862000
Staatliches 120-Betten-Krankenhaus mit Grundversorgung für Fuerteventura. Schwierigere Fälle werden nach Gran Canaria oder Teneriffa verlegt.

Sri Lanka

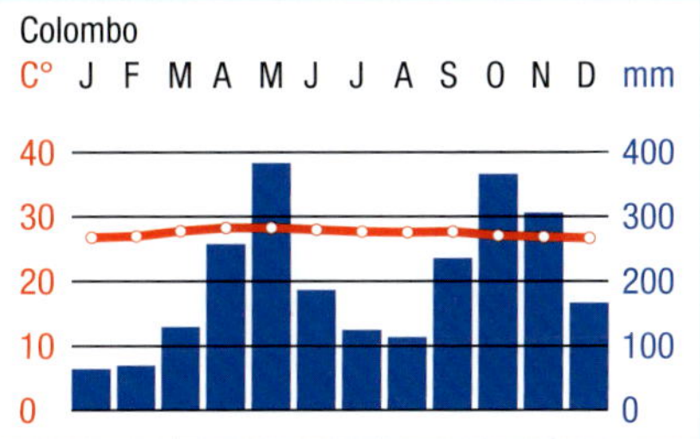

Verkehrsverbindungen

Die meisten Straßen sind asphaltiert und recht gut befahrbar. Allerdings ist die Orientierung nicht immer leicht. Die Höchstgeschwindigkeit außerhalb von Ortschaften beträgt nur 75 km/h (innerhalb 56 km/h). Von daher ist bei medizinischen Notfällen mit längeren Fahrzeiten zu rechnen. Im Norden und an der Ost- und Südostküste ist die gesamte Infrastruktur, also auch die medizinische Versorgung, deutlich schlechter als an der Westküste und insbesondere im Großraum Colombo.
Hinweis: Eventuelle Reisewarnungen für den Nordosten und Osten beachten! Aktuelle Informationen über das Auswärtige Amt (www.auswaertiges-amt.de) einholen!
Achtung: Linksverkehr!

Medizinische Infrastruktur

Allgemein ist die medizinische Versorgung in Sri Lanka nicht gut, vor allem der Hygienestandard ist meist gering. Die öffentlichen Krankenhäuser sind schlecht ausgerüstet, nicht sehr gepflegt und oft überfüllt. Die Betreuung in den öffentlichen Krankenhäusern ist meist kostenlos, aber generell nicht auf europäischem Standard. In den letzten Jahren sind eine Reihe von privaten Einrichtungen entstanden, die bessere medizinische Versorgung anbieten (aber oft zu erstaunlich hohen Preisen). Trotzdem ist die pflegerische Versorgung häufig sehr schlecht. Die Privatkliniken befinden sich fast ausschließlich im Großraum Colombo bzw. an der touristisch erschlossenen Westküste. Schwerwiegende Fälle benötigen eine Verlegung nach Neu Delhi, Bangkok oder Singapur. Die meisten Ärzte sind in Sri Lanka oder gelegentlich in Indien ausgebildet. Fast alle Ärztinnen und Ärzte in Sri Lanka sprechen gut Englisch, allerdings ist dies nicht beim Pflegepersonal der Fall.
In Colombo und den größeren Städten ist die Versorgung mit Medikamenten gut, auch viele Arzneimittel der bekannten großen Pharmaunternehmen werden angeboten. Allerdings kommen viele Arzneimittel auch aus Indien. Von daher sollten Reisende die Wirkstoffe ihrer Medikamente kennen, da diese gege-

Sri Lanka (Forts.)

benenfalls in Sri Lanka unter anderem Handelsnamen angeboten werden. Bluttransfusionen sollten – wenn eben möglich – in Sri Lanka vermieden werden. Wenn Bluttransfusionen absolut notwendg erscheinen, sollte eine Verlegung nach Neu-Delhi, Bangkok oder Singapur überlegt werden.

Sprache der Hilfsorgane

Normalerweise Singhalesisch (Westen) oder Tamil (Nordosten), zumindest an der Westküste und im Großraum Colombo aber meist auch Englisch.

Krankenhaus: Hospital
Apotheke: Pharmacy
Arztpraxis/Notfallbehandlung: Clinic, Health Care Center

Notrufnummern

Notruf: 118
Polizei: 119
Feuerwehr: 242 2222
Ambulanz: (accident service) 269 1111
Telefonauskunft National: 1230, 1231
Telefonauskunft International: 1234

Telefonverbindungen

Im Westen besteht ein dichtes und recht zuverlässiges Telefonnetz. Im Norden und vor allem Osten ist die Zahl der Anschlüsse teilweise sehr gering. Ein Notruf kann hier Schwierigkeiten machen, vor allem weil dort auch meist kein Mobilfunknetz zur Verfügung steht.

Mobilnetzabdeckung

Netze bestehen an der West- und Südküste lückenlos. Im zentralen Hinterland ist die Netzabdeckung – abgesehen von kleinen Bereichen – ebenfalls fast lückenlos. In den übrigen Landesteilen besteht aktuell nur stellenweise Netzkontakt, so im Bereich Batticaloa bis Panama, von Trincomalee bis Tanniyuttu, um Jaffna sowie um Uyilanksham. Es steht das GSM 900-Netz zur Verfügung, stellenweise auch GSM 1800. In Europa übliche Mobiltelefone (Dualband) sind also benutzbar.

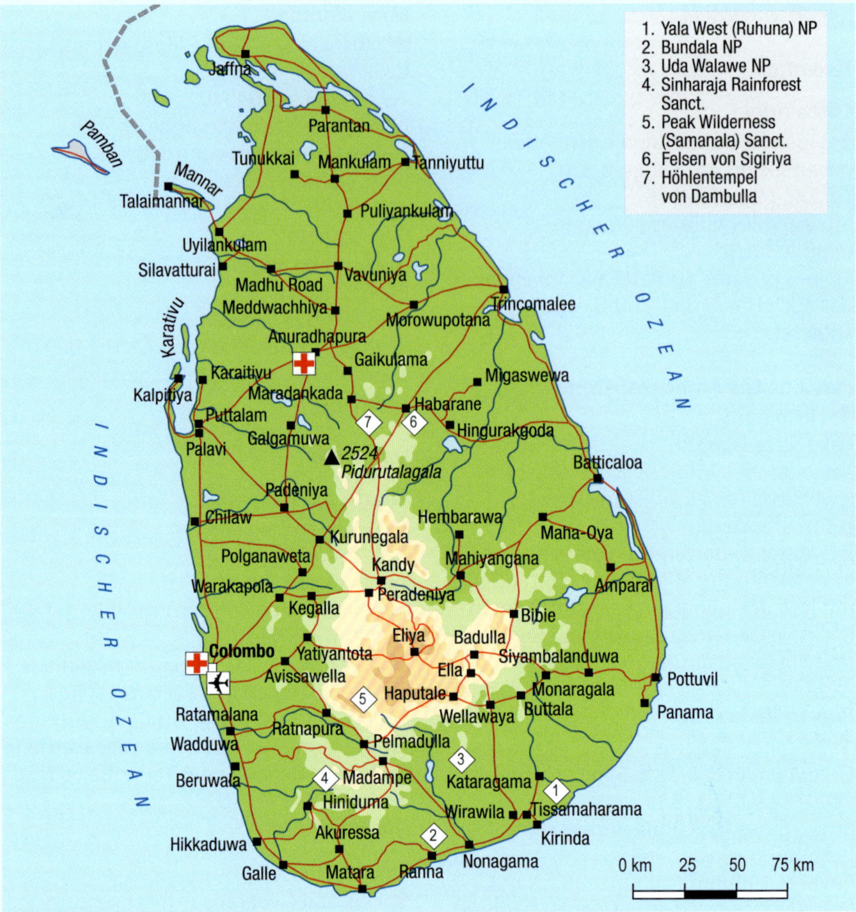

Versicherung

Es besteht kein Sozialabkommen mit Sri Lanka. Eine private Reisekranken- und Repatriierungsversicherung (Assistance) ist dringend anzuraten!

Krankenhäuser/Med. Einrichtungen

(siehe Erläuterungen S. 183)

Anuradhapura

Suwa Shanti Hospital Ltd.
No. 11 Maithripala Senanayaka Mawatha
Tel.: +94 (0)25 2223636

Colombo

Lanka Hospitals Colombo
578 Elvitigala Mawatha
Tel.: +94 (0)11 5430000
https://www.lankahospitals.com/

Asiri Hospitals
Kirula Road 181
Tel.: +94 (0)11 4523300
https://asirihealth.com

Nawaloka Hospitals
23, Deshamanya H. K Dharmadasa Mawatha
Tel.: +94 (0)11 2544444-7, 2304444-56
www.nawaloka.com

Südafrika

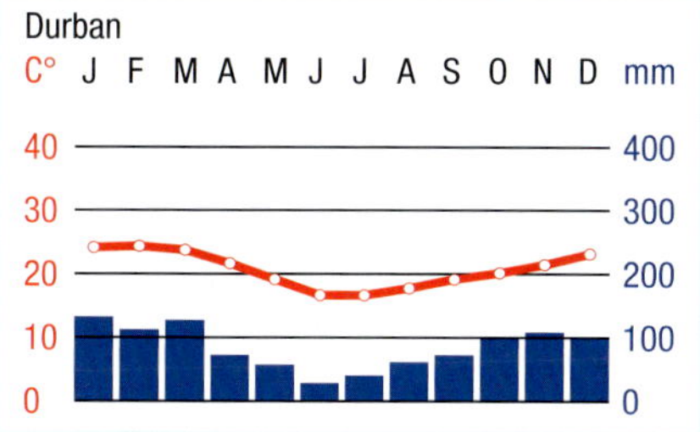

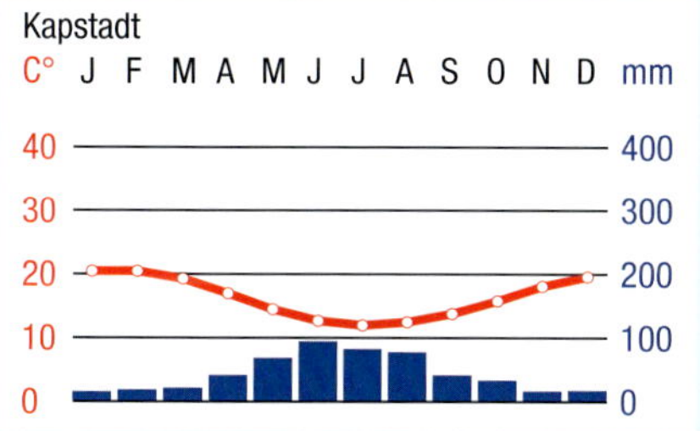

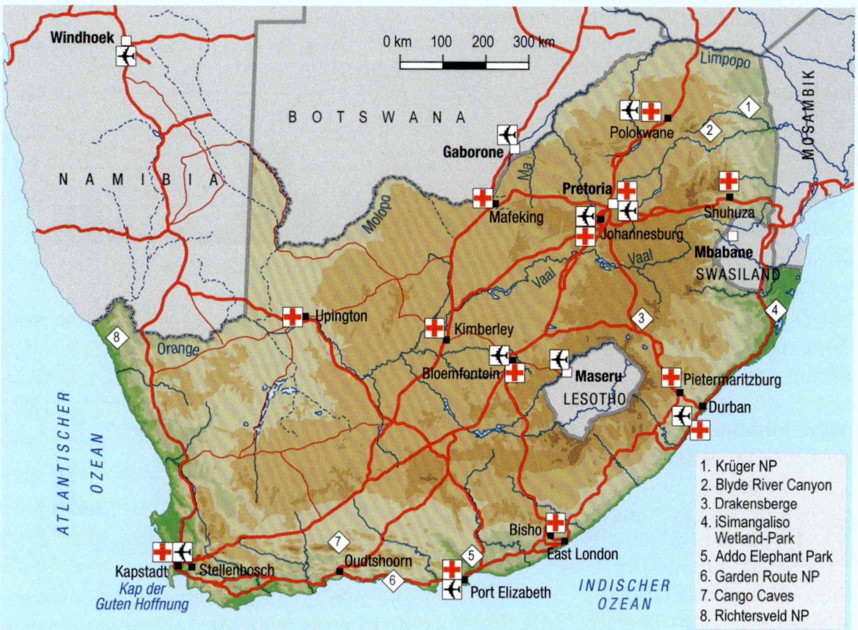

Verkehrsverbindungen

Das Land hat ein gut ausgebautes Straßennetz, allerdings sollten die enormen Entfernungen nicht unterschätzt werden! Fast alle Straßen sind ganzjährig befahrbar, alle Hauptachsen und viele Nebenstrecken sind befestigt. Nur in wenigen Landesteilen (z. B. Richtersveld Nationalpark) ist Allradantrieb zu jeder Jahreszeit unbedingt erforderlich. Wie in vielen afrikanischen Ländern darf man sich nicht darauf verlassen, dass Verkehrsregeln befolgt werden. Betrunkene oder übermüdete Lastkraftfahrer, schlecht gesicherte Ladung, abgefahrene Reifen, technisch unsichere Fahrzeuge, nicht gekennzeichnete Straßenbaustellen und langsame unbeleuchtete Verkehrsteilnehmer (z. B. Eselskarren) erfordern allerhöchste Aufmerksamkeit im Straßenverkehr. Es herrscht Linksverkehr!

Medizinische Infrastruktur

Die medizinische Infrastruktur der besseren Privatkrankenhäuser und der Universitätskliniken der großen Zentren ist hinsichtlich pflegerischen Standards auf, hinsichtlich medizinischen Standards teilweise über europäischem Niveau. Die kleineren General Hospitals in Vororten der Großstädte sind nicht durchgehend auf internationalem Standard, weil sie spätestens seit der AIDS-Epidemie mit erheblicher materieller wie personeller Minderausstattung kämpfen. In den kleineren Orten findet man meist kleinere Kliniken, die ebenfalls oft auf nahezu internationalem Standard und in der Regel hygienisch korrekt arbeiten. In abgelegenen, dünn besiedelten Gegenden dagegen besteht vielfach keine medizinische Infrastruktur. Hier sind gute Erste Hilfe-Kenntnisse und eine gut ausgestattete Reiseapotheke hilfreich. Südafrika hat in den Städten ein staatlich organisiertes Rettungssystem mit gut ausgebildeten Rettungsassistenten (Paramedics), die den Transport bis zum Krankenhaus selbständig durchführen (Pre-hospital emergency system). In entlegenen Gebieten ist dieser Service nicht flächendeckend vorhanden. Die Entfernungen bis zu den Krankenhäusern sind – der Größe des Landes entsprechend – oft groß.
Die Apotheken sind sehr gut ausgestattet, alle wichtigen Medikamente sind problemlos zu bekommen.

Sprache der Hilfsorgane

Je nach Region wird entweder überwiegend Afrikaans oder Englisch gesprochen. Die meisten Ärzte, Rettungsassistenten und Krankenschwestern beherrschen zumindest etwas Englisch.

Krankenhaus: Hospitaal, Hospital
Apotheke: Apoteek, Pharmacy
Arztpraxis/Notfallbehandlung: Arts, Doctor, Clinic, Policlinic, Health Care Center

Notrufnummern

Notruf: 10111
Polizei: 10111
Feuerwehr: 10117 (Pretoria), 011-375 5911 (Johannesburg)
Ambulanz: 10117 (Pretoria), 011-375 5911 (Johannesburg)
Telefonauskunft National: 1023
Telefonauskunft International: 0903

Telefonverbindungen

Das Festnetz ist gut ausgebaut und funktioniert gut. Abgesehen von einigen sehr abgelegenen Gegenden, in denen nach wie vor „Farmlines" existieren (mehrere Teilnehmer teilen sich eine Leitung, wenn einer telefoniert ist für alle anderen besetzt), ist das Netz flächendeckend und funktioniert gut.

Mobilnetzabdeckung

In Südafrika ist die Netzabdeckung sehr gut und weitgehend flächendeckend. Kleinere Lücken bestehen im Hinterland der Garden Coast, im Grenzgebiet zu Mosambik (Krüger NP) und in den Drakensbergen. Größere Lücken bestehen im Westen nördlich der Linie Kapstadt – Beaufort West bis hin zur namibischen Grenze. Hier besteht aber zumindest in allen Orten sowie am Oranje River und weiten Teilen des Richtersveld NP Netzverbindung. Es steht das GSM 900-Netz zur Verfügung, auch GSM 1800. In Europa übliche Mobiltelefone (Dualband) sind also benutzbar.

Versicherung

Es besteht kein Sozialabkommen mit Südafrika. Eine private Reisekranken- und Repatriierungsversicherung (Assistance) ist dringend anzuraten!

Südafrika (Forts.)

Krankenhäuser/Med. Einrichtungen

(siehe Erläuterungen S. 183)

Johannesburg

✚ Milpark Hospital
9 Guild Road, Parktown West
Tel.: +27 (0)11 4805600
www.netcare.co.za/netcare-facilities/netcare-milpark-hospital

✚ Mediclinic Morningside
Corner Rivonia & Hill Roads, Morningside
Tel.: +27 (0)11 2825000, 2825126
www.mediclinic.co.za/en/morningside/home.html

Nähe Johannesburg (Provinz Gauteng)

✚ Arwyp Medical Centre
20 Pine Avenue
Kempton Park City, Gauteng
(ca. 4,5 km vom Johannesburg International Airport entfernt)
Tel.: +27 (0)11 9221000
www.arwyp.com

✚ Mayo Clinic of South Africa
Corner of William Nichol Road North and Joseph Lister Street
suburb of Constantia Kloof westlich von Johannesburg, Gauteng
Tel.: +27 (0)11 6703400
www.mayoclinic.co.za

Kapstadt

✚ Groote Schuur Hospital
Health Park, Main Road
Tel.: +27 (0)21 4049111
www.gsh.co.za

✚ Karl Bremer Hospital
Corner Mike Pienaar Blvd & Frans Conradie Avenue, Bellville
Tel.: +27 (0)21 9181911
www.westerncape.gov.za/facility/karl-bremer-hospital

Diverse Orte

✚ Netcare Hospital Group
Vereinigung von über 40 Privatkliniken.
Nähere Information unter
www.netcare.co.za

✚ Mediclinic Private Hospitals
Gruppe von Krankenhäusern in kleineren und mittelgroßen Städten im Landeszentrum und im Nordosten (3 in Namibia).
Nähere Information unter
www.mediclinic.co.za

Tansania

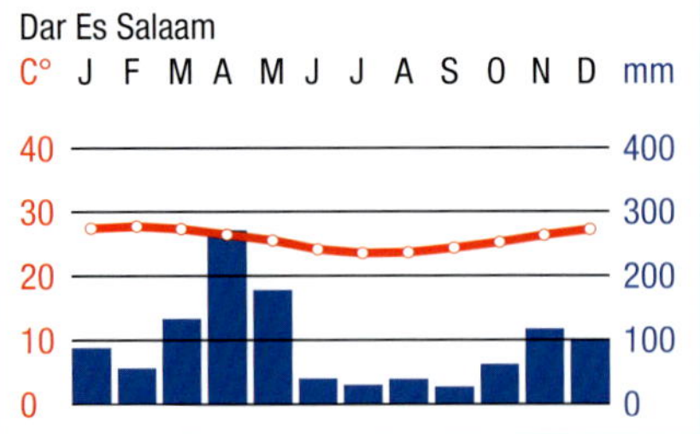

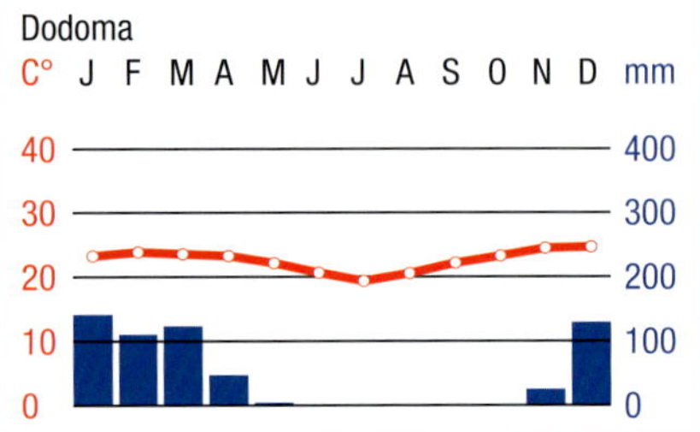

Verkehrsverbindungen

Die meisten international Reisenden werden Tansania über seinen internationalen Flughäfen Julius-Nyere Airport in Dar-es-Salam, Kilimanjaro-Airport in Arusha oder Abeid-Amani-Karube Airport auf Sansibar erreichen. Innerhalb des Landes gibt es zahlreiche Flugverbindungen zu regionalen Flughäfen und insbesondere auch zu kleinen Flugplätzen in der Nähe der Safari-Lodges.
Fähren verkehren zwischen dem Festland und dem touristisch bedeutenden Sansibar sowie den Inseln Pemba und Mafia.
Internationale Kreuzfahrtschiffe legen sowohl an der Festlandküste als auch auf den Inseln an. In der Binnenschifffahrt ist der Tanganjika-See mit Fährverbindungen die die Demokratische Republik Kongo touristisch weniger bedeutsam wie der Malawi-See mit Verbindungen in den bei Backpackern beliebten Binnenstaat Malawi.
Die Landgrenzen zu den Nachbarstaaten Kenia, Rwanda, Burundi und Sambia sind grundsätzlich offen und über Straßen bzw. nach Mosambik über den Fluss Rovuma über Fähren oder zwei Brücken passierbar. Die Hauptverkehrsachsen des Landes aus dem nördlichen Kenia über Arusha kommend und über Dar es Salaam nach Süden und Westen führend (Dodoma und Mbeya) sind zwar weitgehend befestigt, jedoch oft überfüllt. Straßenverkehrsunfälle sind häufig und ein ernstes medizinisches Risiko. Die Nebenstrecken, auch die touristisch wichtigeren wie die Zufahrt zur Serengeti, sind meist unbefestigt, in schlechtem Zustand und sollten nur mit Allradfahrzeugen befahrbaren. Grundsätzlich ist im Verkehr große Vorsicht geboten. In der Regenzeit sind zahlreiche Straßen regelmäßig unpassierbar!
Der Eisenbahnverkehr spielt für den Personentransport in Tansania keine wesentliche Rolle, auch wenn Verbindungen in den Osten des Landes betrieben werden, allerdings gibt es Güterverkehr.

Medizinische Infrastruktur

Die medizinische Infrastruktur ist in Tansania einschließlich der touristisch bedeutenden Inseln Pemba und Sansibar nicht auf internationalem Standard. Komplexe medizinische Fälle bei international Reisenden werden daher häufig nach Nairobi oder Johannesburg verlegt. Wenige kleinere Eingriffe oder Behandlungen sind in Arusha und Dar es Salaam, Mbeya, Mwanza und Dodoma möglich. Der Hygienestandard auch hinsichtlich riskanter Infektionskrankheiten wie Hepatitis B oder HIV ist gering. Die meisten Ärzte sind in Tansania ausgebildet, viele Fachärzte haben allerdings zumindest teilweise eine zusätzliche Fortbildung in Indien, Südafrika, Kenia oder Europa erfahren. Die meisten Ärztinnen und Ärzte sprechen ausreichend Englisch, was allerdings beim Pflegepersonal nicht erwartet werden kann. In ländlichen Gebieten sind einzelne Missionskrankenhäuser gelegentlich für einfache Versorgung eine Option, allerdings können auch hier keine komplexen oder potenziell lebensgefährlichen Krankheiten versorgt werden.
In praktisch allen Krankenhäusern obliegt die Pflege der Patienten den Angehörigen! Wegen der großen Entfernungen und schlechten Straßen sind medizinische Transporte zeitaufwändig!
Es existiert kein Rettungssystem, allenfalls einige private Krankentransportfahrzeuge, welche für Sekundärtransporte eingesetzt werden können. In dringenden Notsituationen ist oft der Eigentransport die schnellste Lösung. International Reisende benötigen eine medizinische Assistance oder sind auf die Hilfe durch Hotels und Ressorts angewiesen.
In Dar-es-Salam sowie auf Sansibar und Pemba gibt es Zahnartpraxen, die Notversorgung und einfache Zahnprothetik anbieten.
International bekannte und häufig verwendete Medikamente sind in den großen Apotheken in Dar-es-Salam, Arusha sowie auf Sansibar erhältlich, häufig in Form indischer Generika. Auf dem Land und auch in der Serengeti ist die Ausstattung meist deutlich spärlicher. Seltenere Medikamente müssen oft umständlich bestellt werden, wenn sie denn überhaupt verfügbar sind.
Reisenden wird daher empfohlen, den Medikamentenbedarf sowie eine kleine Reiseapotheke für die Dauer der Reise mitzunehmen.
Blutprodukte gelten in Tansania generell als nicht sicher und als nicht zuverlässig nach internationalem Standard untersucht. Einige private medizinische Anbieter

unterhalten allerdings zuverlässige Blutbanken. Die hohe Durchseuchung mit HIV und Hepatitis B erfordert besondere Sorgfalt. Nicht unbedingt dringend notwendige Bluttransfusionen sollten In Tansania vermieden werden.

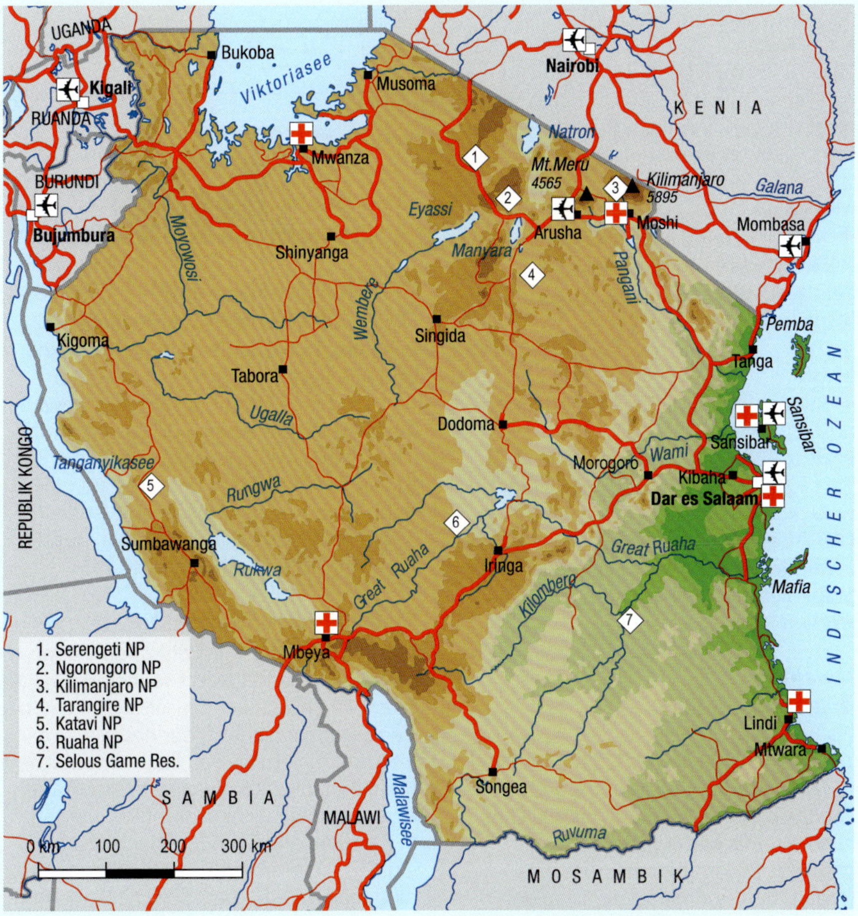

Sprache der Hilfsorgane

Englisch ist (neben Swahili) Standard, andere europäische Sprachen (D, F) werden nur selten gesprochen.

Krankenhaus: Hospital
Apotheke: Pharmacy
Arztpraxis/Notfallbehandlung: Clinic, Medical Center, Doctor's Practice

Notrufnummern

Notruf: 112
Polizei: 112
Feuerwehr: 112
Ambulanz: 112
Private Ambulanz (besser!):
0754-777 100 (Knight Support)
Flying Doctor Service:
+255-2548578 (Arusha)
Telefonauskunft National: 100
Telefonauskunft International: 0101

Telefonverbindungen

Das Telefonnetz ist nicht flächendeckend (nur in größeren Orten) und chronisch überlastet.

Mobilnetzabdeckung

In Dar es Salaam, auf Sansibar und Pemba, in Moshi, Arusha, Dodoma, Songea, Sumbawanga, Kigali, Lindi / Mtwara, Singida, Tabora, Shinyanga und in der Region Mwanza – Musoma (Ufer des Viktoria-Sees) besteht eine teils lückenhafte Netzabdeckung. Gleiches gilt für die Hauptverkehrsachsen des Landes (Arusha – Nairobi (Kenia), Arusha – Lake Manyara NP / Tarangire NP / Ngorongoro NP / Südgrenze Serengeti NP, Arusha – Dar es Salaam, Dar es Salaam – Dodoma und Dar es Salaam – Mbeya / Sambische Grenze). Im übrigen Landesgebiet besteht nur an einigen wenigen Punkten eine Einwahlmöglichkeit, am ehesten noch in den Orten entlang der Hauptstraßen in der Region südlich des Viktoriasees bis in eine Entfernung von etwa 200 km vom See. Es steht das GSM 900-Netz zur Verfügung, auch GSM 1800. In Europa übliche Mobiltelefone (Dualband) sind also benutzbar.

Versicherung

Es besteht kein Sozialabkommen mit Tansania. Eine private oder dienstliche Auslandsreisekrankenversicherung ist dringend anzuraten. Diese sollte medizinisch sinnvolle Transporte einschließen sowie Repatriierungen. Idealerweise besteht Zugang zu einer medizinischen Assistance.

Krankenhäuser/Med. Einrichtungen

(siehe Erläuterungen S. 183)

Träger der medizinischen Infrastruktur sind in vielen Fällen die kirchlichen Missionskrankenhäuser wie das KCMC in Moshi. In allen Fällen sind die medizinischen Möglichkeiten begrenzt.

Dar es Salaam

✚ Aga Khan Hospital
Ocean Road
Tel.: +255 (0)22 2115151
www.agakhanhospitals.org/DarEsSalaam
Dies ist eines der bevorzugten privaten Krankenhäuser des Landes mit Notaufnahme, Intensivstation und den üblichen Fachabteilungen und bildgebender Diagnostik sowie kardiologischer Diagnostik.

✚ IST Clinic (Dorte Schmidt-Sulzer)
Ruvu Street, International School of Tanganyika Campus, Masaki
Tel.: +255 (0)22 2601307,
+255-(0)754-783393 (24 h)
www.istclinic.com

✚ London Health Center
Kimweri Avenue,Msasani
Tel.: +255 (0)22 266 483 9
www.lhc.co.tz
Kleinere Privatklinik, welche vorwiegend für nicht dringende Behandlungen genutzt werden kann. Bei Bedarf können aber auch Patienten stationär aufgenommen werden.

Dodoma

✚ Benjamin William Mkapa Hospital
Kimweri Avenue,Msasani
Tel.: +255 (0)26 296 371 0
www.bmh.or.tz
Dies ist ein recht neues öffentliches Krankenhaus mit Notaufnahme und den meisten Fachabteilungen, welches für Notfälle genutzt werden kann und in der Region als Referenzhaus angesehen werden kann

Lindi

✚ Nachingwea District
General Hospital
Nachingwea District
Tel: +255 (0)732 933 272
Ein öffentliches, entsprechend stark frequentiertes Krankenhaus, welches bei Notfällen zur Erstversorgung angesteuert werden kann

Tansania (Forts.)

Mnero Diocesan Hospital
Nachingwea
Tel.: +255 (0)784 435 455
Ein kleines privates Haus, welches für nicht dringende Fälle, z. B. auch Malariatests, genutzt werden kann.

Mbeya
Mbeya Referral Hospital
Hill Road
Tel.: +255 (0)25 2503577
https://mzrh.go.tz/

Moshi
Kilimanjaro Christian Medical Centre (KCMC)
PO Box 3010
Tel.: +255 (0)27 2754377, 2754383
www.kcmc.ac.tz
Dies ist ein kleines privates Haus, welches zumindest für Erstuntersuchungen und Stabilisierung von Patienten genutzt werden kann.

Mwanza
Bugando Hospital
PO Box 1370
Tel.: +255 (0)28 40610, 2500513
www.bugandomedicalcentre.go.tz
Großes privates Krankenhaus, welches auch öffentliche Dienstleistungen anbietet. Das Krankenhaus ist stark frequentiert und bietet die gängigen Fachabteilungen und bildgebende Diagnostik sowie Notaufnahme. Anlaufstelle für akute dringende Fälle.

Agha Khan Hospital Mwanza
Miti Mirefu Street (hinter der Agha Khan Moschee)
Tel: +255 (0)282 502 474
www.agakhanhospitals.org/en/aga-khan-hospital-mwanza
Dieses kleine private Haus ist vor allem bei nicht dringenden Fällen beliebt.

Sansibar
Tasaktha Global Hospital
Vuga Stone Town, Victoria Street
Tel: +255 (0)24 223 222 2
www.tasakhtaahospital.co.tz
Privates Krankenhaus im Zentrum der Altstadt mit rund 130 Betten mit Notaufnahme, kleiner Intensivstation und den gängigen Fachabteilungen und bildgebender Diagnostik.

Mnazi Mmoja Hospital
Stone Town-Vuga Street
Tel: +255 (0)24 777 432 465
Dies ist ein mit 400 Betten großes, sehr stark frequentiertes öffentliches Krankenhaus mit den gängigen Fachabteilungen. Aufgrund der sehr starken Belegung und entsprechend langsamem Service sollte es nur in Notfällen genutzt werden.

Thailand

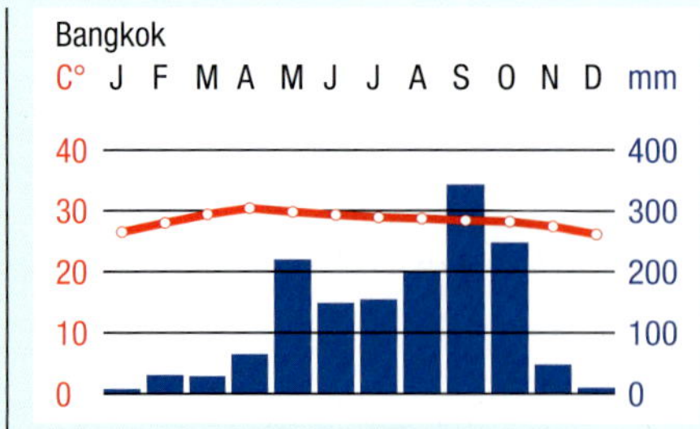

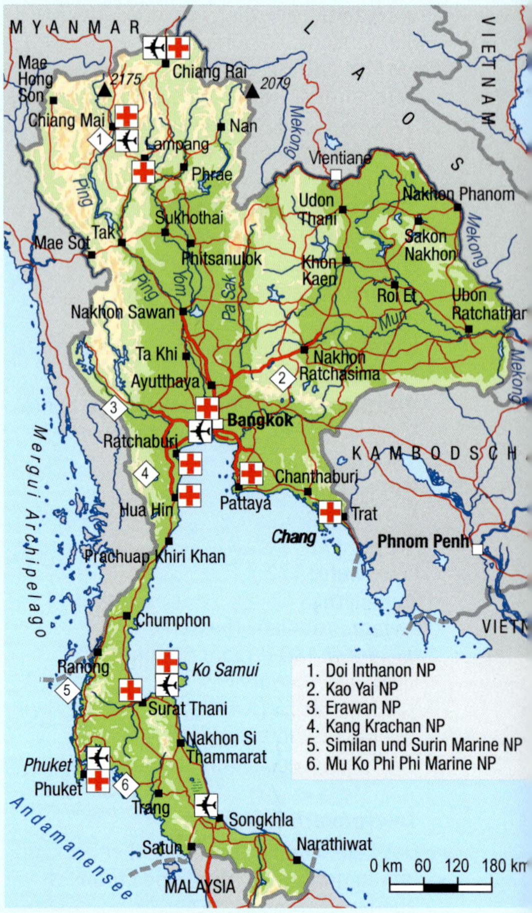

Verkehrsverbindungen

Die Hauptverkehrsachsen des Landes, wie beispielsweise Chiang Mai–Bangkok und von dort auf der Halbinsel weiter nach Süden, sind gut ausgebaut, wenn auch gerade im Bereich der Zentren oft stark überlastet. Abseits dieser Regionen ist mit wesentlich schlechteren Verbindungen zu rechnen! Insgesamt ist das Straßennetz von Thailand jedoch gut. Es herrscht Linksverkehr!

Medizinische Infrastruktur

Der Standard der medizinischen Versorgung in Thailand variiert sehr stark. Die öffentlichen Krankenhäuser bieten einen Versorgungsstandard, der deutlich unter internationalem Niveau liegt. Öffentliche Krankenhäuser können westlichen Reisenden allgemein nicht empfohlen werden. In Bangkok und auch in Chiang Mai und einigen anderen größeren Städten bieten hingegen private medizinische Einrichtungen exzellente medizinische Versorgung auf internationalem Spitzenniveau. Viele dieser Einrichtungen sind international zertifiziert. Oft steht die Pflege allerdings hinter den rein ärztlichen Leistungen zurück. Das ärztliche Personal spricht in den privaten Einrichtungen fast durchweg gut Englisch, wenngleich Englisch in Thailand weniger verbreitet ist im medizinischen Sektor als in vielen anderen asiatischen Ländern. Thailändische Ärzte sind nicht gewöhnt, ihren Patienten intensivere Erläuterungen zu geben, sondern entscheiden für diese. Freundliches aber hartnäckiges Nachhaken ist hier notwendig, ähnlich wie in China. Auf dem Land ist die medizinische Infrastruktur sehr lückenhaft und nicht mit der europäischen Versorgung zu vergleichen. In allen touristisch relevanten Orten gibt es jedoch meist Niederlassungen der privaten Klinikgruppen, die in vielen Fällen telemedizinisch mit einer Referenzklinik in Bangkok in Verbindung stehen (z. B. Bangkok Hospital Group) und ein hohes medizinisches Niveau und gute Hygiene gewährleisten. Während in öffentlichen medizinischen Einrichtungen zu staatlich vorgeschriebenen, sehr niedrigen Kosten behandelt wird, verlangen private Einrichtungen teilweise sehr hohe Honorare. Es gibt kein öffentliches Rettungswesen in Thailand. Einige Privatkliniken verfügen über Krankenwagen, diese sind aber selten für akute Notfallversorgung personell oder technisch ausgestattet. Die medikamentöse Versorgung in Thailand ist gut. Viele internationale Pharmafirmen bieten ihre internationalen Produkte an. Einheimische Produkte werden oft unter anderen Handelsnamen verkauft. Daher sollten Reisende, die dauerhaft Medikamente benötigen, einen ausreichenden Vorrat mitnehmen oder die Wirkstoffe kennen, um notfalls im Land kaufen zu können.
Blutkonserven gelten zwar in Thailand als sicher, dennoch sollten Bluttransfusionen nur im Notfall durchgeführt werden. Gegebenenfalls sollte mit einer medizinischen Assistance vorab Rücksprache gehalten werden.

Sprache der Hilfsorgane

Thai, oft auch Englisch.

Krankenhaus: Hospital
Apotheke: Pharmacy
Arztpraxis/Notfallbehandlung: Clinic, Policlinic, Health Care Centre, Doctor, Doctor's Office

Notrufnummern

Notruf: 191
Polizei: 191
Feuerwehr: 199
Ambulanz: 191
Telefonauskunft National: 1133
Telefonauskunft International: 100
Tourist Helpline: 1155

Telefonverbindungen

Das Telefonnetz ist dicht und funktioniert problemlos.
Achtung: Auch bei Ortsverbindungen muss in Thailand die Ortsvorwahl mit gewählt werden!

Mobilnetzabdeckung

Die Netzverbindung ist praktisch flächendeckend, vor allem in den touristisch wichtigen Gebieten einschließlich des „Goldenen Dreiecks". Lediglich in Zentralthailand und im Grenzgebiet nach Myanmar besteht in einzelnen Gebieten keine Netzverbindung. Es steht das GSM 900-Netz zur Verfügung, auch das GSM 1800 sowie stellenweise GSM 1900. In Europa übliche Mobiltelefone (Dualband) sind also benutzbar.

Versicherung

Es besteht kein Sozialabkommen mit Thailand. Eine private Reisekranken- und Repatriierungsversicherung (Assistance) ist dringend anzuraten!

Krankenhäuser/Med. Einrichtungen

(siehe Erläuterungen S. 183)

Bangkok

✚ Bangkok Christian Hospital
124 Silom Road, Bangrak District
Tel.: +66 (0)2 2351000, 6259000

✚ Bangkok General Hospital
2 Soi Soonvijai 7 New Petchburi Road
Tel.: +66 (0)2 3103000
www.bangkokhospital.com/en

✚ Bumrungrad International Hospital
33 Sukhumvit 3 (Soi Nana Nua)
Tel.: +66 (0)2 6671000, 6672999
www.bumrungrad.com

✚ Samitivej Srinakarin Hospital
488 Srinakarin Road
Tel.: +66 (0)2 3789000

✚ Samitivej Sukhumvit Hospital
133 Sukhumvit, 49 Klongtan Nua
Tel.: +66 (0)2 7118181
www.samitivejhospitals.com

✚ St. Louis Hospital
27 South Sathorn Road
Tel.: +66 (0)2 2109999, 6755000
www.saintlouis.or.th

✚ Samrong General Hospital
1748 Sukhumvit 78, Sukhumvit Road
10270, Muang Samut Prakarn (ca. 25 km südlich des Stadtrands von Bangkok)
Tel.: +66 (0)2 3611111
www.samrong-hosp.com

Chiang Mai

✚ Chiang Mai Ram Hospital
8 Boonreungrit Road, A. Muang
Tel.: +66 (0)53 920300
www.chiangmairam.com

Chiang Rai

✚ Kasemrad Sriburin Hospital
111/5 Asian Street 1 Moo 13
Tel.: +66 (0)53 910999, 700200

Hua Hin

✚ San Paulo Hua Hin Hospital
222 Petchakasem Road
Tel.: +66 (0)32 5325-76
www.sanpaulo.co.th

Koh Samui (Insel)

✚ Bangkok Hospital Samui
57 Moo 3, Thaweerat Phakdee Road, Bophut Koh Samui
Tel.: +66 (0)77 429500
https://bangkokhospitalsamui.com/en/

Lampang

✚ Khelangnakorn Ram Hospital
79/12 Paholyothin Road
Tel.: +66 (0)54 225100

Pattaya

✚ Bangkok Hospital Pattaya
301 Moo 6, Sukhumvit Road, Km. 143
Tel.: +66 (0)38 259999
www.bangkokpattayahospital.com

✚ Pattaya International Hospital
255/4 Moo 9 Soi Pattaya 4
Pattaya 2nd Road
Tel.: +66 (0)38 428374
www.pattayainterhospital.net/

Phuket (Insel)

✚ Bangkok Hospital Phuket
2/1 Hongyok Utis Road, Muang District
Tel.: +66 (0)76 254425
www.phukethospital.com

✚ Mission Hospital
Thapkrassatri Road, Phuket Town
Tel.: +66 (0)76 237220,
+66 (0)76 237227 (24 h)

✚ Phuket International Hospital
44 Chalermprakiat Ror 9 Road
Tel.: +66 (0)76 249400
www.phuketinternationalhospital.com

Ratchaburi

✚ San Camillo Hospital
31 Udomphitaya Rd., Suan Kluai Ban Pong
Tel.: +66 (0)32 211143

Surat Thani

✚ Bandon Hospital
T-Talad, Muang
Tel.: +66 (0)77 272767

✚ Thaksin Hospital
309/2 Talad-Mai Road, Muang
Tel.: +66 (0)77 285701

Trat

✚ Bangkok Hospital Trat
376 Moo 2, Sukhumvit Road
Tel.: +66 (0)39 532735

Tschechische Republik

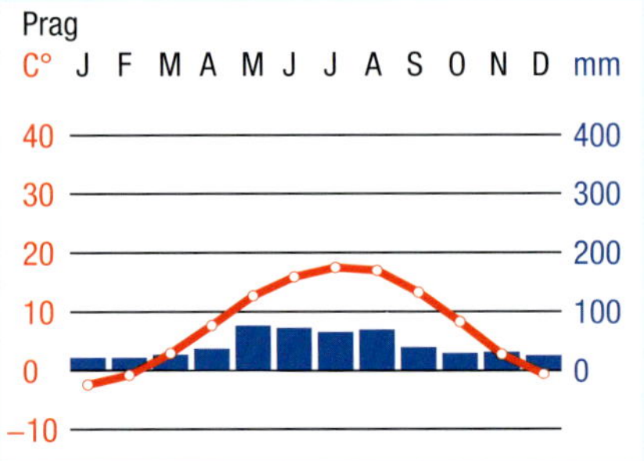

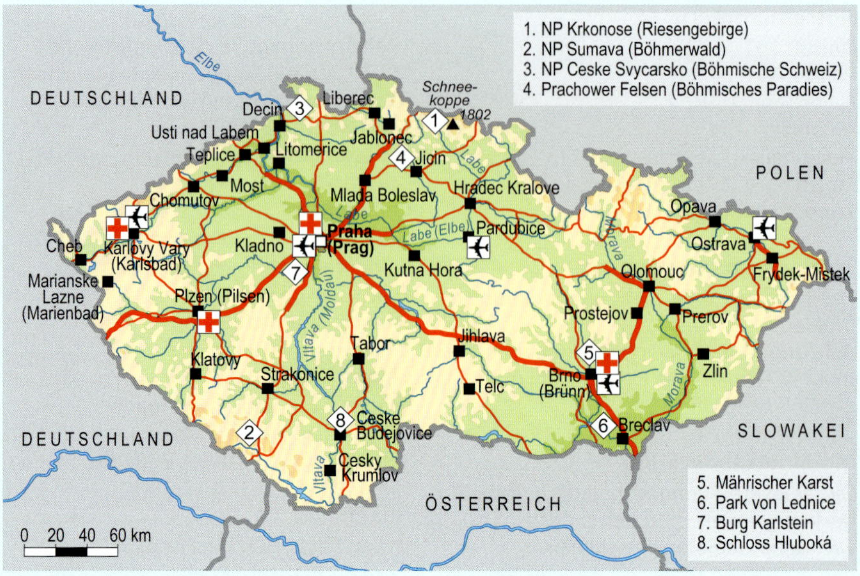

Verkehrsverbindungen

Tschechien bietet sowohl für Geschäfts- und Individualreisen als auch für touristische Gruppenreisen sehr gute Infrastruktur und Reisemöglichkeiten. Tschechien ist sowohl über den internationalen Flughäfen in Prag, Brünn, Karlsbad, Ostrava und Budweis als auch über sein Eisenbahnnetz und sein gut ausgebautes Straßennetz von allen umgebenden Ländern aus gut erreichbar. Die Grenzen zu allen Nachbarstaaten sind derzeit offen. Sowohl die Hauptstadt Prag als auch alte Bäderstädte bieten Touristen gute Infrastruktur. Die Autobahnen sowie die Fern- und Regionalstraßen sind in gutem bis sehr gutem Zustand. Alle wichtigen Orte sind sowohl über Fernstraßen als auch gut mit dem Zug erreichbar. **Achtung:** 0,0-Promillegrenze und ganzjährige Tagfahrlicht-Pflicht für Autofahrer!

Medizinische Infrastruktur

Die medizinische Infrastruktur in Tschechien ist grundsätzlich gut und erreicht internationalen Standard. Das Gesundheitssystem ist überwiegend öffentlich organisiert mit hausärztlicher Versorgung und den Krankenhäusern angeschlossenen Facharztzentren. Daneben gibt es in größeren Städten auch private Einrichtungen, besonders im ambulanten Bereich. Ärzte und sonstiges medizinisches Personal sind generell gut ausgebildet und qualifiziert. Vor allem in Prag steht eine Reihe guter Krankenhäuser und Arztzentren zur Verfügung. Auch wenn der Ausbildungsstand des Personals gut ist, sind in einigen Einrichtungen Tschechiens aber einige Dienstleistungen (wie z. B. die Unterbringung) nicht immer auf westeuropäischem Niveau, da noch alte Gebäude genutzt werden. Reisende und Touristen bevorzugen oft private Einrichtungen, da der Servicegedanke besser ausgebildet zu sein scheint und die Verständigung (zumindest auf Englisch oder auch Deutsch) einfacher ist. Für komplexe, schwere Fälle wie Polytraumata und Herzkreislauferkrankungen ist das Angebot privater Betten allerdings sehr limitiert, hier muss fast immer auf staatliche Einrichtungen zurückgegriffen werden. Dies gilt auch für viele weiterführende Diagnostikmöglichkeiten wie Computertomografie oder Herzkatheterlabore. In den staatlichen Einrichtungen sind die Kosten geringer, die Behandlung einheitlich und für alle Patienten gleich. Für bestimmte Wahleingriffe, wie im Bereich der plastisch-ästhetischen Chirurgie oder der Augen-Laser-Behandlung, hat sich Tschechien europaweit einen Namen gemacht und Patienten kommen hierhin. In den meisten Städten auch außerhalb Prags sind gute zahnärztliche Einrichtungen zu finden.
Die medikamentöse Versorgung über öffentliche Apotheken in Tschechien ist gut. Fast alle internationalen Medikamente mit EU-Zulassung sind erhältlich, sowohl als Original wie auch als Generikum.
Landesweit existiert ein öffentliches, recht zuverlässiges Rettungssystem über die europaweite Notrufnummer 112 mit gut ausgestatteten Krankenwagen und gut ausgebildetem Rettungspersonal. Vorgegeben sind die auch in Deutschland üblichen Responsezeiten von 15 Minuten bis zum Eintreffen am Einsatzort, die meist eingehalten werden können.

Sprache der Hilfsorgane

Landessprache ist Tschechisch. In zahlreichen medizinischen Einrichtungen wird von vielen Ärzten und Krankenschwestern zumindest Englisch als Fremdsprache gesprochen, auch Deutsch ist keine Seltenheit. Bei Rettungsdiensten und Polizei sind ebenfalls häufig zumindest Grundkenntnisse in Englisch oder nicht selten auch Deutsch anzutreffen.

Krankenhaus: nemocnice
Arzt: lekar
Apotheke: lekarna

Notrufnummern

Notruf allgemein: 112 (allgemeine EU-Notrufnummer)
Polizei: 112/150
Feuerwehr: 112/150
Rettungsdienst/Krankenwagen: 112/155
Telefonauskunft National: 1180
Telefonauskunft International: 1181

Telefonverbindungen

Das Festnetz ist gut ausgebaut. Telefonverbindungen nach Europa und weltweit sind von fast allen Hotels von öffentlichen Telefonzellen möglich. Für öffentliche Telefone werden Münzen (Tschechische Kronen) oder eine Telefonkarte benötigt, die in Postämtern, Zeitschriftenläden, Kiosken, Kaufhäusern und z. T. auch in Hotels erhältlich ist.

Mobilnetzabdeckung

Mobilfunkverbindungen sind von fast allen touristisch zugänglichen Punkten möglich. GSM 900, 1800 und Dualband GSM 900/1800 stehen flächendeckend zur Verfügung, 5G ist zunehmend verbreitet. Lediglich entlegene Waldgebiete können Probleme mit der Netzabdeckung aufweisen.

Versicherung

Mit Tschechien besteht ein Sozialabkommen, das vor allem die gesetzliche Renten-, Kranken- und Unfallversicherung betrifft. Damit entfällt rein formal für akute Gesundheitsleistungen in Tschechien die Notwendigkeit des Abschlusses einer Auslandskrankenversicherung oder anderer Zusatzversicherungen für Urlaube und Kurzreisen. Die vereinbarten Leistungen der jeweiligen Krankenkassen umfassen aber grundsätzlich nur Sachleistungen im Rahmen der medizinischen

Erstversorgung. Insbesondere ist zu beachten, dass die Transportkosten nach Deutschland nicht von den deutschen gesetzlichen Krankenversicherungen übernommen werden dürfen. Insoweit ist der Abschluss einer privaten Auslandskrankenversicherung nach wie vor empfehlenswert. Private Dienstleister im tschechischen Gesundheitswesen, wie sie zunehmend in Prag und anderen größeren Städten entstehen, rechnen normalerweise direkt bar oder über Kreditkarte ab und akzeptieren nicht die gesetzlichen Krankenkassenformulare (EHIC). Zusatzkosten für Arztbesuche, Krankenhausaufenthalte und Medikamente, wie sie in Tschechien für die Sozialversicherten vorgeschrieben sind, müssen selbstverständlich auch von deutschen Reisenden vor Ort bezahlt werden. Eine private oder dienstliche Auslandsreisekrankenversicherung ist daher weiterhin anzuraten. Diese sollte medizinisch sinnvolle Transporte einschließen sowie Repatriierungen. Idealerweise besteht Zugang zu einer medizinischen Assistance.

Krankenhäuser/Med. Einrichtungen

(siehe Erläuterungen S. 183)

Brno (Brünn)

Universitätskrankenhaus St. Anna
(St. Anne's University Hospital)
Pekarska 53
Tel.: +420 543181111
www.fnusa.cz
Dies ist ein modernes staatliches Universitätsklinikum mit fast 1000 Betten im Zentrum von Brno. Das Klinikum befindet sich in einem historischen Gebäude, das in den letzten 15 Jahren sukzessive renoviert wurde. Es verfügt über fast alle medizinischen Fachrichtungen und betreibt ganzjährig einen 24 Stunden Bereitschaftsdienst.

Unfallkrankenhaus Brno
(Urazova nemocnice v Brne)
Ponavka 6
Tel.: +420 545538111
www.unbr.cz
Staatliches Unfallkrankenhaus mit moderner Ausstattung und 24 Stunden Bereitschaft.

Karlovy Vary (Karlsbad)

Allgemeines Krankenhaus Karlsbad
(Karlovarska krajska nemocnice)
Bezrucova 19
Tel.: +420 353115111
www.kkn.cz
Modernes, staatliches Krankenhaus mit allen wesentlichen Fachabteilungen, das mit anderen medizinischen Einrichtungen, u. a. auch in Deutschland, kooperiert.

Plzen (Pilsen)

Universitätskrankenhaus Pilsen
(Fakultni nemocnice Plzen)
Dr. Edvarda Benese 13
Tel.: +420 377401111 (Tschechisch),
+420 724738828 (Englisch)
www.fnplzen.cz
Renoviertes staatliches Universitätskrankenhaus mit den wesentlichen medizinischen Fachabteilungen und 24 Stunden Bereitschaft.

Militärkrankenhaus Plzen
Vojenska nemocnice Plzen,Dr. Edvarda Benese 9,Plzen
Tel.: +42 0377401111
Das Militärkrankenhaus steht grundsätzlich auch zivilen Patienten offen und verfügt über die wesentlichen Fachabteilungen sowie fast die komplette bildgebende Diagnostik. Es gibt eine 24stündige Notaufnahme. In dem Krankenhaus können auch Brandverletzte versorgt werden.

Praha (Prag)

Allgemeines Universitätskrankenhaus Prag,
(Vseobecna fakultni nemocnice v Praze)
U Nemocnice 2
Tel.: +420 224961111
www.vfn.cz
Das ist ein gut ausgestattetes Universitätskrankenhaus mit fast allen medizinischen Fachrichtungen. Aufgrund des alten Gebäudes lässt die bauliche Infrastruktur gelegentlich zu wünschen übrig, der medizinische Service ist aber gut.

Universitätskrankenhaus Motol
V Uvalu 84
Tel.: +420 224433690 (Kinder),
+420 224433681 (Erwachsene)
www.fnmotol.cz/
Sehr großes Lehrkrankenhaus der medizinischen Fakultät Prags mit über 2000 Betten und umfassendem medizinischen Service.

Krankenhaus Na Homolce
(Nemocnice Na Homolce)
Roentgenova 2/37
Tel.: +420 257271111
www.homolka.cz
Großes, neues, in den 1990er Jahren gebautes Krankenhaus mit fast allen medizinischen Fachrichtungen und besonderem Augenmerk auf Kardiologie, Herzchirurgie, Neurochirurgie und Gefäßchirurgie. Entsprechend seiner operativen Ausrichtung hat das Krankenhaus über 100 postoperative Intensivbetten.

Tschechisches Militärkrankenhaus
(Central Military Hospital Prague)
U Vojenske nemocnice 1200
Tel.: +420 973208333
www.uvn.cz
Das Militärkrankenhaus steht grundsätzlich auch zivilen Patienten offen und ist eines der Krankenhäuser in Prag, wo hohe Persönlichkeiten behandelt werden. Fast alle Fachrichtungen sind vorhanden, die Ausstattung ist sehr gut und die Unterkunft auf hohem Niveau.

Canadian Medical Center
Evropska 859 115A, 16000 Prag
Tel.: +42 0222300300
https://www.canadian.cz/en/clinics/afi-prague-6/?selectedClinic=2454
Dies ist ein privater, ambulanter Dienstleister in Prag, bei welchem überwiegend ausländische Patienten versorgt werden. EHIC wird nicht akzeptiert. Es werden Erwachsene und Kinder behandelt und bei kurzen Wartezeiten können allgemeinmedizinische und einige fachärztliche Konsultationen schnell in Anspruch genommen werden. Allgemeine bildgebende Diagnostik und Laboruntersuchungen sind vorhanden. Komplexere Fälle müssen an öffentliche größere Häuser überwiesen werden.

Tunesien

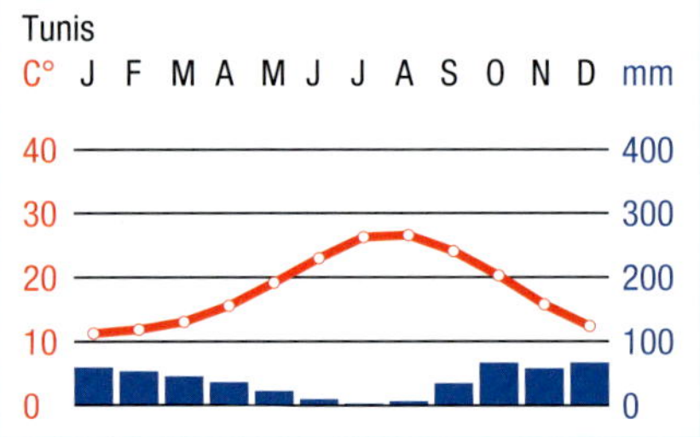

Verkehrsverbindungen

Sehr gut ausgebaute und gut beschilderte Straßen, engmaschig entlang der Küsten, weniger dicht in den Wüstengebieten des Südens und Westens. Wie in vielen afrikanischen Ländern darf man sich nicht darauf verlassen, dass Verkehrsregeln befolgt werden. Betrunkene oder übermüdete Lastkraftfahrer, schlecht gesicherte Ladung, abgefahrene Reifen, technisch unsichere Fahrzeuge, nicht gekennzeichnete Straßenbaustellen und langsame unbeleuchtete Verkehrsteilnehmer (z. B. Eselskarren) erfordern allerhöchste Aufmerksamkeit im Straßenverkehr.

Medizinische Infrastruktur

Die medizinische Infrastruktur ist insgesamt gut und erreicht vor allem in Tunis und entlang der Küste in vielen Fällen internationalen Standard, insbesondere auch im Hinblick auf die vorgehaltene Hygiene. Die Möglichkeiten in entlegeneren Regionen wie im Hinterland der Küstenregion oder im Gebirge und der Sahara sind natürlich deutlich reduzierter. In vielen öffentlichen medizinischen Einrichtungen in den Sahararegionen sollte medizinische Behandlung wenn eben möglich vermieden werden und eine Verlegung nach Tunis oder zumindest Monastir angestrebt werden.
Vor allem in Tunis und einigen Tourismusregionen gibt es sehr gute private medizinische Einrichtungen. Die meisten tunesischen Ärzte haben in Tunesien studiert, viele Spezialisten haben darüber hinaus einen Teil ihrer Weiterbildung in Frankreich absolviert. Fast alle Ärztinnen und Ärzte sprechen neben Arabisch gut Französisch, einige auch Englisch oder Deutsch. Es gibt in Tunesien ein öffentliches Rettungswesen mit materiell und personell ausreichend ausgestatteten Rettungsfahrzeugen. Der öffentliche Rettungsdienst transportiert Patienten in der Regel auch in öffentliche Krankenhäuser. Einige private Krankenhäuser unterhalten daneben eigene Rettungsfahrzeuge, die direkt gerufen werden können. Die Behandlungsmöglichkeit schwerster Mehrfachverletzungen ist in Tunesien nur eingeschränkt gegeben.
In diesem Falle empfiehlt sich die rasche Evakuierung nach Europa. Gleiches gilt für schwere kardiovaskuläre Fälle. Blutkonserven sind in Tunesien im allgemeinen sicher, die Screeningverfahren entsprechen internationalem Standard. Dennoch sollten Bluttransfusionen nur im äußersten Notfall durchgeführt werden, gegebenenfalls ist es sinnvoll, vorab eine medizinische Assistance um Rat zu fragen.
In den Apotheken sind fast alle internationalen Medikamente erhältlich. Fast alle internationalen Pharmafirmen sind mit ihren Präparaten vertreten. Apotheker haben eine universitäre Ausbildung. Rezeptpflicht wird in der Regel strikt beachtet. Reisende, die dauerhaft Medikamente einnehmen müssen, sollten dennoch ausreichend Vorrat mitnehmen und neben dem Handelsnamen auch die Wirkstoffe kennen, um gegebenenfalls Nachschub kaufen zu können.

Sprache der Hilfsorgane

Arabisch und Französisch, manchmal Deutsch oder Englisch.

Krankenhaus: Hôpital, Dimnah
Apotheke: Pharmacie
Arztpraxis/Notfallbehandlung:
Docteur, Médecin, Policlinique

Notrufnummern

Notruf: 190
Polizei: 197
Feuerwehr: 198
Ambulanz: 190
Telefonauskunft National:
1200 oder 1210
Telefonauskunft International: 1717

Telefonverbindungen

Das Telefonnetz ist im Küstenbereich flächendeckend und im Hinterland recht gut. Für afrikanische Verhältnisse funktioniert es sehr gut.

Mobilnetzabdeckung

Nördlich einer Linie Mittelmeerküste östlich von Médenine (libysche Grenze) nach Tozeur sowie entlang der Achse Médenine – Tatouine besteht praktisch flächendeckende Netzverbindung, südlich der genannten Regionen ist kein Netz erreichbar. Es steht das GSM 900-Netz zur Verfügung. In Europa übliche Mobiltelefone (Dualband) sind also benutzbar.

Versicherung

Es besteht ein Sozialabkommen mit Tunesien (Abrechnung über die Europäische Krankenversicherungskarte). Dennoch ist eine private Reisekrankenversicherung einschließlich Repatriierungsabsicherung (Assistance)

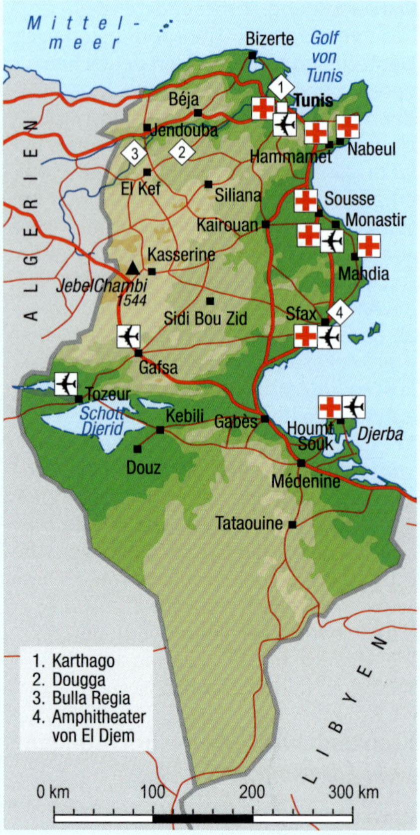

dringend zu empfehlen, da in der Regel die Behandlung in einer Privatklinik den staatlichen Krankenhäusern vorzuziehen ist.

Krankenhäuser/Med. Einrichtungen

(siehe Erläuterungen S. 183)

Djerba

✚ Polyclinique Jerba la Douce
Zone Touristique
Tel.: +216 (0)75 730100
www.clinique-ladouce.com

✚ Polyclinique El Yesmine
Ave Mohamed Badra, Houmt Souk 61
Tel.: +216 (0)75 652232

Hammamet

✚ Polyclinique Hammamet
Av des Nations Unies
Tel.: +216 (0)72 266000
www.polycliniquehammamet.com

Mahdia

✚ Hôpital Universitaire Tahar Sfar
Tel.: +216 (0)73 671744

✚ Polyclinique Errahma
Zone Touristique
Tel.: +216 (0)73 682250
www.polyclinique-errahma.com

Monastir
Hôpital Universitaire Fattouma Bourguiba
Avenue Farhat Hached
Tel.: +216 (0)73 461141

Nabeul
Clinique Ibn Rochd
Avenue El Mongi Slim
Tel.: +216 (0)72 220000

Clinique Les Violettes
Route d'Hammamet
Tel.: +216 (0)72 224000
www.clinique-les-violettes.com

Sfax
Hôpital Universitaire Habib Bourgiba
Route de l'Ain
Tel.: +216 (0)74 241511, 241800

Sousse
Clinique Essalem
Pl. du Maghreb Arabe
Tel.: +216 (0)73 210375
www.clinique-essalem.tn

Clinique Les Oliviers
Boulevard 7 Novembre
Tel.: +216 (0)73 242711
www.cliniquelesoliviers.net

Hôpital Universitaire Sahloul
Route de la Ceinture C. Sahloul
Tel.: +216 (0)73 369411

Tunis
Les Cliniques El Manar
Quartier d'El Manar
Tel.: +216 (0)71 885000
https://lescliniqueselmanar.com/

Hôpital Aziza Othmana
Place de la Kasba
Tel.: +216 (0)71 570777

Hôpital Charles Nicolle
Boulevard du 9 Avril
Tel.: +216 (0)71 262740, 578000

Hôpital Habib Thameur
Rue de BAb el falah
Tel.: +216 (0)71 587452
www.hopital-h-thameur.rns.tn

Hôpital La Rabta
Rue Jabel Lakdhar, La Rabta
Tel.: +216 (0)71 262083, 578763

Türkei

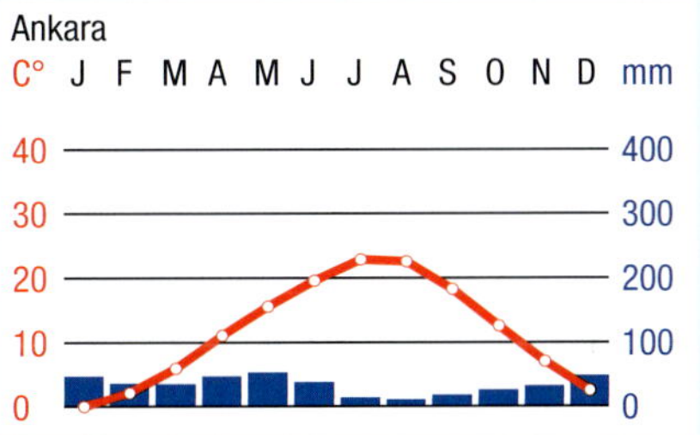

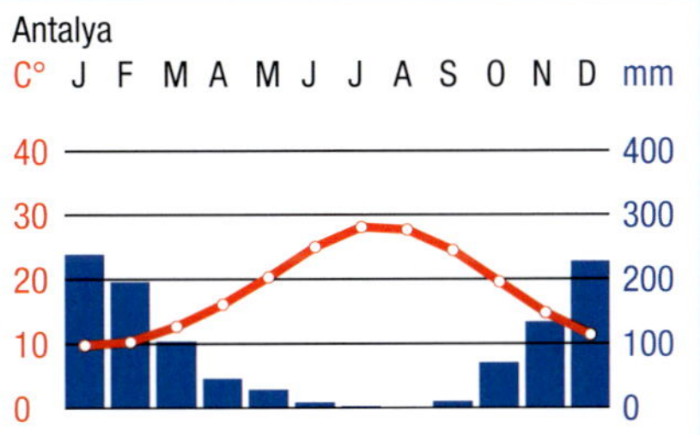

Verkehrsverbindungen

Die Türkei verfügt über ein gutes, in der Umgebung von Städten, in Tourismuszentren und entlang der Küsten auch sehr gutes Straßennetz mit verständlichen Hinweisschildern. Die Straßen entlang der landschaftlich reizvollen und touristisch beliebten Südwestküste sind teilweise kurvenreich und erfordern viel Zeit.
Die Türkei kann über Land aus Syrien, dem Irak, Georgien, Bulgarien und Griechenland erreicht werden. Ein ausgeprägtes System von Nahverkehrsbussen, Sammeltaxis und teils sehr modernen Fernbussen verbindet fast alle Orte der Türkei miteinander.
Eine moderner Hochgeschwindigkeitszug verkehrt zwischen Istanbul und Ankara. Ansonsten ist das Eisenbahnnetz nur bedingt durch international Reisende nutzbar.
Neben den beiden großen Flughäfen in Istanbul und dem Hauptstadtflughafen in Ankara verfügt die Türkei landesweit über sehr viele Flughäfen, die sehr oft auch international angeflogen werden. Fast alle großen europäischen Fluglinien sowie zahlreiche Chartergesellschaften bieten Flüge in die Türkei an. Ambulanzflüge sind bei medizinischen Notfällen von fast allen Flughäfen möglich.
Entlang der Küste befinden sich unzählige Häfen, die auch viel von Touristen und Sportseglern genutzt werden.

Medizinische Infrastruktur

Die medizinische Infrastruktur in der Türkei hat sich in den letzten 15 Jahren sehr verbessert und erreicht in vielen Orten internationalen Standard, sowohl teilweise im staatlichen als auch vor allem im privaten Bereich. Es gibt allerdings weiterhin eine große Diskrepanz zwischen ländlichen Regionen und den Städten. Neben einem staatlichen Krankenhaussystem mit drei Versorgungslevels gibt es zunehmend gute und sehr gute private Krankenhäuser. In den Städten und größeren Touristenorten existiert eine sehr dichte private medizinische Infrastruktur. Während in den staatlichen Einrichtungen ein festes Preissystem herrscht, sind die Kosten für die Behandlung in privaten Einrichtungen nicht staatlich geregelt und unterliegen sehr starken, teilweise auch intransparenten Schwankungen.
Alle gängigen internationalen Medikamente sind in der Türkei über öffentliche Apotheken erhältlich, manche Antibiotika werden anders als in Deutschland rezeptfrei abgegeben, Schmerzmittel hingegen unterliegen teilweise strengeren Auflagen. Blutprodukte, wie z. B. Bluttransfusionen, gelten in der Türkei nach internationalem Standard als sicher.
Das Rettungswesen ist landesweit gut organisiert, die Rettungsfahrzeuge stehen meist an den öffentlichen Krankenhäusern oder in ländlichen Regionen auch an eigenen Rettungsleitstellen. Die Einsatzzeiten können aufgrund der großen Entfernungen im Osten des Landes länger sein. Für große Entfernungen stehen auch Hubschrauber zur Verfügung, die jedoch besonders aktiviert werden müssen. Die Notrufzentralen werden allerdings von türkisch sprechendem Personal betreut.

Sprache der Hilfsorgane

Die offizielle Sprache landesweit ist Türkisch, in der Region um Diyarbarkir ist teilweise Kurdisch als offizielle Sprache zugelassen. Viele Ärzte sprechen Englisch oder gelegentlich auch Deutsch.
In den großen Privatkrankenhäusern sind teilweise meistens eigens für Übersetzungs- und Hilfsdienste für ausländische Patienten mehrsprachige Mitarbeiter eingestellt, sodass hier die Kommunikation kein Problem ist.

Krankenhaus: Hastane
(als Namensbestandteil: Hastanesi)
Apotheke: Eczane
(als Namensbestandteil: Eczanesi)
Arztpraxis/Notfallbehandlung:
Poliklinik

Notrufnummern

Notruf, Feuerwehr: 112 (hier meldet sich türkischsprachiges Personal)
Polizei: 155
Ambulanz: 112 (staatl. Rettungsdienst)
Vatan Ambulans: 0090-312 363 59 72

Telefonverbindungen

Das Telefonnetz in der Türkei ist flächendeckend und zuverlässig. In sehr abgelegenen Bereichen im Osten ist allerdings die Zahl der Anschlüsse sehr gering.

Türkei (Forts.)

Mobilnetzabdeckung

Das Netz ist im gesamten Land praktisch flächendeckend und bildet die Basis der Kommunikation, insbesondere auch in allen touristisch oder für Geschäftsreisende relevanten Gebieten. Es bestehen lediglich einzelne „Funklöcher“, v. a. im Taurusgebirge und in Ostanatolien. Es steht das GSM 900-Netz zur Verfügung, auch GSM 1800. In Europa übliche Mobiltelefone (Dualband) sind also benutzbar.

Versicherung

Es besteht ein Sozialabkommen mit der Türkei, das jedoch nur in den staatlichen Einrichtungen zum Tragen kommt. Daher ist der Abschluss einer privaten Reisekrankenversicherung einschließlich Rücktransportabsicherung und medizinischer Assistance dringend empfohlen (s. auch Kapitel „Krankenversicherungsschutz bei Auslandsreisen“).

Krankenhäuser/Med. Einrichtungen

(siehe Erläuterungen S. 183)

Alanya

✚ Alanya Anadolu Hastanesi
Kadipasa Mah. Stad Cad. No.28/A
Tel.: +90 (0)242 5226262
https://www.anatoliahospital.com/
Kleineres privates Krankenhaus mit den gängigen medizinischen Abteilungen.

Ankara

✚ Baskent University Hospital Ankara
Fevzi Çakmak Cd. 10. Sk. No:45
Tel.: +90 (0)312 2126868
https://ankara.baskenthastaneleri.com
Eines der größten Krankenhäuser in Ankara, das zur Basken Hospital Group gehört. Es verfügt über fast alle medizinischen Abteilungen.

✚ Gueven Hospital
Simsek Sokak 29
Tel.: +90 (0)312 4572598, 4572525
www.guven.com.tr
Eines der besten privaten Krankenhäuser in Ankara mit einer großen Bandbreite medizinischer Fachabteilungen.

Antalya

✚ Antalya Anadolu Hastanesi
Caybasi Mah. 1352 Sk. No:8
Tel.: +90 (0)242 2493300
https://www.anatoliahospital.com/
Privates Krankenhaus mit rund 100 Betten sowie den wichtigsten Fachabteilungen. Es verfügt über eine 24-Stunden Notaufnahme.

✚ Zahnarzt Dr. Adnan Adali
Metin Kasapoglu Cad. No. 71 Kat:1
Tel.: +90 (0)242 3164470
www.adnanadali.com
Zahnärztliche Praxis mit guter technischer Ausstattung.

✚ Private Antalya Life Hospital
Sirinyali Mah. 1487 Sk, No:4
Tel.: + 90 (0)242 3108080, 2120212
https://www.yasamhastaneleri.com/
Privates Krankenhaus mit rund 70 Betten. Es verfügt über mehrere Operationssäle und eine 24 Stunden Notaufnahme.

Aydin

✚ Adnan Menderes University Hospital
Hastane Caddesi 1
Tel.: +90 (0)256 4441256
https://hastane.adu.edu.tr

Belek

✚ Belek Anatolia Hospital
Kadriye Beldesi, Akinlar Mah. Alan Cad.
Tel.: +90 (0)242 7255000
www.anatoliahospital.com

Bodrum

✚ Clinic Bodrum
Eskiçesme Mah. Mister Hadi Sok. No:3
Tel.: + 90 (0)252 3160317
Kleine Privatklinik mit Notaufnahme. Das Krankenhaus befindet sich im Touristenzentrum von Bodrum nahe zu vielen Hotels und Touristenanlagen.

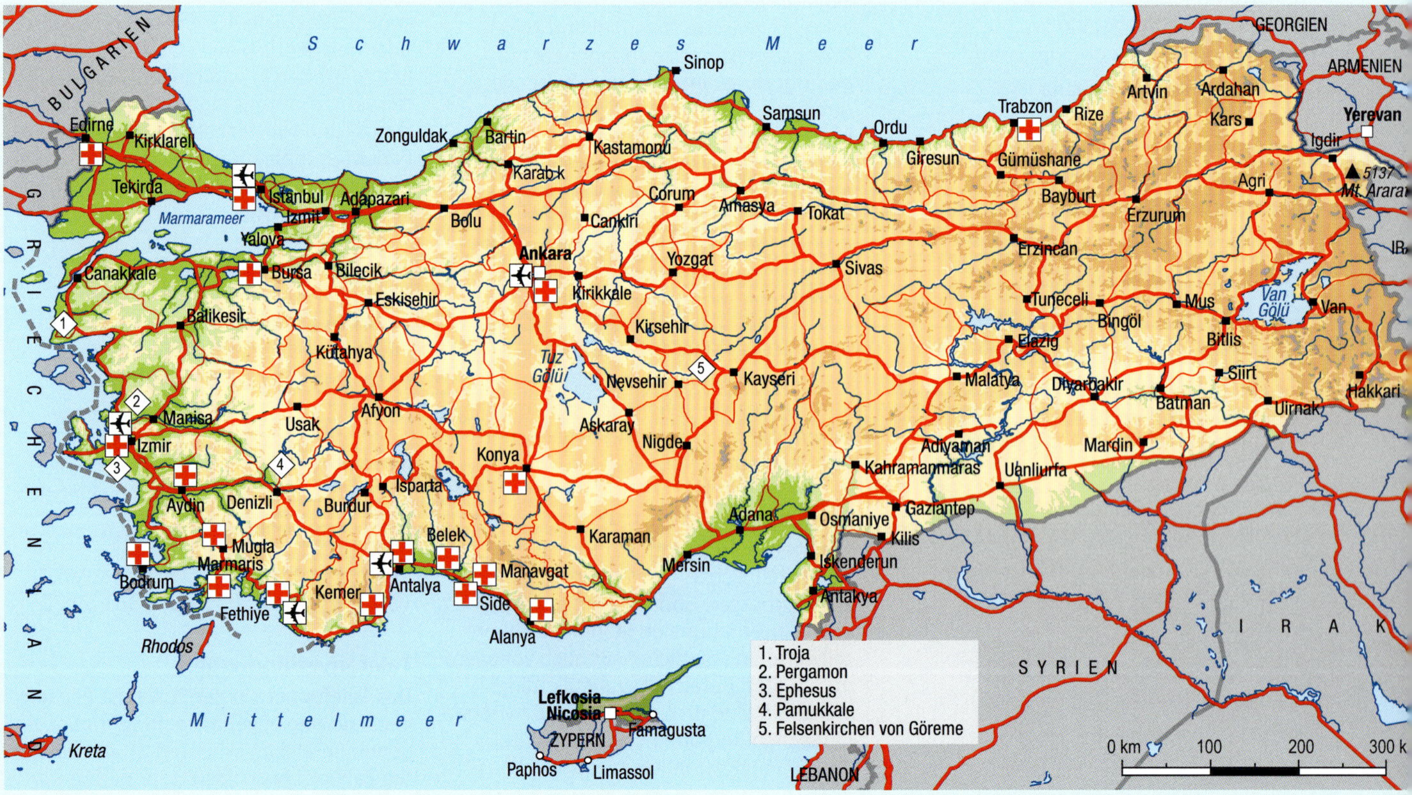

Bursa

Acibadem Hospital Bursa
Fatih Sultan Mehmet Bulvari Suemer Sokak 1
Tel.: +90 (0)224 2704444
https://www.acibadem.com.tr/en/hospital/bursa-hospital/
Gutes privates Krankenhaus mit rund 150 Betten und allen wesentlichen Fachabteilungen sowie einer 24 Stunden Notaufnahme.

Edirne

Trakya University Hospital
Tel.: +90 (0)284 2357641
https://tuh-en.trakya.edu.tr

Fethiye

Letoon Hospital
S. Demirel Bul., S. Hasan Kücükcoban Caddesi 22
Tel.: +90 (0)252 6469600
www.letoonhospital.com.tr
Gutes privates Krankenhaus mit Notaufnahme und einer Reihe von medizinischen Fachabteilungen.

Lokman Hekim Esnaf Hospital
Tuzla Mah. Sadi Pekin Cad. 54. Sokak No:3
Tel.: +90 (0)252 6126400
www.esnafhastanesi.com

Istanbul

Acibadem Hospital Kadikoey
Tekin Sokak No:8
Tel.: +90 (0)216 5444444
www.acibadem.com.tr/en/hospital/dr-sinasi-can-hospital/

Alman Hastenasi
(Deutsches Krankenhaus Istanbul)
Universal Hospital Group
Siraselviler Caddesi No:119 Taksim
Tel.: +90 (0)212 2932150
Eines der ältesten privaten Krankenhäuser sehr zentral in der Nähe des Taksim Platzes mit Notaufnahme, fast allen medizinischen Fachabteilungen und großer Intensivstation.

Istanbul Hizmet Hospital
Merter-Bahçelievler E-5 yanyolu, Eserkent yani, Bahçelievler/Istanbul
Tel.: +90 (0)212 4448111, 5577070, +90 530 391 38 48
www.hizmethastanesi.com

Florence Nightingale Hospital
Abide-I Huerriyet Cadesi No 166
Sisli district
Tel.: + 90 (0)212 224 49 50, 375 61 61 (Englisch)
www.florence.com.tr
Altbekanntes, sehr gutes privates Krankenhaus mit fast allen medizinischen Fachabteilungen und 24 Stunden Notaufnahme.

Izmir

Medical Park Hospital
Yeni Girme blv. 1825 No:12
Tel.: +90 (0)232 399 50 50
www.medicalparkizmir.com
Neues, großes privates Krankenhaus mit fast allen Fachabteilungen, internationalen Patienten, 24 Stunden Notaufnahme und Intensivstation.

Kent Hospital
8229/1 Sokak 56
Tel.: +90 (0)232 3867070
www.kentsaglikgrubu.com

Private Alsancak Hospital
Ali Cetinkaya Bulvari 79
Tel.: +90 (0)232 4642400

Kemer

Kemer Anatolia Hospital
Yeni Mahalle Atatürk Blv. 07980
Tel.: +90 (0)242 814 5970
www.anatoliahospital.com

Kemer Life Hospital
Merkez Mah. Lise Cad. No:26
Tel.: +90 (0)242 8145500, 2120444

Konya

Baskent University Hospital Konya
Tel.: +90 (0)332 2570606
www.baskentuniversity.com
Großes privates Krankenhaus mit rund 200 Betten, das zur Basken Hospital Group gehört. Es verfügt über fast alle medizinischen Abteilungen.

Manavgat

Private Akdeniz Hastenasi Manavgat
Sorgun Yolu Üzeri
Tel.: +90 (0)242 7460013
Fax: +90 (0)242 7460017
www.akdenizhospital.com

Private Bilgi Hospital
Kemer Mahallesi
Tel.: +90 (0)242 7533737

Marmaris

Ahu Hospital
Cildir Mah. 167. Sokak No:3 48700
Tel.: +90 (0)252 4177777

Mugla

Devlet Hastanesi
Tel.: +90 (0)252 2141326
Kleines städtisches Krankenhaus mit Grundversorgung.

Side

Medicus Clinic
Karabekir 50
Tel.: +90 (0)242 7531111
www.medicus.com.tr
Kleine Praxis, die unabhängig berät und ggf. in Krankenhäuser der Umgebung einweist.

Trabzon

Trabzon Numune Hastanezi
Kaşüstü Mahallesi Topal Osman Sokak No:7 Yomra
Tel.: +90 (0)462 3415641, 3415656
https://trabzonkanunieah.saglik.gov.tr/

Uganda

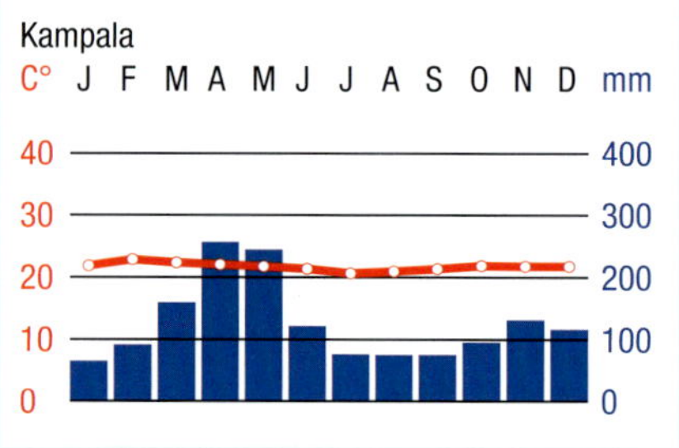

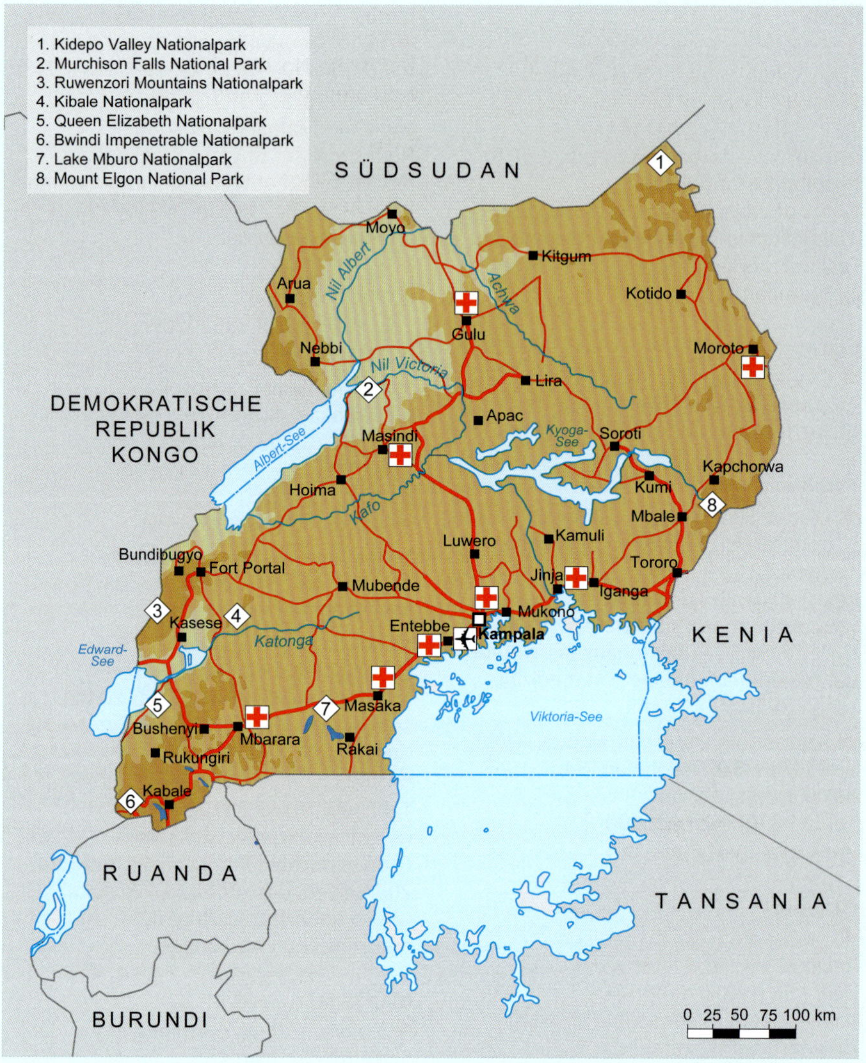

Verkehrsverbindungen

Die meisten international Reisenden werden Uganda über den internationalen Flughafen Entebbe, ca. 30 km südlich der Hauptstadt Kampala erreichen. Innerhalb des Landes gibt es Flugverbindungen zu einigen innerländlichen Flughäfen, welche auch bei Bedarf für Ambulanzflüge genutzt werden können, wie zum Beispiel etwa nach Arua, Gulu, Soroti oder Movo. Uganda ist ein Binnenstaat ohne Meeresküsten, allerdings herrscht auf dem Viktoriasee Schiffsverkehr mit Fährverbindungen nach Kenia und Tansania.
Uganda ist von seinen Nachbarstaaten auch über Land erreichbar, auch wenn die Straßenverbindungen in den Südsudan und die Demokratische Republik Kongo recht schwierig zu fahren sein können und die Öffnungszeiten der Grenzübergänge starken Schwankungen unterliegen. Kenia, Tansania und Ruanda sind grundsätzlich über Straßen erreichbar, für ausländische Reisende können aber Visabestimmungen Probleme darstellen.
Innerhalb des Landes sind die großen Städte über teilweise ausgebaute Straßen erreichbar. Aufgrund des Straßenzustandes und der Verkehrsbedingungen ist aber meist mit langen Fahrzeiten zu rechnen. Auch im Notfall kann daher nur relativ langsam gefahren werden.
Uganda hat im internationalen Vergleich sehr viele Straßenverkehrsunfälle und Verkehrstote. Die Grenzgebiete zum Süd-Sudan und der Demokratischen Republik Kongo gelten als unsicher. Von Nachtfahrten wird dringend abgeraten.
In Uganda herrscht Linksverkehr.
Der Eisenbahnverkehr spielt für den Personentransport in Uganda bis auf sehr kleine Strecken um Kampala keine Rolle, allerdings gibt es Güterverkehr.

Medizinische Infrastruktur

Landesweit ist die medizinische Versorgung in Uganda nicht auf internationalem Standard. Das öffentliche Gesundheitssystem kann die Ansprüche an moderne medizinische Versorgung einer Bevölkerung nicht erfüllen. Anspruchsvolle Spezialistenversorgung fehlt fast landesweit. Vor allem in der Hauptstadt Kampala gibt es aber einige private Krankenhäuser und Kliniken, die akzeptable medizinische Versorgung einfacherer Fälle und zur Erstversorgung schwerer Fälle anbieten und in der gesamten Region als Anlaufstelle genutzt werden.
Als Anlaufstellen für medizinische Notfälle bieten sich daher einige Privatkliniken in Kampala an. Einige Ärztinnen und Ärzte in Uganda haben einen Teil ihrer Ausbildung in Großbritannien erfahren.
Außerhalb Kampalas sinkt der Standard der medizinischen Versorgung schnell ab.
Private und öffentliche Krankenhäuser und Arztpraxen erwarten Karten- oder Barzahlung vor der Behandlung. Die Zusammenarbeit mit internationalen Krankenversicherungen ist limitiert.
Es gibt kein zuverlässiges öffentliches Rettungssystem für akute Notfälle, allenfalls einige private Krankentransportfahrzeuge, welche für Sekundärtransporte eingesetzt werden können. In dringenden Notsituationen ist oft der Eigentransport die schnellste Lösung. International Reisende benötigen eine medizinische Assistance oder sind auf die Hilfe durch Hotels und Ressorts angewiesen.
In Kampala und einigen größeren Städten gibt es Zahnarztpraxen, die Notversorgung und einfache Zahnprothetik anbieten.
Viele gängige internationale Medikamente sind in den großen Apotheken Kampalas erhältlich. Auf dem Land ist die Ausstattung meist deutlich spärlicher, je abgelegener von den gängigen Touristenzielen, desto deutlicher. Medikamentenfälschungen wurden beobachtet. Seltenere Medikamente müssen oft umständlich bestellt werden. Reisenden wird daher empfohlen, den Medikamentenbedarf für die Dauer der Reise mitzunehmen.
Blutprodukte gelten in Uganda generell als nicht sicher und als nicht zuverlässig nach internationalem Standard untersucht. Einige private medizinische Anbieter unterhalten allerdings zuverlässige Blutbanken. Die hohe Durchseuchung mit HIV und Hepatitis B erfordert besondere Sorgfalt.

Sprache der Hilfsorgane
Offiziell: Swahili und Englisch
Außerhalb der Städte wird überwiegend das lokale Luganda gesprochen.

Krankenhaus: Hospital
Apotheke: Pharmacy
Arztpraxis/Notfallbehandlung: Clinic

Notrufnummern
Notruf allgemein: 999
Polizei: 999
Feuerwehr: 999
Rettungsdienst/Krankenwagen: Keine allgemeine Notrufnummer, es gibt kein zuverlässiges Rettungssystem

Telefonverbindungen
In Kampala funktionieren die Telefonverbindungen trotz immer wieder vorkommender Überlastungen recht gut. Auf dem Land ist das Telefonnetz ausgesprochen lückenhaft.

Mobilnetzabdeckung
Die Mobilnetzabdeckung wird ständig verbessert. Gute Netze verschiedener Anbieter bestehen im Großraum Kampala und im dortigen Hinterland sowie entlang der Küste des Viktoriasees. Außerdem besteht gute Abdeckung aber nicht aller Anbieter in vielen Nationalparks. Im Hinterland und im Norden nach Süd-Sudan und zur Demokratischen Republik Kongo hin existieren oft keine Mobilfunknetze. In Europa übliche Mobiltelefone (Dualband) sind nutzbar.

Versicherung
Es besteht kein Sozialabkommen mit Uganda. Eine private oder dienstliche Auslandsreisekrankenversicherung ist dringend anzuraten. Diese sollte medizinisch sinnvolle Transporte einschließen sowie Repatriierungen. Idealerweise besteht Zugang zu einer medizinischen Assistance.

Krankenhäuser/Med. Einrichtungen
(siehe Erläuterungen S. 183)

Entebbe
✚ Emmanuel Medical Center
Ssese View Road
Tel.: +256 701794209
Dies ist eine kleine ambulante Einrichtung in Entebbe, unweit des Flughafens mit eingeschränkten Möglichkeiten.

Gulu
✚ Gulu Independent Hospital
Plot 34/36 Airport Road
Tel.: +256 393194264
www.guluindependenthospital.com
Mittelgroßes privates Krankenhaus mit Innerer Medizin, Chirurgie, Unfallchirurgie und Gynäkologie sowie rund um die Uhr geöffneter Notaufnahme, bildgebenden Verfahren und Labordiagnostik.

Jinja
✚ Nile International Hospital
Scott Road Plot 2–16, Walukuba
Tel.: +256 706202590
www.nih.co.ug
Mittelgroßes privates Krankenhaus mit Innerer Medizin, Chirurgie, Unfallchirurgie und Gynäkologie sowie rund um die Uhr geöffneter Notaufnahme, bildgebenden Verfahren und Labordiagnostik.

Kampala
✚ International Hospital Kampala
Plot 4686 St Barnabus Rd,Kisugu Namuwongu
Tel.: +256 312200400
Dies ist ein mit ca. 100 Betten kleines privates Krankenhaus mit angegliederten Spezialisten. Für Notfälle ist das Haus rund um die Uhr geöffnet und bildgebende Diagnostik von Ultraschall bis MRT ist verfügbar sowie gängige Labordiagnostik. Das Krankenhaus betreibt auch einige Krankenwagen, die bei Bedarf gerufen werden können, allerdings muss von längeren Aktivierungszeiten ausgegangen werden.

✚ Nakasero Hospital
Plot 14A Akii Bua Road,Nakasero
Tel.: +256 (0) 312531400
http://nakaserohospital.com
Ein kleineres privates Krankenhaus mit Notaufnahme und allgemeinmedizinischer Versorgung, bildgebenden Verfahren, Labordiagnostik sowie den gängigen Fachärzten.

✚ Medipal International Hospital
John Babiha (Acacia) Ave,Plot 1A Lower Kololo Terrace
Tel.: +256 41799900
Dies ist wahrscheinlich das größte private Krankenhaus in Uganda mit allen gängigen Fachabteilungen, rund um die Uhr geöffneter Notaufnahme, bildgebender Diagnostik und Labordiagnostik. Das Krankenhaus verfolgt hohe Standards. Es kann auch bei Unfällen und kardiovaskulären Problemen angefahren werden.

Mbarara
✚ Mayanja Memorial Hospital
Plot 175 Nyamityobora,Masaka Road
Tel.: +256 48520056
Kleineres privates Krankenhaus mit rund um die Uhr geöffneter Notaufnahme, allgemeinmedizinischer Betreuung, bildgebender Diagnostik und einigen Fachärzten, welche gerufen werden können.

Moroto
✚ St. Kizito Hospital (Matany)
Ca. 30 km von der Stadt gelegen
Tel.: +256 773 6060 77
Dies ist ein privates, kirchlich geführtes kleines Krankenhaus mit rund 200 Betten und den wesentlichen Fachabteilungen. Das NGO geführte Haus betreut die lokale Bevölkerung in der Region und kann bei Notfällen von Reisenden in der Region genutzt werden.

Masaka
✚ Masaka Regional Referral Hospital
Dieses öffentliche Krankenhaus liegt relativ zentral in Masaka und kann bei Notfällen angefahren werden. Aufgrund starker Frequentierung muss mit langen Wartezeiten gerechnet werden.

Masindi
✚ Masindi Distrikt Hospital
Kleines privates Krankenhaus in der Stadt zur öffentlichen Versorgung der lokalen Bevölkerung, kann im Notfall durch international Reisende genutzt werden. Aufgrund starker Frequentierung muss mit langen Wartezeiten gerechnet werden.

Venezuela

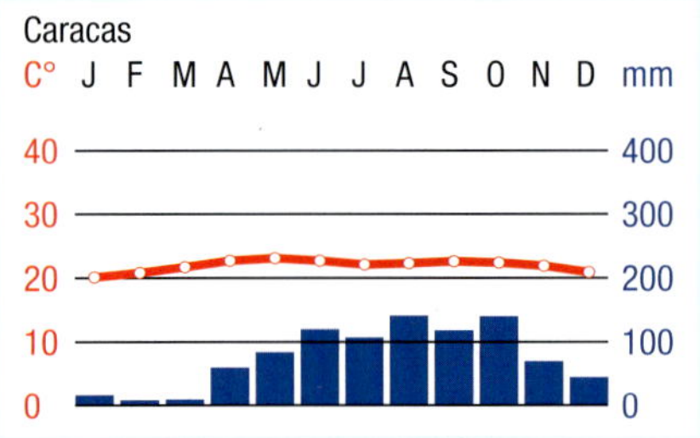

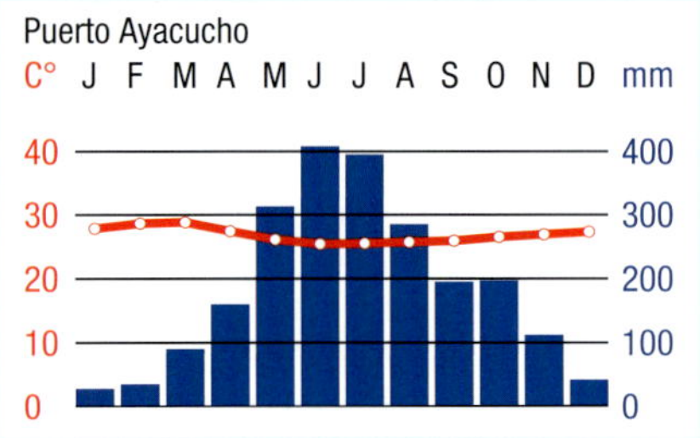

Verkehrsverbindungen

Venezuela kann über mehrere internationale Flughäfen angeflogen werden, der größte ist der der Hauptstadt Caracas. Aber auch Maracaibo und Valencia sowie Porlamar auf der Insel Margarita werden aus dem Ausland angeflogen. Die Sicherheit des Luftverkehrs ist immer wieder Gegenstand von Kritik, Venezuela lässt seit Jahren keine internationalen Überprüfungen seiner Sicherheitssysteme zu. Innerhalb des Landes bestehen viele lokale Flugverbindungen mit sehr unterschiedlichen Sicherheitsstandards, sie sind aber vor allem für den Süden des Landes oft die einzige praktikable Reisemöglichkeit.
Straßenverbindungen mit Grenzübergängen existieren nach Kolumbien, Brasilien und Guyana, allerdings kommt es immer wieder zu sicherheitsbedingten oder politisch motivierten Schließungen der Grenzübergänge.
Die Küstenregion ist mit Straßen und öffentlichem Busverkehr recht gut erschlossen, das Hinterland dagegen kaum bis überhaupt nicht. Die Straßenverhältnisse sind oft sehr schlecht, nur wenige der Straßen im Hinterland sind asphaltiert. Hier muss in jedem Fall reichlich Fahrzeit zum Erreichen eines beliebigen Zieles, also auch eines Krankenhauses im Notfall, eingeplant werden! Zahlreiche Polizeisperren können das Fahren erschweren, Pannen sind häufig. In der Regenzeit sind viele Strecken im Hinterland kaum passierbar.
Der Süden des Landes ist nur im Expeditionsstil erreichbar. Die bequemste und zuverlässigste Art des Reisens innerhalb Venezuelas ist das Flugzeug.
Die einzige Personenzugverbindung besteht zwischen Barquisimeto und Puerto Cabello im Nordosten des Landes. Die Insel Margarita wird auch häufig auf dem Seeweg von Kreuzfahrtschiffen und privaten Segelyachten angefahren.

Medizinische Infrastruktur

Die medizinische Versorgung in Venezuela entspricht im Allgemeinen nicht internationalem Standard und verschlechtert sich derzeitig eher noch aufgrund der schwierigen wirtschaftlichen Situation des Landes. Mangelnde Hygiene und Versorgungsengpässe sind häufig anzutreffen. Internationale Reisende sollten planbare Eingriffe und Untersuchungen nicht in Venezuela durchführen lassen.
In den größeren Städten gibt es aber einzelne gute Einrichtungen. Das öffentliche Gesundheitssystem besteht aus Universitätskliniken, nationalen Referenzkrankenhäusern und kleineren lokalen Krankenhäusern. In den großen Städten wie Caracas und Maracaibo gibt es einige sehr gute private Krankenhäuser. In vielen

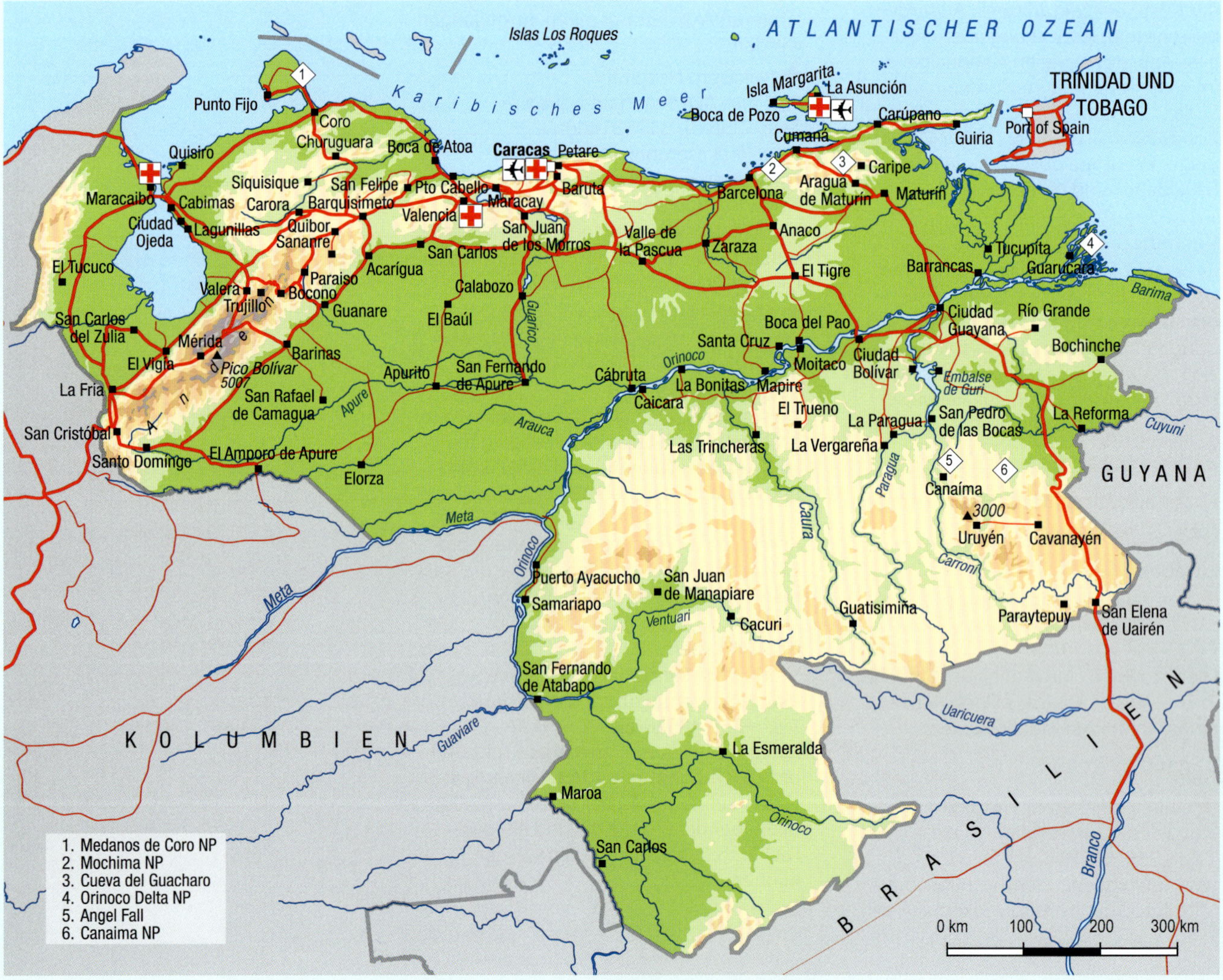

unterentwickelten Regionen versuchen Nichtregierungsorganisationen (NGOs) die Primärversorgung notdürftig aufrecht zu erhalten. Abseits der größeren Städte ist die medizinische Infrastruktur aber sehr lückenhaft und im Hinterland praktisch nicht vorhanden. Hier (z. B. bei Trekkings zu den Tepuis) muss man auch bei Notfällen völlig autark sein!
Die medizinischen Einrichtungen verlangen quasi immer sofort zu Beginn der Behandlung Bezahlung bar oder mit Kreditkarte. Dies gilt auch bei Notfällen und wird aufgrund der angespannten wirtschaftlichen Situation strikt gehandhabt.
Es existiert kein zuverlässiges öffentliches Rettungssystem. In Caracas und Maracaibo gibt es private Rettungsdienste, bei denen man idealerweise vorab registriert ist.
Blutprodukte in Venezuela entsprechen nicht landesweit internationalen Standards, auch wenn die großen privaten und öffentlichen Krankenhäuser in Caracas und Maracaibo inzwischen zuverlässige Standards für ihre Blutbanken aufgestellt haben. Bluttransfusionen sollten wenn eben möglich vermieden werden.
Prinzipiell sind die gängigen Medikamente in Venezuela zugelassen und erhältlich. In den letzten Jahren kommt es aber aufgrund der angespannten wirtschaftlichen Lage des Landes und finanzieller Restriktionen immer wieder selbst in guten, großen privaten Krankenhäusern zu anhaltenden Engpässen. Außerhalb der Krankenhäuser in öffentlichen Apotheken wird die Versorgung mit Medikamenten zunehmend schwieriger. Spezialmedikamente oder neue Wirkstoffe sind in Venezuela oft nicht erhältlich und fast nicht zu importieren. Reisende sollten ausreichend Medikamente für die Dauer der Reise sowie eine gut ausgestattete Reiseapotheke mit sich führen. Außer Doxycyclin sind in Venezuela quasi keine Chemoprophylaktika gegen Malaria erhältlich.

Sprache der Hilfsorgane

In Venezuela wird landesweit Spanisch gesprochen.

Krankenhaus: Clínica, Hospital, Enfermería
Apotheke: Farmácia, Bótica, Droguería
Arztpraxis/Notfallbehandlung: Clientela, Consultorio Médico

Notrufnummern

Polizei: 171
Feuerwehr: 171
Ambulanz: keine landeseinheitliche Rufnummer

Telefonverbindungen

In den großen Städten ist das Telefonnetz dicht und funktioniert weitestgehend. Abseits davon ist die Zahl der Anschlüsse deutlich geringer, im Hinterland ist man von Kommunikation praktisch vollständig abgeschnitten. Internetcafés gibt es in den großen Städten.

Mobilnetzabdeckung

In der Küstenregion um Caracas bis etwa 150 km östlich sowie westlich bis Punto Fijo besteht praktisch lückenlos Netzverbindung. Die Region südlich von Caracas bis etwa Guanare und Valle de la Pascua besitzt ebenfalls Netz, allerdings mit Lücken. Südlich und östlich dieser Region ist nirgendwo mit Netzkontakt zu rechnen, allenfalls noch in den wenigen großen Städten (Barcelona, Tucupita). Die genannten Bereiche verfügen über das GSM 900-System, womit in Europa übliche Geräte (Dualband) nutzbar sind. Aufgrund finanzieller Restriktionen in Venezuela mussten die meisten lokalen Mobilnetzanbieter die Roaming Dienstleistungen mit internationalen Mobiltelefongesellschaften einstellen.

Versicherung

Es besteht kein Sozialabkommen mit Venezuela. Eine private Reisekrankenversicherung, die assistancemedizinische Leistungen und ggf. medizinische Evakuierungen mit einschließt, ist jedem Reisenden dringend zu empfehlen!

Krankenhäuser/Med. Einrichtungen

(siehe Erläuterungen S. 183)

Caracas

✚ Centro Medico Docente La Trinidad
Ave. Intercomunal La Trinidad, El Hatillo
Tel.: +58 (0)212 9496411
www.cmdlt.edu.ve
Größtes privates Krankenhaus in Caracas mit allen wesentlichen Fachbereichen und einer rund um die Uhr geöffneten Notaufnahme sowie einer großen Intensivstation. Diese Klinik ist eine der bevorzugten in Caracas.

✚ Clinica El Avila
Av. San Juan Bosco con Sexta Transversal
Tel.: +58 (0)212 2761111
www.clinicaelavila.com
Große private Klinik mit den wesentlichen Fachabteilungen sowie einer Notaufnahme. Die Klinik arbeitet auch für den öffentlichen Bereich, ein hohes Patientenaufkommen ist daher nicht selten.

✚ Hospital de Clinicas Caracas
Av. Panteon con Av. Alameda
Tel.: +58 (0)212 5086111
www.clinicaracas.com
Große private Klinik mit rund 250 Betten, allen wesentlichen Fachabteilungen und einer rund um die Uhr besetzten Notaufnahme.

✚ Hospital Domingo Luciani
Av. Rio de Janeiro, El Llanito
Tel.: +58 (0)212 2572672

✚ Instituto Medico La Floresta
Av. Principal con calle Santa Ana
Tel.: +58 (0)212 2096222
www.clinicalafloresta.com
Große private Klinik mit rund 250 Betten, allen wesentlichen Fachabteilungen und einer rund um die Uhr besetzten Notaufnahme.

La Asuncion (Isla Margarita)

✚ Centro Medico Nueva Esparta
Via La Sierra, Sector El Dique
Tel.: +58 (0)295 2420011

Maracaibo

✚ Centro Medico Docente Paraiso
Av. universidad con calle 61
Tel.: +58 (0)261 7004681
https://clinicaparaiso.com.ve/
Privates Krankenhaus mit rund 75 Betten, internistischer und chirurgischer Abteilung und einer Notaufnahme. Die Klinik ist eine der bevorzugten in Maracaibo.

✚ Hospital Falcon
Av. 8 (Santa Rita) Esq. calle 85 (Falcón)
Tel.: +58 (0)261 7960000, 7960102

Porlamar (Isla Margarita)

✚ Centro Medico El Valle
Av. Rafael Tovar, Via El Valle del Espiritu Santo, Sector Conuco Viejo
Tel.: + 8 (0)295 2870171
www.centromedicoelvalle.com
Kleine allgemeinmedizinische Klinik mit einigen Spezialisten (Innere, Gynäkologie, Chirurgie) und aufgrund des guten Service bei internationalen Reisenden sehr beliebt. Die Klinik vergibt Termine und hat eine kleine Notaufnahme.

Valencia

✚ Centro Policlinico Valencia La Vina
Urb. la Vina, Final Ave. Carabobo
Tel.: + 58 241 820 2600
https://clinicalavina.com/
Privates Krankenhaus mit ca. 100 Betten und fast allen wesentlichen Fachabteilungen sowie einer Notaufnahme. Die Klinik ist eine der bevorzugten in Valencia.

Vereinigte Arab. Emirate

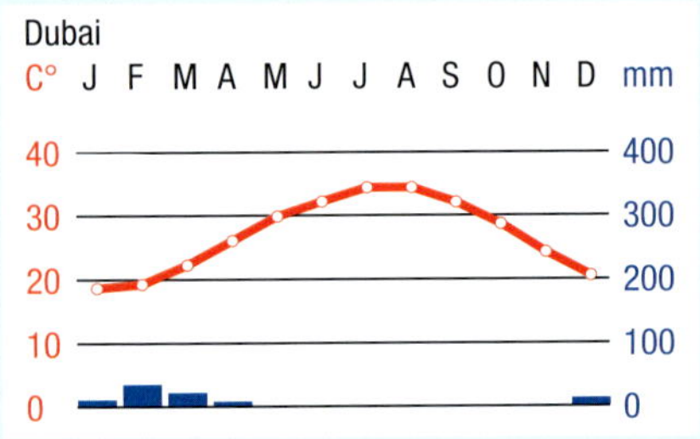

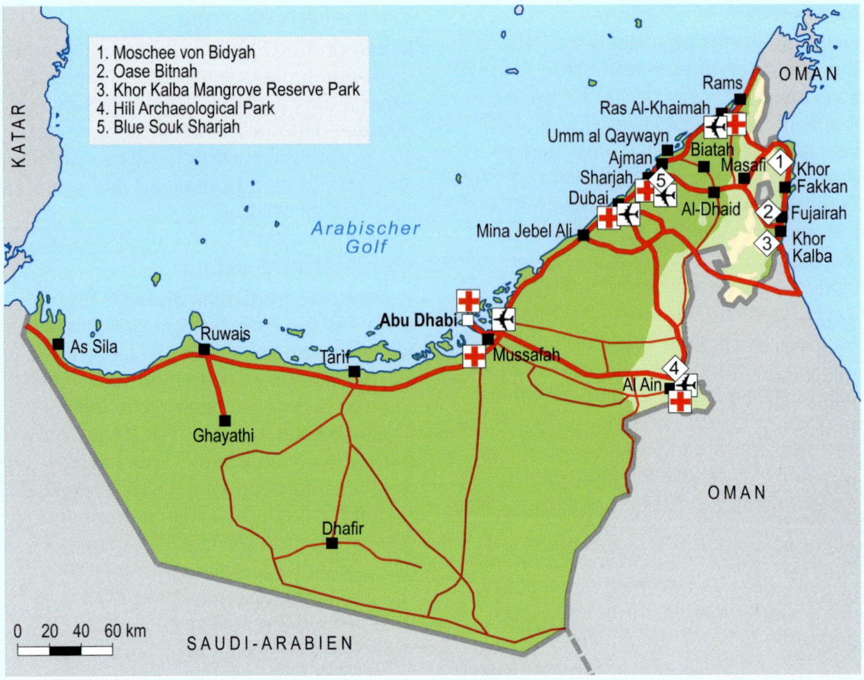

Verkehrsverbindungen

Das Straßennetz in den VAE ist sehr gut ausgebaut mit asphaltierten Straßen auch zu kleineren Ortschaften. Die Emirate sind untereinander mit Fernstraßen verbunden. In Dubai wird eine Straßenmaut erhoben.

Achtung: Promillegrenze: 0,0

Alle Emirate unterhalten internationale Flughäfen, innerhalb der VAE verkehren Charterflüge. Eine regelmäßige Flugverbindung mit Seeflugzeugen existiert von Dubai nach Abu Dhabi.

Fernbuslinien verkehren in Abu Dhabi und Dubai. Ansonsten werden für den Überlandverkehr (Sammel-)Taxis benutzt.

Medizinische Infrastruktur

Die Vereinigten Arabischen Emirate haben in den letzten 20 Jahren sehr viel Geld in ein funktionierendes Gesundheitssystem investiert. Hierbei wird die Kontrolle und Planung staatlich geführt, die Versorgung aber überwiegend privat angeboten. Seit 2006 gibt es eine gesetzlich verpflichtende Krankenversicherung für Arbeitgeber und Arbeitnehmer, die sich stark an deutschen Prinzipien orientiert. Dubai und Abu Dhabi haben als erklärtes Ziel eine flächendeckende Bereitstellung von Spitzenleistungen auf dem Gebiet der Medizin. Die großen Kliniken in Dubai und Abu Dhabi verfügen über diagnostische und therapeutische Möglichkeiten nach internationalem Standard. In den dünner besiedelten Regionen Abu Dhabis ist die Versorgung zwangsläufig eingeschränkt. Auch in den anderen kleineren Emiraten ist die medizinische Infrastruktur noch nicht überall so weit fortgeschritten.

Das Rettungswesen ist in Dubai in den letzten Jahren ebenfalls intensiviert worden. Es wird überwiegend vom Roten Halbmond durchgeführt. Unter der Nummer 999 kann landesweit ein Rettungsfahrzeug mit medizinischem Personal angefordert werden. Bei Unfällen ist der Rettungsdienst verpflichtet, die Patienten zunächst in ein staatlich zugelassenes Unfallkrankenhaus zu transportieren.

Die meisten gängigen internationalen Medikamente sind in den öffentlichen Apotheken erhältlich, starke Schmerzmittel unterliegen allerdings extremen Restriktionen. Medikamente müssen in den Emiraten mit arabischer Schrift gekennzeichnet sein.

Sprache der Hilfsorgane

Arabisch wird überall im Land gesprochen, Englisch ist vor allem bei vielen international rekrutierten Ärzten selbstverständlich.

Krankenhaus: Hospital, mustashfa
Apotheke: Pharmacy, saidalija
Arzt: Doctor, tabib

Notrufnummern

Polizei: 999
Feuerwehr: 997
Ambulanz: 998 / 999
Telefonauskunft: 180 / 181

Telefonverbindungen

Das Telefonnetz ist sehr gut entwickelt mit Selbstwählferndienst. Öffentliche Telefonzellen, die mit Telefon- oder Kreditkarte bedient werden können, gibt es an vielen Straßen.

Internet-Dienste werden in vielen Hotels und Internetcafés in allen Emiraten angeboten.

Mobilnetzabdeckung

GSM 900-Netz (Netzbetreiber: Etisalat); in Europa übliche Mobiltelefone können benutzt werden. Das Mobilfunknetz ist in den VAE flächendeckend.

Roaming-Verträge bestehen z.Zt. mit E-plus, T-Mobile, Vodafone und O2

Versicherung

Es besteht kein Sozialabkommen mit den Vereinigten Arabischen Emiraten Eine private Reisekrankenversicherung einschließlich Repatriierungsabsicherung (Assistance) ist empfehlenswert.

Krankenhäuser/Med. Einrichtungen

(siehe Erläuterungen S. 183)

Abu Dhabi

➕ Al Noor Hospital
Khalifa Str., P.O. Box 46713
Tel.: +971 (0)2 6265265
Exzellent ausgestattete Klinik.

➕ Shaikh Khalifa Medical City
P.O. Box 51900
Tel.: +971 (0)2 819000, 8191450 (Notfall)
https://skmc.seha.ae/
Relativ neuer, großer Gesundheitskomplex, in den diverse ältere Kliniken (z. B. al-Jazeera) in den letzten Jahren aufgegangen sind. Das Serviceangebot richtet sich an Einheimische und Touristen. Eigene Forschungsabteilungen.

➕ Al Mafraq Hospital
P.O. Box 2951
Tel.: +971 (0)2 5123100
Eine der besten Kliniken der Emirate.

Al Ain

➕ Al Ain Hospital
P.O. Box 1006
Tel.: +971 (0)3 7635888
https://alain.seha.ae
Hochmoderne Klinik mit breitem Serviceangebot unter der Verwaltung der Universität Wien.

Dubai
American Hospital Dubai
Oud Metha Road, P.O. Box 5566
Tel.: +971 (0)4 3367777, 3776645
www.ahdubai.com
Unter amerikanischer Regie eröffnetes Krankenhaus mit breitem Versorgungsangebot.

Mussafah
New National Medical Centre Mussafah
Tel.: +971 (0)2 5520100
Klinik der New Medical Centre Gruppe, keine operativen Leistungen, Basisversorgung auf hohem Niveau.

Ras Al Khaimah
Ras Al Khaimah (RAK) Hospital
AlQusaidat, P.O. Box 11393
Tel.: +971 (0)7 2074444
www.rakhospital.com

Sharjah
New Medical Centre Sharjah
Tel.: +971 (0)6 5758000
https://nmc.ae/hospitals/sharjah/new-medical-centre-24
Gehört zur New Medical Centre Gruppe, eingeschränkte technische Leistung in hochmodernem Ambiente, keine operativen Leistungen.

Vietnam

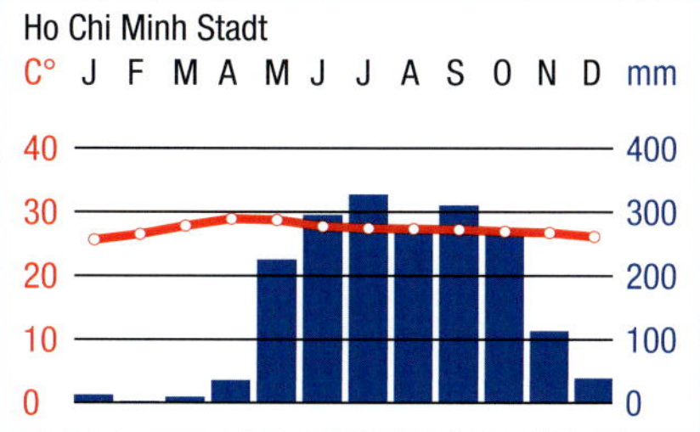

Verkehrsverbindungen

Vietnam ist über mehrere internationale Flughäfen erreichbar. Der Tan Son Nhat International Airport in der Nähe von Ho-Chi-Minh-Stadt ist der verkehrsreichste Flughafen des Landes. Weitere internationale Flüge werden über die International Airports von Hanoi und Da Nang abgewickelt. Der 2011 in Can Tho eröffnete Internationale Flughafen bietet eine Anbindung an den Süden des Landes und das Mekong-Delta. Eine Reihe weiterer Flughäfen für landesinterne Flüge stehen Reisenden zur Verfügung.
Die Sicherheit an den wichtigsten internationalen Flughäfen entspricht im Allgemeinen den internationalen Standards. Der Zutritt zum Abflugbereich ist nur mit Flugticket erlaubt. Vor den Flughäfen kann es zu größeren, jedoch normalerweise sehr geordneten Ansammlungen von Menschen kommen, die Verwandte abholen.
In den letzten Jahren wird Vietnam entlang der langen Küste des Landes von vielen Kreuzfahrtschiffen angesteuert, kleinere davon fahren auch den Mekong hoch. Vor allem die Seehäfen von Ho-Chi-Minh-Stadt (Süden), Nha Trang und Da Nang (Mitte), sowie Hon Gai und Hai Phong (Norden) werden angelaufen.
Es stehen verschiedene direkte sowie Anschlussbusverbindungen in die angrenzenden Länder Kambodscha, Laos und China zur Verfügung, auch Taxis und Pkw verkehren auf diesen Strecken.
Die Verkehrsinfrastruktur ist in den letzten Jahren deutlich besser geworden. Insbesondere im Umkreis der Ballungszentren ist sie gut. Im Landesinneren und Norden sind die Straßen erheblich schlechter als an der Küste und in der Regenzeit oft unbefahrbar.
Der Verkehr ist für ausländische Reisende häufig ungewohnt und schwierig. Daher ist es sicher sinnvoll, nicht selbst zu fahren, sondern einen Wagen mit Fahrer zu mieten.
Vietnam verfügt über ein dichtes Eisenbahnnetz. Die Zugverbindungen sind zwar langsam, die Züge jedoch gut ausgestattet. Zwischen den Städten Nanning und Beijing in China und Hanoi besteht eine direkte Zugverbindung.
Busverbindungen gibt es zu jedem Ort des Landes. Oft sind die Fahrzeuge zwar recht gut ausgestattet, aber sehr eng bestuhlt und überfüllt. Der Straßenverkehr macht Busfahren nicht ungefährlich.

Medizinische Infrastruktur

Die medizinische Versorgung in Vietnam entspricht nicht internationalem Standard. Es gibt in den größeren Städten Krankenhäuser und in den meisten Orten Gesundheitszentren, vor allem in den öffentlichen Einrichtungen mangelt es aber teilweise an Ausstattung, Unterhalt und Hygiene. Bei schweren Unfällen oder schweren internistischen Erkrankungen ist für internationale Reisende oft eine Evakuierung außerhalb des Landes angeraten. Singapur, Hongkong und Bangkok sind Zentren mit deutlich besserer Versorgungsstruktur in der Nähe.
Internationale Medikamente sind nicht in allen Teilen des Landes zuverlässig verfügbar. Lokale Apotheken haben unter Umständen keine Klimaanlage, sodass die korrekte Lagerung der Medikamente nicht sichergestellt werden kann. Ebenfalls sind minderwertige und abgelaufene Arzneimittel auf dem allgemeinen Markt im Umlauf. Einige zuverlässige Privatkliniken in Ho-Chi-Minh-Stadt und Hanoi haben eigene Apotheken, in denen importierte Medikamente oder Arzneimittel von zuverlässigen inländischen Lieferanten angeboten werden. Reisende sollten ausreichend für den Eigenbedarf benötigte Medikamente mitführen.
Die Versorgung mit Blut und Blutprodukten in Vietnam ist nicht vollständig sicher. Das Spenderblut wird nicht immer gemäß internationalen Standards untersucht. Bluttransfusionen und Blutspenden sollten wenn eben möglich vermieden werden.

Sprache der Hilfsorgane

Die offizielle Landessprache ist Vietnamesisch. In den Städten und touristisch relevanten Orten sprechen viele Menschen Englisch, auch das früher traditionelle Französisch ist noch verbreitet. Insbesondere in Hanoi spricht das medizinische Personal auch gelegentlich Deutsch.

Krankenhaus: Hospital/Hôpital
Apotheke: Pharmacy/Pharmacie
Arztpraxis/Notfallbehandlung:
Doctor/Docteur, Doctor's Practice/(Cabinet du) Médecin, Physician, Clinic/Policlinique

Notrufnummern

Polizei: 113
Feuerwehr: 114
Ambulanz: 115
Telefonauskunft National: 116

Vietnam (Forts.)

Telefonverbindungen

Das Kommunikationsnetz ist flächendeckend (auch in abgelegenen Orten) und auf hohem technischem Stand (meist ADSL), öffentliche Telefone sind überall problemlos erreichbar (Kartentelefone; die Karten werden von Postämtern, Geschäften, Restaurants und Buchläden vertrieben). Internetcafés gibt es in allen Städten und größeren Orten, aber auch in den meisten Hotels und Postämtern steht ein Internetanschluss zur Verfügung.

Mobilnetzabdeckung

Das Land ist fast lückenlos mit dem GSM 900-Netz versorgt, lediglich entlang der Grenze zu Laos in den nordwestlichsten Landesteilen sowie weiter südlich im zentralen Hochland bestehen größere Lücken in der Abdeckung. In Europa übliche Geräte (Dualband) können problemlos benutzt werden. Die örtlichen Mobilfunknetze werden von Vinaphone, GTEL, Viettel und Mobifone betrieben, die eine gute Netzabdeckung in den stärker besiedelten Gebieten liefern, insbesondere in Ho-Chi-Minh-Stadt und Hanoi.

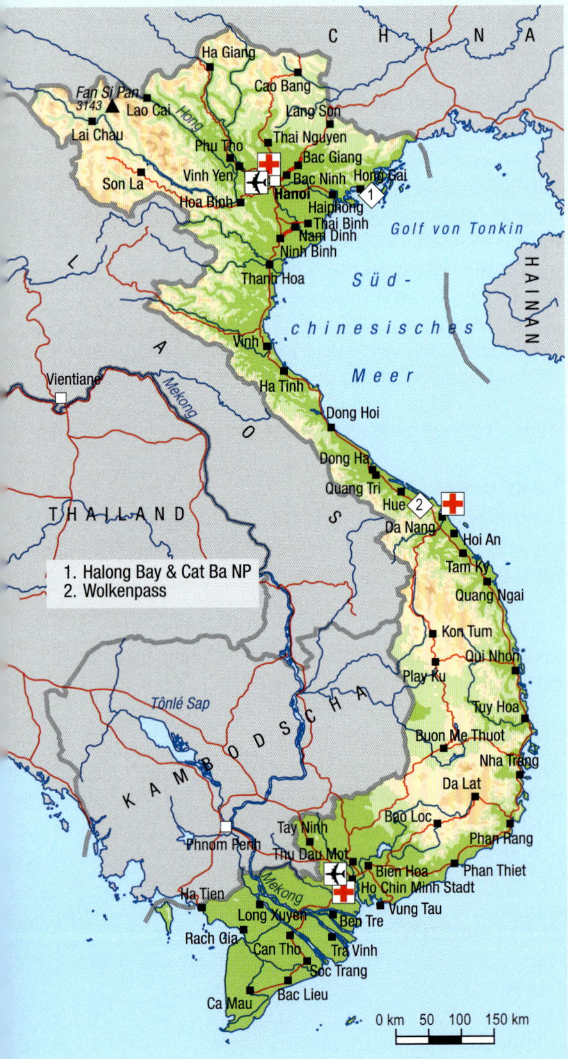

Versicherung

Es besteht kein Sozialabkommen mit Vietnam. Eine private Reisekrankenversicherung inkl. Assistancemedizinischer Betreuung sowie Abdeckung von internationalen Evakuierungen oder Repatriierungen ist jedem Reisenden dringend zu empfehlen!

Krankenhäuser/Med. Einrichtungen

(siehe Erläuterungen S. 183)

Da Nang

Family Medical Practice Da Nang
50–52 Nguyen Van Linh Street
Hai Chau District
Tel.: +84 (0)511 3582699
Notruf (24 Std.): +84 (0)913 917303
www.vietnammedicalpractice.com

Hoan My Da Nang Hospital
161 Nguyen Van Linh Street
Thanh Khe District
Tel.: +84 (0)511 3650676
https://hoanmy.com/vi/
Privates Krankenhaus mit ca. 200 Betten, Notaufnahme und den wesentlichen Fachabteilungen. Das Krankenhaus liegt verkehrsgünstig ca. 10 min Fahrzeit vom Flughafen entfernt.

Da Nang Hospital
124 Hai Phong Street, Thach Than Ward
Hai Chau District
Tel.: +84 (0)511 3821118
http://danang hospital.org.vn
Großes öffentliches Krankenhaus mit rund 800 Betten, Intensivstation und allen wesentlichen Fachabteilungen. Internationale Reisende werden meist nur notfallmäßig betreut und dann an private Einrichtungen überwiesen.

Hanoi

Family Medical Practice Hanoi
298 I Kim Ma Street, Van Phuc Compound, Ba Dinh District
Tel.: +84 (0)4 38430748
www.vietnammedicalpractice.com

Hanoi French Hospital
No 1 Phuong Mai, Dong Da
Tel.: +84 (0)4 35771100
Notruf: +84 (0)4 35741111
www.hfh.com.vn
Kleines privates Krankenhaus mit rund 50 Betten sowie ambulanter Versorgung. Es verfügt über eine Notaufnahme und eine kleine Intensivstation sowie die wesentlichen Fachabteilungen. Das Krankenhaus ist für internationale Reisende die erste Anlaufstelle in Hanoi.

Viet Duc Hospital
40 Trang Thi Street
Tel. +84 (0)4 38253531
https://eng.benhvienvietduc.org/
Großes öffentliches Krankenhaus mit über 700 Betten und quasi allen Fachabteilungen sowie Notaufnahme und Intensivstation.

Ho Chi Minh City

Franco-vietnamese Hospital
6 Nguyen Luong Bang Street, Nam Saigon (Phu My Hung), District 7
Tel.: +84 (0)8 54113333
Notruf: +84 (0)8 54113500
www.fvhospital.com

Hoan My Saigon Premier Hospital
60–60A Phan Xich Long Street, Ward 1
Phu Nhuan District
Tel.: +84 (0)8 39959860
https://hoanmy.com/vi/
Privates Krankenhaus mit rund 200 Betten, den wesentlichen Fachabteilungen sowie einer Notaufnahme und Krankenwagen.

Zypern

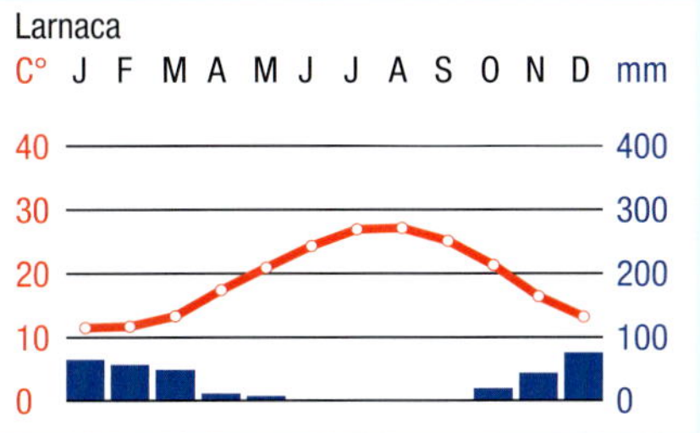

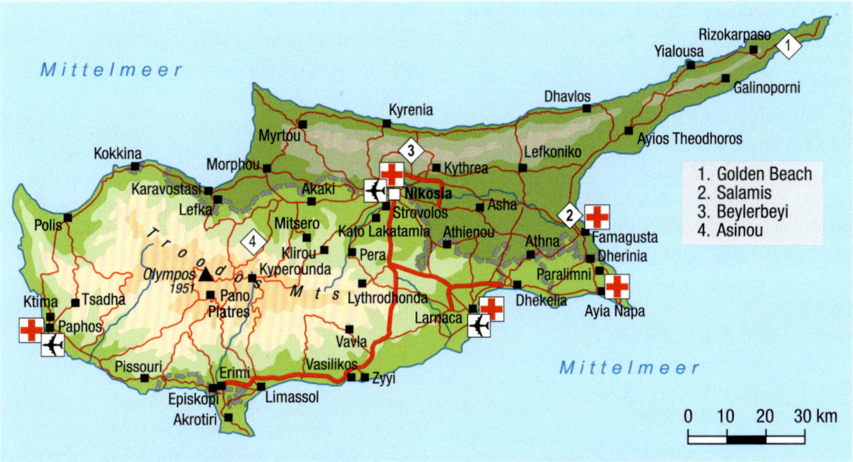

Verkehrsverbindungen

Zypern ist auf dem Luftweg über mehrere internationale Flughäfen erreichbar und wird in der Reisesaison von vielen europäischen Linien- und Charterfluggesellschaften angeflogen. Der größte Flughafen ist Larnaka.
Das Straßennetz der Insel ist gut ausgebaut. Es herrscht Linksverkehr. Entfernungen und Geschwindigkeiten werden in britischen Meilen berechnet. Zwischen Nikosia und Larnaka, Paphos und Limassol gibt es Autobahnen, aber auch die Landstraßen sind in gutem Zustand. Weiterhin bestehen Busverbindungen vor allem zwischen den größeren Städten, ein- bis zweimal täglich auch zu kleineren Orten. Ein Eisenbahnnetz existiert nicht.

Medizinische Infrastruktur

Die medizinische Infrastruktur auf der Insel ist im allgemeinen gut. Die medizinischen Dienstleister sind teils staatlich, teils privat. Die allgemeinmedizinische hausärztliche Versorgung erfolgt durch private niedergelassene Ärztinnen und Ärzte, die fachärztliche Versorgung durch Ärzte, die in den Krankhäusern arbeiten, häufig sowohl in staatlichen als auch in privaten Einrichtungen. Die staatlichen Einrichtungen sind teilweise sehr stark frequentiert. Die Mehrheit der qualitativ heterogenen privaten und staatlichen Kliniken befinden sich im griechischen Teil von Zypern. Im türkischen Teil der Insel gibt es in Famagusta und im türkischen Teil von Nikosia gute medizinische Versorgungsstrukturen. Sehr komplexe Fälle werden teilweise noch außer Landes geflogen. Da nur wenige Charterfluggesellschaften den Transport von Patienten akzeptieren, ist häufig eine Evakuierung per Ambulanzflugzeug notwendig.
Private medizinische Einrichtungen verlangen direkte Bezahlung der Dienstleistungen. Im staatlichen Bereich wird prinzipiell die Europäische Gesundheitskarte (EHIC) akzeptiert. Internationale Reisende sollten ihre medizinische Assistance bei gesundheitlichen Problemen kontaktieren.

Zypern hat im griechischen und im türkischen Teil der Insel ein staatliches Rettungssystem. Beide Systeme arbeiten prinzipiell zuverlässig (vor allem im türkischen Teil), mit längeren Einsatzzeiten muss aber gerechnet werden.
In beiden Teilen der Insel sind die meisten in Europa üblichen Medikamente in öffentlichen Apotheken erhältlich, dennoch sollten international Reisende ihren Vorrat für zwei bis drei Wochen mitnehmen, um akute Engpässe zu vermeiden. Viele Medikamente im türkischen Teil kommen vom türkischen Festland und von türkischen Herstellern, die Handelsnamen können daher von den deutschen abweichen.
Blutprodukte gelten auf Zypern als sicher und werden nach den europäischen Standards untersucht und überwacht. Dennoch sollte grundsätzliche bei geplanten Bluttransfusionen die Indikation streng geprüft werden und idealerweise die medizinische Assistance kontaktiert werden.

Sprache der Hilfsorgane

Griechisch, Türkisch, Englisch

Krankenhaus: Nosokomeio / Hastani
Apotheke: Pharmakeio / Eczane
Arztpraxis/Notfallbehandlung: Polykliniki / Poliklinik

Notrufnummern

Nordzypern:
Polizei: 155
Rettungsdienst: 112
Feuerwehr: 199
Südzypern:
Rettungsdienst/Polizei/Feuerwehr: 112 oder 199
Telefonauskunft National: 192
Telefonauskunft International: 194

Telefonverbindungen

Das Telefonnetz ist flächendeckend. Internationale Gespräche im Selbstwählferndienst sind von öffentlichen Telefonzellen und Postämtern aus möglich (Karten- und Münztelefone). Telefonkarten sind in Banken, Kiosken und Souvenirgeschäften erhältlich. Direkte Telefonverbindungen zwischen Nord- und Südteil Zyperns werden zunehmen reaktiviert.

Mobilnetzabdeckung

Netztechnik: GSM 900/1800. Inzwischen gibt es Roaming-Verträge in beiden Teilen der Insel mit den meisten europäischen Mobiltelefonanbietern.

Versicherung

Es besteht ein Sozialabkommen mit dem griechischen Teil von Zypern. Dieses gilt aber nur für öffentliche staatliche Gesundheitsanbieter. In privaten Einrichtungen muss privat bezahlt werden.
Im türkischen Teil der Insel muss ebenfalls bezahlt werden, die Kosten in den öffentlichen türkischen Krankenhäusern sind gering. Eine private Reisekranken- und Repatriierungsversicherung ist besonders anzuraten, da sich mit einer Erkrankung automatisch die Frage der Reiseflugtauglichkeit zum Rückreisezeitpunkt stellt und die gesetzlichen Krankenkassen weder für eine Verlegung von Zypern in die Türkei, noch für einen Rücktransport in die Heimat oder die Behandlung in einer Privatklinik aufkommen.

Zypern (Forts.)

Krankenhäuser/Med. Einrichtungen

(siehe Erläuterungen S. 183)

Ayia Napa

Napa Olympic Private Hospital
24 Chavares Street
Tel.: + 357 23 723222
Kleine Privatklinik mit 20 Betten und guter allgemeinmedizinischer und fachärztlicher Versorgung.

Famagusta

Santa Marina Polyclinic
5 Taki Sofokleous Street
Paralimni (Nähe Famagusta)
Tel.: + 357 23 811999
www.santa-marina.com.cy
Kleine Privatklinik mit den wichtigen Fachabteilungen und erfahren in der Behandlung von Touristen.

Larnaca

Larnaka General Hospital
United States of America Avenue
Tel.: + 357 24 800500
Mittelgroßes staatliches Krankenhaus mit rund 180 Betten und den wesentlichen Fachabteilungen sowie Notaufnahme. Das Krankenhaus ist stark frequentiert.

St. Raphael Private Hospital
25 Gordiou Desmou
Tel.: + 357 24 840840
www.st-raphaelhospital.com
Kleine, gut ausgestattete Privatklinik zwischen dem Zentrum Larnakas und dem Flughafen, die für die meisten allgemeinmedizinischen und fachärztlichen Fälle genutzt werden kann. Das Krankenhaus ist erfahren in der Behandlung von Touristen und internationalen Reisenden.

Nikosia

Nicosia General Hospital
Old Road Nicosia Limassol, Nechrou Ave.
Tel.: + 357 22 603000
www.moh.gov.cy
Größtes staatliches Krankenhaus auf Zypern. Es verfügt über alle wesentlichen Fachabteilungen (außer Pädiatrie) und eine 24-stündige Notaufnahme sowie die komplette bildgebende Diagnostik. Das Krankenhaus gilt als nationales Referenzzentrum.

Makarios III Hospital
Acropolis
Tel.: + 357 22 493600
Staatliches Krankenhaus in Nikosia mit der größten Kinderabteilung und einer Kinderintensivstation.

American Medical Center
American Heart Institute
215 Spyrou Kyprianou Avenue
Tel.: +357 22 476777
https://www.amc.com.cy/
Großes privates Krankenhaus mit Schwerpunkt auf kardiologischer Versorgung.

Evangelistria Medical Center
1 Michael Georgalla Street
Tel.: + 357 22 410100
www.evangelistria.eu
Privates 40-Betten-Krankenhaus mit allen gängigen Fachabteilungen und einer 24-stündigen Notaufnahme im griechischen Zentrum von Nikosia.

Appolonion Private Hospital
20 Strovolos Lefkotheo Avenue
Tel.: + 357 22 469000
www.apollonion.com
Gutes privates 80-Betten-Krankenhaus mit allen gängigen Fachabteilungen (außer Pädiatrie) und einer 24-stündigen Notaufnahme im griechischen Zentrum von Nikosia.

ISIS Clinic
6 Ioannis Clerides Steet
Tel.: + 357 22 255000
www.isisclinic.com
Private gynäkologische Klinik mit guter fachärztlicher Versorgung und einer 24-stündigen Notaufnahme nahe des Flughafens im griechischen Zentrum von Nikosia.

Paphos

Paphos General Hospital
Anavergos Street
Tel: + 357 26 803100
Großes staatliches Krankenhaus mit rund 500 Betten und allen wesentlichen Fachabteilungen einschließlich Pädiatrie und 24-stündiger Notaufnahme. Hier können Unfälle und akute Herz-Kreislauferkrankungen adäquat behandelt werden.

Evangelismos Private Hospital
87 Vasileos Constantinou Avenue
Tel.: +357 26 848000
www.evangelismos.com.cy
Großes privates Krankenhaus mit allen wesentlichen Fachabteilungen und erfahren in der Behandlung von Touristen.

St. Georges Hospital
29 Eleftherios Venizelos Avenue
Tel.: +357 26 947000
Kleinere Privatklinik mit guter allgemeinmedizinischer und fachärztlicher Versorgung und viel Erfahrung in der Behandlung von Touristen.

Krankenversicherungsschutz bei Auslandsreisen

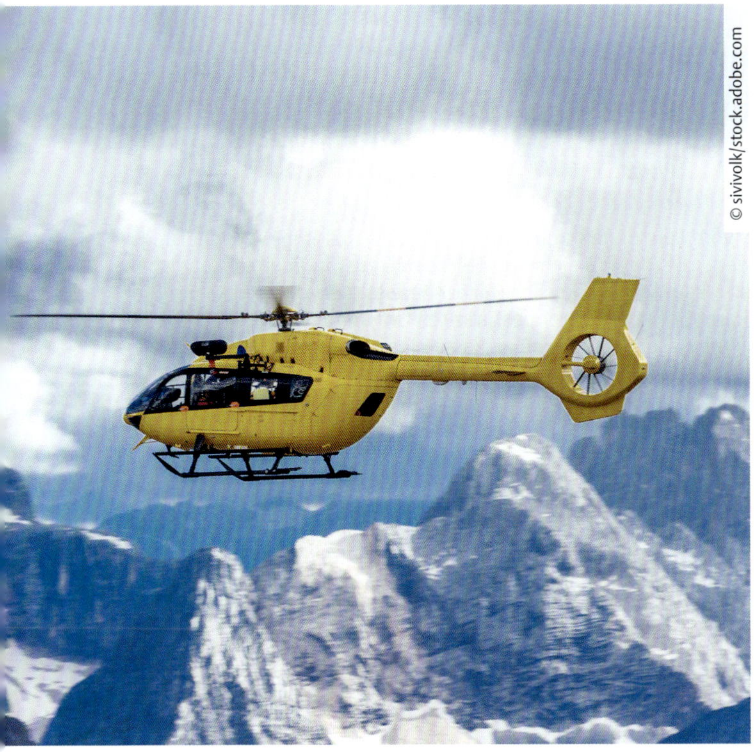
© sivivolk/stock.adobe.com

Ein ausreichender und gesicherter Krankenversicherungsschutz ist für Reisende mit bestehenden Grunderkrankungen (Vorerkrankungen) von besonderer Bedeutung.

Wie bei allen Versicherungen steht das Entscheidende, also die Leistungen und Ausschlüsse, im Kleingedruckten, den Versicherungsbedingungen. Das genaue Studium ist lästig und oft auch für den Laien unverständlich. Um dem Arzt notwendiges Hintergrundwissen für die Beratung zu vermitteln, werden im Folgenden der Versicherungsschutz der gesetzlichen Krankenkassen einerseits und zum anderen die Hauptaspekte der privaten Auslandskrankenversicherung aufgezeigt.

Gleiches gilt für die Frage des ärztlichen Attestes zur Reisestornierung. Vielfach wird hier vom Arzt ein Gefälligkeitsattest erwartet, auch wenn die tatsächlichen Gründe für die Reiseabsage anderer Natur sind. Das Aufzeigen grundlegender Regelungen der Reiserücktrittskostenversicherung sollen auch hier dem Arzt Hilfestellungen für die Attestierung geben, um zeitaufwendige Rückfragen und Korrespondenzen mit den Versicherungsträgern nach Möglichkeit zu vermeiden.

Versicherungsschutz der gesetzlichen Krankenkassen bei Auslandsreisen

Versicherungsschutz in EU-Staaten

Regelung mit EU-Staaten

Aufgrund entsprechender Regelungen können die Mitglieder von gesetzlichen Krankenkassen in folgenden Ländern (zumindest theoretisch) aus dem dortigen (öffentlichen) Gesundheitssystem Leistungen kostenfrei in Anspruch nehmen:

Belgien	Kroatien	Rumänien
Bulgarien	Lettland	Schweden
Dänemark	Litauen	Slowakei
Estland	Luxemburg	Slowenien
Finnland	Malta	Spanien
Frankreich	Niederlande	Tschechische Republik
Griechenland	Österreich	Ungarn
Irland	Polen	Zypern (griechischer Teil)
Italien	Portugal	

Europäische Versicherungskarte bei der Krankenkasse anfordern

Bei Inanspruchnahme von Leistungen muss die sog. „Europäische Versicherungskarte" vorgelegt werden, die der Versicherte bei seiner zuständigen gesetzlichen Krankenkasse anfordern kann, falls sie sich nicht bereits auf der Rückseite der Krankenversicherungskarte befindet. Unter bestimmten Umständen (z. B. Wechsel der Krankenkasse) wird von der gesetzlichen Krankenkasse eine sog. „provisorische Ersatzbescheinigung" ausgestellt, die die gleiche Funktion wie die neue Versicherungskarte hat. Diese „provisorische Ersatzbescheinigung" wird für eine Übergangszeit in allen EU-Staaten anerkannt.

Verträge mit Nicht-EU-Staaten

Länder mit EU-vergleichbaren Abkommen

Für die nachfolgenden mit * gekennzeichneten Länder gelten Sozialversicherungsabkommen. Die gesetzlichen Krankenkassen geben sogenannte „Anspruchsbescheinigungen" aus, die vor Ort ggf. in einen länderspezifischen Berechtigungsschein umgetauscht werden müssen. Für die übrigen Länder ist lediglich die Vorlage der Europäischen Versicherungskarte erforderlich.

Bosnien-Herzegowina*	Montenegro*	Serbien*
Großbritannien	Nordmazedonein	Türkei*
Island	Norwegen[2)]	Tunesien*
Liechtenstein	Schweiz	

[2)] ohne das Gebiet Svalbard-Spitzbergen und die Bäreninsel

Sonstige Länder

Länder ohne Abkommen

Mit nicht genannten Ländern gibt es keine Krankenversicherungsabkommen. Es besteht keinerlei Leistungsanspruch gegenüber den gesetzlichen Krankenkassen.

Wichtige Anmerkung

Die gesetzlichen Krankenkassen bieten bei Auslandsreisen nur einen begrenzten Versicherungsschutz, der sich auf die Behandlung in staatlichen Krankenhäusern oder von dem staatlichen Gesundheitswesen verpflichteten Ärzten im betreffenden Land beschränkt. Darüber hinaus hat das Kassenmitglied auch im EU-Raum im Rahmen der im Ausland gültigen Bestimmungen für das staatliche Gesundheitswesen ggf. Zuzahlungen/Gebühren zu tragen, die von der gesetzlichen Krankenkasse nicht übernommen werden. Die medizinische Versorgung entspricht nicht immer dem mitteleuropäischen Standard, so dass vom Reisenden in der Regel besser ausgestattete private Ärzte und Hospitäler in Anspruch genommen werden mit der Konsequenz, für einen Großteil der Kosten persönlich aufkommen zu müssen. Die Kosten für einen medizinischen Rücktransport aus dem Ausland werden von den gesetzlichen Krankenkassen z. B. grundsätzlich nicht erstattet.

Für gesetzlich Krankenversicherte ist es empfehlenswert, sich rechtzeitig vor einer Auslandsreise um den Versicherungsschutz zu kümmern. Für alle EU-Länder und Länder mit EU-vergleichbaren Abkommen finden sich unter www.dvka.de („Deutsche Verbindungsstelle Krankenversicherung" unter Versichert -> Touristen) länderspezifische Merkblätter und Informationen.

Von daher ist bei Reisen in das Ausland für Versicherte der gesetzlichen Krankenkassen grundsätzlich der Abschluss einer ergänzenden privaten Auslandskrankenversicherung zu empfehlen.

Private Auslandskrankenversicherung

Grundlegendes

Wo kann der Reisende eine Auslandskrankenversicherung abschließen?

Privater Auslandskrankenversicherungsschutz ist zu erhalten über Versicherungsagenturen, Reisebüros, Automobilclubs oder spezielle Anbieter von Auslandskrankenversicherungen, evtl. auch über die gesetzliche Krankenkasse. Die meisten Angebote liegen unter 20 € und gelten in der Regel für ein Jahr, wenn der einzelne Urlaub nicht länger als 6 Wochen dauert. Es ist möglich, dass der Reisende meint, bereits eine Auslandskrankenversicherung z. B. über seine Kreditkarte oder seinen Automobilclub eingeschlossen zu haben. Hier muss der Reisende genau abklären, für welche Fälle diese Absicherungen eintreten, bzw. was sich in den konkreten Versicherungsbedingungen wieder findet.

Versicherungsträger beachten

Es gibt in Deutschland mehr als 70 Anbieter von Auslandskrankenversicherungen. Träger (Versicherer) sind in der Regel **private Krankenversicherungen** (z. B. DKV, Central-KV, Continentale KV, Allianz Private Krankenversicherung u. a. m.) oder aber **Reiseversicherer** (z. B. Allianz Travel, Ergo Reiseversicherung, ADAC-RV u. a. m.). Die allgemeinen Versicherungsbedingungen unterscheiden sich in der Regel nur geringfügig. Unterschiede **bestehen allerdings bei den Voraussetzungen für den Krankenrücktransport (s. u.).**

Versicherungsumfang beachten (mit oder ohne Beistandsleistungen)

Es gibt einerseits die **reine Auslandskrankenversicherung**, die in Ergänzung zur gesetzlichen oder privaten Inland-Krankenversicherung die Kosten für erforderliche **medizinisch notwendige Heilbehandlungen für im Ausland (während der Reise) akut auftretende Krankheiten oder Unfallverletzungen** erstattet.

Zum anderen gibt es die **Auslandskrankenversicherung mit Beistandsleistungen** (zusätzliche Assistance-Versicherung). Bei dieser bietet die Versicherung **neben der reinen Kostenerstattung medizinischer Leistungen zusätzlich Beistandsleistungen durch einen mit der Versicherung verbundenen ärztlichen Notrufdienst**, der dem Reisenden (der versicherten Person bzw. deren Begleitperson) als telefonischer 24 Stunden-Service für medizinische Fragen und Unterstützung bei Erkrankungen oder Unfall während der Reise hilfreich zur Verfügung steht.

Bedeutung der Beistandsleistungen

Die in der Regel mehrsprachigen Ärzte des Notrufdienstes nehmen im Erkrankungsfall Kontakt mit dem Arzt oder Krankenhaus vor Ort auf. Sie beurteilen die nach mitteleuropäischem Standard notwendige medizinische Versorgung und die medizinischen Versorgungsmöglichkeiten vor Ort, um danach in Absprache mit dem Patienten/Angehörigen Entscheidungen über die weiteren Maßnahmen zu treffen (Behandlung vor Ort, Verlegung in ein anderes für die Behandlung geeignetes Krankenhaus im gleichen Land oder im Nachbarland oder auch Rückholung nach Deutschland). Entscheidend ist, dass der Versicherte oder eine Begleitperson bei einem Krankheitsereignis möglichst umgehend Kontakt mit dem ärztlichen Notrufdienst der Versicherung aufnimmt. Die Notrufnummer ist in der Regel in den Versicherungsunterlagen angegeben.

Es sollte immer vorher geklärt werden, ob und ggf. welche Beistandsleistungen eingeschlossen sind und unter welchen Voraussetzungen die Frage des Rücktransports ggf. entschieden wird ***(s. u. Besonderheiten beim Krankenrücktransport).***

Leistungsumfang

Wann und was bezahlt die private Auslandskrankenversicherung?

Erstattet werden von der Auslandskrankenversicherung die Kosten für im Ausland erforderliche **medizinisch notwendige Heilbehandlungen für eine akut aufgetretene Krankheit oder Unfallverletzung**.

Als medizinisch notwendig ist eine Behandlungsmaßnahme anzusehen, wenn es nach den objektiven Befunden und wissenschaftlichen Erkenntnissen zum Zeitpunkt der Behandlung vertretbar war, sie als medizinisch notwendig anzusehen.

Erstattet werden die Kosten für ambulante und stationäre Behandlung im Ausland, bei Zahnbehandlungen sind dies die Aufwendungen für eine schmerzstillende Behandlung und Provisorien; beim Krankentransport ist für die Erstattung die Notwendigkeit des Transportes unter medizinischen Gesichtspunkten entscheidend; erstattungsfähige Hilfsmittel sind in der Regel in den Versicherungsbedingungen näher beschrieben.

Erstattungspflicht besteht für ein angemessenes Honorar nach den Landesregeln für die durchgeführten Leistungen.

Bei stationärer Behandlungsnotwendigkeit wird die Versicherung bei Bedarf dem Krankenhaus vor Ort eine Kostenübernahmegarantie übermitteln.

Selbstbeteiligung

Einige Auslandskrankenversicherungen sehen eine Selbstbeteiligung vor, z. B. 100 € je Schadenfall. Im Rahmen von Zahnbehandlungen existieren oftmals Höchstbeträge, die maximal übernommen werden; z. B. 250 € oder auch 350 €; auch für den Fall, dass die Versicherung in dem konkreten Fall für die Zahnbehandlung eintritt.

Behandelnder Arzt muss vor Ort zugelassen sein

Voraussetzung für die Leistungspflicht der Versicherung ist die Behandlung durch einen Arzt, der über eine Zulassung zur ärztlichen Behandlung nach den Gesetzen des betreffenden Landes verfügt, D.h. es besteht kein Versicherungsschutz für die Behandlung durch Personen, die nicht über die Zulassung zur ärztlichen Tätigkeit nach den Gesetzen des Landes verfügen.

***Achtung:** Keine Honorarpflicht besteht für die Behandlung durch mitreisende Ärzte, die in Deutschland über Approbation und Zulassung verfügen, es sei denn, sie sind auch vor Ort nach den Gesetzen des Landes zur Ausübung ärztlicher Tätigkeit befugt.*

Leistungspflicht für Such-, Rettungs- und Bergungskosten

Das Leistungsversprechen für die Erstattung von Such- und Bergungskosten ist bei den Versicherungen unterschiedlich geregelt. Bei Versicherungen mit Beistandsleistungen ist die Erstattung der Kosten in der Regel enthalten, häufig jedoch auf einen Höchstbetrag beschränkt. Bei Versicherungen ohne Beistandsleistungen werden die Kosten in der Regel nicht erstattet.

Leistungsausschlüsse

In der Regel besteht kein Versicherungsschutz für:

Heilbehandlungen und andere ärztlich angeordnete Maßnahmen, die ein Anlass für die Reise sind, oder deren Notwendigkeit der versicherten Person vor Reiseantritt oder zur Zeit des Versicherungsabschlusses bekannt war oder mit denen sie nach den ihr bekannten Umständen rechnen musste.

Zahnbehandlungen, die über schmerzstillende Behandlungen, Reparaturen von Zahnprothesen und Provisorien hinausgehen.

Behandlung von geistigen und seelischen Störungen (teilweise), von Hypnose und Psychotherapie oder Unterbringung sowie Alkohol, Drogen- und anderen Suchtkrankheiten oder für versuchten oder vollendeten Suizid und deren Folgen einschließlich Krankenrücktransport.

Verletzungen, die durch aktive Teilnahme an Wettkämpfen von Sportorganisationen und dem dazugehörigen Training verursacht wurden einschließlich Krankenrücktransport (teilweise).
Hierfür muss ggf. eine gesonderte Versicherung abgeschlossen werden, bzw. geklärt werden, ob mit einer weiteren Prämie ein Einschluss möglich sein kann.

Heilbehandlung und Krankenrücktransport nach Unfällen, die mit-/ursächlich unter Alkoholeinfluss oder Drogenmissbrauch eingetreten sind.

Entbindung nach der 36. Schwangerschaftswoche und Schwangerschaftsunterbrechungen (teilweise) und deren Folgen einschließlich Krankenrücktransport.

Massagen und Wellness-Behandlung sowie Anschaffung von Prothesen und Hilfsmitteln.

Für besondere Risikoreisen und für besonders risikoreiche Aktivitäten während der Reise (Tauchsport, Bergsteigen in extreme Höhen oder Steilwänden, Drachenfliegen u. a. m.) können bei einzelnen Versicherungen Leistungsausschlüsse oder -einschränkungen bestehen. Es empfiehlt sich bei solchen Vorhaben immer vorher mit der Reiseversicherung abzuklären, ob und inwieweit im Hinblick auf Versicherungsschutz Sondervereinbarungen zu treffen sind.

Bei einigen Versicherungen sind regionale Ausschlüsse enthalten (z. B. USA, Kanada). Zu beachten ist, dass das konkrete Reiseland auf jeden Fall versichert ist.

Besteht eine Reisewarnung, werden Behandlungskosten eventuell nicht übernommen.

Was bei Versicherungsabschluss besonders zu beachten ist

Es empfiehlt sich zur Absicherung eines erweiterten Krankenrücktransportes immer eine **Auslandkrankenversicherung mit Beistandsleistungen** abzuschließen *(s. u. Besonderheiten beim Krankenrücktransport).*

Leistungseinschränkung bei Vorerkrankungen

Keine Kostenerstattung bei absehbarer Behandlungsbedürftigkeit vor Reiseantritt

Wenn bereits vor Reiseantritt davon auszugehen ist, dass während der Reise eine Behandlungsbedürftigkeit der Vorerkrankung zu erwarten ist, besteht in der Regel kein Anspruch auf Erstattung der Behandlungskosten. *(Versicherungsrechtlich abgedeckt ist jedoch die Behandlung einer* ***unerwarteten*** *akuten Notfallsituation im Zusammenhang mit der Vorerkrankung.)*

Von daher ist es grundsätzlich wichtig, dass der reisemedizinisch beratende Arzt sich bei der Beratung eines für Auslandsreisen privat krankenversicherten Patienten mit einer Vorerkrankung ein Urteil darüber bildet, ob unter den gegebenen Reisebedingungen und Reisebelastungen mit einer Behandlungsbedürftigkeit der Vorerkrankung während der Reise zu rechnen ist. Wenn ja, sollte dies dokumentiert und dem Reisenden mitgeteilt werden unter Hinweis darauf, dass die Versicherung für die zu erwartenden Behandlungskosten unter Umständen nicht aufkommen wird.

Einige Versicherungsprodukte sehen mittlerweile einen erweiterten Versicherungsschutz für chronisch Erkrankte vor. Selbst für planmäßig erforderliche Behandlungen wird geleistet, wenn die Auslandsreise wegen des Todes des Ehegatten, des Lebenspartners oder eines Verwandten ersten Grades unternommen wird.

Besonderheiten beim Krankenrücktransport

Unterschiedliche Voraussetzungen der Versicherung

Je nach Ausgestaltung der Auslandskrankenversicherung werden bei der Beurteilung des Krankenrücktransportes andere Maßstäbe zu Grunde gelegt.

Bei einigen **Auslandskrankenversicherungen** besteht Anspruch auf die Kostenerstattung eines Rücktransportes unter Umständen nur, wenn dieser als „medizinisch notwendig" anzusehen ist.

„Medizinisch notwendig" heißt in diesem Zusammenhang, dass **vor Ort keine** für den Krankheitsfall oder die Verletzung **ausreichende medizinische Versorgung gegeben** ist. Ist jedoch objektiv eine ausreichende medizinische Versorgung gegeben, hat der Versicherte keinen Anspruch auf Rücktransport.

Andere Auslandskrankenversicherungen fassen die **Voraussetzungen für den Rücktransport weiter**. Ein **Rücktransport erfolgt, wenn dieser „medizinisch sinnvoll und vertretbar" ist**, d. h. der Rücktransport ist nicht allein davon abhängig, ob vor Ort eine ausreichende medizinische Versorgung besteht oder nicht. Auch psychosoziale und wirtschaftliche Gründe können für einen Rücktransport des Patienten sprechen, z. B. wenn der Rücktransport der Genesung des Patienten dienlich ist.

Grundlage der Entscheidung für den Rücktransport ist zunächst immer die Frage der adäquaten medizinischen Versorgungsmöglichkeit der spezifischen Erkrankung vor Ort. Diese ist oftmals schwer zu beurteilen. In Zweifelsfällen wird die Entscheidung aber immer zugunsten der Gesundheit des Versicherten fallen, unabhängig davon, wer der Kostenträger ist. Für den Versicherten ist wichtig, bei ernsthafter Erkrankung möglichst frühzeitig den ärztlichen Notrufdienst der Versicherung einzuschalten.

Vorzugsweise sollte auch ein Krankenrücktransport in ambulanter Behandlung versichert sein.

Pflichten des Versicherten bei Eintreten des Versicherungsfalles

Anzeigepflicht

Nach den allgemeinen Versicherungsbedingungen ist die versicherte Person verpflichtet, schwerwiegende Erkrankungen und Verletzungen, die stationäre Behandlung erfordern, der Versicherung bzw. dem ärztlichen Notfalldienst des Versicherers (von der Versicherung angegebene Notrufnummer) unverzüglich anzuzeigen. Der Versicherer soll damit Gelegenheit erhalten, über den ihm angeschlossenen medizinischen Dienst mit den behandelnden Ärzten vor Ort im Ausland eine medizinisch fachgerechte Behandlung möglichst sicherzustellen.

Unterlässt die versicherte Person grob schuldhaft die Kontaktaufnahme zu dem medizinischen Dienst des Versicherers, so können daraus Einwendungen der Versicherung zur Höhe der Leistungsverpflichtungen des Versicherers wegen Verletzung der Anzeigepflicht erwachsen, wenn als Folge der Nichtkontaktaufnahme Behandlungen oder diagnostische Maßnahmen durchgeführt wurden, für die vor Ort während der Reise keine Notwendigkeit bestand.

Schadensminderungspflicht

Besondere praktische Bedeutung hat die Anzeigepflicht im Fall der Notwendigkeit zur Repatriierung. Der medizinische Dienst der Reiseversicherung kann aufgrund praktischer Erfahrung die für den Patienten bestgeeignete Methode zum Krankenrücktransport arrangieren. Darüber hinaus verfügt der Versicherer in der Regel auch über vertragliche Verbindungen zur kostengünstigen Durchführung des Krankenrücktransportes.

Veranlasst die erkrankte versicherte Person selber oder eine Hilfsperson die Repatriierung, so trägt die versicherte Person die Beweislast für das Risiko der Notwendigkeit des Kostenaufwandes für die Repatriierung. Mit der Inanspruchnahme der aktiven Dienstleistungen (Notrufzentrale) des Versicherers bzw. des mit der Versicherung verbundenen Assistanceunternehmens geht das Beurteilungsrisiko für die Notwendigkeit des Kostenaufwandes für die Krankenrückführung auf den Versicherer über, d. h. der Versicherte läuft nicht Gefahr, dass die Notwendigkeit des Rücktransportes von der Versicherung im Nachherein in Frage gestellt wird.

Auskunftspflicht

Als Nachweis zur Höhe der jeweiligen Aufwendungen für Krankenbehandlung sind **grundsätzlich Originalbelege** vorzulegen. Zur Beweisführung hat die versicherte Person ferner detaillierte Arztberichte und Dokumentationen einzureichen sowie die behandelnden **Ärzte von der Schweigepflicht zu entbinden** bzw. die Arztberichte und Unterlagen selbst beizubringen. Über die Vorlagepflicht von Originalbelegen und Arztberichten hinaus hat die versicherte Person dem Versicherer zu gestatten, sachbezogene weitere Informationen bei den behandelnden Ärzten einzuholen, die zur Beurteilung des Schadenfalles dienlich sind, oder in anderer Weise eine Leistungsprüfung zu ermöglichen. Werden Unterlagen nicht zur Verfügung gestellt, die für den Versicherer zur Feststellung der Leistungspflicht erforderlich sind, wird die Versicherungsleistung nicht fällig.

Ärztliches Attest zur Reisestornierung

Grundlegendes zur Reise-Rücktrittskosten-Versicherung

Wann tritt die Versicherung ein?

Versicherungsschutz besteht, wenn eines der im Versicherungsvertrag aufgezählten Ereignisse die versicherte Person selbst oder eine ihrer Risikopersonen betrifft und infolgedessen der Reiseantritt/die planmäßige Durchführung der Reise nicht zumutbar oder nicht möglich wird.

Die Kosten für eine Reise-Rücktrittsversicherung hängen in der Regel von dem Preis der Reise ab. Ist ein zu geringer Reisepreis versichert, so kann die versicherte Person nicht davon ausgehen, den gesamten Reisepreis erstattet zu bekommen. D. h. es ist wichtig, dass bei Abschluss der Versicherung der Gesamtpreis der Reise genannt und damit versichert wird.

Versicherte gesundheitliche Ereignisse

Als versicherungsrelevante gesundheitliche Ereignisse gelten **Tod, schwere Unfallverletzung** und **unerwartete schwere Erkrankung**. Weiterhin können eine **Impfunverträglichkeit** oder eine **Schwangerschaft** Grund für einen Reiserücktritt sein.

Eine Unfallverletzung oder Erkrankung ist schwer, wenn sie einen solchen Grad erreicht hat, dass der Antritt bzw. die Fortsetzung der Reise objektiv nicht zumutbar ist. Die Krankheit muss **objektiv** schwer *sein.*

Bei einigen Versicherungsprodukten sind psychische Erkrankungen generell vom Versicherungsschutz ausgeschlossen.

Unerwartete schwere Erkrankungen als häufigster Stornierungsgrund

Die meisten Reisen werden aufgrund des Auftretens einer unerwarteten schweren Erkrankung storniert. Eine unerwartete schwere Erkrankung tritt ein, wenn bei der versicherten Person aus dem Zustand des Wohlbefindens und der Arbeits- und Reisefähigkeit heraus Krankheitssymptome auftreten, die der Nutzung der gebuchten Hauptreiseleistung in diesem gesundheitlichen Zustand entgegenstehen. Der Versicherungsfall ist nicht eingetreten, wenn lediglich die Angst besteht, man werde erkranken.

Das Vorliegen einer „schweren Erkrankung" ist vom Versicherten nachzuweisen

Die Beweislast für das Vorliegen einer unerwarteten schweren Erkrankung liegt grundsätzlich bei der versicherten Person. Zur Beweisführung für das Vorliegen eines schweren Krankheitszustandes ist das Vorliegen objektiver Krankheitsmerkmale nachzuweisen. Allein der Vortrag der versicherten Person, in Folge subjektiv empfundener und geklagter Beschwerden sei der Reiseantritt nicht zumutbar gewesen, reicht als Nachweis für ein versichertes Ereignis nicht aus.

Besteht zur Zeit der Buchung und des Abschlusses der Versicherung eine Krankheit oder Verletzung, die den Reiseantritt in diesem Befinden nicht erlauben, so kann sich der Versicherte bei unzureichender Heilung bis zum Reiseantritt weder auf das Eintreten einer unerwarteten schweren Erkrankung noch auf eine unerwartete Verschlechterung seines Befindens berufen.

Der **Rückfall in eine Suchtkrankheit**, insbesondere Alkoholabusus, ist keine unerwartete schwere Erkrankung.

Ein **psychosomatischer Erschöpfungszustand** stellt nur dann eine unerwartete schwere Erkrankung dar, wenn dem eine seelische Erkrankung zugrunde liegt. Ein Angstzustand, der durch einen zumutbaren Willensakt hätte überwunden werden können, ist nicht als schwere Krankheit anzusehen.

Das „unerwartete" Auftreten der Erkrankung ist ebenfalls vom Versicherten nachzuweisen

Die Beweislast für das unerwartete Auftreten des Ereignisses nach Abschluss des Versicherungsvertrages liegt ebenfalls beim Versicherten. Dagegen trägt die Versicherung die Beweislast für die Einwendung der Voraussehbarkeit des versicherten Ereignisses.

Versicherungsschutz besteht, wenn bei stabilen Dauerkrankheiten, welche der Teilnahme an der Reise nicht entgegenstehen, ein Einbruch im Befinden geschieht, mit dem nach dem bisherigen Krankheitsverlauf nicht zu rechnen war, und der Versicherte infolgedessen nicht reisen kann.

Leidet die betreffende Person an einer Krankheit, die in Schüben und Schwankungen verläuft und kann sodann wegen des erneuten Auftretens einer akuten Krankheitsphase nicht gereist werden, so besteht in der Regel kein Versicherungsschutz (s. u.).

Kein versichertes Ereignis liegt auch bei einer Reiseabsage mit Rücksicht auf eine Kur oder Reha-Maßnahme vor. Eine Transplantation zur Sanierung des bestehenden bekannten Grundleidens ist keine unerwartete schwere Erkrankung. Einige Versicherer haben den unerwarteten Termin zur Spende oder zum Empfang von Organen im Rahmen des Transplantationsgesetzes jedoch in den Katalog der versicherten Ereignisse aufgenommen.

Abschluss einer Versicherung bei bestehender Erkrankung

Wird während der Dauer einer stationären Behandlung eine Reise gebucht und versichert, so besteht kein Versicherungsschutz, wenn die Buchung später wegen unzureichender Heilung oder Verschlechterung des vorbestehenden Krankheitszustandes wieder storniert wird.

Keine unerwartete schwere Erkrankung liegt vor, wenn die Krankheit bereits bei Abschluss der Reise und des Versicherungsvertrages besteht und der bereits zuvor bekannte schwankende Verlauf der Krankheit wiederum in eine akute Phase tritt.

Die unerwartete Verschlechterung einer bestehenden Erkrankung ist aber bisweilen versichert, wenn in den letzten 6 Monaten vor Versicherungsabschluss mit Ausnahme von Kontrolluntersuchungen für diese Erkrankung keine Behandlung durchgeführt wurde.

Häufige Stornierungsgründe

Reiserücktritt bei Verschlimmerung von chronischen Krankheiten

Ein Problemfeld sind chronische Erkrankungen. Grundsätzlich besteht nur Versicherungsschutz, wenn infolge des Eintritts einer unerwarteten schweren Erkrankung die Reise unzumutbar wird. Liegt bereits eine chronische Erkrankung vor, so ist fraglich, ob sich ein eventueller Schub oder eine Verschlechterung des Zustandes unter dem Begriff unerwartet subsumieren lässt.

Zum Problemkreis „chronische Krankheiten" hat es einige Gerichtsentscheidungen gegeben, in denen die Gerichte bei Krankheiten, die in Schüben auftreten und dann zur Reiseunfähigkeit führen, Versicherungsschutz abgelehnt haben.

So besagt eine Entscheidung, dass die Verschlimmerung oder Verschlechterung eines chronischen Leidens lediglich die Fortdauer einer bereits bestehenden Krankheit, nicht jedoch eine unvorhergesehene schwere Erkrankung im Sinne der Allgemeinen Versicherungsbedingungen der Reise-Rücktrittskosten-Versicherung sei.

Reiserücktritt aufgrund von Impfunverträglichkeit

Wenn sich nach der Reisebuchung und dem Abschluss der Versicherung eine Impfunverträglichkeit herausstellt oder wenn Reaktionen auf die durchgeführte Impfung die Unverträglichkeit anzeigen, besteht Versicherungsschutz. Kennt allerdings die versicherte Person die Impfunverträglichkeit vor der Buchung der Reise, besteht kein Versicherungsschutz.

Kein Versicherungsschutz ist auch dann gegeben, wenn die versicherte Person erst nach der Reisebuchung erfährt, dass für das gebuchte Zielgebiet eine Impfbestimmung oder Impfempfehlung besteht und die Impfunverträglichkeit für die gebuchte Reise relevant ist. Die Kenntnis der Impfnotwendigkeit und Impfempfehlung für ein Zielgebiet ist dem Risikobereich des Versicherten und des vertraglich verbundene Reiseveranstalters zuzurechnen und liegt nicht im Rahmen der versicherten Risiken.

Reiserücktritt aufgrund einer Schwangerschaft

Eine Schwangerschaft kann insbesondere bei Fernreisen zur Unzumutbarkeit der Reise für Schwangere führen. Bucht die Schwangere jedoch eine Reise, die nach Art und Ziel der Reise für Schwangere nicht zuträglich ist, besteht kein Versicherungsschutz. Entscheidend ist, dass das Ereignis, welches zur Unzumutbarkeit zum Reiseantritt führt, nach Buchung der Reise und Abschluss des Versicherungsvertrages eintritt.

Kein Versicherungsschutz besteht, wenn bei bestehender Schwangerschaft eine Fernreise gebucht wird und diese dann storniert wird, weil empfohlene Impfungen nicht durchgeführt werden können. Entsprechende Information muss vor der Buchung eingeholt werden.

Besondere Obliegenheiten des Versicherten

Schadensminderungspflicht durch unverzügliche Stornierung der Reise

Grundsätzlich hat der Versicherte die Reise zu dem Zeitpunkt zu stornieren, ab welchem nach dem ihm bekannten Krankheitszustand nach allgemeiner Lebenserfahrung der Antritt der gebuchten Reise nicht möglich oder nicht zumutbar ist.

Zum Beispiel zeigt die Notwendigkeit stationärer Aufnahme zur Diagnostik und/oder Behandlung i.d.R. einen schweren Krankheitszustand an, der keine verlässliche positive Heilprognose erlaubt. Wer bei einem schweren Krankheits- oder Verletzungszustand die Buchung nicht absagt, weil er auf rechtzeitige Genesung bis zum Reisetermin hofft, handelt auf eigenes Risiko.

Das Abwarten der Stornierung aufgrund der Hoffnung, ein schwerer Krankheitszustand werde sich bis zum geplanten Reiseantritt bessern, entlastet den Versicherten von dem Vorwurf grob fahrlässiger Obliegenheitsverletzung nur unter der Voraussetzung einer entsprechenden sicheren Prognose des behandelnden Arztes.

Allgemeine aufmunternde Äußerungen des Arztes mit den Worten „...das wird schon wieder ...“ oder „...das kriegen wir schon wieder hin...“ bedeuten keine verlässliche, verbindliche Heilprognose des Arztes.

Dem Versicherten ist es zuzumuten, sich den eigenen Krankheitszustand zu vergegenwärtigen und sich nicht auf allgemein gehaltene vage aufmunternde Äußerungen des Arztes zu verlassen, wenn ein schwerwiegender Krankheitszustand nach dem aktuellen Befinden offenkundig ist oder bereits eine gravierende Diagnose gestellt wurde.

Zum anderen ist es dem Versicherten auch zuzumuten, bei Auftreten von Symptomen eines möglicherweise schweren Krankheitsbildes ärztlichen Rat zu den möglichen Risiken der weiteren Entwicklung des Krankheitsbildes im Hinblick auf die gebuchte Reise einzuholen. Dabei hat der Versicherte nicht nur nach den Heilchancen bis zum geplanten Reisetermin zu fragen, sondern auch nach den Risiken des Eintritts von Komplikationen, Verzögerungen des Heilverlaufes und der Zulässigkeit/Zumutbarkeit der Reise bei regelrechter Heilung.

Stornohilfe/Beratung

Einige Versicherer bieten dem Versicherten eine Stornohilfe/-beratung an. Wird der Versicherte krank, sollte er sich unverzüglich an den medizinischen Dienst der Assistance wenden und dessen Empfehlung (Storno sofort oder abwarten) Folge leisten. Folgt der Versicherte dieser Empfehlung, kürzt der Versicherer die Versicherungsleistung auf keinen Fall.

Anmerkungen zum ärztlichen Attest

Ärztliches Attest zum Nachweis

Als Nachweis einer schweren Unfallverletzung, unerwarteter schwerer Erkrankung, Schwangerschaft oder Impfunverträglichkeit ist ein Attest eines zugelassenen Arztes vorzulegen, bei unerwarteter schwerer psychischer Krankheit ein Attest eines Facharztes für Psychiatrie.

Angaben im ärztlichen Attest

Der Reiseversicherer muss prüfen können, ob sich der Sachverhalt unter die Versicherungsbedingungen subsumieren lässt, **ob also eine schwere und unerwartete Erkrankung im Sinne der Versicherungsbedingungen vorliegt und ob der Versicherte unverzüglich storniert hat**.

Aus dem ärztlichen Attest muss die Diagnose der Krankheit hervorgehen. Es müssen Angaben zur Dauer der Krankheit, unter Umständen auch Angaben zu Behandlungsdaten enthalten sein (wann aufgetreten, wann Diagnose gestellt).

Rückwirkende Attestierungen

Eine ärztliche Bescheinigung auf der Grundlage eines Arztbesuches, der Tage oder gar Wochen nach dem behaupteten Auftreten eines schweren Krankheitszustandes und dessen Ursächlichkeit für die Reiseabsage stattgefunden hat, ist als Nachweis in der Regel nicht geeignet, es sei denn der Arzt kann im Attest mit medizinischen Fakten belegen, dass der Krankheitszustand zum Zeitpunkt der Attestierung eindeutig dafür spricht, dass zum Zeitpunkt des vermeintlichen Reiseantritts aufgrund der Schwere der Erkrankung Reiseunfähigkeit bestand.

Atteste bei Verschlimmerung von chronischen Erkrankungen

Hier ist im Attest zu bestätigen und im Streitfall ggf. auch nachzuweisen, dass die Dauerkrankheit zum Zeitpunkt des Abschlusses der Versicherung als stabil einzuschätzen war und der Teilnahme an der Reise nicht entgegenstand, und dass nach dem bisherigen Krankheitsverlauf nicht mit einem Einbruch im Befinden zu rechnen war. Mit anderen Worten muss aus dem Attest hervorgehen, dass mit der Verschlimmerung der Dauerkrankheit nicht zu rechnen war und diese unerwartet auftrat.

Entbindung von der Schweigepflicht

Der Versicherte ist nach den Allgemeinen Versicherungsbedingungen (AVB) verpflichtet, Ärzte von der Schweigepflicht zu entbinden, soweit die Kenntnis der Daten für die Beurteilung der Leistungspflicht oder den Leistungsumfang erforderlich ist, und es dem Versicherer zu gestatten, Ursache und Höhe des geltend gemachten Anspruchs in zumutbarer Weise zu prüfen oder dem Versicherer in anderer Weise eine Leistungsprüfung zu ermöglichen.

Medikamente auf Reisen

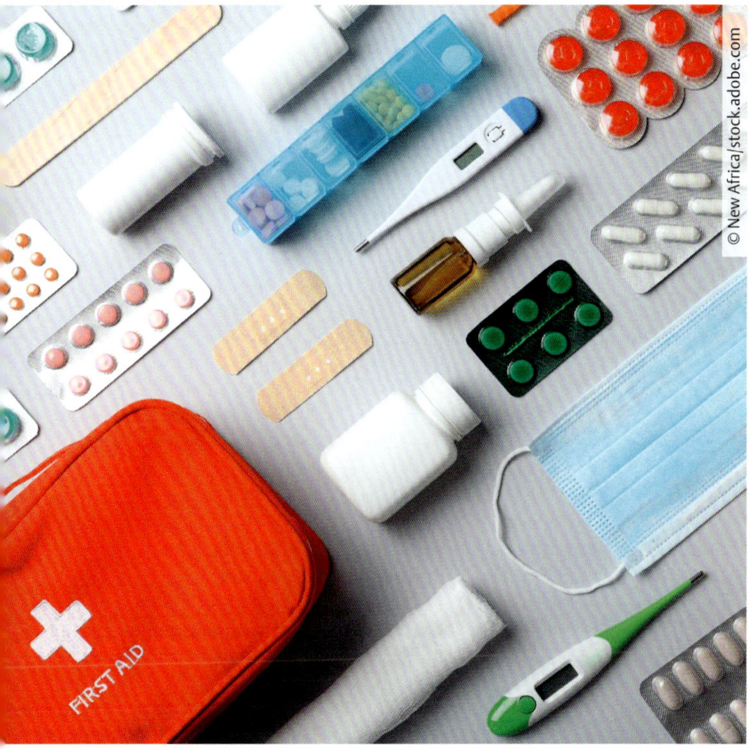

Einfuhrbestimmungen für Arzneimittel

Allgemeine Hinweise

Falls Reisende auf Arzneimittel angewiesen sind, sollten die entsprechenden Einfuhrbestimmungen des Ziellandes beachtet werden. Allgemeine Informationen dazu sowie spezielle Länderhinweise finden Sie auf den folgenden Seiten. Weitere Auskünfte kann die jeweilige diplomatische Vertretung (Botschaft oder Konsulat) des Ziellandes in Deutschland erteilen. Die Kontaktadressen können auf den Internetseiten des Auswärtigen Amtes abgerufen werden.

Generell sind alle Arzneimittel immer in ihrer Originalverpackung mit Beipackzettel und zusammen mit einer Rezeptkopie im Handgepäck mitzunehmen. Es ist empfehlenswert, dem Reisenden die Wirkstoffbezeichnungen seiner Arzneimittel aufzuschreiben. Bei Verlust unterwegs ist es somit in vielen Ländern möglich, ein Generikum zu besorgen.

Innerhalb des Europäischen Wirtschaftsraums (EWR) dürfen verschreibungspflichtige Arzneimittel für den Eigenbedarf von 12 Monaten eingeführt werden. Für Betäubungsmittel (BTM) und Beruhigungsmittel (= kontrollierte Substanzen) gibt es stärkere Begrenzungen. Die maximale Einfuhrmenge ist meist der persönliche Bedarf für 30 Tage.

Zu beachten ist, dass für die **Einfuhr von Injektionsmaterialien wie Spritzen und Kanülen** in andere Länder ein **Attest** notwendig ist. Den Vordruck finden Sie im **Formularteil am Ende dieses Buches**.

Mitnahme von Betäubungsmitteln

In vielen Ländern ist zur Einfuhr von starken Schmerz- und Beruhigungsmitteln eine Bescheinigung erforderlich.

Eine Auflistung (Auswahl) der Wirkstoffe, die von der UN als **kontrollierte Substanzen** festgelegt wurden (**UN 1961 Convention** und **UN 1971 Convention**), findet sich in den „Guidelines for national regulations concerning travellers under treatment with internationally controlled drugs“, herausgegeben vom UNODC United Nations Office on Drugs and Crime:
www.incb.org/documents/Psychotropics/guidelines/travel-regulations/Intl_guidelines_travell_study/12-57111_ENG_Ebook.pdf

Patienten, denen Betäubungsmittel verschrieben werden, benötigen eine besonders sorgfältige Reiseplanung, um nicht mit den schwer überschaubaren und uneinheitlichen Regeln der beteiligten Länder in Konflikt zu geraten. Eine Berücksichtigung der Hinweise des Bundesinstituts für Arzneimittel und Medizinprodukte BfArM (www.bfarm.de > Bundesopiumstelle > Betäubungsmittel > Reisen mit Betäubungsmitteln) ist dringend anzuraten.

Bundesinstitut für Arzneimittel und Medizinprodukte (BfArM)
Bundesopiumstelle
Kurt-Georg-Kiesinger-Allee 3
53175 Bonn
www.bfarm.de
Telefonische Auskünfte zur Mitnahme von Betäubungsmitteln auf Reisen:
Tel. 0228 - 99-307-5119

Grundsätzlich ist zwischen den Staaten des Schengener Abkommens (Belgien, Dänemark, Deutschland, Estland, Finnland, Frankreich, Griechenland, Island, Italien, Lettland, Liechtenstein, Litauen, Luxemburg, Malta, Niederlande, Norwegen, Österreich, Polen, Portugal, Schweden, Schweiz, Slowakei, Slowenien,-Spanien, Tschechien und Ungarn) und anderen internationalen Reisen zu unterscheiden. Für **Reisen bis zu 30 Tagen in Schengen-Staaten** ist bei der Mitnahme von Betäubungsmitteln das **im Anhang dieses Buches abgedruckte Formular** auszufüllen und vor Antritt der Reise durch die oberste **Landesgesundheitsbehörde** oder eine von ihr beauftragte Stelle zu **beglaubigen**.
(Formular und Adressen der für die Beglaubigung zuständigen Behörden unter: www.bfarm.de > Bundesopiumstelle > Betäubungsmittel > Reisen mit Betäubungsmitteln)

Bei **Reisen von über 30 Tagen in Länder des Schengen-Abkommens** und bei **Reisen außerhalb der Schengen-Staaten** sind in der Regel bei der zuständigen diplomatischen Vertretung des Ziellandes in Deutschland die genauen Bestimmungen zu erfragen und sich eventuell erforderliche Genehmigungen für das Mitführen der Betäubungsmittel von der entsprechenden Überwachungsbehörde des Reiselandes zu beschaffen. Ist das

Mitführen von Medikamenten zulässig, sollte der für die Reise benötigte Bedarf vom Arzt verordnet und in Deutschland besorgt werden. Weiterhin ist auch hier eine **beglaubigte Bescheinigung** mit zusätzlichen Angaben zu Einzel- und Tagesdosierungen, Wirkstoffbezeichnungen und Dauer der Reise, möglichst in Englisch bzw. der jeweiligen Landessprache, mitzuführen.
(**Musterbescheinigung im Anhang dieses Buches** und im Internet unter: www.bfarm.de > Bundesopiumstelle > Betäubungsmittel > Reisen mit Betäubungsmitteln)

Die Betäubungsmittel sind persönlich zu transportieren, eine Mitnahme durch andere Personen ist nicht statthaft. Ist das Mitführen von Betäubungsmitteln nicht möglich, sollte geklärt werden, ob die benötigten Medikamente oder vergleichbare Mittel am Reiseziel erhältlich sind und dort verschrieben werden können. Falls auch das nicht möglich ist, so bleibt nur das offizielle, mit Genehmigungen und Gebühren verbundene Ein- und Ausfuhrverfahren durch z.B. die Pharmafirma oder eine Apotheke. Grundsätzlich gilt, dass jedes Verstecken- oder Nicht-angeben-Wollen Verdacht schafft, andersherum der Hinweis auf die Situation auch Vertrauen.

Länder mit speziellen Einfuhrbestimmungen für Arzneimittel

Land	Dokumentation mitgeführter Arzneimittel	Einschränkungen bei der Einfuhr	Link/Kontakt
Ägypten	ärztl. Bescheinigung mit Angaben zur Krankheit und zum persönlichen Bedarf an Medikation, Zolldeklaration	dem persönlichen Bedarf entsprechende Menge *verbotene Substanzen: s. Link/Kontakt*	https://embassyofegypt.se/faq/carrying-medicines
Algerien	gültiges Rezept; ärztl. Bescheinigung der zuständigen Gesundheitsbehörde; Bescheinigung der Gesundheitsbehörde des Ziellandes; Einfuhrgenehmigung (vorab beim algerischen Gesundheitsministerium zu beantragen)	Narkotika und Psychopharmaka: Bedarf gemäß Rezept	www.incb.org >Travellers > Regulations by country
Argentinien	gültiges Rezept	Narkotika und Psychopharmaka: max. Bedarf für 30 Tage	www.incb.org > Travellers > Regulations by country
Aserbaidschan	gültiges Rezept, Vorlage des Originalrezepts beim Zoll, medizinisches Dokument mit Angaben zur Erkrankung (ausgestellt von der Gesundheitsbehörde des Heimatlands)	*verbotene Substanzen: s. Link/Kontakt*	www.incb.org > Travellers > Regulations by country
Äthiopien	gültiges Rezept (in Englisch), ärztl. Bescheinigung der zuständigen Gesundheitsbehörde, aktueller medizin. Report, Bescheinigung der Gesundheitsbehörde des Ziellandes, Vorlage des Originalrezepts beim Zoll	Narkotika und Psychopharmaka: max. Bedarf für 3 Monate Narkotika der Kategorie IV dürfen nicht eingeführt werden	www.incb.org > Travellers > Regulations by country
Australien	gültiges Rezept und ärztl. Bescheinigung über die Behandlung (inkl. Name und Dosierung des Medikaments), Zolldeklaration; Medikament in Originalverpackung mitführen	max. Bedarf für 3 Monate; verbotene Substanzen: *s. Link/Kontakt*	www.incb.org > Travellers > Regulations by country
Bahamas	Bescheinigung der Gesundheitsbehörde des Ziellandes (Formular T), Angabe der Reiseroute; das Medikament muss per Rezept erhalten worden und mit entsprechendem Label versehen sein (inkl. Patientenname)	keine Angabe	www.incb.org > Travellers > Regulations by country
Bahrain	gültiges Rezept, ärztl. Bescheinigung der zuständigen Gesundheitsbehörde, Bescheinigung der Gesundheitsbehörde des Ziellandes	Narkotika und Psychopharmaka: max. Bedarf für 7 Tage	www.incb.org > Travellers > Regulations by country

Land	Dokumentation mitgeführter Arzneimittel	Einschränkungen bei der Einfuhr	Link/Kontakt
Belgien	gültiges Rezept; ärztl. Bescheinigung; BTM: Schengen-Formular	Narkotika und Psychopharmaka: dem persönlichen Bedarf entsprechend, aber max. Bedarf für 90 Tage	www.incb.org > Travellers > Regulations by country
Bhutan	gültiges Rezept, ärztl. Bescheinigung der zuständigen Gesundheitsbehörde, Bescheinigung der Gesundheitsbehörde des Ziellandes, Vorlage des Originalrezepts beim Zoll	Narkotika und Psychopharmaka: dem Rezept entsprechende Menge verbotene Substanzen: *s. Link/Kontakt*	www.incb.org > Travellers > Regulations by country
Bosnien & Herzegowina	gültiges Rezept, ärztl. Bescheinigung der zuständigen Gesundheitsbehörde, medizin. Dokumentation der Erkrankung, Vorlage des Originalrezepts beim Zoll	Narkotika und Psychopharmaka: max. Bedarf für 7 bis 15 Tage	www.incb.org > Travellers > Regulations by country
Brasilien	gültiges Rezept	Beschränkungen und verbotene Substanzen: *s. Link/Kontakt*	www.incb.org > Travellers > Regulations by country
Brunei-Darussalam	gültiges Rezept; ärztl. Bescheinigung über den persönlichen Bedarf an Medikamenten (Dosierung und Gesamtmenge), vorherige Info an die Behörde unter pharmacy.enforcement@moh.gov.bn; Zolldeklaration	Psychopharmaka: max. Bedarf für 30 Tage Narkotika dürfen nicht eingeführt werden	www.incb.org > Travellers > Regulations by country
Bulgarien	gültiges Rezept; ärztl. Bescheinigung der zuständigen Gesundheitsbehörde; BTM: Schengen-Formular	Narkotika und Psychopharmaka: max. Bedarf für 30 Tage	www.incb.org > Travellers > Regulations by country www.mfa.bg/en/services-travel/consular-services/health-insurance
Chile	gültiges Rezept oder medizin. Bescheinigung mit Beschreibung der Krankheit, des benötigten Medikaments und der Dosierung, Vorlage des Originalrezepts beim Zolll	dem persönlichen Bedarf entsprechende Menge	www.incb.org > Travellers > Regulations by country
China	gültiges Rezept	keine Abweichung für Macao *s. Link/Kontakt*	www.incb.org > Travellers > Regulations by country
Cote d´Ivoire	gültiges Rezept, ärztl. Bescheinigung der zuständigen Gesundheitsbehörde, Vorlage des Originalrezepts beim Zoll	Narkotika: max. Bedarf für 7 Tage Psychopharmaka: max. Bedarf für 30 Tage	www.incb.org > Travellers > Regulations by country
Dänemark	gültiges Rezept; ärztl. Bescheinigung der zuständigen Gesundheitsbehörde; BTM: Schengen-Formular	Narkotika und Psychopharmaka: max. Bedarf für 30 Tage; verbotene Substanzen: *s. Link/Kontakt*	www.incb.org > Travellers > Regulations by country
El Salvador	gültiges Rezept, ärztl. Bescheinigung der zuständigen Gesundheitsbehörde, Bescheinigung der Gesundheitsbehörde des Ziellandes, Vorlage des Originalrezepts beim Zoll; es sollte vorab eine schriftliche Einfuhrgenehmigung beim Office of the Superintendent for Regulation in the Area of Health (SRS) eingeholt werden	erlaubt ist die für die Behandlung während des Aufenthalts benötigte Menge, wie sie im Rezept vermerkt ist verbotene Substanzen: *s. Link/Kontakt*	www.incb.org > Travellers > Regulations by country

Land	Dokumentation mitgeführter Arzneimittel	Einschränkungen bei der Einfuhr	Link/Kontakt
Estland	gültiges Rezept, ärztl. Bescheinigung der zuständigen Gesundheitsbehörde; BTM: Schengen-Formular	Narkotika und Psychopharmaka: max. Bedarf für 30 Tage; werden insgesamt mehr als 10 verschiedene Arzneimittel mitgeführt oder von einem Medikament mehr als 5 Packungen, so ist eine Genehmigung erforderlich	www.incb.org > Travellers > Regulations by country www.emta.ee/en/private-client/prohibited-and-restricted-goods#el-sees-ravimid
Finnland	gültiges Rezept; ärztl. Bescheinigung der zuständigen Gesundheitsbehörde; BTM: Schengen-Formular	Narkotika und Psychopharmaka: max. Bedarf für 30 Tage, Buprenorphin: max. 48 mg (Schmerzbehandlung) bzw. 480 mg (Substitutionstherapie) Methadon: max. 1200 mg	www.incb.org > Travellers > Regulations by country
Frankreich	gültiges Rezept, ärztl. Bescheinigung der zuständigen Gesundheitsbehörde; BTM: Schengen-Formular	Narkotika und Psychopharmaka: *s. Link/Kontakt*	www.incb.org > Travellers > Regulations by country
Georgien	beglaubigte Kopie des gültigen Rezeptes in Englisch; beglaubigtes ärztl. Attest der zuständigen Gesundheitsbehörde in Englisch; Dokumente sollen u. a. Angaben zum Patient und zur Diagnose, Handels- und internationale Namen der Substanzen, Angaben zur Dosierungsform, Anzahl der Einheiten und Dauer der Anwendung enthalten	Narkotika und Psychopharmaka: max. Bedarf für 31 Tage verbotene Substanzen und ergänzende Informationen: *s. Link/Kontakt*	www.incb.org > Travellers > Regulations by country
Ghana	gültiges Rezept, ärztl. Bescheinigung der zuständigen Gesundheitsbehörde, Bescheinigung der Gesundheitsbehörde des Ziellandes, Vorlage des Originalrezepts beim Zoll	Narkotika und Psychopharmaka: *s. Link/Kontakt*	www.incb.org > Travellers > Regulations by country
Griechenland	ärztl. Bescheinigung mit Angaben zum Medikament und zur Krankheit; BTM: Schengen-Formular	max. 2 Packungen eines Medikamentes (5 unterschiedliche Medikamente sind erlaubt)	
Großbritannien	Rezeptkopie sowie Begleitschreiben des Arztes mit Angaben zu Patient, Reisedaten und mitgeführten Medikamenten (Dosierung und Gesamtmenge); gesondertes Begleitschreiben zu medizinischen Cannabisprodukten, *s. Link/Kontakt*	max. Bedarf für 3 Monate; für Substanzen in Schedule 1 ist eine gesonderte Lizenz zu beantragen *s. Link/Kontakt*	www.incb.org > Travellers > Regulations by country
Indien	gültiges Rezept; ggf. Einfuhrerlaubnis (vorab beim Narcotics Commissioner zu beantragen, *s. Link/Kontakt*	Substanzen in Schedule 1 der NDPS Rules 1985 dürfen nicht eingeführt werden	https://dor.gov.in/international-travellers-requiring-ndps-medical-use
Indonesien	gültiges Rezept und ärztl. Bescheinigung in engl. Sprache (hieraus müssen der Grund der Einnahme und die Dosierung des Medikaments hervorgehen); Zolldeklaration (online vorab möglich, *s. Link/Kontakt*)	der Aufenthaltsdauer angemessene Menge	www.kbri-canberra.go.id/en/menu-customs/taking-prescribed-medicine-to-indonesia

Land	Dokumentation mitgeführter Arzneimittel	Einschränkungen bei der Einfuhr	Link/Kontakt
Island	gültiges Rezept; ärztl. Bescheinigung inkl. Anwendungshinweisen, Zolldeklaration; BTM: Schengen-Formular	Narkotika und Psychopharmaka: max. Bedarf für 30 Tage; verbotene Substanzen: *s. Link/Kontakt*	www.incb.org > Travellers > Regulations by country
Iran	gültiges Rezept, Vorlage des Originalrezepts beim Zoll; Name, Herstellername und Ablaufdatum des Medikaments müssen nachgewiesen werden	der Aufenthaltsdauer angemessene Menge, aber nicht für mehr als 6 Monate	www.incb.org > Travellers > Regulations by country
Irland	gültiges Rezept, Vorlage des Originalrezepts beim Zoll BTM: Schengen-Formular	die Einfuhr von Cannabis-basierten Produkten ist verboten	www.gov.ie/en/service/5e814-travelling-into-ireland-from-schengen-countries-with-prescribed-narcotics-andor-psychotropic-substances/
Israel	gültiges Rezept, Bescheinigung der Gesundheitsbehörde des Heimatlandes	Narkotika und Psychopharmaka: max. Bedarf für 31 Tage	www.incb.org > Travellers > Regulations by country
Italien	gültiges Rezept; ärztl. Bescheinigung der zuständigen Gesundheitsbehörde; BTM: Schengen-Formular	Narkotika und Psychopharmaka: max. Bedarf für 30 Tage	www.incb.org > Travellers > Regulations by country
Japan	Narkotika: Einfuhrgenehmigung der jap. Behörde (*s. Link/Kontakt*) Psychopharmaka: abhängig von der Menge und Darreichungsform ggf. ärztl. Bescheinigung mit Beschreibung der Krankheit, des benötigten Medikamentes sowie der benötigten Menge oder Einfuhrgenehmigung	Narkotika: dem persönlichen Bedarf angemessene Menge; Psychopharmaka: max. Bedarf für 30 Tage; verbotene Substanzen: *s. Link/Kontakt*	www.ncd.mhlw.go.jp/en/application2.html www.mhlw.go.jp/english/policy/health-medical/pharmaceuticals/01.html
Jemen	gültiges Rezept, ärztl. Bescheinigung der zuständigen Gesundheitsbehörde, Vorlage des Originalrezepts beim Zoll	Narkotika: max. Bedarf für 7 Tage; Zertifikat der Gesundheitsbehörde des Ziellandes erforderlich Psychopharmaka: max. Bedarf für 30 Tage	www.incb.org > Travellers > Regulations by country
Jungferninseln, Brit.	gültiges Rezept (in Englisch), Vorlage des Rezepts beim Zoll (falls die benötigte Menge einen Monatsbedarf überschreitet); Vorlage von Reisepass und -route; das Medikament muss per Rezept erhalten worden und mit entsprechendem Label versehen sein (inkl. Patientenname)	Narkotika und Psychopharmaka: max. Bedarf für 3 Monate verbotene Substanzen: *s. Link/Kontakt*	www.incb.org > Travellers > Regulations by country
Kanada	gültiges Rezept; Medikament in Originalverpackung mit korrektem Label mitführen, Zolldeklaration	Menge entsprechend einer Behandlungseinheit bzw. max. Bedarf 30 Tage, einzelne Substanzen für max. 90 Tage; weitere Informationen *s. Link/Kontakt*	www.incb.org > Travellers > Regulations by country
Katar	gültiges Rezept oder medizin. Report (nicht älter als 6 Monate) mit Angaben zum Patienten, zur Erkrankung, zum Medikament und zur benötigten Menge; Kopie des Reisepasses	Narkotika und psychoaktive Substanzen: max. Bedarf für 30 Tage Psychopharmaka: max. Bedarf für 2 Monate	www.moph.gov.qa/english/mediacenter/Publications/ > Guidelines of Controlled Drugs for Travellers

Land	Dokumentation mitgeführter Arzneimittel	Einschränkungen bei der Einfuhr	Link/Kontakt
Kenia	gültiges Rezept; Vorlage des Originalrezepts beim Zoll	Narkotika und Psychopharmaka: max. Bedarf für 30 Tage	www.incb.org > Travellers > Regulations by country
Kolumbien	gültiges Rezept; Vorlage des Originalrezepts beim Zoll	Narkotika und Psychopharmaka: max. Bedarf für 30 Tage	www.incb.org > Travellers > Regulations by country
Korea, Süd-	gültiges Rezept; Arztbrief mit Angaben zur Krankheit und zur notwendigen Medikation; ggf. Einfuhrgenehmigung, *s. Link/Kontakt* (Kontakt: narcotics@korea.kr)	max. Bedarf für 90 Tage Narkotika und Amphetamine dürfen nicht eingeführt werden	https://kr.usembassy.gov/services-controlled-substance/
Kroatien	gültiges Rezept; ärztl. Bescheinigung der zuständigen Gesundheitsbehörde; medizin. Dokumentation der Erkrankung (in Englisch oder Kroatisch), Bescheinigung der Gesundheitsbehörde des Ziellandes, Zolldeklaration BTM: Schengen-Formular	max. Bedarf für 30 Tage Narkotika: max. Bedarf für 5 Tage bei Substitutionstherapie max. Bedarf für 15 Tage	www.incb.org > Travellers > Regulations by country https://carina.gov.hr/featured/information-for-passengers-natural-persons/bringing-in-medicine-and-narcotics/6745
Kuba	gültiges Rezept, ärztl. Bescheinigung der zuständigen Gesundheitsbehörde, Bescheinigung der Gesundheitsbehörde des Ziellandes	Narkotika und Psychopharmaka: max. Bedarf für 30 Tage, erlaubte Höchstmengen und verbotene Substanzen: *s. Link/Kontakt*	www.incb.org > Travellers > Regulations by country
Kuwait	gültiges Rezept; Vorlage des Originalrezepts beim Zoll	Psychopharmaka: max. Bedarf für 30 Tage nur Substanzen aus Schedule 2, 3 und 4 sind erlaubt Narkotika dürfen nicht eingeführt werden	www.incb.org > Travellers > Regulations by country
Litauen	gültiges Rezept, ärztl. Bescheinigung BTM: Schengen-Formular	Narkotika und Psychopharmaka: max. Bedarf für 30 Tage; erlaubte Substanzen: *s. Link/Kontakt*	https://muitine.lrv.lt/en/for-passengers/medicine-during-a-trip
Luxemburg	gültiges Rezept (Kopie), ärztl. Bescheinigung der zuständigen Gesundheitsbehörde BTM: Schengen-Formular	keine Angabe	www.incb.org > Travellers > Regulations by country
Malaysia	gültiges Rezept; ärztl. Bescheinigung, aus der Name, Dosierung und benötigte Gesamtmenge des Medikaments sowie der Patientenname hervorgehen; Zolldeklaration	Narkotika und Psychopharmaka: max. Bedarf für 30 Tage; verbotene Substanzen: *s. Link/Kontakt*	www.incb.org > Travellers > Regulations by country
Marokko	gültiges Rezept, ärztl. Bescheinigung der zuständigen Gesundheitsbehörde, Bescheinigung der Gesundheitsbehörde des Ziellandes; schriftlicher Antrag des Reisenden, Autorisierung der Freigabe der Medikamente durch die marokkanische Gesundheitsbehörde (falls diese in Marokko nicht verkauft werden), Autorisierung des Transports der Medikamente	keine Angabe	www.incb.org > Travellers > Regulations by country
Mauritius	gültiges Rezept; ärztl. Bescheinigung, ggf. Einfuhrgenehmigung; Medikamente in Originalverpackung mitführen	Narkotika und Psychopharmaka: max. Bedarf für 30 Tage	www.mra.mu/index.php/13-customs/150-import-restrictions

Land	Dokumentation mitgeführter Arzneimittel	Einschränkungen bei der Einfuhr	Link/Kontakt
Mexiko	gültiges Rezept (übersetzt ins Spanische) oder ärztl. Bescheinigung; Zolldeklaration, ggf. Einfuhrgenehmigung	der Aufenthaltsdauer angemessene Menge verbotene Substanzen: *s. Link/Kontakt*	https://consulmex.sre.gob.mx/reinounido/index.php/es/servicios-a-extranjeros/79#8
Myanmar	gültiges Rezept, ärztl. Bescheinigung der zuständigen Gesundheitsbehörde, Vorlage des Originalrezepts beim Zoll	Narkotika und Psychopharmaka: max. Bedarf für 14 Tage verbotene Substanzen: *s. Link/Kontakt*	www.incb.org > Travellers > Regulations by country
Namibia	gültiges Rezept; ärztl. Attest der zuständigen Gesundheitsbehörde	Narkotika und Psychopharmaka: max. Bedarf für 30 Tage; Substanzen der Liste 5 dürfen nicht eingeführt werden	
Neuseeland	gültiges Rezept oder ärztl. Bescheinigung; Angaben zum Medikament in der Einreisekarte für Neuseeland; Medikamente in Originalverpackung mitführen	Narkotika und Psychopharmaka: max. Bedarf für 30 Tage	www.medsafe.govt.nz/Consumers/MIET/ImportMedicines.asps
Niederlande	gültiges Rezept, ärztl. Bescheinigung der zuständigen Gesundheitsbehörde; BTM: Schengen-Formular	Narkotika und Psychopharmaka: max. Bedarf für 30 Tage	www.incb.org > Travellers > Regulations by country
Norwegen	gültiges Rezept oder ärztl. Bescheinigung über die Notwendigkeit der Einnahme, aus der der Name des Patienten hervorgeht, Vorlage des Rezepts beim Zoll BTM: Schengen-Formular	Narkotika und Psychopharmaka: max. Bedarf für 30 Tage	www.dmp.no/en/ > Manufacturing, import and retailing of medicines > Importing medicines for personal use > Bringing medicines into Norway by travel
Österreich	ärztl. Bescheinigung; gültiges Rezept; BTM: Schengen-Formular	max. Bedarf für 30 Tage; Mengenbeschränkungen und verbotene Substanzen: *s. Link/Kontakt*	www.sozialministerium.at > Themen > Gesundheit > Reiseinformation > Reisen nach Österreich > Mitnahme von Medikamenten nach Österreich
Panama	gültiges Rezept, ärztl. Bescheinigung der zuständigen Gesundheitsbehörde, Epikrise ausgestellt vom behandelnden Arzt (nicht älter als 3 Monate)	*s. Link/Kontakt*	www.incb.org > Travellers > Regulations by country
Peru	gültiges Rezept, ärztl. Bescheinigung der zuständigen Gesundheitsbehörde, Vorlage des Originalrezepts beim Zoll	Narkotika: max. Bedarf für 5 Tage Psychopharmaka: Bedarf entsprechend dem Rezept verbotene Substanzen: *s. Link/Kontakt*	www.incb.org > Travellers > Regulations by country
Philippinen	gültiges Rezept mit Angaben zum Medikament (Name, Dosierung, Applikation), ärztl. Bericht über die Erkrankung des Patienten, Zolldeklaration; bei Bedarf für mehr als 30 Tage: Bescheinigungen der Gesundheitsbehörde im Heimatland sowie der PDEA (Philippine Drug Enforcement Agency, Kontakt: ca@pdea.gov.ph)	dem persönlichen Bedarf entsprechende Menge	www.incb.org > Travellers > Regulations by country
Polen	Bescheinigung der Behörde im Zielland *(s. Link/Kontakt)*; BTM: Schengen-Formular	Narkotika und Psychopharmaka: max. Bedarf für 30 Tage	www.incb.org > Travellers > Regulations by country

Land	Dokumentation mitgeführter Arzneimittel	Einschränkungen bei der Einfuhr	Link/Kontakt
Russland	gültiges Rezept, ärztl. Bescheinigung der zuständigen Gesundheitsbehörde, Bescheinigung der Gesundheitsbehörde des Ziellandes, Vorlage des Originalrezepts beim Zoll; Ausfuhrbescheinigung für Psychopharmaka und Narkotika ausgestellt von der zuständigen Behörde des Wohnsitzlandes; Einfuhrbescheinigung der zuständigen Behörde des Ziellandes Dokumente müssen ins Russische übersetzt sein	verbotene Substanzen: *s. Link/Kontakt*	www.incb.org > Travellers > Regulations by country
Saudi-Arabien	gültiges Rezept, medizin. Report (nicht älter als 6 Monate), Zolldeklaration, es wird empfohlen, vor der Einreise eine Genehmigung zu beantragen unter https://cds.sfda.gov.sa/	die im Rezept bzw. medizin. Report aufgeführte Menge; max. Bedarf für 30 Tage	www.incb.org > Traveller > Regulations by country
Schweden	gültiges Rezept; ärztl. Bescheinigung über die medizin. Notwendigkeit und den persönlichen Bedarf der mitgeführten Medikamente; BTM: Schengen-Formular	Narkotika und Psychopharmaka: max. Bedarf für 30 Tage; spezielle Erlaubnis für Narkotika in Liste I der Medical Products Agency erforderlich	www.incb.org > Travellers > Regulations by country www.lakemedelsverket.se/en/treatment-and-prescription/buy-use-and-handle-medicines/travelling-with-medicines
Singapur	gültiges Rezept; ärztl. Bescheinigung; bei kontrollierten und/oder psychotropen Substanzen Genehmigung der Health Sciences Authority mind. 14 Tage vor Abreise einholen, *s. Link/Kontakt*	Narkotika und Psychopharmaka: max. Bedarf für 3 Monate; Einfuhrverbote: *s. Link/Kontakt*	www.hsa.gov.sg/personal-medication
Spanien	die Einfuhr kontrollierter Substanzen muss vorab von der spanischen Agentur für Arzneimittel genehmigt werden (estupefacientes@aemps.es oder über die spanische Botschaft); BTM: Schengen-Formular	Narkotika und Psychopharmaka: max. Bedarf für 30 Tage	www.incb.org > Travellers > Regulations by country
Sri Lanka	gültiges Rezept; ärztl. Bescheinigung	max. Bedarf für 90 Tage; i.m. oder i.v. zu applizierende Medikamente sowie Substanzen in Schedule III dürfen nicht eingeführt werden	https://nmra.gov.lk > Medicines > Bringing Personal Medicines into Sri Lanka
St. Lucia	gültiges Rezept, ärztl. Bescheinigung der zuständigen Gesundheitsbehörde, Bescheinigung der Gesundheitsbehörde des Ziellandes, Vorlage des Originalrezepts beim Zoll	Narkotika und Psychopharmaka: Der Aufenthaltsdauer angemessene Menge; max. Bedarf für 30 Tage	www.incb.org > Travellers > Regulations by country
Südafrika	gültiges Rezept, ärztl. Bescheinigung der zuständigen Gesundheitsbehörde, Bescheinigung der Gesundheitsbehörde des Ziellandes, Vorlage des Originalrezepts beim Zoll, Kopie des Reisepasses und des Reiseplans	max. Bedarf für 30 Tage	www.incb.org > Travellers > Regulations by country
Tansania	gültiges Rezept, Vorlage des Originalrezepts beim Zoll	Narkotika und Psychopharmaka: max. Bedarf für 30 Tage	www.incb.org > Travellers > Regulations by country

Land	Dokumentation mitgeführter Arzneimittel	Einschränkungen bei der Einfuhr	Link/Kontakt
Thailand	gültiges Rezept; ärztl. Bescheinigung der zuständigen Gesundheitsbehörde; bei Narkotika zusätzlich Einfuhrerlaubnis der FDA Thailand (mind. 15 Tage vorab zu beantragen, *s. Link/Kontakt*) und Zolldeklaration	Narkotika: max. Bedarf für 90 Tage, Substanzen der Kategorien 1, 4 und 5 sind verboten; Psychopharmaka: max. Bedarf für 30 Tage (bis zu 90 Tage mit entsprechender Erlaubnis der FDA Thailand, *s. Link/Kontakt*), Substanzen der Kategorie 1 sind verboten	https://permitfortraveler.fda.moph.go.th/nct_permit_main/ > Guidance for Travellers Carrying Narcotics into Thailand www.incb.org > Travellers > Regulations by country
Tunesien	vor der Reise müssen ein gültiges Rezept sowie eine ärztl. Bescheinigung über die Aufenthaltsdauer bei der tunesischen Botschaft eingereicht werden	Narkotika: max. Bedarf für 28 Tage für oral eingenommene Substanzen; max. Bedarf für 14 Tage für intravenös eingenommene Substanzen Psychopharmaka: max. Bedarf für 90 Tage	www.incb.org > Travellers > Regulations by country
Ukraine	gültiges Rezept, Zolldeklaration, Reisepass; bei Medikamenten, die in der Ukraine registriert sind: Qualitätszertifikat des Herstellers	Narkotika: nicht mehr als 10 Ampullen Psychopharmaka: nicht mehr als 10 Ampullen oder 50 Tabletten	www.incb.org > Travellers > Regulations by country
Ungarn	gültiges Rezept, ärztl. Bescheinigung oder Bescheinigung der zuständigen Gesundheitsbehörde (abhängig von der Reisedauer, *s. Link/Kontakt*); Zolldeklaration; BTM: Schengen-Formular	Narkotika und Psychopharmaka: max. Bedarf für 90 Tage verbotene Substanzen: *s. Link/Kontakt*	www.incb.org > Travellers > Regulations by country https://ogyei.gov.hu/travelling_with_medicine
USA	gültiges Rezept, ärztl. Bescheinigung, Medikamente in Originalverpackung mitführen, Zolldeklaration	dem persönlichen Bedarf entsprechende Menge max. Bedarf für 90 Tage	https://www.help.cbp.gov/s/article/Article-1444?language=en_US
Usbekistan	Originalrezept; Bescheinigung des behandelnden Arztes über das Vorliegen der Krankheit, die Notwendigkeit des Gebrauchs der namentlich genannten Substanzen und deren Dosierung	Narkotika: max. Bedarf für 7 Tage Psychopharmaka: max. Bedarf für 15 Tage verbotene Substanzen: *s. Link/Kontakt*	www.incb.org > Travellers > Regulations by country
Vereinigte Arabische Emirate	gültiges Rezept oder gültiger medizin. Report, ärztl. Bescheinigung der zuständigen Gesundheitsbehörde; Zolldeklaration; für Narkotika und kontrollierte Substanzen kann vorab eine Genehmigung vom Gesundheitsministerium der VAE eingeholt werden, *s. Link/Kontakt*	Narkotika und Psychopharmaka: max. Bedarf für 90 Tage	www.incb.org > Travellers > Regulations by country) https://mohap.gov.ae/en/services/issue-of-permit-to-import-medicines-for-personal-use
Weißrussland	gültiges Rezept, ärztl. Bescheinigung der zuständigen Gesundheitsbehörde, Bescheinigung der Gesundheitsbehörde des Ziellandes, Zolldeklaration; alle Dokumente müssen ins Russische oder Weißrussische übersetzt sein	Narkotika: max. Bedarf für 7 Tage; Psychopharmaka: max. 90 Einzeldosen; verbotene Substanzen: *s. Link/Kontakt*	www.incb.org > Travellers > Regulations by country
Zypern	gültiges Rezept; ärztl. Bescheinigung der zuständigen Gesundheitsbehörde, Genehmigung des zypriotischen Gesundheitsministeriums / Pharmaceutical Services; BTM: Schengen-Formular	Narkotika und Psychopharmaka: max. Bedarf für 30 Tage	www.incb.org > Travellers > Regulations by country

Medikamente auf Reisen

Generic Names von Medikamenten nach Indikationsbereichen

Generic Names von Medikamenten für sonstige Indikationsbereiche

Deutschland	England	Frankreich	Italien	Spanien	USA / Kanada
Acetylsalicylsäure	Aspirin	Acide acétylsalicylique	Acido acetylsalicylico	Acido acetylsalicylico	Aspirin
Butylscopolamin	Hyoscine butylbromide	Hyoscine butylbromide	Hyoscina butylbromida	Hyoscina butylbromida	(Scopolamine) / Hyoscine butylbromide
Clemastin	Clematine	Clémastine	Clemastina	Clemastina	Clemastine
Dexamethason	Dexamethasone	Dexaméthasone	Dexametasona	Dexametasona	Dexamethasone
Dimeticon	Dimethicone	Diméticone	Dimeticona	Dimeticona	Dimethicone
Dimetinden	Dimethindene	Dimétindène	Dimetindeno	Dimetindeno	Dimethindene
Fenoterol	Fenoterol	Fénotérol	Fenoterol	Fenoterol	Fenoterol
Flumazenil	Flumazenil	Flumazénil	Flumazenilo	Flumazenilo	Flumazenil
Furosemid	Furosemide / Frusemide	Furosémide	Furosemida	Furosemida	Furosemide / Frusemide
Glucose 40 %	Dextrose	Dextrose	Dextrosa	Dextrosa	Dextrose
Heparin Natrium	Heparin sodium	Héparine sodique	Heparina sodica	Heparina sodica	Heparin sodium
Insulin	Insuline	Insuline	Insulina	Insulina	Insulin
Methylprednisolon	Methylprednisolone	Méthylprednisolone	Metilprednisolona	Metilprednisolona	Methylprednisolone
Metoclopramid	Metoclopramide	Métoclopramide	Metoclopramida	Metoclopramida	Metoclopramide
Neostygmin	Neostigmine	Néostigmine	Neostigmina	Neostigmina	Neostigmine
Physostigmin	Physostigmine	Esérine	Fisostigmina	Fisostigmina	Physostigmine
Prednisolon	Prednisolone	Prédnisolone	Prednisolona	Prednisolona	Prednisolone
Ranitidin	Ranitidine	Ranitidine	Ranitidina	Ranitidina	Ranitidine
Theophyllin	Theophylline	Théophylline	Teofilina	Teofilina	Theophylline
Urapidil	Urapidil	Urapidil	Urapidil	Urapidil	Urapidil

Generic Names von Medikamenten für den Indikationsbereich „Herz-Kreislauf“

Deutschland	England	Frankreich	Italien	Spanien	USA / Kanada
Adenosin	Adenosine	Adenosine	Adenosine	Adenosine	Adenosine
Adrenalin	Epinephrine	Epinéphrine	Adrenalina	Adrenalina	Epinephrine
Ajmalin	Ajmaline	Ajmaline	Ajmalina	Ajmalina	Ajmaline
Alteplase	Alteplase	Alteplase	Alteplase	Alteplase	Alteplase
Amiodarone	Amiodarone	Amiodarone	Amiodarona	Amiodarona	Amiodarone
Atropin	Atropine	Atropine	Atropina	Atropina	Atropine
Cafedrin	Cafedrine	Cafédrine	Cafedrina	Cafedrina	Cafedrine
Clonidin	Clonidine	Clonidine	Clonidina	Clonidina	Clonidine
Dextran	Dextran	Dextran	Dextran	Dextran	Dextran
Digoxin	Digoxin	Digoxine	Digoxina	Digoxina	Digoxin
Dihydralazin	Dihydralazine	Dihydralazine	Dihydralazina	Dihydralazina	Dihydralazine
Dobutamin	Dobutamine	Dobutamine	Dobutamina	Dobutamina	Dobutamine
Dopamin	Dopamine	Dopamine	Dopamina	Dopamina	Dopamine
Etilefrin	Etilefrine	Etiléfrine	Etilefrina	Etilefrina	(Ethylefrine)
Hydroxyethyl-Stärke (HES)	Hetastarch	Hydroxyéthyl-amidon	-	-	Hetastarch
Lidocain	Lidocaine	Lidocaïne	Lidocaina	Lidocaina	Lidocaine
Metoprolol	Metoprolol	Metoprolol	Metoprolol	Metoprolol	Metoprolol
Nifedipin	Nifedipine	Nifédipine	Nifedipino	Nifedipino	Nifedipine
Glyceroltrinitrat	Glyceryl trinitrate	Trinitrine	Nitroglicerina	Nitroglicerina	Nitroglycerine / Glyceryl trinitrate
Noradrenalin	Norepinephrine	Norépinephrine	Norepinefrina	Norepinefrina	Norepinephrine
Orciprenalin	Orciprenaline	Orciprénaline	Orciprenalina	Orciprenalina	Orciprenaline
Pindolol	Pindolol	Pindolol	Pindolol	Pindolol	Pindolol
Polygelin	Polygeline	Polygéline	Poligelina	Poligelina	Polygeline
Theodrenalin	Theodrenaline	Theodrénaline	Teodrenalina	Teodrenalina	Theodrenaline
Verapamil	Verapamil	Verapamil	Verapamil	Verapamil	Verapamil

Generic Names von Medikamenten für den Indikationsbereich „Schmerz – Narkose – Psychopharmaka“

Deutschland	England	Frankreich	Italien	Spanien	USA / Kanada
Alcuroniumchlorid	Alcuronium chloride	Chlorure d'alcuronium	Cloruro de alcuronio	Cloruro de alcuronio	Alcuronium chloride
Buprenorphin	Buprenorphine	Buprénorphine	Buprenorfina	Buprenorfina	Buprenorphine
Clonazepam	Clonazepam	Clonazépam	Clonazepam	Clonazepam	Clonazepam
Diazepam	Diazepam	Diazépam	Diazepam	Diazepam	Diazepam
Etomidat	Etomidate	Etomidate	Etomidato	Etomidato	Etomidate
Fentanyl	Fentanyl	Fentanyl	Fentanilo	Fentanilo	Fentanyl
Haloperidol	Haloperidol	Halopéridol	Haloperidol	Haloperidol	Haloperidol
Ketamin	Ketamine	Kétamine	Ketamina	Ketamina	Ketamine
Metamizol	Metamizol / Dipyrone	Métamizole	Metamizol	Metamizol	Metamizol / Dipyrone
Midazolam	Midazolam	Midazolam	Midazolam	Midazolam	Midazolam
Morphin	Morphine	Morphine	Morfina	Morfina	Morphine
Naloxon	Naloxone	Naloxone	Naloxona	Naloxona	Naloxone
Pancuronium	Pancuronium	Pancuronium	Pancuronio	Pancuronio	Pancuronium
Pentazocin	Pentazocine	Pentazocine	Pentazocina	Pentazocina	Pentazocine
Pethidin	Pethidine	Péthidine	Petidina	Petidina	Pethidine / Merperidine
Piritramid	Piritramide	Piritramide	Piritramida	Piritramida	Piritramide
Promethazin	Promethazine	Prométhazine	Prometazina	Prometazina	Promethazine
Suxamethonium/ Succinylcholin	Suxamethonium / Succinylcholine	Suxaméthonium	Suxametonio	Suxametonio	Suxamethonium / Succinylcholine
Thiopental	Thiopental	Thiopental	Thiopental	Thiopental	Thiopental
Tramadol	Tramadol	Tramadol	Tramadol	Tramadol	Tramadol
Vecuronium	Vecuronium	Vécuronium	Vecuronio	Vecuronio	Vecuronium

Medikamente unter extremen klimatischen Bedingungen

Medikamente werden für die Anwendung und Lagerung im Temperaturbereich zwischen 8 °C und 25 °C hergestellt (Ausnahmen: kühlpflichtige Substanzen). Nach Ablauf der angegebenen Haltbarkeit darf der Wirkstoffverlust bei diesen Lagerungsbedingungen nicht mehr als 5 % betragen. Auf Reisen sind sie jedoch oft Temperaturen weit unter dem Gefrierpunkt oder großer Hitze ausgesetzt, und manchmal müssen sie auf alternativen Applikationswegen verabreicht werden. Über all' diese Aspekte ist bislang wenig publiziert. Grundsätzlich muss jedoch davon ausgegangen werden, dass unter reise- und notfallmedizinischen Bedingungen der Wirkstoffverlust größer sein wird als die maximal tolerierten 5 %.

Die im folgenden zusammengetragenen Informationen konzentrieren sich auf die **notfallmedizinisch relevanten Substanzen**. Dabei wird unter Hitzebelastung eine befristete Exposition (Stunden) von etwa 60 °C und unter Kältebelastung das Einfrieren des Kapsel- oder Ampulleninhaltes, unabhängig davon, bei welcher Temperatur der jeweilige Gefrierpunkt liegt, verstanden. Grundsätzlich sollten alle Ampullen, deren Inhaltsstoff in den folgenden Tabellen als temperatursensitiv gekennzeichnet ist, in der Reisenotfallapotheke mindestens 1 × pro Saison ersetzt werden, auch wenn die Hitzebelastung nicht extrem bzw. der Wirkstoff nicht eingefroren war.

Da die Substanzen in den verschiedenen Ländern abweichende Namen haben, sind die Generic Names der wichtigsten Länder in vergleichenden Tabellen aufgeführt.

Wenn eine **Ampulle gefroren** war, muss sie kritisch auf Haarrisse überprüft werden. Hierdurch könnte eine Kontamination oder Oxidation des Inhaltes erfolgt sein! Da Haarrisse nicht immer mit bloßem Auge sichtbar sind, sollten gefrorene Ampullen grundsätzlich sobald wie möglich ersetzt werden. Gefrorene Ampullen sollten vorsichtig erwärmt werden. Danach sollte der Inhalt klar sein und die Farbe wie gewohnt. Medikamente, die Proteine enthalten (Insulin, Glukagon etc.) sowie alle Emulsionen werden durch Einfrieren zerstört. Kapseln (Nifedipin, Nitroglyzerin) sind in gefrorenem Zustand extrem brüchig. Lyophilisate sind dagegen extrem temperaturstabil, sofern sie nicht bereits aufgelöst wurden.

Isolierende Medikamententaschen haben nur einen sehr begrenzten Effekt und eignen sich nur für den Schutz vor hohen bzw. niedrigen Temperaturen im Rettungsdienst, nicht bei den langen Expositionszeiten auf Reisen!

Über **alternative Applikationswege** liegen nur sehr beschränkte Erfahrungen vor. Wenn Ampulleninhalte via Orotrachealtubus appliziert werden, sollten sie mit 5–10 ml NaCl 0,9 % verdünnt oder mit dieser Flüssigkeitsmenge „nachgespült“ werden. Danach sollte für einige Minuten eine leichte Hyperventilation durchgeführt werden. In den meisten Fällen wird der Wirkungseintritt im Vergleich zur i. v.-Gabe leicht verzögert sein und sowohl Dosis als auch Wirkdauer sind schwerer abzuschätzen.

Metallorganische **Desinfektionsmittel** werden durch Einfrieren zerstört, während alkoholische Mischungen unter allen Bedingungen problemlos eingesetzt werden können.

Sprays und **Pulverapplikatoren** funktionieren auch bei vermindertem Außendruck (Höhenaufenthalt) zuverlässig. Sprays sind extrem kälteresistent, sollten aber nie über +50 °C erhitzt werden (Explosionsgefahr!). Neuere Treibmittel gewährleisten die Funktionalität auch bei niedrigen Umgebungstemperaturen. Pulverinhalatorsysteme müssen in feuchtem Klima oder bei Regenwetter auf Reisen besonders geschützt werden, da der Wirkstoff sonst verklumpt.

Suppositorien sind kaum sinnvoll auf Reisen einzusetzen, wenn Zimmertemperatur nicht gewährleistet werden kann: Bei warmen Umgebungstemperaturen sind sie zur Applikation zu weich und bei Kälte spröde und glashart!

Medikamente für den Indikationsbereich „Herz-Kreislauf“

-- keine Informationen verfügbar

Substanz	Wirksam nach Hitzebelastung	Wirksam nach Einfrieren	Wirksam bei sublingualer Applikation	Wirksam bei Applikation über Oropharyngealtubus
Adenosin	(Ja)[1]	(Ja)[2]	--	--
Adrenalin	Ja[3, 4]	Ja[5]	Nein	Ja[6, 7]
Ajmalin	(Ja)[8]	--	Nein	Nein
Alteplase	(Ja)[9]	Nein	Nein	Nein
Amiodaron	--	Ja	--	--
Atropin	Ja	Ja	Ja	Ja[10]
Clonidin	Nein	Ja	Ja	Ja[11]
Dextran	--	--	Nein	Nein
Digitoxin	--	--	--	--
Dobutamin	Ja[12]	Ja[13]	--	--
Dopamin	(Ja)[14]	--	--	--
Etilefrin	--	--	--	--
Hydroxyethylstärke (HAES)	Ja	Ja	Nein	Nein
Lactat-Infusion	Ja	Ja	--	--
Lidocain	Ja	Ja	Nein	Ja[15,16]
Methyldigoxin	--	--	--	--
Metoprolol	Ja	Ja	--	--
Nifedipin Kps.	(Ja)[17]	Ja	Nein	Nein[18]
Nitroglycerin-Kps.	(Ja)[19, 20, 21]	Ja[22]	Nein	--
Orciprenalin	Ja	--	--	--
Pindolol	Ja	--	--	--
Polygelin	Ja[23]	Ja[24]	Nein	Nein
Theodrenalin	--	--	--	--
Verapamil	Ja	Ja	Ja[25]	--

1 Bei +40 °C gelagert wurde nach 1 Jahr kein signifikanter Wirkstoffverlust festgestellt. Über höhere Temperaturen liegen keine Informationen vor, jedoch kann davon ausgegangen werden, dass die kurzfristige Exposition gegenüber +60 °C keine relevanten Einflüsse hat. Unabhängig davon sollten die Ampullen nach Hitzebelastung sobald wie möglich ersetzt werden.

2 Begrenzte Datenlage! Kristalline Niederschläge in sehr kalten Ampullen lösen sich beim Wiedererwärmen wieder auf.

3 Eine leichte Trübung zeigt Zersetzung des Medikamentes an. Ampulle verwerfen!

4 Adrenalin ist nicht völlig hitzestabil, jedoch sind die Verluste unter reisemedizinischen Bedingungen irrelevant. Unabhängig davon sollten die Ampullen 1 × pro Jahr ersetzt werden.

5 Geringe Trübung des Ampulleninhaltes ist ein Hinweis auf Zersetzung. Ampulle ersetzen!

6 „Depoteffekt“! Wirkungsverlängerung um etwa das 4-fache.

7 3–5 × höhere Dosierung nötig (maximal 2–3 mg).

8 Mäßig temperaturempfindlich, daher kürzere Haltbarkeit. Austausch der Ampulle spätestens dann, wenn die Flüssigkeit sich leicht gelblich verfärbt hat, mindestens jedoch 1 × pro Jahr.

9 Mäßig wärmeempfindlich, kann nach einigen Stunden bei +40 °C noch verwendet werden. Oberhalb von 40 °C aggregiert die Substanz mit der Folge einer erheblichen Wirkungseinbuße.

10 „Depoteffekt“! Wirkungsverlängerung um etwa das 4-fache. Keine Dosisempfehlung in der Literatur. Von Standarddosis (i.v.) ausgehen, ggf. nach klinischem Effekt weiter „titrieren“.

11 Keine Daten vorhanden, aber wegen der pharmakokinetischen Eigenschaften kann davon ausgegangen werden, dass eine ausreichende Resorption stattfindet.

12 Als Lyophilisat hohe Temperaturstabilität. Keine Daten vorhanden, wenn die Substanz aufgelöst wurde. Bei +70 °C über 6 Monate wurde keine Zersetzung festgestellt.

13 Als Lyophilisat hohe Temperaturstabilität. Keine Daten vorhanden, wenn die Substanz aufgelöst wurde.

14 Bei 45 °C wurde über 6 Monate kein signifikante Wirkungseinbuße beobachtet, daher sollte es auch keine Probleme bei kurzfristig etwas höherer Exposition geben.

15 Erwachsene: 3-fache Dosis nötig, bei Kindern bis zur 10-fachen Dosis.

16 „Depoteffekt“! Wirkungsverlängerung um etwa das 2-fache.

17 Oberhalb von 30 °C beginnt eine mit der Temperatur steigende Zersetzung. Daher sollte das Medikament mindestens 1 × pro Saison ersetzt werden. Ab 35–38 °C schmelzen die Kapseln.

18 Trotz Resorption nur theoretisch möglich, wegen extremer Lichtempfindlichkeit, minimaler Wasserlöslichkeit und hoher Affinität zum Tubusmaterial, was die Dosierung praktisch unmöglich macht.

19 Der Wirkstoff verdampft aus der Kapsel bereits bei kurzer Wärmebelastung >40 °C! Daher nach jeder Hitzebelastung ersetzen!

20 Dunkel lagern, deutlich UV-empfindlich!

21 Nitro-Spray: Nach längerer Lagerung bei 40 °C bilden sich kleine Tropfen in der Lösung. In diesem Fall sollte das Fläschchen ersetzt werden.

22 Nitro-Spray: Unter −10 °C bilden sich kleine Tröpfchen am Flaschenboden. Sie lösen sich bei Wiedererwärmen wieder auf. Das Medikament kann dann in gewohnter Form verwendet werden.

23 Auf 3 Jahre verkürzte Haltbarkeit (anstatt 5 Jahre)!

24 Polygelin gefriert schon bei einigen Grad über dem Gefrierpunkt (ca. +2 bis +4 °C). Nach Erwärmen kann es normal verwendet werden. Venüle warm halten, hier gefriert die Flüssigkeit zuerst und führt dann zum schnellen Gefrieren im gesamten Infusionsschlauch!

25 Dosis: 40–80 (–120) mg; Blutdruckabfall möglich!

Medikamente für den Indikationsbereich „Schmerz – Narkose – Psychopharmaka“

-- keine Informationen verfügbar

Substanz	Wirksam nach Hitzebelastung	Wirksam nach Einfrieren	Wirksam bei sublingualer Applikation	Wirksam bei Applikation über Oropharyngealtubus
Alcuronium	(Ja)[26]	--	Nein	Nein
Buprenorphin	--	--	Ja[27]	--
Clonazepam	--	Ja	--	--
Diazepam	Ja	Ja[28]	(Nein)[29]	(Ja)[30]
Dihydrobenzperidol	Ja[31]	--	--	--
Etomidate	--	--[32]	--	--
Fentanyl	Ja[33]	(Ja)[34]	Nein[35]	Nein[36]
Haloperidol	Ja	--	--	--
Ketamin	Ja	Ja	(Nein)[37, 38]	(Nein)[39]
Metamizol	Ja	Ja	(Nein)[40]	Ja
Midazolam	(Ja)[41]	Ja	Ja[42]	--
Morphin	Ja	--	(Nein)[43]	--
Naloxon	Ja	Ja	Ja[44]	Ja[45]
Pankuronium	(Ja)[46]	Nein	Nein	Nein
Pentazocin	--	--	--	--
Piritramid	Nein	Nein	--	--
Promethazin	Ja	Ja	--	--
Suxamethonium	(Ja)[47]	Ja	Nein	Nein
Thiopental	Ja	Ja	Nein	Nein
Tramadol	Ja	Ja	(Ja)[48]	(Ja)[49]
Vencuronium	Ja	Ja	Nein	Nein

26 Mäßige Temperatursensitivität, ggf. nach klinischem Effekt dosieren.

27 0,4 mg oral wirken ähnlich wie 10 mg Morphium i. m., aber ohne atemdepressiven Effekt und ohne den Hypoxic Ventilatory Drive zu beeinträchtigen. Das könnte ein besonderer Vorteil u. a. bei Notfällen in großer Höhe sein.

28 Gilt nicht für Diazepam-Emulsionen! Diese werden durch Einfrieren zerstört. Leider ist dies mit bloßem Auge oft nicht zu erkennen. Bei Applikation ehemals gefrorener Diazepam-Emulsion besteht die Gefahr der Lungenembolie (Fettembolie)!

29 Trinken des Ampulleninhaltes ist möglich.

30 Der Wirkstoff wird zwar resorbiert, die Indikation sollte jedoch extrem strikt gestellt werden, weil die Äthyl-Glykol-Galenik histopathologische Veränderungen des Bronchialepithels verursachen kann.

31 Bei Lagerung bei 40 °C ist der Wirkstoff 18 Monate haltbar, bei 60 °C für einen Monat. Wenn die Lösung gelblich verfärbt ist, sollten die Ampullen 1 × pro Saison ersetzt werden.

32 Es gibt Hinweise darauf, dass das Medikament durch Einfrieren zerstört wird.

33 Nicht absolut stabil, daher 1 × pro Jahr ersetzen.

34 Unvollständige Datenlage! Bis +4 °C keine Zersetzung.

35 Sublinguale oder orale Gabe des Ampulleninhaltes theoretisch möglich, Dosierung aber nicht steuerbar!

36 Tracheale Gabe des Ampulleninhaltes theoretisch möglich, Dosierung aber nicht steuerbar!

37 Sublinguale Gabe nicht möglich, jedoch orale. Trotz einer im Vergleich zur i.v.-Gabe auf 16 % reduzierten Bioverfügbarkeit tritt ein vergleichbarer analgetischer Effekt ein, da die Substanz im First-Pass-Effekt in den aktiven Metaboliten Nor-Ketamin umgewandelt wird.

38 Bei oraler Gabe sollte der Ampulleninhalt wegen seines sehr unangenehmen Geschmacks zusammen mit einem intensiv schmeckenden Fruchtsaft verabreicht werden.

39 Orale Gabe jedoch möglich, s. o.!

40 Orale und rektale Gabe des Ampulleninhaltes ist – bei im Vergleich zur i.v.-Gabe leicht verzögertem Wirkungseintritt – uneingeschränkt wirksam.

41 Bei +30 °C wurde kein signifikanter Verlust über 3 Jahre festgestellt. Damit dürfte die Substanz – auch wenn darüber keine Daten vorliegen – bei den angenommenen reisemedizinischen Bedingungen (s. o.) unproblematisch zu verwenden sein.

42 Nasale Gabe ebenfalls möglich (Vorteil bei Kindern!) Die Bioverfügbarkeit liegt bei 50 %, der Effekt setzt umgehend ein. Bei 95 % der Patienten wird innerhalb von 5–10 Minuten ein guter sedativer Effekt bei einer Gabe von 0,2 mg/kg KG erreicht. Manchmal berichten die Patienten über ein intranasales Brennen. Dosierungsempfehlungen: Kinder 0,2–0,4 mg/kg, Erwachsene 0,1–0,2 mg/kg.

43 Orale Gabe des Ampulleninhaltes ist möglich. Konkrete Dosisempfehlungen sind der Literatur nicht zu entnehmen. Offensichtlich wird zumeist analog zur i.v.-Gabe dosiert. Mit im Vergleich zur i.v.-Gabe langsamerem Wirkungseintritt muss gerechnet werden.

44 Orale Gabe des Ampulleninhaltes ebenfalls möglich. Die Dosierung sublingualer oder oraler Gabe entspricht der der i.v.-Gabe.

45 Dosis wie bei i.v.-Gabe. Im Gegensatz zu Adrenalin, Atropin und Lidocain tritt hier kein „Depoteffekt“ ein.

46 Relativ temperaturempfindlich! In warmer Umgebung mindestens alle 3 Monate austauschen.

47 Es tritt eine temperaturabhängige Desintegration ein, wobei sich aber keinerlei toxische Produkte bilden. Die Dosierung sollte anhand des klinischen Effektes erfolgen. Die Ampullen sollten 1 × pro Saison oder nach starker Hitzebelastung ersetzt werden.

48 Begrenzte Datenlage! Der Ampulleninhalt kann auch getrunken werden. Aufgrund des sehr unangenehmen Geschmacks sollte dies zusammen mit einem intensiv schmeckendem Fruchtsaft gemacht werden.

49 Begrenzte Datenlage! Siehe auch Hinweis unter „sublinguale Gabe“.

Sonstige Medikamente

-- keine Informationen verfügbar

Substanz	Wirksam nach Hitzebelastung	Wirksam nach Einfrieren	Wirksam bei sublingualer Applikation	Wirksam bei Applikation über Oropharyngealtubus
Acetylsalicylsäure (ASS)	Ja[50]	Ja	(Nein)[51]	Nein[52]
Butylscopolamin	Ja	Ja	Ja[53]	Ja
Clemastin	(Ja)[54]	(Ja)[55]	--	--
Dexamethason	(Ja)[56]	Ja	Ja	--
Dimeticon (Polydimethylsiloxan)	Ja	--	Nein	Nein
Fenoterol-Spray	Ja	Ja	Nein	Ja[57, 58]
Flumazenil	--	Ja	--	--
Furosemid	Ja	(Nein)[59]	--	Ja
Glukose 40 %	Ja	Ja	(Ja)[60]	(Ja)
Heparin	Ja	Nein	Nein	Nein
Insulin	(Ja)[61]	Nein	Nein	Nein
Methylprednisolon	Ja	Ja[62]	Ja[63]	--
Metoclopramid	Ja[64]	Ja	(Ja)[65]	--
Physostigmin	--	Nein	Nein	Nein
Prednisolon	Ja	Ja	Ja[66]	--
Prostigmin	Ja	(Ja)[67]	Nein	Nein
Ranitidin	(Ja)[68]	Ja	Nein	Nein
Theophyllin	Ja[69]	--	(Nein)[70]	Nein
Urapidil	Ja[71, 72]	Ja	(Ja)[73]	(Ja)[74]

[50] Bei hohen Temperaturen zunehmende Freisetzung freier Salicylsäure. Langzeitstabilität bei +30 °C, somit ist unproblematischer Einsatz unter reisemedizinischen Bedingungen (s. o.) anzunehmen.

[51] Orale Applikation der Ampulle ist möglich.

[52] Cave: Schwerste Schäden der Bronchial- und Alveolarepithelien!

[53] Verminderte Wirksamkeit, daher höhere Dosierung nötig! Langsamerer Wirkungseintritt.

[54] Begrenzte Datenlage!

[55] Begrenzte Datenlage! Nach Einfrieren sollten die Ampullen nicht mehr verwendet werden, falls Kristalle in der Lösung sichtbar sind.

[56] Nicht vollständig stabil, daher 1× pro Saison ersetzen!

[57] Die Applikation muss mittels Konnektor erfolgen (z. B. Tube Inhaler, VBM Medizintechnik, D-72172 Sulz a. N.).

[58] Erwachsene: 3-fache Dosis, Kinder bis zu 10-fache Dosis nötig.

[59] Bedingte Kälteresistenz: Solange die Substanz nicht gefroren ist, kann sie nach Erwärmen wieder verwendet werden. Beim Frieren bilden sich nadelförmige Kristalle, die sich beim Erwärmen nicht wieder auflösen.

[60] Der Ampulleninhalt kann auch getrunken werden.

[61] Die Haltbarkeitsdauer wird verkürzt. Unterwegs nach Hitzebelastung unter intensiver Blutzucker-Selbstkontrolle weiter benutzen, bald möglichst nach Hitzebelastung austauschen.

[62] Keine Daten, aber während des Produktionsprozesses wird der zukünftige Ampulleninhalt bei −40 °C eingefroren, ohne dass es zu Wirkstoffverlusten käme.

[63] Trinken des Ampulleninaltes ist möglich.

[64] Dunkel lagern! Deutliche UV-Empfindlichkeit!

[65] Begrenzte Datengrundlage!

[66] Erwachsene: 3-fache Dosis, bei Kindern bis zu 10-fache Dosis nötig!

[67] Begrenzte Datengrundlage!

[68] Begrenzte Datengrundlage!

[69] Dunkel lagern, hohe UV-Empfindlichkeit!

[70] Trinken des Ampulleninhaltes ist möglich, Verdünnung mit Wasser oder Saft ist dann empfehlenswert.

[71] Nicht vollständig stabil, daher 1× pro Saison ersetzen!

[72] Falls der Inhalt gelblich oder pink ist, sollte die Ampulle nicht mehr verwendet werden.

[73] Begrenzte Datengrundlage!

[74] Begrenzte Datengrundlage!

Medikamenten-Einnahme bei Zeitverschiebung

Bei Zeitverschiebungen, die über mehr als 2 Stunden hinausgehen, muss die Einnahme von Medikamenten der Tages-Verkürzung in Richtung Osten bzw. der Tages-Verlängerung in Richtung Westen angepasst werden. Eine wichtige Rolle bei der Umstellung der Einnahmezeiten spielt dabei der Einnahme-Rhythmus des jeweiligen Medikamentes (z.B. Einnahme alle 8-12-24 Stunden), die Beachtung des circadianen Rhythmus (z.B. bei Glukokortikoiden oder Schlafmitteln), sowie die Mahlzeiten (Diabetes-Medikamente).

Für die Medikamenten-Einnahme bei Zeitverschiebung sollte dem Patienten ein genauer Einnahmeplan für Hin- und Rückreise mitgegeben werden. Hierbei müssen die individuellen Einnahmezeiten des Medikamentes und die jeweiligen Flugzeiten berücksichtigt werden.

Für die Zeitdauer des Fluges bis zur ersten Medikamenten-Einnahme nach Ankunft am Zielort bzw. bis kurz vor der Landung empfiehlt es sich, die Uhreinstellung auf der Zeit des Abflugortes zu belassen, damit die Medikamenteneinnahme bis dahin nach den gewohnten Zeiten fortgesetzt werden kann. Nach der einmaligen Einnahme mit erhöhter bzw. erniedrigter Dosierung am Zielort oder kurz vor Landung wird dann die Uhr auf die neue Ortszeit umgestellt und von da an in normaler Dosierung zu den gewohnten Zeiten jetzt mit neuer Ortszeit fortgefahren.

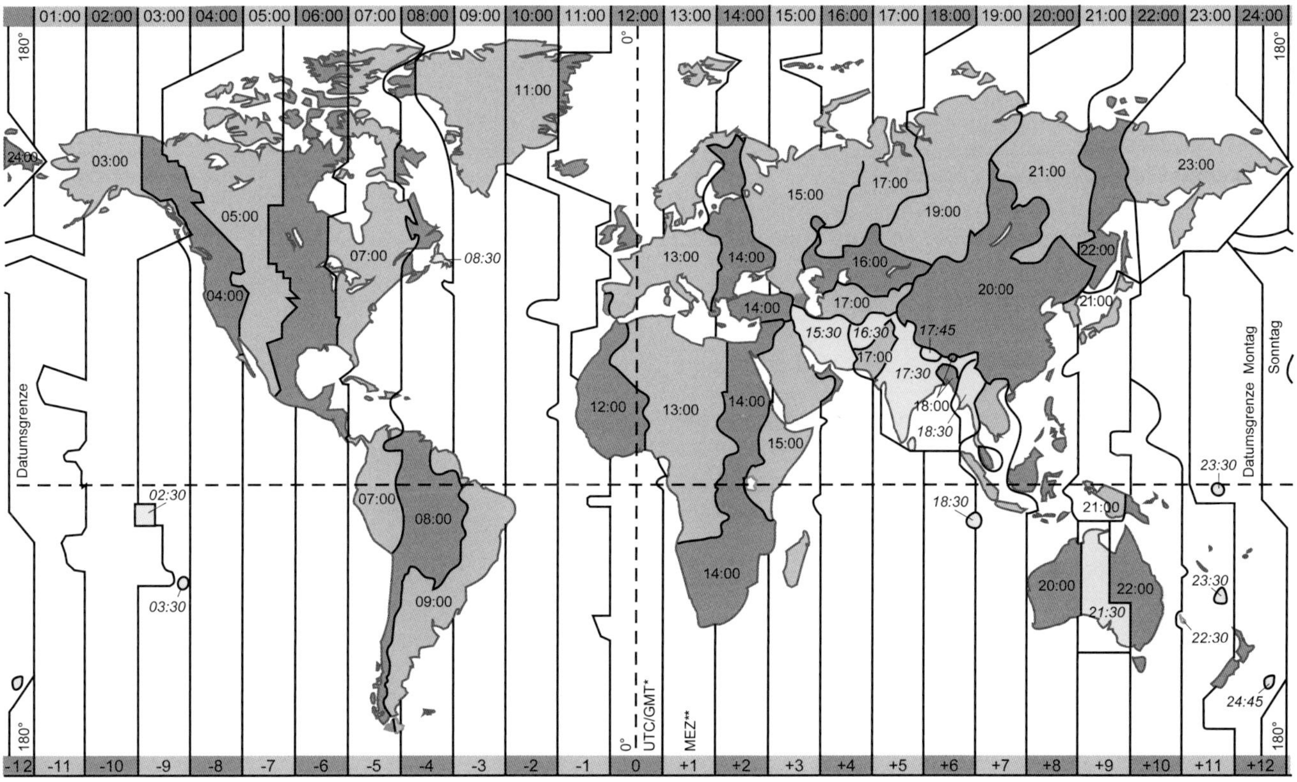

17:00 18:00 Zeitzonen mit normaler Stundendifferenz (ohne Berücksichtigung einer Sommerzeit[1])

15:30 Staaten/Inselgruppen mit vom Weltsystem abweichender individueller Landeszeit

-1 +4 Zeitunterschied gegenüber UTC/GMT*

* UTC/GMT Weltzeit/Greenwichzeit
** MEZ Mitteleuropäische Zeit

[1] In einer Reihe von Staaten auf der Nord- wie auf der Südhalbkugel werden die Uhren zu Beginn der Sommermonate um eine Stunde vor und am Anfang der dunklen Jahreszeit wieder zurückgestellt (Sommerzeit)

Zeitunterschiede gegenüber MEZ

Los Angeles	-9	Rio de Janeiro	-4	New Delhi	+4,5
Denver	-8	London	-1	Bangkok	+6
Mexico City	-7	Kairo	+1	Peking	+7
Miami	-6	Pretoria	+1	Singapur	+7
New York	-6	Nairobi	+2	Tokio	+8
Toronto	-6	Moskau	+2	Sydney	+9

Reisen in Richtung Westen = Tagesverlängerung um x/24 Stunden

Da der Tag sich beim Flug nach Westen um x Stunden verlängert, muss die Medikamentendosis um x/24 erhöht werden. Am Zielort oder noch während des Fluges dann einmalig erhöhte Dosis einnehmen, Uhr umstellen und nach neuer Ortszeit im gewohnten Rhythmus fortfahren.

Einnahme 1 × täglich / alle 24 Stunden – Berechnung der zusätzlich zur Gesamt-Tagesdosis benötigten Medikamentendosis:

(Zeitverschiebung in Stunden: 24) × normale Tagesdosis = zusätzlich zur normalen Tagesdosis einzunehmende Menge.

Beispiel:
Zeitverschiebung 6 Stunden, Einnahme 1× tgl. (alle 24 Std.) 100 mg: 6/24 = 1/4 ≈ 25 mg zusätzlich zu 100 mg, also 125 mg. Es empfiehlt sich, am Abflugtag die gewohnte Dosis zum normalen Einnahmezeitpunkt zu nehmen, bei der Ankunft am Zielort oder noch während des Fluges einmalig eine um 1/4 höhere Dosis einzunehmen, dann Umstellung der Uhr und zur neuen Ortszeit im gewohnten Rhythmus mit normaler Dosierung fortfahren.

Einnahme 2 × täglich / alle 12 Stunden:

(Zeitverschiebung in Stunden: 12) × normale Einzeldosis = zusätzlich zur normalen Einzeldosis einzunehmende Menge

Dies gilt für die Aufteilung in gleiche Einzeldosen!

Beispiel:
Zeitverschiebung 8 Stunden, Einnahme 2× tgl. (alle 12 Std.) 100 mg Einzeldosis / Tagesdosis 200 mg:
8/12 = 2/3 ≈ 66,6 mg zusätzlich zu 100 mg Einzeldosis, also 166,6 mg. Das entspricht 1/3 der Tagesdosis von 200 mg, da sich der Tag um 1/3 verlängert.
Letzte Einnahme in normaler Dosis am Abflugtag noch zu gewohnter Zeit. Nächste Dosis entweder noch während des Fluges nach 12 Stunden oder nach Ankunft am Ziel dann einmalig die um 2/3 erhöhte Menge der Einzeldosis. Danach Umstellung der Uhr auf neue Ortszeit und weiter im normalen Rhythmus nach Ortszeit am Zielort.

Einnahme 3 × täglich / alle 8 Stunden:

(Zeitverschiebung in Stunden : 8) × normale Einzeldosis = zusätzlich zur normalen Einzeldosis einzunehmende Menge.

Dies gilt für die Aufteilung in gleiche Einzeldosen!

Beispiel:
Zeitverschiebung 10 Stunden, Einnahme 3× täglich (alle 8 Std.) Einzeldosis100 mg / Tagesdosis 300 mg:
10/8 = 5/4 ≈ 125 mg zusätzlich zu der normalen Tagesdosis von 3× 100 mg.
Da die Zeitverschiebung hier größer als das normale Einnahmeintervall von 8 Stunden ist, muss eine zusätzliche Dosis von 100 mg während des Fluges eingeschoben werden, außerdem muss bei der ersten Einnahme nach Ankunft die Dosis von 100 mg auf 125 mg erhöht werden. Danach Umstellung der Uhr und weiter im gewohnten Rhythmus nach neuer Ortszeit.

Vereinfachtes Schema der Medikamenten-Einnahme bei Zeitverschiebung in Richtung Westen:

Eine Zeitverschiebung von bis zu 2 Stunden wird nicht gesondert berücksichtigt, da bei nur geringer Zeitverschiebung der bisherige Einnahmerhythmus mit geringer Versetzung beibehalten werden kann.

Richtung Westen, Zeitverschiebung:	Einnahme 1 × täglich	Einnahme 2 × täglich	Einnahme 3 × täglich
3–6 Stunden zusätzlich benötigt: 1/4 der Tagesdosis	Um 1/4 erhöhte Tagesdosis bei Ankunft, dann weiter wie gewohnt nach OZ	Gewohnte Einnahmezeiten auf Flug beibehalten, bei Ankunft einmalig um 1/2 erhöhte Einzeldosis, dann weiter wie gewohnt nach OZ	Gewohnte Einnahmezeiten auf Flug beibehalten, bei Ankunft einmalig um 1/4 erhöhte Tagesdosis, dann weiter wie gewohnt nach OZ
7–9 Stunden zusätzlich benötigt: 1/3 der Tagesdosis	Um 1/3 erhöhte Dosis bei Ankunft, dann weiter wie gewohnt nach OZ	Gewohnte Einnahmezeiten auf Flug beibehalten, bei Ankunft einmalig um 2/3 erhöhte Einzeldosis, dann weiter wie gewohnt nach OZ	Einnahmezeiten alle 8 Stunden auf Flug beibehalten, 1/3 zusätzliche Tagesdosis = eine zusätzliche Einzeldosis einschieben, nach Ankunft weiter wie gewohnt nach OZ
10–12 Stunden zusätzlich benötigt: 1/2 der Tagesdosis	1/2 der normalen Dosis zusätzlich nach 17–18 Stunden, dann weiter wie gewohnt nach OZ	Einnahmezeiten alle 12 Stunden auf Flug beibehalten, eine ganze zusätzliche Einzeldosis (= 1/2 zusätzliche Tagesdosis) einschieben, nach Ankunft weiter wie gewohnt nach OZ	Einnahmezeiten alle 8 Stunden auf Flug beibehalten, eine zusätzliche Einnahme von 1/2 Tagesdosis bei Ankunft einschieben, danach weiter wie gewohnt nach OZ

Reisen in Richtung Osten = Tagesverkürzung um x/24 Stunden

Da der Tag sich beim Flug nach Osten um x Stunden verkürzt, muss die Medikamentendosis um x/24 erniedrigt werden.
Auch beim Flug nach Osten empfiehlt es sich, die Uhr bis zur Ankunft am Zielort auf der gewohnten Uhrzeit zu belassen und die Medikamenten-Einnahme bis zur Ankunft im üblichen Rhythmus fortzusetzen. Bei der ersten Einnahme nach der Ankunft wird die Medikamenten-Dosis entsprechend der Zeitverschiebung reduziert und die Uhr umgestellt. Danach erfolgt die weitere Einnahme zu den gewohnten Zeiten, dann aber nach neuer Ortszeit.

Reduzierung der Tagesdosis bzw. der Dosis bei Einnahme 1 × täglich / alle 24 Stunden:

(24/24 minus Zeitverschiebung in Stunden/24) × übliche Tagesdosis = verringerte Tagesdosis

Beispiel:
Zeitverschiebung von 6 Stunden bei Einnahme von 100 mg 1 × täglich:
24/24 minus 6/24 = 18/24 = 3/4 der Dosis von 100 mg
3/4 der Dosis von 100 mg = 75 mg, einmalig reduzierte Einnahme bei Ankunft, danach weiter im gewohnten Rhythmus nach OZ mit normaler Dosierung von 100 mg.

Reduzierung der Einzel-Dosis nach Ankunft bei Einnahme 2 × täglich / alle 12 Stunden:

(12/12 minus Zeitverschiebung in Stunden/12) × übliche Einzeldosis = einmalig verringerte Dosis

Dies gilt für die Aufteilung in gleiche Einzeldosen!

Beispiel:
Zeitverschiebung von 8 Stunden bei Einnahme von 100 mg 2 × täglich (Tagesdosis 200 mg)
12/12 minus 8/12 = 4/12 = 1/3 der Einmaldosis von 100 mg
1/3 der Dosis von 100 mg = 33,3 mg statt 100 mg einmalig bei Ankunft, danach weiter im gewohnten Rhythmus nach Ortszeit mit normaler Dosierung. Die Tagesgesamtdosis ist um 66,6 mg (= 1/3 von 200 mg) reduziert, was der Tagesverkürzung um 1/3 entspricht.

Reduzierung der Einzel-Dosis bei Einnahme 3 × täglich / alle 8 Stunden:

(8/8 minus Zeitverschiebung in Stunden/8) × übliche Einzeldosis = verringerte Dosis

Dies gilt für die Aufteilung in gleiche Einzeldosen!

Beispiel:
Zeitverschiebung 10 Stunden bei Einnahme von 100 mg 3 × täglich (Tagesdosis 300 mg):
8/8 minus 10/8 = minus! 2/8 = minus! 1/4 der Dosierung von 100 mg
Hier muss eine Dosis komplett ausgelassen werden und zusätzlich die Einzeldosis bei der Ankunft um 1/4 reduziert werden. Aus Praktikabilitätsgründen könnte man auch einfach nur eine Dosis auslassen und dann mit normaler Einzeldosis bei der Ankunft nach neuer OZ mit der gewohnten Einnahme fortfahren.

Vereinfachtes Schema für die Medikamenten-Einnahme bei Zeitverschiebung in Richtung Osten:

Eine Zeitverschiebung bis zu 2 Stunden wurde nicht berücksichtigt, da bei nur geringer Zeitverschiebung in der Regel die Einnahme problemlos auf die neue Uhrzeit verlegt werden kann.

Richtung Osten, Zeitverschiebung:	Einnahme 1 × täglich	Einnahme 2 × täglich	Einnahme 3 × täglich
3–6 Stunden weniger benötigt: 1/4 der Tagesdosis	1/4 geringere Dosis einmalig bei Ankunft, dann weiter wie nach OZ	1/2 geringere Einzeldosis (= 1/4 geringereTagesdosis) einmalig bei Ankunft, dann weiter wie gewohnt nach OZ	3/4 geringere Einzeldosis (= 1/4 geringere Tagesdosis) einmalig bei Ankunft, dann weiter wie gewohnt nach OZ
7–9 Stunden weniger benötigt: 1/3 der Tagesdosis	1/3 geringere Tagesdosis bei Ankunft, dann weiter wie gewohnt nach OZ	2/3 geringere Einzeldosis (= 1/3 geringere Tagesdosis) bei Ankunft, dann weiter wie gewohnt nach OZ	Eine Einzeldosis (= 1/3 der Tagesdosis) auslassen bei Ankunft, dann weiter wie gewohnt nach OZ
10–12 Stunden weniger benötigt: 1/2 der Tagesdosis	1/2 Tagesdosis bei Ankunft, dann weiter wie gewohnt nach OZ	Eine ganze Dosis (= 1/2 der Tagesdosis) auslassen, dann weiter wie gewohnt nach OZ	Eine Dosis auslassen und 1/2 Einzeldosis anstelle ganzer Einzeldosis bei Ankunft, dann weiter wie gewohnt nach OZ

Besonderheiten

Insulintherapie bei Diabetes mellitus

Auch hier muss die Insulindosis der Tagesverlängerung bei Flug nach Westen, bzw. der Tagesverkürzung bei Flug nach Osten angepasst werden. Für die Erhöhung bzw. die Erniedrigung der Dosis werden je nach Stundenzahl der Zeitverschiebung o.g. Formeln benutzt.

Flug nach Westen, Tagesverlängerung

Bei der konventionellen Insulintherapie mit fester Mischung von schnell wirksamem Normalinsulin und Verzögerungsinsulin kann am Morgen des Abflug-Tages die normale Menge des Mischinsulins gespritzt werden und die durch die Tagesverlängerung entstehende Insulinlücke mit Normalinsulin zwischendurch ausgeglichen werden, Faustregel: 4% der Insulintagesdosis mehr pro Stunde Zeitverschiebung. Am Zielort dann Fortsetzung der gewohnten Therapie mit Mischinsulin zur neuen Ortszeit.

Während des Fluges und den ersten Tagen nach Ankunft sollten die BZ-Werte engmaschig – mindestens alle 4 Stunden – kontrolliert werden, um BZ-Schwankungen durch Zeitverschiebung, Reisestress und Ernährungsumstellung frühzeitig zu erkennen und entsprechend gegenzusteuern. Auf der Reise selbst sollten unbedingt Traubenzucker und kohlenhydrathaltige Snacks im Handgepäck mitgeführt werden, um einer Hypoglykämie vorzubeugen.

Flug nach Osten, Tagesverkürzung

Auch hier wird am Morgen des Abflugtages die normale Insulinmenge gespritzt. Die aufgrund der Tagesverkürzung einmalig weniger benötigte Menge bei der Ankunft errechnet sich nach obiger Formel:
Beispiel 8 Stunden Zeitverschiebung Richtung Osten:
12/12 minus 8/12 = 4/12 = 1/3, d.h., dass bei der Ankunft einmalig 1/3 der gewohnten Dosis gespritzt wird. Danach wird die Uhr umgestellt und wie gewohnt mit neuer Ortszeit die normale Therapie fortgesetzt. In den ersten Tagen sollte auch hier der BZ engmaschig kontrolliert werden.

Glukokortikoide

Cortison-Präparate sollten entsprechend dem circadianen Rhythmus der körpereigenen Cortison-Ausschüttung am besten morgens vor 8 Uhr eingenommen werden. In manchen Fällen ist nachmittags eine zweite (kleinere) Dosis erforderlich. Da der Organismus sich durchschnittlich pro Tag um maximal 2 Stunden einer Zeitverschiebung anpasst, sollte die Einnahme von Kortikoiden schrittweise an die neue Ortszeit angepasst werden. Das bedeutet, dass bei Westreisen mit Tagesverlängerung die Einnahme täglich um 2 Stunden nach hinten geschoben wird, bis die übliche Einnahme-Uhrzeit nach Ortszeit am Urlaubsort erreicht ist. Bei Ostreisen mit Tagesverkürzung muss die Einnahme dementsprechend jeden Tag um 2 Stunden vorverlegt werden.

Das gelingt am einfachsten, wenn eine „Medikamenten-Uhr“ mitgenommen wird, die täglich bei der morgendlichen Einnahme um 2 Stunden vor (bei Reisen nach Osten) oder zurück (bei Reisen nach Westen) gestellt wird, bis die Zeit auf der Medikamenten-Uhr mit der Ortszeit übereinstimmt.

Antibaby-Pille

Bei der Einnahme von **Kombinationspräparaten mit Östrogen- und Gestagenanteil** und **Desogestrel-haltigen Minipillen** bleibt der Empfängnisschutz erhalten, wenn das Einnahme-Intervall auf nicht mehr als (einmalig) 36 Stunden verlängert wird. Bei Verkürzung des Einnahme-Intervalls sind andererseits keine wesentlichen Nebenwirkungen zu befürchten.

Westreisen

Beträgt also die Zeitverschiebung weniger als 12 Stunden, kann die Einnahme zu den gewohnten Zeiten fortgesetzt werden, ohne dass der Empfängnisschutz beeinträchtigt wird. Bei größeren Zeitverschiebungen, die an die 12-Stunden-Grenze herankommen, kann aber auch einmalig ein verkürztes Einnahme-Intervall eingeschoben werden und danach die Einnahme zu der neuen Ortszeit wie gewohnt fortgesetzt werden.

Ostreisen

Die Pilleneinnahme kann zur gewohnten Tageszeit fortgesetzt werden. Die einmalige Verkürzung des Einnahme-Intervalls am Reisetag macht in der Regel keine Probleme.

Bei Einnahme einer **Mini-Pille** (nur Gestagen, außer Desogestrel-Pillen) ist der Schutz nach Überschreiten eines Einnahme-Intervalls von maximal 27 Stunden nicht mehr sicher. Hier sollte auf Westreisen mit Tagesverlängerung um mehr als 3 Stunden eine Pille eingeschoben und damit das Einnahme-Intervall verkürzt werden. Auf Ostreisen kann die Einnahme zur gewohnten Tageszeit fortgesetzt werden. Dieses Vorgehen führt normalerweise nicht zu verstärkten Nebenwirkungen.

Formulare

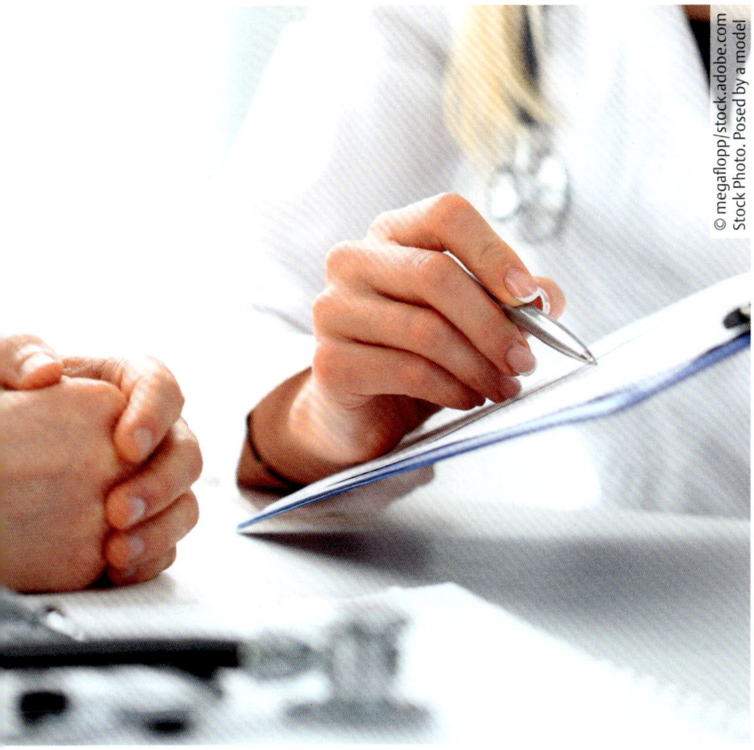

Muster:

- **Exemption certificate und Patienten-information Gelbfieber** (2 Seiten)
- **Bescheinigung für die Mitnahme von Injektionsmaterialien** (1 Seite)
- **Bescheinigung für Träger eines Herzschrittmachers** (1 Seite)
- **Bescheinigung für Träger einer implantierten metallischen Osteosynthese/ Endoprothese** (1 Seite)
- **Gesundheitszeugnis** (1 Seite)
- **Medical Report** (1 Seite)
- **MEDIF-Formulare** (3 Seiten)
  IATA Medical Manual, 12th Edition 2020
  www.iata.org/en/publications/medical-manual/
  Die Formulare sind bei den Fluggesellschaften erhältlich.
- **Bescheinigung für die BtM-Mitnahme in Nicht-Schengen-Länder** (2 Seiten)
  Das Formular kann auf der Internetseite des Bundesinstituts für Arzneimittel und Medizinprodukte heruntergeladen werden unter www.bfarm.de > Bundesopiumstelle > Betäubungsmittel > Reisen mit Betäubungsmitteln.
- **Formular für die BtM-Mitnahme in Staaten des Schengener Abkommens**
  Das Formular kann auf der Internetseite des Bundesinstituts für Arzneimittel und Medizinprodukte heruntergeladen werden unter www.bfarm.de > Bundesopiumstelle > Betäubungsmittel > Reisen mit Betäubungsmitteln.
- **Gesundheitszeugnisse und Formulare**
  Weiterer Formulare zum Download findet sich auch unter folgendem Link: https://crm.de/crmhandbuch/

EXEMPTION CERTIFICATE

....
Name / Name / Nom / Nombre /Nome

....
Geburtstag / Date of birth / Date de naissance/ Fecha de nacimiento / Aniversário

....
Geburtsort / Place of birth / Lieu de naissance / Lugar de nacimiento / Local de nascimento

....
Nationalität / Nationality / Nationalité / Nacionalidad / Nacionalidade

....
Reisepass-Nr. / Passport No. / Numéro de passeport / Numero de pasaporte / Número do passaporte

Deutsch: Hiermit wird bestätigt, dass der oben genannte Reisende aus medizinischen Gründen nicht gegen **Gelbfieber** geimpft werden kann.

Englisch: This is to certify that the above traveller cannot be vaccinated against **yellow fever** for medical reasons. Vaccination is not possible without endangering patient's life due to present health conditions.

Français:
Ceci est pour certifier que le passager ci-dessus ne peut pas être vacciné contre la **fièvre jaune** pour des raisons médicales.

Español:
Por medio de la presente certificamos que la persona citada previamente no puede ser vacunada contra la **fiebre amarilla** por cuestiones médicas.

Português:
Isto é para certificar que o passageiro acima não pode ser vacinado contra a **febre amarela** por razões médicas.

Stempel / Stamp / Cachet / Cuño / carimbo

Ort / Place / Fait à / Lugar / lugar

Datum / Date / Date / Fecha/ data

Unterschrift / Signature / Signature / Firma / Assinatura

Patienteninformation: Gelbfieber

Vorkommen und Übertragung

Gelbfieber-Erkrankungen treten in bestimmten tropischen Regionen Afrikas sowie Südamerikas auf. Der Erreger, ein Virus, wird durch Stechmücken übertragen wird. Eine Infektion kann in den Risikoregionen sowohl in ländlichen Gebieten als auch in der Stadt erfolgen. Laut Schätzung der Weltgesundheitsorganisation WHO treten jährlich mindestens 200 000 neue Gelbfieber-Fälle auf. Die übertragenden Mücken sind vorwiegend in der Morgen- und Abenddämmerung aktiv, insbesondere zu dieser Zeit sollte somit auf einen guten Mückenschutz geachtet werden (körperbedeckende Kleidung, Insektenabwehrmittel, ggf. Moskitonetz).

Krankheitsverlauf

Nach einer Inkubationszeit von 3–6 Tagen kommt es zu plötzlich einsetzendem Fieber, begleitet von Schüttelfrost, Kopf-, Muskelschmerzen, Übelkeit und Erbrechen. Nach 3–4 Tagen klingen die Symptome ab. Bei etwa 15 % der Erkrankten schließt sich jedoch eine zweite Krankheitsphase mit erneutem Fieberanstieg, inneren Blutungen und Organschädigungen an. Auch ein Übergreifen auf das zentrale Nervensystem ist möglich. Die Sterberate variiert und kann zwischen 5 % und mehr als 50 % (bei Epidemien) betragen. Eine durchgemachte Gelbfieber-Erkrankung führt zu einer lebenslangen Immunität.

Impfung

Eine Gelbfieber-Impfung wird empfohlen zum persönlichen Schutz gegen die Erkrankung bei Reisen in ein entsprechendes Risikogebiet. Manche Länder verlanden den Nachweis eines Impfschutzes bei Einreise, wenn sich der Reisende zuvor in einem Endemiegebiet aufgehalten hat (dies gilt auch für Transit-Aufenthalte). Wenige Länder verlangen den Impfnachweis von allen Reisenden unabhängig davon, ob zuvor ein Land mit Gelbfieber-Risiko bereist oder passiert wurde.
Die Impfung wird in staatlich zugelassenen Gelbfieber-Impfstellen verabreicht und im internationalen Impfausweis dokumentiert. Das Zertifikat ist ab dem 10. Tag nach der Impfung gültig. Bis 2016 musste zur formalen Anerkennung des Impfschutzes alle 10 Jahre eine Auffrischimpfung erfolgen. Da alle verfügbaren Daten einen lebenslangen Schutz nach einmaliger Impfung nahelegen, wurde diese Vorgabe seitens der WHO korrigiert; seit Juli 2016 besitzt das Zertifikat eine lebenslange Gültigkeit. Es ist allerdings möglich, dass in einzelnen Ländern bei der Grenzkontrolle weiterhin Auffrischimpfungen gefordert werden.
Ist die Gelbfieber-Impfung aus medizinischen Gründen kontraindiziert, kann hierüber eine Bescheinigung ausgestellt werden. Der Reisende muss in dem Fall über sein persönliches Risiko aufgeklärt werden, sofern die Reise in ein entsprechendes Endemiegebiet führt. Ebenfalls zu beachten: Nicht alle Länder, in denen eine Einreise-Impfvorschrift besteht, erkennen die Bescheinigung zur Befreiung von der Gelbfieber-Impfung an.

Art der Impfung und mögliche Nebenwirkungen

Bei der Gelbfieber-Impfung handelt es sich um eine Lebendimpfung, d. h. es werden abgeschwächte vermehrungsfähige Erreger injiziert. Eine einzelne Dosis führt bei nahezu allen Geimpften zu einer lebenslangen Immunität. Die Schutzwirkung tritt ab dem 7. Tag nach erfolgter Erstimpfung ein. Andere Lebendimpfungen (z. B. MMR) können entweder zeitgleich oder in einem Abstand von mindestens 4 Wochen verabreicht werden. Totimpfungen sind jederzeit möglich.
An der Einstichstelle kann eine lokale Reaktion wie eine Rötung, Schwellung oder leichte Schmerzen auftreten. Als leichte Nebenwirkungen sind das Auftreten von Fieber, Kopf- und Muskelschmerzen etwa 5–12 Tage nach erfolgter Impfung möglich. Das Risiko für eine sofortige allergische Reaktion mit Urtikaria, Asthma und anaphylaktischem Schock liegt bei unter 1:1 000 000, meist handelt es sich bei den Betroffenen um Hühnereiweißallergiker. Schwere Komplikationen, ggf. einhergehend mit Todesfällen, sind sehr selten.
Laut älteren Studien besteht ab dem Alter von 60 Jahren bei einer Erstimpfung ein erhöhtes relatives Risiko für schwere Nebenwirkungen, das absolute Risiko ist jedoch gering. Neuere Untersuchungen haben dies nicht bestätigt. Dennoch sollte bei dem genannten Personenkreis eine sehr sorgfältige Nutzen-Risiko-Abwägung erfolgen. Allgemein gilt: Die Gelbfieber-Impfung sollte immer nur dann verabreicht werden, wenn sie wirklich notwendig ist.

Kontraindikationen

Die Gelbfieber-Impfung sollte nicht verabreicht werden

- Kindern unter 6 Monaten
- Schwangeren (wurde eine Schwangere dennoch versehentlich geimpft, so stellt dies keine Indikation für einen Schwangerschaftsabbruch dar)
- Hühnereiweißallergikern
- Personen, die bei früheren Gelbfieber-Impfungen eine schwere allergische Reaktion gezeigt haben
- bei bestehender Immunschwäche, inkl. HIV-positiver Patienten mit einer CD4-Zellzahl < 200/µl

Stempel:

Attest über den persönlichen Bedarf
an mitgeführten Medikamenten, Spritzen, Kanülen

CERTIFICATE – CERTIFICAT – CERTIFICADO

Name/Nom/Apellido

Reisepass-Nr./Passport No./Passeport No/Pasaporte No.

Contents/Contenu/Contenido:

English: To whom it may concern. This is to certify that the above traveller has been supplied with this medical equipment for personal use only in the event of illness, accident or emergency. It has no commercial value.

Français: A qui de droit. Ceci est pour certifier que le voyageur cidessus a été fourni avec du materiel médical pour usage personnel seulement dans l'éventualité de maladie, d'accident ou d'urgence. Il n'a aucune valeur commerciale.

Español Para efectos del interesado. Esta es para certificar que al viajero nombrado más arriba, se le ha suministrado con este equipo médico para uso personal solamente en caso de enfermedad, accidente o emergencia. No tiene valor comercial.

Stempel/Stamp/Cachet/Cuño:

Ort/Place/Fait à/Lugar

Datum/Date/Le/Fecha

Unterschrift/Signature/Signature/Firma

ÄRTZLICHES ATTEST – CERTIFICATE
CERTIFICAT – CERTIFICADO

Name/Nom/Apellido

Reisepass-Nr./Passport No./Passeport No/Pasaporte No.

Hiermit wird bestätigt, dass o.g. Patient/in Träger eines **Herzschrittmachers** ist. Dieser kann beim Passieren magnetischer Felder, z.B. beim Durchtritt durch einen Metalldetektor im Rahmen der Sicherheitskontrolle, irritiert werden. Wir bitten um Berücksichtigung dieser Tatsache.

<u>English</u>: This is to certify that the patient above carries an **implantated cardiac pacemaker**, which may be irritated while passing a metal detector during security check.Please take this in account.

<u>Français</u>: Par la présente, nous attestons que le patient nommé ci-dessus est porteur d'un **appareil cardiologique à pulsions**. Il pourrait être dérangé par les champs magnétiques, par exemple en passant par un détecteur métallique de contrôle de sécurité. Nous vous prions de prendre ce fait en consideration.

<u>Español</u>: Con este documento confirmo que el/la arriba mencionado/a paciente lleva un **marcapasos**. El paso por campos magnéticos, como se encuentran por ejemplo en un detector de metales, puede provocar el incorrecto funcionamiento de dicho marcapasos. Por favor tenga en cuenta este hecho.

Stempel/Stamp/Cachet/Cuño:

Ort/Place/Fait à/Lugar

Datum/Date/Le/Fecha

Unterschrift/Signature/Signature/Firma

ÄRTZLICHES ATTEST – CERTIFICATE
CERTIFICAT – CERTIFICADO

Name/Nom/Apellido

Reisepass-Nr./Passport No./Passeport No/Pasaporte No.

Hiermit wird bestätigt, dass o.g. Patient/in Träger einer implantierten **metallischen Osteosynthese / Endoprothese** ist. Dies verursacht möglicherweise eine Aktivierung des Metalldetektors beim Securitycheck. Wir bitten um Berücksichtigung dieser Tatsache.

English: This is to certify that the patient above carries an **implantated metallic osteosynthesis / artificial endoprothetic limb**, which may activate the detector during the security check. Please take this in account.

Français: Par la présente, nous attestons que le patient nommé ci-dessus est porteur d'une **prothèse métallique implantée**. Cela pourrait eventuellement causer la mise en activité du détecteur métallique par l'intervention de sécurité. Nous vous prions de prendre ce fait en consideration.

Español: Con este documento confirmo que el/la arriba mencionado/mencionada paciente tiene una **osteosintesis / articulación metálica** que podría activar el detector durante la investigación oficial de seguridad. Por favor tenga en cuenta este hecho.

Stempel/Stamp/Cachet/Cuño:

Ort/Place/Fait à/Lugar

Datum/Date/Le/Fecha

Unterschrift/Signature/Signature/Firma

GESUNDHEITSZEUGNIS
HEALTH CERTIFICATE
CERTIFICAT MÉDICAL
CERTIFICADO DE SALUD

Name/Nom/Apellido

Reisepass-Nr./Passport No./Passeport No/Pasaporte No.

Hiermit wird bestätigt, dass o.g. Person weder an einer Durchfallerkrankung, einer akuten Epilepsie, psychiatrischen Erkrankung, Tuberkulose, Poliomyelitis, Lepra, einem Trachom oder noch an einer anderen, die öffentliche Gesundheit bedrohenden Erkrankung leidet.

English: This is to certify that the person above is not suffering from trachoma, leprosy, dysentry, acute epilepsy, mental diseases, tuberculosis, poliomyelitis, nor any other disease likely to endanger public health.

Français: Par la présente, nous attestons que la personne nommée ci-dessus n´est atteint ni de trachome, ni de lèpre, ni de dysenterie, ni d'épilepsie, ni de maladie psychiatrique, ni de tuberculose, ni de poliomyélite, ni d´aucune autre maladie risquant d'étre dangereuse pour la santé publique.

Español: Con este documento confirmo que la arriba mencionada persona no sufre actualmente de tracoma, lepra, disenteria, epilepsía aguda, sicosis, tuberculosis, poliomyelitis, ni de ninguna otra enfermedad que pueda representar un peligro para la salud pública.

Stempel/Stamp/Cachet/Cuño:

Ort/Place/Fait à/Lugar

Datum/Date/Le/Fecha

Unterschrift/Signature/Signature/Firma

Medical Report

Rapport médical/Informe medico

english / french /spanish

To the doctor: Dear Sir, please undertake the treatment of Mr./Mrs./Miss

A M. le médecin: Monsieur, nous vous serions obligés de bien vouloir vous charger du traitement de Monsieur/Madame/Mademoiselle

Señor, por favor, emprenda del tratamiento del Sr./Sra./Srta.

To be filled in by employee A compléter par l'employé(e) / A rellenar por el empleado

Name Nom/nombre	**Date of birth** Date de naissance/Fecha nacimiento
Home address Adresse du domicile/Domicilio particular	**Employed in firm** Employé(e) par l'entreprise/Empleado en empresa
Work place Poste de travail/ Puesto de trabajo	

To be filled in by the doctor A compléter par le médicin / A rellenar por el médico

Please enter the data desired below and hand this sheet to the patient again.
Please give supplementary data (X-Ray, laboratory) for the patient to take with him/her.

Priére d'inscrire les renseignements ci-dessous et de remettre la feuille à votre client.
Priére de lui donner si possible les résultats d'examens supplémentaires (radiographies / constats de laboratoire, etc.)

Introduzca los datos a continuación y vuelva a entregar esta hoja al paciente.
Entregue los datos complementarios (radiografía, laboratorio) para que el paciente los lleve consigo.

Diagnosis (in Latin) Diagnostic (en latin)/Diagnóstico (en latín)

First day of treatment Début de traitement Inicio del tratamiento

Further consultations Autres consultations Otras consultas

Is an accident during working hours involved? Details of accident
S'agit-il d'un accident du travail? Détails de l'accident.
¿Está implicado un accidente laboral? Detalles de accidente.

No Yes

Details about course of disease
Detalles sobre el curso de la enfermedad/Détails sur le déroulement de la maladie

CERTIFICATE OF INCAPACITY FOR WORK
CERTIFICAT D'INCAPACITÉ DE TRAVAIL/CERTIFICADO DE INCAPACIDAD LABORAL

Incapacitated for work Incapacible de travail Incapacitado para trabajar — No / Yes — **from** de/desde — **until** au/a

in need of further treatment nécessitant un traitement supplémentaire necesita tratamiento adicional — No / Yes

Hospitalisation (Name of hospital / address)
Traitement Clinique (Nom de l'hôpital / Adresse /Hospitalización (Nombre del hospital / dirección)

was necessary a été nécessaire/fue necesario

from de/desde

until au/a

If possible, please enclose the final report. / Priére de joinder si possible le rapport final. / Si es possible, adjunte el informe final.

Town/Country Localité / pays Localidad / país	Address Addresse Dirección	Date date fecha	Stamp and Signature of doctor Cachet et Signature du médecin Sello y firma del médico

MEDIF-Formular nach IATA
Hinweise für die Betreuung von Fluggästen mit speziellem Unterstützungsbedarf

Information Sheet for Passengers Requiring Special Assistance

1. Last name/First name/Title ....

2. Passenger name record (PNR) ....

3. Proposed itinerary ....
   Airline(s), flight number(s) ....
   Class(es), date(s), segment(s) ....

4. Nature of disability ....

5. Stretcher needed onboard? ____ Yes ____ No

6. Intended escorts ____ Yes ____ No
   Name .... Title .... Age ....
   PNR if different ....
   Medical qualification ____ Yes ____ No Language spoken ....

7. Wheelchair needed ____ Yes ____ No
   Wheelchair categories ____ WCHR ____ WCHS ____ WCHC Own wheelchair ____ Yes ____ No
   Collapsible WCOB ____ Yes ____ No Wheelchair type ____ WCBD ____ WCBW ____ WCMP

8. Ambulance needed (to be arranged by the passenger or his/her representative) ____ Yes ____ No
   If yes, specify name of ambulance company, name and telephone number of contact person ....
   ....

9. Meet and assist ____ Yes ____ No
   If designated person, specify contact ....

10. Other ground arrangements needed ____ Yes ____ No
    If yes, specify ....
    Departure airport ....
    Transit airport ....
    Arrival airport ....

11. Special inflight arrangements needed ____ Yes ____ No
    If yes, specify type of arrangements (special meal, extra seat, leg rest, special seating) ....
    Specify equipment (respirator, incubator, oxygen, etc) ....
    Specify arranging company and at whose expense ....

12. Frequent traveller medical card (FREMEC) ____ Yes ____ No
    If yes, specify FREMEC number, issued by, expiry date ....

MEDIF-Formular nach IATA

Angaben des Arztes zur Beurteilung der medizinischen Flugreisetauglichkeit

Information Sheet for Passengers Requiring Medical Clearance (to be completed or obtained from the attending physician)

1. Patient's name . . . .
   Date of Birth . . . . Sex . . . . Height . . . . Weight . . . .

2. Attending physician . . . .
   E-mail . . . .
   Telephone (mobile preferred), indicate country and area code . . . . Fax . . . .

3. Diagnosis (including date of onset of current illness, episode or accident and treatment, specify if contagious) . . . .
   . . . .
   . . . .
   Nature and date of any recent and/or relevant surgery . . . .

4. Current symptoms and severity . . . .
   . . . .
   . . . .

5. Will a 25 % to 30 % reduction in the ambient partial pressure of oxygen (relative hypoxia) affect the passenger's medical condition? (Cabin pressure to be the equivalent of a fast trip to a mountain elevation of 2400 metres (8000 feet) above sea level)
   ____ Yes ____ No ____ Not sure

6. Additional clinical information

a. Anemia	____ Yes	____ No	If yes, give recent result in grams of hemoglobin. . . . .
b. Psychiatric and seizure disorder	____ Yes	____ No	If yes, see Part 2
c. Cardiac condition	____ Yes	____ No	If yes, see Part 2
d. Normal bladder control	____ Yes	____ No	If no, give mode of control . . . .
e. Normal bowel control	____ Yes	____ No	
f. Respiratory condition	____ Yes	____ No	If yes, see Part 2
g. Does the patient use oxygen at home?	____ Yes	____ No	If yes, specify how much . . . .
h. Oxygen needed in flight?	____ Yes	____ No	If yes, specify ____ 2 LPM ____ 4 LPM ____ Other

7. Escort
   a. Is the patient fit to travel unaccompanied? ____ Yes ____ No
   b. If no, would a meet-and-assist (provided by the airline to embark and disembark) be sufficient? ____ Yes ____ No
   c. If no, will the patient have a private escort to take care of his/her needs onboard? ____ Yes ____ No
   d. If yes, who should escort the passenger? ____ Doctor ____ Nurse ____ Other
   e. If other, is the escort fully capable to attend to all the above needs? ____ Yes ____ No

8. Mobility
   a. Able to walk without assistance ____ Yes____ No b. Wheelchair required for boarding ____ to aircraft ____ to seat

9. Medication list . . . .

10. Other medical information . . . .

MEDIF-Formular nach IATA
Angaben des Arztes zur Beurteilung der medizinischen Flugreisetauglichkeit

Information Sheet for Passengers Requiring Medical Clearance (to be completed or obtained from the attending physician)

1. Cardiac condition
   a. Angina ____ Yes ____ No When was last episode? ....
      • Is the condition stable? ____ Yes ____ No
      • Functional class of the patient?
      ____ No symptoms ____ Angina with important efforts ____ Angina with light efforts ____ Angina at rest
      • Can the patient walk 50 metres at a normal pace or climb 10–12 stairs without symptoms? ____ Yes ____ No
   b. Myocardial infarction ____ Yes ____ No Date ....
      • Complications? ____ Yes ____ No If yes, give details ....
      • Stress EKG done? ____ Yes ____ No If yes, what was the result? .... Metz
      • If angioplasty or coronary bypass,
      can the patient walk 50 metres at normal pace or climb 10–12 stairs without symptoms? ____ Yes ____ No
   c. Cardiac failure ____ Yes ____ No When was last episode? ....
      • Is the patient controlled with medication? ____ Yes ____ No
      • Functional class of the patient?
      __ No symptoms __ Shortness of breath with important efforts __ Shortness of breath with light efforts __ Shortness of breath at rest
   d. Syncope ____ Yes ____ No Last episode ....
      Investigations? ____ Yes ____ No If yes, state results ....

2. Chronic pulmonary condition ____ Yes ____ No
   a. Has the patient had recent arterial gases? ____ Yes ____ No
   b. Blood gases were taken on: ____ Room air ____ Oxygen .... LPM
      If yes, what were the results .... pCO_2 .... pO_2
      Saturation .... Date of exam ....
   c. Does the patient retain CO_2? ____ Yes ____ No
   d. Has his/her condition deteriorated recently? ____ Yes ____ No
   e. Can the patient walk 50 metres at a normal pace or climb 10–12 stairs without symptoms? ____ Yes ____ No
   f. Has the patient ever taken a commercial aircraft in these same conditions? ____ Yes ____ No
      • If yes when? ....
      • Did the patient have any problems? ....

3. Psychiatric Conditions ____ Yes ____ No
   a. Is there a possibility that the patient will become agitated during flight ____ Yes ____ No
   b. Has he/she taken a commercial aircraft before ____ Yes ____ No
      • If yes, date of travel? .... Did the patient travel ____ alone ____ escorted?

4. Seizure ____ Yes ____ No
   a. What type of seizures? ....
   b. Frequency of the seizures ....
   c. When was the last seizure? ....
   d. Are the seizures controlled by medication? ____ Yes ____ No

5. Prognosis for the trip ____ Yes ____ No

Physician Signature .... Date ....

Note: Cabin crew are not authorised to give special assistance (e.g. lifting) to particular passengers, to the detriment of their service to other passengers. Additionally, they are trained only in **first aid** and are not permitted to administer any injection, or to give medication.

Important: Fees, if any, relevant to the provision of the above information and for carrier-provided special equipment are to be paid by the passenger concerned.

Certificate for the carrying by travellers under treatment of medical preparations containing narcotic drugs and/or psychotropic substances

Certificat pour le transport, par des voyageurs sous traitement, de préparations médicales contenant des stupéfiants et/ou des substances psychotropes

Certificado para el transporte de preparados farmacéuticos que contienen estupefacientes o sustancias sicotrópicas por parte de viajeros que están bajo tratamiento

Bescheinigung für Reisende, die mit Betäubungsmitteln behandelt werden und mit diesen verreisen.

A. Country and place of issue / Pays et lieu de deliverance / País y lugar de expedición del certificado (Land und Ort der Ausstellung)

Country / Pays / País (Land):

Place of issue / Lieu de deliverance / Lugar (Ort): . . . .

Date of issue / Date de deliverance / Fecha (Datum): . . . .

Period of validity / Durée de validité / Período de validez (gültig von – bis) *: . . . .

B. Prescribing physician / Médecin prescripteur / Médico que extiende la receta (Verschreibende(r) Ärztin/Arzt)

Last name, first name / Nom, prénom /
Apellido y nombre (Nach- und Vorname): . . . .

Address / Adresse / Dirección (Adresse): . . . .

Phone: country code, local code, number / Téléphone: indicatif de pays, indicatif local, numéro /
Teléfono: indicativo del país, indicativo de la ciudad y número (Telefonnummer mit Vorwahl) . . . .

Number of licence / Numéro du permis d'exercer / Número de licencia (Ärtzenummer): . . . .

C. Patient / Paciente:

Last name, first name / Nom, prénom /
Apellido y nombre (Nach- und Vorname): . . . .

Sex / Sexe / Sexo (Geschlecht): . . . .

Place of birth / Lieu de naissance / Lugar de nacimiento (Geburtsort): . . . .

Date of birth / Date de naissance / Fecha de nacimiento (Geburtsdatum): . . . .

Home address / Domicile / Domicilo (Wohnadresse): . . . .

Number of passport or of identity card / Numéro du passeport ou de la carte d'identité /
Número de pasaporte o tarjeta de identificación (Pass- oder Personalausweisnummer): . . . .

Intended country of destination / Pays de destination envisagé / País de destino (Reiseland): . . . .

D. Prescribed medical preparation / Préparation médicale prescrite / Medicamento prescrito (verschriebenes Medikament)

Trade name of drug (or its composition) / Dénomination commerciale du médicament (ou composition) /Nombre comercial del medicamento (o composición) (Handelsname oder Zusammensetzung des Medikaments):

. . . .

Dosage form / Forme pharmaceutique / Forma de administración (Darreichungsform): . . . .

Number of units (tablets, ampoules etc.) / Nombre d'unités (comprimés, ampoules, etc.) / Número de unidades (tabletas, ampollas, etc.) (Zahl der Einheiten (Tabletten, Ampullen, usw.)): . . . .

International name of the active substance / dénomination internationale de la sustance active / Denominación común internacional (DCI) de la sustancia activa (Internationale Bezeichnung der Wirksubstanz):

. . . .

Concentration of active substance / Concentration de la substance active / Concentración de la sustancia activa por unidad de dosificación (Wirkstoffkonzentration): . . . .

Total quantity of active substance / Quantité totale de substance active / Cantidad total de sustancia activa (Gesamtwirkstoffmenge): . . . .

Instructions for use / Mode d'emploi / Instrucciones de uso (Einnahmeanleitung): . . . .

Duration of prescription in days / Durée du traitement (nombre de jours) / Duración de la receta (en días) (Gütigkeitsdauer (in Tagen)): . . . .

Remarks / Remarques / Observaciones (Anmerkungen): . . . .

E. Issuing authority / Autorité émettrice / Autoridad que expide el certificado (Ausstellende Behörde)

Official designation (name) of the authority / Désignation officielle (nom) de l'autorité / Designación (nombre) oficial de la autoridad (Offizieller Name der Behörde):

. . . .
. . . .

Address / Adresse / Dirección (Adresse): . . . .

Phone: country code, local code, number / Téléphone: indicatif de pays, indicatif local, numéro / Teléfono: indicativo del país, indicativo de la ciudad y número (Telefonnummer mit Vorwahl . . . .

Official seal of the authority / Cachet officiel de l'autorité / Sello oficial de la autoridad (Dienstsiegel):
Signature of responsible officer / Signature du responsable / Firma del funcionario responsable (Unterschrift der oder des Verantwortlichen):

. . . .

---

* A three month period of validity from the date of issue is recommended (Empfohlene Gültigkeitsdauer: 3 Monate)

Notizen